运动控制:
将科研转化为临床实践

·第5版·

编著　〔美〕安妮·沙姆韦－库克（Anne Shumway–Cook）

　　　〔美〕马约莉·伍拉科特（Marjorie H.Woollacott）

主译　刘　浩　朱　毅　廖麟荣　李长江　王　欣　杨雨洁

北京科学技术出版社　Wolters Kluwer

Motor Control: Translating Research into Clinical Practice, 5/E, by Anne Shumway-Cook, Marjorie H. Woollacott.

ISBN 978-1-4963-0263-2

Copyright © 2017 Wolters Kluwer.

Copyright © 2011, 2007, 2001, 1995 Lippincott Williams & Wilkins

Published by arrangement with Wolters Kluwer Health, Inc., USA

著作权合同登记号　图字：01-2018-0094

图书在版编目（CIP）数据

运动控制：将科研转化为临床实践：第5版 /（美）安妮·沙姆韦－库克（Anne Shumway–Cook），（美）马约莉·伍拉科特编著；刘浩等主译 . —北京：北京科学技术出版社，2021.2（2022.6重印）

书名原文：Motor Control: Translating Research into Clinical Practice, 5E

ISBN 978-7-5304-9387-8

Ⅰ . ①运… 　Ⅱ . ①安… ②马… ③刘… 　Ⅲ . ①运动医学—康复医学 　Ⅳ . ① R87 ② R49

中国版本图书馆 CIP 数据核字（2020）第 041515 号

责任编辑：于庆兰		电话传真：0086-10-66135495（总编室）	
责任校对：贾　荣		0086-10-66113227（发行部）	
图文制作：天地鹏博		印　　刷：河北鑫兆源印刷有限公司	
责任印制：吕　越		开　　本：889mm×1194mm　1/16	
出 版 人：曾庆宇		字　　数：1010 千	
出版发行：北京科学技术出版社		印　　张：40.5	
社　　址：北京西直门南大街 16 号		版　　次：2021 年 2 月第 1 版	
邮政编码：100035		印　　次：2022 年 6 月第 2 次印刷	
网　　址：www.bkydw.cn		ISBN　978-7-5304-9387-8	

定　　价：298.00 元

译者名单

主　译　刘　浩（宜兴九如城康复医院）

朱　毅（郑州大学第五附属医院）

廖麟荣（广东医科大学附属东莞第一医院）

李长江（新疆医科大学第五附属医院）

王　欣（Genesis Rehabilitation Services）

杨雨洁（香港城市大学）

副主译　马　明（东南大学附属中大医院）

苏　彬（无锡市同仁康复医院）

张洪蕊（济宁医学院附属医院）

马玉宝（首都医科大学附属北京康复医院）

刘华卫（上海慈源康复医院）

林建华（同济大学附属养志康复医院）

李　翔（福建中医药大学康复医学院）

罗　春（北京大学第一医院）

张　绪（香港城市大学）

译　者　（按姓氏拼音首字母排序）

敖学恒（昆明滇池康悦医院康复中心）

陈可迪（中山大学附属第六医院）

陈灵君（美国伊利诺伊大学厄巴纳香槟分校）

董新春（无锡市同仁康复医院）

冯蓓蓓（中山大学附属第六医院）

洪文侠（广东省工伤康复医院）

贾延兵（宜兴九如城康复医院）

李　军（中国人民解放军总医院第一医学中心）

李　威（国家体育总局体育科学研究所）

李　娴（中山大学附属第六医院）

李天骄（福建中医药大学附属康复医院）

李宗盼（香港理工大学）

刘　洋（连云港长寿医院康复中心）

陆悦美（美国密歇根州立大学）

彭琪媛（前海人寿广州总医院）

秦佳维（福建省泉州市第一医院）

涂中一（华中科技大学同济医学院附属协和医院）

王　维（香港复康会）

王旭豪（广东省工伤康复医院）

熊　愿（广东省工伤康复医院）

张嘉祺（香港理工大学）

朱小霞（中山大学附属第六医院）

近年来，循证临床实践越来越受到重视，因为其可以将现有的最佳研究证据与专家的临床判断和患者对运动控制问题的评估及治疗偏好结合起来。然而，科研和临床实践的整合说起来容易做起来却很难。当前神经科学和运动控制领域的新科研项目激增，使得科研和临床实践之间的差距越来越大。本书将回顾总结目前运动控制领域的科研项目，并尝试将这些科研成果转化为临床实践，以缩小两者之间的差距。

第 5 版概论

第 5 版的整体结构没有改变，共包括四部分。第一部分是理论框架，回顾运动控制、运动学习、神经损伤后功能恢复的最新理论。讨论学习运动控制各种理论的临床意义，以及运动控制和运动学习的生理学基础。此部分还包含一个临床实践的理论框架（第六章）和一章关于感觉、运动、认知功能损害影响运动控制的病理生理学知识。第一部分是本书的核心基础，其他部分阐述了运动控制障碍与姿势和平衡的控制（第二部分）、活动功能（第三部分）及上肢功能的关系（第四部分）。

本书每一部分的章节都遵循以下标准格式。

- 每一部分的第一章讨论与运动控制过程相关的问题。
- 第二和第三章分别阐述与发育和年龄相关的问题。
- 第四章介绍异常功能的研究。
- 每一部分的最后一章讨论评估和治疗的临床策略，并回顾相关的研究来支持这些临床策略。

本书可被应用于以下几个方面。首先，它可以用作本科生和研究生关于正常运动控制、生命过程中的运动发育、康复中的物理治疗和作业治疗、肌动学和运动科学的教科书；其次，本书将帮助临床工作者持续关注科研，并作为循证临床实践的基础。《运动控制：将科研转化为临床实践》（第 5 版）（*Motor Control: Translating Research into Clinical Practice*，5E）的优点是回顾总结了大量研究论文，并将研究成果转换成临床实践。然而，阅读这些总结并不能代替直接深入研究论文所获得的感悟。一本书只能够总结在其出版时间之前的研究，因此临床工作者和学生有必要不断阅读最新的研究论文。

第 5 版的变动

第 5 版《运动控制：将科研转化为临床实践》包含新的研究和 3 个关键部分的重要修改：姿势控制、活动功能和上肢功能。为了强调基础知识，更多的详细信息被从正文中移到知识拓展区。实验活动被扩增，习题答案在每章的最后部分。

评注

  《运动控制：将科研转化为临床实践》（第 5 版）试图为临床工作者提供一个框架，将当前运动控制的研究成果和理论应用到临床实践中去。更重要的是，我们希望此书可以作为临床工作者为运动控制障碍患者提供更新、更有效的检查和治疗方法的阶梯。

安妮·沙姆韦 - 库克（Anne Shumway-Cook）

马约莉·伍拉科特（Marjorie H. Woollacott）

目 录

第一部分

理论框架

"运动对我们而言至关重要，它是我们行走、跑步和娱乐的基础，是饮食、与家人和朋友沟通及工作生存活动的本质。"

第一章

运动控制：问题和理论

学习目标

通过学习本章，读者应该能够掌握以下内容。

1. 了解运动控制的定义，并讨论其与运动障碍患者临床治疗的相关性。

2. 讨论与个人、任务和环境有关的因素是如何影响运动产生和运动控制的。

3. 明确运动控制理论的内涵，并描述该理论对临床实践的价值。

4. 了解不同运动控制理论内容的异同：反射理论、分层控制理论、运动程序理论、系统理论及生态学理论，包括各理论本身及与其他理论间的联系，用于解释正常运动控制的关键因素、局限性和临床应用。

5. 讨论运动控制理论间的联系，以及与理论平行发展的、与神经康复相关的临床实践方法。

6. 比较神经促进疗法（neurofacilitation approaches）和任务导向型疗法（task-oriented approaches），以及其中与正常和异常运动控制、功能恢复和临床实践相关的评估和治疗的基本假设。

引言

什么是运动控制

运动是生命中不可或缺的一部分，也是我们赖以生存的基础。无论是走、跑、玩耍、觅食，或是与家人和朋友聊天交流，甚至延续生命，这些都离不开运动。运动控制（motor control）领域的研究旨在了解运动的本质，以及运动是如何被控制的。运动控制被定义为调节和指导运动重要机制的能力。运动控制领域的研究能够回答以下一些问题，例如中枢神经系统（central nervous system，CNS）是如何组织各肌肉关节以形成协调

的功能性动作的？外环境和身体内的各种感觉信息是如何参与动作的选择和控制的？内在的自我感知觉、运动任务和所处的环境是如何影响我们的运动和行为的？研究运动的最佳方式是什么？以及如何量化存在于运动控制障碍患者中的问题？

治疗师为何要学习运动控制

物理治疗师和作业治疗师被认为是"应用运动控制理论的生理学家"（Brooks，1986）。这是因为治疗师们需要花大量时间和精力去反复训练以治疗由运动控制问题引起的功能性运动障碍。运动障碍的评估和治疗需要考量很多因素，包括正常运动控制的神经学基本理论和运动障碍的病理生理学。此外，评估和治疗的策略必须符合现有的关于运动障碍的神经学基本知识。而且，制订治疗策略的核心在于提高那些对功能改善至关重要的姿势和动作的质量和数量。因此，正确理解运动控制理论，具体来说是更好地理解正常和异常运动的性质和控制，对临床实践具有重要意义。

本章将从与运动的性质和控制相关的重要问题开始研究运动控制。此外，将探讨不同的运动控制理论，检验其基本假设和临床意义。最后，我们将回顾运动控制理论是如何与过去和现在的临床实践相关联的。

理解运动的性质

运动源于3个因素的交互作用：个体、任务和环境。运动动作的组织是以满足任务和环境的需求为核心的。个体产生动作是为了完成特定环境中的功能性任务。因此，我们认为运动动作的组织和产生是受个体、任务和环境3个因素制约的。个体满足功能性任务和环境需求的能力决定

人的功能能力。仅关注个体完成功能性任务而忽略环境因素的"运动控制研究"不能提供真实且全面的证据。因此，本书中对于运动控制的讨论将会关注个体、任务和环境因素的交互作用，该概念示于图 1-1。

运动控制各系统简介

在个体中，运动和动作的产生有赖于大脑不同组织的参与及其对信息的处理。"运动控制"的用词会引起一些误解，因为运动起源于脑内多个系统的交互作用，包括感觉/知觉、认知和运动/动作。

运动 / 动作系统

理解运动控制需要了解有关运动系统是如何作用于功能性运动控制的，包括神经肌肉和生物力学两个方面。为了完成一个协调的功能性动作，体内无数的关节和肌肉都必须被精准地控制。同时，每个动作都能够以多种等效的方案被执行，即肌肉、关节以不同的方式或配比完成同一动作。因此，如何从众多等效的运动方案中挑选出一个，并合理地协调各肌肉关节以组织出一个动作的问题被称为"自由度的问题"（Bernstein，1967）。该问题也是运动控制领域科研的主要研究对象，后续的章节也将进一步讨论这个问题。因此，对于组织功能性运动的动作系统的研究是运动控制领域研究的一部分。

感觉 / 知觉系统

感觉和知觉在控制功能性运动中也十分重要。知觉是指各类感觉信息经整合处理后的有意义的意识性（心理上的）信息，包括外周的感觉机制和高级的信息处理过程（即整合传入的感觉信息并赋予其意义）。感觉/知觉系统能够提供关于身体状态的信息（如不同的身体部位的空间位置）和所处环境的重要信息。显然，感觉/知觉信息对于如何在环境中高效地运动十分重要（Rosenbaum，1991）。因此，学习感觉和知觉系统，以及其在功能性运动中的作用对于理解运动的性质非常重要。

认知系统

运动通常不会毫无目的地发生，因此认知过程对于运动控制至关重要。本书中，我们将认知过程宽泛地定义为注意力、计划、问题处理、动机，以及建立运动控制意图和目标的情感基础。运动控制包括对知觉、动作系统功能的整合，以完成特殊的目的和目标。由于认知过程和知觉、动作系统的紧密联系，因此对认知过程的学习必须纳入运动控制的研究中。

如图 1-2 所示，在个体因素（individual，I）中，许多系统的交互作用产生功能性运动。而每个系统可以被分成感觉/知觉（sensory perception，S/P）、认知（congnitive，C）和运动/动作（motor/action，M/A）3 类，这 3 类也可以单独被研究，我们认为研究运动控制的性质离不开来自 3 个系统的综合信息。

任务对于运动控制的限制

日常生活中数量繁多的功能性任务需要相对应的多重动作策略。而所执行的功能的种类会对运动动作的神经控制产生重大影响。例如类似于打壁球或乒乓球类的开放式移动任务（open movement tasks），需要机体的动作策略能够适应不断变化且难以预料的环境。这种能力有赖于对感觉输入的持续监控，这种监控也会被用于实时更新、微调和控制运动输出。相反，闭合式移动任务（closed movement tasks）发生在一个相对来说较为稳定或可预测的环境中，并且较少依赖实时且持续的、对所处环境改变的感觉性输入的持续监控。表 1-1 列举一些将运动任务分类的方法。因此，在运动控制理论的学习中，需要了解运动任务是如何对控制运动的神经学机制产生影响的。

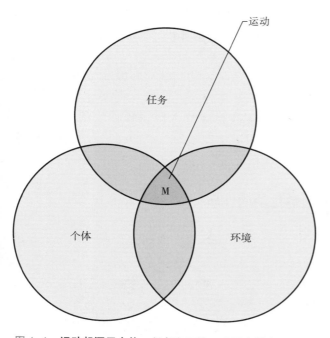

图 1-1 **运动起源于个体、任务和环境 3 个因素的交互作用**

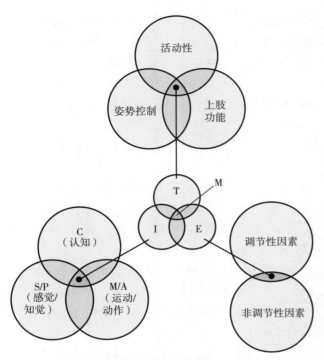

图 1-2　组成运动控制的个体、任务和环境因素。对于个体（I），运动产生于感觉/知觉（S/P）、认知（C）和运动/动作（M/A）系统的交互作用。环境（E）对于运动的限制分为 2 类：调节性因素和非调节性因素。最后，任务（task，T）的属性有助于功能性运动的组织。本书将关注 3 类任务的中枢控制：姿势控制、活动性和上肢功能

训练"之类的问题还知之甚少。更好地理解任务的不同属性，能够为如何分类任务构建一个更明确的框架。多任务运动可以依据本身与共通属性的关系，从易到难地排序。在临床实践的环境中，任务通常以较广泛的功能性类别来分类，例如床上移动性任务、日常生活活动（activities of daily living，ADLs）（如穿衣、如厕、梳洗和进食）或工具性日常生活活动（instrumental activities of daily living，IADLs）（如工作、做家务等）。

另一种将任务按其功能性分类的方法是依据该任务的特征属性。表 1-2 总结并注明任务的分类方法。将任务合理分类能够为评估和治疗提供指导框架。例如，治疗师能够依据该框架辨别出对患者来说难度过高的任务。此外，还能将不同难度的功能性任务设置成神经失能患者的渐进性训练。表 1-2 展示了依据两种任务属性（稳定 – 活动性和闭合 – 开放式）来分类任务的例子。分类方法一旦建立起来，治疗师能够根据该方法决定不同的功能性任务在整个训练计划中的顺序。例如先从最容易的任务开始，在闭合的环境中进行稳定性任务的训练。最难的任务是在开放的环境中进行活动性任务的训练。然而，在开放式环境中练习稳定性任务还是闭合式环境中练习活动性任务取决于患者的实际情况。在实验活动 1-1 中，读者能够构建自己的任务分类法，并开始思考怎样依据该分类法安排训练推进的顺序。这项实验活动的答案会在本章末尾揭晓。

临床上，功能性任务的训练是运动障碍患者的康复训练计划中的非常重要的一部分。但是，对诸如"应该以怎样的顺序、在何时做什么任务

表 1-1　不同种类的运动任务分类方法	
任务的类别	属性的区分
间断型 vs 连续型	间断型运动任务有明确的起止标志，例如踢球的动作、坐站转移的动作或是躺下的动作。连续型运动任务的终止并不是这个任务的固有属性，而是由执行人随意决定的，例如步行或者跑步（Schmidt，1988b）
闭合式 vs 开放式	打壁球或乒乓球类的开放式移动任务，需要机体能够适应不断变化且难以预料的环境中的动作策略。闭合式移动任务发生在一个相对来说较为稳定或可预测的环境中
稳定性 vs 活动性	稳定性任务是指发生在稳定的（不移动的）支撑面上的任务，例如坐或站；而活动性任务是发生在移动的支撑面上的，如走和跑
手部操作型 vs 非手部操作型	手部操作型任务包括任何应用上肢的运动

表 1-2　结合稳定 – 活动性和闭合 – 开放式的任务分类		
	稳定性（非移动性支撑面）	活动性（移动性支撑面）
闭合式，可预测的环境	在稳定的平面上坐或站	在移动性支撑面上走
开放式，难预测的环境	在泡沫垫或晃动的平面上坐或站	在移动性或不平的支撑面上走

环境对运动控制的限制

生活中的任务发生在不同的环境中，因此除了任务本身的属性外，运动还受限于环境本身的特点。为了完成目的和功能，中枢神经系统在规划以任务为导向的运动时，必须考虑到环境的影响。如图 1-2 所示，影响运动的环境属性被分为调节性和非调节性因素（Gordon，1987）。调节性因素（regulatory features）特指环境中塑造或影响运动动作的因素。以任务为导向的运动必须要考虑环境的调节性因素。环境中调节性因素的例子包括即将拿起的杯子的尺寸、形状和行走时支撑面的种类（Gordon，1997）。环境中的非调节性特点可能会影响运动表现，但是运动本身并不会因这些特点而改变，例如所处环境的噪声和引起分心的因素。

因此，正确理解环境中能影响并调节运动和任务表现的固有特征，对规划高效的干预措施有重要意义。为了让患者能够顺利地在各种环境中完成功能性任务，治疗师需要充分了解环境因素对运动表现的影响，以及使患者充分地在不同环境中进行训练，以满足不同环境的内在需求。

以上已经明确了个体、任务和环境的交互作用是如何影响运动的性质的。因此，患者表现出的运动不仅受个体内系统的影响（如感觉、运动和认知的损伤），还会受到所执行的任务和所处环境属性的影响。下面将介绍不同的运动控制理论，并从不同的视角来讨论运动的控制。

运动的控制：运动控制理论

运动控制理论是描述运动是如何被控制的。运动控制理论是一组抽象的有关运动被控制的概念。理论是一组用于描述不能直接观察到的结构或过程的陈述，但组内的各陈述间相互关联，并能与可观察到的事件相关。Jules Henri Poincare（1908）曾说过"科学是由事实构成的，就像房子是由石块构成的；但是事实的堆积不会像石块堆积造就房子那样成就科学"。理论给予事实以实际的意义，就像蓝图会为石头到房子的变化提供结构指导一样（Miller，2002）。

然而，正如同样的石块可以被用作建造不同的房子，同样的事实也可以被不同的运动控制理论赋予不同的解读和含义。不同的运动控制理论反映关于大脑如何控制运动的不一样的哲学观点。不同的理论通常反映各种神经元在组成的运动中所占重要性的差异。例如有些理论强调周围神经的影响，有些更强调中枢神经的影响，还有一些可能强调环境信息对行为动作的控制作用。因此，运动控制理论不只是用于解释行为的途径。通常不同的理论会突出不同的组织在动作中的神经生理学和神经解剖学机制。有些运动控制理论将大脑当作一个黑匣子，只研究在执行各种任务时该黑匣子与变化的环境的联系与规律。正如你所知道的那样，没有哪一个运动控制理论是被所有人全盘接受的。

理论对于实践的意义

运动控制理论真的能够影响治疗师的临床实践吗？是的！康复训练计划都折射着运动控制的理论或者基础概念，我们知道正常功能和失能的原理和本质（Shepard，1991）。一般来说，治疗师的治疗和干预基于从运动控制理论推论出的假设。基于运动的性质和规律推论出的假设，才是指导运动障碍患者评估和治疗等相关实践的基础。因此，运动控制理论是临床实践的理论基础。这将在本章的下一部分进行进一步讨论。

将理论应用到实践的优缺点有哪些呢？理论

实验活动 1-1

目标： 开发自己的运动任务分类法。

步骤： 做一个像表 1-2 一样的图表，找出你想合并的两个任务类别。可以从表 1-1 中挑出一个或者多个类别，再或者可以自己创造性地提出以上没有被讨论过的运动任务的属性。在本书的例子中，我们将稳定 - 活动性连续体和闭合 - 开放式连续体相结合。

任务

1. 在表格中填入能反映各个运动属性需求的任务。

2. 想一想可以通过你自己的任务分类法使患者"进步"的过程。你对最简单和最困难的任务有怎样的设想呢？有一定"正确"的方法去区分最简单和最困难吗？你会怎样决定训练任务的难易和前后顺序？

能提供：

- 理解动作行为的框架
- 临床操作的指南
- 新的思路
- 临床检验和干预的工作猜想

解释行为的框架

理论能够帮助治疗师更好地理解患者的动作和行为。有了理论，治疗师就不会局限地看待患者的个例，而可以依据理论看到不同病例中的共性并付诸实践（Shepard，1991）。

理论多少都会对预测或是解释患者的行为有所帮助。当一种理论及其衍生出的猜想并不能为患者的行为提供精确的解释时，对治疗师来说，该理论就失去了价值，变得不重要了。因此，理论也可能会限制治疗师观察及阐释患者运动障碍的能力。

临床处理的指南

理论能为临床的治疗方案提供有效可行的指南（Miller，2002；Shepard，1991）。改善神经系统功能障碍患者的运动控制是临床处理的核心，而治疗方案是基于对正常及异常运动的性质和原理的理解而制订的。这一基本认知能够通过反复训练的运动控制治疗策略反映出来。

新的思路：动态和演化

现有理论都在不断地变化，以适应和吸收更多日益更新的相关知识。这种变化是怎样影响运动失能患者再训练相关的临床实践的？逐渐增加和更新的运动控制理论也并不一定会让治疗师感到受挫。这种更新能拓展和丰富临床实践的方法和途径。评估和治疗方面的新思路也会演化得更能折射有关运动性质和原理的新想法。

临床检验和干预的设想

理论是抽象的，不能直接检验。相反，理论产生的假设是可以检验的。通过假设检验获得的信息被用来验证或驳斥理论。同样的方法在临床实践中也很有用。这种源于假设的临床实践让治疗师处于主动解决问题的地位（Rothstein & Echternach，1968；Rothstein et al.，2003）。使用这种方法对有运动障碍的患者进行训练，需要治疗师有产生多种设想（解释）去回答类似于"为何患者以特定的方式运动就能重获功能独立"的问题的能力。在临床治疗的过程中，治疗师会产生并检验不同的假设，否定其中一些并产生新的与假设检验一致的解释。

本章将讨论的每个理论都在运动控制理论的发展中作出了重要贡献，且每个理论都对运动障碍患者的临床训练有重要意义。值得注意的是，所有理论的模型都是想要理解运动的性质和控制过程，只是采取的方式不同。

反射理论

19世纪末20世纪初，Charles Sherrington爵士在1906年撰写了《神经系统的整合作用》（*The Integrative Action of the Nervous System*）一书，他的研究为运动控制的经典反射理论奠定了基础。反射的基本结构如图1-3所示。在Sherrington爵士的理论中，反射是复杂行为存在的基础。Sherrington爵士认为复杂的行为能够被认为是由多个串联的单一反射引起的动作的组合（Sherrington，1947）。Sherrington的观点曾主导临床实践长达50年的时间且不受任何质疑，该理论仍然影响着运动控制理论在今天的发展。

局限性

运动控制的反射理论有一些局限性（Rosenbaum，1991）。第一，如果将运动行为划分为非随意运动和随意运动，那么反射就不能被认为是行为的基本单位，因为反射必须由外部刺激触发。

第二，运动控制的反射理论无法解释和推测缺少感觉刺激时产生的运动动作。已有实验证明，动物可以在没有感觉输入时，产生相对协调的运动（Taub & Berman，1968）。

第三，该理论无法解释快速运动，即一系列发生极为迅速的运动，前一个动作产生的感觉反

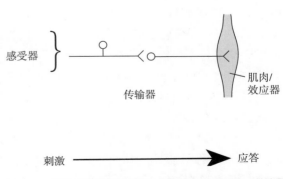

图1-3 构成反射的基本结构，感受器 - 传输器 - 效应器

感受器 }

传输器

肌肉/效应器

刺激 ———→ 应答

馈根本来不及触发下一个。例如，一位熟练的富有经验的打字员在打字时，能够迅速地在打字机上移动手指，而由前一个敲键动作产生的感觉信息来不及激活下一个动作的发生。

第四，"一连串的反射能产生复杂行为"的观点无法解释：单一的刺激能在不同的情况和刺激顺序下引起不同的应答动作。比如我们有时为达成目的，做出的动作会违背反射的设定。例如通常在触摸过烫的东西时，我们会反射性地收回手。然而当孩子在火中时，我们会违背"反射性缩手"而伸手将孩子从火中拉出来。

第五，反射链没法解释产生新动作的能力。新的动作是将以前学到的刺激和应答以特殊的方法组合起来。一位已经习得大提琴演奏技巧的小提琴家无须特殊练习，就可以在大提琴上演奏小提琴曲目——小提琴家已经习得小提琴演奏曲目，并将其应用到新的情景中。

临床应用

如何将运动控制的反射理论应用于理解患者的行为并服务于指导治疗师的临床工作呢？如果串联且混杂的反射活动是功能性运动的基础，治疗师就应该能通过用于检验和评估反射活动的临床处理策略来预判功能。此外，患者的运动动作就能根据反射活动是否存在来解释。最后，运动控制中功能技巧的训练应侧重于提高或降低运动任务间各种反射的影响。

分层理论

许多研究人员都为神经系统是分层控制的观点做出过贡献。其中一位科学家——英国医师Hughlings Jackson认为，大脑的高级、中级和低级控制等同于高级联合区、运动皮质水平和脊髓水平的运动功能（Foerster，1977）。

分层控制一般是指自上而下的组织控制。也就是说，高层级能够支配与之相邻的下一级（图1-4）。这是一个严格的垂直控制关系，控制关系永远不会交叉且不可能自下而上。

在20世纪20年代，Rudolf Magnus开始研究神经系统不同区域的各种反射。他发现，由低级神经层级控制的反射仅发生在皮质中枢被损坏的情况下。这些研究结果后来被认为解释了反射是运动控制分层的一部分，且低级反射中枢通常是被高级中枢抑制的（Magnus，1925，1926）。

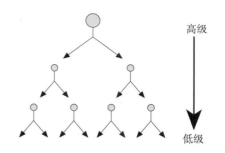

图1-4　自上而下的结构是分层控制模型的特征，高级中枢总是控制低级中枢

后来，Magnus的理论被Georg Schaltenbrand（1928）用于解释幼儿和成人的运动发育，即从由不同水平控制的反射活动的出现和消失来解释人类的运动发育。继而，他认为大脑的病变可能会引起由低水平中枢控制的原始反射长久存在。他认为，更好地理解各个反射活动有助于明确运动障碍患者神经系统所处的发育水平。

在20世纪30年代后期，Stephan Weisz（1938）认为他提出的分层控制的反射反应是人类平衡的基础。他描述了正常儿童运动发育过程中出现的各类平衡反应，并提出这些正常出现的平衡反应与儿童坐、站和走的发育相关。

这些试验和观察的结果通常被汇总在一起，作为运动控制的反射/等级理论被临床文献提及。该理论认为，运动控制是源于中枢神经系统内不同水平中枢控制的反射活动。

在20世纪40年代，Arnold Gesell（Gesell，1954；Gesell & Armatruda，1947）和Myrtle McGraw（McGraw，1945）两位知名的发育学家提供了一份详细的关于婴儿发育的描述。研究员们应用运动控制的分级反射的观点来解释婴儿的行为。正常的动作发育被归因于中枢神经系统逐渐成熟的皮质化，更高水平的控制出现并替代低级水平的反射活动。这被认为是发育学的神经成熟理论。图1-5展示了该模型的一个例子。该理论提出中枢神经系统的发育成熟是一切运动发育变化的首要基础。但该理论弱化了发育过程中其他因素的影响，例如骨骼肌肉系统的变化。

有关分层（控制）理论的现有概念

自Hughlings Jackson的研究之后，新的分层（控制）理论的概念就形成了。现代的神经科学家已经确认了分层控制在运动控制中的重要作用。但是严格的高级中枢对低级中枢的绝对支配

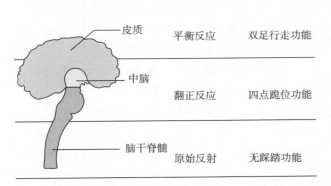

神经解剖学结构	姿势反射发育	运动发育
皮质	平衡反应	双足行走功能
中脑	翻正反应	四点跪位功能
脑干脊髓	原始反射	无踩踏功能

图1-5 运动发育的神经发育理论是基于反射/等级理论的，并将运动的发育归因于神经成熟的过程，包括各类反射的逐渐出现和消失

的观点已经被改变。现有的概念认为，根据不同运动任务的需求，神经系统内的分层控制是指每个水平的神经系统能够影响其他水平（更高或更低的水平）。此外，反射在运动中的作用已经有所变化。反射不再被认为是运动控制的唯一的决定因素，而是产生和控制运动的众多重要的处理过程之一。

局限性

反射/等级理论的局限性之一是在于无法解释健康成人在特定情境下的以反射为主导的行为。例如脚踩钉子后迅速地收回腿的动作。这是分层控制理论中最低层水平主导运动的、自下而上控制的一个例子。因此，需要谨慎地对待有关"所有低水平行为都是原始的、不成熟的、非适应性的，而高水平（皮质控制的）行为都是成熟、适应性且合宜的"的观念。

临床应用

临床上，已经有很多医疗工作者将异常的反射活动用于解释神经系统失调患者身上发生的运动控制障碍。Signe Brunnstrom 是一位脑卒中后早期物理治疗的先驱，她用反射/等级理论描绘了运动皮质损伤时的运动失调。她认为"当高级中枢的功能被暂时或永久地干扰时，正常的反射活动会变得亢进，也因此造成病态/异常反射活动的出现"（Brunnstrom，1970，p.3）。

一位英国的物理治疗师 Betra Bobath 在她有关脑瘫患儿异常姿势反射活动的讨论中指出："由于失去高级中枢（尤其是皮质）抑制而出现的低级中枢的反射活动是引起姿势反射活动异常的原因"（Bobath，1965；Mayston，1992）。反射/等

级理论的临床应用会在本章的最后一节进行更细致的讨论。

运动程序理论

近来，一些理论已经将对运动控制的认识扩展到中枢神经系统。中枢神经系统已经不再被认为只是一个反应系统，现有的研究已经开始探究该系统主动性的生理活动，而不是反应性的生理活动。反射理论能够比较好地解释某些存在特定模式的运动。然而，还有其他观点认为，在移除刺激（或传入信息）的情况下，机体依旧能产生模式运动反应（VanSant，1987）。若将运动反应与外周刺激分离，那么就得到中枢运动模式的概念。中枢运动模式的理论或者说是运动程序（motor program）比反射理论更灵活（flexible），因为无论是外周感觉性刺激还是中枢指令都能激活运动。许多来自临床、心理学和生物学的专家都为该理论的诞生作出了贡献（Berstein，1967；Keele，1968；Wilson，1961）。

运动控制的运动程序理论有相当多的实验证据作为支撑。例如20世纪60年代早期研究蝗虫运动控制的实验显示，该生物的翅膀在空中拍动的时序有赖于其体内的一个节律性模式发生器。而当感觉神经被切断时，神经系统本身依旧能够在没有感觉输入的情况下产生输出（振翅动作）；但此时振翅的速率有所减慢（Wilson，1961）。该实验显示，运动是有可能在缺少反射行为的情况下发生的。感觉性输入对运动的调节确实很重要，但并不是形成运动的必要条件。

后来研究猫运动的实验进一步支持了这个结论（Grillner，1981）。实验显示，猫的脊神经网络能够在没有感觉性输入和中枢（皮质）指令的情况下产生运动节律。通过改变对脊髓的刺激强度，动物能够发生走、小跑或奔跑的运动。因此，该实验又一次证明了反射无法驱使运动，中枢行为发生器（central pottern generaters，CPG，脊髓调节的运动程序）本身就可以组织如走、小跑或奔跑之类的复杂的运动。此后更多的实验也证明了感觉输入对 CPG 重要的调节作用（Forssberg et al.，1975）。

以上研究都为运动控制的运动程序理论奠定了基础。该术语已经被不同领域的科研人员用在诸多方面，因此在读到该词时应该特别明确语境

10

和其真正的含义。运动程序可能被用于指代中枢行为发生器（CPG），即一个能够产生类似于猫行走那样运动的特定的神经回路。此时，该术语是指较刻板且固定的神经回路。

而程序还能被用于描述更具抽象含义的动作背后的更高层次的运动程序。已经有大量的心理学实验证明，用于储存动作发生规则的（由神经系统不同水平组织的）运动程序确实存在，从而人类得以通过多种效应器执行任务（Keele，1968）。读者能够在实验活动1-2中亲自体验。

如图1-6所示，假设写出一个指定单词的运动规则是以抽象的运动程序储存在中枢神经系统的高水平中枢中。那么，神经中枢的指令能够被传送到身体的不同部位。然而，无论身体的哪部分用于执行书写任务，被写的单词的内容都是维持不变的（Berstein，1967）。

局限性

中枢模式发生器的概念扩展了对神经系统在运动控制中的作用的理解。然而，我们必须谨记

的是，CPG永远无法替代感觉输入对运动控制的重要作用。CPG的概念只是扩展我们对神经系统在运动控制中的作用的理解，即对神经系统在没有反馈时依旧能创造动作的现象的解释。

运动程序理论有一个重要局限，即不能将中枢运动程序看作决定动作的唯一因素（Bernstein，1967）。例如尽管对肘关节屈肌发出两个相同的中枢指令，但由于上肢不同的初始位置（休息位还是伸出在身前），可能引起两个不同的动作。此时，重力对上肢的影响是引起动作变化的原因。另外，同样的中枢指令也会因为肌肉的疲劳（或不疲劳）引起不同的结果。因此，运动程序的概念没有考虑到中枢神经系统必须同时处理骨骼肌肉系统和环境变量来实现运动控制。

临床应用

运动控制的运动程序理论使临床工作者能够脱离仅有的用反射活动解释运动障碍的认知。对于异常运动的解释，已经扩展到包含有CPG异常引起的或者是更高水平的运动程序的问题。对于高级运动程序受损的患者，运动程序理论认为帮助患者再学习正确的运动规则是重点。此外，临床干预应该着重于再训练对功能性任务重要的动作和运动，而不只是单独训练特定的肌肉。

多系统理论

在20世纪早中期，一位俄罗斯科学家Nicolai Bernstein（1896～1966）以一种全新的方法将神经系统和身体看作一个整体。在此之前，神经生理学家们主要侧重于运动的神经控制方面。作为运动程序理论的创立者之一，Bernstein还认为，在不了解参与运动的系统的属性，以及作用于身体的内、外力的情况下，是没有办法真正理解运动的神经控制的（Bernstein，1967）。

为了描述和研究参与运动的系统的属性，Bernstein将整个身体看作是一个有质量的，且会受到外力（如重力）和内力（如惯性和由运动产生的）影响的机械系统。后来他发现，尽管中枢指令相同，但不同的外力和动作初始状态可以引起身体不同的动作。同理，不同的中枢指令也可能引起相同的身体动作。Bernstein还认为，最后体现出的对运动动作的控制可能是由分散的多个系统共同完成的，各系统间相互作用且协同工作。这是运动控制分布模型概念的开端（Bernstein，

实验活动 1-2

目标：将运动程序的概念应用于功能性运动。

步骤：在一张小纸片上签下正常大小的签名。然后在黑板上用更大的字体签名。最后再换另一只手写一写。

任务

1. 仔细地对比3个签名，寻找其中的相同之处。

2. 记录下发现的相同之处。你认为是什么造成这些元素的相同和不同呢？你的发现怎样支持或者反对运动程序理论呢？

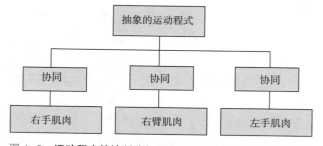

图1-6 运动程序的控制分级和各自的输出系统。运动规则在最高水平中枢以抽象的运动程序体现。较低水平则包含特定的对完成动作极为重要的信息，例如运动时多肌群间的协同

1967）。

Bernstein 认识运动控制的方法与之前的其他方法有何不同呢？Bernstein 是对持续变化的情形中的机体提出了问题。由于他从以往不同的角度提出了不同的问题（例如"身体作为一个机械系统，是如何影响控制过程的"和"运动的初始状况是怎样影响运动属性的"），因此他得到了与之前学者不同的有关运动性质和控制的答案。

将身体看作一个机械系统后，Bernstein 认识到运动中需要控制许多自由度。例如人类有许多关节能屈曲或者伸展，还有一些能够旋转。运动控制也因此变得前所未有的复杂。Bernstein 说："运动的协调其实是掌控运动中身体多余自由度的过程"（Bernstein，1967）。换句话说，就是将身体转换成一个可控的系统。

作为自由度问题的一种解决方法，Bernstein 假设分层控制适用于简化身体多余自由度控制。通过这种方法，神经系统的高级中枢能激活低级中枢。低级中枢会引起协同运动，或者不同的肌群会以单位的形式参与运动。因此，当一个任务的需求增加时，协同运动的控制信号（指令）就会增加，从而激活更多协同运动的肌肉。可以将我们运动动作的整体过程当作由许多单词组成的句子。单词中的字母是肌肉，单词是协同运动，句子是动作本身。因此，Bernstein 认为协同效应在解决自由度问题中扮演重要角色。通过调控特定的肌肉作为一个单位共同工作。他假设，尽管协同运动并不多，但就是这些协同运动形成了我们已知的所有的运动多样性。他认为移动、姿势调整和呼吸都是一些简单的协同运动。

自从 Bernstein 首次提出协同运动的概念后，学者们继续研究和检验该概念，目前我们对于协同运动的性质的理解也在不断进化和改变。例如 Latash 等人（Latash & Anson，2006；Latash et al.，2007）重新定义了"协同运动"的概念：协同运动不是神经系统用于消除多余自由性，而是用于确定运动任务的灵活性和稳定性。他们称之为"丰富原则"（principle of abundance）。协同运动 / 活动被定义为一个多元系统（例如肌肉）的神经学构成：一方面，协调一组元素内各变量间的任务共享，比如众肌肉间的协调活动；另一方面，确保元素间变量的协作与稳定动作的变量的目的一致，例如姿势控制中的重心或拾物任务中的动

作终点。因此，协同运动同时体现了机体对抗外界干扰的稳定性和解决运动任务的灵活性（Latash et al.，2007；Newell et al.，1984）。Ting 及其同事（Torres-Oviedo & Ting，2007）研究了用于平衡控制的肌肉协同运动的组织和结构。传统观点认为，一块肌肉只从属于一个协同运动，且同一协同运动中的所有肌肉都以一个功能单位同等地被激活。而新观点认为，一块肌肉可能从属于多个协同运动，且每块肌肉在不同的协同运动中都有特殊的作用。最后，一块肌肉总的激活程度取决于该肌肉所从属的多个协调运动的同时激活，以及该肌肉在各个协调运动中激活的相对比例。因此，协同运动的概念已经从 Bernstein 固定动作模式的概念演变成现在包含动态、灵活及适应性的概念。探究协同运动在运动控制中作用的研究将会在第七章进一步探讨。

自从 Bernstein 首次提出多系统理论的原则后，很多学者不断扩展并形成"动态的多系统理论"学说（Kamm et al.，1991；Kelso & Tuller，1984；Kugler & Turvey，1987；Perry，1998；Thelen et al.，1987）。原则上，这些理论与最初的基本理论非常相似；因此，以上两个术语都可能在讨论该理论的内容中被提及。动态的多系统理论源于对物理世界中动力学和协同学的更广泛的研究。该理论提出以下问题：我们所观察到的模式和组织形式是如何从无序的组成部分中产生出来的？还有，这些系统是如何随时间而改变的？

自我组织（self-organization）在自然界中非常常见。云团组成的形式和水的运动（从固态到液态再煮沸到气态的过程）就能够体现"自我组织"（self-organization）。该原则规定当一个系统内的各部分都聚集在一起，其元素会自然地聚集并以某种有序的方式行动。而不需要一个"更高级"的中枢去指导或颁布指令以完成一个协调的动作。运动控制中的这个原则预示着运动可以从各个元素的交互作用中自发地产生，无须来自神经系统的特殊指令或运动程序。该动态系统的观点还尝试着探索这些自我组织系统的数学模型。

动态系统的另一个特征是非线性（Harbourne & Stergiou，2009；Kugler & Turvey，1987）。那什么是非线性行为呢？一个非线性系统是指其输出与输入不成比例（Harbourne & Stergiou，2009）。非线性行为是指某一事物在其某一参数逐渐变化

12

并达到某临界值时，会转变成一个新的事物。例如，当一个动物越走越快时，会有一个瞬间走突然变成慢跑。由于该动物继续移动得越来越快，还会有第二个瞬间由慢跑变成奔跑。该过程见图1-7。

是什么引起行为模式从旧到新的转变的呢，比如从走到小跑的变化？动态理论表明，新的运动的产生是由于系统中的"控制参数"发生重大变化。控制参数是一个调节整个系统行为的变量。在以上例子中的控制参数是速度。当动物走的速度（控制参数）到达临界值时，动物的行为会发生从走到小跑的转变。因此，动态运动的观点已经不再那么强调中枢神经系统控制运动的主张，转而开始寻求同样可能有助于了解运动特征的物理学解释（Perry，1998）。

运动动作的多样性对运动控制的作用是动态系统理论中用于描述运动的一个重要概念。在动态多系统理论中，人类的运动动作和其他复杂的非线性系统一样，其内在的多样性对优化功能有重要作用（Harbourne & Stergiou，2009）。动作的多样性通常包括出现在多次重复任务中运动表现的变化（Stergiou et al.，2006）。然而，在动态多系统理论中，运动控制的多样性的作用与其他理论所持的观点不同。例如运动程序理论认为，动作的多样性是运动表现失误的结果。依据该假设，运动表现的提高是通过运动技巧的学习实现的，因此失误即动作的多样性会降低。而动态多系统理论却持相反的观点，该理论认为动作的多样性不是失误的结果，而是优化功能的必要条件。良好的动作多样性（optimal variability）能够提供灵活多变的适应性策略，允许随环境变化进行调整，而这是正常运动的中心特征。过少的动作多样性可能会导致损伤，例如反复的拉伤；而过多的动作多样性会导致运动表现受损，例如共济失调的患者。

在动态多系统理论中，越低的动作多样性象征着越稳定的运动行为。高度稳定的行为通常被看作是一种习惯性状态（attractor state）。习惯性状态被认为是高度稳定的、个体首选的运动模式，也是通常被用于完成日常生活活动的状态。动物都无意识地以其首选的速度行走，这种不同个体的独特的步行速度体现了这种习惯性状态。个体当然可以自行改变行走速度，但是排除外界因素的影响，个体总是以首选的速度行走（这种速度是最节省能量的）。能够改变优先运动模式的灵活性的程度就被定义为"习惯凹陷"（attractor well），该概念见图1-8。该"凹陷"越深，就越难以改变其首选的运动模式，说明运动模式越稳定；而"凹陷"越浅则表明运动模式越不稳定。

Kelso和Tuller（1984）已经证明，原有的稳定的运动模式在转换成一个新的运动模式时会变得不稳定。例如一个人要做左、右手示指不对称的动作（一屈一伸），且动作越来越快时，两根手指在某一瞬间会出现突然的动作变化。左、右手不对称性的伸展动作突然转变为对称的屈曲动作

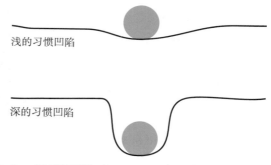

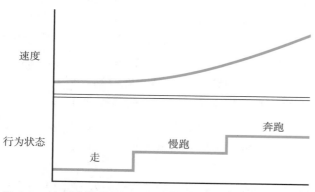

图1-7　该系统模型显示了一个运动系统的线性动力学变化导致的行为的离散变化。例如当某一动物的运动速度线性增加时，会逐渐达到某一阈值并导致其行为状态发生非线性变化，从走到慢跑再到奔跑

图1-8　"习惯凹陷"（attractor well）体现了首选的运动模式的多样性变化。较深的习惯凹陷体现了拥有较少多样性的运动模式；较浅的习惯凹陷体现了拥有较多多样性的运动模式。习惯凹陷可以被看作是河床。河床越深，则河水流出河床的可能性就越低，河水就会在河床内沿河床方向流动（在深的习惯凹陷中）；相反，河床越浅，河水就越容易流出河床所在区域（在浅的习惯凹陷中）。因此，患者的运动模式也可以根据被改变的难易程度类比为稳定或不稳定的类型。改变习惯凹陷浅的（不稳定的）运动模式比改变习惯凹陷深的（稳定的）运动模式要容易

时，原先由不同肌群引起的动作就会由相同肌群控制。科学家已经检验到，儿童和成人在学习新的运动技巧时，在新的更稳定的运动模式产生之前是存在行为运动的多样性的（Gordon，1987；Harbourne & Shumway-Cook，2009；Harbourne et al.，2007；Woollacott & Shumway-Cook，1990）。因此，治疗师有可能将动作的多样性看作是一些患者病程变化的前兆。与其他的运动控制理论相比，动态多系统理论更复杂，表 1-3 汇总了该理论的主要概念。

局限性

运动控制的系统理论的局限性有哪些？系统理论是迄今为止内容最多、最复杂的理论。因为系统理论不仅考虑神经系统对于运动的作用，还考虑骨骼肌肉系统和重力、惯性对运动的作用。依据该理论对实际行为和动作进行分析和预测，会比依据以往理论的推测都要准确。该理论提示，只研究神经系统是无法准确地分析和预测运动的。然而，该理论模型的局限性在于假定神经系统在决定动物行为中的作用并没有那么重要，而人体力学的基本原则和数学公式在研究和描述运动控制中更重要。要全面理解这种分析方法的应用和相关性对临床实践者可能非常困难。

临床应用

系统理论对治疗师来说有很多意义。首先，该理论强调将身体看作一个机械系统的重要性。运动不是仅由神经系统发出的指令决定的，而是由机械系统（即身体）对神经系统发出指令的滤过而发生的。治疗中枢神经系统存在缺陷的患者时，治疗师必须仔细地检查骨骼肌肉系统和神经系统的损伤是如何分别对运动控制（总体）造成伤害的。系统理论认为，评估和治疗不仅应该关注人体内部系统损伤对运动控制的影响，还应该关注多个系统间的相互作用对运动控制造成的损伤。

此外，该理论的一个重要观点是认为运动具有涌现性（emergent properties），即指运动的产生源于多个自我调节的元素间的相互作用，而这些元素会根据其内在的某些动力学属性的变化而发生自我调节。这意味着运动动作的转变通常能够从物理原理而不一定是神经系统结构的角度解释。那应该如何应用该理论去治疗运动失能的患者呢？如果临床工作者能够更多地理解人体的物理和动态属性，就能使用这些属性帮助患者重塑运动控制。例如速度是运动动力学中的一个重要因素。通常，患者被要求缓慢地移动以求得安全。然而，这种传统的训练方式没有考虑到速度和身体物理属性的相互作用，即动量，考虑到这一点就能够帮助虚弱的患者更轻易地运动。

动作的多样性是正常运动控制的一个特征，意识到这一点对治疗师训练神经系统疾病患者有

表 1-3 运动控制的多系统理论的重要概念	
概念	定义
自由度	身体是一个具有很多自由度的机械系统。多系统理论强调整体作为一个具有多自由度机械系统的重要性。运动的协调是管理运动体多自由度的过程
协同（活动）	协同运动被认为是解决自由度问题的方法；协同运动的概念反映运动灵活的、适应性的本质，而不是一成不变的活动模式
自调节	自调节的原则是从自然界中发现的，并被用于运动控制。自由度问题是被自调节解决的。这种调节是由运动控制内各个元素间的相互作用产生的，而不是更高级的中枢指令
非线性行为	自调节系统通常是有非线性的。一个非线性行为是指某一事物在其某一参数逐渐变化并达到某临界值时，会转变成一个新的事物（如走、慢跑、奔跑是通过速度的变化实现的）
多样性	多系统理论认为运动的多样性不是由于失误产生的，而是优化运动功能的必要条件。习惯凹陷的概念是被用于表示运动模式的多样性和灵活性的。越深的凹陷代表越不灵活和不可变的运动，浅的凹陷代表不稳定的动作模式。此时，原有的动作模式在转化为新的动作模式前（转变成一个新的习惯凹陷），运动的多样性显著增加。例如走在转变为慢跑前，走的模式会发生一些变化

重要的临床价值。当动作多样性被认为是运动失误的结果时，治疗师就会采取减少失误的治疗策略以指导患者获得优化且稳定的运动模式；相反，当动作多样性被认为是正常功能的重要内容时，治疗师就会鼓励患者去探索灵活多变的动作模式来完成运动表现和既定目标（Harbourne & Stergiou，2009）。

生态学理论

20 世纪 60 年代起，一位心理学家 James Gibson 开始研究以目标为导向的行为，人体的运动系统如何能够与周围环境产生最有效的互动（Gibson，1996）。他的研究关注人体如何捕捉到所处环境内与行为动作有关的信息，以及人体是如何应用这些信息去控制运动的。这种应用知觉信息来指引行为和运动的能力在生命的早期就已经出现了。例如，15 周大的婴儿不能自主地触及身边的每个物体，但他们能够利用与速度相关的感知来提前判断他们是否能接球（von Hosfsten & Lindhagen，1979）。

这个观点后来被 Gibson 的学生进一步扩展（Lee & Young，1986；Reed，1982），并且被称为是运动控制的生态学理论。该观点认为，运动控制是在不断演化的，因此动物能够应对周围的环境，在其中有效地移动以找寻食物、避开捕食者、建造巢穴甚至玩耍（Reed，1982）。这个方法有什么新奇的地方呢？这是科研人员第一次真正地开始关注行动是如何适应环境的。行为动作的发生是需要具体的知觉信息的，即在特定环境中执行目标导向性动作的知觉信息。因此，行为动作的产生是针对特定的任务，以及任务所处的环境的。

然而许多之前的学者都将人体视作一个感觉/运动系统。Gibson 认为知觉对动物来说才是重要的，而不是感觉。更具体一些的话，是指对任务的执行有意义的环境因素的知觉（信息）。他认为，知觉的重点在于侦测对完成目标必要的、对动作执行有帮助的环境信息。从生态学理论的观点来看，研究机体是如何从环境中获取与运动相关的信息、这类信息以怎样的形式存在，以及这类信息如何运用于调整和控制运动是很重要的（Lee & Young，1986）。

总之，生态学的观点拓展了我们对于神经系统功能的认知，从一个对大环境中变量作出反应的感觉/运动系统到能够主动探索环境以完成自身目标的知觉/运动系统。

局限性

尽管生态学理论已经极大地扩展了我们对于个体与环境相互作用的认识，但其本身弱化了神经系统在引起该相互作用中的组织和功能。因此，该理论的相关研究已经将关注点从神经系统转移到个体/环境层面。

临床应用

该观点的最主要的贡献在于将个体描述为环境的主动探索者，对运动任务和执行任务所在环境的主动探索使个体能够开发出多个完成任务的方法。这种适应性对完成任务的运动组成方式很重要，对机体如何应用知觉也很重要。

治疗的一个重点是帮助患者探索在不同环境的约束下能够完成一项功能性任务的多种方式，因为环境的特征会影响以目标为导向的运动动作的选择和执行。高效的运动控制需要患者学会如何感知所处环境中影响组织运动方式的关键因素。这证明在康复治疗过程中，改造和控制环境是一个重要的方面；相应的，患者也要学会感知环境的特征并产生适应性的运动。

哪种运动控制理论是最好的

那么，到底哪种运动控制理论是最适合当下治疗师理论和实践需求的呢？哪种是最完善的运动控制理论，是真正能够预测运动性质和原因，并且与现有的脑部解剖学和生理学知识相一致的？

毫无疑问的是，没有一种理论能解释以上所有问题。我们认为能够兼容现有所有运动控制理论的集合体才是最优的答案。一种综合或完整的理论能够识别已知的所有运动控制元素，并且为未知的部分留出空间。任何现有的运动控制理论在某种意义上都是未完成的，因为总有修改和吸收新信息的空间。

有很多人已经致力于发展运动控制的综合理论（Gordon，1987；Horak & Shumway-Cook，1990；Woollacott & Shumway-Cook，1990）。当理论有所变化和调整时，该理论就会冠以新的名字。因此，区分不断进化的理论就会变得很困难。例如多系统、动态、动态运动和动态多系统理论就是经常交替使用的术语。

以前，基于研究和临床实践的运动控制理论被认为是一种多系统的方法（Woollacott & Shumway-Cook，1990，1997）。本书依旧沿用这些名称，但本书中的多系统理论的概念已经和Bernstein 的系统概念有所不同，该理论已经演变成由许多其他运动控制理论所提出的概念组成的综合体。本书继续将运动控制理论称作是一种系统的方法。该方法认为，理解和辨别运动源于个体、任务和任务所在环境三者间的相互作用是很重要的。因此，运动不只是单一的特定肌肉的运动程序或者刻板反射的结果，而是知觉、认知和运动系统间的动态相互作用。该理论框架将会贯穿于本书，这也是对运动控制失能患者临床评估和治疗的基础。我们已经发现，该理论有助于发现和提出有关运动性质和原理的研究问题和假设。

平行发展的临床实践和科学原理

之前已经写了关于不断变化的科学理论对运动失能患者临床治疗的影响。有几篇文章很详细地讨论了科学理论和临床实践的平行发展（Carr & Shepherd，1992；Gordon，1987；Horak，1991）。

尽管神经科学的研究人员已经明确了运动和运动障碍的科学基础，但临床应用的发展是取决于临床工作者的。因此，科学理论提供了一个可以将实践理念与为治疗服务的理论相结合的框架。一个理论并不会是绝对意义上的对或错，而是通过缓解运动障碍患者问题的程度来评估其有用程度的（Gordon，1987；Horak，1991）。

正如理论研究中有关运动控制的重要元素正在改变一样，临床实践也同样在变化。新的有关运动性质和原因的猜想正在逐渐取代旧的猜想。临床实践和科学理论平行演化，是因为临床工作者学习、吸取科学理论中的变化，并将其应用于实践。图 1-9 展示了这一概念。下面将进一步探究随运动控制理论发展而演变的临床实践。

神经康复：以反射理论为基础的神经促通疗法

在 20 世纪 50 年代末和 60 年代初诞生了被称为神经促通疗法的治疗方法，针对神经损伤患者的临床治疗也因此发生巨大的变化（Gordon，1987；Horak，1991）。迄今，这些方法依旧是治疗神经损伤患者的主要手段。

神经促通疗法包括由 Karl 和 Berta Bobath 发明的 Bobath 疗法（1975）、由 Margaret Rood 发明的 Rood 疗法（Stockmeyer，1967）、由 Signe Brunnstrom 发明的 Brunnstrom 疗法（1966），以及由 Kabat 和 Knott（1954）发明并由 Voss 等人扩展的本体感受性神经肌肉促通疗法（proprioceptive neuromuscular facilitation，PNF），还有由 Jean Ayres（1972）发明的感觉统合治疗。这些疗法主要是基于运动控制的反射和分层控制理论的假设。

在这些神经促通技术发明之前，对神经功能障碍患者的治疗主要在改善肌肉本身的功能的层面。在治疗中，其被称为肌肉再教育技术（Gordon，1987；Horak，1991）。尽管肌肉再教育技术对由脊髓灰质炎引起的运动失能很有用，但对于改善上运动神经元损伤患者的运动模式疗效甚微。因此，在治疗师对以前的临床干预模式不满并期待能更有效地改善运动失能患者运动障碍的新疗法的情况下，神经促通技术应运而生（Gordon，1987）。

面对上运动神经元（运动皮质和锥体束）损伤患者的治疗师开始尝试直接改善中枢神经系统本身的方法。神经促通疗法关注通过促进和（或）抑制不同运动模式的治疗技术，再训练运动控制。兴奋是指能改善患者以多种被治疗师认可的方式运动能力的治疗技术。抑制的技术能够降低患者被认为是异常的运动模式（Gordon，1987）。更多有关神经促通疗法的基本假设和临床应用的信息会在知识拓展 1-1 中显示。

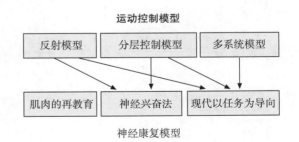

图 1-9 平行发展的运动控制理论和临床实践是要服务于运动失能患者的评估和治疗的（经许可引自 Horak F. 的 Assumptions underlying motor control for neurologic rehabilitation. In: Contemporary management of motor control problems. Proceeding the II Step Conference. A: American Physical Therapy Association，1992：11）

知识拓展 1-1

神经促通的基本假设和临床应用
基本假设

神经促通疗法与运动控制的反射和分层控制理论紧密相关。因此，临床实践是在有关正常、异常运动控制的性质和原理，以及功能恢复的假设之上发展起来的。

这种方法显示，正常的运动是由一连串中枢神经系统内分层控制的反射引起的。因此，运动的控制是自上而下的。正常的运动需要中枢神经系统的最高水平对中级和低级水平的掌控，即大脑皮质对中脑和脊髓的控制。这意味着，正常的发育过程是指逐渐出现的、由中枢神经系统更高级水平所组织的行为，又被称为"皮质化"。这个概念的重点在于理解传入的感觉信息和刺激从而驱动正常运动模式的发生。

从反射和分层控制的角度解释异常运动控制的生理学基础，很大程度上表明正常反射机制的受损是引起异常运动控制的原因。假设中枢神经系统最高水平皮质的损伤会引起中枢神经系统内较低水平控制的异常反射的解放。那么，这些低水平反射的解放就会限制患者正常移动的能力。

另一个较流行的假设是运动皮质病变患者出现的异常、非典型的运动模式是病变本身造成的，这与原有的认为异常行为是继发于病变或是对病变的反应（如对病变的代偿）的观点不同。因此可以预测，在有运动皮质病变的儿童中逐渐皮层化的过程是不连续的，因此他们的运动控制是由中枢神经系统的低级中枢主导的原始运动模式。此外，在后天获得运动皮质病变的成人中，高级中枢受损可能会导致低级中枢脱离高级中枢的控制。同理，由低级中枢控制的原始且病理性的行为重现并成为主导，这会阻碍正常运动模式的产生。

有关运动皮质病变患者恢复功能的中心假设是除非中枢神经系统的较高水平中枢重新获得对较低水平中枢的控制，否则不会恢复正常的运动控制。依据这种方法，从某种意义上说，功能恢复重复发育的过程，即中枢神经系统较高水平中枢逐渐恢复对较低水平中枢的支配。

两个关键的假设是：①在异常的运动模式被抑制并且正常运动模式得到促进时，功能性技巧会自动恢复；②这些正常运动模式的重复将自动转移到功能性任务的执行中。

临床应用

这些假设的临床应用是什么呢？首先，运动控制的评估应该侧重于辨别是否存在正常和异常的控制运动的反射活动；其次，治疗应针对改进控制运动的反射活动。感觉性输入对刺激正常运动输出的重要性提示，可以通过感觉性刺激的干预来改变中枢神经系统（Gordon，1987；Horak，1991）。

分层控制理论显示，治疗的目标之一是重获中枢神经系统高水平中枢对运动的独立控制。因此，干预和治疗旨在能够帮助患者重获正常模式的运动，以促进功能恢复。

神经促通疗法仍然是临床治疗师评估和治疗中枢神经系统病变患者的主要方法。然而，正如过去30年有关运动性质和原因的科学理论的变化一样，许多神经促通疗法在实践中也已经发生了改变。现有的神经促通疗法更强调明确的训练功能，而较少提及抑制反射和重新训练正常的运动模式。此外，在制订治疗和干预计划时，能够更多地考虑运动学习原理。各种促通疗法之间的界限已经不太明显了，因为每种疗法都将新的运动控制的有关概念融入本身的理论基础中。

任务导向性疗法

基于新的运动控制理论的任务导向性临床干预是一种更新的训练方法。在以往发表的文献中，该疗法已经被命名为系统疗法（Woollacott & Shumway-Cook，1990）。也有文献将其命名为运动控制或者运动学习的方法（Carr & Shepherd，1992）。无论被称为什么，这些新的临床操作方法是建立在运动控制、运动学习和康复科学领域研究获得的理念之上的。而临床实践也是依据科学循证动态变化的。本书将这种临床干预方法称为任务导向性疗法，尽管特定的评估和治疗策略将会随着本领域内新的研究成果而变化。

17 基本假设

任务导向性疗法的基本理论与其他促通疗法有所不同。任务导向性疗法假设正常的运动源于不同系统间的相互作用，每个系统都对运动控制有不同的作用。此外，运动是围绕一个行为目标发生并受环境制约的。因此，感觉在正常运动中的作用不仅局限于刺激／反应的反射模式，也对运动的预测性和适应性控制有重要意义。

该理论假设运动的问题源于一个或多个控制运动的系统（内）的损伤。在运动皮质受损患者身上所观察到的运动是该患者除受损系统（运动）以外其余系统所能组建的最优化的行为结果。这意味着观察到的运动行为不只是损伤本身造成的结果，还有其余系统对损伤进行代偿的结果，且该结果仍（有可能）是功能性的。然而，患者本身自发采取的代偿性策略有可能不是最优化的。因此，临床干预的目标应该是改善用于完成功能性任务的代偿策略。

临床应用

依据该理论的假设，在重新训练运动控制时，为了完成运动的目标，有针对性地训练可识别的功能性任务比训练运动模式更为重要。任务导向性的干预方法假设，患者通过主动尝试解决功能性任务中的内在问题，从而完成运动再学习，而不是通过反复训练独立于具体任务目标的正常模式运动的。能够适应背景环境的变化是功能恢复中的非常重要的一部分。在这种情况下，（应该）帮助患者学习以不同的方式完成任务目标而不是单一肌肉的使用模式。

18

病例研究

本书意图影响和提高用于改善运动障碍患者的功能能力和生活质量的临床治疗和干预手段。研究是明确用于改善运动控制问题的治疗策略中的十分重要的一部分。因此，本书意在探讨运动控制研究及其在运动失能患者临床治疗中的应用。为了帮助读者能够更好地理解运动控制研究及其临床应用，我们将用一系列病例研究辅助解释和应用本书所涵盖的内容。表 1-4 简述了本书中所提及的患者。

表 1-4 病例研究简介

John 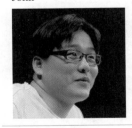	John，33 岁，男。患有 II 型脊髓小脑共济失调——一种会引起小脑病变的遗传疾病。目前单身，与父母住在一起，做兼职。他主要关心其平衡和步态，曾有几次跌倒史
Jean 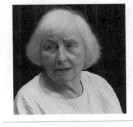	Jean，82 岁，女。6 年前曾有过左侧脑血管意外史，并因此发生右侧偏瘫。目前独居在有辅助生活设施的公寓里。她主要顾虑右上肢和手的使用能力下降，以及较差的、影响步行的平衡能力。她通常每个月在步行或转移时会发生 1～2 次跌倒

续表

Mike 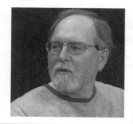	Mike，67 岁，男。11 年前被诊断患有帕金森病。已婚，退休，住在自己的房子里。持续服用抗帕金森药物，但运动功能障碍在他的服药周期中波动出现。他的主要担忧是平衡和步行。他偶尔会跌倒，尤其是在他没有服药时
Bonnie 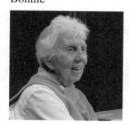	Bonnie，90 岁，女。能力受损导致她多次摔倒，其中 2 次曾导致她住院。目前她独居在公寓里，有每周 3 次来帮她购物、做饭和清洁的家庭护理人员。她主要想维持身体和认知的功能，以使她可以继续住在公寓里，并减少跌倒的次数
Thomas 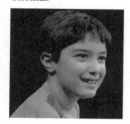	Thomas，7 岁，男。患有双侧痉挛型脑瘫。脑瘫进展至中级，粗大运动功能分类量表（Gross Motor Function Classification Scale）3 级。他和父母及姐姐住在一起，喜欢弹奏钢琴和玩电子游戏。他在特殊学校接受治疗，且每周 2 次在诊所接受治疗。由于 1 周会跌倒多次，他和父母主要关注平衡和步行
Malachi 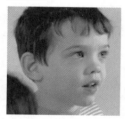	Malachi，4 岁，男。患有混合型脑瘫（手足徐动型和痉挛型）。病程进展较严重，粗大运动功能分类量表 4 级。他和父母及双胞胎兄弟住在一起，喜欢玩能发声、发光的玩具。他的父母主要担忧其口腔的运动功能，包括语言和进食。此外，他们希望 Malachi 能在功能性的运动技巧上获得独立，包括坐和上肢功能
Genise 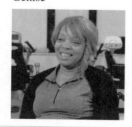	Genise，53 岁，女。左侧脑血管意外导致右侧偏瘫。在她脑卒中前，她和丈夫一起住。她曾接受急诊护理 4 天，后转入住院康复 2 周。出院回家后，她继续接受门诊康复治疗长达 6 个月
Sue 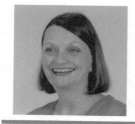	Sue，66 岁，女。28 年前被诊断为复发－缓解型多发性硬化。她已经退休，和丈夫生活在一起。个人 ADLs 是独立的，但在家庭护理方面需要帮助。她主要关心的是平衡、无力和疲劳，所有这些都会导致她多次摔倒

总结

1. 运动控制是调节运动中的重要机制的能力。因此，运动控制领域是要研究运动的性质及运动是如何被控制的。

2. 用于评估和治疗运动失能患者的具体方法取决于特定运动控制理论中有关运动是如何被控制的基本假设。

3. 运动控制理论是一组有关运动控制的抽象概念。理论能够提供分析和理解行为的框架、临床实践的指南、新的想法，以及工作中评估和临床实践的假设。

4. 康复的实践反映已知的有关功能和失能本质的理论或基本概念。

5. 本章回顾了一些影响实践中评估和治疗的运动控制理论，包括反射理论、分层控制理论、运动程序理论、多系统理论和生态学理论。

6. 本书中，多系统理论被用作临床实践的基础。根据多系统理论，运动源于多个过程之间的相互作用，包括个人的知觉、认知和运动过程，以及个人、任务和环境间的相互作用。

7. 临床实践和科学理论并行发展，因为临床工作者学习科学理论，并将其应用于实践。神经促通疗法的应用基于运动控制的反射和分层控制理论。临床干预的新方法，例如任务导向性疗法也正根据变化中的运动控制理论而发展着。

实验活动任务参考答案

实验活动 1-1

1. 正如你在实验中做的那样，你将会发现有许多种完成任务的归类的方法，因为任务都有多种属性用于分类。你可能还发现，治疗师通常根据任务的稳定性需求来将任务排序。

2. 你将发现，很容易将最简单的任务（例如有辅助地坐着）和最难的任务（例如拿着一杯水在不平的平面上行走）区分开，但却难以将中等难度的任务排序。这说明有不只一种方法可以逐步推进任务难度的升级，尤其是中等难度的任务。

实验活动 1-2

1. 你应该会发现，无论签名的大小和手的大小如何，在每个签名都有相同的元素。

2. 这些相同的元素可能包括每个笔画之间的关系、笔画是怎样形成的，以及每个笔画的起、止位置。这些相同点支撑了运动程序理论。

第二章

运动学习和功能恢复

学习目标

通过学习本章，读者应该能够掌握以下内容。

1. 明确运动学习的定义，讨论学习、表现和功能恢复的异同。

2. 比较内隐和外显两种学习形式，并举例说明。

3. 讨论两种运动学习理论（Schmidt 图式理论和 Newell 生态学理论）的基本理念、临床应用和各自的局限性。

4. 比较以下几种运动学习阶段的相关理论：Fitts 和 Posner 的三阶段理论、系统三阶段理论和 Gentile 的二阶段理论。

5. 明确内部与外部反馈的定义，并举例说明，讨论教授运动技巧的重要性。

6. 讨论实践结构的影响因素，描述它们对表现和学习的影响。

7. 明确功能恢复的定义，描述功能恢复和代偿之间的区别。

8. 讨论伤前因素和伤后因素对中枢神经系统损伤后功能恢复的影响。

运动学习概述

患脑卒中之前，53 岁的 Genise T 夫人与丈夫、已成年的儿子住在自己家里，并可以生活自理。她喜欢创作和演唱、园艺、与家人和朋友交际。她患上缺血性脑卒中后，左侧内囊的病灶导致右侧肢体偏瘫。在住院 4 天后，她被转介至康复住院部接受为期 2 周的康复。她出院回家后，继续接受脑卒中相关后遗症的门诊康复。她逐渐重新获得站立、行走和完成日常生活活动的能力，例如进食、梳洗和化妆，但不能

达到患脑卒中之前的功能状态。哪些因素促进她运功功能的恢复？哪些因素又阻碍她的恢复呢？她的恢复有多少是由于"自发恢复"？又有多少是受益于治疗干预呢？她还可以继续改善多少呢？当她回家后，她还能保持并使用多少在康复中心获得的运动技能呢？这些问题反映运动学习对临床医师训练患者运动控制能力的重要性。

什么是运动学习

在第一章中，我们将运动控制定义为关于动作的本质和控制的研究。我们将运动学习定义为对运动获得和（或）改善的研究。运动控制侧重于对已经获得的动作的控制，而运动学习侧重于对动作的学习和（或）改善。

运动学习的传统定义是指正常人的运动获得和改善。相反地，功能恢复是指损伤后丧失的运动技能的重新获得。虽然在术语"运动学习"中没有任何内在的定义可以将其与运动功能恢复所涉及的过程区分开来，但两者通常被认为是相互独立的。将功能恢复和运动学习区分开来可能会产生误导性。临床医师关注的是如何帮助患者重新恢复在损伤中丧失的运动技能，这点和运动学习领域中人们所关心的问题是类似的（Schmidt，1991）。两者常见的问题包括怎么样通过最好的训练（治疗）手段来保证学习效果？怎么样将学到的技能泛化？简化任务（例如让它更容易操作）能否产生更有效的学习？神经的可塑性和适应性作为运动技能（再）获得的基础，什么方式可以最佳地改善它们从而对功能恢复起到重要作用？很显然，学习是神经系统损伤及其他因素致残后功能恢复和新技能发展的基础（Fitts & Posner，

1967；Higgens & Spaeth，1979；Winstein et al.，2014）。因此，设计相应的运动学习研究来解答这些问题及其他问题，对参与帮助患者在脑损伤后重新学习熟练操作的治疗师有重要意义（Schmidt，1991；Winstein et al.，2014）。

在这一章中，我们用运动学习这一术语来概括运动的获得和再获得。我们将从讨论与运动学习本质相关的几个重要方面开始对运动学习的研究。根据这一思路，我们将探索不同的运动学习理论，检查它们的基本假设和临床应用，讨论运动学习研究理论的实践应用。最后，我们还将讨论与功能恢复相关的内容，包括许多影响脑损伤患者能力恢复的因素。

22 运动学习的本质

运动学习的早期定义

学习是指获得关于这个世界的知识的过程；运动学习曾被定义为能相对稳定地改变熟练动作能力的实践或经验过程。这个运动学习的定义反映了 4 个概念：①学习是一个获得熟练动作的能力的过程；②学习是经验或实践的结果；③学习不能被直接测量，相反地，它通过行为来间接反映；④学习能产生相对稳定的行为改变。因此，短期的行为变化不能视为学习（Schmidt & Lee，2005）。

运动学习定义的扩展

本章所指的运动学习已经被扩展到包括传统上不被认为是运动学习的许多方面。运动学习不只是运动过程，它也包括学习感觉和运动的新策略。因此，和运动控制一样，运动学习产生于感觉、认知、行为的复合过程。

以前的运动学习观点主要着重于个体的改变。实际上运动学习的过程还包括在个体与任务和环境相互作用的过程中寻求任务解决方法。任务解决是感知和行为的新策略（Newell，1991）。

相似的，由于神经病理学对个体施加新的约束，功能恢复包括寻找与特定任务和环境相关的新解决方案。因此，研究运动学习和功能恢复不能脱离个体在特定环境中如何解决功能性任务的背景。

相关表现和学习

传统的运动学习仅仅局限于运动结果。早期运动学习和运动表现并没有被区分开来（Schmidt & Lee，2005）。实践所导致的表现变化通常被认为能够反映学习的改变。然而，这个观点没有考虑到有些实践效果仅仅在刚开始能改进表现而不一定能保持这个改变，这是学习的条件。这导致了不能在实践中评估学习效应的观念。因此，学习被定义为相对稳定的改变，与定义为实践过程中运动行为的暂时性改变的表现区分开来。

例如，Genise 为急性脑卒中患者，也显示在 1 天的治疗后表现出对称性（将体重均匀地落在两条腿上）的坐站转换能力的提高。但在第 2 天返回治疗时，她在站立时又将重心移到未受伤的腿上。这表明治疗改善了表现，但学习却并没有发生。在接下来的治疗中，Genise 表现出更对称的负重姿势时，我们就可以说学习（行为的稳定改变）正在发生。

学习形式

伤后功能恢复涉及复杂任务完成能力的重新获得。然而，复杂任务的学习过程比较难以理解，因此许多研究者开始探究从简单到复杂的学习形式，理解这些简单的学习形式是熟练行为能力获得的基础。

我们从回顾不同的学习形式和讨论它们的临床应用开始，然后思考该运动学习理论是如何描述和解释一个技能的获得的，如伸手去拿一杯水。首先，让我们回顾一下记忆和学习的范畴。

长期记忆的基本形式：非陈述（内隐）记忆和陈述（外显）记忆

研究显示，双侧颞叶内侧区域损伤的患者对事实的记忆能力有明显缺失，这种记忆也被称为"陈述性记忆"或者"外显记忆"，包括所经历的人和事、到过的地方，以及这些信息的含义。此外，这些患者仍保留与运动技能相关的其他形式的长期记忆和简单学习任务，如习惯化、敏感化、经典条件反射。图 2-1 显示了我们后面要阐述的长期记忆的两个主要类别，即非陈述记忆（内隐记忆）和陈述记忆（外显记忆）以及它们所包括的不同类型的学习形式。我们会发现很多的运动学习都属于非陈述记忆或内隐记忆。

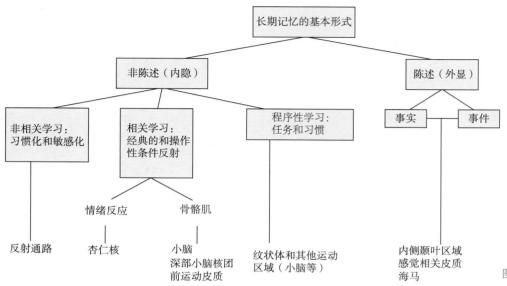

图 2-1　**长期记忆的基本形式**

学习的非陈述记忆（内隐记忆）形式

如图 2-1 所示，非陈述记忆形式可以分为许多亚类，每类都由大脑的不同部分所控制。我们将从非陈述记忆的最简单形式，即涉及条件反射通路的非联合形式开始学习。

学习的非联合形式。非联合型学习在生物受到重复的单一刺激时发生。最终，神经系统学习到刺激的特性。习惯化和敏感化是非联合型学习的两个很简单的形式。习惯化是指对非疼痛性刺激的反应性下降（Kandel et al.，2000）。

习惯化有许多不同的临床应用形式。例如，习惯化练习可用于治疗几种特定类型的前庭功能障碍患者的眩晕。要求患者反复在引发眩晕的环境下进行运动，这种重复性运动会导致眩晕反应的习惯化。习惯化也是治疗儿童"触觉防御"的基础，即儿童表现出对皮肤刺激的过度反应。对其皮肤进行逐渐提高的刺激来达到降低其对皮肤刺激的敏感性。

敏感化是指对危险性或伤害性刺激的反应性增强（Kandel et al.，2000）。例如，皮肤受到疼痛性刺激后，受到一个轻微接触会导致比平常更强烈的反应。当一个人习惯一种刺激后，疼痛性刺激会使之对这种刺激产生去习惯化，也就是说敏感化和习惯化具有相反的作用。

有时，增强患者对危险性刺激的敏感性是很重要的。例如，增强患者对落空感的感知能力可能对患者平衡能力的重新获得有帮助。

学习的联合形式。第二种非陈述性学习或内隐性学习的类型是联合型学习。什么是联合型学习？人们是通过联合型学习来预测联系性的，包括一个刺激与另一个刺激的联系（经典条件反射）和行为与结果的联系（操作条件反射）。例如，当脑卒中患者通过反复练习，开始学会通过减少受累侧肢体的负重情况来重新调节稳定极限，这个是联合学习的过程，即操作条件反射。也就是说，他们学会如何将平衡和新的负重方式联系起来。

有人曾认为动物在进化过程中就学会了联合型学习来探测环境中的因果关系。建立可靠和可预见的事件联系是让世界变得有条理和有意义的过程的一部分。认清事件之间的关键联系是适应新环境能力的基本部分（Kandel，2000）。

感觉和运动能力严重损伤的患者需要重新探索自身与环境之间的关系以建立两者间的新联系。Pavlov 用学习的简单形式"经典条件反射"研究人和动物是如何学习两种刺激之间的联系的。

经典条件反射。经典条件反射是指对两种刺激的配对。在经典条件反射过程中，当与另一个强刺激（非条件刺激）联合起来时，初始的弱刺激（条件刺激）能够引起强烈有效的反应。开始时，条件刺激（conditioned stimulus，CS）通常是不会引起反应的（如铃声），而非条件刺激（unconditioned stimulus，UCS）如食物则通常能够引起反应。当这两种刺激反复同时出现时，就会对条件刺激产生条件反应（conditioned response，CR）。需要注意的是，条件刺激刚开始是不能产生反应的（Kandel，2000），见图 2-2。

A　学习前

CS ────────▶ 没有反应

UCS ────────▶ UCR

B　学习后

CS ────────▶ CR (以前称为UCR)

图 2-2　经典条件反射的图式，表示的是条件刺激（CS）、非条件刺激（UCS）、条件反应（CR）和非条件反应（UCR）在学习前（A）和学习后（B）彼此之间的关系

受试对象在这种类型的学习中所做的是预测两个刺激之间的联系并做出相应的反应。例如在治疗过程中，我们对患者进行物理辅助运动的同时给予言语提示，最终可能会造成只用言语提示就能使他们进行运动。

因此，患者获得运动技巧，从需要治疗师的持续辅助下运动，到间断性辅助，到提供言语提示，最终不需要辅助就可以完成这些动作。

事实证明，我们能学习与生存相关的事件联系，但要建立缺乏生物学意义的事件之间的联系就相对比较困难。这些发现提示了一个重要的学习原则：大脑更容易感知和整合环境中更重要的方面。应用到治疗时，患者更易于完成与他们相关和有意义的环境中的任务的学习。

操作性条件反射。操作性条件反射是学习的第二种类型（Kandel，2000）。它是基本的反复试验法学习。在操作性条件反射中，我们从很多反应中将特定的反应与它的后果联系起来。该领域的经典试验是，当动物随机地按压笼子中的杠杆时给它们喂食，它们很快就学会将按压杠杆和喂食联系起来，从而按压杠杆的频率变得很高。

操作性条件反射的原则可以描述如下：受奖励的行为与其他行为比较起来更经常被重复。相反地，伴随有害刺激的行为则很少被重复，这称为"效应法则"（Kandel et al.，2000）。

在治疗中，操作性反射在决定其行为方面具有重要作用。例如，一位年老体弱的人外出购物时，路上摔跤会导致他购物活动的频率降低。活动的减少导致功能的下降，继而导致摔倒可能性的增加。摔倒可能性的增加又加强他不愿活动的欲望，如此循环，这就是行为上的效应法则。治疗师可利用各种干预手段帮助患者重新获得行为能力，降低摔倒的可能性。用脱敏疗法来降低他对摔倒的焦虑和恐惧就是其中的一种干预手段，例如在曾经导致摔倒的地方进行户外行走的练习。

操作性条件反射是临床干预中的一个很有效的工具。治疗师的口头表扬对一些患者（尽管并非所有）有强化刺激的作用。操作性条件反射的一个很好的例子就是在患者成功完成所要求的任务后给予奖励。

大脑的多个区域被证实与这些内隐记忆有关，包括小脑和深部小脑核与运动条件反射有关（例如特定类型的经典条件反射和反射增强控制，如前庭眼球反射）、杏仁核与情感的适应有关（例如条件性恐惧，如老年人在摔倒受伤后对摔跤的恐惧），大脑皮质运动前区背外侧部（联系运动和特定的感觉）（图 2-1）（Kandel et al.，2000；Krakauer & Ghez，2000）。

程序性学习。另一种类型的非陈述记忆或内隐记忆是程序性学习，它是指不需要注意或有意识的思考就能自动完成任务的学习，如习惯。程序性学习是通过对一个动作的持续重复而缓慢形成的，体现在对所实践任务的不断改善。与其他形式的内隐学习一样，程序性学习不需要借助意识、注意或其他的高级认知形式。在获得运动技能的过程中，在不同环境下不断重复一个动作可以导致程序性学习，即一个人会自动学习运动本身或运动规律或运动模式。

例如，当教患者从椅子转移到床上时，我们常让患者练习从一个地方移动到另一个地方的最佳移动策略。为了让患者学会在不同的环境和条件下有效地转移，患者要练习从不同高度和不同位置的椅子上转移到床上。这时患者就在开始学习转移的规律。转移规律的掌握能使得患者在不熟悉的环境下安全地进行转移。在不同环境下进行不断的重复练习会形成有效的程序性学习，从而再次获得有效和安全的转移能力。如图 2-1 所示，基底核区纹状体是程序性学习的关键部位（Kandel et al.，2000）。

陈述（外显）学习

非陈述学习或内隐学习的过程比较自主、习惯性，需要不断重复。而陈述性学习所形成的知识则是可以有意识地想起来的，因此陈述性学习的过程需要意识、注意和反射的参与（Kandel et al.，2000）。如上所述，它涉及记忆实际知识的能力（通常与对象、地点或事件相关）。陈述性学习

可以用陈述性句子来描述，例如"我先按顶部的按钮，然后按下一个"。治疗师常常借助陈述性学习来帮助患者重新获得功能性技巧。他们可以教会从坐位站起有困难的患者按照一定的顺序完成站立动作：首先移动到椅子的边缘，前倾至"鼻子超过脚趾"，然后站起来。不断重复可以使陈述性学习转变成非陈述性或程序性知识。在我们举的例子中，患者在第一次学习站立时可以在他们完成每个步骤的同时用语言描述要完成的动作。然后，在经过不断的重复之后，站立的动作开始变成自动运动，也就是说患者不再需要有意识地注意和监控。

陈述性学习的优势在于它能通过不同的方式进行训练，而不仅仅在于学习它时所用的方式。例如在障碍滑雪运动中，滑雪运动员在准备以120km/h的速度从山上滑下时，可以在脑子里想象预演滑雪的过程。同样，花样滑冰运动员在上场之前也通常会在脑子里将他们要完成的滑冰动作按顺序演练一遍。

在帮助患者重新获得因受伤而丧失的运动技能时，应将重点放在程序性学习（内隐学习）还是陈述性学习（外显学习）上呢？这是一个复杂的问题，它在一定程度上取决于中枢神经系统（central nervous system，CNS）病变的部位和类型。在第五章中我们将更详细地讨论，有些类型的神经病变影响内隐学习能力，而另一些类型则可能影响外显学习能力。因为陈述性学习需要口头描述要完成动作的能力，当患者具有认知和（或）语言缺陷而影响他们回忆或表达知识时，就很难利用陈述性学习帮助他们学习。然而，当患者由于生理条件限制，如疲劳时，用语言描述教患者运动技巧可以让患者在脑子里练习动作，增加练习的次数。

陈述性学习的神经通路包括综合处理本体感觉、视觉和听觉的感觉皮质联合区的输入通路，颞叶中间区域（包括海马回和边缘皮质区、内嗅皮质和齿状回），海马和海马支脚。右侧海马对于空间定位尤为重要，即对空间环境的记忆。左侧海马对语言和物体的记忆来说更为重要。这些组成部分任何区域的损伤都会对陈述性学习和记忆造成重大影响。然而，长期记忆储存在皮质联合区，所以这个区域的损伤不会影响早期记忆（Kandel et al.，2000）。

陈述性学习或外显学习也包括4个不同类型的处理过程，包括编码、巩固、储存和提取。编码涉及上文中描述的神经通路，需要患者的注意力。编码的程度取决于动机、对信息的注意程度和将它与记忆中已有信息关联的能力。巩固包括将信息稳定地储存在长期记忆中的过程和神经元的结构改变。储存指记忆的长期保留，相对于短期记忆和操作记忆的有限容量来说，长期记忆有很大的记忆容量。记忆提取指从长期记忆储存区中调用所需的信息。它会有一定的失真，因为它需要对不同区域的信息进行重组。有趣的是，在越接近信息创建的环境下，信息的提取就越精确（Kandel et al.，2000）。

最后一种对长期记忆编码和提取有关键作用的记忆类型是工作或短期记忆。这种记忆系统由注意力控制系统（也叫中枢执行系统，定位在前额叶皮质）和两个预演系统、语言预演环路和空间运动相关的视觉空间描绘板（位于顶叶皮质后部或视觉皮质联合区）组成。

这些信息告诉我们，当患者有强烈的学习动机、注意力集中时，他们对活动任务的学习能达到最佳效果，能有效地关联和整合新信息到已知的相关信息中。当进行步态再学习训练时，给患者找到一个对其重要的目标很有帮助，例如能走到邮箱去领取报纸，在他们注意力比较集中的环境中训练会使得他们在训练后能够比较容易地记住。

运动学习理论

与运动控制理论一样，运动学习也有很多理论，即一组对运动获得和修正的本质及控制的抽象概念。运动学习理论和运动控制理论一样，是以对神经系统结构和功能的现有知识为基础的。下面几部分对现有的几个运动学习理论进行回顾，并对功能恢复的相关理论进行简要讨论。

Schmidt 图式理论

20世纪70年代，一位来自体育教育领域的研究者 Richard Schmidt 提出一个新的运动学习理论，他称之为"schema 理论"。它强调开环控制过程和普遍的运动程序概念（Schmidt，1975）。尽管运动程序的概念是理解运动控制的基础，但没有人研究过如何学习运动程序的问题。同他之前的其他研究者一样，Schmidt 提出运动程序不包括运动的具体内容，只包括特定类别运动的基本规律。他推测在学习新的运动程序时，个体要学习一系列可应用在多种环境中的基本规则。

这个运动学习理论的核心内容是图式的概念，这在心理学领域中一直是很重要的一个概念。图式这个术语最初是指在一类对象的多次呈现之后存储在记忆中的抽象表示。例如，在见过许多不同类型的犬后，我们开始在大脑中储存一套关于一般犬的抽象规律，不管它的大小、颜色、形状，我们都可以根据这个抽象规律定义一个动物是否属于犬。运动学习的图式理论和运动控制中的运动程序理论是等同的，这两个理论的核心都是基本运动程序。基本运动程序被认为包括执行特定运动所需要的肌肉活动的空间和时间模式的规律（Schmidt & Lee，2005）。

Schmidt 提出，在完成一个动作后，有 4 个东西在短期记忆中储存：①运动启动条件，例如身体的姿势和所操作物体的重量；②广义运动程序中所用的参数；③运动的效果，即结果认知（knowledge of results，KR）；④运动的感知后果，即这个运动看起来、听起来、感觉起来是怎么样的。这些信息被储存在短期记忆中，只需足够长的时间将其抽象为两个图式，即回忆图式（运动）和认知图式（感觉）。

回忆图式被用于选择特定的反应。Schmidt 和 Lee（2005）认为它可以按下述路径产生。每次有意识地进行特定目的的运动时，他或她使用特定的运动参数如所用的力，然后接收到运动精确性的反馈输入，再用不同的参数进行重复运动而产生不同的后果之后，神经系统会建立参数大小与运动结果之间的联系。每次新的运动会在系统中加入新的资料来完善规则。在每个运动后，信息的来源不会保留在回忆图式中，而仅仅保留所产生的规则。

当执行所要求的动作时，运动的起始条件和期望目标是回忆图式的输入信息。起始条件（如要举起物体的轻重）是可以改变的，例如表示规则的直线的斜率。认知图式常用于评估反应。在之前运动中相似的感觉结果与当前的起始条件一起组合建立所期望的感觉结果，然后将其与进行中的运动感觉信息进行比较，来评估反应的有效

性。当一个人进行运动时，他或她选定所期望的结果和起始条件。根据认知图式规律来判断所期望的感觉后果，从而有助于运动评估。当运动完成后，任何有关的错误信息会被反馈到图式，图式再根据感觉反馈和结果信息来进行修改。因此，根据这个理论，学习包括在运动中进行认知更新和对每个运动的回忆图式。

图式理论包含的一个推测是实践的多变性会改善运动学习。Schmidt 假设，影响学习的不仅有实践程度，还有实践的多变性。因此，随着实践多变性的增加，基本运动程序规律会变得越来越强。第二个预测是，如果在之前的运动中建立起相似的运动程序规律，即便从没做过这个运动，个体还是可以精确地完成特定运动。

临床意义

图式理论主要有哪些临床应用呢？根据图式理论，当我们的患者 Genise 学习一个新的动作时，例如用患肢去拿一杯牛奶，如果在不同的条件下进行训练通常能达到最优化的学习。这可以使她建立起一系列的规律（记忆图式），因而这些规律可以应用于去拿不同的杯子。当训练拿取物体时，有关起始条件的感觉信息和拿取的结果会被用来形成认知图式，认知图式在以后可以用来评估将要进行的拿取动作的精确性。当拿取的规律改善后，Genise 就会越来越善于形成合适的方案拿取不熟悉的杯子，而不容易掉下杯子或洒出杯中的饮料。因此，在不同的条件下训练拿取动作，对后续形成精确的回忆和认知图式很重要。

局限性

图式理论能被研究支持吗？是，也不是。如前所述，图式理论的一个观点就是在实践一项技能时，实践的多变性会产生最有效的图式或运动程序。实验可以用来检测这个观点。训练两组研究对象学习一个新的任务，一组在相同的实践条件下训练，另一组在多变性的实践条件下训练，然后检测两组完成相似的新的动作的情况。根据图式理论，第二组应该能比第一组更好地完成这个动作，因为他们可以形成更广泛的关于这个任务的一系列规律，而他们可以将这些规律应用到新的环境中。而另一方面，第一组只能建立很窄的图式、很有限的规律，而不易于应用到新的环境下。

在正常成人的研究中，这些实验的结果就有

点复杂了。许多研究显示多变性实践有很好的效应，而有些研究则显示只有很少的或没有效应。然而，对儿童的研究可以为图式理论提供很强的支持证据。例如训练 7 和 9 岁的儿童投掷沙包到不同的距离和固定的距离。当他们被要求投掷一个新的距离时，多变性实践组的评分明显高于固定实践组（Kerr & Booth，1977）。为何儿童和成人在这些实验上会有差异呢？有人认为是由于在成人中很难找到他们在正常活动中没有进行过的多变性实践的实验任务，而儿童由于经历较少，属于比较初始的研究对象（Shapiro & Schmidt，1982）。因此，儿童的实验更能说明问题。

这个理论的另一个局限性就是它缺乏特异性。它不能预测广义运动程序或其他图式是怎样产生的，例如一个人在没有任何图式存在之前是如何完成他的第一个动作的。另外，由于它的普遍本质，可识别的机制很少能被检测到。因此，在运动学习过程中，图式是如何处理本身与其他系统的相互作用、如何辅助运动控制的都不清楚。

生态学理论

根据对研究策略的理念，Karl Newel 用系统和生态运动控制理论创立了一门运动学习的理论（Newel，1991）。在之前 Schmidt（1975）提出的学习理论中，由于运动强度的逐渐增强，实践产生行为上可累计的连续变化。该理论提出，通过实践，可以发展出更加合适的运动表现。

相反地，Newell 提出运动学习是一个在任务和环境限制下，增加知觉和动作协调性的过程。这种说法是什么意思呢？他提出，在实践过程中，要去寻找解决任务的最佳方法。寻找任务的最佳解决方法的部分不仅仅包括找出对任务合适的运动反应，也包括找到最合适的知觉提示。因此，知觉和动作系统被整合到最佳的任务解决方案中，寻找最佳策略的关键是探索知觉/运动的工作空间。探索知觉的工作空间包括为了鉴别那些对完成一项特定任务的最相关的表现，而探查所有可能的知觉提示。知觉提示对于怎样执行任务来说很关键，这也被称为"规律性提示"（Gentile，1972）。同样的，探索运动的工作空间包括探查为了选择最佳或者最有效地完成任务的可能的动作范围，然后最佳解决办法就是将一件任务的相关的知觉提示和最佳动作策略结合起来。Newell 认

为，其理论可以有效地帮助鉴别对于最佳任务相关的解决方法来说关键的知觉变量。这些关键的变量在设计寻找产生有效知觉信息和动作参数的定位策略中是很有用的。

根据生态学理论，知觉信息在动作学习中扮演着很多角色。在规定的角色中，知觉信息与理解任务的目标和要学习的动作相关。该信息通常通过示范表现给学习者。

知觉信息的另一个角色是反馈，包括在动作中（同时发生的反馈，有时被称为"表现认识"）和动作完成后（结果认识）。最后，它提出知觉信息可以用来构建寻找适合任务要求的知觉/运动解决方法。因此，在这种方法中，运动学习是以与知觉和动作的最佳任务相关映射为特征的，而不是基于规律的动作表现。

Newell 讨论了增加技巧学习的方式。首先是要帮助学习者了解知觉/运动工作空间的本质；其次是理解在探索空间时动作执行者采用的自然的搜寻策略；最后则是提供更多的信息来促进搜索。该理论的一个重要的推测是运动技巧的转换取决于两件任务的最佳知觉/运动策略的相似性，以及任务中所用到的肌肉和操作的物体的相对独立性。

总的来说，这种运动学习的新方法强调了为创建最佳的完成任务策略，对知觉/运动工作空间的动态进行探索活动。

临床意义

运动学习的生态理论有什么样的临床意义呢？在图式理论中，当我们的患者 Genise 用患肢重新学习动作时，例如抓取玻璃杯，重复实践抓取式样各异、材质不同的玻璃杯，就可以学习怎样运用合适的动作动力学来完成抓取的任务。此外，生态学理论表明，对于组织动作来说，患者学习区分相关的知觉提示是很重要的。相关的知觉提示，如够到并举起一杯牛奶包括杯子的大小、表面的光滑程度，以及内容物的充满程度。因此，为了重新学习抓取，Genise 不仅要发展有效的动作策略，还必须认识相关的知觉提示，并将它们与最佳动作策略相匹配。如果知觉提示是个重的玻璃杯，她将需要更大的力来抓握。如果杯子是满的，必须适当地调整动作的速度和轨迹来适应这个情况。如果 Genise 不能识别这些必需的感觉提示，产生的动作策略则不是最佳的，即她可能洒出杯内的液体或者滑落杯子。

知觉提示，例如杯子的颜色，是非调节提示，并不是生成抓握的最佳动作策略所必需的。因此在运动技巧的恢复中，运动学习的一个重要方面是学习区别相关和不相关的知觉提示。

局限性

尽管该理论更多地考虑到在运动学习中需要考虑的变化性（处理个体、任务及环境间的相互作用），但它仍然是一个非常新的理论。它的一个主要局限是它目前还没有以系统的方式应用于运动技巧学习的具体案例中。

运动技能学习阶段相关的理论

另一系列的理论则是从时间的角度试图更详细地描绘学习过程的特征来研究运动学习。这些理论首先描述了技能获取的初始阶段，以及学习是如何随着时间的推移而发生的。

Fitts 和 Posner 三阶段模型

Fitts 和 Posner（1967）是两位心理学领域的研究人员，他们描述了一种与学习新技能的阶段相关的运动学习理论。他们认为在技能学习中有三个主要阶段。在第一阶段，学习者关注的是理解任务的本质、制订可以用来执行任务的策略，以及确定如何对任务进行评估。这些过程需要高度的认知活动，如注意力。因此，这个阶段被称之为学习的认知阶段。

在这一阶段，学习者会尝试多种策略，然后摒弃那些行不通的，保留那些有效果的。学习者的表现也是多变的，可能是因为很多策略已经被保留了。不过，在这第一阶段中学习者的表现也有很大的进步，可能是为解决任务选择了最有效的策略的结果。

技能获取的第二阶段被称为"联系阶段"。到这一时期，学习者已经选择了最有效的策略，现在开始精炼技能。因此，在这一阶段，学习者表现的变化会减少，并且进步也更慢。该理论提出，在这一阶段，语言/认知方面的学习并不那么重要，因为学习者更多关注的是如何精炼一个特定的模式，而不是对策略进行筛选（Schmidt & Lee，2005）。这一阶段可能会持续几天到几周或是几个月，取决于学习者本身及练习的强度。

技能获取的第三阶段被称为"自主阶段"。

Fitts 和 Posner 用技能的自动性来定义该阶段，它只需要比较低的注意力去执行，如图 2-3 所示。因此，在这一阶段，学习者开始将其注意力转移到其他方面，例如扫视可能阻碍表现的环境障碍物，或者有的人会开始关注第二任务（例如在执行任务时同朋友谈话），又或者是节约能量方面，以便于不会感到疲劳。

几项研究支持这样一种假设，即在运动学习的后期阶段，随着运动技能变得更加自动化，它需要的注意力资源越来越少，事实上，过于关注任务的要素可能会使表现变差（Beilock et al.，2002；Wulf & Weigelt，1997）。例如 Perkins-Ceccato 等（2003）证实在执行一项任务时被要求集中注意力在运动要素上，如打高尔夫时专注于挥杆的形式和调整力的大小（内在注意），与使用外在注意（击球尽可能接近目标）相比，刚学打高尔夫的新手使用内在注意时表现更好。与此相反，熟练的高尔夫手表现出相反的结果，当使用内在注意在挥杆要素上时表现变差。在 Beilock 等（2002）的一项研究中，有经验的高尔夫球手在双重任务的情况下比集中注意力在每个要素的表现更好。此外，专业足球运动员在双重任务的情况下使用优势脚右脚控球时表现更好，但在专心在技巧上的情况下使用他们的技能较差的左脚表现更好。新手专心在技巧上时，不管用哪只脚，都会表现得更好。这表明，进行一项熟练的任务同时执行第二项任务，事实上任务表现会得到提高。为什么会这样呢？有可能是因为在一个已经实现自动化的熟练任务上集中认知资源会干扰自动运动控制过程。

临床意义

该三阶段模型如何帮助我们理解患者运动技

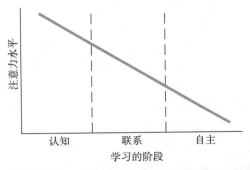

图 2-3　由 Fitts 和 Posner（1967）提出的运动技能获取的三阶段与注意力需求的联系

巧的习得呢？该理论提出 Genise（我们的脑卒中患者）将学会用以下方法来够取玻璃杯。当她第一次学着够取杯子时，这件任务需要倾注大量的注意力和有意识的思考。当 Genise 刚开始尝试运用不同的动作策略完成任务时，她可能会出现很多错误，洒出杯中的许多水。然而，当进入第二阶段时，由于她采取了最佳动作策略，她拿杯子的动作将变得越来越准确。在第三阶段自主阶段，Genise 将能够在与人交谈或者做其他事的同时够取玻璃杯。

Bernstein 的三阶段运动学习方法：掌握自由度

另一种与运动学习阶段有关的理论最初来自 Bernstein（1967）的研究，随后由动力系统理论和运动发育领域的研究人员扩展（Fentress，1973；Newell & van Emmerik，1989；Southard & Higgins，1987）。在这个理论中，重点是控制运动中涉及的身体关节的自由度，作为学习一种新的运动技能的核心组成部分。在第一阶段，控制关节的自由度减小到最小值。这一理论表明，当一个新手或一个婴儿在学习一项新技能时，身体的自由度在执行任务时受到约束，从而使任务更容易完成。例如，一个第一次学习使用锤子的人可能会共同收缩腕关节的主动肌和拮抗肌，从而稳固关节，并主要利用肘关节的活动来控制锤打动作。在这个阶段，学习者可以相当准确地完成任务，但是效率不高，而且在环境改变时不能灵活地处理。随着任务逐渐被掌握，学习者开始释放腕关节的自由度，并学会协调在两个关节处的动作，从而使运动更有效、更自由、更富技巧。

在学习一项任务的早期阶段，这种约束自由度的趋势可以在平衡控制的发展过程中看到。一个刚学习站立的婴儿可能会约束腿部和躯干的自由度，只摇摆踝关节，以应对平衡的干扰。渐渐地，随着经验和实践的发展，婴儿可能会增加自由度的使用，同时他们也学会控制髋关节的摇摆（Woollacott et al., 1998）。

Vereijken 等（1992）采用这种方法，并利用它发展了运动学习阶段的模型。他们认为，运动学习的第一阶段是一个新手阶段，在这个阶段学习者简化了运动，以减少自由度。他们认为，这是通过限制或耦合多个关节来完成的，所以关节会一致地移动，并通过固定参与运动的许多关节的角度来实现。在改变任务或环境要求时，这些限制会降低效率及灵活性。

第二阶段被称为进步阶段，学习者开始通过增加参与运动的关节活动来释放额外的自由度。在这时候，可以根据任务要求的需要对关节进行独立控制。关节主动肌和拮抗肌的同时收缩将会减少，跨多关节肌会更协调地运动，使其更适应任务和环境要求。例如在姿势发育中，可以假设婴儿均等地使用髋关节、膝关节和踝关节来维持平衡，是因为掌握了更复杂的平衡任务（Bernstein，1967；Newell & Vaillancourt，2001）。

第三阶段被称为专家阶段，个体现在已经释放了以最有效和协调的方式完成任务所必需的所有自由度。Bernstein 预言还存在着一个环节的力影响另一个环节的力的现象，这种现象是可利用的。也就是说，人在运动控制中越来越多地使用被动力量，减少主动力量的消耗，更有效地利用能量，从而减少疲劳。因此，个体已经学会利用骨骼肌肉系统和环境的力学原理来优化运动的效率。他们可以利用四肢的机械力学和惯性特性来增加动作的特征，如速度和减少能量消耗（Rose，1997；Schmidt & Lee，2005；Vereijken et al.，1992）。

这些关于运动技能阶段的一般性假设得到许多研究的支持。例如在成人的技能学习中，Arutyunyan 等（1969）表明手枪射击者首先在他们的瞄准动作中控制肩关节，固定手臂的其他关节，以减少自由度。随着练习的增加，手臂的自由度增加，包括远端关节。Broderick 和 Newell（1999）也发现篮球运球运动技能的发展始于肩部和手腕的运动，通过进一步的训练，逐步释放之前受限制的肘关节。这一点也在婴儿踢腿和早期行走方面得到支持，从主要的近端（髋关节）控制到远端（膝关节和踝关节）控制的进展，伴随着更多的调整和调节（Hallemans et al.，2007；Jensen et al.，1995；Newell & Vaillancourt，2001）。

有趣的是，Bernstein 的运动学习模型的最后阶段也得到运动控制文献的支持证据。Schneider 和 Zernicke（1989）发现，在练习手臂运动任务模式后，受试者能够将主动的肌肉力量作为移动肢体的被动交互部分的辅助力量，从而利用反作用力并减少他们自身产生张力的需要。

临床意义

Bernstein 的运动学习三阶段理论有许多临床意义。首先，它提出了一种可能的假设，在运动技能获得的早期阶段所出现的肌肉的共同激活为无法学习动态地控制肢体的患者提供了一种持续的策略。其中一种解释是，共同激活会使关节变僵硬，从而限制自由度。这一策略实际上可能是针对潜在问题，即无法控制部分肢体的自由度的合理解决方法。

这一理论也为在康复过程中使用发育阶段理论提供新的理论依据。传统上，对成人患者的发育阶段进行概括是基于神经成熟理论的基本原理。或者，从生物力学的角度来看，运动发育可以看作是逐渐释放自由度。例如从四点跪位到直立跪位再到独立站立的进步，可以看作是必须控制的自由度数量的逐渐增加。因此，患者在学习控制站立时，先练习保持直立跪位，可以从力学角度，而不是神经学角度来证明这是合理的。

最后，该理论表明在早期阶段对有协调问题的患者学习运动技能时提供外部支持的重要性。提供外部支持限制了患者最初不得不学习控制的自由度。随着协调能力的提高，当患者学会控制越来越多的自由度时，支持可以被系统地撤出。

在 Malachi 的案例研究中，你可以看到控制自由度在功能上的效果，他患有严重的脑瘫。

Malachi 有明显的躯干姿势控制能力受损，这限制了他使用手臂的能力。外部支持是由治疗师在不同的躯干节段提供，以限制 Malachi 必须控制的自由度。一旦治疗师所提供的躯干支持水平对于 Malachi 控制不受限制的躯干节段是最佳的，那么姿势控制作为对上肢功能的限制就会减少，Malachi 就能更自由地探索他的上肢运动能力。

这种系统性控制自由度的概念作为针对性训练的基础是为了促进更好的控制。这是一种训练像 Malachi 这样的儿童的躯干姿势控制的方法。要看如何使用针对性训练的例子，请参考关于分段躯干控制的评估和治疗的个案研究视频。

局限性

值得注意的是，很少有研究关注学习的自主阶段和专家阶段，部分可能的原因是在实验室任务中要花费数月或数年的时间使患者达到这一技能水平。因此，控制运动学习过程的原则促使最后阶段的熟练掌握还有许多是未知的（Schmidt，1988）。

Gentile 二阶段模型

与之前讨论的三阶段理论不同的是，Gentile（1972，1987）提出一个运动技能学习的二阶段理论，描述学习者每个阶段的目标。在第一阶段，学习者的目标是建立对任务动力学的理解。在这个阶段，他们只是得到运动的要求（Gentile，1972）。这包括理解任务的目标、制订适合达到目标的运动策略，以及对运动组织起关键作用的环境特征的理解。这一运动学习阶段的一个重要特征就是学习如何将相关的、起调控作用的环境特征和那些非调控特征区分开来。

第二阶段被称为"固定化／多样化"阶段，学习者的目标是精炼运动。精炼运动包括完善针对任务的改变和环境要求调整运动的能力，以及持续和有效地执行任务的能力。固定化和多样化指的是开放式和闭锁式技能的不同要求。正如第一章所讨论的，闭锁式技能的环境变化最小，因此要求有一种最小的变化和恒定的运动模式。这个概念在图 2-4A 中得到说明，它表示在不变的条件下重复实践所发生的运动恒定性。随着实践的增加，运动的变异减少。与之相反，开放性技能则是以环境变化为特征，因此需要运动的多样化。图 2-4B（Higgins & Spaeth，1979）阐述运动多样化的概念。

运动程序形成阶段

最后，研究人员推测，在学习一个新任务时，在运动程序的组合中，运动控制存在等级变化（MacKay，1982；Schmidt & Lee，2005）。控制复杂行为的运动程序可以通过集合多个控制较小行为单元的程序来创建，直到整个行为作为一个单元被控制。MacKay 给出的例子说明了学习汽车手动变速器换挡的过程。在这个例子中，在实践的早期阶段，技能的 7 个组成部分（油门向上、离合器向下、变速杆向前、移动杆向右、变速杆向前、离合器向上、油门向下）由各自的运动程序控制。当学习者提高他或她转换的能力时，行为的组成部分被分组并捆绑在一起，比如当我们将离合器和油门一起控制，这是在实践的中期阶段。最后，在实践的后期阶段，换挡的所有 7 个组成

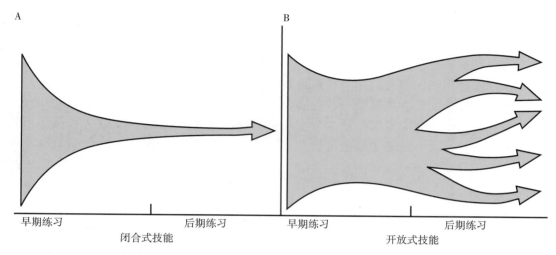

图 2-4　与开放式运动技能和闭合式运动技能相关的运动模式示意图

注：闭合式技能要求精炼单个或者有限的动作模式（动作一致性）；相反，开放式技能要求运动模式的多样性（动作多样性）（改编自 Higgens JR，Spaeth RA. Relationship between consistency of movement and environmental conditions. Quest，1979，17：65）

部分都是由一个运动程序来控制的。

　　在我们的例子中，Genise 学习从坐到站，最初在早期练习中，她可能为每个运动的每个组成部分建立一个运动程序。例如将她的脚往后移，躯干向前倾斜，将她的手放在椅子的扶手上，以及站起来。在中期练习时，她可能开始将行为的各部分组合起来，例如在座位上向前滑动和重新放置脚的位置。最后，在后期练习中，从坐到站的所有部分都会被合并到一个程序中。

运动学习研究的实践运用

　　在 Genise 的康复过程中，她的治疗师可能有很多关于如何最好地组织她的治疗环节的问题。她可能会问：为了优化学习，构建我的治疗环节的最好方法是什么？Genise 应该多久进行 1 次特定的任务？我给 Genise 关于她动作质量的反馈种类真的有效吗？我能给出一种不同形式、更好的反馈吗？我是否应该对 Genise 所做的每项试验都给予反馈，还是偶尔停止反馈，让 Genise 试着去辨别她的运动是准确的或有效的？什么时候是给予反馈的最佳时机？在这部分，我们将讨论运动学习的研究来试图回答这些问题。我们回顾与不同学习因素相关的研究，这些因素对决定何时训练患者起到重要作用。如 Genise 有运动控制的问题，治疗师考虑她的治疗因素包括练习频率、反馈、练习条件和练习的变化性，并思考这些因素

如何影响 Genise 的治疗。

实践水平

　　重新训练运动技能的最重要的因素是训练量。根据 Fitts（1964）、Newell 和 Rosenbloom（1981）及其他人的研究，在许多不同任务的实践上，使用广泛不同的表现测量方法，都表明了相同的结果：训练的对数法则，由 Schmidt 和 Lee（2005）描述为实践的对数定律。对数关系表明，在实践的任何部分，进步的比率与剩余提高的量都是线性相关（在对数标尺上）的。这表明在一项新的任务的早期实践中，患者的表现会有飞快的进步，当大量的实践后，进步会减慢。它还表明，患者的表现可能会在许多年中得到改善，尽管增量可能很小。该定律的一个应用是被用来解释强制性诱导治疗的疗效。接受这种强化训练的患者的运动技能有显著改善的一个原因（连续 2 周，每天大约 6 小时），有可能仅仅是因为他们进行了大量的实践（Schmidt & Lee，2005）。这项研究对 Genise 的治疗环节有什么影响？他们强调实践的重要性。这不仅包括在治疗过程中练习一项任务时的重复次数，还包括在治疗过程之外延伸练习的重要性。延伸练习可能包括建立一个室内运动项目（当她住院时）、一个家庭运动计划（当她是门诊患者时），最后是在她出院后继续进行的出院后永久运动计划。

反馈

我们已经讨论过与运动学习相关的反馈的重要性。显然，某些形式的反馈对于学习来说是必不可少的。在这一部分，我们将描述对于执行者来说可利用的反馈种类，以及不同种类的反馈对于运动学习的贡献。

对反馈最宽泛的定义包括所有的感官信息，这些信息是一个人产生运动的结果。这通常被称为反应所致反馈（也称为动作所致反馈）。这种反馈通常被进一步分为两个子类：内源性（或固有）反馈和外源性（或增强）反馈（Schmidt & Lee，2005；Shea et al.，1993）。

内源性反馈

内源性（或固有反馈）反馈是由正常的运动产生而直接通过各种感官系统传递给个体的反馈。这包括关于一个运动是否准确的视觉信息，以及关于运动时肢体位置的躯体感觉信息（Schmidt & Lee，2005）。

外源性反馈

外源性（或增强反馈）反馈是内在反馈信息的补充。例如当你告诉一名患者在走路时他或她需要抬起他或她的脚跨过一个物体时，你是在提供外源性反馈。

外源性反馈可以与任务同时发出，此外也可以在任务结束时发出，这时它被称为终端反馈。一个同时反馈的例子是对患者学习伸手拿物品的手的口头或手法指导。一个终端反馈的例子是患者第一次尝试从椅子上站起来，告诉其下一次加大手推的力度，用手臂产生更大的力量帮助站起。

在 Genise 的治疗过程中，由于感觉障碍，她可能难以使用内源性反馈。在这种情况下，使用外源性反馈来补充她受限的源性反馈是非常重要的。例如 Genise 在站立时建立一个对称的支撑基础有困难，部分原因是因为她瘫痪肢体的感觉障碍（限制与此任务相关的内源性反馈）。Genise 的治疗师让她在镜子前面练习以便于她能看到她的姿势定位（外源性反馈）。Genise 还使用两个体重秤来练习对称的站立姿势，这是另一种形式的外源性反馈。

结果认识。结果认识（knowledge of results，KR）是外源性反馈的一种重要形式。从动作的目的来说，它被定义为运动结果的终端反馈（Schmidt & Lee，2005；Shea et al.，1993）。这与执行认识（knowledge of practice，KP）相反，它是与用于实现目标的运动模式相关的反馈。

研究人员针对确定哪种反馈对于患者来说是最好地进行了研究。几乎所有的研究都涉及对不同类型的结果认识进行有效性检查。通常，研究表明 KR 是一项重要的学习变量，也就是说，它对学习运动任务是很重要的。然而，对于某些类型的任务，内源性反馈（例如视觉或运动觉）足以提供大多数错误信息，而 KR 只有很少的效果。例如在学习循迹任务时，KR 只能最小限度地提高患者的表现和学习能力。

什么时候给予 KR 会得到最佳结果？它应该在运动后马上得到吗？在下一次运动前，为确保最佳学习效率，延迟多久给予是最好的？每次运动后，是否都应该得到 KR？对于想要运动障碍的患者优化运动技能的学习或再学习的治疗师来说，这些都是重要的问题。

试图确定最优 KR 延迟间隔时间的试验发现，KR 延迟对运动学习效果的影响很小。对 KR 延迟间隔来说也如此。如果 KR 的延迟很短，对学习可能会有轻微的影响，但是任何影响都很小。然而，研究表明，在 KR 延迟时间内不加入其他运动比较好，因为其他运动似乎会干扰目标运动的学习。关于用无关运动填充 KR 延迟间隔（KR 和下一次试验之间的间隔）的研究还不太清楚。显然，对于整合 KR 信息来说，这个时间间隔并不如 KR 延迟间隔那样重要。也有人建议，每次的试验间隔不应过于短暂，但在这一领域的文献中关于不同的试验间隔长度对学习的影响却显示出相互矛盾的结果（Salmoni et al.，1984）。

如果每个试验都没有给出 KR，那么学习效果会怎样呢？举个例子，如果你让一名患者练习一个够取动作，并且只在每 5～10 次的试验后才给予其关于动作准确性的反馈，你认为会发生什么？有人可能会认为，减少给予 KR 的数量会对学习产生不利的影响。然而，这一领域的试验已经显示出惊人的结果。

在 Winstein 和 Schmidt（1990）的试验中，控制 KR，使其产生所谓的"渐退计划"，在实践的早期给予更多的 KR（50% 的频率），并在后续的实践中逐渐减少。将这一组与另一组给予 100% 的频率反馈（每次试验都给予反馈）的两

33

者的表现进行比较。在采集期间并未发现两者表现上的差别，但是 50% 的渐退频率组在延迟保留的测试中，得分相对较高。为什么会这样呢？人们提出在没有 KR 的试验中，受试者需要使用其他的认知过程，例如与错误检测相关的过程。此外，在 100% 给予 KR 的试验中会产生对 KR 的依赖（Shea et al.，1993；Winstein & Schmidt，1990）。

在另一项研究中，Lavery（1962）比较了以下几种受试者的表现：①在每次试验中都有 KR 反馈的受试者；②只有总结性 KR 的受试者，即在 20 次试验结束后才给予每次试验的 KR 反馈；③以上两种类型都有的受试者。在试验结束后发现，每次试验后给予 KR 的组表现最好（第一组和第三组比第二组更好）。然而，在比较转移测试中各组的表现时，即在任何时候都不给予 KR，原来表现最不准确的只给予总结性 KR 的第二组现在是最准确的。

这些结果表明，总结性的 KR 是最好的反馈；但如果这样，第三组应和第二组一样好，事实并非如此。由此可以得出的结论是：即刻给予 KR 对学习是不利的，因为它提供过多的信息，使受试者过分地依赖这些信息（Schmidt & Lee，2005）。

几次试验后给予 KR 最好呢？这似乎因任务的不同而有所不同。对于非常简单的动作计时任务，分别在每 1、5、10 和 15 次试验后给予 KR，在所观察的试验中，给予反馈频率最高的组表现最好，但是当进行转移测试时，在 15 次后给予 KR 的组表现最好。在一项更复杂的任务中，即用手臂的运动来拦截正在移动着的灯光的这样一种模式（正如用球拍击球），对学习最有效的给予总结性 KR 的间隔是 5 次，过多或者过少效果都差些（Schmidt et al.，1989；Schmidt & Lee，2005）。

为了达到最好的效果，KR 应该有多精确呢？对于成人和儿童来说，答案是不同的。对于成人来说，定量的 KR 似乎是最好的，KR 越精确，表现就越准确，触顶之后，超过它也不会有更大的进步。对成人来讲，测量单位（如 cm、dm、km）似乎没有那么重要，甚至毫无意义的单位都是有效的。然而，对于儿童来说，给予不熟悉的单位或者非常精确的 KR 可能会让人感到困惑并减少

学习（Newell & Kennedy，1978；Schmidt & Lee，2005）。

关于 KR 的研究对 Genise 的治疗疗程有什么影响？它表明，KR 是运动学习的重要促进者，因此需要并入每个治疗环节中。Genise 练习功能性任务时，她的治疗师谨慎地制订使用 KR 渐退计划。例如她不允许 Genise 在每次试验中看镜子或量表来获取结果，以便于 Genise 不依赖外源性反馈而加强其内源性反馈的使用。此外，她的治疗师在给予 KR 间隔期间（如在练习和 KR 之间）小心地不引入其他干扰（包括其他任务的练习）。重要的是要记住，如果治疗师在每次试验后都提供 KR，Genise 的表现可能会改善得很快，但她的长期学习能力将会下降。

实践条件

我们已经讨论了 KR 对学习的重要性。另一个非常重要的变量是实践。通常情况下，在其他条件相同时，你给患者的练习越多，患者学到的就越多。因此，在制订一个治疗疗程时，应该尽量增加练习次数。但疲劳呢？治疗师应该如何安排练习和休息的时间？以下的研究总结部分回答了这些问题。

集中练习与分散练习

为了回答上面的问题，研究人员已经进行了两种类型练习的比较试验：集中练习与分散练习。集中练习被定义为在一个疗程中，试验中的练习时间比在练习之间的休息时间要长。这可能会导致在完成某些任务时疲劳。分布练习被定义为在一个疗程中，练习之间的休息时间等于或大于练习的时间。对于连续性任务，集中练习已经被证实会显著地降低学习效果。但是当在转移性任务来评价分布练习的效果时，它只会轻微地影响学习。在这种情况下，疲劳可能掩盖在集中练习时的初始学习效果，但在转移性任务中的学习效果就明显了。对于不连续的任务，研究结果还不太清楚，它们的表现似乎在很大程度上取决于任务（Schmidt & Lee，2005）。

这些信息是如何影响 Genise 和她的治疗师的？重要的是要记住，集中练习导致的过度疲劳可能会增加 Genise 捧倒的风险，这对她来说很危险。在这种情况下，一个更分散的练习计划可能

是一个更好的选择，因为它不太可能导致过度疲劳而增加她受伤的风险。

恒定练习与变异练习

对新环境的归纳学习能力被认为是运动学习中的一个非常重要的变量。总的来说，研究表明，多变的练习可以提高适应和归纳学习的能力。例如在一项试验中，一组受试者分别在速度为8.05km/h、11.27km/h、14.48km/h 和 17.70km/h 时练习一项定时任务（当移动的光束到达一个特定的位点时他们必须按下一个按钮），而第二组（恒定练习）的练习速度只有其中的一个。然后，所有的试验对象都进行一次转移测试，在这个测试中，他们用一种新的速度进行试验。变异练习组的绝对误差小于恒定练习组（Catalano & Kleiner，1984；Schmidt & Lee，2005）。因此，在这个例子中，变异练习使一个人在新变化的任务上表现得更好。学习在各种可能变化的条件下完成任务时，使用变异练习是最重要的。对于只需要在很少变化的环境下进行的任务，最好在恒定条件下练习（Rose，1997）。

这项研究表明，在 Genise 的治疗过程中，变异练习是一个更好的选择，因为它更可能带来更好的长期学习和转移。因此，当 Genise 在练习转移任务时，如从坐到站，她的治疗师将确保她有机会在各种不同的椅子上练习。这将使 Genise 能够为从坐到站的任务开发一个模式，确保她能够在新的和不熟悉的环境和条件下完成这项任务。

随机练习与模块练习：背景干扰

令人惊讶的是，研究人员还发现，让最初执行任务更加困难的因素往往最终会使学习变得更有效。这些类型的因素被称为前后关系效应。例如如果你要求 Genise 按随机顺序练习 5 项不同的任务（如坐到站、仰卧到坐、坐到仰卧、坐到行走、坐着），而不是模块练习（例如练习一项从坐到站的任务），然后继续下一个任务（坐到走），你可能会认为 Genise 用模块练习学习执行每个任务会更快。然而，事实并非如此。尽管当试验分块设计时，获得了更好阶段表现（例如当 Genise 第一次学习任务时），但当在一个转移性任务上进行测试时，随机排序的条件下她的表现会更好。因此，当在一个训练周期中运用多种技巧时，就会发生背景干扰。

是否随机练习总是比模块练习更好？在决定使用随机和模块练习时，必须考虑与任务和学习者都相关的许多因素（Magill & Hall，1990）。当使用不同的协调模式，以及不同的基础运动程序时，随机练习似乎是最有效的（Magill & Hall，1990）。此外，个体的特征，如经验和智力水平，也可能影响随机练习的有效性（Rose，1997）。研究人员发现，在学习者了解正在学习的任务的动力学之前，随机练习可能是不合适的（Del Rey et al.，1983；Goode，1986）。此外，Edwards 等（1986）对唐氏综合征青少年运动学习的研究发现，随机练习并不优于模块练习。为了了解背景干扰的临床应用，请完成实验活动 2-1。

你可以重复这个实验活动，来探索如果使用的是恒定的和可变的练习、指导与发现学习，或者结果认识和执行认识，治疗方案的结构是如何变化的。

整体训练与局部训练

重新训练功能的方法之一是将任务分成几个步骤，在学会整个任务之前，先帮助患者掌握每一

实验活动 2-1

目标： 了解背景干扰的临床应用。

步骤： 你的患者是 John C，一名 33 岁的患有退行性脊髓小脑性共济失调的人。因为他的辨距不良和不协调，他的大部分日常生活活动都需要帮助。今天的治疗课主要集中在转移训练（床到轮椅和轮椅到厕所）和床上移动技巧[仰卧到俯卧（翻身）、仰卧到坐到床边、从坐到站]。

任务： 你的工作是制订一个治疗计划，展示你的治疗策略是如何根据你所使用的运动学习策略而变化的。思考这些不同的策略对 John 功能恢复的影响。

1. 根据随机练习的时间表，列出一个大纲来教授这些技能。

2. 如果你侧重使用组合训练的时间表来训练，你的治疗会有什么不同？

3. 每种训练方法在最初的技能获得方面有什么效果，以及每种方法对长期保留和转移到新情况时有什么效果？

步。这种方法被称为"任务分析"，其定义为识别一项技巧或者动作的组成部分，并将它们进行排序的过程。怎样定义任务的组成部分呢？定义它们与任务的目标相关。例如关于重新训练移动的任务分析，其步态模式会被分解成自然发生的组成部分，比如迈步启动、支撑相的稳定性及蹬地前进。在移动的重新训练中，在整合到整个步态模式之前，患者将独立练习每个组成部分。但是这些组成部分必须在整个步态的大环境中进行练习。例如在俯卧位让患者练习伸髋的动作并不一定能帮助患者达到增加支撑相稳定性的目的，尽管两者都需要伸髋的动作。因此，如果可以将任务自然地分解成反映其内在目标的单元，那么将任务进行分解训练会是一种重新训练这些任务的有效方式（Schmidt，1991；Winstein，1991）。

有关局部练习与整体练习的研究表明，在每个治疗过程中，应鼓励 Genise 在局部和整体条件下进行功能性任务。如上所述，Genise 可能单独练习步态的一部分（局部练习），但她练习走路这个完整任务也是很重要的。对于其他类型的功能性任务，如经常被分解成部分的转移，也是如此。这种类型的练习将促进控制复杂任务的运动程序的发展，将较小的行为单元组合成更大的单元，直到整个行为被自动控制为一个单元。

转移

Genise 的康复中的一个关键问题是怎样训练患者将学到的技巧转移到新任务或者新环境中。例如将在医院环境中学习到的任务转移到家庭环境中，将站立位的平衡训练转移到动态平衡的任务中，比如在房子周围走动。什么决定了将在一种情况下学到的任务转移到另一种情况下？研究人员发现，转移的多少取决于两件任务或者两个环境之间相似性的多少（Lee，1988；Schmidt et al.，1989）。这两种情况下的一个重要方面似乎是这两种情况下的神经处理需求是否相似。例如在一个控制良好的环境中训练患者保持站立平衡，比如在一个坚实、平坦的表面及光线好的诊所中做的平衡训练并不能保证患者可以在有厚地毯、不平的地面和视觉干扰的家庭环境中保持平衡。在实践环境中处理需求与实际环境越类似，转移就越好（Schmidt & Lee，2005；Winstein，1991）。这意味着，在 Genise 出院时，为了确保功能改善可以转移到她的家庭环境中，她的治疗师需要确保 Genise 在一系列的模仿她的家庭／社区环境条件下进行功能性任务。

精神练习

研究表明，从精神层面上练习一项技能（在一个人的想象中执行技能的行为，没有任何动作参与）能为完成任务带来巨大的正面效应。例如 Hird 等（1991）在不同的组别中教患者钉板游戏的任务，将不同颜色和形状的钉放到钉板的洞中或者追赶转子的任务（受试者被要求以绕圈的模式跟随一个目标移动）。实验组给予 7 次不同的肢体和精神组合的训练，对照组则给予一个独立的任务（稳定性任务）。结果表明给予 100% 的精神练习的组别比对照组完成任务更有效，几乎和给予相同量肢体练习（100%）的组效果相同。给予不同程度的混合了精神和肢体练习的小组的表现说明学习效果与花在肢体练习上的时间是成比例的。这些结果表明肢体练习绝对是最好的练习方式，而当肢体练习不可能实现时，精神练习也是一种加强学习的有效方式。

为什么会这样呢？其中的一个假说是运动程序的神经回路实际上是在精神练习过程中触发的，而患者要么没有激活最终的肌肉反应，要么只在很低的水平激活反应，而这些并不足以产生动作。我们在第三章的讨论中已经提到，实验表明，大脑的一部分补充运动区皮质在精神练习中被激活。

这项研究对 Genise 的康复方案有很大的影响。因为她很容易疲劳，使用精神练习可以促进她的运动学习。除了肢体练习外，她的治疗师还可以在她的家庭（或室内）计划中分配她的功能性精神练习任务，这是另一种延伸练习的方式。

指导性学习与发现性学习

治疗中常用的一个技术是指导，即通过引导学习者的肢体去学习任务。研究再次探讨了指导性学习和其他涉及试错法的学习形式的有效性。在其中的一系列试验（Schmidt & Lee，2005）中，在教授一个肘关节运动任务时，运用了各种形式的肢体指导。在评价受试者转移测试的表现时，有肢体指导的组并不比没有指导只是进行练习的组效果好。其他试验（Singer，1980）发现，在获得技巧方面，没有指导的练习组效果差些，但是在之后的保留和转移方面有更好的效果。这与刚刚引用的结果相似，也是表明获得的难度会加强在转移测试中的表现。

这并不意味着在教授技能时就绝不运用指导的方法，而是指 Genise 的治疗师应该在学习新任务（获得阶段）时使用指导的方法，使 Genise 了解到所要学习的任务的特点。然后，指导应该逐渐被发现学习所取代，这样 Genise 就可以探索与学习任务相关的感知运动工作空间。在 Genise 的案例中，当她开始学习用她的患肢完成并掌握任务时，她最初可能会被指导完成任务（引导学习）；然而，为了获得最佳的学习，她需要接触到一系列的任务，以便于她能通过尝试错误法发现适合不同的任务的相关感知线索和运动策略。

总之，通过运动学习的研究，Genise 的治疗师对如何设定她的治疗计划以增强对功能性运动技能的获取有了很好的了解，并确保这些技能可以转移到新的环境和其他任务上。Genise 的治疗师明白，许多运动学习策略最初可能会减慢任务的获取，但能确保长期的学习、转移和泛化。由于她的保险费用，她接受的康复服务有限，使用运动学习方法是非常具有挑战性的。Genise 的治疗师面临着尽快提高 Genise 的功能状态的压力，这增加了使用某些策略的诱惑，这些策略可以快速提高表现，但较少考虑技能的长期保留和泛化。

正如你所看到的，在计划一个治疗项目时，有许多因素需要考虑，包括学习者（患者）的特征、需学习的任务、学习环境和实践条件。这可能是一个挑战，因为我们缺乏一个能够考虑到以上所有方面的框架来组织学习环境（Winstein et al.，2014）。挑战点框架（challenge point framework，CPF）作为组织学习环境的理论框架被提出，并将这些因素考虑在内（Guadagnoli & Lee，2004）。关于 CPF 的信息可以在知识拓展 2-1 中找到。

功能恢复

运动学习是对正常人获得动作或者修改动作的一项研究。相比而言，功能恢复是指损伤后丧失的运动技能的重新获得。然而，正如我们在本章开头提到的，运动学习与促进功能恢复的康复过程存在紧密的联系。

功能恢复相关概念

为了更好地理解功能恢复的相关概念，首先有必要对一些术语进行定义，例如功能和恢复。

功能

功能在这里被定义为以执行任务为导向的整个机体的复杂性活动（Craik，1992）。然而，"功能"一词本身并不意味着熟练程度。康复仅仅关注功能恢复可能淡化在功能任务中运动技能获得的重要性（Winstein et al.，2014）。在本书中，当我们使用"功能"这一术语时，我们指的是熟练动作的恢复。

恢复

恢复一般是指重新获得损伤后丧失的功能，但该术语也有很多不同的含义。关于严格意义上的恢复要求以同样的方式达到受伤前的功能目标，也就是说，使用和受伤前相同的程序（Almli & Finger，1988）。广义上的恢复指获得以有效的方式完成任务目的的能力，但不一定使用受伤前的那些方法（Slavin et al.，1988）。因此，恢复被用来描述结构或功能损失的重获，以及通过任何方式（恢复原状或重新适应）发生的临床改善。

恢复与代偿

恢复和代偿是否相同？记住，严格意义上的恢复是通过相同的行为过程来执行功能。代偿的定义是行为代替，即采用替代行为策略来完成任务。然而，这些术语的使用相当混乱（Levin et al.，2009）。Levin 等（2009）将运动技能的恢复定义为再现中枢神经系统损伤前的运动模式。相反的，运动代偿被定义为新的运动模式的出现。新运动模式的出现可能是来自：①对残存的运动元素的适应；②替代，意味着功能被其他身体部位和末端效应器替换和取代。Levin 和同事们提出一个基于功能的国际分类来区分恢复和代偿的框架（International Classification of Function，ICF）（第 6 章详细讨论 ICF）。表 2-1 总结了他们的分类方案。

知识拓展 2-1

挑战点框架：优化运动学习的框架

正如你所看到的，在计划一个治疗项目时，有许多因素需要考虑，包括学习者（患者）的特征、被教授的任务，以及学习环境，包括练习的条件。挑战点框架（CPF）是一个理论框架，它通过考虑到学习者的特征、学习的任务和练习的条件来组织学习环境（Guadagnoli & Lee，2004）。根据CPF的说法，学习与在学习一项任务时所能获得的信息量密切相关。信息被认为是对执行者的挑战。优化信息会带来最优学习；相反，太少或太多的信息会减慢学习过程。学习的最佳挑战点是由学习者的特征（例如技能水平）、任务的难度，以及环境（练习和反馈的条件）决定的（Guadagnoli & Lee，2004）。

在CPF中，任务难度被概念化为标准（常数）难度和功能难度。任务的标准难度反映了一些固有因素，如任务的一些感知和运动处理要求是恒定的。相反，任务的功能难度是可变的，这取决于执行者的技能水平和执行任务的条件。因此，虽然每个任务都包含一个特定的标准难度，但任务的执行条件和执行者的技能水平将改变功能难度水平（Guadagnoli & Lee，2004）。例如在行走的任务中，标准难度是由行走的知觉和运动要求决定的，是任务的一个固有的特征。相比之下，功能难度会随着执行者的技能水平和练习的条件而变化。在我们的例子中，功能难度与步行的平面有关。对于一个健康的年轻人来说，无障碍的表面的难度是很低的，但是对于一个在脑卒中后急性阶段的患者来说难度却是很高的。随着病情的恢复和患者的技能水平的提高，在水平地面上行走的难度也会降低。考虑到学习者的技能水平和学习任务的难度，治疗师可以通过改变练习的条件来增加学习环境的功能难度。

在我们的例子中，在康复急性阶段当患者的技能水平低时，学习走路最好在模块练习条件下（重复在平地上步行练习，紧随其后的是重复练习过障碍物，之后是重复练习负载行走）伴随着高频率的KR（每次重复都给予反馈）。随着患者技能水平的增加，学习走路时最好是在随机条件下练习（在水平的地面上行走、障碍物、负载和双重任务条件）伴随着低频率的KR。使用CPF，治疗师考虑到患者的技能水平和任务的难度，通过改变每个治疗阶段的练习条件，可以优化患者的学习潜力。

Onla-or和Winstein（2008）测试通过系统处理3个因素来预测帕金森病（Parkinson's disease，PD）的运动学习的CPF：学习者的技能水平（对照组和PD组）、练习条件（随机或模块练习、KR的频率）和标准任务难度（低与高）。20名成年PD患者和20名无残疾成人在低（1500毫秒的运动时间）和高（900毫秒的运动时间）的任务标准难度以及低要求（100% KR的模块练习）和高要求（60% KR的随机练习顺序）练习条件下练习目标导向的手臂运动。目标和参与者产生的运动（均方根误差）之间的差异被用来量化1天练习后的学习效果。这项研究的结果部分支持CPF的预测。在标准任务难度低需求的实践条件下，中度严重PD的个体在任务标准难度较低时表现出与对照组水平相当的学习能力，而在任务标准难度较高时则表现出学习障碍。在标准任务难度高需求的实践条件下，患有PD的个体只有在回忆测试的语境与练习中的相同时才会表现出类似于对照组的学习表现（例如在随机实践条件下的随机保留测试或在模块练习条件下的模块练习保留测试）。换句话说，与对照组不同，他们不能将学习泛化或转移到一个新的环境。这表明这个模型还需要进一步的改进。

虽然CPF提供了一个有潜在疗效的框架，以帮助治疗师就如何组织练习环境做出决定。考虑到患者（学习者）的技能水平和所学习的任务的难度，还需要进一步的研究来验证这种方法在神经病理学患者中的应用。

表 2-1 运动恢复和动作代偿在 3 个不同层面的定义

层面	恢复	代偿
ICF：健康状况（神经元）	受伤后最早损失的神经组织功能重建，可能被视为之前被灭活的脑部神经组织通过循环再活化。虽然这不会发生在主要的大脑损伤部位，但它可能发生在病变周围区域（模糊）和神经功能失联部位	神经组织获得它没受伤之前的功能。可能被视为在健全个体观察不到的其他大脑区域的激活
ICF：躯体结构和功能（表现能力）	重建受伤之前同样的执行运动的方式。这可能发生在通过再现发病前的完成任务的运动模式（主动关节活动度、时间和空间相互协调等）	用新的方式执行活动。在完成一个任务时被视为运动模式的替换物（例如补充额外的或不同的自由度、改变肌肉激活模式如增加主动肌/拮抗肌、相邻关节运动之间的时间延迟等）
ICF：活动（功能性）	使用四肢成功完成任务或健全个人通常使用的末端效应器完成任务	使用备用的四肢或末端效应器成功完成任务。例如打开薯片包装袋使用单手或用嘴代替双手

注：引自 Reprinted with permission from Levin MF，Kleim JA，Wolf SF. What do motor "recovery" and "compensation" mean in patients followingstroke? Neurorehabil Neural Repair，2009，23：313–319. Table 1，page 316.

39 　　很多治疗师都会考虑的一个问题是：治疗应以功能恢复为导向还是以代偿为导向？这个问题的答案随着时间的推移和我们对成人中枢神经系统可塑性和适应性的认识的变化而改变（Gordon，1987）。很长一段时间，成年哺乳动物的 CNS 以刚性和不可改变为特征。在哺乳动物中，功能被认为局限于 CNS 的各部分。那时研究表明成熟的 CNS 是不可能发生再生和重组的。这种关于 CNS 的认识自然地导致以代偿为导向的治疗。因为在严格意义上来讲的恢复是不可能实现的，近年开始有更多的神经科学领域的研究表明成熟的 CNS 有极大的可塑性，并且保留惊人的重组能力。有关功能恢复的神经机制的研究将在第四章中讲述。

功能储备

尽管有脑部损伤，但只要功能没有丧失，就称其为功能储备（Craik，1992）。例如早期有脑损伤的儿童，当他的语言发育正常时，所保留的语言功能就被认为是功能储备。

恢复阶段

有些作者从神经损伤的角度描述恢复阶段。恢复阶段基于恢复过程可以被分解为独立阶段的假设。传统来说，恢复被分为自发恢复和强制恢复。强制恢复是通过特定的方法介入对神经机制产生影响（Bach-y-Rita & Balliet，1987）。

该假设推测这些相对分离的恢复阶段有不同

的神经机制。第四章描述了神经机制方面的研究对提高和加速恢复过程的各个阶段的贡献。

功能恢复的影响因素

很多因素能影响受损的神经系统以及后续的恢复程度，包括内源性（个体内部的）和外源性（个体以外的）因素（Chapman & McKinnon，2000）。此外，受伤前和伤后因素都会影响受伤程度和功能恢复。图 2-5 展示了一些对脑损伤后功能恢复的影响因素。以下将回顾一部分有关不同因素对于部分功能恢复效应的研究。在本文的结尾，我们将讨论这项研究对脑卒中患者 Genise 的功能恢复的影响。

发育阶段效应（年龄）

人的年龄或发育阶段在中枢神经系统受损后如何影响恢复？年轻和年老人群的脑损伤结果是否存在不同？早期关于脑功能恢复的年龄相关效应的研究提出，与成人相比，婴儿阶段的损伤带来的功能丢失要小于成人。例如在 20 世纪 40 年代，Kennard（1940，1942）进行的试验分别移除婴儿期和成年期猴的运动皮质，发现婴儿时期的猴还能学习进食、爬、行走和抓握。相比之下，成年猴无法恢复这些功能。在人类的语言功能中也发现类似的效应，其中优势半球受伤对于婴儿的语言有很小的或者几乎没有影响，而在成人则造成不同程度的失语。然而，有研究表明年轻患

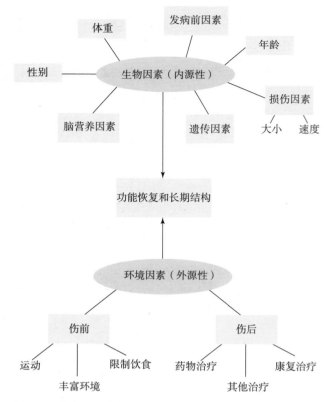

图 2-5 影响神经中枢系统病变后功能恢复和结果的因素是复杂的，包括发生在损伤前以及损伤后的内源性（个体内生物因素）和外源性（个体外，环境因素）因素（经许可引自 Chapman SB，McKinnon L. Discussion of developmental plasticity：factors affecting cognitive outcome after pediatric traumatic braininjury. J Commun Disord，2000，33：335）

者的损伤可以导致脑组织的可塑性降低，以及干扰后续出现的功能。例如婴儿猴额叶皮质损伤可能刚开始表现出正常的功能，直到一定的年龄时才会表现出异常（Anderson et al.，1999）。因此，受伤时个体的年龄会影响功能的恢复。但是从综合角度看，受伤的部位和功能更为重要（Chapman & McKinnon，2000；Held，1987；Stein et al.，1995）。如果受伤部位已经成熟，则损伤会给婴儿和成人带来一样的伤害。但是，如果另一功能相关区域还没成熟，它可能承担受伤部位的功能。此外，如果非成熟部位受损，并且无其他区域来代偿执行它的功能，在婴儿时可能不会发现异常，但是以后可能会发现功能缺陷。相关数据表明，"在不同的发育阶段，脑的反应是不同的"（Stein et al.，1995，p. 77）。

对我们的患者 Genise 而言，年龄影响她脑卒中后的恢复能力。她在 53 岁时发生脑卒中，比在 76 岁时发生脑卒中的 Jean（我们的慢性脑卒中个案）预后更好。

损伤的特性

除了年龄之外，损伤的特性也会影响伤后恢复程度（Held，1987）。总的来说，研究人员发现受伤的严重程度和长期功能恢复之间存在密切的关系，即使在严重脑损伤的个体间，恢复也存在相当大的差异。这表明损伤的严重程度可能只是一个指标而不是预测恢复的因素（Chapman & McKinnon，2000）。研究人员还发现，只要功能区没有完全被去除，受伤程度越小，恢复的可能性越大。此外，慢性损伤比快速损伤所引起的功能缺失更少。研究者通过制造一系列的动物损伤模型，让动物在不同的损伤情况下进行恢复（Craik，1992），以此研究这一现象。如果运动皮质中有一个大面积的损伤（Brodmann 分区的第 4 和第 6 区），动物将无法活动；相反的，如果类似的损伤是在一段时间内逐渐形成的，动物的功能可以被保留下来。制造连续性损伤的模型后，动物恢复行走、进食、平衡的能力并不困难（Travis & Woolsey，1956）。

其他因素例如动物年龄也会影响连续性损伤的效应。年龄小的动物，即使连续性损伤发生之间的间隔很短，其功能也将被保留。相比较而言，无论损伤之间的间隔关系如何，年龄大的动物可能无功能保留（Stein et al.，1995）。

损伤前神经保护因素

很多伤前因素已经被证实能够减轻中枢神经系统功能的病理效应（退行性和创伤性）。损伤前锻炼、丰富环境，及饮食限制都是神经保护因素的例子。研究人员发现损伤前的运动能减少年龄老化、神经退步和脑部损伤带来的一些损害。在动物实验中，发现脑卒中前的运动能减少脑梗死面积，虽然这个发现背后的机制尚不清楚。运动对于神经的保护作用可能是由于运动神经可塑性的增加和（或）新的血管生成增加的血流供应。此外，损伤前的运动可能参与减少一些如细胞凋亡、水肿和抑制轴突生长的分子释放的过程（Kleim et al.，2003）。Genise 在脑卒中前积极运动，因此许多受伤前的积极保护因素将会有助于她的恢复。

试验表明受伤前的丰富环境也可以保护动物避免脑损伤后的功能障碍。例如两组老鼠接受皮质损伤的手术，一组术前提供丰富环境，另一组为对照组。手术后，术前有丰富环境的动物在迷宫学习中犯错误少些，事实上在没有脑损伤时它们的表现也优于对照组（Held，1998）。

Held 等（1985）在有关术前、术后环境效应对比的试验中，比较去除感觉运动皮质后两组动物执行运动任务的不同。他们发现术前有丰富环境的损伤老鼠与有同样环境的假手术组在行为和精细运动方面没有明显差别。术后有丰富环境的损伤组在运动技巧方面有轻微的损害，但是恢复得比对照组快，尽管它们也不能完全恢复运动功能。因此，术后的丰富环境因素还是有效果的，但是不能达到和术前丰富环境相同的恢复程度。

Held 提出有丰富环境的个体在功能性神经通路上可能有更多样性的变化，这使他们有更好的能力来重组神经系统或使用替代的方法来执行任务。Genise 在脑卒中前积极参与丰富多彩的生活，这些伤前因素将可能会积极地影响她脑卒中后的恢复。

损伤后因素

药理学效应

另一个可以影响脑损伤后功能恢复的因素是使用药物治疗减少神经系统对损伤的反应。有些很好的文章回顾了脑损伤后行为恢复的基础科学和临床药理学策略方面的研究（Feeney & Sutton，1987；Goldstein，1993，2003）。这些研究表明，药物治疗能对康复过程产生深远影响；然而，一些药物有利于功能康复，另一些则可能不利于康复。

学者们正在研究许多不同类型的药物对于脑损伤后功能康复的效应，具体如下。

1. 影响营养因素的药物，促进细胞再生和存活。

2. 取代由于细胞死亡而丢失的神经递质类药物。

3. 防止由死亡或正在凋亡的细胞产生和释放的毒性物质效应的药物。

4. 恢复血液循环的药物。

5. 抗氧化药物，如维生素 E，它可以起到阻止自由基损坏细胞膜的作用（Stein et al.，1995）。

总的来说，药物研究结果表明脑损伤后的药物治疗很有前景，同时药物治疗可以促进

脑损伤后功能的恢复（Feeney & Sutton，1987；Goldstein，2003；Stein et al.，1995）。更多关于药物对于功能恢复的影响见知识拓展 2-2。

神经营养因子

近几年，关于神经营养因子的作用及其对大脑可塑性影响的研究有了很大进展。这是一项复杂的课题，对其完整详细的讨论将超出本书的范围。神经营养因子如胰岛素样生长因子可能通过调节突触形成、神经递质释放和神经元的兴奋来调节突触效应，从而导致可塑性的发生（Torres-Aleman，1999）。其他神经营养因子例如脑源性神经营养因子（brain-derived neurotrophic factor，BDNF）在动物模型上已经被证明能影响神经可塑性（Pham et al.，2002；Sherrard & Bower，2001）。

运动和练习的作用

脑损伤后的训练是一种暴露在丰富环境中的特殊形式，因为其所选取的活动是特定的而不是普遍的（Held，1998）。Ogden 和 Franz（1917）进行了一项有趣的试验，他们通过制造运动皮质损伤，获得猴的偏瘫模型。术后给予 4 种训练模式：①没有治疗；②患肢的常规按摩治疗；③限制健侧肢体的活动；④限制健侧肢体的活动并刺激患肢运动，同时伴有强制主动活动。只有最后一组的功能出现恢复，并且在 3 周内就开始恢复。

Black 等（1975）的试验观察前肢对应的运动皮质损伤的恢复情况。他们分别在术后即刻和 4 个月后给予持续 6 个月的训练。研究发现，单独训练患手或患手与健手一起训练的效果都比单独训练健手的效果好。延迟训练的效果比受伤后立即开始训练的效果差。

受伤后的康复训练对神经可塑性和功能恢复的效果是比较复杂的，受到许多因素的影响，包括受伤的位置和类型、介入的时间和强度。并非早期和强烈的干预就是最好的。在动物模型的功能恢复中，研究人员发现，早期密集的训练可能会促进对侧大脑半球的神经的可塑性，但是同时加大对受伤区域的损伤。损伤后第 1 周的密集强迫运动（模仿强制使用模式）加大了皮质损伤的程度（Humm et al.，1999；Risedal et al.，1999）。相反的，渐进和适度增加运动疗法可以促进损伤周边区域神经的可塑性和功能恢复（Schallert et al.，2003）。

最后，伤后刺激能影响功能恢复，为了全面

知识拓展 2-2

药物对功能恢复的影响

　　苯丙胺是一种被充分研究过的药物，用来促进脑损伤的康复。苯丙胺可以增强神经递质的影响，如肾上腺素、去甲肾上腺素、5-羟色胺和多巴胺（Braun et al., 1986; Feeney et al., 1981, 1982; Goldstein, 2003; Hovda & Feeney, 1985; Stein et al., 1995）。一些研究表明，脑卒中后应用苯丙胺结合物理治疗，用 Fugl-Meyer 测试，其运动表现的结果比任何一种单独治疗的效果要好（Crisostomo et al., 1988; Walker-Batson et al., 1992）。

　　抑制性神经介质 γ-氨基丁酸（GABA）也会影响功能恢复。GABA 激动剂会阻止脑损伤的恢复，而 GABA 拮抗剂则有助于功能恢复（Goldstein, 1993）。使用胆碱能药物可以促进恢复（van Woerkom et al., 1982）。然而，服用各种阻断特异性谷氨酸盐受体的药物则会产生混合的效果（Goldstein, 1993, 2003）。

　　研究者针对创伤性和神经退行性疾病（如帕金森病）是否使用抗氧化剂（如维生素 E）有相当大的争论。在创伤早期，有相当多的细胞组织被破坏，导致自由基的产生。自由基是由有额外电荷的氢原子、氧原子和铁原子组成的，它们对其他活细胞有很强的破坏性。自由基破坏细胞的细胞膜，使有毒物质进入细胞，而细胞内的重要物质外流。药物如维生素 E 阻止自由基的影响，被称为"抗氧化剂"（Stein et al., 1995）。Stein 和他的同事（1995）演示了直接给予额叶受伤后的小鼠维生素 E，其最后能和没受伤的小鼠一样执行空间学习任务。Fahn（1991）的实验贯穿了维生素 E 对早期帕金森病患者的疗效，发现它似乎能减缓疾病的进程。不过，其他实验并没有成功地显示出维生素 E 在延缓帕金森病的进程上所起的积极作用。

　　最后，被用来治疗老年患者常见并发症的药物不利于脑卒中后功能恢复。例如，抗高血压药和镇静剂被证明会减缓脑卒中后运动功能和言语功能的恢复（Goldstein, 1993, 2003; Goldstein & Davis, 1988）。

　　除了药物因素外，很多个体因素也会影响药物对脑恢复的效果，包括年龄、性别、受伤时的健康状态、受伤的类型和程度（脑卒中、脑外伤或脑缺血）。例如一些研究人员发现激素水平对脑外伤后的损伤程度和药物反应产生很大的影响。因为激素水平不同，药物在男性和女性之间的作用也不同。代谢状态也能影响对药物的反应，因为脑损伤后的全身代谢迅速改变（Stein et al., 1995）。例如代谢亢进会导致药物过快分解，降低其效应。

　　恢复，它必须结合患者的积极参与（Stein et al., 1995）。当给予单侧视觉皮质损伤的小鼠视觉刺激，只有小鼠在被允许自由移动才能与视觉信号互动并显示良好的视功能恢复。小鼠被暴露在有视觉信号环境中但被阻碍移动，视功能会严重受损（Stein et al., 1995）。

临床意义

　　到目前为止，我们应该清楚地了解到康复领域与运动学习领域有很多相似之处，都是有关获得动作的研究。更准确地说，参与治疗神经损伤的成年患者的治疗师更关心运动再学习或动作重新获得的问题。生来就有神经系统缺陷或者在早期就有损伤病史的儿科患者，面对活动任务时，还要面对未知的肌肉骨骼和神经系统方面的限制。在任何一种情况下，治疗师都要考虑以怎么样的方式来治疗才可以最大化地获得和（或）恢复功能。

　　还记得 Genise 的功能恢复吗？我们可以看到，它不能归因于任何单一的因素。其中的一些功能的重现是由于恢复，也就是重新获得对初始机制的控制；另一些则是代偿的结果。此外，受伤前的积极因素的和消极因素都会影响功能恢复的程度。

　　Genise 也得到了极好的治疗。她参与了精心组织的治疗会，这些有助于任务相关技能行为的重新获得。相关和非相关的学习都在她的康复中起到一定的作用。尝试学习（操作条件制约）被用来帮助她发现众多功能性任务的最佳解决办法。她的治疗师仔细构造了周边的环境，以使治疗策略得到最合适的强化。

功能相关的任务是在不同的条件下进行的。在最合适的条件下训练会导致程序性学习，确保Genise 能将许多她新学到的技能转移到她的家庭环境中。在不同条件下练习任务旨在发展规则支配的动作和图式。正因为认识到培养最优感知和运动策略的重要性，她的治疗师构建了 Genise 可以探索知觉环境的治疗部分。这是用来促进达到功能性目标所需的知觉和运动策略的最佳方法。最后，治疗旨在帮助 Genise 反复地解决各种功能性任务中固有的感觉运动问题，而不是教她重复一个单一的解决方案。

总结

1. 运动学习像动作控制一样，来自一系列复杂的过程，包括知觉、认知和动作。

2. 运动学习是个体、任务和环境相互作用的结果。

3. 学习的形式包括非陈述性或内隐性学习，以及陈述性或外显性学习。非陈述性学习可以分为不相关学习、相关性学习和程序性学习。

4. 不相关学习发生在给予个体重复单一刺激的情况下，因而神经系统可得这些刺激的特征。

5. 习惯化和敏感化是两个非常简单的非相关性学习形式。习惯化是反复暴露在无痛刺激中反应减少的结果。敏感化是暴露在危险或者伤害性刺激中的反应增加。

6. 在相关性学习中，一个人学习预测关系，既可以是一个刺激到另一个刺激的相互关系（经典性条件反射），也可以是行为和结果的相互关系（操作性条件反射）。

7. 经典条件反射是由学习对两个刺激配对组成的。在操作性条件反射中，我们学习从许多反应中将特定的反应同结果关联起来。

8. 程序性学习是指其他非陈述性学习任务，正如一种习惯，不需要意识或注意，自动执行。

9. 陈述性学习或外显性学习来源于可以被有意识回想起的认识，因此需要诸如观察、注意及反应的过程。

10. 有许多不同的运动学习理论包括 Schmidt 的图式理论、作为探索的生态学理论学习，以及很多关于运动学习阶段的理论。

11. 经典恢复被分为自发性恢复和通过特定的干预措施对神经机制产生影响的强迫恢复。

12. 试验表明一些损伤前因素包括运动、丰富环境和营养都有神经保护作用，即它们能将神经退变和创伤性脑损伤的效应降到最低。

13. 损伤后因素例如运动和训练能促进积极的功能恢复，但是训练的最优时机、频率和强度取决于损伤的位置。

实验活动任务参考答案

实验活动 2-1

1. 在一个随机实践计划中，John 在进行下一个技能训练前，会将每项技能练习 1 或 2 次。一个随机练习的方法需要预先计划和良好的物理环境设计。

2. 相反，如果你以模块练习的方式来组织治疗，那么每次训练都应该练习一项特定的任务。也就是说，你首先要集中一段时间训练 John 练习轮椅 - 床转移技能；然后转换到不同的技能，如轮椅 - 厕所转移技能，并在开始练习下一个任务前重复练习该项任务。

3. 在随机训练计划，如果所有的任务练习之间在物理的地点、环境等方面不在彼此的附近，那么转换到另一个地点练习就会花费很多时间，这对有限的治疗时间来说是不现实的。传统的训练运动技巧的方法是让患者重复练习，这种方法最初也许可以使患者快速地获得技能，但会限制长期的学习效果和将技巧转移到新情况下的运动能力。相反，鼓励患者随机地练习很多任务，可能在最初获得技巧阶段速度比较慢，但是有更好的长期保留效应（Schmidt & Lee，2005）。

第三章

运动控制的生理学

学习目标

通过学习本章，读者应该能够掌握以下内容。

1. 讨论运动控制中并行处理和分层处理的区别，并举例说明。

2. 描述大脑每个主要组成部分（脊髓、脑干、小脑、基底神经节和每个皮质区域）之间的解剖联系，以及在运动控制中发挥的作用。

3. 描述动作电位和静息电位的特性，以及突触传递的过程。

4. 描述躯体感觉系统的组成部分，包括感受器、上行通路，以及处理来自该系统信息的相对于其他感觉输入更高级的中枢。

5. 讨论视觉系统中背侧和腹侧通路中的要素，并解释每个系统在视觉处理中的作用。

6. 讨论基底核、小脑、运动皮质、脑干和下行通路在内部产生和外部触发运动中的作用。

引言和概述

运动控制的理论和生理学

正如第一章中所提到的，运动控制理论不仅仅是关于运动的性质和原因的一系列概念。理解运动控制必须考虑到关于神经系统结构和功能的最新研究结果。运动源于感知和动作系统的相互作用，认知在许多不同的层面影响这两个系统。在每个系统中都有很多级别的处理，如图3-1所示。例如感知可以被认为是通过各种处理阶段的过程。每个阶段都是对处理不同层次的感官信息的特定大脑结构的反映，从初始阶段的感觉处理到更高层次的大脑进行越来越抽象的解读和整合。

运动控制是通过分层和平行组织的许多大脑结构合作实现的，这意味着信号有两种处理方式。中枢神经系统（central nervous system，CNS）可由下而上分级处理信号。另外，许多不同的大脑结构也可以同时并行处理同一信号。分层处理与并行处理在运动控制的感知、行动和认知过程中同时进行。

当我们在本章讨论分层处理时，我们是在描述处理抽象信息的大脑高级功能系统。例如在感知系统中，分层处理是指高级大脑中心整合不同来源的感觉输入并解释这些传入的感觉信息。在运动控制方面，高级大脑功能形成运动计划和行动策略。因此，高级大脑功能可以选择特定的响

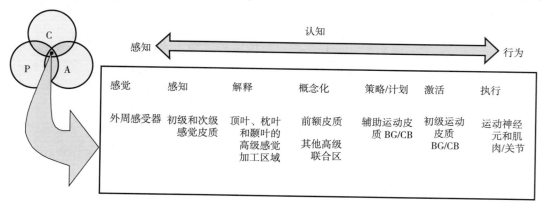

图 3-1　运动控制中有关感知、行为和认知过程之间相互作用的模型。BG，基底神经节；CB，小脑

45 应来完成特定的任务。然后较低级别的处理过程将对响应的执行实施详细的监视和调节，使其适用于执行响应的环境。认知系统与感知和行动系统重叠，并涉及感知和行动的高级处理。此外，大脑的许多结构（如脊髓、脑干、小脑和联合皮质）都有感知和动作成分。

在并行分布处理中，尽管目的不同，但许多大脑结构将同时处理同一信号。例如小脑和基底神经节同时处理较高水平的运动信息，然后将这些信息传送回运动皮质执行动作。

本章回顾人类运动产生的基本过程。本章的第一节概述中枢神经系统的主要组成部分以及作为中枢神经系统基本单元的神经元的结构和功能。本章的其余部分将更详细地讨论与运动产生和控制有关的神经解剖学（基本回路）和生理学（功能）。本章遵循从感知到认知和行动的顺序介绍神经解剖学和生理学，但要明确区分这些过程是很难的。

脑功能概述

处理运动控制的脑功能通常分为多个处理水平，包括脊髓、脑干（中脑和后脑，包括延髓和脑桥）、小脑（有时包括在脑干中）和前脑，包括大脑皮质、丘脑、下丘脑、基底神经节、杏仁核和海马（Amaral，2000；Patton et al.，1989）。

脊髓

脊髓是感知/行动的最低级中枢。脊髓回路参与躯体感觉信息（来自肌肉、关节和皮肤）的接收和初步处理，以及通过运动神经元对姿势和运动进行反射和自主控制。在脊髓水平，感觉输入和运动输出之间的关系相对简单，我们可以看到反射的结构、对感觉刺激的最常见的反应，以及腿部运动所涉及的肌肉的基本屈伸模式，例如踢腿和行走（Amaral，2000；Kandel，2000b）。

Sherrington（1906）称脊髓的运动神经元为"最终的共同途径"（final common pathway），因为它们是肌肉被激活前的最后一个处理水平。图 3-2A 显示解剖学家对神经系统的看法，脊髓位于尾部。图 3-2B 给出一个神经系统的抽象模型，脊髓（节段性脊髓网络）位于层次结构的底部，有许多平行的路径。在这个视图中，感受器由标有"传入输入"的框表示，并将信息（由细箭头表示）发送到脊髓（节段性脊髓网络）和大脑的较高部分。在包括节段性脊髓网络在内的许多层次处理之后，输出

（由粗箭头表示）调节骨骼肌的活动。

脑干

脊髓向头部延伸直到加入下一个神经处理等级，即脑干。脑干含有参与姿势控制和运动的重要核团，包括前庭核、红核和网状核。它还包括上行和下行通路，将感觉和运动信息传输到中枢神经系统的其他部分。脑干接收来自头部皮肤和肌肉的躯体感觉输入，以及来自前庭和视觉系统的感觉输入。此外，脑干中的核团控制颈部、面部和眼睛的 46 运动输出，并且对听觉和味觉的功能至关重要。事实上，除皮质脊髓束外，所有的下行运动通路都起源于脑干。最后，调节我们的觉醒和意识的网状结构也存在于脑干内（Amaral，2000）。

解剖学家认为（图 3-2A）脑干从尾部到头部分为延髓、脑桥和中脑，而抽象模型（图 3-2B）显示从脊髓和更高级中枢（小脑和运动皮质）传来的输入，以及从脑干到脊髓的运动输出。

47

小脑

小脑位于脑干后面（图 3-2A），并通过"脚"与脑干相连。如图 3-2B 所示，小脑接收来自脊髓（提供对运动的反馈）和大脑（提供关于运动计划的信息）的输入，另外它还有对脑干的输出。小脑在运动控制中有许多重要功能。其中一种是通过比较预期输出与感觉信号来调整我们的运动响应，然后在偏离预定轨迹的情况下更新运动命令。小脑也调节我们运动的力量和范围，并参与运动学习（从简单的适应到更复杂的学习）。

间脑

继续向上来到间脑（图 3-2A）。间脑包含丘脑和下丘脑。丘脑处理从多条平行输入路径（脊髓、小脑、脑干）传送至皮质的大部分信息。这些通路在丘脑加工过程中以及随后输出到皮质的不同部位期间保持分离（Kandel，2000b）。

大脑半球（大脑皮质和基底神经节）

再向上到达大脑半球，它包括大脑皮质和基底神经节。位于大脑皮质底部的基底神经节（图 3-2A）接收来自大脑皮质大部分区域的输入，并通过丘脑将其输出回送至运动皮质。基底节的一些功能涉及运动控制的高阶认知，例如运动策略的规划（Kandel et al.，1991）。

大脑皮质（图 3-2A）通常被认为是最高级的运动控制中枢。顶叶和运动前区，以及神经系统的其他部分参与识别空间中的目标，选择行动方

案和规划运动。运动前区主要将输出发送到运动皮质（图 3-2B），运动皮质通过皮质脊髓束和皮质核束将命令发送到脑干和脊髓。

48

根据运动控制中涉及的各个子系统可以看出，神经系统既有层级结构也有"平行"结构。因此，最高水平的控制不仅影响下一个水平，而且可以独立作用于脊髓运动神经元。这种并行和分层控

制的组合允许一定程度的功能重叠，以便在环境或条件需要时，一个系统能够从另一个系统处接管任务。这也允许神经系统通过替代途径实现一定量的神经损伤的恢复。

为了更好地理解不同级别的神经系统的功能，让我们通过一个具体的动作来梳理神经系统进行运动规划和执行的整个路径。例如当你口渴，想

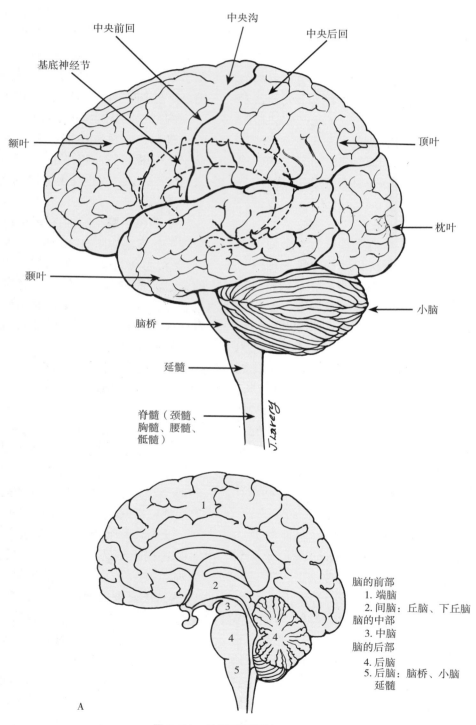

图 3-2A　神经系统解剖

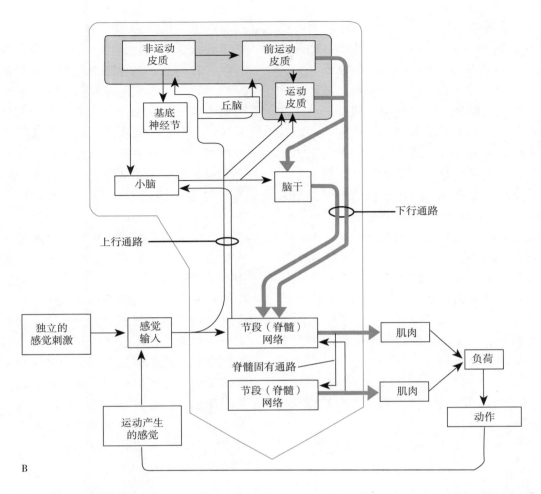

图 3-2（续）B　**神经系统的抽象模型**（改编自 Kandel ER，Schwartz JH，Jessell TM，eds. Principles of neuroscience, 3rd ed. New York，NY：Elsevier，1991：8）

从面前的纸盒中倒出一些牛奶到玻璃杯中。来自外周的感觉信息会告诉你周围发生了什么、你在空间中的位置，以及你的关节相对于彼此的位置：这将形成一张你的身体在空间中的地图。此外，感觉信息还提供与你要执行的任务有关的关键信息：玻璃杯的大小及牛奶盒的大小和重量。大脑皮质中更高级的中枢将根据这些信息制订计划以实现目标：拿到这盒牛奶。

运动计划是根据感觉地图制订的（可能涉及顶叶、辅助运动区和运动前区）。你要拿到你面前的纸盒，这个计划被发送到运动皮质，并指定有关肌肉群参与运动。该计划也被发送到小脑和基底神经节，它们通过修改计划来改善运动。更新的运动计划被小脑输出到运动皮质和脑干，从运动皮质和脑干下行的通路激活脊髓网络，脊髓运动神经元激活肌肉，使你伸手去拿牛奶。如果牛奶盒是满的，而你认为它是空的，脊髓反射通路

将补偿你没有预期到的额外重量，并激活更多的运动神经元。接触到牛奶盒后产生的感觉将被重新评估，小脑将更新运动以适应较重的牛奶盒。

神经元——CNS 的基本单元

脊髓中的单个神经元处在分层系统中的最低水平。它是如何运作的？它的结构是什么？为了更全面地探索神经元在神经系统层次之间的交流方式，我们需要回顾神经元的一些简单特性，包括静息电位、动作电位和突触传递。

当神经元处于静息状态时，细胞内部相对于外部具有负电荷或电位。因此，当生理学家用电极记录神经元细胞内电位时，他们发现细胞内部相对于外部具有大约 –70mV 的静息电位（图3–3）。这种电位是由细胞内外化学离子浓度不均匀引起的。细胞内部的 K^+ 较高，细胞外部的 Na^+ 较高，细胞膜内的离子泵使离子保持在适当的浓

度。当神经元处于静息状态时，K⁺通道打开并使神经元保持这种负电位（Kandel，1976；Koester & Siegelbaum，2000；Patton et al.，1989）。

当一个神经元兴奋时，可以看到细胞膜上一系列剧烈的电压跳跃，这即是动作电位、神经冲动或峰电位。它们不是达到零电压就停止，而是要达到+30mV（图3-3）。也就是说，神经元内部变为正电位。动作电位的持续时间也大约为1毫秒，此后膜迅速复极化。动作电位的幅度总是大致相同：-70～+30mV，大约100mV。

神经元是如何将信息传递给下一个细胞的？它是通过突触传递过程来实现的。神经元之间有200Å（1Å = 1/10nm）的间隙。每个动作电位使神经元释放少量的神经递质。它们在裂隙中扩散并附着在下一个细胞的受体上，使膜中的通道开放引起细胞去极化。一个动作电位仅产生一个小的去极化，称为兴奋性突触后电位（excitatory postsynaptic potential，EPSP）。EPSP 通常在3～4毫秒后消失，因此，下一个神经元并没有被激活（Patton et al.，1989）。

但是如果第一个细胞激发足够的动作电位，就会产生一系列EPSP，并且使下一个神经元持续产生去极化直到达到产生动作电位的阈电位。这种效应称为总和，包括时间总和及空间总和（图3-3B 和 C）。时间间隔很短的两个或两个以上的突触电位叠加起来导致去极化称为时间总和（图3-3C）。突触后神经元受到多个细胞产生的突触电位叠加起来导致去极化称为空间总和（图3-3B）。空间总和实际上是并行分布处理的一个例子，因为此时多个通道影响同一个神经元（Kandel & Siegelbaum，2000）。

突触具有可塑性。例如一个神经元在短时间内被激活，它可能表现为突触易化，神经元释放更多的递质，使下一个细胞更容易去极化。或者细胞表现为突触衰弱（defacilitation）（或习惯化）。在这种情况下，细胞中的神经递质耗尽，因此对下一个细胞的作用效果较差。许多机制可能导致神经系统不同部位的突触易化或习惯化。某些通道的使用增加可以导致突触易化，而其他途径的使用增加可能导致习惯化。神经元内部化学物质编码的变化，以及激活神经元的刺激类型将决定神经元会以哪种方式响应这些信号。更多信息请

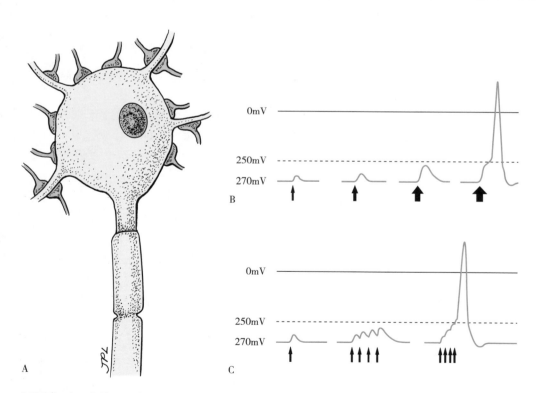

图3-3　A. 一个神经细胞，在神经元胞体和树突上有许多突触。B. 空间总和。同时激活多个突触前神经元（被激活的神经元数量越多，则箭头越大），各个神经元引起的去极化总和后达到阈电位水平而产生动作电位。 C. 时间总和。如图给予单个突触前神经元 1 次低频、4 次低频或 4 次高频的阈下刺激（箭头表示刺激的时间点）。对于高频刺激，突触后电位不会衰减至静息电位，多个阈下刺激总和后达到阈电位水平而产生动作电位

参阅第四章，其中介绍了简单和复杂学习的生理学（Kandel，2000b）。

通过对神经系统基本要素的概述，我们现在可以将注意力转向本章的核心，深入讨论运动控制的感觉／运动过程。

感觉／知觉系统

感觉在运动的产生和控制中有什么作用？第二章中提到，人们对运动控制中感觉输入的重要性存在分歧。目前的神经科学研究表明，感觉信息在运动控制中起着许多不同的作用。

感觉输入可以作为引起脊髓水平反射运动的刺激。此外，感官信息在调节脊髓模式发生器（例如运动模式发生器）引起的输出中具有至关重要的作用。同样，在脊髓水平，感觉信息可以调节在神经系统高级中枢指令下产生的运动。感觉可以调节以上所有类型的运动的原因之一是在脊髓中间神经元和运动神经元上有感觉受体会聚，而运动神经元被认为是所有运动的最终通路。感觉信息在运动控制中的另一个作用是通过上行通路实现的，这有助于对运动进行更复杂的控制。

躯体感觉系统

本节描述的躯体感觉系统包括中枢神经系统中从最低级到最高级的神经元，以及从外周接收信号到在联合皮质中整合和解释这些与其他感觉系统有关的信号的过程。注意分层处理和并行分布处理是如何在躯体感觉信号分析中起作用的。

外周受体

肌梭。大多数肌梭是包裹在骨骼肌肌腹内封闭的纺锤形感受器。它们包括：①特殊的极小的肌纤维，称为梭内肌（梭外肌是规则的肌纤维）；②围绕梭内肌中心区域的感觉神经末梢（Ⅰa和Ⅱ类传入纤维）；③位于肌梭两端用以激活梭内肌纤维的 γ 运动神经元。图 3-4 显示了肌梭及其梭内肌（核链纤维和核袋纤维）、感觉神经元末梢（Ⅰa和Ⅱ）和运动神经元末梢（γ）。

肌梭感测肌肉的绝对长度和肌肉长度的变化，并通过单突触反射在运动过程中精确调节肌肉长度。在人体中，肌梭密度（每块肌肉含的肌梭数量）最高的肌肉是眼外肌、手部和颈部肌肉。颈部肌肉具有高的肌梭密度其实不足为奇，因为我们在触及物体和在环境中移动时需要这些肌肉来完成头－眼协调（Gordon & Ghez，1991）。

不同类型的肌纤维，以及支配肌梭的感觉和运动的神经元能够完成两种功能：感知整个肌肉静态长度的信号，以及肌肉长度的动态变化。在下面的段落中，我们将详细阐述肌梭每部分的作用。

梭内肌纤维。梭内肌包含"核袋"（分为静态和动态两种类型）和"核链"（静态型）两种纤维。核袋纤维位于肌梭中央的非收缩区，纤维中有多个球状细胞核（看起来像是一个弹性的核袋）。核袋纤维具有良好的弹性，在被拉长时可以快速伸展。而核链纤维只有单排核，并且弹性较小，只能缓慢伸展（图 3-4A）。

Ⅰa 和Ⅱ类传入神经。这些传入神经末梢的细胞体位于脊髓背根神经节，以下列方式包裹在梭内肌纤维上。Ⅰa 类传入神经的感觉末梢环绕在核袋和核链纤维中间肥大的区域（最富有弹性），通过感测肌肉长度的变化率对拉伸迅速做出反应。Ⅱ类传入神经的末梢环绕在肌纤维两端，此处肌纤维弹性较小，对拉伸的反应较差。Ⅰa 类传入神经包绕核袋和核链纤维，Ⅱ类传入神经主要包绕核链纤维（图 3-4A）。因此，Ⅰa 类传入神经对肌肉长度变化率或动态改变最敏感，Ⅱ类传入神经对稳定状态或静态肌肉长度最敏感。Ⅰa 类传入神经（不是Ⅱ类）对轻微的肌腱敲击、拉伸及肌腱振动等可以引起肌肉长度快速变化的反应良好（Pearson & Gordon，2000）。

γ 运动神经元。核袋和核链纤维都接受 γ 运动神经元轴突的支配。γ 运动神经元的细胞体位于脊髓前角，散在分布于支配梭外肌纤维（骨骼肌）的 α 运动神经元之间。如图 3-4A 所示，γ 运动神经元轴突终止于核袋纤维两端的横纹区和核链纤维。γ 运动神经元有两种类型：①动态 γ 运动神经元，只激活动态型核袋纤维；②静态 γ 运动神经元，支配静态型核袋纤维和核链纤维。动态 γ 运动神经元的激活可增强Ⅰa 类传入神经元的动态响应，而静态 γ 运动神经元的激活则增强Ⅱ类传入神经元的响应，表示肌肉长度处于稳定状态。

来自肌梭的信息在运动控制过程中有什么作用？肌梭的信息在 CNS 的许多水平都有应用。在最低水平，肌梭的信息参与肌肉的反射。而越高水平的中枢对肌梭的信息的处理就越复杂和抽象。例如肌梭的信息可能有助于我们感知到自己的用

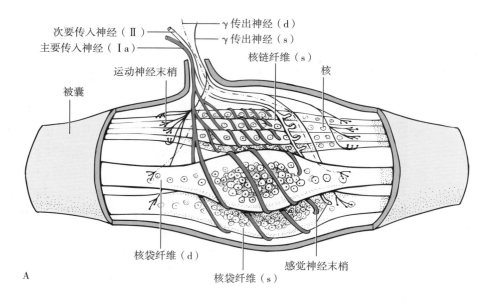

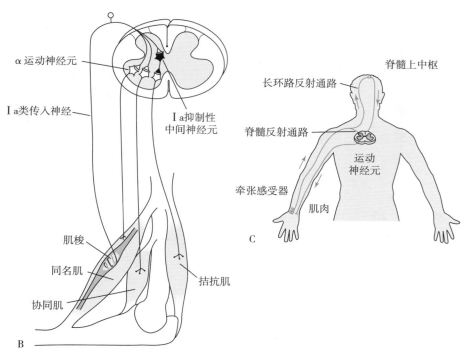

图 3-4　肌梭的解剖。A. 肌梭：①动态型和静态型核袋纤维以及静态型核链纤维；②包围其中心区域的Ⅰa和Ⅱ类传入神经元，感测肌肉长度及其变化；③γ传出运动神经元，使肌梭两端收缩，以使肌梭在其嵌入的整个肌肉收缩过程中保持中心区域不松弛。B. 单突触牵张反射的神经回路：肱二头肌中的肌梭，从肌梭到脊髓的Ⅰa类传入神经，脊髓α运动神经元，以及肱二头肌和其协同肌之间为单突触连接；与Ⅰa抑制性中间神经元和肱二头肌的拮抗肌肱三头肌之间也为单突触连接。C. 肌梭信息参与脊髓反射通路和长环路反射通路。s，静态；d，动态（B、C改编自 Kandel ER，Schwartz JH，Jessell TM，eds. Principles of neuroscience, 4th ed. New York, NY: Elsevier, 2000）

力。此外，这些信息通过不同的路径进入大脑的不同部位，这样有助于大脑进行并行分布处理。

　　牵张反射。当肌肉伸展时，牵拉肌梭，激活Ⅰa类传入神经。如图 3-4C 所示，Ⅰa类传入神经兴奋可以触发两种类型的反射反应，即单突触

脊髓反射和长环或跨皮质反射。脊髓牵张反射由兴奋性单突触连接激活，由Ⅰa神经元传入，经α运动神经元传出，激活被牵拉的肌肉及其协同肌（图 3-4B）。Ⅰa类传入神经还刺激Ⅰa抑制性中间神经元，然后抑制支配拮抗肌的α运动神经元

（图 3-4B）。例如腓肠肌被拉伸，肌肉中肌梭的 Ia 类传入神经被激活，并且通过反射刺激腓肠肌的 α 运动神经元，使腓肠肌收缩。Ia 类传入神经还刺激 Ia 抑制性中间神经元，抑制支配拮抗肌，即胫骨前肌 α 的运动神经元，使其放松。Ⅱ 类传入神经也会兴奋被牵拉的肌肉，但这种兴奋不是突触性的（Patton et al., 1989；Pearson & Gordon, 2000）。长环反射或跨皮质反射（图 3-4C）是一种更易调节的反射，因此通常被称为"功能性牵张反射"。这种反射可以根据环境条件或个人的预备定势（preparatory set）而调节。

γ 运动神经元活动的目的是什么？这些运动神经元何时对肌梭有作用？每当出现肌肉的自主收缩，α 运动神经元（激活主要肌肉，即梭外肌纤维）和 γ 运动神经元（激活肌梭，即梭内肌纤维）同时被激活。如果没有这种共激活作用，肌梭的感觉神经元将在肌肉随意收缩时沉默（不被激活）。而当这种共激活作用存在，肌肉收缩时，梭内核袋和核链纤维的两端收缩，肌梭的中心区域（具有 Ia 和 Ⅱ 类传入神经末梢）不会松弛。由于这种共激活作用，如果肌肉在收缩期间突然被拉长，Ia 和 Ⅱ 类传入神经能够感知并引起代偿。

高尔基腱器。高尔基腱器（Golgi tendon organs，GTO）呈梭形（长 1mm，直径 0.1mm），位于肌肉 - 肌腱交界处（图 3-5A）。它们连接 15～20 根肌纤维。来自 GTO 的传入信息通过 Ib 传入纤维传送到神经系统。与肌梭不同，它们没有传出连接，因此不受 CNS 调节。

GTO 对肌肉拉伸或收缩引起的张力变化敏感。GTO 能响应 2～25g 的力。GTO 反射是一种抑制性突触反射，抑制被牵拉或收缩的肌肉并刺激其拮抗肌（图 3-5B）。注意，图 3-5 中关节受

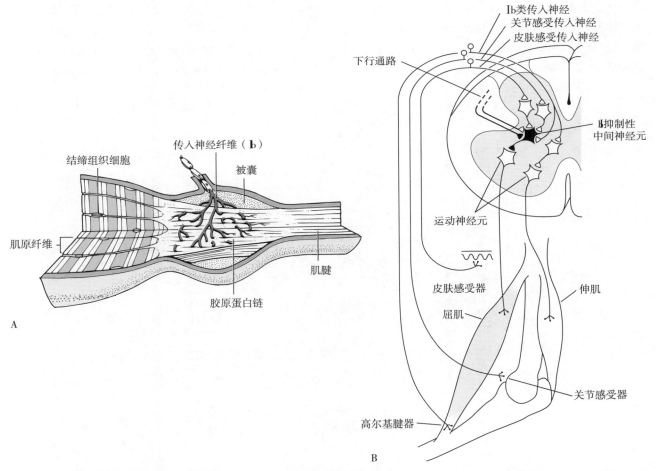

图 3-5　A. 高尔基腱器及其 Ib 传入神经支配。高尔基腱器位于肌肉 - 肌腱交界处，连接 15～20 根肌纤维。B. 高尔基腱器（GTO）反射途径的神经回路，显示二头肌肌肉中的 GTO。来自 GTO 突触的 Ib 传入信息至 Ib 中间神经元，抑制主动脉的运动神经元，同时通过突触兴奋拮抗肌肱三头肌的运动神经元（B 经许可改编自 Kandel ER，Schwartz JH，Jessell TM，et al., eds. Principles of neuroscience, 5th ed. New York, NY: McGraw Hill, 2013）

体和皮肤的感受器也可能有助于这种反射。

过去，研究人员认为 GTO 只有在受到较高张力的情况下才被激活，因此推测 GTO 的作用是保护肌肉免受伤害。目前的研究表明，这些受体不断监测肌肉的张力，并且对肌肉收缩导致的张力变化非常敏感，即使变化较小。因此，GTO 的另一个功能是可以调节肌肉输出来应对疲劳。当肌肉张力因疲劳而降低时，GTO 输出减少，从而降低其对自身肌肉的抑制作用（Patton et al., 1989; Pearson & Gordon, 2000）。

研究还表明，腿部伸肌的 GTO 在站立时是活跃的，并且在 GTO 免疫应力之前起到刺激伸肌和抑制屈肌的作用，（Pearson et., 1992）。这与动物在被动状态下被激活时所预期的反射正好相反。因此，在不同的任务条件下，反射似乎具有不同的性质。

关节感受器。关节感受器如何共同工作？它们的功能是什么？关节内有许多不同类型的感受器，包括鲁菲尼末梢（Ruffini-type endings）或喷雾末梢（spray endings）、环层小体、韧带感受器和游离神经末梢。它们位于关节囊的不同部位。

在形态上，它们与神经系统中发现的许多其他受体具有相同的特征。例如韧带感受器几乎与 GTO 相同，而环层小体与皮肤中的环层小体相同。

关节功能有许多有趣的地方。关节感受器的信息被用于感觉加工的几个层次。一些研究人员发现，关节感受器似乎只对极端的关节角度敏感（Burgess & Clark, 1969）。因此，关节感受器可以提供极端关节运动的危险信号。

其他研究人员报告说，许多单独的关节感受器对有限范围内的关节运动有反应。这种现象被称为"范围分离"，指多个感受器在重叠范围内被激活。来自关节感受器的传入信息上升到大脑皮质，有助于感知我们在空间中的位置。CNS 通过监测哪些感受器被同时激活来确定关节位置，从而精确地确定关节位置。

皮肤感受器。皮肤感受器也分为几种不同的类型：①机械感受器，包括环层小体、梅克尔触盘、梅斯纳小体、鲁菲尼末梢和毛囊周围的披针状末梢，用以感测机械刺激；②温度感受器，感受温度变化；③伤害性感受器，检测对皮肤的潜在损伤。图 3-6 显示这些感受器在皮肤中的位置。在皮肤的

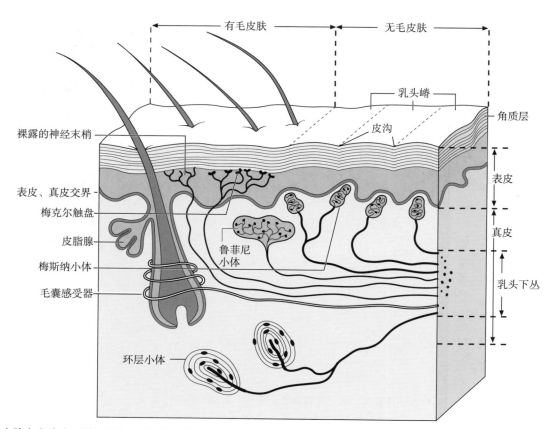

图 3-6 皮肤中皮肤感受器的位置（经许可引自 Bear MF，Connors BW，Paradiso MA.Neuroscience: Exploring the brain, 4th ed. Baltimore, MD: Lippincott Williams & Wilkins, 2015.）

敏感区域，例如指尖，受体的数量非常大，大约为每平方厘米 2500 个（Gardner et al.，2000）。

来自皮肤系统的信息也以几种不同的方式用于分层处理。在中枢神经系统的较低层次，皮肤信息引起反射运动。来自皮肤系统的信息也上升至更高水平，并提供与身体位置有关的信息，这些信息对于在环境中定向是必不可少的。

神经系统根据皮肤输入信息的范围和类型引发不同的反射反应。脚底的轻微而弥漫的刺激往往引起四肢的伸展，例如当你轻轻触摸猫的足垫时，它的足趾会伸展。这就是所谓的"放置反应"（placing reaction），它也存在于人类婴儿身上。相比之下，即使在完全相同的足部区域，局部尖锐的刺激会引发退缩或屈曲。这就是所谓的"屈肌收缩反射"（flexor withdrawal reflex），用来保护我们免受伤害。皮肤反射的典型模式是同侧屈曲和对侧伸展，这允许你的对侧肢体支撑体重（由Ⅲ类和Ⅳ类传入神经介导）。

重要的是，尽管我们认为反射是固定刻板的反应，它们也会受到更高级中心的调节，这取决于任务和环境。屈肌反射通常会导致肢体从有害刺激中撤回。然而，如果在危急紧要的关头，比如挽救孩子的生命，中枢神经系统就会抑制这种反射运动的激活，而采取更适合这种情况的行动。

躯体感觉在脊髓水平的作用

来自皮肤、肌肉和关节感受器的信息可以改变脊髓水平的回路输出，从而控制基本活动（如行走）。20 世纪 60 年代后期，Grillner 和他的同事们（Grillner，1973，1981）进行了一些实验。他们切断猫的脊髓背根，以消除来自外周的感觉反馈，并造成脊髓损伤以消除来自更高级中枢的输入。他们刺激脊髓，并能够激活神经模式发生器的步行模式。他们发现，低频的重复刺激可以引发步行，更高频的刺激引发小跑甚至飞奔。这表明复杂的运动如行走，可以在脊髓水平产生，而不需要脊髓以上中枢的影响或来自外周的输入。

如果我们不需要感觉信息来产生复杂的运动，那么是否意味着感觉信息在运动的执行过程中没有作用？不。Hans Forssberg 和他的同事们（1977）的研究已经表明，感觉信息以一种非常优雅的方式调节运动输出。当他用玻璃棒划一只脊髓横断（T_{12} 水平）的猫在行走摆动相的猫爪时，猫爪会更强烈地弯曲并避开玻璃棒。但是在支撑相中，

同样的刺激会导致更强的伸展，以便于更快地蹬离并以这种方式避开玻璃棒。因此，Hans Forssberg 发现，相同的皮肤输入可以以不同的方式调节步行周期，其作用取决于皮肤信息输入的情况。在人类中也发现类似的情况，即步行受到在步行周期特定时相输入的躯体感觉调控（Stein，1991）。

上行通路

来自躯干和肢体的信息也被传送到感觉皮质和小脑。信息通过两个系统上行到大脑皮质：背柱 - 内侧丘系（DC-ML）和前外侧束系（上行到小脑的系统将在本章稍后讨论）。这些上行系统如图 3-7 所示，它们是平行上升系统的代表。每个传递的信息都有一些不同的功能，但这两个通路之间也存在一些重叠。并行系统的优点是通过使用多种处理信息的方式，使感知更加敏锐和丰富。它还提供了保障措施，使得整个系统在一种通路损伤的情况下继续保持功能（Gardner et al.，2000；Patton et al.，1989）。

背柱 - 内侧丘系。背柱（图 3-7）主要由背根神经节神经元形成，因此它们是一级神经元。大多数纤维在进入脊髓时分支，与中间神经元和运动神经元形成突触以调节脊髓活动，并且发送分支在背柱通路中朝着大脑上行。背柱（D-C）神经元的功能是什么？它们将肌肉、肌腱和关节的感觉传递到躯体感觉皮质和其他更高级的大脑中枢。然而，有一个有趣的例外。下肢的本体感受器有独立的通路通向脑干，即侧柱。它们在脑干中加入背柱通道。D-C 通路还包含来自触觉和压力感受器的信息，以及特别用于辨别性精细触觉的编码（Gardner et al.，2000）。

这些信息去向何处，又是如何被处理的？这些通路在神经系统的多个水平进行突触传递，如在延髓，二级神经元形成内侧丘系，穿过丘脑，与三级神经元进行突触交换，然后进入躯体感觉皮质。每个水平都可以调节从低级水平传来的信息。通过突触激发和抑制，更高的中心有能力关闭或增强上行的信息。这允许高级中枢选择性地调整（增强或减弱）来自较低中枢的信息。

当神经元通过每一级提升到大脑时，来自受体的信息就会被越来越多地处理，以允许对信息进行有意义的解释。这是通过选择性地扩大每个连续神经元的感受域来完成的。

前外侧系。如图 3-7 所示，第二个上行系统

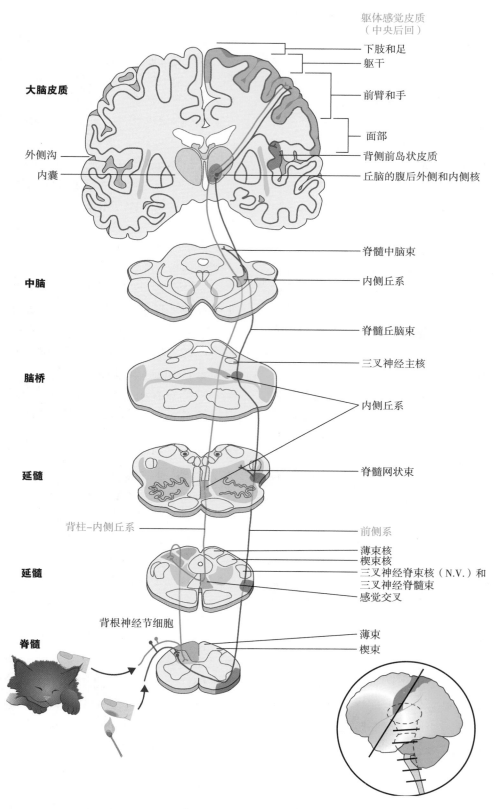

图 3-7　上行感觉系统，包括背柱 – 内侧丘系（包含触觉和压力感受器信息）和前侧系（包含疼痛、温度、原始触觉和压力信息）。该图显示 6 个不同水平的大脑和脊髓的横截面，以便于了解上行通路到皮质前是如何变化的。横截面切口的位置在图底部的圆圈内标注。轻抚小猫的头部可以激活通过背侧通路上传的皮肤感受器（细触觉）。烧灼指尖可以激活通过前外侧路径上传的皮肤疼痛感受器

是前外侧（AL）系统，它由脊髓丘脑束、脊髓网状结构和脊髓中脑束组成。这些纤维在进入脊髓后交叉，然后上升到脑干中心。 AL 系统具有双重功能。它传递粗触觉和压力的信息，为触觉和四肢本体感觉的传递提供帮助。更重要的是，它还将温度和伤害性感受器的信息传递给更高级的大脑中枢。 AL 系统中不同水平的感觉处理方式均与 DC-ML 系统相同（Gardner et al.，2000）。

这两条通路也存在一定的功能重叠。一条通路的病变不会导致这些感觉的完全丧失。然而，两条通路的病变会导致严重的感觉缺失。脊髓半横断（例如由严重事故引起）会导致损伤平面以下同侧肢体的触觉和本体感觉消失（传导纤维尚未交叉），而对侧肢体的温痛觉会消失（纤维在进入脊髓时已经交叉）（Gardner et al.，2000）。

丘脑

就像来自几乎所有感觉系统的信息一样，来自两条上行通路的躯体感觉信息都通过丘脑。此外，丘脑还接收来自大脑其他许多区域的信息，包括基底核和小脑。因此，丘脑是大脑的主要加工处理中心。一般来说，丘脑的病变会导致严重的感觉（和运动）障碍。丘脑已经成为减少帕金森病患者震颤的治疗靶点。

躯体感觉皮质

躯体感觉皮质是所有躯体感觉模式的主要处理区域，并且标志着大脑开始意识到躯体感觉的存在。躯体感觉皮质分为两个主要区域：初级躯体感觉皮质（SI）（也就是 Brodmann 分区的 1、2、3a 和 3b）和次级躯体感觉皮质（SII）。图 3-8A 显示 SI 和 SII 在大脑表面的位置，而图 3-8B 显示大脑的冠状截面，表明 SI 内 Brodmann 分区 1、2、3a 和 3b 的位置。图 3-8C 显示从丘脑与 SI 的输入、SI 内各部分之间的内部连接，以及从 SI 到 SII 的输出。在 SI 中，来自身体对侧的运动觉和触觉信息按照躯体的定位分布，并且跨越 4 个皮质区，即 Brodmann 分区 1、2、3a 和 3b。

在这个区域开始出现感觉的跨模式处理（cross-modality processing）。这意味着来自关节感受器、肌梭和皮肤感受器的信息被整合在一起，可以为我们提供关于身体特定部位运动的信息。如图 3-8D 所示，这些信息被放置在整个身体的"地图"上，反映某些部位感觉信息所占的比重。例如喉咙、嘴和双手的代表区很大，因为我们需要更丰富的信息来支持这些结构所执行的动作。这是对于协调运动至关重要的空间信息处理的开始。协调运动需要的空间信息包括身体相对于环境的位置，以及一个身体部位相对于另一个身体部位的位置（Gardner & Kandel，2000）。

对比灵敏度对于运动控制非常重要，因为它可以检测物体的形状和边缘。躯体感觉皮质处理输入信息以提高对比灵敏度，方便我们能更容易地通过触摸来识别和区分不同的物体。它是如何做到这一点的？目前已经证实的是，躯体感觉神经元的感受域具有兴奋中枢和抑制性环绕。这种抑制性环绕通过侧向抑制在两点辨别中起作用。

侧向抑制是如何起作用的？被兴奋的细胞抑制其邻近的细胞，从而增强身体兴奋区域和非兴奋区域之间的对比。受体本身没有侧向抑制作用，抑制发生在背柱水平及此后每个神经元交换的步骤中。事实上，人类有足够敏感的躯体感觉系统来感知手上的单个触觉感受器的激活（Gardner & Kandel，2000）。

在躯体感觉皮质的不同部位并行处理物体的不同特征。例如 Brodmann 1 区中的神经元感觉物体大小，其在各手指上有较大的感受野。Brodmann 2 区中的神经元对运动刺激反应最好，并且对方向敏感。而在背柱或丘脑中并没有发现这种特征。这些部位的高级加工细胞也比躯体感觉皮质的典型细胞在手指上的感受野更大。当相邻手指被刺激时，这些细胞优先响应。这可以表明它们参与诸如抓取物体的功能。

已经发现，躯体感觉皮质中神经元的感受野的大小不是固定的。损伤和经验都可以很大程度地改变它们的范围。这些研究的影响在本书的运动学习部分（第二章和第四章）中有详细解说。躯体感觉皮质向下与丘脑、背柱核和脊髓连接，因此可以调节经这些结构上传的信息。

许多有神经疾病的患者均表现出躯体感觉障碍，包括脑卒中患者。患有脑性瘫痪的儿童，例如 Thomas（患有痉挛性双瘫）也存在躯体感觉障碍，包括触觉和本体感觉丧失。许多帕金森病患者也存在本体感觉减退的问题（虽然 Mike 没有）。最后，平衡受损的老年人如 Bonnie 也存在明显的躯体感觉丧失。

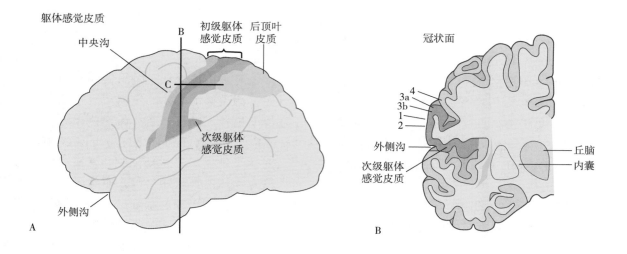

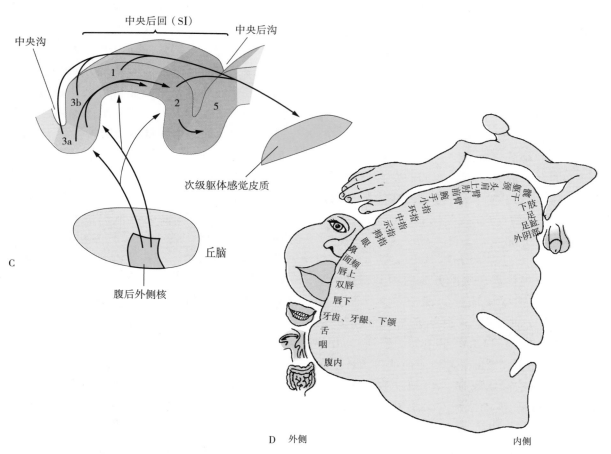

图 3-8　躯体感觉皮质和关联区域。A. 位于顶叶，躯体感觉皮质包含 3 个主要部分：初级（S Ⅰ）和次级（S Ⅱ）躯体感觉皮质及后顶叶皮质。B. 冠状面上 S Ⅰ 内 Brodmann 区域 1、2a、3a 和 3b 的位置。C. 从丘脑到 S Ⅰ 的输入、S Ⅰ 的内部连接以及到 S Ⅱ 的输出。D，"感觉矮人"（sensory homunculus）显示身体各部分的躯体感觉在脑中的投射。VPL，腹后外侧核（A、B 和 C 改编自 Kandel ER，Schwartz JH，Jessell TM，et al., eds. Principles of neuroscience，5th ed. New York，NY：McGraw Hill，2013）

联合皮质

从感知到行动的转变发生在联合皮质中。在这里，我们也看到认知和知觉加工之间的相互作用。在顶、颞和枕叶中发现的联合皮质包括高级感觉加工和高级抽象认知加工的中心。这些不同区域的位置如图 3-9 所示。

57

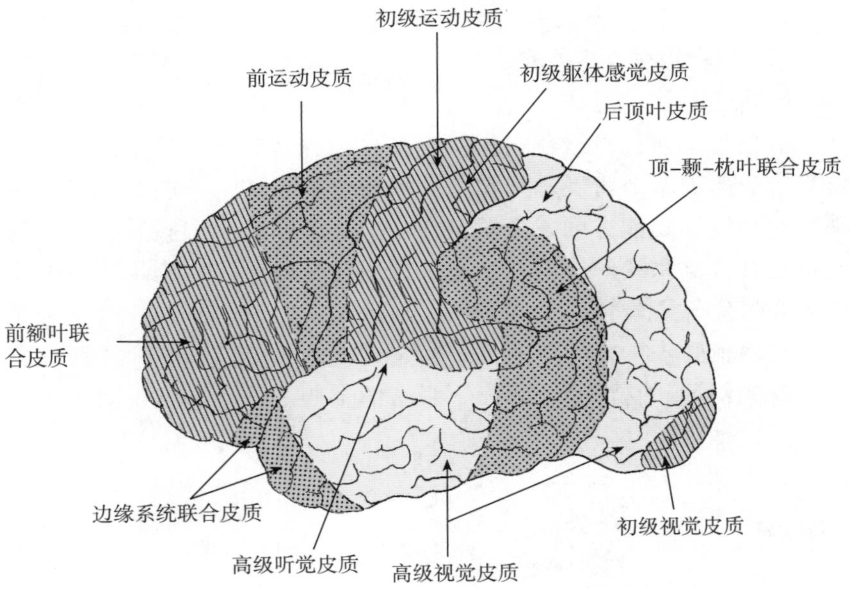

图 3-9　初级感觉区域、高级感觉关联区域和高级认知（抽象）联合皮质的位置（改编自 Kandel ER，Schwartz JH，Jessell TM，eds. Principles of neuroscience，3rd ed. New York,，NY：Elsevier，1991：825）

在顶、颞和枕叶皮质内的联合皮质，被认为是多种感官的信息相互联系的区域。顶叶皮质的 Brodmann 5 区是中央后回后面的一条细条。在 S I 中进行跨模式处理之后，信息被输出到 Brodmann 5 区，在这里身体各部分之间的信息被集成在一起。Brodmann 5 区连接到顶叶的 Brodmann 7 区。7 区还接收处理后的视觉信息。因此，Brodmann 7 区在大多数由视觉触发或引导的活动中处理眼睛和肢体的关系。

人类和其他动物的 Brodmann 5 区或 7 区的损伤会导致基于躯体空间定位的技能学习出现障碍。此外，这些区域的某些细胞在视觉引导的运动中被激活，当动物关注运动时，这些细胞的活动将变得更加强烈。这些发现支持顶叶参与涉及对物体空间位置和操纵过程的假设。

对顶叶损害患者的观察进一步支持这些实验结果。这些患者的缺陷包括体像障碍和空间关系感知方面的问题，这些对姿势控制和自主运动都非常重要。脑卒中患者 Genise 的身体垂直方向位置的感知受损严重。你可以在她的视频案例研究的姿势控制部分看到这一点，视频中显示的是她在脑卒中后 1 个月的恢复情况。显然，这个区域的损伤不仅仅会降低感知来自身体某个部位的信息的能力。

例如右侧（非优势半球）角回（在 Brodmann 7 区后面）损伤的患者完全忽视对侧身体、物体和图像，这被称为失认症或识别失能。当他们自己的手臂或腿被动地移动到他们的视野中时，他们可能会声称这不是他们的。在某些情况下，患者可能完全不知道自己偏瘫，并希望尽早出院，因为他们不知道自己有任何问题（Kupfermann，1991）。许多患者在被要求临摹绘制某一图案时显示出相同的问题：他们可以画出这个图形的一半，而另一半缺失，这被称为"结构性失用症"。较大范围的病变可能导致患者无法在空间中操作和定位，或者无法执行步骤复杂的任务。

当右利手患者左侧角回（优势半球）出现损伤时，表现为左右混淆、难以识别手指（虽然他们能感觉到触摸）、书写困难（尽管他们双手的运动和感觉功能是正常的）。或者当患者两侧角回都有损伤时，他们常常难以在视觉引导下抓取物体或自主移动眼球到空间中的某个位置（Kupfermann，1991）。

我们刚刚按照从低级中枢到高级中枢的顺序，梳理了躯体感觉系统从接收外周信号到整合和解释这些与其他感觉系统有关的信号的过程。我们还研究了这些信号是如何被分层和并行分布处理的。下面我们要以同样的方式来观察第二个感官系统，即视觉系统。

视觉系统

视觉以多种方式服务于运动控制。视觉作为一种外在感觉允许我们识别空间中的物体并感知它们的运动。但视觉也让我们感知到身体在空间中的位置、身体一个部分与另一个部分的关系，以及我们身体的运动信息。这时的视觉被称为"视觉本体感觉"，意味着它不仅给我们提供关于环境的信息，而且也给我们提供有关自己身体的信息。后面的章节将展示视觉是如何在姿势、运动控制和操纵功能方面发挥关键作用的。下面我们将结合视觉系统的解剖和生理来说明它是如何在运动控制中发挥作用的。

周边视觉系统

感光细胞。首先来了解一下眼睛的全貌。眼睛是一个伟大的工具，能高精度地将世界的形象聚焦在视网膜上。如图 3-10 所示，光线通过角膜进入眼睛，并通过角膜和晶状体聚焦在眼睛后部的视网膜上。有趣的是，光线必须穿过眼睛的每层结构和视网膜的神经层后，才能到达位于视网膜后方背对光源的光感受器。幸运的是，这些结构几乎是透明的。

有两种类型的感光细胞：视杆细胞和视锥细胞。视锥细胞在正常日光下具有功能，并有色觉。当夜间的光线太暗无法激活视锥细胞时，则由视

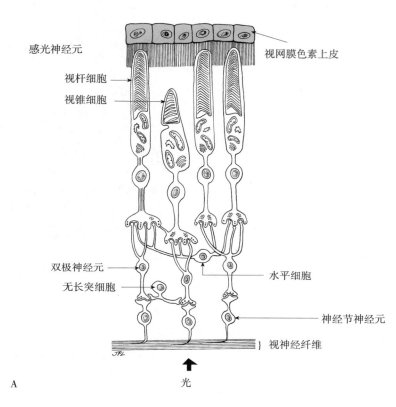

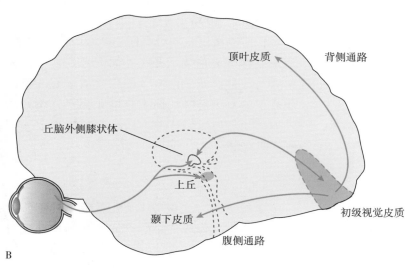

图 3-10　A. 视网膜中视细胞之间的关系；B. 从视网膜经上丘（SC）和外侧膝状体（LGN）至主要视觉皮质的背侧和腹侧视觉通路

杆细胞负责视觉。在中央凹处，视锥细胞分布密集，因此可以最清晰地接收光线。盲点（视神经离开视网膜的地方）没有光感受器，因此我们在视网膜的这一部分失明。除黄斑外，视网膜中的视杆细胞比视锥细胞多20倍。然而，对正常视力而言视锥细胞比视杆细胞更重要，因为视锥细胞损失会导致失明，而即使视杆细胞全部损失也仅会导致夜盲（Tessier-Lavigne，2000）。

感觉分化是支持运动控制的感觉加工的关键方面。为了实现这一点，视觉系统必须能识别物体并确定它们是否正在移动。那么视觉系统是如何完成对象识别和运动感知的？有两条独立的路径来处理这些任务。我们将看到，在从视网膜到视觉皮质的这两条路径中都是通过对比灵敏度来实现对象识别和运动感知的。对比灵敏度增强物体的轮廓，提供更高的感知精度。与躯体感觉系统一样，全部3种过程都广泛用于视觉系统。该过程从视网膜开始，因此，首先了解视网膜细胞可以帮助我们了解它们是如何一起处理信息的（Tessier-Lavigne，2000）。

除视杆细胞和视锥细胞外，视网膜还包含双极细胞和神经节细胞。它们相互垂直，彼此串联，但没有横向连接（图3-10A）。例如视杆细胞和视锥细胞与双极细胞直接发生突触连接，双极细胞又连接到神经节细胞，然后神经节细胞通过向外侧膝状体（lateral geniculate nucleus，LGN）、上丘及脑干核团发送轴突将视觉信息传递给中枢神经系统（Dowling，1987；Tessier-Lavigne，2000）。

视网膜中还有另一类神经元，它们将串联在一起的细胞横向连接，从而调节视网膜内信息的流动。这些细胞被称为水平细胞和无长突细胞。水平细胞介导受体和双极细胞之间的相互作用，而无长突细胞介导双极细胞和神经节细胞之间的相互作用。水平细胞和无长突细胞是获得对比灵敏度的关键。虽然在达到神经节细胞的最终输出之前，受体细胞和其他神经元之间可能存在复杂的相互连接，但是不同类型细胞的传导途径和功能是明确的。

首先是双极细胞通路。有两条通路涉及双极细胞，即直接通路和侧向通路。在直接通路中，视锥细胞与双极细胞直接连接，该双极细胞与神经节细胞直接连接。在侧向通路中，视锥细胞的活动通过水平细胞或无长突细胞传播传递到

其外侧神经节细胞。图3-10A显示可能发生连接（Dowling，1987）。

在直接通路中，视锥（或视杆）细胞直接与具有on型感受野与off型感受野的双极细胞连接。一个细胞的感受野是视网膜上的特定区域，当视网膜的这个部分被照亮时该区域的细胞敏感。通过提高或降低细胞膜电位，感受野既可以是兴奋性的，也可以是抑制性的。双极细胞（和神经节细胞）的感受野是圆形的。视网膜中央的感受野很小，而其周围的感受野很大。所谓"on型感受野"是指细胞感受野的中心区域具有兴奋性，其周围区域具有抑制性。"off型感受野"是指具有抑制性的中心区域被具有兴奋性的周围区域环绕的情况（Dowling，1987）。

细胞的环形结构是如何发挥作用的呢？双极细胞感受野（RF）外周环形区域中的水平细胞与感受野中间的圆形区域的视锥细胞连接。当光照在感受野外围时，水平细胞抑制与它们连接的视锥细胞。不同类型的双极细胞与相应类型的神经节细胞（on型或off型）通过突触建立兴奋连接。

on型感受野中央的细胞在黑暗中产生的动作电位非常少，并且只在被光照时才被激活。中央细胞周围的感受野被照亮时会抑制中心细胞的激活。off型感受野神经节细胞在光照射入中央感受野时被抑制，并且在光照关闭后以最快的速度产生动作电位。如果光线仅施加外围感受野，这些细胞也会被激活。

神经节细胞也受到无长突细胞活性的影响。许多无长突细胞的功能类似于水平细胞，将抑制性输入从附近的双极细胞传递到神经节细胞，以增加对比灵敏度。

这两种处理视网膜信息的通路（on型和off型）是神经系统内信息并行分布处理的两个例子。我们在皮肤受体感受野中讨论过类似的中心-环绕抑制。这种抑制的目的是什么？它在检测物体之间的对比度方面非常重要，而不是检测物体产生或反射光的绝对强度。这种抑制使我们能够很容易地检测物体的边缘。这对运动非常重要，当我们走下楼梯，需要看到台阶边缘。它对于操作物体时，确定抓取对象的精确形状也很重要。

神经节细胞通过视神经将它们的轴突投射到脑中的3个区域：外侧膝状体、顶盖前区和上丘（Wurtz & Kandel，2000a）。图3-10B显示与丘脑

61

的外侧膝状体的连接。

中央视觉通路

外侧膝状体。为了理解视网膜和视野的哪些部分被呈现在大脑的不同区域，首先讨论视野和半视网膜（hemiretina）的布局（configuration）。左侧视野投射在左眼的鼻侧视网膜（内侧，靠近鼻的一侧）以及右眼的颞侧视网膜（外侧）。右侧视野投射在右眼的鼻侧视网膜和左眼的颞侧视网膜（Wurtz & Kandel，2000a）。

左、右眼的视神经向后从视神经盘离开视网膜前往视交叉。在视交叉，两眼的视神经聚集到一起，其中来自两眼视网膜鼻侧半的纤维交叉，而颞侧半的不交叉。此时视神经成为视束。由于视神经的这种结构，左视束传导部分右侧视野信息。这与我们在躯体感觉系统中发现的类似，即在丘脑和皮质中反应的是来自对侧身体的信息。

丘脑的 LGN 是视束细胞的投射靶位之一。LGN 有 6 层细胞映射对侧视野。来自不同区域的神经节细胞投射到 LGN 的特定位置上，但是正如我们发现的身体躯体感觉图一样，某些区域的表现比其他区域强烈得多。与周边区域相比，视网膜中央凹对高清视力（high-acuity vision）的作用尤为重要。LGN 的每层细胞仅从一只眼睛接收输入。前两层（近腹侧）是大细胞层，第 4～6 层称为小细胞层。每层的投射细胞均向视觉皮层发送轴突（Wurtz & Kandel，2000a）。

LGN 神经元的感受野与视网膜神经节细胞中的感受野非常相似。有单独的中心（on-center）和偏心（off-center）感受野通路。大细胞层可能参与分析视觉图像中的运动信息（因其具有较高的时间分辨率，可以检测快速的图案变化）和对象的粗略细节（具有较低的空间分辨率），对颜色几乎没有响应；而小细胞层在色觉和更详细的结构分析（高空间分辨率和低时间分辨率）中起作用。因此，大细胞层在运动功能中更为重要，例如移动视野在平衡控制时为我们提供关于身体摇摆的信息，或者帮助我们抓取运动中的物体。当我们需要准确抓握一个物体时，小细胞层在到达物体的最后阶段更为重要。

令人惊讶的是，投射到外侧膝状体的输入只有 10%～20% 来自视网膜，其余来自脑干的皮质和网状结构。这些反馈回路可能调整从视网膜到更高的中枢的信息类型。这表明，感觉处理最

重要的方面之一是选择在特定时刻需要被特别关注的输入。并且由于被传送到更高的感知中心的感觉输入不同，每个人对同一事件可能有不同的感受。

上丘。视束中的神经节细胞轴突也终止于上丘（除了来自视觉皮质的间接视觉输入外）。上丘（图 3-10B）位于丘脑后面，中脑上部背侧。据推测，上丘在映射我们周围的视觉空间时不仅包括视觉信息，也包括听觉和躯体感觉的线索。上丘的 3 个感觉"地图"与感觉皮质中的感觉"地图"不同。这里的身体区域不是根据特定区域中受体细胞的密度来绘制的，而是根据它们与视网膜的关系来绘制的。靠近视网膜（鼻子）的区域比远处的区域（手）更具代表性。对于身体的任何部位，视觉、听觉和躯体感觉地图都是在上丘的不同层次上对齐的。这意味着，当一个朋友骑自行车来迎接你时，上丘神经元将被激活，表示出你的朋友在视野内移动的特定空间位置。上丘中的这些神经元也会被朋友在相同的空间位置发出的声音激活（Wurtz & Kandel，2000a）。

除了位于上丘七层的中上部的这三幅"地图"外，还有一个深层的运动"地图"。通过这些输出神经元，上丘控制着眼球扫视运动，使眼睛朝特定的刺激方向移动。然后上丘将信号输出投射到：①控制眼球运动的脑干区域；②调节颈部和头部的反射控制的顶盖脊髓束；③投射到小脑的脑桥束，以进一步处理眼-头控制。

顶盖前区。神经节细胞也终止于上丘正前方的顶盖前区。顶盖前区是重要的视觉反射中心，参与瞳孔对光反射。

初级视觉皮质

从背外侧膝状体核，轴突通过初级视皮质（V1，也称为纹状体皮质）的投射到达位于枕叶的 Brodmann 17 区（图 3-10B）。双眼的视觉输入交替通过纹状皮质，产生所谓的眼优势柱。从初级视皮层（V1）输出的细胞，然后投射到 Brodmann 18 区（V2）。从 18 区，神经元投射到颞叶内侧（MT）皮质（Brodmann 19 区）到颞下皮质（Brodmann 20 区及 21 区）和后顶叶皮质（Brodmann 7 区）。此外，输出传达至上丘的同时也再次投射回到背外侧膝状体核（反馈控制）。初级视皮质包含视网膜的投影图。另外，在枕叶中还有 6 种其他的视网膜表现。

62

视觉皮质中的细胞感受野不再是圆形，而是线性的：光，必须是以线、束或边的形式来激发它们。这些细胞被归类为简单或复杂的细胞。简单的细胞对光束有反应，中心具有兴奋性且周围具有抑制性，反之亦然。此外，它们还具有特定的方向轴（axes of orientation），其中光束对于激发细胞最有效。视网膜的所有部分的方向轴被表现在视觉皮质中。Hubel 和 Wiesel（1959）的实验结果表明，这种束状感受野是由许多膝状体神经元产生的，这些膝状体神经元部分重叠的圆形感受野在一直线上，汇聚到一个简单的皮层细胞上。有人认为，复杂细胞从简单的细胞获得汇聚性的输入。因此，它们的感受野大于简单细胞，并且具有关键的方向轴。对于许多复杂的细胞来说，在这个区域上的动作是最有效的刺激。

方向轴上的特定变化与细胞对颜色刺激的反应相互交错，以圆柱形的形式融合，被称为斑点（blobs）。

综上所述，我们看到视觉皮质被划分为方向柱（orientation columns），每个柱由一个方向轴的细胞和斑点组成，对于方向而言更易受颜色激活。眼优势柱接收从左眼与右眼输入的视觉信息。Hubel 和 Wiesel 将这些发源于部分视网膜的方向柱的集合命名为超柱（hypercolumn），包括两只眼睛的颜色输入和所有方向角度（Hubel & Wiesel，1959）。

这些超柱与具有相同反应特性（response properties）的其他柱水平连接，将视觉输入集成在皮质的更广泛的区域上。根据来自这些其他区域的输入，细胞的方向轴可能会改变，这说明场景对细胞输出的影响。因此，场景中内在的特征能对细胞对该特征的反应进行调节（McGuire et al.，1991）。

高级视觉皮质

中央视觉传导通路包括位于颞叶和顶叶皮质的高级视觉皮质的细胞。高级皮质参与躯体感觉和视觉信息的整合，这是所有运动动作的重要组成部分。本章的躯体感觉部分讨论高级联合皮质中视觉和躯体感觉输入之间的相互作用。

视觉通路中的细胞构成视觉系统中的层次结构，每个层次都增加了视觉抽象性（the visual abstraction）（Hubel，1988）。此外，Mishkin 和 Ungerleider（1982）两人提出双视觉系统的模型，即两条并行的处理视觉信息的通路。这两条视觉通路可以溯源到视网膜神经节细胞的两个主要分支，其中一个分支与丘脑外侧膝状体核的大细胞层相连，负责处理动作、深度和粗略细节等与位置相关的视觉信息；另一个与丘脑外侧膝状体核的小细胞层相连，负责处理精细细节、对比度、外形和颜色等与内容相关的视觉信息（Livingstone & Hubel，1988；Wurtz & Kandel，2000b）。

其中一种称为背侧流（the dorsal stream）的通路在后顶叶区域终止。第二种通路腹侧流（the ventral stream）终止于下颞叶皮质。作者注意到，下颞叶皮质损伤的猴的视觉辨别和识别模式受到极大的损害，但该损伤对解决涉及空间视觉线索的任务影响不大。而后顶叶病变的猴则表现出相反的模式（Milner et al.，1977；Ungerleider & Brody，1977）。

我们如何感知运动？巨细胞通路（the magnocellular pathway）继续延伸至颞叶内侧（middle temporal，MT）、颞叶内上侧（medial superior temporal，MST）和顶叶（背侧流）的视觉运动区。在颞叶中部，神经元的活动与物体的速度和运动方向有关。这些信息随后在颞叶内侧中进一步处理，用于视觉感知，追踪眼球运动，并引导身体通过空间的运动。颞叶内侧也参与整体运动或视神经流的处理，并在姿态和平衡控制方面发挥作用，提供个人在空间运动中的信息（Duffy & Wurtz，1997）。

对象视觉依赖腹侧通路到达颞叶下部，包括对不同的对象特征敏感的子区域。在猴的神经元进行的实验表明，视觉皮质 2 区（V2）的细胞在视觉层次结构中，对视觉对象的轮廓分析比 V1 更加抽象化。V4 中的细胞则对颜色和形状更加敏感。进一步的抽象化发生在颞叶皮质，在那里，细胞有很大的感受野，在视野的任何地方都能识别相同的特征，从而允许我们识别在空间中任何位置的相同的物体。最后，这个区域的一些细胞只对特定的复杂输入做出反应，例如脸部或手（Wurtz & Kandel，2000b）。

还有一些有趣的临床证据支持这些并行处理通路的存在。有一种称为运动失认症的知觉缺陷，它发生在大脑皮质的颞叶内侧，颞叶内上侧受损后，这是"背流"的一部分。患者表现出特定的运动知觉丧失，没有任何其他知觉问

63

题。而其他腹侧流区受损的患者会失去色觉（色盲，achromatopsia）和形式识别的能力（Wurtz & Kandel，2000b）。

Goodale 和 Milner 的 研 究（1992；Goodale et al.，1991）指出，背侧和腹侧流可能还有其他功能。他们认为，顶叶皮质的视觉投射能提供有关物体的结构和方向的相关姿势信息，而不仅仅是它们的位置信息。他们还提出，对腹侧颞叶的投射可能提供我们意识性的视觉感知体验。

支持这一模型的观察发现，背侧流区的大多数神经元都显示与感觉和运动相关的活动（Andersen，1987）。此外，视神经共济失调（由于顶叶区域的病变）患者不仅存在向正确的方向移动的问题，接触物体时也存在调整手指或定位手的方向的问题。患者也难以根据正在拾取物体的大小调整自己抓握的姿势。Goodale 和其同事注意到，顶叶损伤会影响患者根据物体大小、形状和位置等信息来控制手和手指进行抓握动作，尽管他们可以用相同的信息来识别和描述物体。Jean 和 Genise 的案例中，他们的上肢功能问题（包括对物品的抓握和操作）都是由运动障碍和与感官相关的问题影响了他们整合有关物体的信息的能力。

有趣的是，这两条皮质通路对意识的传达方式是不同的。一个有腹侧流病灶的患者对物体的方向或尺寸没有意识性的知觉，但其可以非常熟练地将它们捡起来。因此，可能背侧系统中的信息可以在没有到达意识性的知觉之前被处理。由于对上述观察结果的分析，作者提出，腹侧流的预测在物体的知觉性识别中起重要作用，而背侧流则在视觉引导接触物体时起到调整运动 – 感觉转换的作用（Goodale & Milner，1992）。

我们如何利用这些并行通路处理的信息，并将其整合成一个完整的知觉？大脑将在不同区域处理的信息重新组合在一起的过程称为整合问题（the binding problem）。这些信息的重组需要注意力的参与，该过程可能是由皮质下结构（例如上丘及皮质区，如后顶叶和前额叶皮质）所介导的（详见本章的"注意力网络"部分）。据推测，中枢神经系统获取与颜色、大小、距离和方位有关的信息，并将其组织成图像的主图（Treisman，1999）。当我们识别物体或在空间中移动时，我们的注意力系统允许我们专注于主图的一小部分。

有一个神经机制能支持"将所有信息整合成一个完整连贯的经历"的假设，即来自皮质不同区域的神经活动信息（视觉、听觉、运动觉、记忆等）经过皮质的整合产生知觉的结合；这种结合是通过同步各神经活动的激活模式，并保留其他神经活动的非同步实现的（Dehaene & Changeux，2004；Roskies，1999；Treisman，1999）。这个过程就创建了一个整体的神经元工作网络。

根据这个假设，多种感觉输入为能进入注意力网络而相互竞争，而那些竞争成功的输入组成了意识感受的内容（Baars，1993；Delacour，1997）。从行为上来说，研究者能知道竞争成功的内容信息，是因为这些是受试者能从实验中展示给他 / 她的众多信息中自主报告出的内容。

该理论将大脑划分为两个独立的计算空间（computational spaces）：神经网络处理器（network processors）和一个整体神经元工作区（a global neuronal workspace）。根据这一理论，大脑中有许多皮质下的神经网络，也有许多皮质区域可以被认为是处理特定类型信息的模块化网络（例如运动处理器或视觉文字处理器）。除了这些处理网络之外，还有一组特殊的大脑皮质神经元，即具有远程轴突的整体工作空间神经元（the global workspace neurons），它们可以在大脑较远的区域发送和接收来自模块处理器的信息。来自模块处理器的无意识性信息可能会在这些处理器开始与整体神经元同步的瞬间，暂时性地供给整体工作空间神经元（the global workspace neurons）（因此有意识）。这会发生在模块处理器的信号变得足够强以"获得"整体神经元的注意力（如非常大的噪声）；还是模块处理器正在处理的信息 / 内容符合"兴趣模式"，即整体工作空间认为该信息重要（将注意力转移到该事物，因此与之相连的感觉输入瞬间变得与整体工作空间的神经处理机制相关）。在任何时候，都会有一个整体神经元工作区与模块化处理器同步响应，因此产生一部分自觉意识，而其余的工作区神经元（其他处理模块中的神经元）被抑制（Woollacott，2005）。

前庭系统

前庭系统对两种类型的信息敏感：头部的位置和头部运动方向的突然变化。虽然我们不能像感受其他感觉那样意识到前庭的感觉，但前庭神经的输入对于许多运动反应的协调是很重要的。前庭输入对于稳定眼球和在静态及行走时保持姿势的稳定性有帮助。前庭系统的异常可能会导致诸如头晕或不稳定等感觉。这会影响我们的意识，同时也会引起眼神飘忽和难以保持平衡。

和其他感觉系统一样，前庭系统可以分为两部分，即外周和中心。外周部分由感受器和第Ⅷ对脑神经组成，而中心部分包括 4 个前庭神经核及上行束和下行束。

周围感受器

让我们先来看看前庭系统的解剖结构（图3-11A）。前庭系统是内耳膜迷路的一部分（图3-11A 右侧）。迷路的另一部分是耳蜗，与听觉有关。膜迷路包括位于颅骨颞骨的连续的管和囊。膜迷路被称为外淋巴的液体包围，且内部被称为内淋巴的液体充满。内淋巴的密度大于水的密度，使其具有对前庭系统功能重要的惯性特性。迷路的前庭部分包括 5 个感受器：3 个半规管、球囊和椭圆囊。

半规管。半规管的作用相当于角加速度计。它们位于头部两侧的直角处，被命名为前半规管、后半规管和水平（或侧）半规管（图3-11）。至少有一对半规管会被任何头部或身体的角加速度影响。半规管的感觉末梢位于每条管的末端且靠近它与球囊的交界处，这被称为壶腹。每个壶腹有一个壶腹嵴，其中包含前庭毛细胞。毛细胞向上进入壶腹帽（拉丁文意思为小的翻转的杯子），壶腹帽为胶状，延伸到壶腹的顶端，从而阻止内淋巴的运动。毛细胞是前庭感受器，被双极感觉神经元支配，这是第Ⅷ对脑神经的一部分。它们的细胞位于前庭神经节（Baloh，1984；Goldberg & Hudspeth，2000）。

半规管是如何向神经系统发出头部运动信号的？当头部开始旋转时，由于惯性，最初管道中的流体不会移动。因此，壶腹帽及其毛细胞又会偏转向反方向，即头部之前运动的方向。

当毛细胞弯曲时，它们会导致神经的放电频率发生变化，这取决于毛细胞的弯曲方向。对于每 1 个毛细胞来说，都有一条动毛（最长的一条）和 40 ～ 70 条静毛。随着它们靠近幼毛，它们的长度会增加。毛细胞向动毛的方向弯曲会导致毛细胞的去极化和第Ⅷ对脑神经双极细胞的放电率的增加，而向动毛反方向弯曲会导致两极细胞的

超极化和下降。在休息时，毛细胞以 100Hz 的速度放电，所以它们的调制频率范围很广。因此，即使在没有头部运动的情况下，神经元的发射频率也可能增加或减少（Baloh，1984；Goldberg & Hudspeth，2000）。

因为头部两侧的半规管大致平行，所以它们相互协同工作。两个水平半规管一起工作，而每条前半规管都与头部的另一侧的后半规管相连，如图 3-11B 所示。当头部运动发生在特定的一对半规管的平面上时，一条半规管将会被激发，而它相对的半规管将被超极化。

因此，头部的角运动无论是水平的还是垂直的，都会导致毛细胞活动的增加或减少，以及成对半规管中神经元活动频率的相反变化。半规管中的感受器是非常敏感的：它们对角加速度的反应是 $0.1°/s^2$，但不响应头部的匀速运动。在头部的长时间运动中，壶腹帽返回它的静息位置，并在神经元中使频率回到稳定状态。

椭圆囊和球囊。球囊和椭圆囊能提供以重力、线性加速或头部直线运动为参照的身体位置信息。这些结构的壁上都有内含毛细胞的增厚的上皮组织。这个区域被称为囊斑（拉丁语中的"斑点"），也是感受器细胞所在的位置。毛细胞将纤毛丛（tufts or processes）投射至胶质膜，即耳石器官（源于希腊语的"lithos"，意为"石头"）。耳石器官内含有许多的碳酸钙晶体，被称为耳石（Goldberg & Hudspeth，2000）。

当头部保持水平（正常位置）时，椭圆囊的囊斑位于水平平面上，所以耳石依附在其上。但如果头部倾斜或加速，毛细胞就会被胶质物的运动所弯曲。当头部处于正常位置时，球囊的囊斑位于垂直平面上，因此它有选择性地对垂直方向的线性力作出反应。在半规管中，耳石的毛细胞以定向的方式对弯曲做出反应。

中枢连接

前庭神经核。来自耳石和半规管的神经元穿过第Ⅷ对脑神经，在前庭神经节（Scarpa 的神经节）中有它们的细胞体。轴突随后进入脑桥，大部分进入前庭所在的髓质的底部，如图 3-11A 所示。该复合体中有 4 个神经核团：前庭外侧核（Deiters）、前庭内侧核、前庭上核和前庭下核。前庭感觉受体的一部分直接进入小脑、网状结构、丘脑和大脑皮质。

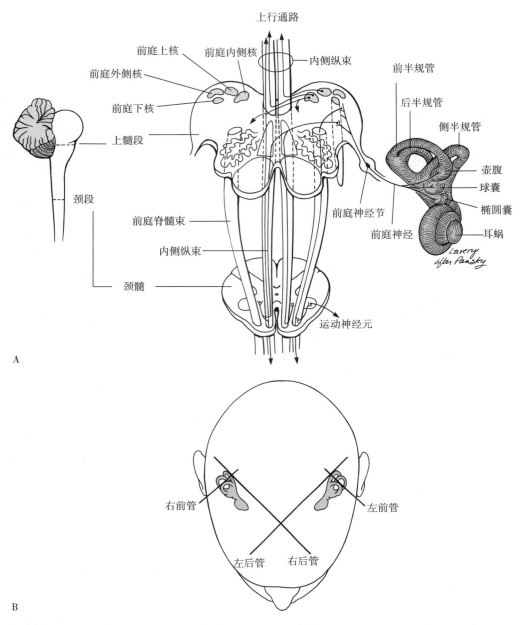

图 3-11　前庭系统。A. 右侧为膜迷路（耳石和半规管），左侧为前庭系统的中枢连接。显示大脑和脊髓的两个横切面，一个在上髓，另一个在颈髓。在最左侧的脑干和脊髓的小图显示这些横切面的位置。图中显示眼动复合体的前庭输入的上升路径，这对稳定注视很重要，而前庭神经系统的下降路径对姿势和平衡也很重要。B. 在颅骨颞骨内成对的半规管。箭头显示它们的方向

前庭外侧核接受来自椭圆囊、半规管、小脑和脊髓的输入。输出有助于前庭眼束和外侧前庭脊髓束，它能激活颈部、躯干和四肢的抗重力肌肉。

内侧核和上核的输入来自半规管。内侧核的输出位于内侧前庭脊髓束（medial vestibulospinal tract，MVST）与颈脊髓相连，控制颈部肌肉。在协调头部和眼球运动之间的相互作用中，内侧前庭脊髓束起着重要作用。此外，来自内侧核和上核的神经元会上升到眼肌的运动核，在头部运动时帮助稳定地注视。

前庭下核的输入包括半规管、椭圆囊、球囊和小脑蚓部的神经元，而输出则是前庭脊髓束和前庭神经束的一部分。

从前庭系统到动眼神经复合体提升的信息引起前庭眼反射（vestibulo-ocular reflex，VOR），它使眼睛转动与头部运动相反，在头部移动时保持稳定地注视。

前庭性眼球震颤是眼睛的快速交替运动，以回应身体的持续转动。一个人可以通过坐在凳子上向左侧旋转来诱发出前庭性的眼球震颤：当开

始加速时，眼睛慢慢向右移动，以保持眼睛注视空间上的一个点。当眼睛到达轨道的末端时，它们会通过快速移动到左侧来"复位"，然后再慢慢地向右移动。

这种眼球交替地缓慢向相反的头部运动方向移动，并迅速地将眼睛向头部运动方向重新调整，称为眼球震颤。这是头部加速运动的正常结果。然而，若在没有头部运动时出现眼球震颤，则通常是外周或中枢神经系统功能紊乱的表现。

后旋性眼球震颤是眼球震颤方向的逆转。当一个人突然停止旋转时就会发生这种情况。在临床上使用后旋性眼球震颤来评估前庭系统的功能。

前庭器官具有静态和动态功能。动态功能主要由半规管控制，使我们能够感觉到头部旋转和角加速度，并允许眼睛通过前庭－眼反射抑制进行控制。静态功能由椭圆囊和球囊控制，允许我们在空间中调整头部的绝对位置，并且在稳定姿势上很重要（椭圆囊和球囊也可以感应动态线性加速度）。

动作系统

动作系统包括的神经系统区域有运动皮质、脑干、小脑和基底神经节，它们对运动的协调起着至关重要的作用。

在本章开头的例子中，你感到口渴时，想要将一些牛奶从你面前的纸盒中倒进杯子。我们已经看到感觉结构如何帮助你形成身体在空间中的位置图，并确定牛奶盒和手臂的相对位置。你需要进行一个能够让你拿起纸盒并且倒入牛奶的动作。首先要制订一个动作计划，确定需要参与此动作的特定的肌肉（包括所需的运动时间和肌肉力量），接着你需要一个方法来修改和完善此动作。那么，让我们看看是什么结构帮助你完成这一系列运动的。

运动皮质

初级运动皮质和皮质脊髓束

运动皮质位于额叶，由许多不同的处理区组成，包括初级运动皮质（MⅠ）和两个前运动皮质区［包括辅助运动区（supplementary motor area，SMA）（有时称为MⅡ）和前运动皮质］，如图3-12A所示。这些区域与顶叶的感觉处理区，以及基底神经节和小脑区相互作用，以确定我们想要移动的方向、计划动作，最后执行我们的行动（Krakauer & Ghez，2000）。

3个区域都有各自在人体中的躯体分布图，所以当不同的区域受到刺激时，不同的肌肉和身体部位就会移动。初级运动皮质（Brodmann的第4区）包含一个非常复杂的躯体分布图。早期的实验表明，在初级运动皮质被激活的细胞和在脊髓中被激活的运动神经元之间存在一对一的对应关系；然而，最近有研究显示，同样的肌肉可以从大脑皮质的几个部位激活，这表明来自多个运动皮质的神经元可以作用到同一块肌肉上。此外，人们还发现，大多数来自初级运动皮质的刺激会激活多块肌肉。然而，刺激倾向于激活单一关节的简单运动。相反，刺激前运动区的神经元通常会激活多个关节的多块肌肉，从而产生更协调的运动。运动结构图（图3-12B）与感觉结构图类似，它们和身体表面部位的排列顺序并不一致。在这两种结构图中，需要最精细控制的区域（口、喉和手）允许细微的分级运动，是最具代表性的（Penfield & Rassmussen，1950）。

运动区域的输入来自基底神经节、小脑和感觉区域，包括外周（通过丘脑）、初级躯体感觉皮质，以及顶叶的感觉关联区域。有趣的是，初级运动皮质神经元接收来自自身肌肉的感觉输入，也同样接收来自肌肉上方的皮肤的感觉输入。有人认为，这种皮质转换通路（见图3-4）可以与脊髓反射通路并行。当运动中遇到意外负荷时，可以在肌肉中产生额外的力量输出。这一途径也被假设为一种重要的本体感受途径，在姿势控制中发挥作用。

初级运动皮质的输出作用于皮质脊髓束（也称为锥体束），除了与控制肌梭长度的 γ 运动神经元之间的多突触连接处，还常使兴奋性单突触连接到 α 运动神经元上。除了它们的单突触连接外，皮质脊髓神经元通过脊髓内的神经元产生许多多突触连接。

图3-13所示的皮质脊髓束包括初级运动皮质（约50%）的神经元，以及前运动区。前运动区包括辅助运动皮质、背侧和腹侧前运动皮质，甚至躯体感觉皮质。这些纤维通过内部包膜、中脑和髓质从皮质向下延伸。在髓质中，神经纤维聚集在一起形成"锥体"，在髓质和脊髓的交界处附近，大部分（90%）交叉形成外侧皮质脊髓束，控制肢体远端肌肉的精细运动。其余10%未交叉形

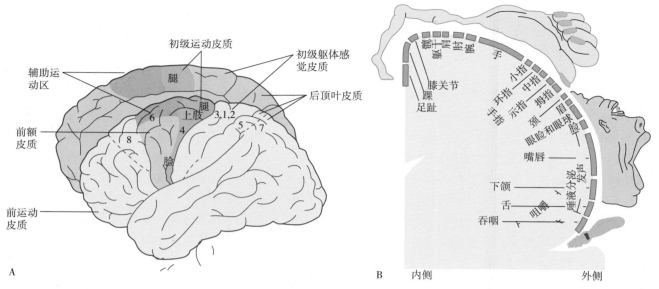

图 3-12　运动皮质。A. 大脑的侧视图显示初级运动皮质、辅助运动区和运动前皮质的位置。B. 运动侏儒（源自 Kandel ER, Schwartz JH, Jessel TM, et al., Principles of Neuroscience. 5th ed. New York, NY: McGraw Hill, 2013）

成前（或腹侧）皮质脊髓束，控制四肢和躯干近端肌肉的粗大运动。大部分的前皮质脊髓神经元在它们终止于脊髓的前角之前交叉至对侧。多数轴突进入脊髓前角并终止在中间和腹侧区域的中间神经元和运动神经元。

初级运动皮质和皮质脊髓束在运动控制中的具体功能是什么？Evarts（1968）记录猴在进行腕部屈曲和伸展运动时皮质脊髓神经元的活动。他发现皮质脊髓神经元的放电率决定用来移动肢体的力的大小。在某些情况下，还能决定力的变化率。因此，绝对力量和运动的速度都是由初级运动皮质、皮质与脊髓相连的皮质脊髓束控制的。

现在，我们来想想一个典型的运动——拿起一盒牛奶。运动皮质是如何编码这种复杂运动的执行的？Georgopoulos 等（1982）进行了实验。在实验中，猴子将手臂的运动指向围绕一个中心起点的许多不同的目标。他们发现每个神经元最大程度激活时，会产生特定的几个运动方向，而每个神经元会对很大范围内的运动方向做出反应。为了解释运动是如何在神经元被如此广泛调整的情况之下被精细控制的，研究人员认为，运动是由一组神经元控制的。每个神经元的活动可以被表示成一个向量，它的长度代表在任意方向的活动程度。所有神经元的向量之和可以预测运动方向和幅度。

如果是这样的话，这是否意味着当我们做运动时，相同的神经元会在初级运动皮质被激活？答案是否定的。研究表明，当我们拿起一个物体时，大脑皮质的特定神经元会被激活。但当我们做出类似的动作时，例如愤怒的手势，它可能会保持完全的静息。这是一个非常重要的观点，因为它意味着有许多并行的运动通路来执行一个动作序列，就像有并行的通路进行感觉处理一样。因此，简单地通过训练患者利用一组特定的肌肉在一种情况下进行特定的运动，并不意味着训练将会对所有其他需要相同肌肉的动作有效（Krakauer & Ghez, 2000）。

脑卒中使运动皮质和（或）皮质脊髓束的功能有所受损，因此导致能够下行到脊髓的中枢输入减少；损伤面积的大小与对侧肢体的麻痹（完全性运动丧失）或局部麻痹（部分性运动丧失）相关。Jean 和 Genise 左侧大脑卒中所导致的右侧肢体的局部麻痹是一个影响其功能性运动控制的主要问题。

辅助运动区和运动前区

辅助运动区和运动前区的功能是什么？每个区域都向初级运动皮质和脊髓传递投射。令人惊讶的是，从运动前区神经元到手和近端肢体肌肉的运动核之间有直接的单突触连接，这表明这些神经元可以与初级皮质分开控制运动。此外，这

68

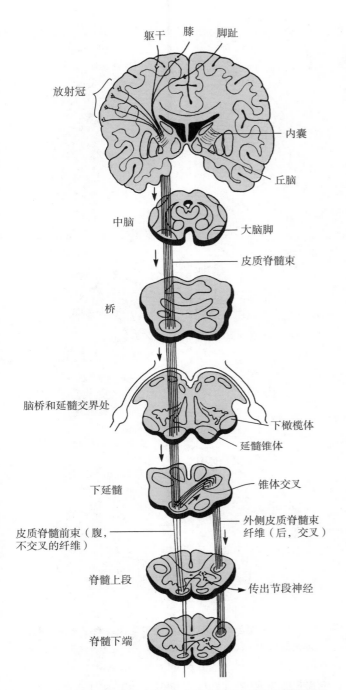

图 3-13　锥体（皮质脊髓）束，包括外侧（交叉）和腹侧（不交叉）路径

活与学习顺序有关的运动程序。顺序本身的学习也涉及前辅助运动区。前辅助运动区是辅助运动区的前侧延伸。然而，当顺序通过大量训练被过度学习时，对于运动顺序的控制可以转移到初级运动皮质（Krakauer & Ghez，2000）。

由外部刺激（如从红色到绿色的交通灯）激活的运动主要由侧前运动区（背侧和腹侧前运动皮质）控制。这些区域控制如何利用刺激来指导行动，特别是将一个给定的感觉事件与一个运动联系起来。这被定义为想联性学习（第二和第四章）。在这一区域有病变的猴无法学习新的任务，包括将特定的刺激与它们要做的运动联系起来，尽管它们可以没有任何困难地完成此运动。

Mushiake 等（1991）的研究支持运动前区和辅助运动区会根据不同的运动发起和导向产生不同的活动的假说。他们发现，当一个顺序任务被视觉引导时，前运动神经元更活跃；而当运动顺序被记住或进行自发性活动时，辅助运动区神经元更活跃。

先前的研究人员基于不同的系统起源，提出一种辅助运动区和运动前区功能特定化的假设。辅助运动区专门用于控制自发性的运动输出，运动前区用于控制外部引发的运动行为（Passingham，1985；Roland et al.，1980）。研究还表明，运动前区的病变会导致根据视觉线索恢复运动的障碍，而辅助运动区的损伤则会破坏自发性运动的恢复（Passingham，1985；Passingham et al.，1989）。

有趣的是，辅助运动区从基底神经节复合物的核壳接收输入，而前运动区接收来自小脑的输入。在帕金森病患者中，在核壳中有大量的多巴胺的消耗。例如一位名叫 Mike 的帕金森病患者，他在走路等自发性运动中有困难。在 Mike 的案例研究中可以看到帕金森病患者常见的步态障碍。因此，帕金森病可能会导致辅助运动皮质的输入受损，从而导致运动迟缓或动作迟缓（Marsden，1989）。

Roland 等的研究（Lang et al.，1990；Roland et al.，1980）探索人类辅助运动皮质的作用，并开始阐述其功能。Roland 等（1980）要求受试者完成从非常简单的动作到复杂动作的任务，当他们在做动作时，研究者评估大脑不同区域的脑血流量（为了测量血液流量，将短效的放射性示踪

些区域主要从丘脑和其他皮质区获得不同的输入，这表明它们的功能可能有很大区别。

这些区域都控制着运动计划和运动学习的不同方面。自发性的运动主要由辅助运动区控制［事实上，当受试者准备做运动时记录到的负性预备（negative preparatory）或脑电图准备电位（bereitschafts potential electroencephalogram）与辅助运动区的活动有关］。这个区域也有助于激

剂注入血液，然后测量头皮上不同区域的放射性物质）。

如图 3-14 所示，当受试者被要求执行一项简单的任务时（示指的简单重复动作或在拇指和示指之间按压弹簧），血流量的增加只发生在初级运动和感觉皮质。相比之下，当他们被要求执行一项复杂的任务时（涉及 4 个手指的一系列动作，用不同的顺序触摸拇指），受试者显示出辅助运动区、双侧运动区和初级运动感觉区域的血流量增加。最后，当他们被要求排练任务而不是执行任务时，血流量增加的只有辅助运动区，而不是初级感觉或运动皮质。Roland 等的结论是，辅助运动区在计划一个简单的运动时处于活跃状态。因此，他们提出辅助运动区参与中枢运动项目的组成，或参与形成运动中的一个步骤。

研究表明，从顶叶皮质到运动前区的两个不同的通路控制着触及物体和抓取物体。其控制触及物体的通路起源于顶枕区，并在背侧前运动区终止，部分神经元在其他区域的通路上形成突触。该通路利用有关三维空间中物体定位的视觉信息来控制触碰物体时运动发生的方向。控制抓取物体的通路起源于枕叶皮质的背外侧区，在腹侧前运动区终止，并与其他区域相连。这条通路使用视觉信息，包括物体的特征（形状、大小等）来控制抓握的手势（Krakauer & Ghez，2000）。

Rizzolatti 等（1988）的研究认为腹侧前运动区（F5）在触及物体过程中的功能很有趣。他们将猴触及物体过程中 F5 的单个神经元记录下来。他们发现，大多数（85%）的神经元的一个重要特性是它们对不同的抓握姿势的选择性：精确抓握（最常见的）、手指的控制和全手的抓握。有趣的是，精确抓取神经元只被微小的视觉对象激活（Jeannerod et al.，1995；Taira et al.，1990）。

高级联合区

额叶联合区

额叶联合区（吻侧区到 Brodmann 6 区）对于运动计划和其他认知行为非常重要。例如这些区域被假设作用于整合感觉信息，并从许多可能的反应中选择最适当的运动反应（Fuster，1989）。

前额叶皮质可分为主沟和额前凸。实验表明，

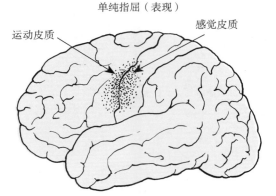

单纯指屈（表现）

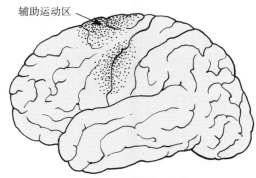

复杂指运动（表现）

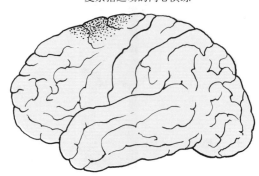

复杂指运动的内心演练

图 3-14　不同运动行为时血流的变化，表明参与该行为的运动皮质区域（经许可引自 Roland PE，Larsen B，Lassen NA，et al. Supplementary motor area and other cortical areas in organization of voluntary movements in man. J Neurophysiol，1980，43：118‑136.）

主沟的神经元参与高级运动功能的策略规划。例如在这一区域发生病变的猴在执行空间任务方面有困难。在这些空间任务中，信息必须存储在工作记忆中以指导之后的行动。这个区域与后顶叶区域紧密相连。这些区域被假设在需要注意力集中的"空间任务中"密切地合作。

相反，额前凸的病变会导致患者在执行某些类型的延迟反应任务时出现问题。有这些病变的

动物在某些特定的时刻执行必须抑制某些运动反应的任务时会存在问题。相邻区域的病变会影响猴不同的感觉线索中选择不同的运动反应的能力（Kupfermann，1991）。

注意力网络

在皮质内还有一组广泛的注意力网络。一种分类框架将这些注意力网络分为 3 个独立的部分：警觉（双侧丘脑、脑干）、定位（右侧枕叶和颞顶区域）和解决冲突或执行注意（前扣带皮质、前额叶皮质）（Petersen & Posner，2012）。稍有不同的是，另一种分类注意力的框架将注意力分为两个独立却相互作用的网络。第一种是背侧前额叶网络，控制空间注意力和眼球运动，以及自上而下的、对物体位置或特征的注意力的自动分配；第二种是腹侧前额叶网络，涉及非空间行为，如觉醒、重定向或转移注意力，以及发现意料之外或新奇的事件（Corbetta & Shulman，2011）。

以上两种分类框架都一致表明，注意力网络对感知感觉性刺激的能力来说重要。这些网络中的病变也是脑卒中会引起某些感知缺陷的原因，如空间忽略。标题为"高级视觉皮质"的章节将更详细地讨论感知觉-注意力的相互作用。

小脑

小脑被认为是促进运动协调的 3 个重要脑区之一，另外 2 个脑区为运动皮质和基底神经节。然而，尽管小脑在运动的协调中扮演着重要角色，它并没有在运动功能中起主要作用，因为它没有直接通路到达脊髓中的 α 运动神经元。如果小脑出现损伤，我们不会失去知觉或出现麻痹。然而，小脑的病变会对我们的运动能力产生毁灭性的变化，无论是简单还是复杂的运动。小脑几乎会从每个感官系统接收传入信息，这也正与它作为运动输出调节器的角色相一致（Ghez & Thatch，2000；Ito，1984）。

小脑如何调整运动系统的输出？它的功能与神经回路有关。通过这个回路及其输入和输出的连接，它看起来像是一个比较器（comparator），一个通过将运动目的与运动表现进行比较从而来补偿错误的系统。

小脑中输入和输出的连接对其作为错误检测器的作用至关重要，这在图 3-15 中进行了总结。小脑接收来自大脑其他部分与运动计划和执行相关的信息（皮质脑桥区域）。来自初级运动皮质的运动计划信息被传递到脊髓，而计划的副本也被发送到小脑；此副本称为感知副本（efference copy）或伴随放电（corollary discharge）。小脑也接收运动中来自感受器的感觉反馈信息（再次传入），包括脊椎/三叉神经躯体感觉输入、视觉、听觉和前庭输入。在处理完这些信息后，从小脑的输出到达脑干的运动皮质和其他系统（图 3-15），并调节它们的运动输出。除了它在运动控制过程中的作用外，研究还表明小脑可能具有重要的非运动功能，包括认知功能，这将在下文进行讨论（Fiez et al.，1992）。

小脑的解剖

了解小脑的解剖结构有助于解释其功能。小脑由外层灰质（皮质）、内部白质（输入和输出纤维）和 3 对深核（顶核、中间核和齿状核）组成。小脑的所有输入首先进入小脑的 3 对深核之一，然后进入大脑皮质。小脑的所有输出会在进入大脑皮质或脑干之前回到深核（Ghez & Thatch，2000；Ito，1984）。

小脑可分为 3 个系统发育区（图 3-15）。最古老的区域对应于绒球小结叶，在功能上与前庭系统有关。在发育过程中，发育较近的区域分别是：①蚓部；②中间半球；③外侧半球。小脑的这三个区分具有不同的功能和不同的输入与输出连接，如图 3-15 所示。

绒球小结叶。绒球小结叶通常被称为前庭小脑，它接收来自视觉、躯体感觉和前庭系统的输入，并将其输出返回前庭细胞核。其功能是控制具有平衡功能的躯干轴心肌群。如果一位患者的这个系统存在功能障碍，就会表现出共济失调的步态，即宽基步和眼球震颤。我们可以在脊髓小脑变性患者 John 的案例研究中发现上述这些问题。

蚓部和半球中间部。小脑蚓部和半球中间部通常被称为脊髓小脑，除了视觉信息、前庭信息和听觉信息外，还从脊髓（通过脊髓小脑区）接收本体感受和皮肤信息。研究人员曾经认为小脑有两幅完整的身体图。但现在已经证明，这些身体图实际要复杂得多，且可以被分成许多小身体图。这被称为分离的体感定位图（fractured somatotopy）。这些较小的身体图似乎与功能活动有关。因此，老鼠的嘴和爪子的感受野被放在一

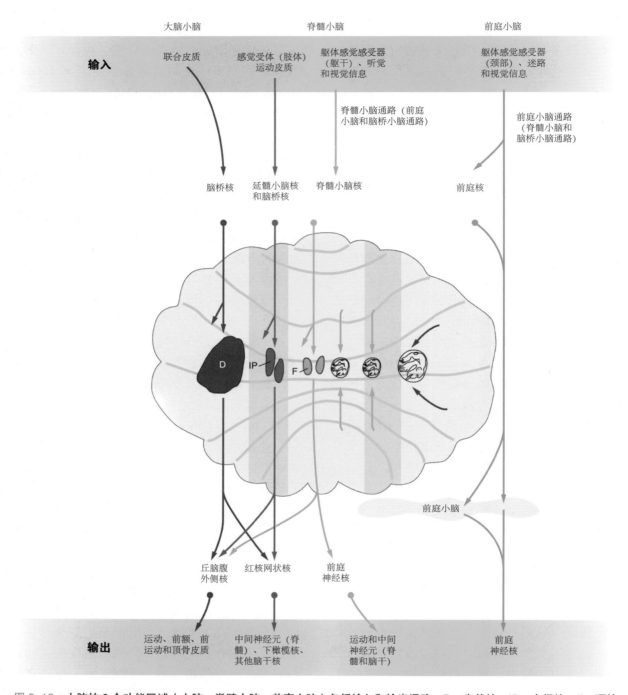

图 3-15 小脑的 3 个功能区域（小脑、脊髓小脑、前庭小脑）包括输入和输出通路。D，齿状核；IP，中间核；F，顶核

起，可能有助于控制梳理行为。小脑这部分的输入通过顶核（蚓部）和中间核（中间叶）（Shambes et al.，1978）。

有 4 个脊髓小脑束将信息从脊髓传递到小脑。两束从手臂和颈部传递信息，另两束从躯干和腿部传递信息。输入也来自脊髓小脑区，通过下橄榄核（攀缘纤维）。稍后将讨论这些输入在学习中的重要性。

脊髓小脑的输出通路是什么？输出经过：①脑干网状结构；②前庭核；③丘脑和运动皮质；④中脑的红核。

蚓部和中间叶的功能是什么？首先，它们似乎对控制运动在现实中的执行起作用：通过比较来自脊髓的反馈和预期的运动指令来纠正偏离预期运动的偏差。它们还能调节肌肉张力。这是通过从顶核和中间核连续输出兴奋性活动发生的，

它调节 γ 运动神经元到肌肉纺锤体的活动。当这些部位发生病变时，肌肉张力明显下降（低张力）（Ghez & Thatch，2000）。

最后，脊髓小脑会参与前馈的机制来调节运动。这是在猴子的实验中发现的，在通过激活肱二头肌使手臂屈曲移动时，这部分小脑的齿状核和中间核暂时处于不活跃状态。当小脑不活跃时，用来防止手臂超过目标的肱三头肌不再以前馈的方式被激活，而是以反馈的方式被激活，即当肱二头肌运动得过远时，肱三头肌被拉伸（Ghez & Thatch，2000；Vilis & Hore，1980）。

外侧半球。小脑的最后一部分也是最新的系统发育，是小脑半球的外侧区，通常被称为皮质小脑（图 3-15）。它在人类进化的过程中经历显著的扩展，在它的作用中增加许多非运动功能。它从脑干的脑桥上接收输入信息，脑干传递大脑皮质广泛区域的信息（感觉、运动、前运动和后顶叶区）。它的输出是先到达丘脑，然后是运动、前运动、顶叶和前额的皮质（Kandel et al.，2013；Middleton & Strick，1994）。

外侧半球的功能是什么？小脑的这部分似乎有许多涉及运动技能和非运动技能的高级功能。首先，研究发现，这个部位涉及运动的计划和准备，并作为运动学习过程的一部分参与对感觉性信息的评估。相反的是，中间叶在运动执行和精调持续运动是通过反馈机制的。似乎小脑的外侧半球参与运动皮质的编程以执行运动。例如外侧小脑受损会影响运动发生的时序，因此各个关节的运动是按顺序发生的，而不是同时发生的。这种缺陷被称为运动分解（decomposition of movement）。运动分解在小脑变性患者 John 的身上非常明显，在他的案例中可以看出小脑损伤的部位。在手到达触碰并抓握物体的运动中，抓握的形成在触碰物体的过程中开始。然而，小脑的病变破坏了这种协调，因此到达触碰和抓握不是同时发生的，而是按照顺序发生的。小脑通路是许多影响运动皮质的平行通路的一部分。

小脑参与非运动性任务

除了在运动控制过程中的作用外，研究还表明外侧小脑可能具有重要的非运动性功能，包括认知功能（Fiez et al.，1992）。值得注意的是，神经解剖学实验显示，从小脑的侧齿状核会投射到已知的、参与高级认知加工的额前关联区域（Middleton & Strick，1994）。这些解剖学联系表明，受试者不必通过运动来激活小脑；测量脑血流的研究表明，当受试者被要求想象做一个运动时，小脑活动会增加（Decety et al.，1990）。

Ivry 和 Keele（1989）发现小脑具有重要的时间认知功能，小脑病变患者在时间认知的产生和知觉方面都存在问题。侧半球病变患者在与时间相关的感知能力方面出现错误，研究人员认为这可能与中央时钟样机制有关。与此相反，中间叶病变患者在运动执行过程中出现错误。

小脑的许多部分，包括侧小脑，在运动和非运动学习中都很重要。小脑独特的细胞回路已被证明是完美的长期运动反馈修正，包括简单的学习类型，如适应环境。实验证明，当动物学习一项新任务时，攀缘纤维（检测运动误差）会改变颗粒细胞平行纤维和浦肯野细胞（小脑的主要输出细胞）之间突触的有效性（Gilbert & Thatch，1977）。

这种小脑学习也出现在前庭眼反射回路中，包括小脑通路。当你的头转动时，前庭眼反射会让你的眼睛一直盯着一个物体。在实验中，人们戴着棱透镜来颠倒眼睛上的图像，前庭眼反射会随着时间的推移逐渐适应，反射的大小逐渐减少且反射的方向也逐渐改变。这种反射的改变并不会发生在小脑病变患者身上（Gonshor & Melville-Jones，1976）。在我们的小脑变性患者 John 的案例研究中无法看到这种调节前庭眼反射的能力。小脑也可能有助于想联性学习，因为小脑的损伤限制了动物获得和保持眨眼反射的能力（Ghez & Thatch，2000）。

研究表明，当受试者大声读动词时，右侧小脑会变得活跃，而当他们读名词时则不是这样。这意味着关于动词生成的认知过程需要小脑，而对其他词的同样处理则不需要小脑。与此相关的是，一些小脑缺血患者也表现出在这些动作生成任务，以及学习和执行复杂的非运动（认知）皮质处理任务方面的困难。尽管他们在智力、语言、"额叶功能"和记忆力方面的分数都很正常。例如患者检测他们在非运动和运动任务中所犯的错误时出现问题。这意味着他们在产生和知觉高阶分析的过程中存在问题，也包括涉及语言的分析（Fiez et al.，1992）。

对小脑损伤患者学习问题的研究表明，尽管

他们在韦氏记忆量表上的得分正常，但他们在某些类型的学习反应上存在问题。特别是在回忆习惯中，即通过重复习得的自动反应。这与严重失忆症［由海马体和（或）中线间脑损伤引起］患者的学习问题相反，他们不学习任务，依赖有意识地回忆以前的任务经验，但在涉及重复地学习各种任务技能上显示出一定的改善（Fiez et al.，1992；Squire，1986）。

有趣的是，小脑齿状核中的某些神经元优先参与基于视觉线索的运动生成和（或）指导。如上文所述，这些神经元会投射到大脑皮质的运动前区（Mushiake & Strick，1993）。实验表明，小脑损伤患者在闭眼或视觉反馈减少时会有更好的运动表现。事实上，Sanes 等（1988）指出，当患者使用视觉线索来指导动作时，小脑震颤的程度最大。

基底神经节

基底神经节复合体由位于大脑皮质底部的一组核组成，包括壳核、尾状核、苍白球（globus pallidus，GP）、丘脑下核（subthalamic nucleus，STN）和黑质（substantia nigra，SN）。基底的字面意思是在基部，或者换句话说，就是在皮质下面。与小脑病变患者一样，基底神经节损伤患者并没有瘫痪，而是存在运动协调的问题。我们对基底神经节功能的理解首先来自临床医师，尤其是 James Parkinson，他在 1817 年首次将帕金森病描述为"震颤麻痹"（Cote & Crutcher，1991）。

基底神经节曾经被认为是锥体外运动系统的一部分，它被认为在运动控制中与锥体系统（皮质脊髓束）起平行作用。因此，临床医师将锥体问题定义为痉挛和瘫痪，而锥体外问题定义为不随意运动和僵硬。正如我们在这一章中看到的，这种区别不再正确，因为许多其他的大脑系统也控制着运动。此外，锥体和锥体外系并不是相互独立的，而是共同控制运动。

基底神经节的解剖

基底神经节的主要连接见图 3-16，包括主要的传入连接、内部连接和传出连接。兴奋性通路用红色表示，抑制通路用灰色表示。基底核复合体的主要输入核是尾状核和壳核。尾状核和壳核是由相同的结构发展而来的，通常被认为是一个部位，即纹状体。它们的主要输入（图 3-16

中标记为皮质输入的箭头）来自新皮质的广泛区域，包括感觉区、运动区和联合区（Alexander & Crutcher，1990）。

苍白球有两部分，即内侧和外侧（GPi 和 GPe），位于尾状核的旁边，而黑质位于中脑的尾部，如图 3-16 的上半部分所示。苍白球和黑质的内段是基底神经节的主要输出区。它们的输出终止于前额叶、补充和前运动皮质区域，通过丘脑和脑桥核（如图 3-16 标注输出的箭头）。最后一个核为丘脑核，位于下丘脑。

如图 3-16 所示，基底核内的连接是复杂的。纹状体通过直接和间接两种主要的投射系统（Nambu et al.，2002）接收直接兴奋性皮质输入并投射到基底神经节（GPi）和黑质（substantia nigra pars reticulata，SNr）的输出核。在知识拓展 3-1

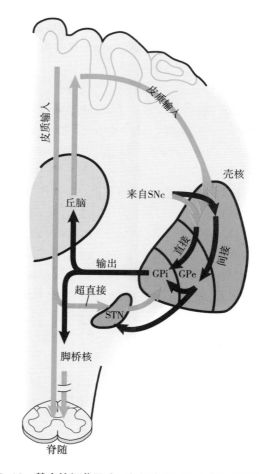

图 3-16 基底神经节回路，包括内部、输入和输出通路。大脑皮质的输入进入纹状体（图中由它的一个部分壳核来表示）和底丘脑核（STN）。基底神经节输出到丘脑和髓核。兴奋性通路以红色显示，而抑制通路以灰色显示。GPe 和 GPi，苍白球外侧和苍白球内侧；SNc，黑质

中可以找到关于直接和间接路径的更详细的描述。

基底神经节包括4个不同的功能回路，涉及丘脑和皮质。这些包括运动回路（包括运动前皮质、辅助运动皮质和初级运动皮质）、动眼神经回路（包括额叶和皮质补充眼区）、执行/联想回路和情绪/动机回路。这些回路如图3-17所示。这些不同功能回路的存在解释了涉及基底神经节功能障碍的各种运动障碍（DeLong，2000）。

基底神经节的作用

运动回路有助于运动的准备和执行。例如，有研究表明，在运动前区和基底神经节运动回路中，许多神经元在发出有关即将进行的运动的提示后显示出活动的变化。活动继续进行，直到运动完成。这被称为"运动集（motorset）"。在运动回路中，其他的神经元子集只显示与运动相关的反应，这表明这两个功能具有不同的神经元数量（DeLong，2000）。

也有人假设基底神经节的回路在选择性地激活某些运动的同时也会抑制其他运动（Alexander & Crutcher，1990）。Nambu 等（2002）也提出基底神经节内的直接、间接和超直接通路在选择性地激活某些运动而抑制其他运动中发挥着重要作用。

动眼回路参与眼球扫射运动的控制。执行/联想回路和情感/动机回路都涉及非运动功能。执行功能包括在解决问题时使用语言技巧组织行为，以及协调社会适当的反应。这个区域的病变会导致强迫症。情绪/动机回路涉及控制动机性行为（包括强化行为刺激的回路）和过程性学习。

基底神经节的大部分紊乱都与运动有关，而不是与知觉有关。它们可能包括过度活跃/冲动（例如亨廷顿病或强迫症）或活动减少（例如帕金森病、抑郁症）（DeLong，2000）。

例如基底神经节的某些疾病可能导致行动能力低下和迟缓、肌肉张力和姿势反射紊乱。从案例研究中可以看出，我们的帕金森病患者 Mike 表现出的症状包括静止性震颤、肌肉张力增强或僵硬、运动启动缓慢（运动失能），以及运动执行缓慢（运动迟缓）。帕金森病的病灶位于多巴胺能通路上，从黑质到纹状体。震颤和强直可能是由于基底神经节内抑制作用的丧失。此外，基底神经节的其他疾病会产生不自主的运动（运动障碍）。例如亨廷顿病的特征包括舞蹈症和痴呆。症状似乎是由纹状体中的胆碱能神经元和 γ - 氨基丁酸（GABA）能神经元缺失引起的（Alexander & Crutcher，1990；Cote & Crutcher，1991）。

知识拓展 3-1

基底神经节的直接和间接通路

直接通路开始于从皮质到纹状体的投射，它单突触地投射到苍白球/黑质。苍白球投射到丘脑，再投射回皮质。从大脑皮质到纹状体的连接是兴奋性的，而从纹状体到苍白球、再到丘脑的连接是抑制性的。丘脑回皮质的连接是兴奋性的。直接通路中的活动如何促进运动？大脑皮质刺激纹状体，然后通过直接途径抑制苍白球。苍白球通常对丘脑具有张力激活和抑制作用。当苍白球被抑制时，这就降低了丘脑的张力抑制作用（这被称为"去抑制"），增加了对皮质的兴奋性，并加强了想要进行的运动。

间接途径从大脑皮质向纹状体投射开始，从纹状体投射到苍白球的外部，它投射底丘脑核，然后投射到苍白球内部。苍白球内部投射到丘脑，

又回到大脑皮质。从纹状体到苍白球外部，再到底丘脑核的投射是抑制性的，而从底丘脑核到苍白球内部的投射是兴奋性的。间接通路中的活动如何抑制不需要的运动？来自皮质的输入刺激纹状体，进而抑制苍白球外部。由于苍白球外部对底丘脑核有抑制作用，底丘脑核变得更活跃，刺激苍白球内部。苍白球内部的激活增加会抑制丘脑，因此丘脑不会刺激皮质。通过这种方式，纹状体激活间接通路会导致相对的运动抑制。

第三种"超直接"通路也被提出，即底丘脑核接收来自大脑皮质的输入，然后将输出发送到苍白球内部/黑质。皮质－丘脑－苍白球"超直接"通路对基底核的输出核有强烈的兴奋作用，能抑制丘脑和大脑皮质的大面积区域（Nambu et al.，2002）。

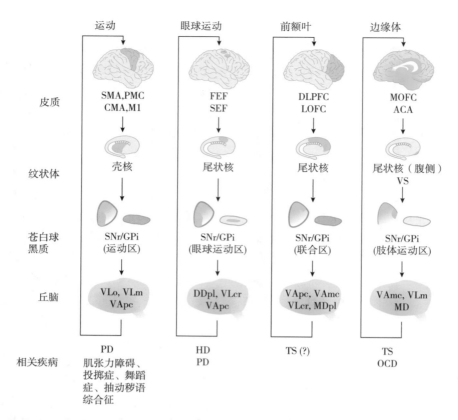

图 3-17　基底神经节的 4 个功能回路，也包括丘脑和皮质。这些包括运动回路、动眼神经回路、执行 / 联想（前额叶）和情绪 / 动机（边缘）回路。ACA，前扣带区；CMA，扣带皮质运动区；DLPFC，背外侧前额叶皮质；FEF，额叶眼区；GPi，苍白球内侧；LOFC：侧眶额皮质；M1，初级运动皮质；MDpl，丘脑内侧核，侧部；MOFC，内侧眶额皮质；PMC，运动前区皮质；SEF，辅助眼区；SMA，辅助运动区；SNr，黑质；VAmc，腹侧丘脑前核，大细胞部分；VApc，腹侧丘脑前核，胞外部分；VLcr，丘脑腹外侧核，尾侧；VLm，丘脑腹外侧核，内部；VLo，丘脑腹外侧核，口部（经许可引自 Wichmann T, Delong MR. Deep brain stimulation for neurologic and neuropsychiatric disorders. Neuron，2006，52:197-204.）

基底神经节和小脑的功能有什么不同？研究表明，基底神经节可能特别关注内部产生的运动，而小脑则参与视觉触发和引导的运动。例如实验表明，在苍白球内部，向辅助运动区投射的细胞在内部产生运动时被激活（Mushiake & Strick，1993）。这与临床数据一致，表明帕金森病患者在内部产生运动方面有很大困难（Georgiou et al.，1993；Morris et al.，1996）。有趣的是，像 Mike 这样患有帕金森病的患者（难以开始或保持步态）能够利用视觉线索来提高他们的行走能力。上述研究表明，这可能是由于利用小脑的替代通路来触发和引导运动的。

中脑和脑干

从中脑和脑干到脊髓的神经核和通路作为大脑皮质、小脑和基底神经节的下行通路的一部分，介导运动控制的许多方面。这包括运动节奏的产生、姿势张力的调节、姿势和平衡的感觉信息的整合，以及自主运动的预期姿势控制。

对中脑运动区（以及丘脑下运动区）的刺激会启动运动并调整步行动作。该系统的信号通过内侧网状结构和网状脊髓通路（包括脑桥髓内运动带）传递到脊髓中枢模式发生器进行运动。以上通路和脑干中心如图 3-18A 所示。脑干内存在重要的、控制肌肉张力的促进和抑制的中枢，这对控制姿势很重要。脑干内肌肉张力的促进和抑制系统如图 3-18A 和 B 所示。有趣的是，当脑干网状结构被药物抑制时，通常通过运动皮质活动而被激活的、用于稳定自发运动的预备性姿势调整将不再被激活（Takakusaki et al.，2004）。这表明脑干在预备性姿势调整中的重要性。

因此，如图 3-19 所示，基底神经节 - 皮质 - 脊髓通路对自主运动的控制很重要，而基底神经节 - 脑干 - 脊髓通路主要通过来源于黑质的通路

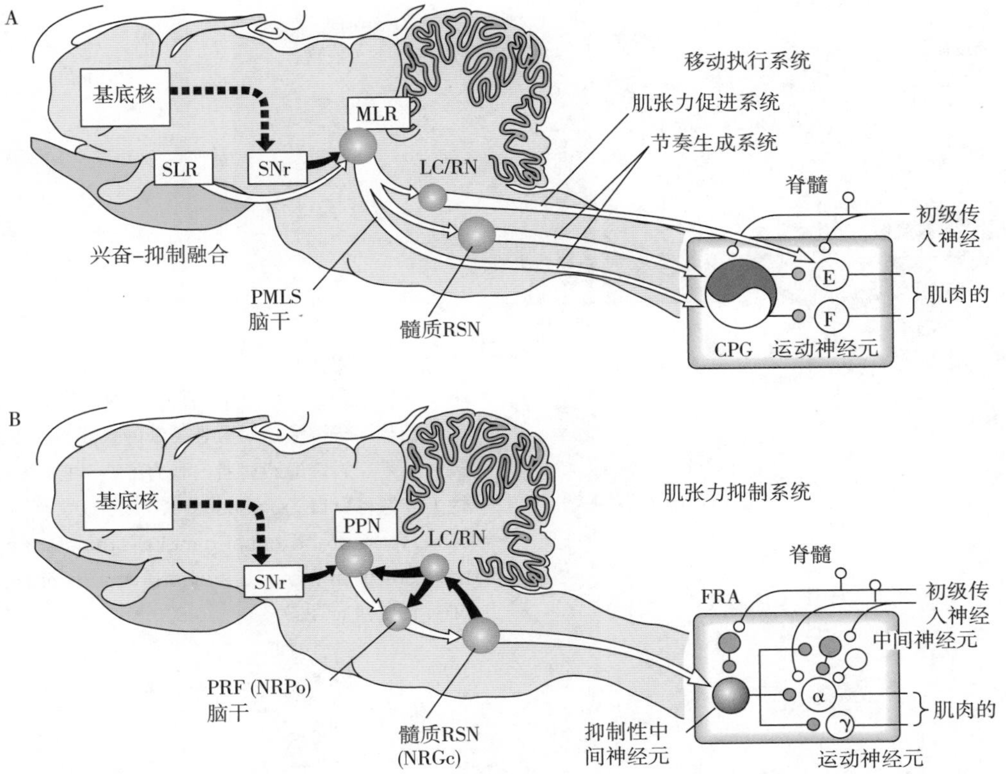

图 3-18　基底神经节、脑干和脊髓之间的重要连接，用于调节运动和肌肉张力。A. 参与运动执行系统的回路，包括肌张力促进系统和节律产生系统，它与中枢模式发生器（CPGs）连接在脊髓内进行运动。B. 肌肉张力抑制系统的回路。E，伸肌运动神经元；F，屈肌运动神经元；LC，蓝斑；MLR，中脑运动区；NRGc，网状巨核细胞；PMLS，脊髓延髓运动条；PPN，脑桥被盖网状核；PRF，脑桥网状结构；RN，中缝核；RSN，网状脊髓神经元；SLR，丘脑底运动区；SNr，黑质（经许可引自 Takakusaki K，Saitaoh K，Harada H，et al. Role of the basal ganglia–brainstem pathways in the control of motor behaviors. Neurosci Res，2004，50：141，Fig. 3. ）

对运动和姿势进行自动控制。图 3-19 显示从基底节到脊髓运动神经元的运动执行系统及肌张力促进和抑制系统通路（Takakusaki et al.，2004）。

　　除了皮质脊髓（或锥体）束（从运动皮质到脊髓的直接通路）之外，还有其他间接通路（内侧和外侧下行运动系统束）在脑干细胞核中传递或产生。所有这些束如图 3-20 所示。它们包括红核中传递突触的皮质脊髓束，是外侧系统的一部分，以及构成内侧系统的束，包括皮质脊髓束、网状核中的突触；顶盖脊髓束，起源于上丘；前庭脊髓束，起源于前庭核。如图 3-20 所示，外侧系统加上锥体（皮质脊髓）束控制远端肌；相反，内侧系统控制着近端和轴向肌。

　　这是我们对运动控制的生理学基础的综述。在这一章中，我们试图展示运动的神经基质。这涉及对知觉和运动系统的回顾，以及在运动计划中发挥作用的高级认知过程。我们试图展示这些

系统的层次性和分布式特性的重要性。知觉系统和动作系统的分别呈现会有点误导。因为在现实生活中，随着运动的产生，在不同的环境中完成任务，知觉、行动和认知之间的界限变得模糊。

总结

1. 运动控制是通过许多大脑结构的协同努力来实现的，这些结构是分级和并行构成的。

2. 感官输入在控制运动方面功能：①作为脊髓中反射运动的刺激；②调节脊髓内模式发生器活动产生的运动输出；③调整源自神经系统高级中心的命令；④以更复杂的方式通过上行通路参与运动的知觉和控制。

3. 在躯体感觉系统中，肌梭、高尔基腱器、关节感受器和皮肤感受器参与脊髓反射控制，调节脊髓模式发生器的输出，调节下行指令，并通过

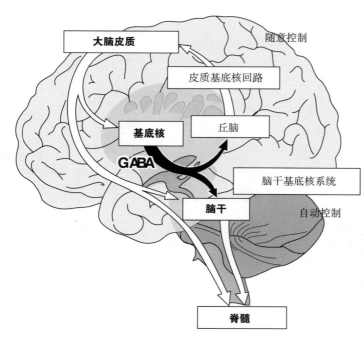

图 3-19　基底神经节运动控制的假设模型，显示皮质基底神经节 - 脊髓通路对意志控制的重要性，以及基底神经节 - 脑干 - 脊髓通路对肌肉张力的自动控制和运动的重要性（经许可引自 Takakusaki K，Saitaoh K，Harada H，et al. Role of the basal ganglia-brainstem pathways in the control of motor behaviors. Neurosci Res，2004，50：139，Fig. 3.）

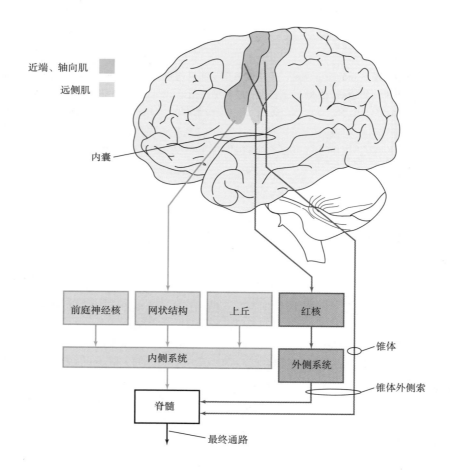

图 3-20　内侧和外侧运动系统通路。内侧系统包括前庭脊髓、网状脊髓和顶骨脊髓通路，它们激活近端和轴向肌。外侧系统包括红核脊椎通路，与锥体通路一起激活远端肌（经许可引自 Brooks DC. The Pixelated Brain，2011.）

上行通道参与运动的知觉和控制。

4. 视觉：①允许我们识别空间中的物体并确定它们的运动（外感受）；②给我们关于身体在空间中的位置、一个身体部分与另一个身体部分的关系，以及我们身体的运动（视觉本体感觉）的信息。

5. 前庭系统对两种信息非常敏感：头部在空间中的位置和头部运动方向的突然变化。

6. 当感觉信息提升到更高的处理级别时，层次结构的每层都有能力调节来自下层的信息，允许更高的中心有选择性地调整来自下层中心的信息。

7. 来自感觉受体的信息被越来越多地处理，因为它提升神经系统的等级，使得对信息的有意义的解释成为可能。这是通过有选择性地扩大每个更高的神经元的感受野来实现的。

8. 躯体感觉和视觉系统处理传入的信息以增加对比敏感度，这样我们就能更容易地识别和区分不同的物体。这是通过横向抑制来实现的，在横向抑制中，被激活的细胞会抑制它旁边的细胞，从而增强身体或视野的兴奋区和非兴奋区之间的对比。

9. 躯体感觉和视觉系统中也有一些特殊的细胞，它们对移动的刺激做出最佳反应，并且具有敏锐的方向性。

10. 在联合皮质中，我们开始看到知觉到行动的转变。顶叶参与的过程涉及注意空间中物体的位置和操作。

11. 动作系统包括神经系统的区域，如运动皮质、小脑、基底神经节和脑干。

12. 运动皮质与顶叶的感觉处理区域及基底神经节和小脑区域相互作用，以确定我们想要移动的位置、运动计划，最后执行我们的行动。

13. 小脑似乎是一个比较器，一个通过比较目的和表现来纠正错误的系统。此外，它调节肌肉张力，参与运动皮质制订计划以执行运动，并有助于运动的时间和运动与非运动的学习。它涉及视觉触发和引导运动的控制。

14. 基底神经节的功能与复杂运动行为的规划和控制有关，包括调节运动的中心集，通过输出到前运动区和辅助运动区来控制自发性运动。此外，它可能在选择性地激活某些运动和抑制其他运动中发挥作用。

15. 脑干作为大脑皮质、小脑和基底神经节下行通道的一部分，调节着运动控制的许多方面。这包括运动节奏的产生、姿势的调节，以及对姿势和平衡的感觉信息的整合。

79

第四章

运动学习和功能恢复的生理学基础

学习目标

通过学习本章，读者应该能够掌握以下内容。

1. 了解可塑性的定义，并且讨论其与功能恢复的关系。

2. 描述（运动）学习背后隐含的神经机制，包括非联想性学习、联想性学习和程序学习。

3. 讨论外显性学习和陈述性学习背后神经学机制的相似点和不同点。

4. 描述由隐性回馈到显性回馈转换的神经机制。

5. 描述中枢神经损伤后发生的短暂事件，并且讨论它们对早期功能恢复的影响。

6. 描述不同的突触发生形式，并且讨论它们在功能恢复过程中所起的作用。

7. 总结获得性和退化性神经病变之后，皮质重组时所发生的变化，包括病变半球和对侧半球内发生的变化。

8. 简要描述一些可用于获得性脑损伤和退化性神经疾病患者的新的干预方法，意在增加神经可塑性，并且优化功能恢复。简要描述新的、能够用于改善获得性脑损伤和退化性神经疾病患者的神经可塑性，并优化功能恢复的干预方法。

引言

在第二章中，我们将"学习"定义为获取知识并认识世界的过程，"运动学习"为获得和（或）修正技能性运动的过程。我们还强调个人、任务和环境等因素与运动控制之间的相互作用，这些因素对运动学习同样也有影响。

在此章节中，我们会探讨运动学习的生理学基础。我们会发现运动学习的生理学基础，如运

动控制（第三章）并不是集中在脑部特殊的学习区域，而是典型的分布在许多不同的脑部结构和（信息）处理级别。同样地，功能恢复的生理学基础与学习过程相似，发生于整个神经系统，而不仅是受损区域。功能恢复的过程与学习过程有许多相似的特征。

本章主要描述运动学习和功能恢复的生理学基础，以及两者重要的功能之间的相同点和不同点。本章内容建立在第二章所描述的运动学习和功能恢复内容的基础上。因为我们假设读者已经熟悉了第二和第三章的内容，所以那些概念在此章节将不再赘述。

对运动学习的生理学基础的讨论其实是探讨与神经可塑性有关的问题。此章节要回答一个根本的问题：神经可塑性和运动学习的关系是什么？具体来说，我们想知道脑部神经元的结构和功能发生的哪些变化是损伤或者退化性神经病变之后的恢复基础。

我们还将关注探索"神经病变后、与功能恢复相关的生理可塑性和未发生病变的、正常发育及学习过程的相同与不同"的研究。旧有的比较典型的观点认为功能恢复和学习过程具有不同的神经机制。较新的生理学研究显示，与功能恢复相关的神经可塑性与正常的发育和学习过程有相同的神经机制。在本章节最后，我们将讨论发育过程是如何改变学习和功能恢复背后的神经机制。在发育过程中，突触性连接逐渐形成，并因关键期时环境和基因等因素的相互作用而发生微调。因此，在整个生命周期当中，发育因素对于可塑性的出现至关重要。

神经可塑性的定义

可塑性是一个描述修正能力的一般性术语。

本书中所提及的可塑性是指神经修正相关的机制。可塑性或称为神经的可变化性，可以被看作是一个连续的过程，这个过程是由突触连接的效能和强度的短期变化到神经元之间连接架构和数量的长期结构性变化。

学习也可以被看作是一个由短期到长期产生或者获得动作技能的能力。从短期学习到长期学习的逐渐转变再次反映神经可变性的连续性，因为持续增加的突触效能逐渐引起结构上的改变，这也是行为发生长期性改变的基础。该关系如图4-1所示。

如同学习一样，功能恢复也是以损伤后即时的、短期功能性变化（例如存在但明显削弱的连接）到长期的结构变化（例如感觉或运动皮质的重塑）为特征的。

学习和记忆

学习的定义是对知识或者技能的获取；记忆是指对学习的结果，包括对所学知识和技能的保留和储存（Kandel et al.，2000a）。"学习"是指我们获得知识的过程；"记忆"是指这个学习过程的产出。要记得从第二章开始，我们所指的记忆不再是一个单一的过程，而是存在两种主要形式。第一种形式是隐性记忆，这种记忆是无意识地和自发产生的，例如对习惯化、感知觉和运动技能的记忆。第二种形式是显性记忆，这种记忆有意识地产生，例如对人物、地点和物体的记忆（Kandel & Siegelbaum，2013）。图4-2总结长期

记忆的形式（图4-2C），还显示与不同记忆形式相关的神经结构（图4-2A、B）。

记忆储存常分为短期和长期两部分。短期记忆指工作记忆，储存信息的能力有限，并且只能持续很短的时间。短期记忆反映对某事或某物短暂的注意力，例如当我们打电话时，在拨号的过程中会暂时记住一个电话号码，然后就很快忘记了。

长期记忆与学习的过程相关。长期记忆也可以被看作一个连续的过程。长期记忆的最初阶段反映突触效能的功能性改变。之后的记忆形成阶段反映突触连接的结构性改变。这些记忆相对来说不容易被破坏。

学习和记忆的发生区域

学习和记忆是否发生在特定的脑部区域？如第三章和图4-2所描述的，答案是否定的。实际上，学习可以发生在脑部的任何部位。学习和对学习与记忆的储存似乎和中枢神经系统内的平行处理和分级处理相关。甚至对于那些相对较简单的学习任务，信息的多个平行通道都会被启用。此外，信息也可以被储存在大脑的不同区域。

显然，无论学习是发生在相当简单的回路，还是极度复杂的、合并中枢神经系统多个处理级别的回路，学习和记忆的机制都是相同的。因此，现阶段关于记忆的神经模型表明，记忆是由脑部多个区域中分布的神经网络中突触连接的模式改变组成的。有趣的是，在1929年Lashley第一个提出这种假说：记忆被储存在神经系统的任何区域（Lashley，1929）。为了尝试找到记忆储存的区域，他做了一系列实验，破坏动物不同区域的皮质。令人惊讶的是，他发现记忆能力的丧失和特定区域的损伤没有关系，反而与损伤皮质区域的数量有关。

此章节讨论学习过程中神经系统内可塑性的连续变化，与运动学习相关的内容尤为重要；还有神经系统中学习和功能恢复的发生过程。在本章节和接下来的章节中，我们会探索与学习和功能恢复相关的可塑性原则在神经病变患者康复中的意义。

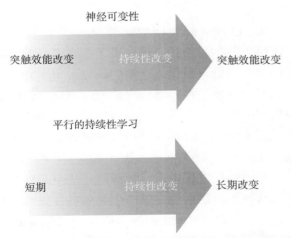

图4-1 描述了在短期学习到长期学习的逐渐转化过程中，神经组织内发生的连续性改变。短期改变与突触效能的增加有关，向长期学习发展时，会逐渐发生持续的结构性改变

可塑性和学习

有许多因素都会潜在地改变突触连接。本章

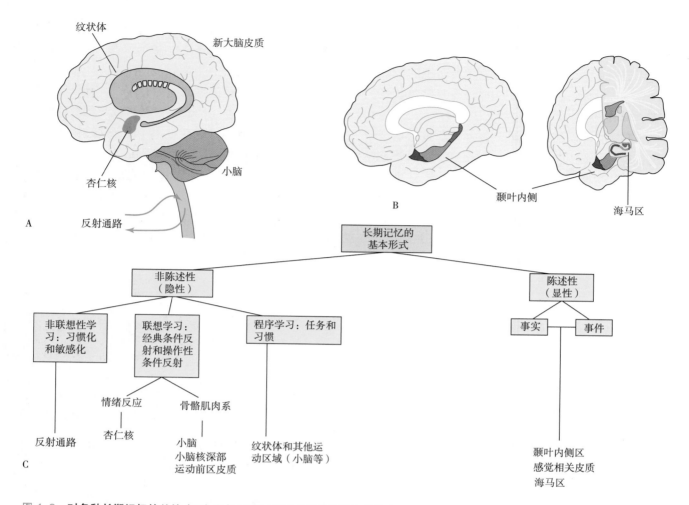

图 4-2　对各种长期记忆的总结（C）和与不同记忆形式相关的神经结构（A、B）。非陈述性（隐性）记忆包括新大脑皮质、纹状体、杏仁核、小脑和最简单的反射通路。陈述性（显性）记忆包括内侧颞叶、感觉相关皮质和海马区，还有新大脑皮质的某些区域（图中没有显示）

节我们会讨论与活动相关的突触连接的改变，包括即时的和长期的、由经验引发的突触连接的变化。学习通过改变神经通路的效用和解剖连接来改变我们的行动能力。我们从细胞和整个神经网络两个层面来探讨突触连接改变。

可塑性和非陈述性（隐性）学习

　　非联想性学习是一种隐性的学习形式，个体学习的是所受到的重复刺激的属性。对无害性刺激的反应的习得性抑制被称为习惯化。例如动物总是趋向于一种新奇的刺激。然而如果这种刺激既没有益处也没有害处，动物再次接触到这种刺激时会学着忽略掉（Kandel & Siegelbaum，2013）。相反，在遭遇一种有害性刺激之前所出现的对某种刺激的过激反应称作敏感化。要记住非想联性学习可以是短暂的，也可以是长期的。那么这种

较简单的学习形式的神经机制是什么？短暂和长期改变的神经机制是否相同呢？

　　习惯化

　　Sherrington 最先研究习惯化，是隐性学习中最简单的学习形式。他发现了在许多反复刺激下的屈曲反射习惯化。近期的研究利用无脊椎动物相对较简单的神经网络来研究习惯化，发现习惯化与感觉神经元间与中间神经元和运动神经元之间的突触活动减少相关（Kandel et al.，2000a；Sherrington，1906）。

　　在习惯化过程中，感觉神经元与中间神经元和运动神经元联系的突触产生突触电位降低［兴奋性突触后电位（excitatory postsynaptic potential，EPSP）降低］。图 4-3 描述这种短期的 EPSP 幅度降低，显示习惯化发生之前的突触（图 4-3A）和短期的习惯化之后相应的 EPSP 幅度降低（图

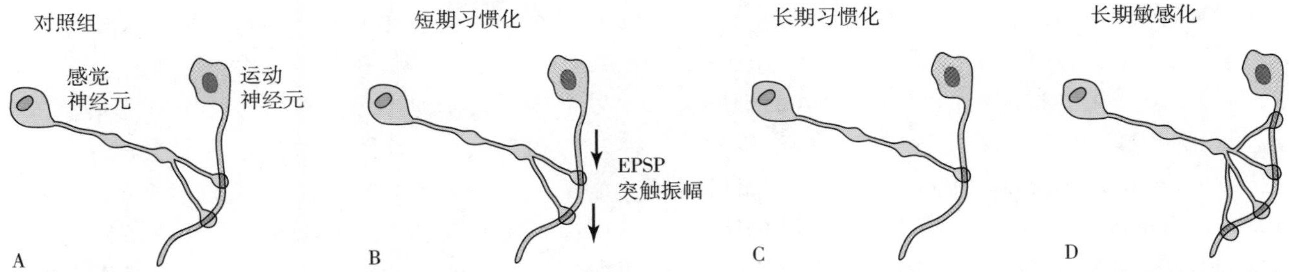

图4-3 短期和长期非联想性学习的神经改变。A. 非联想性学习之前的突触（标记为对照组）。B. 由感觉神经元和运动神经元之间突触的兴奋性突触后电位 EPSP 幅度降低引起的短期习惯化，但是突触结构还没有发生改变。C. 长期习惯化导致的突触连接数目减少。D. 长期敏感化导致的突触连接数目增加（经许可引自 Kandel ER. Cellular mechanisms of learning and the biological basis of individuality. In：Kandel ER，Schwartz JH，Jessell TM，eds. Principles of neuroscience，3rd ed. New York，NY：Elsevier，1991：1009-1031.）

4-3B）。在学习的最初阶段，EPSP 幅度的降低或许只持续数分钟。随着刺激的持续，突触效能发生持续改变，这就是对习惯化的长期记忆。

在学习的过程当中，持续存在的刺激也会导致感觉细胞本身结构的改变。这种结构改变包括感觉神经元、中间神经元和运动神经元之间的突触连接数量减少，如图 4-2C 以图的形式描述。并且，已存在的突触连接中的传递区域数量也会减少。这些结构改变会引起持续数周或数月的习惯化，也代表形成对习惯化的长期记忆。因此，习惯化形成的过程不涉及中枢神经系统中发现的特定位置的特殊记忆储存神经元的参与。记忆（习惯化的保留）是由神经元变化而产生的，这种变化是组成应答通路的正常成分。

不同的突触具有不同水平的适应性。例如一些突触即便受到高水平的活化也仅表现出很少的习惯化，但是另外一些突触，尤其是感觉神经元和运动神经元间的突触及一些中间神经元之间的突触，在很低量的训练之后就可以表现出很强的习惯化。此外，如果习惯化的刺激是集中的、持续不间断的，就会产生很强的短期影响，但是几乎没有长期影响（Kandel et al.，2000a）。

在临床上，治疗师如何将这项研究结果应用在治疗当中呢？如在第五章详细描述的那样，对由内耳失调引起的头部运动时产生头晕的患者进行习惯化训练。为减少运动引起的头晕，患者被嘱咐重复做那些易引起头晕的运动，通过这种习惯化训练来习惯这种头晕反应。当患者刚开始接受习惯化训练治疗时，首次治疗之后头晕的强度有所降低。但是到了第 2 天，头晕又回到之前的强度。逐渐地，

当患者连续多日或者数周接受这样的训练后，患者的头晕症状会出现持续的减轻（Herdman，2007；Shumway-Cook & Horak，1990）。

Kandel 对内耳失调患者研究的临床应用建议，在治疗的最初阶段，患者重复进行易引起头晕的运动可以暂时性地降低某些前庭神经元的突触效能和突触连接，这是由兴奋性突触后电位降低导致的。持续重复这样的运动可以引起突触效能更持久的改变。此外还有结构性改变，包括前庭神经元与中间神经元连接的数量也会出现减少。随着结构性改变的出现，重复进行易引起头晕的运动降低头晕的效果会变得持续，当患者停止这些训练时头晕的症状也不会再出现。也有可能，当这种训练结束得太早，或者只进行一个疗程而不是持续多个疗程，这种情况下感觉连接的结构性改变还没有出现，而持久适应的产生需要这种长期的结构性改变，所以头晕的症状也会重新出现。

敏感化

如第二章中提到的，敏感化是另一种形式的隐性学习，它是由对强烈或有害性刺激的反应持续强化而引起的。敏感化可以是短期的或者长期的，并且可能包括一些表现出习惯化的精确的突触结构。然而，敏感化的机制要比习惯化的机制稍复杂一点。通过改变钾电导过程而延长动作电位是形成敏感化的一种方式。这样可以使更多的递质在终端被释放，因此造成兴奋性突触后电位升高。也可以提高递质的活性性，使之更容易被释放。出人意料的是，同一个突触可以同时参与到习惯化和敏感化的过程中，其突触效能在一种过程中被削减，而在另一种过程中被强化，因为不同类型的学习会应用

不同的细胞机制（Kandel et al.，2000a）。

敏感化像习惯化一样，可以是短期的或者长期的。敏感化的长期记忆的机制包含的细胞和短期记忆相同，但是前者反映的是细胞结构性改变（Kandel & Schwartz，1982；Sweatt & Kandel，1989）。Kandel 在 1989 年已经用无脊椎动物证实，短期敏感化包括原先存在的蛋白质结构的改变，而长期敏感化包括新蛋白质的合成。突触当中新蛋白质的合成意味着长期敏感化过程中所发生的改变是受遗传学影响的。

这种遗传的影响也包含新突触连接的生长，如图 4-3D 所示。表现出长期敏感化的动物所具有的突触末端数量是未经过训练动物的 2 倍，并且突触后细胞的树突也会增加，突触末端的活化区域数量由 40% 增加到 65%（Bailey & Chen，1983）。

综上所述，此项对习惯化和敏感化的研究证明短期记忆和长期记忆并不是两个完全分开的种类，而都是记忆功能分级的一部分。敏感化和习惯化时，长期记忆和短期记忆包括相同突触发生的变化。然而，短期改变反映突触效能相对暂时的改变，结构上发生改变是长期记忆所具有的特点。

联想性学习

联想性学习是隐性学习的一种形式，是一个人对某种关系的预测，可以是一种刺激与另外一种刺激的关系（经典条件反射），或者是一个人的行为与所产生的后果的关系（操作性条件反射）。通过联想性学习我们学习建立关键的关系，这些关系会帮助我们，使我们的行为能够适应周围的环境。

研究人员通过探索联想性学习的生理学基础，已经发现这个过程可以通过突触效能的简单改变来实现，而并不需要复杂的学习网络。联想性学习，无论是短期的还是长期的，都是利用较普通的细胞进行的。最初阶段，当两个神经元同时产生兴奋时（例如联合），两个神经元内先前存在的蛋白质会发生改变，从而引起突触效能的改变。长期联想性学习能引起新蛋白质的合成和随后神经元间新突触连接的形成。

经典条件反射

经典条件反射发生时，最初一个较弱的刺激（条件刺激）与另外一个较强的刺激（非条件刺激）相互关联时，会非常高效地产生一个应答。这与敏感化相似，但要比其更复杂。实际上，经典条件反射可以简单地被认为是敏感化的延续过程。

对于经典条件反射，时间点是很重要的。当条件和非条件刺激都聚集在相同的神经元上，如果条件刺激在神经元上引起的动作电位先于（通常约 0.5 秒）非条件刺激到达，就会产生兴奋。这是因为，动作电位可以使钙离子移动进入突触前神经元，这些钙离子能够激活经典条件反射中所包括的调节发射器。如果动作电位发生在非条件刺激之后，这种情况下，钙离子没有在合适的时间点被释放，这时刺激也就不会引起兴奋（Abrams & Kandel，1988；Kandel et al.，2000a）。

操作性条件反射

虽然操作性条件反射和经典条件反射看起来是两种不同的过程，但实际上，控制两个过程的准则是相似的，这表明它们都受相同的神经机制控制。在两种条件反射中，学习包括预测性关系的发展。在经典条件反射中，一个特定的刺激预测一个特定的应答。在操作性条件反射中，是学习去预测特定行为所导致的结果。然而，操作性条件反射是利用与经典条件反射相同的细胞学机制。

程序学习（技能和习惯）

程序学习是非陈述性学习或隐性学习中形式较复杂的一种，并且与许多技能和习惯的获得相关。包括对运动和非陈述性认知技能的学习和执行，尤其是那些包含顺序的技能。只有当学习者本身在正常的运动环境中对一个动作进行反复的尝试 - 犯错练习时，程序学习才会发生。许多习惯例如学着了解环境、行走时避开挡在前方路当中的障碍物或者人，这些习惯化的运动模式都是被很早习得的，并且在生活中不断地被再训练（Kandel & Siegelbaum，2013）。

习惯学习（程序学习）有赖于一个与显性学习或陈述性学习不同的神经系统（会在下文描述）。构成程序学习的隐性学习系统由一个特定的额区网络构成（包括感觉运动皮质），4 个核心位于基底核、顶叶和小脑。如接下来部分对陈述性学习的描述，显性学习系统的神经通路包括脑部额区，例如前扣带回皮质、前额皮质（prefrontal cortex，PFC）、尾状核头部、海马区和其他内侧颞叶结构（Maddox & Ashby，2004；Ullman，2004）。知识拓展 4-1 中将讨论一些关于证明小脑在程序学习过程中起作用的实验。

知识拓展 4-1

小脑在程序学习过程中的作用

以下几项研究证明了一个设想：程序学习需要小脑和运动皮质的参与。Gilbert 和 Thatch 在 1977 年通过一个非常简单的程序学习来研究小脑所起的作用，即在需要增 / 减力量时增 / 减以回应，这是适应的一种形式。第三章中已经提到，小脑有两种传入纤维，即上行纤维和苔状纤维，有一种输出纤维称作浦肯野细胞。上行纤维将典型的信号误差输入浦肯野细胞，并且上行纤维对于正在执行动作的调整非常重要。相反，苔状纤维将正在执行运动的动觉信息输入浦肯野细胞，这对于运动的控制非常重要。图 4-4 描述了这几种纤维之间的关系。上行纤维将误差信号传到浦肯野细胞，进而使苔状纤维与相同的浦肯野细胞相连接的突触效能增强或者降低。这个过程使浦肯野细胞的输出发生长期的改变，这有助于运动学习。

Gilbert 和 Thatch（1977）通过训练猴子将摆放在左或右的把手放回中立位来研究小脑在运动学习过程中的作用。他们在实验中记录小脑前叶控制手臂运动区域的浦肯野纤维的活动。一旦猴子学会这项任务，并且用同样的方式不断重复，手臂运动时会主要伴随着可预期的苔状纤维输入的变化，即时报告运动的本体感觉影响，偶尔也会有上行纤维输入的变化。图 4-4A1 显示当猴子抵抗预想中大小的阻力屈腕移动把手时，苔状纤维（简单的峰值）和上行纤维（复杂的峰值）的活动情况。

然后实验者修改了任务内容，让猴子用更大的力将把手放回原来的位置。刚开始第一次简单的尝试时，猴子不能将把手放回原处。但是逐渐地，动物学会正确的应答。在进行新的任务时，刚开始的几次上行纤维的活动会有一个突然的增加，传递误差信号，如图 4-4 A2 所示。

上行纤维活动的增加与苔状纤维和浦肯野细胞连接的有效性下降有关。然后浦肯野细胞输出水平的降低与所用力量的增加有关，这使得猴子能够成功完成任务，如图 4-4A3 所示。因此，小脑中这些神经元之间的突触有效性的改变与程序学习过程中的运动改变有密切的联系。

这种小脑学习形式也会发生在前庭眼球反射回路中，这过程中也包括小脑通路。这种反射能够在转头的同时，使眼睛保持注视一个物体。在另外的实验里，如果受试者双眼戴着能够改变物体在眼中图像的棱镜，时间长了前庭眼球反射也会发生改变。这种反射的改变也是另一种形式的适应性，不会伴随着小脑损伤发生（Melville-Jones & Mandl，1983）。

可塑性和陈述性（显性）学习

联想性学习也可以被认为是获取知识的一种学习方式。如前文已经讨论的，非陈述性学习和程序学习（获得隐性回馈），尤其是程序性学习指的是那些不需要注意力或意识性思考就能自动表现出来的学习任务（例如许多日常生活中的习惯）。相反，陈述性学习（获得显性回馈）需要有意识的过程，例如充分的认识和注意力，并且获得的知识或技能也能够再次被有意识地展现出来。程序学习的表现形式是在习得的任务活动中表现越来越好，而陈述性学习能够表现出与学习到的形式的不同之处。如图 4-2 所示，陈述性学习或显性学习的神经通路包括脑部额区，例如前扣带回皮质、PFC、尾状核头部、海马区和其他内侧颞叶结构。

Wilder Penfield 是一名神经外科医师，也是最初通过实验来了解颞叶在记忆功能中的重要性的研究者之一。为癫痫患者做颞叶手术时，为了确定病变的区域和正常的区域，他给意识清醒的患者的颞叶以刺激。当颞叶被施加刺激时，患者会记起过往，就像那些事情正在再次发生一样。例如一名患者说听到很久以前在一个活动上听到的一段音乐、看到那时的场景，并且还感受到被歌声包围的情绪，就好像所有的事情都正在发生一样（Penfield，1958）。

在人体中，颞叶皮质和海马区的损伤会影响

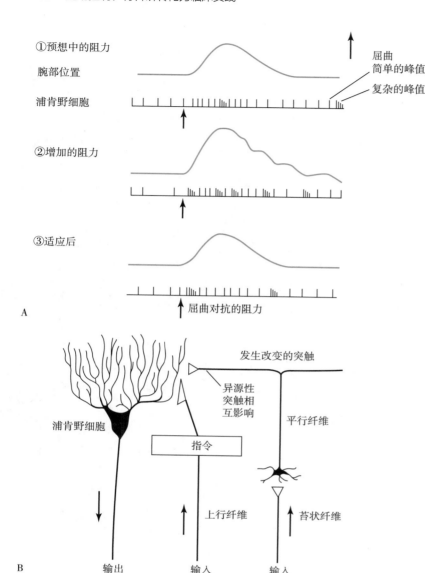

①预想中的阻力

腕部位置

浦肯野细胞

屈曲
简单的峰值
复杂的峰值

②增加的阻力

③适应后

屈曲对抗的阻力

A

浦肯野细胞

发生改变的突触

异源性
突触相
互影响

平行纤维

指令

上行纤维

苔状纤维

输出　　输入　　输入

B

图 4-4　A. 当猴抵抗①预想中的阻力；②意料之外增加的阻力；③训练之后增加阻力（已经出现适应），屈腕移动把手时，苔状纤维（简单的峰值）和上行纤维（复杂的峰值）的活动情况。注意上行纤维活动（复杂的峰值）随着阻力的增加而增加，传递关于将把手放回原处的误差信号，并且降低苔状纤维与浦肯野细胞之间的突触连接有效性。当出现适应之后，这种简单的峰值活动降低，这时复杂的峰值活动回到较低的水平。B. 小脑显示苔状纤维输入（通过平行纤维）和上行纤维输入的相互关系在学习过程中的作用（经许可引自 Ghez C. The cerebellum. In: Kandel ER, Schwartz JH, Jessell TM, eds. Principles of neuroscience, 3rd ed. Norwalk, CT: Appleton & Lange, 1991:643.）

陈述性记忆。一些患者因为癫痫，海马区和部分受累颞叶被切除。手术之后，患者不能够再习得长期陈述性记忆。他们的短期记忆是正常的，但是如果注意力被处于短期记忆的物体所吸引，他们会彻底忘记之前的记忆。然而，这些患者的技能学习不受影响。他们经常能够学习一种复杂的任务，但是不能记住组成这项任务的步骤，或围绕这个任务学习的事件（Milner，1966）。这项研究表明，颞叶和海马区可能是形成记忆的重要区域，但并不是记忆储存的区域。

海马区是皮质下结构，为颞叶环路的一部分，对于陈述性学习非常重要，如图 4-2 所示。研究已经证明海马区神经元的可塑性改变，这与在低等动物进行学习活动时神经回路中发现的变化相似。

研究还表明，海马区的神经通路表现出的易化被称为长时程增强（long-term potentiation，LTP），与引起敏感化的机制相似（Bliss & Lomo，1973）。例如在海马区的某个区域，LTP 发生在一弱一强两个输入到达神经元树突的同一个区域时，如果弱的输入与强的输入联合激活，那么这个弱输入就会被增强。图 4-5 描述了该过程，即对初始刺激的应答（电位）大小，及 LTP 产生之后对相同刺激的应答反应。LTP 的发生需要突触前细胞和突触后细胞的同时活化。这之后，LTP 通过持续增加突触前传输器的释放得以维持。

LTP 包括两个阶段，早期较短的阶段不需要蛋白质的合成；后期较长的阶段持续最少 24 小时，并且需要环腺苷酸（cAMP）、cAMP- 应答元件结合蛋白（CREB）所介导的基因表达，并伴随着蛋白

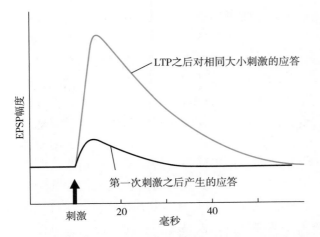

图 4-5　长时程增强（LTP）的细胞基础，第一次刺激之后产生小的兴奋性突触后电位（EPSP），以及发生 LTP 之后，相同大小的刺激时产生较大的 EPSP

质的合成。早期阶段包括功能上的改变，但没有新突触的形成；而晚期阶段包括结构上的改变和新突触的释放（Kandel et al.，2000a）。

20 世纪 70 年代，发现海马能够对我们运动的空间区域编码成一幅认知地图。参与编写空间特点的细胞被称为位置细胞，并且当动物在特定的环境中运动时，每个细胞都会以最佳的方式被激活。通过这种方法，动物会创建一个空间区域，或者所生存空间的内部特征。当动物进入一个新的空间时，这些空间区域会以非常快的速度被创建（例如数分钟之内），并且会持续存在数月。同一个神经元可能会被不同的空间区域所激活，所以它们会在多个地图中被应用（Kandel et al.，2000a；O'Keefe & Dostrovsky，1971）。

为了确定 LTP 是否是形成空间区域的重要因素，科学家们研究影响 LTP 的基因突变的小鼠创造空间区域的能力。他们发现这两处突变只能产生与正常相比更模糊的空间区域，这表明 LTP 不是产生空间区域基本感知过程的必要条件。然而，空间区域随着时间的推移会变得不稳定，这表明小鼠在长期保留空间区域方面存在障碍。因为不能产生和保持稳定的空间区域，使之在环境中的导航功能缺失，这种现象在颞叶损伤患者中很常见（Kandel et al.，2000a）。

LTP 不仅在长期记忆的空间地图形成中发挥重要作用，海马中的 LTP 也被证明对于空间记忆的形成非常重要（Kandel et al.，2000a）。例如 Morris 等在 1986 年用小鼠做了一个实验，让那些

小鼠在一个水迷宫里游泳去寻找水下的一个平台。水是不透明的，因此小鼠不能利用视觉去找到目标。小鼠被放在迷宫的不同区域，然后让它们通过位于墙上不同位置的空间提示来寻找目标。这些小鼠还会进行一个非空间性任务，此时平台处于水面以上，小鼠可以通过视觉提示游向目标。

这些实验表明，阻断海马神经元中特定的受体［N- 甲基 -D- 天冬氨酸（N-methyl-D-aspartate，NMDA）］会导致小鼠学习空间任务障碍。这项发现表明某些海马神经元通过 LTP 参与空间学习。当影响 NMDA 受体功能的基因发生突变后，LTP 会受到影响，因此小鼠在进行水中迷宫活动时会表现出很明显的空间记忆缺陷。而当只影响晚期 LTP 的基因发生缺陷时，小鼠会进行正常学习和短期记忆表现，但是长期记忆会有缺陷（Kandel et al.，2000a）。

通过关于短期学习和长期学习实验结果的比较，我们可以得出简单的非陈述性隐性学习（包括习惯化或敏感化）和复杂的陈述性显性学习有很多相同的地方。两者在短期记忆阶段都仅涉及突触输出的功能性改变，而之后的长期记忆阶段则涉及突触内发生的结构性改变。隐性学习和显性学习的长期改变由 cAMP 基因和 CREB 基因的表达激活，该过程伴随着蛋白质的合成和新生突触的形成（Bailey & Kandel，2004）。

从隐性到显性回馈的转变

1994 年 Pascual-Leone 及其同事已经证明，运动皮质输出的调控会发生在显性回馈与有所提高的运动表现相关时。此外，他们也探索了隐性回馈向显性回馈转变时，运动皮质输出的改变。

一个顺序性的手部运动被用作研究的任务，受试者坐在一个连接有 4 个键的应答器前面，4 个手指分别按在键上。电脑屏幕上出现数字时，受试者需要尽可能快地按下正确的键。实验组的受试者都会重复使用顺序相同的数字提示，但不会告知受试者重复的规律。实验组的数据会与对照组（给予随机顺序数字）的数据相比较。每完成 10 次有序数列的重复后，受试者需要回答"给予数字的顺序是否随机或有序"的问题。

Pascual-Leone 等（1994）发现，通过学习，手指运动顺序的反应时间变短，且支配手指运动肌肉的皮质地图变得越来越大［通过经颅磁刺激

（transcranial magnetic stimulation，TMS）测量）。完成 4 次重复后，反应时间显著缩短，且皮质输出的最大波幅和面积都有显著的增高。此时实验组所有的受试者都已经知道自己收到的重复数列不是随机的，但是还不知道全部的顺序是什么。支配手指肌肉的皮质输出区域面积继续变大，直到受试者已经完全获得该顺序明确的反馈（6～9 次）。此时，3 次重复后，运动皮质地图的面积就恢复为基线水平，因为受试者开始能预测手指运动的线索了。作者得出，当对（数列）顺序的显性学习形成后，运动皮质的作用会减弱，而大脑的其他结构在任务的执行中开始变得更加活跃（Pascual-Leone et al.，1994）。

显性记忆到隐性记忆的转化

我们已经看到，通过反复的练习，当一个人对某技能活动的规则或步骤越来越熟悉时，就形成由隐性记忆到显性记忆的转化。不断地重复一个任务活动，也会引起从显性记忆到隐性记忆的转化。其中一个很好的例子就是学习开车。刚开始驾驶时需要很多的注意力在各种驾驶规则和操作步骤上面（显性记忆）。随着不断练习，许多驾驶的细节就会变成自动和无意识的操作（隐性记忆）（Kandal & Siegelbaum，2013）。

值得注意的是，同时利用两种记忆系统（隐性和显性）是一种普遍的准则，而不是一个特例。两个系统有重叠，并且在大部分的学习经历中都是同时发生的。

运动学习的复杂形式

运动学习包括简单的形式（如操作性条件反射和经典条件反射），以及更复杂的形式如技能性运动的获得。Asanuma 和 Keller 在 1991 年研究了（更复杂的）运动技能的程序学习背后的神经学机制。他们假设技能性活动的程序学习背后一个可能的神经学机制与躯体感觉皮质细胞对运动皮质细胞的 LTP 有关。

为了证明该假设，Asanuma 和 Keller（1991）做了一系列实验。将一只猫放在一个空的、前面开一个小口的盒子中（图 4-6）。盒子的前面放置一个烧杯，并将一个球形食物团放在烧杯中。在烧杯和盒子之间有个间隙，所以除非猫学会手腕旋后，否则拿起食物就会掉下去。训练之前，一

侧大脑半球的躯体感觉皮质被摘除。由于大脑损伤，用对侧肢体学习该技能的能力受到严重影响，表明躯体感觉皮质对这项功能获得的重要性。反之，具有完整躯体感觉皮质支配的一侧肢体是正常的。如图 4-6A 所示，猫对侧（躯体感觉皮质受损的）肢体向前伸越过间隙去尝试拿回球形食物，但是正如预想的，因为相对应区域的躯体感觉皮质缺失而不能习得腕部旋后的动作，所以球形食物就会掉落在烧杯和盒子之间的空隙中（图 4-6B）。当两侧肢体都得到训练之后，另外一侧的躯体感觉皮质也被移除。有趣的是，已习得的技能没有受到影响，包括腕部旋后拿起球形食物的动作。因此，受过训练的猫能使腕部旋后屈曲并拿起球形食物（图 4-6C）。这表明躯体感觉皮质

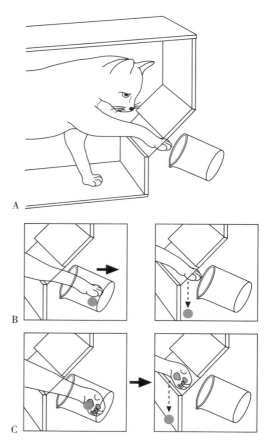

图 4-6　A. 研究躯体感觉皮质在学习复杂运动技能中作用的范例。B. 移除同侧躯体感觉皮质后，猫将对侧肢体伸出狭缝取食物时，因为无法学会旋转肢体使爪子向上，使得食物掉落在烧杯和盒子之间的空隙中。C. 训练两侧肢体后，移除另一侧躯体感觉皮质。受过训练的猫能够旋转同侧肢体使爪子向上取回食物，因为该肢体在对侧躯体感觉皮质被移除之前已经接受过训练（经许可引自 Asanuma H, Keller A. Neuronal mechanisms of motor learning in mammals. Neuroreport 1991, 2:217-224.）

会通过 LTP 参与运动技能的学习。然而在习得这项运动技能后，另外一些区域（例如丘脑皮质的神经通路）可能代偿这个过程。

　　实验结果显示，通过训练，感觉运动神经通路中发生的改变也会增加丘脑皮质神经通路的有效程度，两神经通路在学习的过程中相互作用。因此，通过训练，替代性神经通路（例如丘脑皮质神经通路）能够代替运动皮质的活化。即使当感觉运动皮质输入不再被激活，丘脑输入运动皮质通路的功能也会得到保留（Asanuma & Keller，1991）。因此，这能够解释为什么当学习之后，即便缺少必需的感觉输入也会产生相应的运动，因为其他神经通路能够绕过躯体感觉皮质起到代偿作用。

　　这项研究有什么临床意义呢？首先，强调了神经通路的平行发育在运动学习过程中的重要性。例如通过训练，位于运动皮质中的神经元被躯体感觉皮质中的神经元加强。并且，通过学习由丘脑到运动皮质的神经通路得到发育，因此运动皮质中的神经元可以被丘脑直接活化，从而减少对运动皮质感觉输入的需要。当一个人非常活跃地学习多种不同的运动技能时，会具有发达的平行神经通路。当神经损伤干扰主要的神经通路时，这些平行神经通路对于功能的恢复将会有重要的意义。由此来讲，平行神经通路或替代性神经通路可以被用来活化运动皮质。

技能的获得：向自动化的转化

　　运动技能的发展以向自动化的转化为特点（Fitts & Posner，1967）。当一个人能够在明显不费力和自动的情况下完成动作活动，那么就实现成为该项运动技能专家的重要一步（Milton et al.，2004）。技能发展的自动化能将大部分注意力资源放在其他同时进行的任务上面。因此，随着自动化程度的增加，就能够更容易地同时进行另一种需要注意力参与的任务。日常生活当中的很多活动，比如说话、写字和指向一个目标，都是娴熟的自动化运动的例子（Fitts & Posner，1967）。影响运动控制的神经系统疾病经常会改变运动自动化，因此以前那些能够不需要运用完全的注意而自动完成的任务现在变得需要注意力的参与。

　　已经开展了许多研究去探索当健康人学习一项新的运动技能时，向自动化转化的相关神经活

动所发生的变化（Floyer-Lea & Matthews，2004；Poldrack et al.，2005；Wu et al.，2004a），还研究了老年人（Wu & Hallet，2005）和神经系统损伤患者（Wu & Hallet，2008）学习过程中活动模式的改变。

　　Floyer-Lea 和 Matthews（2004）使用功能性磁共振（fMRI）研究健康年轻成人脑部活动水平和模式在对一个视觉运动技能的短期学习过程中产生的改变。除 fMRI 之外，还进行另一个实验来评估自动化发展的程度；视觉追踪任务（一系列次级追踪任务作为次要任务）的双重任务表现的干扰程度被用于评估学习过程中自动化的转化程度。当自动化达到一个新的水平时，受试者被再次要求在 fMRI 下进行一个视觉追踪任务。这项研究有两大重要的发现，大脑功能改变的时间依赖模式与这项任务的学习相关。在学习的最初阶段，当执行任务需要更多的注意力时，活化区域会很分散，主要集中在皮质区，包括额叶前部、两侧感觉运动区和顶叶皮质区。尤其是在背外侧 PFC、尾状核和同侧小脑海马区，在学习初期表现出明显的活化现象。随着任务表现提高和脑部活化模式发生转化时，某些脑部区域的神经活化会持续减弱。学习后期与初级运动皮质区活动的降低和皮质下运动区域活动的增加相关，包括小脑齿状核、丘脑和壳核。作者认为，运动学习与（负责执行功能、处理体感反馈和运动计划）皮质中广泛分布的活动逐渐降低相关。在学习的早期阶段，学习表现依赖前额－尾状核相互作用。然而学习的后期阶段，当任务变得更加自动化时，学习表现的提高与皮质下回路（包括丘脑、小脑核和基底神经节）的活化程度增加有关。

　　Wu 和 Hallet（2005）还对健康的老年人和年轻人做了一项对比性的研究，通过让老年组和年轻组都进行一个较简单的（4 根手指的顺序运动）和一个较复杂的运动学习任务（12 根手指的顺序运动），来探索年龄相关的神经活化发生的变化与学习向自动化转化的相关性。研究发现，虽然老年组在简单的和复杂的学习任务中都能够实现自动化，但是相对于年轻组则需要更多的训练。并且 fMRI 结果显示，在训练前后脑部活化模式相似的条件下，老年组需要更多的脑部活化程度以达到与年轻组相同水平的自动化。

　　这项研究的临床应用意义是什么呢？研究显

示，当老年人例如我们名叫 Bonnie 的平衡受损患者学习一项新的任务时，能够像年轻人那样实现相同水平的自动化，但是她却需要进行更多的训练。并且与年轻人相比，Bonnie 需要更多的脑部活化来完成相同水平的自动化。

Wu 和 Hallet（2005，2008） 使用相似的方法进行了另外一个研究，研究帕金森病（Parkinson's disease，PD）患者进行双重任务时与神经的相关性。研究发现，许多帕金森病患者能够完成一些简单一任务的自动化；然而许多患者却不能完成较复杂的、双重任务的自动化，即便再多的训练也同样不能完成，因此这些患者常常对于复杂的双重任务学习存在障碍。比较以上两个不同的实验组的 fMRI 结果，在自动化获得前后，简单的顺序性作业激活的脑区是相似的。然而，正常的受试者达到自动化时脑部活化程度是降低的，而帕金森病患者与正常受试者相比较，当达到自动化时在小脑、运动前区、顶叶皮质、楔前叶和 PFC 区域活化程度是增加的。作者由此总结，帕金森病患者在完成相应的自动化运动的过程中，需要更多的脑部活化来代偿基底神经节的功能障碍。另外，一些技能性运动或许永远无法达到完全的自动化。

该项研究显示，技能获取过程中完成的自动化转变与某些脑部区域的活化程度降低有关，这些区域包括小脑半球、运动前区和 PFC 背外侧区域。另外，还有一些证据显示随着自动化程度的上升，某些特定的区域（例如基底神经节）活化程度也随之增加。最后，年龄和神经损伤等因素也会影响脑部控制自动化运动的能力，也会造成这些人群习得双重任务表现障碍。

对不同学习形式的总结

综上所述，我们上文提到有很多种学习形式，这些形式从简单到复杂，CNS 的许多部分都参与到学习和记忆的过程中。隐性或者程序性记忆的一个典型特征是在储存无意识的情况下回想起来的记忆。我们日常生活中做的许多事情都是由隐性记忆引导的（例如日常生活中的习惯）。隐性记忆由几个过程构成，这些不同的过程由不同的脑部区域所控制。新的运动习惯（或许是新的认知习惯）的形成需要新纹状体的参与。学习新的技能性运动行为需要小脑的参与。最后，简单的反射性学习直接发生在感觉和运动神经通道。然而，在不同的学习状况下，隐性记忆的形成需要不同神经区域的活化相结合。

隐性记忆系统与显性记忆系统是平行运行的（Kandel & Siegelbaum，2013）。显性（陈述性）记忆系统的一个典型特征是对有关人物、地点和事件等事实性知识的有意识的回想。颞叶内侧，尤其是海马区调节显性记忆储存。因此，隐性记忆只在某种相应的运动表现时"回想"起来，而显性记忆是有意识地回想起来。

神经可塑性和功能恢复

早在 20 世纪初期，Ramon Y Cajal 的实验结果显示，成年哺乳动物中枢神经系统的神经元是不可生长的。在其 1918 年发表的论文中提到，一旦发育完成，轴突及树突的生长及再生能力就会丧失。他认为，在成人的大脑中，神经系统通路是固定且不可修饰的（Ramon & Cajal，1928）。这一系列研究导致后来的观点认为，成人中枢神经系统是静态的，其中的神经连接是不可改变且不可修饰的（Gordon，1987；Stein et al.，1995）。这个观点持续到了 20 世纪六七十年代末期，研究者才意识到，成年中枢神经系统受损后可以出现神经元的生长及重组。这些研究揭示大脑的结构并非静态的，而是可以在结构与功能上呈现持续性变化的。神经可塑性可以在多个层面出现，具体如下。

- 大脑层面（胶质细胞及血管支持）
- 神经网络层面（神经激活模式的改变及皮质重组）
- 细胞间层面（神经元之间在突触层面的改变，例如突触发芽）
- 细胞内层面（线粒体和核糖体功能）
- 生物化学层面（蛋白质形成及酶的流动）
- 基因层面（转录、翻译及翻译后修饰）

可塑性在各个层面的全面讨论已然超过本书的范畴。本章将首先考虑损伤诱发的神经可塑性及其与功能恢复的关系。我们将从细胞间（突触层面的改变）及神经网络层面（皮质重组）进行探究，并考量这些研究对我们的脑卒中患者 Genise 的临床应用意义。之后，我们简要探究神经可塑性与神经退行性病变的关系，如帕金森病和多发性硬化，并思考这些研究对于我们的帕金森病患者 Mike 的临床应用意义。

恢复的概念

"功能恢复"一词有多种使用方式。临床人员常以"功能恢复"描述患者随时间变化而复现的功能性行为。这包括"自发性恢复"（独立于外部干预而出现的初始或早期恢复）和活动诱发的功能恢复（与特定活动及训练相关的功能改善）。恢复一词也可用以描述同时期出现的神经结构改变（Levin et al.，2009）。由于这两个层面的改变并非仅存在简单的一对一关系，潜在神经结构的改变与观察到的行为变化很难直接关联。因此，将观察到的行为改变与一个特定的潜在神经过程改变联系起来并非一个简单的任务（Levin et al.，2009；Nudo，2011）。

神经受损后功能恢复的机制被分为恢复性（直接）或代偿性（间接）（Friel & Nudo，1998）。直接或恢复性机制包括随时间而出现的损伤消减，以及受损神经组织自身的恢复。此外，邻近的神经组织可以接管受损组织原本所持有的神经功能，继而引发功能的重建。在间接或代偿性恢复中，与此前完全不同的神经环路的发展是丧失或受损的功能得以恢复的原因。代偿性神经重组可以同时包括功能启动及功能禁用的可塑性变化。功能启动的可塑性的例子是与强制性使用相关的皮质重组，继而引发运动功能的改善。功能禁用的可塑性变化的例子是与失用相关的皮质重组，继而引发运动功能的减退及截肢后的幻肢感，这些现象被认为与皮质重组、感觉功能失用的可塑性变化存在关系。

我们的讨论从损伤相关的可塑性开始，并讨论轴突损伤的机制。

轴突损伤：对于神经元及邻近细胞的影响

中枢神经系统的损伤可以通过神经元本身的损伤而影响（整体）功能。由于神经元具有较长的轴突和相对较小的胞体，大多数中枢或周围神经系统的损伤都包括轴突的损伤。损伤可以将一个轴突分为两部分（称为离断），即一个连接着胞体的近端和一个不再连接胞体的远端。一个短的延迟之后，轴突开始出现一系列生理性变性，包括一开始短期的慢速反应和之后相对快速的反应，

受损严重的神经末端最终丧失突触传递。图 4-7 展示了 8 个步骤（图 4-7 底部）。图 4-7 顶部显示了一个正常的神经元具有完整的轴突及其突触连接。轴突离断（图 4-7B）后，受损神经元的末梢开始变性（步骤 A）。远端轴突的残支从母体胞体分离，出现沃勒（Wallerian）变性（步骤 B）。髓鞘开始碎片化（步骤 C），并且受损的位置为吞噬细胞所侵袭（步骤 D）。受损神经元的胞体出现色质溶解（胞体水肿，细胞核移向偏心位）（步骤 E）。轴突离断不仅导致受损神经元的变性，也引发邻近细胞的损伤。与受损神经元相连的突触前末梢回撤，突触间隙被胶质细胞所侵入（步骤 F）。另外，突触前的神经元出现萎缩及变性（逆行性变性）（步骤 G），突触后的神经元亦出现此现象（顺行性变性）（步骤 H）（Sane & Jesser，2013）。因此，如你所见，损伤部位任何一个神经元的丧失都会引发继发的级联反应，导致神经通路上的变性，时间越长，神经受扰的程度会越发提升（Steward，1989）。

早期抑制脑功能的一过性事件

在我们讨论中枢神经损伤的细胞间反应之前，我们将回顾神经系统损伤伴随的其他事件，及不由损伤直接导致的脑组织一过性功能干扰。这些事件可能导致早期的功能丧失，而消除这些事件可以诱发早期的功能康复。

神经官能联系不良

神经系统损伤导致的首发事件之一就是神经官能联系不良（Feeney，1991）。神经官能联系不良为一种一过性的中枢神经系统功能障碍，指的是发生于结构完整的脑组织的功能丧失，这是由与大脑具有解剖学联系的区域受损而导致的传入信号缺失造成的（Feeney & Baron，1986）。近端的损伤导致远端突发的功能下调，其原因可能是血流和（或）代谢的下降。研究者使用正电子发射计算机断层扫描（positron emission tomography，PET）（通过测量不同脑区的血流以反映神经活动）发现，多数情况下，正常的神经活动会随时间发展而恢复（Stein et al.，1995）。这也提示，脑卒中后早期的功能恢复可能是由于神经官能联系不良的改善 / 解决所造成的。

然而，上述观点与 Bower 等（1995）所提出的理论相悖。Bowler 发现神经官能联系不良（由

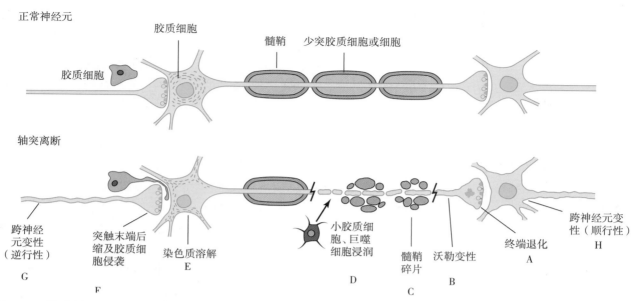

正常神经元

胶质细胞

胶质细胞

髓鞘　少突胶质细胞或细胞

轴突离断

跨神经元变性（逆行性）G

突触末端后缩及胶质细胞侵袭 F

染色质溶解 E

小胶质细胞、巨噬细胞浸润 D

髓鞘碎片 C

沃勒变性 B

终端退化 A

跨神经元变性（顺行性）H

图 4-7 受损伤轴突生理性退化的顺序。一个正常神经元（图的顶端）有着正常的轴突及其轴突连接。离断后（图的底端），损伤轴突的神经末端开始变性（A）从母体分离的远端轴突部分出现沃勒变性。（B）髓鞘碎片化。（C）受损端点被吞噬细胞侵入。（D）受损神经元的胞体出现染色质溶解（细胞体水肿及细胞核偏心向移位）。（E）与受损神经元连接的突触末端开始后缩，突触间隙被胶质细胞填充。（F）受损神经元的输入（G）及靶点（H）出现萎缩及退化［包括逆行性（G）及顺行性（H）变性］

单光子发射计算机断层扫描上区域脑血流量降低所反映）与脑卒中早期的功能恢复并无关系。另外，在第3个月的随访时，神经官能联系不良持续存在，但行为学的功能恢复已被观察到。作者推断认为，神经官能联系不良并非导致脑卒中后的临床功能缺损的独立因素，它的消退也不能显著地促进早期恢复（Bowler et al.，1995）。

水肿

脑损伤后的脑水肿是很常见的。细胞毒性的脑水肿的特性是细胞内液的聚集，然而血管源性的水肿的特性为受损血管蛋白质和液体的外漏。脑水肿可以是局灶性（即邻近原发性损伤位点），也可以发生在远端，进而导致脑组织的功能下调，即此功能下调并非由原发性损伤所直接导致的（Goldstein，1993）。

93 神经损伤任何地方的水肿都可能导致轴突受压及神经传导的生理性受阻（图4-8）（Craik，1992）。水肿的减退也会引发部分功能的恢复（图4-8右）。

轴突再生：周围神经系统与中枢神经系统的不同点

中枢神经系统和周围神经系统在损伤后的再生能力非常不同。周围神经可以在损伤后恢复，中

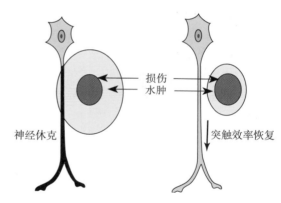

损伤水肿

神经休克

损伤水肿

突触效率恢复

图 4-8 由于水肿消散而导致的突触效率的恢复，进而恢复神经传递（经许可引自 Craik RL. Recovery processes: maximizing function. In: Contemporary management of motor control problems. Proceedings of the II Step Conference. Alexandria, VA: American Physical Therapy Association, 1992:165–173.）

枢神经却无法恢复，其原因是什么呢？图4-9解释并展示了两者再生能力的不同。图4-9的左边顶部是周围神经系统中的一条完整神经，中部是一条出现轴突离断的神经。轴突离断之后，神经周围的髓鞘快速地修复，施万细胞产生营养因子及促进轴突生长的附着蛋白（图4-9下方）。相比较而言，中枢神经系统（图4-9的右端展示）出现轴突离断之后，远端的轴突部分出现变性，周围包裹的髓鞘出

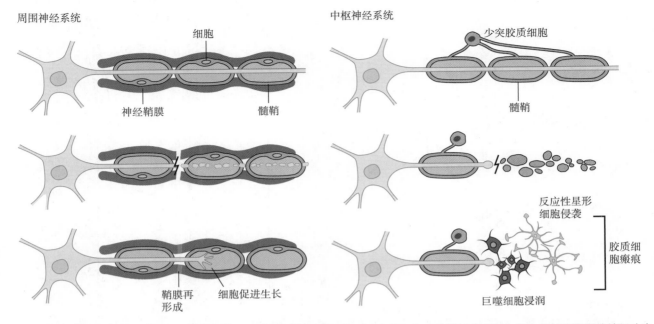

图 4-9 周围神经与中枢神经再生能力的不同。图的左侧为周围神经系统中的一条完整神经（顶部）和一条轴突离断的神经（中部）。离断发生后，神经鞘膜快速再生，施万细胞产生营养因子及黏附蛋白，这些成分促进轴突再生（图的底部）。相较而言，在中枢神经系统出现轴突离断后（图的右侧），轴突的远端离断部分出现退化和髓鞘碎片化。此外，反应性星形细胞和巨噬细胞被受损的位点吸引，形成抑制轴突再生的胶质细胞瘢痕

现碎片化。反应性星形细胞和巨噬细胞被受损的位点吸引，进一步形成抑制轴突再生的胶质细胞瘢痕。

因此，周围神经与中枢神经系统在退化过程上也存在显著的不同。周围神经系统包括三部分，即运动、感觉和自主神经系统，其轴突均具备再生的能力。一旦周围髓鞘轴突再生并触及目标神经元时，新的功能性神经末端将会再次形成，髓鞘层也会出现再髓鞘化，细胞体回到原有的正常位置。功能将在一定程度上恢复，但是恢复后的功能可能不会与损伤前的功能完全一致。

相比较而言，中枢神经系统的轴突不能再生。有趣的是，研究者发现，将中枢神经系统的神经元移植到周围神经系统中，神经也不会再生。这一发现显示中枢神经系统轴突的一些内在因素促成其不能再生的特性。

中枢神经系统对于损伤的反应

中枢神经系统对于神经损伤的反应可以出现在多个层面，主要包括神经元层面的改变（细胞层面）和皮质层面。我们首先讨论神经元层面对于损伤的细胞间反应，并且考虑损伤诱发的皮质层面的改变。

损伤导致的细胞间反应

损伤导致的细胞间反应包括突触的形成与再生（突触生长）。

去神经超敏化。当神经元失去其他脑区的输入时，去神经超敏化将会出现。这种情况下，神经元的突触后膜对于释放的神经递质出现过度反应。例如帕金森病导致基底核黑质多巴胺生成神经元的丧失。疾病诱发的去神经化导致纹状体神经元突触后靶位对于残存黑质神经元释放的多巴胺过度敏感。这是由于突触后细胞形成更多的受体能够捕捉多巴胺。有趣的是，去神经超敏化只会在至少 90% 的黑质神经纤维丧失时出现。因此，这个现象仅在大量神经元损伤后出现（Stein et al., 1995）。

沉默突触启动。功能恢复的过程中还可以出现先前功能沉默突触的启动。由于神经通路的竞争，脑的很多区域都存在不能正常工作的突触。经验性因素或损伤可能启动它们。某些药物如苯丙胺可能促进沉默突触启动，进而改善功能（Goldstein，1990）。

神经再生（再生性突触生长）。在受损轴突开始出芽时可以引发神经再生或再生性突触生成。图 4-10 左上方展示了再生性突触生长的一个例子

94

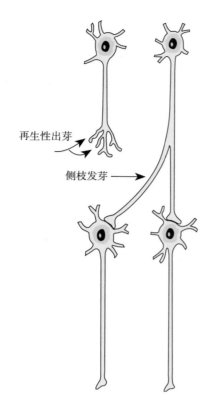

图 4-10　损伤后神经元的再生和反应性突触生长（经许可引自 from Held JM. Recovery of function after brain damage: theoretical implications for therapeutic intervention. In: Carr JH, Shepherd RB, Gordon F, et al., eds. Movement sciences: foundations for physical therapy in rehabilitation. Rockville, MD: Aspen Systems, 1987:155–177. ）

（Craik，1992；Held，1987）。Bjorklund 为一名瑞典的神经科医师，是首批提供证据支持脑损伤后神经生长和再生存在可能性的科学家之一。他和他的同事在大鼠基底核的黑质纹状体通路制造损伤，以模拟帕金森病后此通路的退化。然后他们用特殊的组织学荧光技术在损伤后的不同时间点进行检测。他们发现，在伤后 3～7 天被切割部位的神经元开始生长，最终和基底核尾状核内的目标神经元重新建立连接（Bjorklund，1994）。

　　侧枝发芽（反应性突触生长）。侧枝发芽或反应性突触生长指的是邻近的正常轴突出芽到由损伤轴突预先支配的区域。图 4-10（右）展现了这个过程，图 4-10 中右方显示一个正处于生长中的发芽侧枝，它与一个去神经支配的邻近的突触后神经元建立功能性突触。一般而言，发芽的轴突与原发去神经支配的突触应属同一神经系统。Steward（1989）进行大鼠的研究确定，侧枝发芽存在于与短期记忆相关的内嗅皮质 – 海马环路。

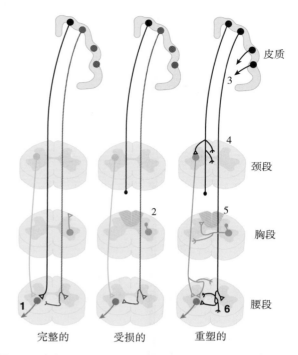

皮质

3

颈段

胸段

腰段

完整的　　　受损的　　　重塑的

图 4-11　脊髓胸段背根损伤诱发的轴突重塑的过程。参考文本中对此图的详细描述 [经许可引自 Kerschensteiner M, Bareyre FM, Buddeberg BS, et al. Remodeling of axonal connections contributes to recovery in an animal model of multiple sclerosis. J Exp Med 2004, 200 (8)：1027 – 1038.]

他发现当一侧的内嗅皮质出现损伤时，另一侧健康的内嗅皮质的神经纤维会出芽到达患侧并支配受损的海马位点。新连接与原始组织的结构类似。Steward（1989）和 Stein 等（1995）也注意到，建立联系和行为的复原（短期记忆的恢复）几乎是同时发生的。

　　如你所见，神经损伤后，多种机制的交互将会促进功能的恢复，图 4-11 列举了一个脊髓胸段背根损伤后轴突重建的过程。完整的系统在左侧远端，其中完整的皮质脊髓束（黑色所示）投射到腰段运动神经元（1）。完整的系统中，除皮质脊髓束以外，只存在羸弱或被抑制的颈段同侧腰端运动神经的连接（暗红色的连接）及其他羸弱或被抑制的皮质脊髓连接（灰色）。当损伤发生时（中间所示）（2），直接下行的皮质脊髓束功能被干扰。右侧图显示广泛的重建促进功能的部分恢复。未用的或是之前被抑制的皮质脊髓束纤维将会激活（黑色所示），并增加其侧枝发芽与更多的目标运动神经元细胞连接（6）。损伤以上，受损的皮质脊髓束（黑色）延伸新的侧枝以联系残存

95

的中间神经元。因此，连接腰段运动神经元，先前被抑制的脊髓固有通路（红色所示）变得更加活跃。最后，脊髓间的重建将辅助皮质重组（3）（Kerschensteiner et al.，2014）。皮质重组会在下一章中详细讨论。

既往研究显示早期恢复可能源于自发性的神经干扰消退，比如神经官能联系不良或水肿的消退，而后期恢复是由于可塑性改变，例如突触调制和皮质重组。近期，文献指出，可塑性改变例如突触易化、修剪和出芽，以及树突分支可以发生在损伤后数毫秒至数小时（Zucker & Regehr，2002）。

神经再生：新神经元的诞生

迄今为止，我们已经讨论了周围及中枢神经损伤后轴突重建的潜在机制。现在我们开始讨论损伤导致的新神经元生成。因为轴突的损伤可以导致细胞本身的死亡，支持神经存活和轴突重建的机制同样重要。另外，由于神经死亡是严重的神经损伤如脑卒中或神经退行性疾病的常见后果，支持神经元的保存或替换机制是至关重要的（Sanes & Jessell，2013）。

新神经元可以生长吗？正如本章一开始所讨论的，从 Ramon Cajal 的时代（20 世纪早期）开始，科学家认为神经元的产生在出生时已经完成，神经生成（创造新细胞）在成年哺乳动物神经系统内不可能发生。这被奉为信条，直至被 20 世纪 60 年代 Joseph Altman 的研究所挑战，该研究发现出生后大鼠的神经元可以在海马及嗅球生长。有趣的是，这一发现被怀疑了近 30 年（Sanes & Jessell，2013）。

近期的研究认可 Altman 发现的非人类哺乳动物新神经元生长的结果，甚至可以在人类身上发生，但可生长神经元的区域仅限于海马及嗅球（Sanes & Jessell，2013）。新神经元的生长延伸轴突及树突，形成新的突触，并整合到现存的功能性神经环路之中。新生神经元是如何发挥功能的目前还不完全清楚。当成年动物新生神经元的生长被抑制时，某些由海马或嗅球介导的行为可能会相应出现恶化。有趣的是，成年哺乳动物的神经生成可以在抑郁或应激下降低，或者在丰富环境或较高的身体活动水平下提高。另外，外伤或缺血性损伤（例如脑卒中）可以刺激新神经元的生成，甚至出现在大脑皮质；但是，尽管存在神经再生，功能的恢复还是非常有限的。很多科学家都关注于损伤诱发的神经再生是否可以因某些神经生长因子而改善。

研究证实干细胞是成年及胚胎阶段神经元的起源。大量的实验活动由此而进行：将发育中的神经元或神经前体细胞例如干细胞移植到实验动物体内，以观察新生神经元是否对扭转损伤或疾病有影响。人体研究的一个有趣的例子是利用已知胚胎间充质多巴胺能神经元进入帕金森病壳核，以代偿黑质丧失的多巴胺能细胞。这些新细胞保证苍白球输出通路的再激活（Sanes & Jessell，2013）。这个研究仍处于实验室阶段，但预示了严重神经损伤后的恢复依旧存在希望。

损伤后及功能恢复过程中皮质地图的改变

越来越多的证据表示，健康成人的皮质代表区在活动、行为和技巧获得的诱导下是不断变化的。皮质重组也发生在外周损伤（例如截肢）或中枢神经系统损伤（例如脑卒中或颅脑外伤）之后。损伤后皮质重组的研究认为，局灶性损伤之后为中枢神经系统神经可塑性的增加打开了窗口。早期损伤诱发的皮质高兴奋性可以易化皮质可塑性（Ward & Cohen，2004）。神经康复的专业人员对于损伤后活动依赖的结构和功能的变化尤为感兴趣。

如果你对于研究功能恢复神经可塑性的工具不太熟悉，可以参考技术工具 4-1，以对于其中的一些工具进行简要回顾。

周围神经损伤后的皮质地图重组

研究者能从"功能恢复过程中皮质地图（皮质投射区）的改变"中什么？当猴的正中神经（支配手桡侧无毛发区）损伤时，由于缺乏（信息）输入，其躯体感觉系统对应的部分将会静止。从关于这些组织的研究中，Merzenich 及其同事（1983a，1983b）发现，大多数被剥夺（输入的）皮质对在损伤后即刻轻微的皮肤刺激没有反应，但经过数日至数周，神经元再次开始出现反应。最终，之前被剥夺输入的皮质在背侧有毛面受刺激时出现反应。

当开始测试手术后的皮质重组时，研究发现邻近皮质区域（皮质投射区）会将自己的感受野扩大到失神经支配的区域。这种表现甚至会在去神经后数周内增加（Merzenich et al.，1983a，1983b）。由于皮质重组的程度有数毫米，研究者

技术工具 4-1 研究神经可塑性的方法

很多技术已经发展并协助研究人员去研究中枢神经系统损伤后功能恢复潜在的神经可塑性及皮质重组，其中包括不同时间空间分辨率的神经影像学技术。PET 具备以分钟计的时间分辨率，fMR 具备以秒计的时间分辨率，MEG 具备以毫秒计的时间分辨率，这些技术允许研究人员识别何地、何时出现激活，并追溯激活延伸到其他脑区的扩散时间（Johansson，2004）。

TMS 是另一种无创的脑功能研究方式。脉冲的磁场可以创造脑中的电流，短时间内兴奋或抑制突触的效率和改善大脑的功能（Hallet，2000）。运动诱发电位（motor evoked potentials，MEPs）可以被记录并用以反映代表区的变化和运动系统的兴奋性（Chen et al.，2002）。例如研究者利用 TMS 激活锥体束神经元并记录截肢近端肌肉 MEP 的振幅，进而确定截肢后皮质重组的程度。

PET 扫描可以显示局部脑血流，并通过特殊脑区的血流量情况反映神经活动的水平，故可以用于检测损伤后激活模型变化。

认为它的出现是由于已经存在的、先前被抑制的连接反应增强所导致的。

但是，如果神经对于手背侧和上方的连接部分被切断，损伤后长达数月对应手的皮质区都不会出现反应（Garraghty et al.，1994；Kaas et al.，1997）。这些研究支持皮质（皮质投射区）的再激活是由于邻近区域微弱输入的反应能力的提高，且如果去神经的区域超过特定距离，该区域的静息情况将会维持不变（Kaas et al.，1997）。

其他相关研究也认为，一些面积过大、不能通过现有连接增强来解释的皮质区域也可以出现（皮质投射区）再激活的现象。例如 Taub（1976）发现背部神经根切断术（去除猴的手臂感觉输入）12 年后，躯体感觉皮质可以通过残存的、主要源于面部的输入发生完整的再激活。由于这些区域包括超过 10mm 的 Broadman 3b 区域，该区域太大而不能仅通过先前弱连接有效性的增强而发生重组。因此，神经系统中的某些地方出现新的连接。

97　　为了确定这些联系的起源，Florence 和 Kaas（1995）研究手或前臂截肢的猴在脊髓、脑干及皮质的重组。他们发现，没有被截肢损伤的神经的主要末端发展到由于截肢而失用的脊髓和脑干区域。他们认为截肢后皮质臂部代表区的延伸是由于传递臂部信息的轴突生长到之前为手部占

据的脊髓和脑干区域。因此，研究者假设截肢后及背根神经受损后，大面积重组的关键在于感觉神经元的丧失和脊髓、楔束核中出现的空隙，这是使得发生再生及皮质重组的原因（Kaas et al.，1997）。

人体中，截肢后也可以发生躯体感觉和运动系统的重组。研究者运用 TMS 绘制皮质激活引发的不同肌肉的运动反应的皮质地图。他们发现，截肢近端的肌肉的诱发电位比对侧身体对应的肌肉的诱发电位高。这些肌肉也能被更低的刺激和更广泛的皮质区域（而不只是对侧皮质）激活（Cohen et al.，1991，1993；Lee & Donkelaar，1995）。研究者发现，刺激上肢截肢患者的脸部及上身可以诱发幻肢的感觉，这表明在上肢截肢后，脸部和上身的躯体感觉代表区占据臂膀及手部的皮质区域（Chen et al.，2002；Ramachandran et al.，1992）。皮质投射区的移位程度与幻肢感的程度相关（Chen et al.，2002）。这项研究显示周围神经损伤或截肢后的皮质地图（皮质投射区）的改变。

中枢神经损伤的代表区重组

除周围神经损伤外，中枢神经受损也可以导致皮质地图的改变，并引发神经激活模式的改变。中枢神经系统的局灶性损伤会导致中枢神经系统内的结构与功能改变，类似于发育关键期的改变

（Ward & Cohen，2004）。研究者运用纵向研究探究皮质重组和功能恢复的关系，以理解完全性损伤和不完全性损伤功能恢复的过程。另外，研究也探索损伤后神经可塑性是如何被多种方式提高的，包括环境调节、行为训练和药物。功能恢复及皮质重组已经被用于动物模型及人类神经疾病的恢复，例如脑卒中及颅脑外伤。

受损大脑半球功能恢复期间的重组。初级运动皮质损伤后的运动功能恢复可能由受损大脑半球的其他皮质区域所介导，通过接管受损区域功能的其他神经通路或区域完成（Chen et al.，2012；Nudo，2006，2007）。Jenkin 和 Merzenich（1987）是该领域早期的科学家，他们提出脑损伤后皮质投射区的重组可能是皮质损伤后功能恢复的基础模式。他们对猴进行研究，将一根手指相关的在脑感觉皮质进行切除。他们发现，原本表现于皮质切除区域的皮肤 - 皮质投射区后来出现于邻近、完整的躯体感觉皮质区域。对发生内囊梗死患者的研究显示，手功能的恢复与支配面部的正常皮质腹侧手区的延展有关（Weiller et al.，1993）。另一项研究中，Pons 等（1988）选择性地切除脑中初级躯体感觉皮质（S I ）中代表手部的区域，该区域可以向次级躯体感觉皮质（S II ）输入信息。他们发现 S II 中代表手部区域的皮质不再对手部的皮肤刺激出现反应，但在数周恢复后，该区域对于足部的轻触变得敏感。这些结果显示周围及中枢神经系统均具备重组的能力。

初级运动皮质的损伤也能引起功能恢复时神经活动的重组。初级运动皮质的损伤可以引发次级运动区域的激活，包括运动前区、辅助运动皮质及扣带回。因此，内囊损伤相关的功能恢复可能由平行的、未受损的运动通路介导。（Alexander & Crutcher，1990；Chen et al.，2002；Fries et al.，1993；Le & van Donkelaar，1995；Strick 1998）。

次级运动区域的激活和脑卒中后的功能恢复有关联吗？纵向研究利用神经影像技术探索重组后的神经激活模式与脑卒中后功能恢复水平的关系，这就逐步开始解答提出的问题。这些研究支持初级运动皮质损伤后，次级运动区域的募集增加。然而，在这些患者中功能恢复良好者，初期发生在次级运动区域过度活跃的（神经活动）随后都被局部（类）正常的活动模式所取代。神经活动模式的正常化与更好的功能恢复相关，然而

次级区域持续的活跃又似乎会阻碍功能的恢复（Ward et al.，2003）。

也有证据表示，邻近皮质区域接管受损区域的功能。例如脑卒中后，手运动的恢复与延展到面部的运动皮质活跃相关，这显示手代表区已经转移到面部代表区（Weiler et al.，1993）。

同侧（未交叉）运动通路对功能恢复的贡献。未交叉的通路对功能恢复有作用吗？例如对于某些难治性癫痫患者，他们的整个大脑半球会被切除，但却没有出现显著的偏瘫现象。这种罕见的现象可能是由于从幼年开始，患侧的大脑半球就出现异常，因此多年的发育使得同侧大脑半球逐步支配患侧半球所应该支配的肢体（Lee & van Donkelaar，1995）。

Weiller 等（1992）运用 PET 扫描检测恢复肢体功能的内囊梗死患者的同侧运动通路。让这些患者用他们的拇指按顺序触碰他们同一只手的其他手指，同时测量他们的脑血流量。该研究显示，对照组受试者和患者未受损侧的手指动作时，对侧运动皮质及前运动区在任务期间都会发生活动。但患侧手指动作时，同侧及对侧的运动区域都出现血流量增高，这表明同侧的通路已经支配这个动作（Weiller et al.，1993）。

但是，损伤对侧的初级运动皮质对于功能恢复的作用尚不清晰。尽管研究者发现瘫痪侧手部运动时，损伤对侧的初级运动皮质会活动，但是使用 TMS 干扰损伤对侧初级运动皮质的功能却不会损害手的运动。还有证据表明损伤对侧初级运动皮质的募集可能妨碍功能恢复，这是由于皮质内抑制的提升（Hummel et al.，2005；Ward & Cohen，2004）。

小脑对于皮质损伤后功能恢复的贡献。新的纵向研究报道小脑对初级运动皮质损伤后运动功能恢复的重要性，受损的皮质脊髓束对侧的小脑半球似乎有更重要的作用（Small et al.，2002）。这些研究认为小脑对功能恢复的作用可能和其在运动学习中的作用有关。尤其是小脑被认为是通过建立自发性运动技能而改善运动表现的。从脑卒中后 2 ～ 3 个月开始，持续到 6 个月时，小脑都参与到运动功能的恢复中，这支持研究者关于"小脑是通过学习对功能恢复起作用"的观点（Kleim et al.，1997，1998）。

脑干通路的激活。脑卒中相关的皮质脊髓束

损伤之后，脑干向脊髓运动神经元的输入可能增强或约束脑卒中后的功能恢复。Zaaimi 等（2012）发现，在成年猴中，皮质脊髓束损伤后的功能恢复与网状脊髓束 ERSP 的改善相关。这些通路起源于脑桥并与脊髓运动神经元产生突触连接，支配前臂及手屈曲，但不包括伸肌。这种不均衡的脑干–屈肌连接也许能够解释为何典型的屈曲模式（即较强的屈肌活动伴随较弱的伸肌活动）普遍存在于脑卒中患者的康复过程中（Zaaimi et al.，2012）。因此，皮质脊髓束损伤后网状脊髓通路的启用能够通过增加对屈曲运动神经元的募集促进功能康复，但又由于缺乏对伸肌神经元的激活而限制正常功能的恢复。

皮质脊髓束的损伤及网状脊髓通路的募集对于手的精细控制及独立运动有何影响？在脊髓中，皮质脊髓轴突丛只是运动神经元池很小的一部分，并控制很小一部分的协同肌肉，允许各个手指的独立控制（个体化及分级控制）。因此，皮质脊髓束系统的损伤将导致手个体化运动的丧失。网状脊髓轴突丛在脊髓内广泛存在，并连接大多运动神经元池。另外，网状脊髓束是双侧组织化的系统，其中一个轴突支配两侧脊髓中的运动神经元。因此，激活网状脊髓束将导致广泛的、双侧的手与臂膀激活，而不是精细的手部控制。在一个正常、完整的系统中，皮质脊髓束将抑制网状脊髓束的功能。这种抑制活动在受损的皮质脊髓系统中将不复存在。网状脊髓束的自由也可以解释为什么脑卒中患者尝试进行患侧的单侧运动时，却出现双侧运动（Ortiz-Rosarioa et al.，2014）。

跨模式可塑性。跨模式可塑性指的是在剥夺皮质正常输入的信息时，通常对此输入信息反应的皮质可能会变为对其他感觉模态的输入信息发生反应（Chen et al.，2002）。跨模式可塑性大多集中于视觉系统的研究。视觉系统向视觉皮质发出投射，而听觉系统向听觉皮质发出投射。Sur 等用蒙眼貂做实验，发现视网膜细胞可能被诱导，进而向内侧膝状体发出投射，但内侧膝状体本身是投射向听觉皮质的。当这个现象发生时，初级听觉皮质的定向神经元及方向选择神经元会对视觉刺激出现反应。其他研究者也做了相似的实验，即诱导视觉神经元向躯体感觉丘脑发出投射，也发现了躯体感觉细胞对视觉刺激做出的反应。这些研究提示初级感觉区域存在很多相似的特质，

这使得一种模态的感觉输入可能能够激活其他模态的感觉区。尽管这些新生连接具备功能，但仍然存在很多异常性，这也反映这些初级感觉区域早已出现特征化（Sur et al.，1990）。在人类之中，盲文阅读者的感觉和运动代表区出现延伸以具有用手指阅读的功能，这再次展示了皮质代表区是基于学习及经验而发生动态调节的（Donoghue，1995；Pascual-Leone et al.，1993）。

神经影像研究也发现，幼年失明的人群在触觉、听觉、记忆和语言相关的神经处理时，可以出现任务依赖的枕叶皮质激活。PET 及 fMRI 研究也发现听觉性空间觉处理及听觉运动在同一区域出现，这一区域在于正常视觉人群中起到视空间及视觉性运动信息的处理作用。这提示这些区域在新的模态接管其皮质区域时，也保存着它们原有的功能及神经编码能力。关于后天失明人群皮质的可塑性变化的程度存在很大的争议。他们失去传入神经的视觉皮质会出现功能性改变。但是，可塑性的程度及听觉任务所能募集的区域受到失明年龄的影响（Collignon et al.，2009）。

行为改变及皮质重组也可以在短期视觉剥夺的正常视觉人群中出现。例如 Pascual-Leone 等（2005）发现，正常视觉人群视觉剥夺 5 天后，枕叶对于声音出现反应；然而 Lewald（2007）发现，90 分钟的视觉剥夺后，听觉定位出现可逆性的准确性增强，相较于失明人群此效果较小，但极为相似。这个改变是如何在如此短的时间内出现的呢？研究发现，即使在正常视觉人群中，视觉皮质本身也部分参与到声音的处理之中（Collignon et al.，2008）。

提升皮质重组可塑性的策略

上述这些研究显示神经系统显著的可塑性，并展现可塑性对于神经损伤后功能恢复的重要性。更令人振奋的是以下这些关于探究提升神经可塑性的策略，及对于促进神经可塑性及驱使中枢神经系统重组以最优化功能恢复的研究。

训练的效果

Merzenich 及其同事的研究关注经验对于正常猴子的躯体皮质地图的影响（Jenkins et al.，1990）。在其中一个实验中，猴子只能够用他们中间 3 个手指抓取东西（图 4-12 的手指 2、3 及 4）。在获得大量的任务经验之后，猴子的这 3 指所对

应的皮质地图出现显著的变化。图4-12展现了这一训练诱发的躯体感觉皮质重组，上面的图显示刺激前的皮质手指区域的大小，而下面的图显示刺激后的皮质手指区域的大小。图的右侧显示手指皮肤感受器的接受野。训练之后，中间3个手指（示指、中指、环指）的感受野变大。后来的研究也发现，一旦新的任务被学会，中枢某些部分的地图改变将持续很长一段时间（Nudo，2006，2007；Nudo et al.，1996）。

训练之后的皮质重组也可见于人类，特别是训练后脑卒中人群出现的皮质重组。通过TMS，Leipert及其同事发现，13个脑卒中患者在患侧肢体高强度训练后的第12天出现手部皮质投射区的功能提升。他们发现，受损半球运动输出区域大小增加的程度与手运动功能的改善存在相关性。功能的改善在训练完成6个月后仍然持续存在。另外，两侧半球皮质手功能投射区的大小趋于相似，提示半球间兴奋性回归于平衡（Leipert et al.，2000）。

所有训练都能诱发皮质重组吗？答案似乎并

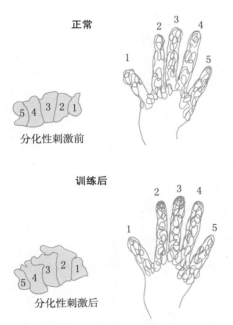

图4-12 猴子被训练去用中间三指进行食物抓取（手指2、3和4）。上部图显示训练前五指的皮质地图（左）及手指表皮受体的感受野的大小（右）。下部的左图显示猴子在反复训练后，中间三指的皮质地图扩大；右侧则显示训练后中间三指的感受野的扩大。（经许可引自 Jenkins WM, Merzenich MM, Och MT, et al. Functional reorganization of primary somatosensory cortex inadult owl monkeys after behaviorally controlled tactile stimulation.J Neurophysiol 1990, 63：82-104.）

非如此。研究开始去区分能实现最大化神经可塑性的最佳训练时机及强度。动物模型中，技巧学习与皮质重组存在关联；然而力量训练与皮质重组却不存在关联（Maldonado et al.，2008；Remple et al.，2001）。运动独立于技巧学习，影响血管形成，但不改变小鼠皮质的运动代表区（Kleim & Jones，2008；Kleim et al.，2012）。神经损伤之后早期和高强度的强制运动可以导致受损神经组织严重的神经退行性变化（Kozlowski et al.，1996；Schallert et al.，2000）。然而，训练联合其他干预如药物治疗或神经移植技术，能够获得比单独训练更好的功能结局（Dobrossy & Dunnett，2001）。皮质刺激也被用于促进运动功能恢复，更多的信息请阅读知识拓展4-2。特定的康复训练与人类神经可塑性改变之间的关联的细节将在之后的章节中具体讨论。

这些研究告诉我们什么呢？它们显示存在很多通路支配感觉或运动皮质的（任意）区域，而其中只有一条主要通路负责相应的功能性活动。然而，在这条通路损伤后，相对次要的通路存在即刻的功能连接。这一现象表明人类的皮质地图具有很强的动态性。神经元的突触连接存在使用依赖的竞争性，因此一旦某一区域出现去激活，另一邻近区域可以接管其原本的任务并实现功能性使用。

这些研究也反映我们皮质的感觉及运动地图是根据周围输入刺激的量而不断变化的。个体在不同的环境成长，进行区别很大的运动技能实践，所以每个人的脑地图都是根据经验产生的、独特且不断变化的。

基于广泛的相关研究的文献综述，Kleim及Jones（2008）总结了可能影响神经康复实践的十大原则。这些原则在表4-1中做出了总结。

● 原则1，"使用或失去"，即神经通路长时间不积极参与相应的任务，将表现出现退化。

● 原则2，"使用并改善"，即训练可以保护神经元及神经网络，否则损伤将使它们丧失功能。

● 原则3，"特征化"，即获取新技能或重复获取失去的技能与运动皮质的改变存在关系，而重复一个已经掌握的运动不与运动皮质相关。研究认为，特定形式的神经可塑性依赖特定种类的经验。神经可塑性将在促进技能获取的实践中得到提升，而不在简单重复已经学习的或不相干的运动中得到改变。

正常

分化性刺激前

训练后

分化性刺激后

知识拓展 4-2

皮质刺激对于运动功能恢复的效果

皮质刺激已经被用于易化运动功能恢复。研究者发现经颅磁刺激可以提升运动训练对于健康人皮质可塑性的效果（Antal et al., 2004; Butefisch et al., 2004; Nitscheet al., 2003）。皮质刺激可以提高脑卒中后的功能吗？刺激健侧半球可以降低皮质活动，以减少健侧半球对于患侧半球的异常抑制（Kobayshi et al., 2004）。Hummel 及其同事（2005）检查皮质刺激对于慢性脑卒中患者手功能的效果。他们用 Jebsen-Taylor 手功能测试（Jebsen-Taylor hand-function test, JTT）评估了患者在患侧半球皮质刺激前后的偏侧手功能表现。JTT 的表现在刺激期间提升 12%，且此提升效果在刺激结束后保持 25 分钟。

虽然在技能训练同时或之前应用经颅磁刺激可以提升运动学习，训练之后给予皮质刺激却降低训练依赖的皮质兴奋性提升（Rosenkranz et al., 2000）。同步的训练及刺激改善表现被认为是由于行为信号所驱使的训练相关可塑性被外在刺激所强化。另外，当刺激在训练之后应用时，刺激将干扰记忆巩固的过程及行为信号驱使的可塑性变化，因此这不利于促进运动表现（Kleim & Jones, 2008）。

表 4-1 诱发经验依赖的可塑性的原则

原则	描述
使用或失去	无法驱使大脑的特定功能将导致功能退化
使用并改善	能够驱使大脑特定功能的训练将促进功能提升
特征化	训练经验的特征及可塑性的特征
重复性	诱发可塑性需要足够的重复
强度	诱发可塑性需要足够的训练强度
时机	不同形式的可塑性在训练的不同时机出现
独特性	训练的经验必须基于特定的训练才能诱发可塑性
年龄	训练诱发的可塑性在年轻大脑更容易出现
转移性	一种训练经验所诱发的可塑性可提高相似行为的获取能力
交互性	一种训练经验所诱发的可塑性可与其他行为的获取出现交互作用

源自：Kleim JA, Jones TA. Principles of experience-dependent neural plasticity: implications for rehabilitation after brain damage. J Speech Lang Hear Res, 2008, 51: S225-S239.

● 原则 4，"重复性"，反映重复对神经重组的重要性。重复一个新学习的（或再学习的）行为可以诱发持续的神经改变，这也强调重复作为神经康复的重要原则之一。Kleim 和 Jones（2008）提到重复一个技巧性运动以获得足够的脑重组水平，才能让患者继续在训练之外持续使用患侧肢体，维持功能及获得进一步的功能收益。

● 原则 5，"强度"，即训练必须具备足够的强度，以刺激经验依赖的神经可塑性。这也要求训练必须不断改进以符合患者动态变化的技能水平，因此维持一定水平的训练强度将保证恢复及康复过程中持续的神经适应性改变。但是训练强度也依赖干预的时机。一个关于时机与强度关系的研究可以在知识拓展 4-3 中找到。

● 原则 6，"时机"，反映学习及恢复潜在的神经可塑性是一个过程，过程中后期出现的成分常

知识拓展 4-3

训练时间和强度之间的相互作用

VECTORS 研究中说明了训练时间和强度之间的相互作用。脑卒中康复极早期强制性诱导运动（Very Early Constraint-Induced Movement during Stroke Rehabilitation, VECTORS）研究比较了急性（脑卒中后 14 天内）脑卒中患者在 3 种不同类型的训练后的手臂功能的恢复情况：强制性诱导运动疗法（constraint-induced movement therapy, CIMT）（每天专项任务训练 2 小时，限制非瘫痪侧手 6 小时）、常规训练（常规作业治疗 2 小时）和高强度 CIMT（塑形训练技术 3 小时，90% 的清醒时间限制非瘫痪侧手）（Dromerick et al., 2009）。使用手臂动作调查测试（action research arm test, ARAT）评估上肢功能，发现在随机分组 90 天后，接受 CIMT 和常规治疗的患者上肢功能恢复情况最好且两组之间没有差异。最令人惊讶的是，接受高强度 CIMT 训练的组在 90 天时的上肢功能最差。因此，VECTORS 研究不支持急性期强度更高的治疗会导致更好的结果的假设。相反，较高强度的 CIMT 会带来较少的运动恢复，至少在脑卒中急性恢复期是如此（Dromerick et al., 2009）。本研究提醒我们，高强度的训练计划在患者康复过程的不同时期带来的益处是不同的，在早期康复中，高强度训练的好处可能很少。

常依赖这个过程早期出现的成分。例如在运动技能训练中，基因表达先于突触的形成，而后者先于运动地图的重组（Kleim & Jones，2008）。研究也支持恢复过程中时机的重要性。研究发现，特定种类的干预依赖它们开始的时机。例如 Biernaskie 等（2004）发现一个 5 周的康复训练项目在脑梗死后 30 天内开始，在改善功能结局及促进皮质树突生长上远不如在脑梗死后 5 天内开始更有效。

● 原则 7，"独特性"，即为了实现最大化的活动相关的神经可塑性，训练必须是功能相关的，并对于个体是重要的。为了使训练具体化，训练必须是个体希望去做的活动（Hadders-Algra & Gramsberg，2007；Kleim & Jones，2008）。单纯重复一个功能不相关的活动是不能诱发脑损伤后的神经可塑及重组的。相反地，与可塑性相关的活动必须是特定的，即对于受训者来说是有意义的。因此患者做任务的意向及动机能够提升任务特定化训练相关的神经适应性。

● 原则 8，"年龄"，即经验依赖的突触极化、突触生长、皮质地图重组都会随着年龄增长而下降，并且年龄会影响活动依赖的神经可塑性（Kleim & Jones，2008）。然而，研究者也发现，老化的大脑也存在经验依赖的皮质重组，尽管老化大脑的变化相较于年轻大脑不太显著且较慢（Kleim & Jones，2008）。

● 原则 9，"转移性"，即一个神经环路的可塑性变化可以同时或继发促进其他环路的可塑性改变。因此，一种训练的经验可以提高相似行为的获取（Kleim & Jones，2008）。

● 原则 10，"交互性"，即某个神经环路的可塑性变化可能阻碍同一或其他环路中新的或已有的可塑性变化，并干扰学习。正如我们所见，训练同时或之前的经皮质刺激可以改善可塑性，而训练之后给予的刺激可以妨碍可塑性（交互性）（Butefisch et al.，2004；Floel & Cohen，2006；Rosenkranz et al.，2000）。

总而言之，大量研究支持神经可塑性是完整大脑运动学习及受损大脑运动再学习的基础，活动依赖可塑性的研究中产生的原则可以提示及指导那些为了促进神经适应性及提高运动控制受损患者功能恢复的干预的临床应用。

获得性脑损伤神经可塑性及功能恢复研究的临床应用

关于损伤后促进功能恢复（包括细胞间反应及皮质重组）的神经机制有哪些临床应用意义呢？首先，这帮我们理解了损伤后出现一些神经改变，例如让我们谈一谈我们的患者 Genise，一位 53 岁左侧半球内囊缺血性脑卒中的女性。首先，让我们思考，研究中哪些神经损伤后细胞间的反应很可能在 Genise 脑卒中后的大脑中出现。其中一个即刻且一过性的变化就是神经官能联系不良，即由于脑卒中导致来自受损脑区的输入丧失，从而出现的一过性正常脑区功能丧失。神经官能联系不良消散的程度对 Genise 早期功能恢复的作用还不太清楚。

另外，先前静息的神经元（及通路）的激活也将出现，并促进功能的恢复。受损区域邻近的正常神经元将出现再生性及反应性突触生长。因此，先前为受损神经元支配的区域开始被侧支所支配。神经再生（新神经元的诞生）也可能在运动皮质出现，尽管目前尚不清楚新的神经元对于功能恢复有何促进作用。

除了细胞内的反应外，Genise 的脑卒中也可能导致皮质地图的一过性变化，及受损大脑和未受损大脑半球神经激活模式的改变。在受损的大脑半球中，初级运动皮质的受损可以导致次级运动区域及未受损的平行运动通路的激活（包括运动前区、辅助运动区及扣带回）。另外，同侧（未交叉）的下行运动通路在控制运动时可能更加活跃。但是，为了达到功能恢复的最优化，早期发生在次级运动区域的过度活跃模式必须被更加局限及正常的模式所代替。受损对侧大脑半球的神经活动可能会提升，但是这个活动可能对功能恢复不利。另外，由脑干下行到脊髓的通路（如网状脊髓通路）可能会加强。这个下行的脑干通路可能促进运动功能的恢复，但主要反映在协同的粗大运动模式中。

最后，研究告诉我们，经验明显地影响与功能恢复相关的神经机制。早期，高强度集中的训练，特别是注重技能获得的训练对于塑造她的皮质地图有强大的作用。如果脑卒中后的训练延迟，Genise 的大脑可能出现组织性变化，反映为功能失用，这对功能恢复非常不利。但是，如果她积极参加到获得技能的相关训练中去，功能恢复潜在的皮质重组将会出现，并在训练结束后的很长一段时间内持续存在。

神经可塑性和神经退行性疾病

对于神经退行性疾病来说，神经可塑性意味着什么？对于慢性、进行性的神经疾病而言，如帕金森病或多发性硬化，神经系统的改变只能导致功能退化吗？或是也存在一些维持及促进功能的神经系统改变？重要的是，如果能成功实现功能的可塑性，那么何种康复训练可以促进这种变化？本章先前的部分已经讨论过获得性脑损伤相关的神经可塑性变化，本部分将以帕金森病为例，探讨可以在神经退行性疾病中影响功能及疾病进展的神经机制。多发性硬化的神经可塑性也将在知识拓展 4-4 中讨论。如前所述，观察到的行为学改变及基础神经系统结构与功能的变化存在十分复杂的关系。因此，正如获得性脑损伤案例中所提到的，退行性神经疾病的功能改善及神经可塑性机制也并非简单的一对一关系。

神经可塑性与帕金森病

帕金森病是一种缓慢发展的疾病，伴随着多种运动症状，如迟缓、运动小幅度、肌张力增高（僵直）、震颤及步态平衡障碍。帕金森病的病理学表现非常广泛，伴随着早于运动系统症状出现数年的退化过程。病理学改变主要出现在脑干、皮质下及皮质结构，但帕金森病的一个特征性病理学改变就是黑质致密部产生多巴胺的神经元的退行性变，进而导致神经递质多巴胺的不足。因此，保证多巴胺的生成、可用性及摄取是药物干预及康复训练的主要目标。本节将仅关注身体活动和运动作为调节多巴胺可用性和功能提高的方法（Kelly，personal communication，2015）。

身体活动及运动可以影响行为障碍和潜在的神经退行性病变过程吗？答案似乎是肯定的。帕金森病的动物模型通过研究身体活动及运动对于行为及神经生理学（多巴胺生成、代谢和摄取）两个层面的改变解释了这个问题。将帕金森病动物模型的患侧肢体用石膏束缚 7 天后，相比没有被束缚的动物，出现了行为障碍的加重及多巴胺进一步的丧失。这一效果独立于多巴胺丧失的程度，在轻度及重度多巴胺能损伤的动物中都可以出现（Tillerson et al.，2001）。相反地，强制患侧肢体运动的动物可以出现肢体功能及多巴胺的保存。实验性损伤后立即进行强制运动可以将行为及生理学收益最大化，实验性损伤后 3 天进行强制运动的动物可以得到部分行为及生理学收益，而实验性损伤 7 天后进行强制运动的动物没有任何行为及生理学收益（Tillerson et al.，2001）。这提示尽早开始强制运动可以使收益最大化。

帕金森病动物模型的研究也显示高强度的有

知识拓展 4-4

神经可塑性和多发性硬化

多发性硬化是一种使人衰弱的神经免疫系统疾病，通常始于青年早期，影响全球范围内250万人（Kingwell，2012）。轴突损伤是多发性硬化的原发性病理学特征，通常在新近发生的炎性脱髓鞘病变中最为严重，但也可以在疾病进行性发展期以缓慢的速度出现，进而导致功能的永久性丧失。多发性硬化的明确病因尚不清楚，但患者的临床异质性极高。复发－缓解型多发性硬化是此疾病最常见的类型，其特征是周期性地临床症状恶化及改善，通常之后转为继发性进行性多发性硬化（secondary progressive MS，SPMS），出现持续的功能恶化。疾病的每个阶段都包括多种疾病机制，因此多发性硬化反映一种多个层面的疾病进程。

通过炎症的缓解和再髓鞘化，以及适应性的神经重组，多发性硬化患者可以获得一定的功能恢复及损伤修复。再髓鞘化是急性炎性脱髓鞘后轴突功能重建的重要机制。再髓鞘化在成人神经系统中少突胶质细胞祖细胞对于损伤做出反应时出现，通过分配及迁徙，最终分化为少突胶质细胞，并为脱髓鞘的细胞提供新的髓鞘。神经重组有赖于分子及细胞机制，进而产生系统层面的功能性连接。针对多发性硬化，旨在促进适应性神经可塑性及提高功能恢复的治疗性干预已被提出，主要包括药物治疗及活动依赖的策略。

多发性硬化的药物治疗旨在：①通过限制免疫细胞的行为降低新损伤的发生率和强度；②提升再髓鞘化以减缓和预防轴突的丧失；③提升皮质间连接的适应性功能性重组。

多发性硬化所引发的功能性神经重组（适应性的神经可塑性）可以是疾病过程本身的代偿性变化，也可以是由外在活动和训练诱发的改变。多发性硬化最常见的神经重组适应不良是习得性失用，与先前描述的脑卒中的变化十分相似。

多次急性脱髓鞘变化后的神经重组可以在感觉、运动和认知系统中出现。例如急性脱髓鞘性视神经炎后数周可以出现视觉功能的恢复，尽管已经出现永久性的轴突丧失。视神经炎患者的fMRI发现，疾病发生后，他们受损眼球对应的视觉皮质对于视觉刺激的反应降低。但是，疾病后2～6周时，受损侧的视觉皮质的活动逐渐上升，尽管仍低于未受损的侧视觉皮质。视觉皮质活动的恢复与适应性功能重组相关，并在视觉通路的多个层面出现，包括视神经的再髓鞘化以部分恢复视觉功能、外侧膝状体的功能重组以代偿受损的视觉神经对于初级视觉皮质的输入、初级和次级视觉皮质中的适应性变化，以及外纹视觉区域的皮质重组。

在运动系统，感觉运动区激活模式的改变在多发性硬化的不同阶段都一致地被报道。多发性硬化患者出现比健康对照更为广泛的感觉运动网络募集。随着疾病的发展，功能性重组的模式出现更高的双侧化激活，以及高级感觉运动控制区域的激活，这些区域通常只在新奇或复杂任务时被激活。复发期出现后，感觉运动区的双侧化激活再次出现向对侧（受损）半球的偏侧化。事实上，持续的同侧（未受损侧）感觉运动皮质募集与不良的临床恢复相关（Tomassini et al.，2012a）。

最后，相较于健康人，多发性硬化患者的认知过程，比如记忆、信息处理的效率、注意力及执行能力也与他们出现的在各个认知任务对应皮质区域更广泛且双侧化的激活模式相关。认知募集的程度随着认知负荷的提高而提高，并在多发性硬化病程进展后更为显著（Tomassini et al.，2012a）。

活动依赖的皮质可塑性也促进多发性硬化患者的功能恢复。研究显示，多发性硬化患者的功能损伤程度可以通过训练降低，这种情况甚至出现在那些已经出现显著的大脑损伤和失能的患者之中。Tomassini及其同事（2012b）报道了当进行一个视觉运动追踪任务时，相较于对照组健康的受试者，多发性硬化患者出现同侧感觉运动区域的活动，从而限制大脑病理学改变对于行为学表现的影响。对多发性硬化患者进行短期的视觉运动任务可以改善其表现，训练也与同侧感觉运动区域的功能性重组存在关联（Tomassini et al.，2012a）。

与此研究相悖的是，Morgen等（2004）发现，不同于健康受试者，多发性硬化患者并未在训练后出现对侧初级运动区和顶叶皮质运动激活的减弱。作者认为，健康受试者出现的皮质活动降低反映了一种训练依赖的神经可塑性，及从努力的表现向更为自动化的表现的转移，或是一种感知觉学习（监视性行为的降低以维持合适的输出）。相比而言，多发性硬化患者没有出现训练以来的皮质活动降低，反映出他们丧失了通过练习而募集运动网络的能力（Morgen et al.，2004）。

氧运动可以改善行为及多巴胺的可用性。实验性损伤之前和之间启动的运动具有保护性，能够延缓纹状体多巴胺的丧失，然而实验损伤后开始的运动可以促进代偿性改变以改善多巴胺的可用性，尽管此时多巴胺产生细胞已经丧失。例如实验性损伤 5 天内开始进行高强度运动的动物相较于没有进行运动的动物，出现运动速度及平衡测试表现的改善。虽然两组动物的纹状体多巴胺的丧失程度是相似的，但进行运动的动物出现多巴胺可用性的提升，包括释放提升、摄取减少及降解率降低（Petzinger et al.，2007）。

为什么有氧运动，譬如跑步机训练能够影响多巴胺的可用性？从动物模型中得到的发现支持运动可能通过诱导轻度的细胞应激，进一步启动神经营养因子并提升细胞内对于压力的干预，从而保护多巴胺能细胞（Zigmond et al.，2009）。因此，运动，特别是高强度的运动，对帕金森病患者有保护作用。与此观点一致，流行病学研究也发现有中等到大强度身体活动的人们出现帕金森病的风险较低（Chen et al.，2005；Thacker et al.，2008）。确实，运动对于帕金森病的保护作用十分重要（Petzinger et al.，2013；Zigmond & Smeyne，2004），进行中的临床试验也在探究高强度运动对于缓和帕金森病运动症状的可行性（Moore et al.，2013）。

帕金森病神经可塑性及功能恢复研究的临床应用

这些帕金森病的研究有何临床应用意义？帕金森病患者，譬如 Mike，存在何种能够介导行为学恢复的神经过程？由于帕金森病缓慢发展的特性，很可能神经退行性变在 Mike 出现运动症状前数年就已经出现了。而 Mike 的高强度运动史，例如骑单车和登山，可能在运动症状出现之前，产生了一些神经保护作用，引起多巴胺产生细胞的保存及延迟震颤、僵硬、运动迟缓症状的出现。在他确诊以后，在疾病早期持续进行有氧活动，包括骑车、步行，越野滑雪，可能通过提高残存多巴胺产生细胞的释放，增加多巴胺受体的数量，多巴胺代谢的改变即延长突触内多巴胺的保存，以促进多巴胺的可用性。

除了有氧活动外，Mike 早期参与到康复训练，例如物理治疗，可能预防继发性的骨骼肌肉问题，如功能失调，力量、关节活动度的丧失。维持一致和常规的运动参与具有很高的挑战性，

这是由于帕金森病患者缺少运动的动机和在运动中维持安全的能力。Mike 决定参与到运动之中，因为他有一个非常支持他的家庭，他积极的生活方式也让他在疾病出现后 15 年仍保持活动。他在疾病早期被转介进行康复治疗，使他进一步接受个性化的康复项目。康复治疗和积极进行身体活动的生活方式通过维持功能、降低帕金森病的继发性并发症，让 Mike 持续受益。

如你所见，中枢神经系统对于神经病理学改变可以做出适应，尽管适应可以快速地出现（在脑卒中）也可以缓慢地出现（在神经退行性病变），神经系统的很多层面可以出现神经可塑性。另外，经验可以引发可塑性变化，这可以是适应不良的可塑性变化如失用，也可以是活动和训练诱发适应性变化。最终，我们看到 Kleim 和 Jones 提出的诱发活动依赖的可塑性变化的原则，并且本章也总结了这些原则在获得性脑损伤患者 Genise 和神经退行性病变患者 Mike 中的应用。

总结

1. 大脑是可塑的，它具有很强的变化能力，这不仅仅出现在发育中的大脑中，也出现在成年、成熟的大脑中。

2. 对于人类而言，环境改变行为的最重要的方法是学习。

3. 中枢神经系统的结构改变是基因及经验因子交互作用的结果。

4. 经验的一个重要因素是积极竞争，这可以用谚语"吱吱作响的轮子先上油"来总结，即争取获得新的突触。这个概念适用于简单环路及复杂的神经通路。

5. 研究认为短期和长期记忆并非完全分开的，而是同一突触的阶段性记忆功能的表现。

6. 短期改变反映突触效率的相对性改变；结构性改变则是长期记忆的特点。

7. 科学家相信，储存程序及陈述性学习的神经环路是不同的，程序记忆涉及新皮质、纹状体、杏仁体、小脑，在最简单的反射及陈述性记忆中涉及颞叶中部、海马及新皮质的某些区域。

8. 活动依赖的神经可塑性的研究可以提示和指导康复实践，以促进运动控制障碍人群的神经适应性及功能性恢复。

第五章

运动控制受限：神经损伤概述

学习目标

通过学习本章，读者应该能够掌握以下内容。

1. 通过定义下列术语来区分中枢神经系统（central nervous system，CNS）损伤的病理类型：体征与症状、阳性与阴性症状、原发性和继发性影响。

2. 定义并描述与运动皮质损伤相关的病理生理学，包括运动无力（瘫痪）、肌张力异常（痉挛）和协调性问题，包括分离运动及异常协同运动的表现。讨论评估和治疗这些功能障碍的方法。

3. 比较并对比小脑和基底神经节损伤患者。讨论确定、评估和处理与这些皮质下结构有关的障碍，包括肌张力异常、震颤和影响肌肉活动中收缩时间及缩放的协调问题。

4. 讨论继发性肌肉骨骼损伤与原发性神经肌肉损伤之间的关系，并描述肌肉骨骼损伤伴有神经病理变化患者的治疗。

5. 讨论与视觉、躯体感觉和前庭系统障碍相关的主要障碍，描述障碍评估和治疗中的临床策略。

6. 讨论注意力和空间与非空间缺损之间的关系，并简要描述知觉/认知障碍评估和治疗的临床策略。

引言：运动控制的病理生理学体征与症状

临床上治疗存在运动控制障碍的患者需要相关的知识和技术。治疗运动障碍患者需要理解与运动控制的生理学和病理生理学相关的知识。这些知识能帮助治疗师产生"患者所患神经病变中可能表现出的损伤模式"的初始假设。此外，了解损伤造成的运动限制能帮助临床医务人员发现功能受限，形成相关的初始假设。

形成有关可能存在的损伤和功能受限的假设，有助于选择合适的测试和检查以检验该患者的初始假设。通过检查过程，临床医务人员确定患者的损伤和功能受限，这些有助于选择适合该患者的干预措施。由于运动受多重过程相互影响，包括感觉/知觉、认知、活动或相关的运动系统，因此任何系统病变都会导致潜在的功能性运动受限。关于运动控制的病理生理学的全面讨论不在本章讨论范围。在本章的前半部分，我们重点关注动作（运动）、感觉/知觉和认知系统损伤病理生理学的相关概述。我们首先讨论神经系统病变患者的分类问题，然后本章的后半部分回顾对这些系统的障碍进行临床检查和治疗的常用方法。本书附带的每个案例中的障碍部分旨在提供本章中讨论的障碍类型，以及用于检查这些障碍的临床测试类型的概念。

中枢神经系统病变的损伤分类

体征与症状

大脑的病理变化产生一种特定的行为体征和症状模式，这种模式与所破坏的特定的神经元群相关。神经系统功能障碍的体征可在客观病理体格检查中重新诱发出来（例如前庭疾病患者可诱发出眼球震颤）。与此相反，患者主观陈述中的相关病理症状却未必作为客观资料呈现在报告中。眩晕是一种与前庭病变有关的常见症状。

阳性与阴性体征与症状

Hughlings Jackson 将皮质和皮质下结构损伤产生的运动失控称为上运动神经元损伤，其原因有 2 个：①异常行为的释放，称为"阳性症状"；②正常行为的缺失，称为"阴性症状"（Foerster，1977）。阳性症状包括异常反射的出现，如足底伴肌反射（或 Babinski）或牵张反射亢进导致痉挛。软瘫作为阴性症状的例子，主要是由于下运动神经元的控制减弱造成的。在康复环境中，试图了解神经病变患者的功能缺失常强调阳性症状，如肌张力增高，而忽略阴性症状，如肌力减弱（Gordon，1987；Katz & Rymer，1989）。

原发性和继发性影响

CNS 损伤导致各种各样的原发性损伤从而影响运动（神经肌肉）、感觉 / 知觉、和（或）认知 / 行为系统。除了原发性损伤如瘫痪或痉挛外，继发性影响也可能导致有神经功能障碍患者的运动控制问题。继发性损伤并不直接来源于中枢神经损伤，而是作为原发性问题发展造成的结果（Schenkman，1990）。如图 5-1 所示，上运动神经元（运动皮质）损伤导致的以软瘫和痉挛为原发性损伤，这些原发性损伤限制患者的运动能力，并出现由于不动而导致继发的肌肉骨骼损伤，如肌肉结构和功能的改变、肌肉挛缩和关节活动范围减小，这些情况均会进一步限制患者的活动能力。

对中枢神经系统相关障碍分类方法的概况了解后，我们现在可以将注意力转向本章的核心，概述神经系统病变患者运动控制缺陷的病理生理学基础。

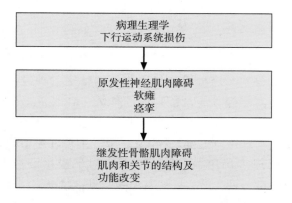

图 5-1　**中枢神经系统的病理生理学改变引起原发性和继发性损伤。例如中枢神经系统损伤造成的原发性神经肌肉障碍，如软瘫和痉挛。这些障碍可能会限制活动，并导致骨骼肌肉系统的继发性障碍，如肌肉和关节的结构与功能改变，这些情况均会进一步限制患者的活动能力**

运动系统损伤

运动系统包括神经系统的区域，如运动皮质、小脑和基底神经节，这些区域的正常运作对运动控制至关重要。

运动皮质损伤

运动皮质和下行的皮质脊髓束（下行运动系统）的病理生理学改变导致广泛的神经肌肉损伤，限制神经功能障碍患者的功能性运动。我们的几个病例研究，例如急性脑卒中患者 Genise、慢性脑卒中患者 Jean、脑瘫儿童 Thomas 和 Malachi 都表现出一系列神经病变后下行运动系统受影响的损伤。

运动无力（瘫痪）

肌力的定义是肌肉为了维持姿势和运动产生足够张力的能力（Smidt & Rogers, 1982）。肌力是肌肉本身的特性和该肌肉受神经激活作用的结果。产生力量反映的神经因素包括：①运动单元募集数量；②被募集运动单元的类型；③神经放电的频率（Amundsen, 1990；Buchner and DeLateur, 1991；Duncan & Badke, 1987；Rogers, 1991）。

无力的定义是不能产生正常水平的力量；这是运动皮质和下行运动神经元损伤患者主要的运动功能障碍。根据损伤范围，大脑皮质损伤患者肌肉无力的严重程度会有所不同，从完全或严重的肌肉活动性缺失称为"瘫痪"或"麻痹"，到中度或部分肌肉活动性缺失称为"轻瘫"。瘫痪或轻瘫（中枢神经系统病变的一种阴性体征）是指随意运动单元募集的减少和反射不能，或难以募集骨骼运动单元产生力矩或运动；这也是上运动神经元综合征的一部分（Gracies, 2005a，2005b）。轻瘫和麻痹通常由该运动神经元的分布决定：偏瘫（或轻偏瘫）是躯体的一侧受累导致无力的结果，截瘫是双侧下肢受影响，四肢瘫是四肢都受影响。许多研究证明，大脑皮质受损和轻偏瘫患者中存在运动单元募集和放电行为的问题（Frascarelli et al., 1998；Yan et al., 1998a, 1998b）。降低的下行信号会导致高阈值运动单元募集的失败，此外在尝试增加随意运动力量时，调整或增加运动单元放电速率的能力也会降低（Gracies, 2005a，2005b）。

研究也提高我们对中枢神经损伤患者肌力减弱的强度和分布的理解。Andrews 和 Bohannon

（2000）对 48 例急性脑卒中患者的肌力减弱分布进行定量分析。身体两侧的肌力减弱提示双侧大脑受损。有趣的是，与预期相反的是，远端肌肉较近端肌肉受损轻，而双侧伸肌活动受到的影响远小于双侧屈肌活动。其他研究也显示大脑皮质同侧病变的双侧效应（Hermsdorfer et al.，1999；Marque et al.，1997；Winstein & Pohl，1995）。

Wiley 和 Damiano（1998）将 16 位同龄儿童与 30 位脑瘫儿童（15 位为痉挛性双瘫，另 15 位为痉挛性偏瘫）进行下肢的肌力分布对比。使用手提式测力计对双侧下肢的主要肌群进行等长肌力定量测试。研究结果总结在图 5-2 中，该研究对 3 组儿童的体重进行标准化后对比肌力值，横向 X 轴表示各种肌肉。主要研究结果包括：①脑瘫儿童所有的肌力测试都比同龄对照组弱；②痉挛性偏瘫儿童受累和不受累肢体的肌力均显著减弱；③与近端肌肉相比，远端肌肉的肌力减弱较多；④髋屈肌群和踝跖屈肌群比拮抗肌强。为解释这些儿童肌力减弱的机制，作者在肌力测试时根据他们的主观需要收集表面肌电图（EMG）数据，这些数据在图 5-3A 和 B 中。显示的是一位 8 岁正常发育的儿童（图 5-3A）和一位脑瘫儿童在肌力测试时主动肌和拮抗肌的表面肌电图记录。当在要求腘绳肌做最大收缩时，正常发育儿童的左腘绳肌局部爆发出强烈的收缩活动而拮抗肌股四头肌没有活动。同样，股四头肌（图 5-3B）做最大收缩并没引起相关拮抗肌腘绳肌的活动。相反，当脑瘫儿童被要求主动收缩股四头肌（图 5-3D）时，出现拮抗肌腘绳肌的伴随活动。有趣的是，当脑瘫儿童尝试最大收缩时，腘绳肌的活动很少（图 5-3C）。因此，这个研究表明脑瘫儿童的肌力减弱有神经生理学和生物力学两个方面的机制的影响。

因此，瘫痪和无力似乎是下行运动系统病理的主要阴性体征。在 Genise 的研究案例中，可以看到 1 例急性脑卒中后严重瘫痪的例子。此外，长期的瘫痪/无力（即原发性神经肌肉障碍）导致继发性肌肉无力，这是定义为肌肉本身的外周变化。本章后面的章节详细讨论了这种无力相关的情况。

异常肌张力：痉挛状态

肌张力大小根据被动牵拉时肌肉产生的阻力大小来确定，正常肌肉处于静息状态时存在一定的张力。肌张力频谱的顶端是张力过高，表现为肌痉挛或肌强直（CNS 病理的阳性信号）（图 5-4）。频谱的另一端则是肌张力过低引起的障碍。目前已经明确异常肌张力是由于中枢神经系统病理损伤所致。然而，肌张力异常对功能缺陷的确切影响尚不清楚。

痉挛被定义为"牵张反射兴奋性增高引起的、速度依赖性牵张反射（肌张力）增加和腱反射亢进为特征的运动障碍，这是上运动神经元综合征的症状之一"（Lance，1980，p.485）。在本章中，我们使用术语下行运动传导系统损伤代替上运动神经元损伤。下行运动传导系统的损伤反映锥体束或其邻近下行的运动传导通路如皮质脊髓束的病变。这些传导束的损伤引起 α 运动神经元兴奋性升高，从而导致肌张力增高（增加紧张性牵张反射的活动）和腱反射亢进（位相性牵张反射）（Mayer，1997）。

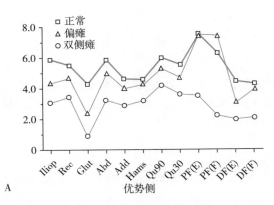
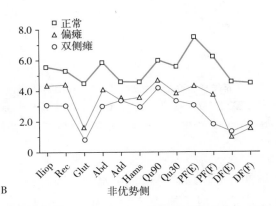

图 5-2 痉挛性偏瘫和双侧瘫儿童与同龄儿童（"正常"）的下肢肌力比较（体重标准化）。优势侧肌非优势侧力显示在图 A，非优势侧显示在图 B（经许可改编自 Wiley ME, Damiano DL. Lower-extremity strength profiles in spastic cerebral palsy. Dev Med Child Neurol 1998, 40:104.）

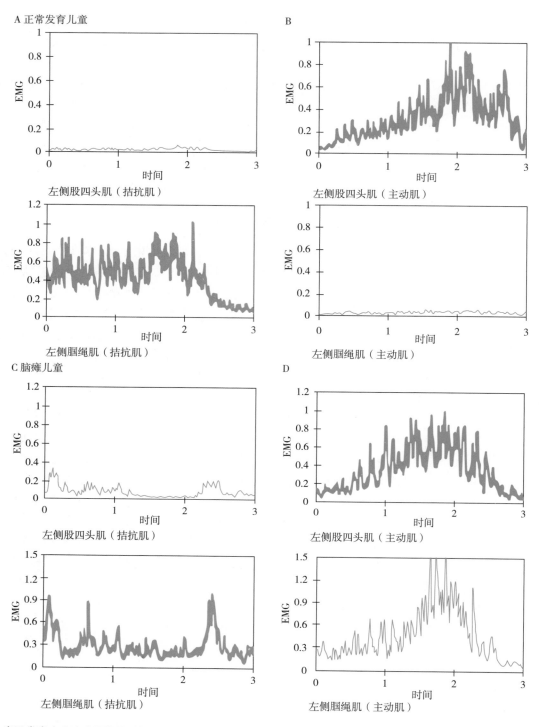

图 5-3　8 岁正常发育儿童左腿股四头肌（A）和腘绳肌（B）等长肌力测试中主动肌 / 拮抗肌的精确完整的肌电图；患有痉挛型脑瘫的 8 岁儿童在左腿股四头肌（C）和腘绳肌（D）等长肌力测试中主动肌 / 拮抗肌的肌电活动（获许改编自 Wiley ME, Damiano DL. Lower-extremity strength profiles in spastic cerebral palsy. Dev Med Child Neurol 1998, 40：105.）

在该部分中，理解痉挛是困难的，因为这个词临床上广泛地用于描述异常行为。痉挛包括：①牵张反射亢进；②肢体的异常姿势；③拮抗肌的过度兴奋；④联合运动；⑤阵挛；⑥刻板联带运动。所以痉挛一词用来描述临床上中枢神经系统损伤患者的各种不正常行为。

痉挛的主要体征表现为速度依赖性肌肉或肌群被动牵张时产生的阻力增高。快速牵伸引起

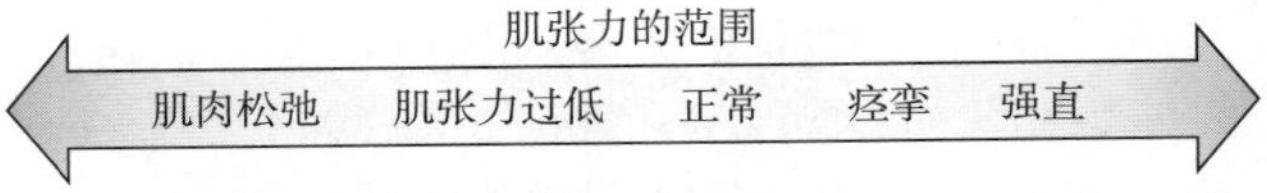

肌张力的范围

| 肌肉松弛 | 肌张力过低 | 正常 | 痉挛 | 强直 |

图 5-4 肌张力的持续范围。该图谱中正常的肌张力位于正中，相对正常肌张力而言，肌张力的降低称为肌张力过低，而肌张力的增加则称为肌张力过高，可表现为肌痉挛或肌强直

速度依赖性阻力增加的例子可以在几个案例研究中看到，即表明存在痉挛状态，包括脑卒中患者 Jean 和 Genise，以及脑瘫儿童 Thomas。痉挛的神经机制是节段性牵张反射的异常。牵张反射机制的紊乱可以反映阈值的变化和（或）响应牵拉（动作）的牵张反射的增加。有些研究证明在痉挛性张力过高的肌肉中，主要是阈值变化而不是牵张反射增加。这是因为节段水平的 α 运动神经元过度兴奋（可能由下行抑制输入的丧失、突触后去神经支配的超敏感性和背侧传入神经的侧枝发芽引起）（Katz & Rymer, 1989; Latash,et al.,1998; Powersetal., 1989; Thilmannetal., 1991）。

尽管现阶段已经较好地理解了痉挛性肌张力过高的神经学机制，但痉挛会导致功能缺失的观点还未达成一致（Katz & Rymer, 1989）。目前认为由于牵张反射与活动的速率有关，因此痉挛造成患者快速移动能力的下降。过度的牵张反射活动可以用于保护拮抗肌在主动肌缩短时的过度拉长，研究者认为这是主动肌运动神经元的募集不足（阴性症状），而不是拮抗肌的活性增加（阳性症状），该机制是中枢神经系统病变后导致患者运动控制失调的主要原因（Bohannon & Andrews,1990; Dietz et al., 1991; Gowland et al., 1992; McL ellan, 1973; Sahmmann & Norton, 1977; Tang & Rymer, 1981）。因此，其他问题例如运动神经元募集无能（瘫痪）、主动肌和拮抗肌交互抑制异常及协同失调可能导致功能障碍与运动控制更加有关联，而不仅仅是由于肌张力增高（Katz & Rymer, 1989）。

这项研究在临床上有重要意义。这表明，将降低痉挛性高张力（阳性体征）、重获运动控制作为主要目的治疗，对帮助患者恢复机体功能独立性作用有限。这是由于功能独立性的丧失是多种限制运动控制恢复的因素所导致的，而不仅表现为肌张力异常。

选择性肌肉活化丧失和异常协同作用

下行运动系统（运动皮质和皮质脊髓束）内的病变导致个体化的丧失。个体化（也称为运动的分离）是指选择性地激活一块肌肉（或某一肌群）的能力，引起单独的关节运动。受损的个体化以相关肌肉间的异常耦合为特征。丧失个体化时，一块肌肉的激活与其他相关的肌肉异常耦合。因此，发生随意运动时，无法选择性地激活动作所需的肌肉；在尝试激活某块肌肉时，会引起异常耦合肌肉的活动（Zackowski et al., 2004）。例如脑卒中后，肩肘屈肌之间出现异常耦合（Dewald & Beer, 2001; Lum et al., 2003; Zackowski et al., 2004）。当偏瘫患者在肩部产生屈肌力矩时，也会产生肘部屈曲力矩（Dewald & Beer, 2001）。例如在 Genise 案例中的障碍部分，她尝试屈曲肩关节时伴有肘部和手指的屈曲。选择性激活肌肉的丧失和随后关节活动个体化的减少与功能下降有关（Lang & Schieber, 2004）。

以前，由肌肉和关节异常耦合形成的运动模式被称为"异常协同作用"或"运动的集中模式"（Brunnstrom, 1966; Fugl-Meyer et al., 1975; Twitchell, 1951）。在康复文献中，术语"协同作用"经常用于描述异常或无序的运动控制（Bobath, 1990; Brunnstrom, 1970）。

异常的协同作用是指无法改变或适应任务／环境要求的变化的固定运动模式。异常协同作用中的肌肉（群）活动紧密相连，因此通常难以发生固定模式之外的运动。

Twitchell（1951）的经典论文描述协同作用的用处，用作脑卒中后运动恢复的逐步顺序的一部分。他建议脑卒中恢复始于最初的无反射或瘫痪。随着康复的继续，自发运动脱离协同效应，最终出现正常回归的能力。Twitchell 描述从近端到远端恢复的过程，其中在上肢首先发生屈曲运动，而在下肢则首先发生伸展运动。

如图 5-5 所示，上肢的屈肌协同模式被表示为肩胛骨后缩和上提、肩关节外展和外旋、肘关节屈曲、前臂旋后、腕关节与指关节屈曲。下肢的伸肌协同模式包括髋关节伸展、内收及内旋、伸膝、踝跖屈及内翻、足趾屈曲。与 Twitchell 的建议一致，Signe Brunnstrom（1970）描述脑卒中康复过程中异常症状的出现和分解过程。在 Jean 和 Genise 的案例研究中可以看到异常协同作用的

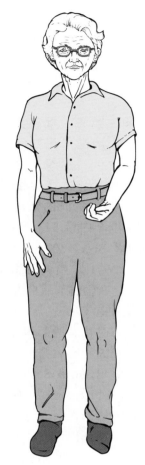

图 5-5　上肢的屈肌协同模式

例子。

　　异常协同作用的潜在神经机制是什么？肌肉无力或痉挛与异常协同作用之间并没有关系（Zackowski et al.，2004）。研究表明异常的协同作用是由于脑干下行通路募集的增强所致（Krakouer，2005；Ortiz-Rosarioa et al.，2014；Zaaimi et al.，2012）。

共同作用

112　　正如异常协同部分所讨论的那样，正常、熟练的运动只需要激活完成任务所需的肌肉。共同作用是以功能性运动中其他肌肉（通常是主动肌和拮抗肌）的同时激活为特征的，并且学习一个新技能的（神经系统完整的）健康人和有神经学病变的个体都会表现出共同运动；这表明共同激活可能不是病理导致的，而代表一种可能是初级（原始的或粗大的）形式的协调（运动）。

　　现在转向我们的个案研究来总结在下行运动系统（皮质和皮质脊髓束）病变的患者中存在的障碍。

临床案例研究

　　Jean J 和 Genise T：脑血管意外（Cerebral Vascular Accident，CVA）相关的运动障碍。Jean 是一名 82 岁的妇女，她在 6 年前就患有大脑中动脉（middle cerebral artery，MCA）CVA。Genise 是一名 53 岁的妇女，她在 4 天前也发生了 MCA 的 CVA。脑卒中或 CVA 被定义为由于脑供血中断至少 24 小时而导致的一种突发性、局灶性神经系统功能缺陷。CVA 有两大类：缺血（缺乏血液流动）和出血（将血液释放到血管外间隙）。

　　脑卒中导致的障碍取决于血管损伤的部位和程度。Genise 和 Jean 有神经肌肉损伤，包括右侧无力（瘫痪），这明显限制激活偏瘫手臂和腿部及躯干肌肉的能力。这从她们自主活动右臂和右腿的能力受限中可以看出。除了瘫痪，Genise 和 Jean 都有异常肌张力（痉挛）。这从快速牵张瘫痪侧上肢和下肢的阻力可以看出。这两名女性患者瘫痪侧肢体单个肌肉的激活能力明显受损。主动运动的特点是异常协同作用，瘫痪侧手臂中有屈肌协同作用（如图 5-5 右臂静息姿势所示，并且不屈曲肘和手指就不能屈曲肩关节）。此外，下肢表现为屈肌协同作用（如不屈髋就无法完成屈膝动作）和伸肌协同作用（步态中更为明显）。Jean 于 6 年前脑卒中，目前已经出现明显的肌肉骨骼问题，包括会限制功能性运动的关节活动度降低。在脑卒中后 4 天，Genise 没有发生继发性的肌肉骨骼问题，但是在脑卒中后 1 个月时，瘫痪侧肢体已经表现出手指和腕部屈肌及踝跖屈肌的紧张。

　　Thomas：痉挛性瘫痪脑瘫相关的运动障碍。Thomas 是一名 7 岁的患有痉挛性双瘫的脑瘫（cerebral palsy，CP）患者。CP 是由于产前或围生期胎儿的中枢神经系统损伤引起的非进行性疾病。发育中中枢神经系统损伤的部位和程度决定 CP 患儿所表现的连续性损伤。基于表现出的运动障碍类型和累及的肢体进行分类。痉挛性脑瘫（偏瘫、双瘫和四肢瘫）占 50%～60%。由于 Thomas 患有痉挛性双瘫，因此他的下肢比上肢更容易受影响。

　　他的神经肌肉功能障碍包括张力过高（痉挛）（由对快速牵伸时的抵抗体现）、反射亢进（未显示），以及在随意运动期间较差的个体化，特别是他的下肢（如不屈髋就无法完成屈膝动作）证明了异常协同作用的存在。他的下肢有显著的力量下降，这反映神经募集和潜在的肌肉骨骼问题。

其他肌肉骨骼问题（包括关节活动度减小）已经成为仅次于主要神经运动病变的问题，也是限制患者功能的主要因素。

皮质下病变有关的运动障碍

小脑病变有关的运动障碍

Babinski 在 1899 年 和 Gordon Holmes 在 20 世纪二三十年代（Kandel et al.，2000）描述了小脑障碍导致的不同症状和体征。Holmes 将小脑病变的体征和症状分为三类：①张力过低；②共济失调或自主运动失调；③动作或意向性震颤。然而，小脑内特殊部位的损伤会导致特定的障碍。例如小脑蚓部和顶核病变会影响姿势控制、平衡及特定言语缺陷的四肢和躯干肌肉。相比之下，小脑中间部分或交叉细胞核的损伤会导致肢体的动作震颤，而小脑外侧半球的失能主要导致运动发生和多关节活动控制的延迟。根据我们对 John 的案例进行研究，脊髓小脑变性患者，显示了一些潜在的小脑病理损害。

张力过低。我们先前描述的缺陷与张力增加有关，特别是痉挛，与运动皮质缺陷有关。在张力谱的另一端是张力过低，即肌肉僵硬度的降低而导致肌肉延长。张力过低是小脑缺陷的特征性表现；然而，张力减退（hypotonicity）在许多不同的患者中被描述，包括脊髓小脑病变患者（Ghez，1991），以及许多发育迟缓的儿童如唐氏综合征患儿（Shumway-Cook & Woollacott，1985b）。小脑病变患者张力过低往往伴随摆动反射（pendular reflexes）。小脑疾病患者中，快速敲打引起的膝跳反射会引起腿部长时间的振荡（Kandel et al.，2000）。

小脑病变相关的协调问题。运动协调发生问题被认为是小脑内存在病变的一个标志。协调的运动涉及多个应该以适当时序和力量激活的关节和肌肉，以实现稳定、高效和准确的运动。因此，协调的本质是多肌群激活的顺序、时间和分级。由于协调中协同作用的本质，单一肌肉产生力的能力并不代表该肌肉（能以任务导向的方式）与其他肌肉协同工作的能力（Giuliani，1991）。

在健康人中，涉及多个关节的运动与具有钟形（bell-shaped）速度分布的运动轨迹相关（Hogan et al.，1987）。相反，患有小脑病变的患者的运动轨迹往往不均匀且无钟形，这是因为本应协同的肌肉和关节之间失去协调耦合。小脑不协调可以多种方式呈现，包括延迟运动启动（延迟反应时间）、运

动范围和方向错误（称为辨距不良），以及维持正常节律运动的不稳定性（称为轮替运动障碍）。运动轨迹通过分解来表现（例如一次移动一个关节）（Bastian et al.，1996）。小脑协调的缺陷如图 5-6 所

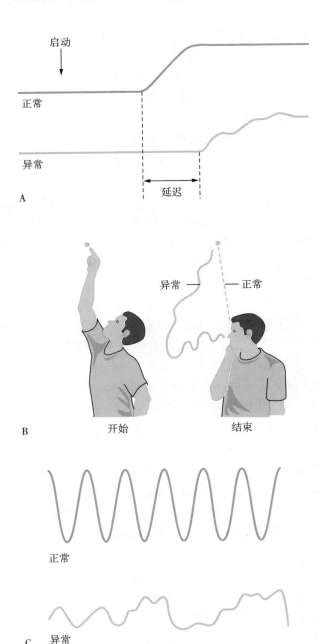

图 5-6 小脑疾病患者中观察到的运动缺陷。在发出"开始"指令后，与上部轨迹的正常反应时间相比，下部轨迹中可以观察到动作启动延迟（A）。辨距不良是一种运动范围和方向的失能，可以在要求患者将手指从目标指向鼻子时观察到。在手指指向鼻子的路径中可观察到意向性震颤（B）。轮替运动障碍是指交替动作中出现的不规则模式。患有小脑疾病的患者交替前后旋前臂时会出现异常的姿势轨迹（C）（经许可改编自 Kandel ER, Schwartz JH, Jessell TM, eds. Principles of neuroscience, 3rd ed. New York, NY: Elsevier, 1991: 849, Fig. 42.16.）

113

示，由于单关节控制似乎优于多关节控制，患有小脑病变的患者可能会将运动分解为单个关节的连续运动，来减少多关节不协调对运动的影响。

患有小脑病变的患者常常难以终止运动，这可能表现为无法停止运动，也可能是无法改变运动方向。终止运动时可能表现出减慢或停止运动困难导致"反弹"现象。当等长收缩的阻力突然消失时，反弹现象可以看作是在等长收缩的阻力突然消失时肢体的非随意运动（Fredericks & Saladin，1996）。

除适当的肌肉活动时序外，协调的功能性运动还需要对适于任务的力量进行衡量或分级。运动范围不足（hypometria）是指低估所需的力量或关节活动范围；运动范围过度（hypermetria）是指高估特定任务所需的力量或运动范围。无法合理衡量或分级力量，可被视为在任务中（如靠近或指向任务）未达到或超过目标（Bastian et al.，1996；Hore et al.，1991）。

意向性震颤。震颤被定义为身体部位的有节奏的、不随意的振荡运动（Deuschl et al.，1998）。意向性震颤是随意运动进行中发生的震颤，且以小脑及其传入或传出通路病变为特征。意向性震颤的频率小于 5Hz，在运动末端最显著。

受损误差校正影响运动学习。小脑在误差校正中起着关键作用，误差校正是运动学习的重要组成部分。小脑内，报告意图运动的内部反馈信号与显示实际运动的外部反馈信号进行对比。小脑产生用于前馈控制的校正信号，以减少后续运动中的误差。因此，除在控制运动方面的作用外，小脑结构对许多不同系统的实践依赖性运动适应和学习也很重要（Morton & Bastian，2004，2007）。小脑损伤会影响患者适应新环境运动的程度和速度（Morton & Bastian，2004，2007）。这表明训练小脑病变患者可能需要更长的持续时间或更强的练习来改善运动功能。

临床案例研究

John C：与小脑退化症（cerebellar degeneration）相关的障碍。John 是 Ⅱ 型脊髓小脑共济失调患者，这是一种导致小脑慢性退化的遗传病。John 的协调存在显著问题，表现为辨距不良和协同失调（多关节运动中运动时序和力度错误）。当患者被要求交替触碰他的鼻子和测试者的手指，以及被要求将一侧下肢抬起，用足跟碰触对侧膝

关节，然后沿胫骨前缘直线下行（跟－膝－胫试验）时，在这两种情况下，他的动作都是缓慢、不平稳的，且运动轨迹并不顺畅。John 还表现出运动异常，可以看出他不能维持快速交替的节律性运动，包括前臂旋前－旋后运动。他难以终止运动，这可见于他的手臂从阻力状态释放时手臂的反弹。尽管有些患有小脑病变的患者会表现出张力减退，但 John 没有。另外，他的力量还是非常好的。

Sue D：多发性硬化相关的障碍。Sue 是一名被诊断为多发性硬化复发期的 66 岁女性。多发性硬化（multiple sclerosis, MS）是一种退行性神经系统疾病，在美国约 35 万人患病，全球则多达 200 万人（Noseworthy et al.，2000）。多发性硬化是一种免疫介导的疾病，会引起脑、脊髓内神经脱髓鞘和退变。症状取决于脱髓鞘发生的位置和严重程度，症状多样，但通常包括感觉、认知和运动障碍。多发性硬化是一种渐进性疾病并逐渐引起失能，使用 0 ～ 10 分的扩展残疾状况量表（expanded disability status scale, EDSS）（Kurtzke，1983）评估。0 代表 MS 患者无障碍，4 表示患者存在显著性步行障碍，7.5 表示轮椅依赖，10 代表多发性硬化引起的死亡。Sue 的病变也累及小脑，当被要求交替触摸鼻子和测试者的手指时，她表现出轻度的中末端不准确。小脑协调问题在下肢表现得更为明显。在被要求将一侧下肢的足跟滑向另一条腿的胫骨时（跟－膝－胫试验），她会很难将足跟置于胫骨上，并无法顺利沿胫骨滑下。

基底神经节病变的运动障碍

基底神经节的病变会导致运动减少性疾病（hypokinetic disorders）或运动过多性疾病（hyperkinetic disorders）。前者如帕金森病（Parkinson disease, PD），以运动减弱为特征；后者如亨廷顿病（Hunginggton disease, HD）或伴有手足徐动症状的脑瘫，以运动过多为特征。病例研究中的 Malachi 是一例儿童基底神经节损伤导致手足徐动性脑瘫的病例。由于与大脑皮质的复杂联系，基底神经节的损伤常常与认知和行为障碍联系在一起。

运动减少性疾病：帕金森病。1817 年，James Parkinson 首次描述了帕金森病（Kandel et al.，2000）。帕金森病的主要症状包括缺乏自发运动

（运动障碍）、运动缓慢和幅度减退（运动迟缓）、肌张力增加（僵硬）和静止性震颤。帕金森病以屈曲姿势、平衡和步态障碍为特征。帕金森病是由黑质致密体内多巴胺能神经元的退变而引起的。

动作迟缓和运动不能。帕金森病患者的协调问题可在书写等功能性任务中观察到，这是由于手腕和手指间的运动协调能力降低引起的（Teulings et al., 1997）。协调障碍由运动的时序、选择和衡量的失调引起。运动迟缓是指减缓的运动时间（即执行运动所需的时间）。虽然运动迟缓是基底神经节病变的特征，但运动时间延长是一种常见的、与多种神经病变有关的损害，包括脑卒中（Levin et al., 1993；Levin, 1996）、脑瘫（Steenbergen et al., 1998）和小脑功能障碍（Van Donkelaar & Lee, 1994）。帕金森病患者也会表现出运动减少，即指减幅的运动、运动不能或启动运动能力的降低（Gordon et al., 1997；Horak, 1990）。

强直。如同痉挛一样，肌强直以肢体对被动活动的高抵抗力为特征，但这与牵张的速度无关。强直可能是肌梭系统功能亢进的结果（Noth,1991）。强直分铅管征和钝齿轮征两种，铅管征强直以关节全范围活动持续产生阻力为特征。钝齿征强直是以肌紧张和松弛交替发生为特征，即所谓的捕捉（catches），作为极限，通过它的运动范围被动地移动。

震颤。静止性震颤是帕金森病的特征性障碍，是指身体某部分发生的非随意性活动，以及受抗重力支持。精神紧张或身体其他部分运动时（特别是步行），静止性震颤的振幅会增加。体位性震颤发生在患者主动维持抗重力位的姿势时。运动性震颤发生在随意运动中，并可由一个简单的运动性震颤（没有目标相关性）变化到意向性震颤（有目标相关性）。关于这个复杂的话题可在Deuschl等（1998）和Hallet（1998）的综述中找到详细讨论。

运动过多性疾病。基底神经节的运动过多性疾病如亨廷顿病、单侧抽搐和手足徐动性脑瘫，以运动过度、不自主运动和肌张力降低为特征。舞蹈症或舞蹈症样运动是一种由于基底核病变引起的，无意识的、快速的、不规律的抽搐性运动。舞蹈症是一种运动障碍，常被认为是帕金森病患者服用抗帕金森病药物的副作用。舞蹈症样运动

障碍通常是在长期使用抗帕金森病药物后出现的，并通常在抗帕金森病药物治疗的高峰期或末期出现。手足徐动症或手足徐动性运动被认为是一种缓慢的、不自主的扭动和抽搐性运动，上肢受累多于下肢。然而，也可发生于颈、面和舌。手足徐动症在脑瘫中是第二常见的类型。

肌张力障碍。神经学家 Hermann Oppenheim（Marsden, 1990）在 1911 年首次使用肌张力障碍这个术语（Marsden & Quinn, 1990）。肌张力障碍是指以持续性肌肉收缩为主的症状，通常引起扭动和重复的运动及异常姿势（Fahn et al., 1987）。与肌张力障碍相关的异常运动种类繁多，从慢速的手足徐动到肌阵挛样的肌张力障碍（Fahn et al., 1987）。肌张力障碍的运动以拮抗肌和主动肌共同收缩为特征（Hallett, 1993；Rothwell, 1995—1996）。虽然肌张力障碍被认为主要由基底神经节病变引起，但动物模型已经确定丘脑、小脑和脑干病变导致的肌张力障碍。

临床案例研究

Mike M：帕金森病有关的运动障碍（运动减少性疾病）。Mike 是一位帕金森病患者，他的主要神经肌肉障碍包括强直、运动迟缓、休息和姿势性震颤，以及姿势控制步态障碍。Mike 有轻微的静止性震颤、中度的姿势性震颤，以及服药时轻微的运动性震颤。停药后，静止性震颤仍然轻微，但姿势性震颤和运动性震颤明显增加。停药后，在指鼻试验中及反复拍手指或脚时，他运动不能（或减缓的运动）的表现比服药时要差。Mike 存在强直的症状，在被动活动上肢、下肢和颈部时能感到阻力。在不服用药物时，上述情况会变得更差。

Malachi：手足徐动症脑瘫（运动过度性疾病）。Malachi 是患有混合型脑瘫的 4 岁儿童。他有显著的、影响面部肌肉和上肢运动的手足徐动症和肌张力障碍。这些障碍在上肢部分尤为明显。

继发性肌肉骨骼损伤

中枢神经系统损伤患者中，继发性肌肉骨骼障碍比原发性肌肉骨骼障碍要更常见。由于躯体活动对维持肌肉和骨骼健康的必要性，神经系统疾病引起活动减少会引起许多肌肉骨骼问题，包括肌肉萎缩和去适应作用、挛缩、关节退行性病变和骨质疏松（Fredericks,1996）。

116

肌痉挛与肌肉物理特性的改变有关，包括纤维大小差异的增加（Ito et al.，1996），以及其他组织的改变，包括细胞外基质材料的数量和组成（Lieber et al.，2003）。研究人员对脑瘫患儿的步态进行分析，发现腓肠肌张力的增加并不总与该肌肉中增加的肌肉活动有关，这支持"运动的痉挛模式部分是由于固有肌肉特征的改变"的观点（Berger et al.，1984a）。

另一种原发性神经肌肉障碍——瘫痪也会导致肌肉结构的改变。根据瘫痪肌肉处于缩短或延长的位置不同而有不同的变化。将瘫痪的肌肉置于短缩位会引起肌肉不负重（纵向张力降低），这是肌肉挛缩发生的第一步（Gracies，2005a，2005b）。肌肉不负重则会引起肌肉质量流失（萎缩）、横断面面积下降、肌小节减少（短缩）、结缔组织聚集和肌腱内的脂肪沉积（Gracies，2005a，2005b）。肌肉缩短位的制动会导致关节改变，包括关节间隙中连接组织的增生、结缔组织粘连到软骨表面、软骨的萎缩和韧带排列紊乱（Liebesman & Carafelli，1994）。制动也会引起骨矿物质的减少，从而导致局部骨质疏松（Alzghoul et al.，2004）。因此，原发性神经肌肉障碍导致继发性肌肉骨骼障碍，这对功能性运动具有显著的限制。

感觉损伤

如第三章所述，感觉在正常的运动控制中有多重作用。中枢神经系统损伤患者运动失去控制的最主要的原因是感觉障碍，这点是毋庸置疑的。感觉障碍的类型取决于受损部位（例如损伤是在感觉传导通路的某一部位）和损伤范围的大小。下面几节讨论中枢神经系统病变对运动控制在感觉、知觉方面的影响。

躯体感觉障碍

研究人员和临床医务人员都认同在中枢神经系统损伤后，躯体感觉障碍和运动功能恢复之间存在着很强的关联，而且大多数的研究都是与脑卒中有关。脑卒中后躯体感觉障碍的患病率在11%～85%，具体的障碍取决于损伤的部位和程度（Yekutiel，2000）。人类感觉障碍的研究是复杂的，因为损伤很少只发生在特定的大脑区域。

初级躯体感觉皮质（SⅠ）损伤会导致对侧身体的触觉和本体感觉丧失，但通常不会导致体温觉或痛觉丧失。前顶叶皮质中，特定和局部病变会导致涉及触觉阈值、振动、关节位置觉和两点辨别觉的任务完成（严重）困难。更复杂的功能，诸如质地辨别和实体觉也会受损；然而，患者在探索性和技巧性运动任务中的受损相对较小，例如在指尖之间抓住小球或捏住小物体等（Gardner & Johnson，2013）。

后顶叶皮质的病变会导致简单的触觉测试的轻度困难，但在复杂的触觉识别任务和探索性、技巧性运动中则存在极大的困难。患者也很难将手摆放成适合物体的方向和形状，并且在伸手时经常会将手臂伸向错误的方向。最后，次级躯体感觉皮质（SⅡ）局部病变的患者难以进行复杂的触觉辨别任务，如实体觉（Gardner & Johnson，2013）。

脑卒中相关的躯体感觉系统障碍与功能的丧失相关。一般来说，躯体感觉功能受损需要较长的住院时间（Sommerfeld & Von Arbin，2004；Tyson et al.，2008）。特定的障碍也预示着功能恢复的情况。例如两点辨别觉存在障碍的患者，上肢灵活性恢复较差（Au-Yeung，2009）；而本体感觉有障碍的患者，上肢的功能性运动恢复则较差（Desrosiers et al.，2002）。一些研究证明，当轻触觉和本体感觉同时存在障碍时，ADL功能恢复则较差（Park et al.，2008），而其他研究则证实其无相关性（Paci et al.，2009）。最后，脑卒中相关的躯体感觉障碍与运动学习障碍有关（Vidoni & Boyd，2009）。本书中患有脑卒中的 Genise 和 Jean 两个案例均存在显著的躯体感觉障碍，包括轻触觉和两点辨别觉的减退。患有多发性硬化症的患者 Sue 也存在轻触觉和两点辨别觉障碍。

在帕金森病患者中也存在本体感觉障碍，特别是那些依靠视觉指导来控制自主运动的患者。117 虽然临床检查很少揭示亨廷顿病患者的感觉系统损害，但是体感诱发电位研究揭示感觉神经刺激的异常反应，提示在亨廷顿病自主运动控制中发生感觉运动整合受损的可能性。因此研究表明，大脑中感觉信息整合能力的异常（特别是躯体感觉信息）可能干扰皮质运动区域运动程序的处理，并导致基底神经节病变患者出现运动障碍（Abbruzzese & Berardelli，2003）。

正如你所知的，根据病变的位置和大小，躯体感觉系统的病变可能导致各种各样的感觉障碍。顶叶皮质（包括初级、次级和关联区域）的损伤并不会简单地降低对（身体某一部位的躯体感觉）传入信息的感知能力，而是影响整合躯体感觉输入与身体多个部位传入信息的其他感觉模式结合以及解释这些信息的能力，因此这会很复杂（Ji，2013）。

视觉障碍

正如第三章所讨论的那样，视觉为我们提供关于物体在空间中的位置和运动的信息（视觉作为一种外部感觉），以及我们自己身体的位置和运动（视觉自然感觉）。与躯体感觉系统一样，视觉系统的紊乱将根据病变的位置而变化（图 5-7）。右枕叶脑卒中患者将会出现视野缺损、同侧偏盲或视野缺失。脑部损伤（尤其是顶叶）除了产生同侧偏盲外，还可能导致单侧空间忽略综合征。因为 Jean 和 Genise 的脑卒中病灶在左半球，所以他们都没有视野缺失。另外，这两位患者都不存在单侧空间忽略。

此外，背侧与腹侧通路的中断导致不同类型的损伤。背侧通路的功能障碍会导致视神经不全（运动视觉引导障碍）；相反，腹侧通路的功能障碍则引起视觉失认症（视觉刺激识别障碍）。

前庭系统障碍

前庭系统根据头部运动和相对于重力的位置提供感觉信息。前庭传入信息用于凝视固定、姿势和平衡，构成空间方位中的感觉意识。因此，前庭系统出现病变时引起的问题有：①凝视固定，包括前庭眼反射的中断引起的视觉模糊或振动幻视；②姿势和平衡；③眩晕或头晕（Herdman，2007；Shumway-Cook & Horak，1989，1990）。

患者通常用"眩晕"这个词描述一系列感觉，包括相对于自身的环境旋转（用晕头转向来提及）、摇摆、倾斜、不稳定和轻度头痛。前庭系统病变的类型和部位决定出现某些特定类型的症状，相关详细内容将在前庭疾病的临床治疗一节中讨论。

高级联合皮质病变：空间与非空间障碍

Peter 是一名 68 岁的脑卒中患者。在一次检查中，他的双侧视野均正常，但他的目光偏向右侧。当呈现两个对象，每个视野中有一个对象时，他总是看向正确的对象并且否认左侧预先提到的对象的存在。然而，当他被要求将眼睛向左移动时，他可以回答说看到该物体。当呈现散布在桌子上的物体时，他主要观看桌子的右侧，并且只有在被定向时才向左侧观看。他能轻易感知右手

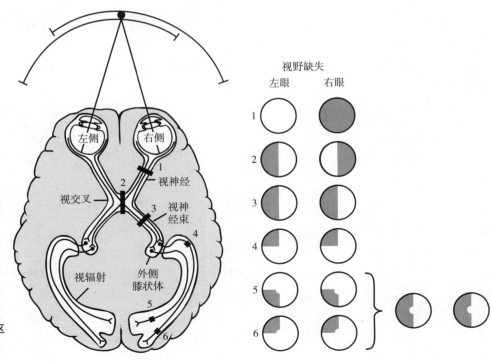

图 5-7 视觉系统根据病变区域的不同引起的视觉障碍

的接触，但他无法持续感知左手的触觉。尽管他的运动功能在双侧上肢的力量、协调和灵活性方面都是正常的，但他不愿意使用左手，除非特别要求。这些临床表现展示了单侧空间忽略的一些关键特征，这是右侧顶叶脑卒中患者常见的结果。

哪些因素导致了该患者的空间忽略和其他行为障碍？它是否由产生特定知觉问题的局灶性病变的结果导致？或者，这是否由影响知觉功能、复杂分布的网络注意过程中断导致？传统上，理解忽略和其他类型的空间与非空间障碍的临床方法已经用于检查中枢神经系统特定区域中的局灶性病变与其相关障碍之间的关系，或者基于不同行为测试的表现将不同类型和形式的空间和非空间障碍进行分类。

最近提出了一个新的理解空间定位障碍的框架，例如忽略和非空间障碍。该框架中，这些疾病的核心障碍是发生于多个分散式注意网络中的中断。这些包括背侧－额叶－顶叶网络控制空间注意力和眼球运动，以及腹侧－额叶－顶叶网络参与控制非空间行为，如唤醒、重定方向和探测新奇事件。这两个网络之间存在很大的相互作用，因此影响非空间处理的腹侧网络中的障碍直接影响背侧网络和空间注意力的处理过程（Corbetta & Shulman，2011）。

关于中枢神经系统病变的注意力和继发性障碍的第二个框架，根据一组3种不同的注意力网络：警觉（双侧丘脑和脑干）、定向（右丘脑后结节和颞顶叶区域，上述背侧和腹侧网络均是定向网络的一部分）和冲突解决／执行注意力（前扣带皮质和额叶顶皮质）（Petersen & Posner，2012）。这两种框架都一致建议将注意力作为空间和非空间障碍的基础。

右半球空间障碍

患有单侧忽略的患者的主要空间障碍表现为无法关注健侧以自我为中心空间的刺激（De Haan et al.，2012）。消失是一种类似于忽略的情况，只有同时出现患侧刺激时才会表现出识别健侧刺激失败（De Haan et al.，2012）。在任何感觉状态（例如听觉、视觉或躯体感觉）中都可能发生忽略和消失的情况。视觉忽略（visual neglect，VN）既可以是与身体本身相关的以自我为中心，也可以是与环境相关的以非自我为中心。在临床上，"视

觉忽略"或"单侧忽略"主要是指以自我为中心的视觉忽略，这是最常见的忽略形式。空间定位障碍如单侧忽略与背侧注意力网络内的中断相关。

右半球非空间障碍

忽略患者中，右侧腹前额顶皮质受损也会损害非空间功能，包括无法重新调整注意力、不能注意到新奇的刺激、保持觉醒和警惕。

存在忽略的患者在应对突发事件的重定向注意力方面也有损伤（Petersen & Posner，2012）。当患者期望有一个患侧肢体的目标时，患者在检测健侧肢体目标方面表现出更大的障碍；这表明患者存在从患侧野分离注意力障碍（Corbetta & Shulman，2011）。

右半球损伤患者（包括那些忽略患者在内）在目标检测中也有障碍，如显示为反应时间减慢。右半球损伤患者与左半球损伤患者相比，右半球损伤患者的听觉反应时间要慢得多（Corbetta & Shulman，2011；Howes & Boller，1975）。这些患者反应时间减慢并不由运动障碍导致，而反映了觉醒和处理能力中存在障碍（Duncan et al.，1999）。最后，在空间忽略患者中，觉醒和警惕障碍也很常见（Corbetta & Shulman，2011）。

至此，本章结束对运动、感觉和认知系统中病理生理学的回顾。我们现在讨论检查和治疗这些障碍的临床方法。

动作（运动）系统损伤的临床处理

运动皮质和皮质脊髓束损伤

下行运动系统（运动皮质和皮质脊髓束）的病变表现为肌张力瘫痪和异常情况。每种损伤对功能受限相对重要性的临床假设随着对这一问题的研究而改变，这反过来又对临床实践产生影响。

运动麻痹性／无力

检查：轻瘫／无力是下行运动系统损害的一个标志，临床评估有多种方式。注意四肢和躯干的休息姿势，以及自主运动的范围和分布。在 Genise 和 Jean 的案例中可以看到这方面的例子。在临床中，徒手肌力评定（评估受试者在对抗重力的运动范围内移动身体节段或对抗外部施加的阻力的能力）是测试肌力的最常见的方法

（Andrews，1991；Buchner & DeLateur，1991）。 然而，是否应该在一个有中枢神经系统损伤的患者身上进行肌力评定仍有争议。

传统上，临床医务人员认为精确测量中枢神经系统病变患者的肌力不可能也不恰当。这是基于这样的假设"影响功能表现的主要障碍不是无力，而是痉挛"。此外，中枢神经系统病变患者进行肌力训练被认为是禁忌，因为认为肌力训练会增加肌张力的问题（Bobath，1990；Davies，1985）。然而，本章中提及的旧的观点正因新的研究而改变，新近的研究已经证明无力（阴性体征）同样重要，并且在某些情况下，在决定功能性方面比痉挛性更重要（阳性体征）（Andrews & Bohannon，2000；Bohannon & Walsh，1992；Katz & Rymer，1989；Powell et al.，1999；Smith et al.，1999；Wiley & Damiano，1998）。因此，无论是等长、等张或等速力量测试，评定肌力是检查患者运动系统病变的重要部分。

治疗：募集瘫痪肌肉。目前已经提出许多临床策略来改善瘫痪肌肉的募集。生物反馈和功能电刺激（functional electrical stimulation, FES）通常用于协助患者募集功能活动的瘫痪肌肉。例如在偏瘫患者中，通常会对腓总神经进行电刺激，以改善偏瘫患者对随意收缩或步态期间胫骨前肌的控制。FES 已被用于改善脑卒中后瘫痪上肢肌肉无力的治疗。

Powell（1999）在脑卒中后 2～4 周的 60 名偏瘫患者中使用 FES 作用于腕伸肌，并将受试者随机为分两组：对照组接受标准治疗；治疗组在标准治疗的基础上增加手腕伸肌的 FES 治疗，治疗处方为每天 3 次，每次 30 分钟，持续 8 周。结果显示，治疗组的腕伸肌等长肌力较对照组明显增强，表明 EFS 用于改善脑卒中患者的腕伸肌肌力有明显疗效。

一些病例报告表明，结合 FES 对脑卒中患者的上肢进行功能性任务训练能取得较好的效果（Brown et al.,2000；Sallivan & Hedman，2004）。Sullivan 和 Hedman（2004）使用感觉水平电刺激和 FES 结合对一名脑卒中后 5 年的 67 岁患者进行治疗来改善上肢功能。偏瘫上肢进行每天 2 小时的感觉电刺激（电刺激处方为刺激持续 10 秒，间隔 10 秒，电刺激时治疗师能够察觉到治疗部位的肌肉收缩，但不引起明显的或可触

及的肌肉收缩）。然后在患者进行上肢抬举训练时对患者的腕伸肌进行 FES，每次 15 分钟，每天 2 次（图 5-8）。18 周的居家练习（包括 6 周居家物理治疗随访）后患者的上肢功能明显改善（图 5-9），上肢功能测试和脑卒中康复运动评估（Stroke Rehabilitation Assessment of Movement，STREAM）得分进步明显。另外，患者在系衣扣、使用刀叉和系蝴蝶结等方面的功能均明显改善（Sullivan & Hedman，2004）。

许多研究提倡使用双侧肢体训练的方法来促进偏瘫肢体的功能恢复。这种治疗的原理基于 Kelso（1981）等的肢体内协调学说。该研究表明当用两只手来进行同一项任务时，他们观察到在用健侧手来带动患侧手的方式进行活动时存在一种紧密的联系，这种联系使两侧手作为一个单位来工作。Kelso 还发现，当两侧肢体进行一项不对称的工作时，执行较难任务的肢体会影响执行较简单一任务的肢体。在脑卒中后的轻偏瘫患者进行双侧肢体活动时也发现了此现象。在轻偏瘫脑卒中后，双侧肢体运动任务可引起非瘫痪侧肢体的活动减慢（Lewis & Byblow，2004；Rice & Newell，2001,2004），同时也改善瘫痪侧肢体的运动特性

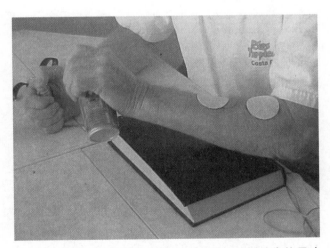

图 5-8 脑卒中患者在功能性上抬上肢运动训练中使用功能性神经肌肉电刺激以促进瘫痪肌肉运动单位的募集（改编自 Sulivan JE, Hedam LD. A home program of sensory and neuromuscular electrical stimulation with upper limb task practice in a patient 5 years post stroke. Phys Ther 2004; 84: 1049, 由美国物理治疗协会许可（APTA）。本材料受版权保护，任何进一步复制或扩散均需要 APTA 许可。）

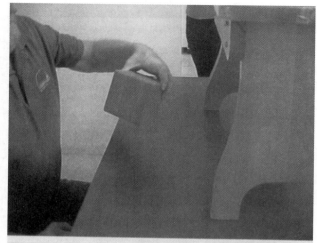

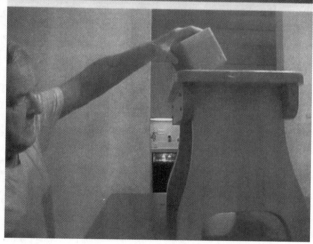

图 5-9　患者 18 周上肢功能测试评定结合 FES 的效果。A. 治疗前，当患者努力举起一个盒子时，腕关节持续屈曲。B. 接受 FES 治疗后患者做相同的训练，腕关节保持在中立位（改编自 Sullivan JE, Hedman LD. A home program of sensory and neuromuscular electrical stimulation with upper limb task practice in a person 5 years post stroke. Phys Ther 2004;84:1051, 由美国物理治疗协会许可（APTA）。本材料受版权保护，任何进一步复制或扩散均需要 APTA 许可。）

（Rose & Winstein,2004）。Rose 和 Winstein（2004）建议除了要求双侧肢体共同运动外，其他一些任务要求对于增强瘫痪侧肢体功能也很重要。例如他们发现脑卒中后的偏瘫患者在以远处物体为目标，瘫痪侧肢体的峰值速度在执行一项快速的不对称目标任务时有所增加。

Lewis 和 Byblow（2004）也曾经报道过"任务特异性"，他们发现涉及近端肌肉的运动任务多得益于双侧肢体训练。对于使用双侧肢体共同训练可以改善瘫痪侧肢体功能的研究还是非常有限的，而且研究结果不一。Rose 和 Winstein

（2004）及第二十章对这个主题进行了更全面的回顾。

视觉镜像反馈结合非偏瘫肢体运动训练也被证明可以增加瘫痪侧上下肢肌肉的募集（Ji & Kim，2015；Sütbeyaz et al.，2007；见 Thieme et al.，2012 的综述）。这种方法在本书的第十六和第二十章中有更详细的讨论。

治疗：改善肌力。中枢神经系统损伤患者由于肌力受损而导致活动功能明显受限，这些患者进行肌力训练时应以肌力训练和恢复功能活动并重。改善肌力的技巧重点在于改善患者移动身体时所诱发的肌力和患者抵抗某些身体活动时所诱发的肌力。针对单块肌肉可使用渐进性抗阻肌力训练。

等速肌力训练仪能用于改善患者在活动范围内产生肌力的能力，以不同速度的运动及重复运动技巧改善单块肌肉或肌群的肌力（Duncan & Badke,1987）。大量文献研究了肌力训练在不同患者群体中的作用效果。另外，一些有价值的综述文章总结了对脑瘫（Dodd et al.，2002；Mockford & Caulton, 2008；Scianni et al.，2009）和脑卒中（Morris et al.，2004；Riolo & Fishe，2003）患者肌力训练效果的研究。这些研究结论为"肌力训练能明显改善患者的肌力量"提供强有力的证据，然而有关肌力训练能否改善功能活动（包括步行）的证据则较弱。

个性化和异常协同

检查。个体化运动的临床检查和运动协同异常的存在，往往从观察和描述上肢和腿的休息姿势开始。此外，要求患者自主进行单个关节的分离运动，并且描述这些运动的质量和性质，并参考其他关节的附加运动的存在。

Fugl-Meyer 评估（Fugl–Meyer Assessment，FMA）是一种针对脑卒中偏瘫患者恢复评估的脑卒中特异性检测（Fugl-Meyer et al.，1975；Gladstone et al.，2002）。下肢任务的一个案例可在 Jean 的案例研究的障碍部分涉及。该测试基于 Twitchell 描述的运动恢复过程和 Brunnstrom 运动恢复阶段的自然历史，并被设计成测量损伤程度中神经学恢复的方法（Gladstone et al.,2002；Poole & Whitney，1988）。这个量表分为 5 个领域：上肢和下肢运动功能、感觉功能（包括轻触和关节位置觉）、平衡、关节活动范围和关节疼痛。项目

121

使用 3 点顺序尺度进行评分，其中 0 = 不能执行，1 = 部分执行，2 = 完全执行。运动评分范围从 0（偏瘫）到 100 分（正常运动表现），其中上肢为 66 分，下肢为 34 分。建议对 FMA 的正确使用进行培训；该测试需要大约 30 分钟完成。

FMA 的心理测量特性，尤其是运动亚量表，已被广泛研究并表现出良好的信度（Duncanet et al.,1983；Sanford et al.,1993）。一些研究已经建立脑卒中患者日常生活活动能力（Fugl-Meyeret et al.,1975；Wood-Dauphinee et al.,1990）以及其他手臂和手功能指标（DeWeerdt & Harrison，1985；Malouin et al.，1994；Rabadi & Rabadi，2006；van der Lee et al.，2001）的结构效度。Rasch 对上肢分量表的分析表明，撤销 3 项反射项目，留下 30 项一维的自主运动测量（Woodbury et al.，2007）。此外，研究已经描述并验证了一个简短版的运动量表（Hsieh et al.，2007）。另一项对 FuglMeyer 运动量表的分层特性的研究表明，它可以以简化的方式进行使用并得出总分（Crow et al.,2008）。

痉挛

检查。临床量表和仪器测量都已被用来评估肌张力。肌张力的临床评估是描述肌肉对快速牵拉的抵抗力。在我们的帕金森病患者 Mike 及两名脑卒中患者 Jean 和 Genise 的案例研究的障碍部分中可以看到这种测试的例子。

主观评定量表，如评估工具 5-1 中所示的改良 Ashworth 量表（modified Ashworth scale,MAS），通常用于描述肌张力的改变（Bohannon & Smith，1987；Snow et al.,1990）。已经证实 Ashworth 量表在脑卒中患者中具有良好的评分者内和评分者间信度（Brashear et al.,2002；Gregson et al.,1999），但其对脑瘫儿童的信度较差（Mutlu et al.2008）。此外，有人提出关于 Ashworth 量表和改良 Ashworth 量表的效度和心理特征的问题（Damiano et al.,2002；Haugh et al.,2006；Johnson，2002；Patrick & Ada，2006；Scholtes et al.,2006）。Johnson 指出，在评分系统中加入 1+ 会引发一个问题，即评分是否还是定序型数据，因为无法确定 1 和 1+ 与 1+ 和 2 之间的距离在本质上是否相等和存在等级关系（Johnson，2002）。此外，由于痉挛肌肉内与挛缩相关的软组织变化也会导致被动运动中出现抵抗，因此被动运动中感受到的抵抗不能只归因于痉挛（Haugh et al.,2006；Patrick &

Ada，2006；Scholtes et al.,2006）。Gracies（2005a，2005b）提出，为了准确评估肌肉僵硬程度（如果可能的话），肌肉牵伸不应超过 1 次，因为随后的牵伸与初始牵伸相比可将僵硬减少 20％～60％。此外，肌肉静止是很重要的，因为肌肉收缩也会增加抵抗力。

钟摆（下落）试验在 20 世纪 50 年代由 Wartenberg 首先提出，是一种评估下肢肌紧张的临床方法（Wartenberg,1951）。在这个试验中，患者伸直腿坐在凳子边沿，如图 5-10 所示，放松下肢，被动伸直后只在重力作用下摆动。在正常的肌张力下膝关节屈曲到 70°，前后摆动大概 6 次。存在股四头肌或腘绳肌痉挛的患者，腿可能达不到垂直并比正常情况重复摆动次数少。小腿的运动可以用定量化等速运动装置、电子关节角度计和数字化录像设备进行运动学检测（Stillman & McMeeken, 1995）。经证明，钟摆试验是对异常肌张力的评估相对简单、可靠、客观的

122

评估工具 5-1

评定肌张力异常的改良 Ashworth 量表

0：肌张力无升高。

1：肌张力轻微升高，在关节活动末端受到最小阻力，或出现忽然的卡住或放松。

1+：肌张力轻度升高，表现在关节活动范围前 50％ 内突然卡住，关节活动范围 50％ 以外均呈现最小阻力。

2：肌张力增高较明显，关节活动范围大部分肌张力均明显地增加，但受累部分仍能较容易被动移动。

3：肌张力严重增高，被动活动困难。

4：挛缩，受累部分被动屈伸时因为挛缩状态而不能动。

[改编自 Bohannon RW, Smith MB. Interrater reliabilityof a modified Ashworth scale of muscle spasticity. Phys Ther, 1987, 67: 206, 由美国物理治疗协会（APTA）许可。本材料受版权保护，任何进一步复制或扩散均需要 APTA 许可。]

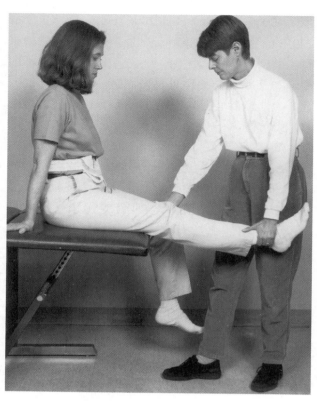

图5-10　**钟摆试验用来测试下肢痉挛状态。被动伸直下肢，然后放松使其借助重力摇摆。振荡次数的减少说明下肢的痉挛**

评价方法（Brown et al., 1993；Katzetal,1992）。无论使用临床方法还是用设备来检测痉挛，都不能很好地预测运动表现和残疾的指标，还应该考虑其他因素的重要性。

　　关于各种痉挛检查方法的效度、信度和临床应用在临床医务人员和研究者中引发广泛的讨论和不同意见（Burridge et al., 2005；Pandyan et al., 2001；Platz et al., 2005；Wood et al., 2005）。通常适用于研究者的方法在临床中未必不适用，因此目前很难确定最好的检测异常肌张力的方法。

　　治疗。治疗异常肌张力的方法在不断发展中，包括药物、手术和物理治疗。具体方法的选择取决于许多因素，包括痉挛的分布、严重性和慢性程度（Ward, 2002）。例如轻度痉挛可以用运动治疗、夹板疗法、矫形器治疗和口服药物治疗结合起来。严重痉挛需要用化学去神经法（神经阻滞或肉毒毒素注射）和（或）外科手术以减少挛缩和提高运动控制（Gormley et al., 1997；Ward,2002）。

　　一些处理肌张力异常的物理方法基于神

经生理学方法，而另一些则基于生物力学方法（Richardson,2002）。神经生理学方法通过改变控制肌肉的运动神经元中活动背景水平的技术来改变肌张力。随着肌肉的运动神经元群活动背景水平的增加，肌肉也将会对任何刺激增加反应，不论是来自周围神经还是中枢下行命令的一部分。但是，反过来也是正确的：活动背景水平降低，肌肉则不易被激活。什么技术可以用来改变运动神经元群活动背景从而可以影响肌张力呢？

　　神经生理学方法包括使用感觉刺激技术（感觉物理因子治疗），传统上用于提高和降低肌张力，根据刺激和形式决定如何去实施。然而，这些技术在改变神经病变患者肌张力方面的支持性研究很少。很多治疗师使用冰块去增加张力低下患者的肌张力，此外延长冰刺激也可以认为是一种抑制，常用来降低肌张力。振动装置也同样可以被用于促进或是抑制肌肉活动。高频率的振动装置趋于促进肌肉活动，低频率的振动装置用于抑制肌肉活动水平（Bishop,1974）。同样，通过牵张反射来快速牵拉肌肉可以增加肌肉活动。

　　关节挤压技术可兴奋关节感受器，常被用于促进神经损伤患者的肌肉活动。关节挤压包括徒手或施加重量来挤压关节。给关节施加一个牵引力的徒手技术也常用于促进肌肉活动（Voss et al.,1985）。

　　用生物力学方法去控制肌张力过高主要是通过持续长时间的牵伸（徒手或通过使用石膏、支具或矫形器）来改变肌肉的长度。Bovend' Eerdt及其同事（2008）的系统评价表明，痉挛状态牵伸的临床益处尚不确定；虽然研究支持单次牵伸疗程的即时临床效果，但牵伸的功能益处和长期后果尚不明确。关于牵伸益处的不确定性部分是由于所使用研究方法的多样性，使得研究之间的比较变得困难。

　　石膏、支具和矫形器常被用来治疗肌张力过高、保持/增加被动关节活动范围和改善神经病变患者的功能。Mortensen和Eng（2003）进行了一次系统回顾，并对这3个领域使用石膏的证据进行分级。他们对可以证明使用石膏可增加被动活动范围的证据进行总结，但是还需要更多的研究去证明石膏对治疗肌张力及改善功能有效。

　　改变患者的姿势同样可以作为改变肌张力的一项技术。变换姿势在神经生理学和生物力

123

学方面仍有争议。生物力学上，改变患者的姿势用于改善肌肉的长度。患者姿势改变的神经生理学基本原理基于一个将患者放于适当的位置上会改变肌肉（和姿势）张力分布的假说，主要通过改变反射活动。例如，有研究表明，将患者置于仰卧位将提升伸肌张力，而屈肌张力则在患者俯卧位时得到提升，这是因为运动皮质神经元受损的患者存在区释放的紧张性迷路反射。所以，侧卧位常常可以作为一种治疗手段来抑制不对称紧张性颈反射，促进双侧对称性活动（Bobath & Bobath,1984）。

肌力训练对痉挛的影响。训练可以提高肌力，增加痉挛状态吗？Teixeira-Salmela 等（1999）研究由热身、有氧运动、下肢肌肉强化和放松时间组成的 10 周（3 天 / 周）治疗，观察其对受试者为慢性（＞ 9 个月）脑卒中患者痉挛状态的影响。观察瘫痪侧下肢主要肌群等速力距峰值，股四头肌和跖屈肌痉挛程度、步行速度及爬楼速度等在治疗前后的变化。研究人员发现受影响的肌群在肌力方面显著改善，并且训练后步行速度和爬楼速度增加。肌力的改善与股四头肌或跖屈肌痉挛的增加无关。

Damiano 和 Abel（1998）也研究肌力训练对一组不同形式的痉挛性脑瘫的影响。他们发现训练能显著提高受影响肌肉的肌力，而不会增加痉挛的严重程度。综上所述，研究表明，在下行运动系统病变状态下，增强患者的肌力并不会增加痉挛。

小脑和基底神经节损伤的临床治疗

协调

检查。检查协调的最常见的方法是观察患者进行功能性运动并注意所使用运动的特征。患者是否难以启动或终止功能性运动？运动是否缓慢？运动轨迹是否平滑流畅或不平稳？已经提出更正式的协调测试，并将其划分为非平衡和平衡子范畴（Schmitz，2001）。协调的平衡测试通常反映姿势和步态的多关节运动的协调性，将在后面的章节中讨论。非平衡测试总结在表 5-1 中，通常用于指示小脑内的特定病变（Schmitz，2001）。表现使用以下的比例主观评分：5 分，正常；4 分，轻度损伤；3 分，中度损伤；2 分，重度损伤；1 分，不能完成。协调测试的例子，包括手指

病变的 John 和患有多发性硬化的 Sue 身上看到。

治疗。有许多治疗技术用于治疗神经功能障碍患者的协调问题。有些技术可以被认为是治疗失调的通用方法，而另一些技术则具体地针对时序、序列分析或分级协同肌肉活动的问题。

可能最常用的改善协调运动的技术是功能性任务特定运动的重复和实践。由于准确性要求越来越高，治疗师可以在培训患者时选择功能性任务，提高准确性要求。为了帮助患者识别协调运动的执行错误，治疗师可以提供反馈（结果相关知识或表现相关知识）。记住，从第二章中可以看出，间歇性反馈比持续性反馈更有利于学习。

负重活动的使用也被推荐用于改善下肢协调行动。除了功能性运动外，治疗师通常会让患者练习非功能性运动以改善协调性。非功能性运动的例子有快速轮替运动、手或足的往复运动、描述物体的形状和数字，例如用肢体写 8 字。

许多不同的治疗策略可能对功能性运动的时间成分（反应时间、运动时间和终止时间）有一定影响。在固定时间内完成一个功能性运动是一种治疗方法。例如让患者跟着音乐表演功能性动作或者跟着节拍器运动，可用于影响完成运动的时间。在患者执行功能任务时计时并将完成任务所需的时间作为外部反馈（结果知识）是另一种治疗方法。口头、视觉、手动的反馈也可以用来监控运动速度。感觉刺激如快速的冰刺激或轻拍以促进运动神经元的募集可以改善反应时间。尽管这些是治疗师用于治疗协调问题的常用技术，但是这些技术很少用于实验性测试。

分级问题表示无法根据任务的要求对力量进行适当分级。治疗的重点是让患者练习各种各样的任务，需要精确的力量分级，并通过对结果和（或）表现的了解提供外部反馈。快速功能运动比慢速功能运动需要较少的精确力量控制。此外，精确功能性任务比非精确功能性运动需要更精确的力量分级。例如移动大的目标比移动小的目标需要更多的力量控制。抓起一个装满水的纸杯需要比抓起空纸杯需要更多的精确性。在与姿势控制、活动性和上肢功能相关的任务中直接通过治疗性干预纠正其协调问题，这将在本书的有关章节中论述。

非随意运动

检查。非随意性运动，包括震颤，主要是

表 5-1　非平衡性协调测试	
1. 指鼻	肩外展 90° 伴伸肘，患者的示指尖触碰鼻尖。为了在不同的运动平面评估运动，可以改变患者的起始位置
2. 手指碰治疗师的手指	患者与治疗师相对而坐，治疗师的示指放在患者前面，让患者用自己的示指指尖触碰治疗师的示指指尖。在测试中，治疗师手指的位置可能会改变，以评估患者改变运动距离、方向和力量的能力
3. 指 – 指	肩外展 90° 伴伸肘，患者两手过中线触碰
4. 手 – 鼻交替	患者用示指指尖交替触碰自己的鼻尖和治疗师的手指。在测试中，治疗师手指的位置可能会改变，以评估患者改变运动距离、方向和力量的能力
5. 对指	用拇指依次按顺序触碰其余手指，速度可循序渐进
6. 握拳	交替握拳和松开（从手指屈曲到手指完全伸展），速度可逐渐增加
7. 旋前 – 旋后	屈肘 90° 并紧贴身体，患者交替上下转动手掌。这个测试也可在肩前屈 90° 和伸肘时完成，速度可逐渐增加。在许多关节中可以评估拮抗肌群反转运动的能力。例如膝、踝、肘、手指等关节的屈曲和伸展的主动交替
8. 反弹测试	患者置于屈肘位。治疗师施加足够的徒手阻力使肱二头肌产生等长收缩，然后突然撤去阻力。正常情况下，拮抗肌（肱三头肌）会收缩并制止肢体的动作。很多肌肉群可测试到这种情况，如肩外展肌或肩屈肌、肘伸肌等
9. 轻拍测试（手）	屈肘，前臂旋前，患者用手轻拍膝盖
10. 轻拍测试（足）	用前足拍地，不能抬膝，保持足跟与地面接触
11. 指向测试	患者和治疗师相对坐或站。患者和治疗师都将肩前屈 90° 至水平位，肘伸展，示指相触或患者的示指轻放于治疗师的手指上。患者被要求肩充分前屈（手指指向天花板），后回到水平位置，示指再次与治疗师的示指接触。两侧上臂都需测试，可以分开测也可同时测。正常的反应是精确地回到起始位置。异常的反应典型地表现为指过或远于目标。这种测试也可用在肩外展 90° 或屈曲 0°（手指向地面）。每次测试后，要求患者的上肢都回到肩水平的开始位置
12. 跟膝趾交替试验	仰卧位，要求患者用足跟交替触碰对侧膝及跚趾
13. 跚趾触碰治疗师的手指	仰卧位，患者用跚趾触碰检查者的手指。当测量用于评估患者运动距离、运动方向和运动力量的改变能力时，治疗师的手指可以做出适当的改变
14. 跟胫试验	仰卧位，一侧足跟在对侧胫骨由上到下滑动
15. 画圆测试	患者用上肢或下肢画出一个想象的圆（可在桌面或地面上完成），也可改画 8 字来测试。在测量下肢时，患者可采取仰卧位
16. 固定或姿势保持试验	上肢：上臂水平伸直；下肢：要求患者保持膝关节完全伸直位

注：这些测试应先在睁眼下完成，然后在闭眼下完成。不正常的反应包括在姿势控制中逐渐偏离和（或）在关闭视觉通路的状况下测试效果的质量降低。如果没有特别说明，测试最好在坐位下实施（Schmitz TJ. Coordinalion Assessment and trealmem. 4th ed. Philadelphia：FA Davis，2001.）

通过系统地临床观察描述身体受影响部分以及震颤被激活时身体的状态。例如医务人员可能观察到震颤是静息性的还是与活动有关的（活动性震颤）。非随意性运动的强度可按顺序量表分级。当出现不自主运动程度增加或减低的情况时可被观察到。与 PD 相关的震颤可以在 Mike 的案例分析中观察到。

治疗。治疗非随意性运动的康复手段主要是进行代偿性运动，而不是改变运动本身。例如当用力增加时容易增强非随意性运动，此时可教会患者减少用力来进行功能性运动。患者往往倾向于自己发现代偿性的手段，如步行时手放入口袋中或通过抓握物体来减少静止性震颤。

负重和挤压运动对于舞蹈性手足徐动症患者来说，常被推荐作为一种增加关节稳定性的方法。远端固定是另一种控制非随意性运动的方法，可通过轮椅外侧扶手、膝板或桌子来实现（图5–11）。肢体负重在非随意性运动的治疗中具有争议性。远端肢体负重可增加肢体的整体稳定程度，从而达到减少运动的目的。然而，有证据指出当去除负重时肢体运动会差一些。

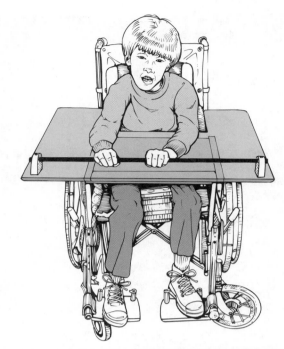

图 5–11　在膝板上安置一个水平的把手作为远端固定来控制非随意性运动（经许可改编自 Kandel ER, Schwartz JH, essell TM, eds. Principles of neuroscience, 4th ed. New York, NY: McGraw–Hill, 2000:544. ）

肌肉骨骼损伤的临床管理

骨骼肌肉系统损伤的检查和治疗在其他书中有详细介绍，本章不再讨论（Kendall & McCreary，1983；Kessler & Hertling，1983；Magee，1987；Saunders，1991）。

感觉系统损伤的临床管理

关于检查和治疗感觉系统损伤，包括躯体感觉、视觉和前庭系统有大量的文献。以下是简要回顾，鼓励读者探索其他来源，以便于对这一重要的主题进行更详细的讨论。

躯体感觉损伤

评估躯体感觉是一项复杂的工作，并且有很多种方法。感觉测试可由多种简单的测试到复杂的评估感觉类型和感觉功能的分布。Fess（1990）描述了感觉功能的分层或阶梯体系。察觉是指从刺激的背景中分辨出单个刺激点的能力。其次是两点辨别，是指分辨出刺激点 a 和刺激点 b 的不同。量化是指根据不同程度（如粗糙和重量）去

组织触觉刺激的能力，这是第二阶段。识别是透过触摸就知道是什么物体，这是最高阶段。

表 5–2 总结了分层测试体系中的感觉测试。Fess 层法建议无须对患者进行每个感觉测试。如果患者有能力区别刺激，感觉测试可以不用做。另外，研究发现感觉测试之间具有较高的关联，因此一个测试的结果（如两点辨别觉）能用于预测其他测试的结果，如手指的本体感觉（Moberg，1991）。因此，可能通过选择一个简单的感觉测试去预测身体的所有感觉功能。

通常，临床医务人员倾向于观察感觉障碍，例如肢体位置感觉丧失或躯体感觉缺失导致物体识别能力减少为永久性或通过治疗不可改变。然而，众多研究表明，治疗可以影响患者处理感觉刺激的能力。基于一些研究检查灵长类动物躯体感觉皮质的重组（Merzenich et al.,1983a，1983b），这些在第四章中讨论过。许多研究人员开发了结构化的感觉再训练计划，以提高患者辨别和理解感觉信息的能力（Carey et al.,1993；Dannenbaum & Dykes，1988；DeJersey，1979）。这些干预措施的目标是提高患者观察和处理信息的能力。在第二十章上肢控制再训练的章节中对感觉再教育的

表 5-2　躯体感觉检查方法归纳 [a]

感觉的形态	刺激	反应	分数
辨别性触摸			
触觉感知	棉球轻触皮肤	闭眼，患者感觉到刺激时说"是"或给予信号	正确反应占全部反应的百分比（如 50% 能感觉到）
触觉定位	棉球轻触皮肤或用 4.17 号单丝	闭眼，患者指出触摸部位	记录正确定位中的错误定位
两侧触觉（感觉消失）	指尖触摸患者一侧或同时触摸两侧	闭眼，患者说"1"或"2"指出受刺激的数目	记录有无感觉消失
压力触觉阈值	用 Semmes-Weinstein 单丝的不同型号刺激	闭眼，当患者感受到刺激时说出	记录所能感觉的最细单丝（正常的单丝型号为 2.83）
两点辨别觉	用两个回形针放在皮肤上两点，从间隔 5cm 开始，逐渐缩短	患者反应为"1""2"或"不能说出"本体感觉	正确反应占全部反应的百分比
振动	将音叉或振动仪放在皮肤表面	患者感觉到刺激时指出	正确反应占全部反应的百分比
关节位置	被动使关节处于屈曲或伸直位	闭眼，患者使用对侧的肢体仿效体位	正确反应占全部反应的百分比
关节运动	被动屈伸关节	闭眼，患者指出关节是屈曲还是伸直	正确反应占全部反应的百分比
实体感觉	放一系列小物品在患者的手中	患者说出物品的名称（可事先操作物品）	正确反应占全部反应的百分比
疼痛：锐痛/钝痛	随机地使用安全的大头针对皮肤给予尖锐或钝的刺激	闭眼，患者指出是"尖锐的"还是"钝的"	正确反应占全部反应的百分比
温度	将 4.5℃的冷水或 46℃的热水放入试管中，然后用试管接触患者的皮肤	患者指出"热"还是"冷"	正确反应占全部反应的百分比

注：[a] 资料源自 Bentzel K. Evaluation of sensation//Trombly CA. Occupational therapy for physical dysfunction. 4th ed. Altimore, MD: Williams & Wilkins, 1995.

识别有更详细的解释。

视觉障碍

　　视觉测试由视敏度、深度觉、视野和眼动控制组成。视敏度可以直接测试或通过自我报告确定。深度觉是通过功能性技巧，如移动性或驾驶来评判。测试方法可用两个完全相同的物体置于眼水平线，移动其中一个物体，改变它们的位置关系，询问患者哪个对象更接近（Quintana，1995）。使用视野对抗测试识别视觉缺陷。患者被告知望向治疗师的方向，治疗师坐在患者的正前方。要求患者指出他或她何时察觉到周围环境的视觉刺激（通常是治疗师的手指）；4 个视野范围均应测试。动眼测试检查眼球运动的控制。在第二十章中，我们将讨论视觉关注，视觉关注是够取和抓握的一个组成部分。视觉测试的例子可以在 John 的病例研究的损伤部分看到，他患有小脑退变。

前庭损伤

　　前庭功能的检查包括凝视固定、姿势和平衡控制以及眩晕的测试。根据潜在原因，治疗方法各不相同。第二十章讨论评估凝视固定的具体程序，第十一章介绍评估姿势和平衡的程序。因此，以下部分简要概述眩晕的检查和治疗。

检查开始时要仔细检查患者对眩晕是否持续或激惹的看法以及刺激眩晕的情况或条件。眩晕位置和运动测试（Shumway-Cook & Horak，1990）检查在坐位、站立位和行走时头部的运动和（或）位置变化对眩晕的强度和持续时间。要求患者在一张标有从 0（无眩晕）至 10（严重眩晕）的量表上指出眩晕的强度。此外，记录症状的持续时间，包括眼球震颤和自主神经系统症状如恶心、出汗和苍白。用 Dix-Hallpike 方法（图5-12）来检查后侧内半规管良性突发性位置性眩晕（benign paroxysmal positional vertigo, BPPV）。BPPV 是眩晕的最常见的原因（Fetter，2000）。通常，患者描述与头部位置相关的旋转性眩晕，包括颈部的快速伸展（例如抬头看高处的柜子）或躺下向患侧翻身时出现。诊断 BPPV 的关键是 Dix-Hallpike 方法。为了适应这种快速的位置变化，患者描述眩晕持续 30 秒～1 分钟，出现耳朵下方方向的眼球震颤。BPPV 的病理生理学被认为是后侧内半规管（semicircular canals，SCC）中耳石的移位。关于眩晕检查的详细描述，读者可参考其他资料（Herdman，2007；Shumway-Cook & Horak，1989，1990）。

前庭病理学的治疗被称为"前庭康复"，使用锻炼来治疗前庭系统内病变引起的眩晕和不平衡症状。眩晕的潜在原因很多，包括代谢紊乱；药物的副作用；心血管问题，如直立性低血压；外周或中枢前庭结构的病变。在开始运动之前，治疗师应明确了解其潜在的病因。

治疗眩晕的运动类型取决于导致眩晕的特定病理类型。继发于后部 SCC BPPV 的眩晕的最常见的治疗方法是通过手法复位机械地将移位的耳石从半规管移出（Herdman，2007）。该过程如图5-13 所示。

与位置性眩晕的治疗相比，非对称性前庭损失相关的眩晕采用适应疗法（habituation exercises）。指示患者重复能诱发眩晕的位置或运动，每组 5～10 次，每天 2～3 次，运动量逐渐增加。患者从简单的运动开始，例如坐位上头部水平方向转动，然后逐渐进展到更困难的任务，例如行走中进行头部水平方向转动。这种方法在其他书籍中有更详细的讨论（Herdman，2007；Shumway-Cook & Horak，1989，1990）。

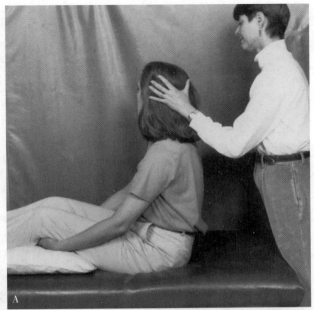
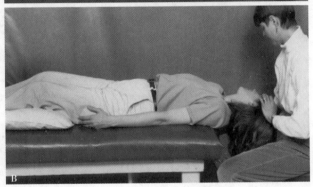

图 5-12 Dix-Hallpike 的体位，检查良性突发性位置性眩晕（BPPV）的针对性测试。测试以检查者坐位开始（A）。患者在辅助下迅速转移到另一个位置，即头部置于支撑面的边缘（B）

知觉和认知系统损伤的临床管理

如前所述，高阶关联皮质中的病理学与各种相互作用的感知和认知障碍相关。表 5-3 中可以找到一些这些损伤的临床总结。对这些不同感知和认知障碍的临床管理的完整讨论超出本书的范围；因此，仅对选定的空间和非空间损伤进行简要回顾。

空间缺失：单侧忽略

可以使用正式的标准化测试或通过观察执行功能性任务的患者来评估单侧空间忽视（在体感或视觉系统中）。这种疾病可能在功能上表现为只吃盘子上一半的食物、刮半边脸或行走时碰及患

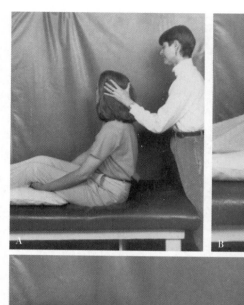
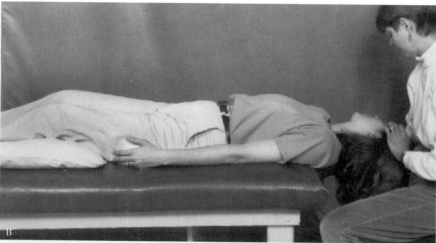
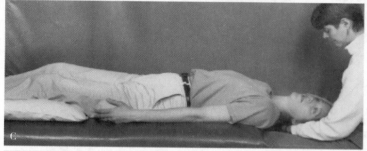
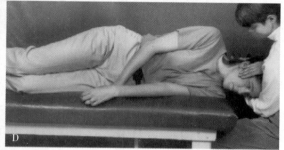
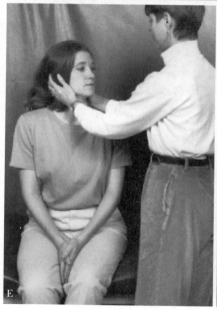
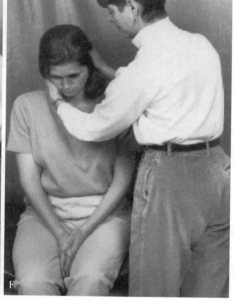

图 5-13　耳石复位手法治疗 BPPV。每个位置保持 1～2 分钟或者直到眼球震颤和眩晕减退。前两个位置（A、B）和 Dix-Hallpike 手法一样。第 3 个位置（C）头部被移至与 Dix-Hallpike 相反的位置。在位置 4 中，患者翻身至侧卧位，鼻子朝下。在位置 5 中，患者处于坐位，头部旋转至与中线距离 45°，最后头部处于屈曲位置并保持 2 分钟

侧的物体。

　　各种测试，例如划消测试和线段二等分测试（图 5-14）已被推荐作为所有脑卒中单侧忽略患者的筛查工具，以确定是否存在 VN（更详细的讨论参见 Plummer et al.，2003）。划消任务（图 5-14A）要求患者在纸张上删除多个相同的视觉目标符号，一侧不完整或不成比例的删除提示 VN。除了定量评分外，还收集定性信息，包括个体开始删除的初始位置的模式（被认为是最敏感的测量）、图形扫描、搜索时间和同一目标的重删除的次数。线对分测试（line bisection test, LBT）（图 5-14B）要求患者估计并平分中线，从而确定向左/向右的方向偏差。支持 LBT 作为忽视测试的敏感性的研究褒贬不一（Ferber & Karnath，2001；Molengerghs & Sale，2011）。

　　关于单侧忽略的干预选择没有明确和具体的

表 5–3 感知和认知缺陷的临床类型

缺失	定义	功能影响
感知障碍		
体型图	身体各部分以及彼此间和与环境间的关系的认识	穿衣困难，转移不安全
左右辨别	理解左右概念的能力	穿衣、转移、移动、跟随方向（包括左右）困难
身体部分辨别	辨别自身和其他人身体的各部分的能力	对于移动身体部分指令错误反应
疾病失认	对疾病没有意识或否定	功能活动不安全
单侧忽略	忽略身体一侧或其他多余的空间	一侧身体的日常生活活动受限，转移和活动不安全
空间位置	理解上、下、转等概念的能力	跟随各个方向的活动困难
空间关系	知觉自身和其他物体的关系的能力	转移和活动不安全
地形定向	能够从一个地方到另一个地方的能力	活动不安全
图形背景知觉	分别前景和背景的能力	在混乱的画面中寻找目标困难
肢体失用	感觉完整的部分无法执行有目的的运动	由于使用物品困难，ADLs 受影响
结构性失用	缺失构造上的活动能力	ADLs 失用
穿衣失用	无法自己穿衣	错误穿衣
认知障碍		
注意力	集中在某个特别的刺激而不分神的能力	跟随方向的困难
定向	个人、位置和时间的定向理解	定向障碍
记忆	提取、处理、储存、重新提取和信息再现	定向障碍的表现，如忘记名字、时间表等，学习能力降低
问题处理	处理大量信息和提供新的或不熟悉的情况信息	ADLs 困难、不恰当的社交、安全威胁意识障碍

注：ADLs（activities of daily living），日常生活活动。

经许可转自 Quintana LA. Evaluation of perception and cognition//Trombly CA, Occupational therapy for physical dysfunction. 4th ed. Baltimore, MD：Williams & Wilkins, 1995.

指导，因此应用不同的干预措施。治疗策略包括视觉扫描疗法（教导患者有意识地扫描环境），使用感官刺激来增强意识，或者改变环境以适应损伤（Quintana，1995）。

非空间缺失

在中枢神经系统损伤患者中，与唤醒、学习、记忆和注意力相关的非空间（认知）损伤非常普遍。行为问题也很常见，可能包括冷漠、攻击性、挫折容忍度低、情绪不稳定和行为抑制的丧失，导致冲动。

唤醒／意识水平

觉醒是患者对环境中的刺激做出反应的基本唤醒过程。Rancho Los Amigos 量表可能是量化神经损伤患者的意识水平的最常用的方法。这个量表如评估工具 5–2 所示。评估意识水平、唤醒或状态是评估运动控制的一个重要部分，因为运动行为在很大程度上依赖觉醒水平（Duncan & Badke，1987）。

许多 CNS 病变患者表现出显著的认知障碍，影响患者完全参与再训练计划的能力。考虑到这一点，图 5–15 提供一些在与患有认知问题的患者

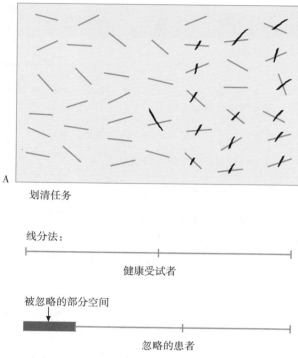

A 划清任务

线分法：

健康受试者

被忽略的部分空间 ↓

忽略的患者

B 直线二等分的任务

图 5-14 用于识别视觉忽视的临床测试。划消测试（A）要求患者在纸张上删除多个相同的视觉目标符号，一侧不完整或不成比例的删除表示 VN。线对分测试（LBT）（B）要求患者估计并平分中线，从而确定向左 / 向右的方向偏差

一起工作时修改治疗策略的建议。

131 注意力

注意力缺陷对感觉 / 感知和运动功能都有深远的影响，因此是 CNS 病理学患者检查的关键部分。但是，基于用于理解注意力的基础框架，存在许多不同的方法。临床关注模型并未特定地与大脑中的神经处理模块相关联，而是描述亚型（Sohlberg & Mateer，2001）。这些包括以下内容。

● 注意力的集中：能够对特定的视觉、听觉或触觉刺激做出不连续的反应。

● 注意力的维持（警觉）：在连续和重复活动期间保持一致的行为反应的能力。

132 ● 注意力的选择：在注意力分散或竞争性刺激时保持行为或认知的能力。因此，它包含"免于分心"的概念。

● 注意力的转移：思维灵活性的能力，允许个体转移他们的注意力焦点，并在具有不同认知要求的任务之间移动。

● 注意力的分解：能够同时响应多个任务或多个任务需求。

已经开发了特定的测试来检查注意力的不同方面。例如随机字母测试用于注意力维持的测试，而 Stroop 测试用于测试注意力的选择，并且 Trail-Making 测试部分 A 和 B 用于检查在两个任务之间转移注意力的能力（Sohlberg & Mateer，2001）。

由 Posner 及其同事开发的注意力网络测试（attention network test，ANT）（Fan et al.，2002）旨在测试 3 个注意力网络：警报、定向和执行控制。警报网络通过呈现警告信号导致的反应时间

1. 减少混乱：确保患者明确任务目标
2. 增加参与性：进行与患者相关的或对患者重要的任务
3. 鼓励练习的一致性：保持目标和增强运动的一致性，增强运动必须和目标相匹配
4. 减少混乱：使用简单、清晰的指令
5. 提高注意力：增减直觉暗示对任务很重要，最小化或减少环境中与任务不相干的刺激
6. 增加问题解决能力：从相对简单的任务开始，逐步增加任务的复杂性
7. 鼓励说明性学习和程序性学习：要求患者口头和（或）精神上排练执行任务的顺序
8. 寻找合适的唤醒水平来适应学习：调节环境的感觉刺激，激动的患者需要降低刺激强度（柔和的声音、弱光、缓慢的触摸）来减少唤醒水平；昏睡的患者需要增加刺激强度（利用轻快的声音命令、快速的动作、在垂直的姿势作业）
9. 加强监督，特别是在早期的训练阶段
10. 当患者有认知障碍时，训练的进度应该减慢

图 5-15 改善认知障碍患者的治疗策略

的变化来检查。定向网络通过伴随目标发生的提示信号的反应时间的变化来检查。执行控制网络通过参与者按下两个键做出反应来检查，所述的两个键指示由全等、不一致或中性箭头（称为侧翼）围绕的中心箭头的方向（左或右）。

使用 ANT 测试，研究人员使用 MRI 检查 110 例急性脑卒中患者和 ANT 患者位置相关表现的 3 种类型的注意力缺陷的患病率（Rinne et al.，2013）。超过一半的脑卒中患者在 3 个注意力网络中的 1 个中存在缺陷。17% 的受试者存在警报缺陷，并且与丘脑和上脑干的病变相关；15% 的患者有与右侧颞顶皮质和右侧颞顶皮质相关的定向损伤；23% 有执行功能 / 冲突消退的问题，与双侧前额叶和前运动区的病变相关（Rinne et al.，2013）。

开发用于测试复杂的注意力概念的许多方法强调其对于理解 CNS 病理学患者的运动障碍的重要性。

记忆力

像注意力一样，记忆力是个复合概念，包括很多方面。记忆力是信息产生、储存和提取的能力。在脑损伤后，短期记忆（short-term memory，STM）和长期记忆（long-term memory，LTM）的损害都有过报道。对 STM 和 LTM 的评估包括要求患者记住 4 个词，然后测试他们的即时回忆及 5、10 和 30 分钟后的回忆（Strub & Black，1977）。

外显和内隐运动学习

治疗师依靠内隐（重复运动促进学习）和外显（指导如何完成任务）运动学习策略来指导

CNS 损伤患者运动技能的恢复。了解中枢神经系统病理对外显和内隐学习的影响非常重要，因为它可以影响我们制订使患者重获功能性运动能力的治疗措施。

一些研究探讨单侧中枢神经系统病理损伤对内隐和外显学习的影响，结果各不相同。中颞叶损伤导致外显学习的缺陷，而内隐学习保留（Reber & Squire，1998）。前额皮质损伤显示出导致视觉运动程序化任务的内隐和外显学习障碍（Beldarrain et al.，2002）。影响感觉运动皮质的大脑中动脉（MCA）引起的脑卒中患者保存内隐运动程序学习的能力（Boyd & Winstein，2001；Pohl et al.，2001；Winstein et al.，1999），小脑病变患者也是如此（Boyd & Winstein，2003）。这些研究揭示神经系统的内隐和外显记忆与学习区域在解剖上是分离的，因此中枢神经系统损伤对学习的影响取决于损伤的部位。另外，因为控制内隐学习的部分分散在很多不同的脑结构中，研究表明，没有单一的部位损伤完全导致内隐学习能力的丧失（Boyd & Winstein，2003）。

能否通过外显的信息促进内隐的运动技巧的学习呢？大部分治疗师认为答案是肯定的，所以当患者在练习运动能力时，我们常规提供外显指示给患者。然而，目前关于外显指示对内隐学习影响的研究结果表明，这些结论需要进一步证实。许多研究已经检验不同中枢神经系统病理改变患者的外显指示对内隐学习的影响。Boyd 和 Winstein（2003）对 10 例 MCA 脑卒中影响感觉运动皮质的患者和 10 例没有控制缺陷的患者进行

对照研究。

这项研究的一些结果如图 5-16 所示。该研究发现，MCA 脑卒中患者确实存在内隐学习。与对照组相似，脑卒中的受试者（图 5-16B）在 3 天的重复顺序运动任务中减少了反应时间（反应时间在无顺序的运动任务中没有改变）。该图还显示外显指令对两组内隐学习的不同影响。在控制组中，外显指示促进内隐学习 [图 5-16A，控制受试者接受外显指示后（实线）反应时间比没有的（虚线）更陡]。

相反，外显指示在脑卒中受试者的学习方面受到明显的有害影响。图 5-16B 反映接受外显信息（实线）的脑卒中受试者在反应时间上的改善比没有接受外显信息的脑卒中受试者（虚线）要小。对于基底核脑卒中患者，也发现外显指示削弱内隐学习的结果（Pohl et al.，2006）。相反，在小脑脑卒中患者中，外显指示促进内隐学习（Molinari et al.，1997）。这些结果表明，外显指示对内隐学习的影响取决于很多因素，包括类型、时间、指示的内容和中枢神经系统病理损害的部位。

134

总结

1. 关于运动控制的生理学和病理生理学知识是检查和治疗患有运动障碍的患者的基础。掌握这些知识有助于治疗师对具体患者可能表现出来的功能性障碍的类型和基本损伤建立起初步判断，指导选择合适的检查和评估方法以及恰当的治疗方法。

2. 脑损伤产生的特征性行为体征和症状取决于具体神经损伤的种类。Hughlings Jackson 将与 CNS 损伤伴随的异常行为分为阳性体征和症状（即异常行为表现）或阴性体征和症状（即正常行为丧失）。在康复环境中，当试图了解神经功能障碍患者的表现时，重点常放在阳性体征和症状上（如肌张力的异常），而对阴性症状（如肌力的降低）常忽略。

3. 运动系统内的病理生理包括运动皮质和皮质下结构，如小脑和基底神经节，导致一系列影响运动控制的损伤。

4. 与运动皮质的病理生理相关的损伤包括运动无力（轻瘫）、异常肌张力（痉挛）和协调问题

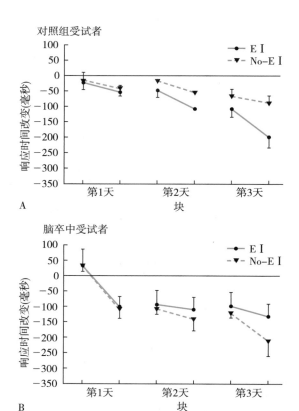

图 5-16 显性指令对脑卒中患者隐性运动顺序学习的影响。对照组患者（A）与脑卒中患者（B）都显示出隐性学习，如练习一个隐性顺序性运动任务的反应时间在 3 天以上。显性指令改善接受此指令的对照组的隐性学习（虚线表示）。相反，接受显性指令的脑卒中患者（实线）在反应时间上的改善较那些没能接受显性指令的患者（虚线）要少。这说明在脑卒中后显性指令阻碍隐性学习 [改编自 Boyd LA, Winstein CJ. Impact of explicit information on implicit motor sequence learning following middle cerebral artery stroke. Phys Ther 2003；83：983，由美国物理治疗协会（APTA）许可。本材料受版权保护，任何进一步复制或扩散均需要 APTA 的书面许可]

（运动协同异常）。

5. 皮质下结构（如小脑和基底神经节）的病理生理会产生一系列损伤，包括肌张力异常、震颤以及肌肉活动的时间和缩放比例，这些问题显著影响运动的协调性。

6. 在神经病理学患者中，肌肉骨骼损伤继发于神经肌肉损伤，但它们显著限制功能性运动。

7. 感觉缺陷是中枢神经系统损伤患者运动障碍控制的主要原因。感觉缺陷可导致躯体感觉、视觉或前庭系统的感觉信息中断。

8. 包括空间缺陷在内的知觉问题也限制脑病患者的功能性运动。这些问题通常是注意力网络损伤的结果。

9. 非空间（认知）问题常见于中枢神经系统损伤患者，可包括意识水平的改变、精神状态的改变，以及学习、记忆和注意力的缺陷。行为问题也很常见，包括冷漠、攻击性、挫折容忍度低、情绪不稳定和行为抑制的丧失，导致冲动。

10. 由于中枢神经系统的解剖基础不同，外显和内隐学习记忆受到中枢神经系统病理的不同影响。此外，提供外显信息对运动技能内隐学习的影响也会因指令的类型和时间以及神经病理的位置而有所不同。

第六章

临床实践概念框架

学习目标

通过学习本章，读者应该能够掌握以下内容。

1. 讨论概念框架和临床实践的关系。

2. 讨论美国物理治疗协会关于患者治疗过程的每个组成部分。

3. 描述世界卫生组织对功能、残疾和健康的国际分类。

4. 确定一个假设并描述该假设如何应用于临床研究和处理。

5. 确定以证据为基础的实践和讨论证据水平的概念。

6. 描述一个以任务为导向的检查和治疗。

7. 讨论影响运动功能障碍患者检查和评估方法的因素。

8. 以功能恢复和代偿为主，描述治疗目标并讨论影响选择治疗方法的因素。

引言

从事神经功能障碍患者运动再训练的临床医务人员要面临许多决定。什么是最合适的检查方法？应该用多长时间评估患者的功能能力与评定导致功能障碍的损伤？应该以什么标准确定最主要的问题？如何制订现实且有意义的治疗目标？什么是最好的治疗方法？如何最有效地组织治疗过程？什么才是最适用于评估疗效的结局（指标）？

这些问题反映临床实践中对概念框架的迫切需要。概念框架能帮助临床医务人员将临床实践组合成相互联系的综合性的治疗计划。它提供收集各种信息并加以解释的背景（Campbell，2006；Darrah et al.，2006；Schenkman et al.，2006；

Trombly，1995）。概念框架以多种方式影响临床实践。它影响检查项目的选择、治疗措施的选择和对治疗过程的总结。它指导临床医务人员实施临床实践过程（Campbell，2006；Darrah et al.，2006；Schenkman et al.，2006；Trombly，1995）。最后，一个概念性的框架也提供一个结构，临床医务人员可以用它来快速组织大量的研究证据，为临床实践提供指导。

越来越多的有关这一主题的出版物认识到概念框架对临床实践的重要性（Campbell，2006；Darrah et al.，2006；Rothstein et al.，2003；Schenkman et al.，2006）。就像运动控制理论一样，每个模型都代表一个人对特定元素在实践中的相对重要性和实用性的看法。在所有形式的实践中，对于最佳框架没有共识。

本章的目的是讨论影响临床实践概念框架的因素，描述一个运动功能障碍患者再训练的概念框架，也就是所谓的"以任务为导向的方法"。以任务为导向的方法在后面的章节中将会用作神经功能障碍患者姿势、移动、上肢控制再训练的框架。

临床干预概念框架的组成

虽然有许多概念可能有助于形成实践的概念框架，但是我们已经识别了5个概念，具体如下：

1. 工作模式。包括信息收集的方法及根据患者的问题和需要制订的治疗计划。

2. 功能和残疾模型。描述检查疾病对患者影响的框架，将患者的问题分级并制订相应的介入措施。

3. 以假设为导向的临床实践。提供系统检测关于运动控制障碍的性质及原因的假设方法。

4. 对正常和异常运动的原因和性质的假设来

自运动控制理论。

5. 基于证据的临床实践，为一种临床实践的方法，强调将最佳研究证据与临床专业知识和患者价值相结合的重要性（Sackett et al.,1996）。

以下部分将详细描述这些重要的组成部分。

工作模式

在第一章中，我们介绍了一些案例，包括 Genise T, 她是一名 53 岁的脑卒中患者；Mike M, 67 岁的帕金森病患者；John C,33 岁的脊柱小脑变性患者；Thoms L，7 岁的痉挛性脑瘫患者。这组不同的患者有典型的运动控制问题，影响他们的行动能力和开展日常生活活动（ADL）。用同样的方法检查帕金森病患者的运动控制是否适用于 33 岁的小脑变性患者？ 53 岁的脑卒中后平衡受损的女性所采用的同样的干预方法是否可以用于使 7 岁的脑瘫儿童恢复行动能力？

这些问题的答案是肯定的。尽管患者不同，但是所有患者收集信息和制订治疗方案的过程相似。虽然每个患者运动控制障碍的表现和治疗方法可能不同，但是确定这些问题和制订治疗方案的过程是一致的。

APTA 的操作模式

美国物理治疗协会（American Physical Therapy Association, APTA）在其文章《物理治疗师工作指南》中描述了治疗患者的流程，由五部分组成，包括检查、评估、诊断、预后和干预。这些组成部分见图 6-1。

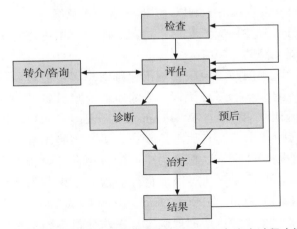

图 6-1 美国物理治疗协会建议的患者 / 客户治疗过程（经许可引自 American Physical Therapy Association, Guide to physical therapist 3.0. Alexandria, Va: American Physical Therapy Association, 2014.）

这是一个反复的过程，你可以通过连接过程的各个组成部分的箭头看到。下面的部分提供一个简要的概述，同时你可以在 APTA 的网站上找到这个管理过程的详细解释。

检查。检查是收集诊断、预后及制订治疗计划所需资料的过程。检查包括三部分：采集病史、相关系统回顾、体格检查。

病史。关于患者目前及过去健康状况的信息，可以直接从患者本人、家属或其照顾者处获得，也可以从医疗记录或从其他医疗机构处获得。从患者的病史中可以获得的信息包括一般资料（例如年龄、种族、性别等）、现病史和过去史（注意患者、家属、照顾者的描述）、生活环境、成长经历、家族史、健康状况、社会史（例如家庭和照顾者的情况、文化信仰、社会支持）、职业、功能状况、活动水平（现在和以前自我照顾及家庭管理的功能水平，例如日常生活活动和独立的日常生活活动）。病史中也应包括在其他医疗专业机构的治疗史和相关的实验室检查及诊断检查（APTA，2014）。

采访患者和（或）患者家属是检查过程中的一个关键部分。这个访谈是在患者和治疗师之间建立良好关系的第一步，而治疗师已知影响干预治疗结果的因素。访谈用来收集患者的目标、期望和动机的信息，这是面向患者的临床实践方法的核心特征。访谈过程还允许治疗师了解患者的病情和治疗过程。有关预防和当前健康行为的信息，包括锻炼习惯，也是计划干预时的重要信息。

系统回顾。检查还包括对相关系统的简要回顾，以帮助指导选择特异性的检查和评估，并帮助确定诊断和预后。系统综述包括对心肺、皮肤、肌肉骨骼和神经肌肉系统的解剖和（或）生理状态的简要回顾。它还包括对患者的沟通能力、认知、语言和学习风格的简要检查。

测试和检查。检查过程的最后一部分包括特殊测试和测量，这为临床医务人员提供对特殊损伤和功能限制的深入了解，这些限制患者参与对其生命重要的角色和活动的能力。物理治疗师所采用的测试及测量方法分为以下 26 类。

- 有氧能力 / 耐力
- 人体测量特征
- 辅助技术
- 平衡

- 血液循环（动脉、静脉、淋巴管）
- 社区、社交和公民生活
- 脑神经和外周神经完整性
- 教育生活
- 环境因素
- 步态
- 皮肤完整性
- 关节完整性和灵活性
- 心理功能
- 移动（包括运动）
- 运动功能
- 肌肉表现（包括力量、爆发力、耐力和长度）
- 神经运动发育和感觉加工
- 疼痛
- 姿势
- 运动范围
- 反射完整性
- 自我照顾、家庭生活
- 感官完整性
- 骨骼完整性
- 通气与呼吸
- 工作年限

评估。美国物理治疗协会的患者管理过程中，下一步就是评估，这是基于检查中收集的数据进行临床判断的过程。评估过程使治疗师能够完成以下事项。

- 解释个人对测试和评估的反应。
- 将测试和测量数据与历史中收集的其他信息集成在一起。
- 确定适合物理治疗师管理的诊断或评价。
- 确定预后，包括物理治疗师管理的目标。
- 制订治疗计划。

影响评估的因素不仅包括与测试和测量相关的临床信息，还包括功能丧失的程度、社会因素、整体生理功能和健康状况。评估反映当前问题的严重程度和持续时间、共存的条件或疾病的存在，以及条件的稳定性。

诊断。管理过程的下一步是确定物理治疗诊断。诊断明确疾病在系统水平（如运动系统）和个体水平对患者的影响（APTA，2014）。物理治疗诊断包括症状和体征、系统症状和问题的类别，这些都是用来指导治疗师决定最合适的干预措施

的。物理治疗专业相关的术语"诊断"与医生的诊断不同。Sahmann 定义物理治疗诊断为："诊断是一个描述物理治疗师所治疗的主要功能障碍的术语。功能障碍由物理治疗师在病史采集、症状、体征、评估的基础上确定"（Sahmamn，1988，p. 1705）。在物理治疗诊断中，临床医务人员可以将症状和体征命名和分级，这有利于物理治疗师选择治疗措施（Rose, 1989）。因此，物理治疗诊断的目的是指导治疗，它使得对特定治疗成功反映特定问题的确认。

预后和治疗计划。在美国物理治疗协会的治疗方法中，第四步是确定预后和制订治疗计划。预后包括患者期望达到的功能独立水平和达到该水平所需的时间。预后的一部分是确定在治疗过程中能够达到的中等功能水平。此时，治疗师确定治疗计划，包括预期目标、治疗方法、达到目标所需的预期时间和治疗频率。另外，治疗计划包括出院计划相关的信息，如出院标准、合适的随访、治疗师随访工作的分配。

在管理过程的这一点上，治疗师建立一个治疗计划，确定目标，预测最佳改善水平、特定的应用范围，以及提出达到目标和结果所需的干预的持续时间和频率。目标是治疗计划对功能的预期影响（身体功能和结构、活动、参与）。目标应该是可衡量的、功能驱动的、有时间限制的，可以分为短期或长期目标（APTA, 2014）。

结局是实施治疗计划的实际结果，该计划表明治疗对功能的影响，包括身体结构和功能、活动和参与。预期的结果还包括降低风险、预防、对社会资源的影响以及患者/客户满意度。计划中的预期结果应该在一个特定的时间范围内进行测量（APTA, 2014）。

预期结果反映物理治疗师对患者可能达到的功能水平的专业判断，而目标用来衡量患者朝向预期结果的进步（Quinn & Gordon, 2003）。治疗师和患者及其他医疗专业人员共同确定合适的目标和结果。以患者为中心的目标——患者渴望达到的目标——对保证良好的治疗效果非常重要（Payton et al., 1990; Quinn & Gordon, 2003）。

治疗师往往需要确定短期治疗目标和长期治疗目标。短期治疗目标在短时间内实现，具体治疗时间依据患者的治疗地点而定，例如在康复计划中短期治疗目标确定为 1 周，而对门诊患者可

138

能确定为 1 个月。

长期治疗目标是患者渴望达到的最终目标。长期目标常常和功能恢复有关，例如：①独立水平；②执行任务时需要监视和辅助的水平；③执行任务时对辅助器具和环境的依赖水平。Quinn 和 Gordon（2003）提出另一个描述治疗目标的方法。他们建议从 3 个不同的水平描述目标和结果：残疾目标、功能目标、损伤目标，这个方法和临床训练的功能和残疾模型较为一致。残疾目标是指患者特定角色和重要任务执行能力的恢复。功能目标是重要功能活动和日常生活活动的改善。最后，损伤目标是指导致功能受限的基本障碍的改善。因此，这些目标要和相应的功能相连接。

使用指导治疗师确定主观的、可测量的、以患者为中心的治疗目标的框架有利于有效地描述目标。图 6-2 展示的"ABCDE"结构以有效目标的 5 个组成部分为基础（Quinn & Gordon, 2003）。第一部分是参与者（A），即完成目标的人；第二部分是需要执行的活动（B）；第三部分是执行活动要求的环境（C）；第四部分是执行的程度，将活动量化（D）；第五部分是实现目标的预期时间（E）。

治疗。美国物理治疗协会治疗方法中的最后一步是治疗。治疗是物理治疗师和患者之间有目的的、有技巧的相互作用。干预措施分为 9 类，具体如下。

- 患者或客户指导（适用于每个患者和客户）
- 气道廓清技术
- 辅助技术
- 生物物理制剂
- 自理及家居功能培训，工作、社区、社交和公民生活
- 皮肤修复和保护技术
- 徒手治疗技术
- 运动功能训练
- 治疗性运动

根据通过整个患者管理过程（检查、评估、诊断和预后）获得的信息，治疗师选择、开出处

书写治疗目标的必需部分—ABCDE

参与者（actor）
· 执行活动的人
· 通常是患者，偶尔是患者家属或其他照顾者
· 例如"患者将——"或者"患者的妻子将——"

行为（behavior）
· 描述活动(以能够理解的术语)
· 例如"——步行——"或者"——转移——"或者"——穿衬衣——"

条件（condition）
· 活动执行的环境
· 必须包括活动的所有必要部分(例如辅助具、环境)
· 例如"——在医院长廊——"

程度(degree)
· 活动的定量化
· 定量化的例子:成功和失败的比例、辅助的程度、需要的时间、距离、重复的次数、活动后的心率等
· "——8/10成功——"或者"——在4分钟内——"或者"——3个街区——"或者"——12.7m——"或者"——心率增加但不超过110次/分——"
· 活动的定性："有效的地面廓清""同时维持适当的身体功能"

预期时间(expected time)
· 达到目标需要的时间
· 以天、周、月或治疗次数计算
· 例如"——2周内——"或者"3次治疗后——"

图 6-2 有效描述治疗目标和结果的 5 个组成部分（经许可改编自 Quinn L, Gordon J. Functional outcomes: documentation for rehabilitation. Philadelphia, PA: Saunders, 2003:104, Fig. 9.1）

方并实施适合特定患者目标的干预措施。在治疗过程中，所使用的特殊干预可能会根据患者的反应而改变（APTA，Guide to Practice 3.0，2014）。

训练模式为治疗过程提供一个大的框架，但是并没有详细说明每一步如何执行，也没有提供许多重要问题的答案，例如如何测量疾病或损伤对患者的影响？治疗的目标应该是什么？解决患者存在的问题的顺序是什么？残疾的模式可以帮助回答这些问题。

功能和残疾模型

功能和残疾模型往往也暗示残疾对患者的影响。"残疾"这个单词的意义是广泛的，它涉及疾病对人们功能性活动影响的不同程度（Jette，1994）。作为医务工作者，我们要解决患者由疾病、外伤和先天异常导致的各种障碍（Rothstein，1994）。治疗的目的是最大限度地改善患者的功能，从而降低残疾的影响；但是为了实现这些目标，我们需要了解健康状况对个体功能和参与对其重要活动和角色的能力的影响。

世界卫生组织模型

为了描述健康和健康相关状态，世界卫生组织提出国际功能、残疾、健康分类的框架（即ICF）（WHO，2001）。新的ICF是对1980年提出的国际损害残疾和障碍（即ICIDH）的重要修订（WHO,1980）。

2001年，世界卫生组织（WHO）的191个会员国同意将医疗保险作为全球医疗和残疾数据标准化的基础。2008年6月，美国物理治疗协会代表委员会认可并采纳世界卫生组织关于功能、残疾和健康的国际分类。

ICF模式将影响人们功能的因素分为两大类（图6-3），每一类又由两部分组成。第一部分为功能和残疾，包括身体功能或结构、活动和参与；第二部分为背景因素，包括环境因素和个体因素。每一部分都可能有积极或消极的影响。

在第一部分，身体功能包括生理功能和心理功能，而身体结构指解剖结构，障碍是指身体功能或结构的异常或缺失。活动指个体对任务或活动的执行，这反映个体的功能。参与反映对疾病生活状况的影响，是从社会的角度考虑功能状况（WHO，2001）。活动受限和参与受限是这些因素的消极表达。

WHO将活动和参与分为九部分，包括学习和知识的运用、一般性任务和要求、交流、移动、自我照顾、集体生活、人际交往和关系、主要生活领域和社交生活，这些部分大多数都可以看作是活动和参与。例如移动是一种活动，也是参与的一部分（社交生活中去不同的地方和使用交通工具）。

"表现"和"能力"是指个体执行这九部分活动的质量。"表现"是描述个体在实际生活环境中执行任务的情况（WHO，2001，p15）。相反，"能力"是指患者在适宜的环境中执行任务的最高功能水平。因此，"能力"是在标准环境中衡量患者的功能，而"表现"是在实际环境中衡量患者的功能。

ICF模式的第二部分对环境和个人环境及个人因素进行识别，可以对个体的健康状况的影响进行修改和改善。个人因素包括年龄、受教育程度、社会经济地位和其他并发疾病的存在。其他例子包括生活方式和健康行为，如运动和饮食；心理社会属性，如积极的情感、祈祷和自我崇拜；适应潜在限制的能力（Verbrugge & Jette,1994；WHO,2001）。

环境因素是个人的外在因素，包括身体因素、社会因素和态度因素。这些因素可以在个人层面上产生影响，影响个人生活的直接环境；或在社会层面产生影响，影响社会机构、服务、法律、法规以及态度和文化价值观。

环境因素对患者的影响是双向的，可以提高患者的功能，也可能限制患者的功能。环境因素对患者的影响是非常重要的，残疾来源于自身因素和反映患者实际生活环境的外在因素间的复杂关系（WHO，2001，p17）。一些环境因素能够提高功能，降低残疾水平；而另一些环境因素则限制功能，加重残疾水平。因此，预防残疾（限制参与）不能仅仅由个人固有的因素造成，环境需求也必须加以考虑（Patla & Shumway-Cook,1999）。例如一个因脑卒中而行走能力有限的人在芝加哥这样的地理位置比在旧金山这样的丘陵地带更容易丧失行动能力。视觉敏锐度有限的人可以在白天独立活动，但在光线较弱的情况下参与活动受到限制。因此，环境和个人特征共同决定参与的能力。

综上所述，ICF为检查受健康状况影响的功能部件提供一个框架。这是一种工具，它可以对数据进行比对，了解一个人在日常生活中是如何

组成部分	第一部分：功能和残疾		第二部分：背景因素	
	身体功能和结构	活动和参与	环境因素	个体因素
主要内容	身体功能 身体结构	生活领域 （任务、活动）	影响功能和 残疾的外在 因素	影响功能和 残疾的内在 因素
构成	身体功能 的变化 （生理的） 身体结构 的改变 （解剖的）	在标准 环境下 执行任务 的能力 在实际 环境中 执行任务 的能力	物质的、社会的、 情绪因素的 积极或 消极影响	个人态度 的影响
积极因素	功能和 结构的完整性	活动 参与	服务	没有应用
	功能			
消极因素	障碍	活动受限 参与受限	障碍	没有应用
	残疾			

图 6-3　**功能和残疾的国际分类** [经许可改编自 World Health Organization. International Classification Functioning, Disability and Health （ICF）. Geneva, Switzerland： World Health Organization, 2001：11, Table 1.]

工作的，同时考虑到环境和个人因素。它是在 40 多个国家开发和测试跨文化适用性的，为组织和传播关于人类功能的信息提供一个共同的全球框架（WHO，2001）。

　　临床应用

　　残疾模型如何帮助临床医务人员制订简洁的治疗计划呢？让我们先看实验活动 6-1。功能和残疾模型为检验健康状况对个人的影响提供了一个虚拟的框架。它们为交流信息提供了一种通用语言，它们提高了我们被临床医务人员和非临床医务人员理解的能力。

　　临床医务人员需在损伤、功能障碍和残疾水平上确定并记录病理改变的影响（Campbell,2006；Jette,1994；Schenkman et al.,2006）。检查过程中，临床医务人员对感觉、运动和认知障碍进行检查和记录，这些障碍可能会制约功能性能力和限制参与能力。这些损伤可能是神经病变（例如轻瘫）的直接结果，也可能是另一种损伤的间接影响（例如在局部轻瘫患者和不活动的患者中发生挛缩）。检查还包括明确和记录在功能性活动中（由个人执行的任务）出现的限制，例如行走、转移、够物和操作物品的能力。临床医务人员还会检查患者的健康状况对其参与日常所需活动和他／她日常生活角色的影响。最后，一项全面的检查包括对影响个体功能和残疾的情景因素（个人因素和环境因素）的描述。

　　识别功能性问题及潜在原因的过程并不容易。大多数中枢神经系统病变影响多个系统，导致一系列不同的损伤。这意味着神经缺陷患者的功能性问题通常与许多可能的原因有关。治疗师如何在损伤和功能限制之间建立联系？哪些损伤对功能丧失至关重要？应治疗哪些损伤，以什么顺序

实验活动 6-1

目标：将功能和残疾模型的概念应用于神经系统疾病。

步骤：在本章开头的病例中选出一个或多个，选用 ICF 模式描述病理改变对个体的影响。

任务

1. 明确疾病的病理生理改变。

2. 列举疾病可以引起的损伤。

3. 从急性期到慢性期，患者损伤的变化是什么？

4. 考虑损伤的程度，患者可能的功能状态是什么？

5. 考虑损伤对患者的功能活动可能有哪些影响？什么有可能扩大？

6. 患者的参与水平是什么？

7. 哪些因素可能影响患者从疾病到残疾的过程？

治疗？最有效的干预方法是什么？假设驱动的临床实践可以帮助临床医务人员回答这些问题中的一些问题（Rothstein & Echternach，1986）。

以假设为导向的临床实践

什么是假设？我们如何在临床中使用它？假设可以定义为解释某些事实的提议。在临床实践中，假设可以被认为是对患者问题的起因或原因的一种可能的解释（Platt，1964；Rothstein et al.，2003；Rothstein & Echternach，1986）。在很大程度上，所产生的假设反映临床医务人员对神经系统疾病患者的功能和功能障碍的原因以及其性质的理论。正如第一章所指出的，有许多关于运动控制的理论对运动的原因和性质提出不同的看法。因此，对于神经功能受损患者的运动控制问题的潜在原因有很多不同的假设。

要弄清楚功能性运动问题的原因，需要临床医务人员：①对潜在的原因做出几种不同的假设；②确定关键的测试及其能够排除一个或多个假设的预期结果；③进行测试；④继续生成和测试假设，完善对问题原因的理解（Platt，1964）。假设检验可以用来解释与功能限制和参与受限相关的因素。

例如我们的患者 Genise 因 CVA（cerebral

vascular accident）继发右侧偏瘫出现复发性跌倒而需要接受平衡再训练。在评估过程中，你观察到她在执行功能任务时无法安全地站立，并且主要有向后跌倒的趋势（一个功能水平的问题）。你用关于正常姿势控制的知识指出踝关节肌肉对恢复平衡的重要性。你提出 3 个关于损伤的假设，这可以解释为什么她会向后倒：①胫骨前肌力弱；②腓肠肌缩短；③在姿势反应协同中胫骨前肌的协调问题。有什么临床试验可以用来区分这些假设？力量测试表明，Genise 有能力进行随意运动，从而削弱对第一个假设的支持。ROM 测试显示踝关节有正常的被动活动范围，从而削弱对第二个假设的支持。进行轻推试验（向后方轻推并出现短暂位移），发现偏瘫一侧的足并没有产生背伸。尽管主动产生力量的能力是存在的，但不能产生踝背伸，这表明支持第三个假设。还可以用表面肌电图来进一步研究作为向后失稳的姿势协同反应中一部分的胫骨前肌是否被激活。

假设的产生和检验是临床实践的一个重要组成部分。尽管如此，研究实验室中的假设检验与临床中的假设检验是有区别的。在实验室中，通常能够建立一个严格控制的试验来检验假设。结果是一个"明确结果"，即结果接受一种假设并且排除其他假设。与之相反的是，临床中我们经常无法得到一个明确的结果。临床检验通常不具备足够的敏感性和特异性来明确区分两种假设。相反，它们指出问题起源的可能性。例如在上面的例子中，被动 ROM 测试可能不是一种预测动态活动中肌肉的主动活动范围的有效方法。此外，徒手肌力测试可能不是一种预测患者能否在恢复平衡或行走等任务中自动募集肌肉的能力的有效方法。

尽管临床试验在提供明确结果的方面有局限性，但不同假设的产生、检验和修正是临床治疗的重要组成部分。假设生成帮助临床医务人员确定功能限制和潜在损伤之间的关系。我们治疗与功能限制直接相关并且在我们可使用的治疗方案内的损伤（Rothstein et al.，2003；Rothstein & Echtermnach，1986）。

运动控制和学习理论

有助于了解临床实践全面概念框架的第四个要素，是我们对运动控制的神经基础的理解和学习获得技能的基础。如第一和第二章中所讨论的，运动控制和学习理论已经促进临床实践的发展，这些实践应用这些理论中的假设以改进运动控制。因此，临床医务人员在检查和治疗运动障碍患者时所选择的方法部分基于与运动控制和运动学习的潜在理论相关的内隐和外显式的假设（Gordon，1987；Horak，1991；Woollacott & Shumway-Cook，1990）。在本书中，我们将运动控制的系统理论作为临床实践的框架工作的一部分。在这个理论中，运动是由多个系统之间的动态相互作用产生的，这些系统围绕一个行为目标进行组织，并受到环境的约束。

与存在运动控制问题患者再训练相关的临床实践不断变化，部分反映出对运动控制和运动学习的生理基础的新观点。随着新模型的发展，临床实践也在不断改进，以反映与大脑如何控制运动、影响神经重组、可塑性和运动学习的因素相关的新概念。因此，为构建临床实践的概念框架必须是动态的，随着运动控制和学习科学新理论的变化而变化。

循证临床实践

循证实践（evidence-based practice, EBP）是一种临床实践的哲学方法，它整合最好的研究、临床医务人员的专业知识和客户特征（Jette et al.，2003；Sackett et al.，1996）。根据 Sackett 等（1996，p.71）的定义，循证医学是"在制订个体患者的治疗方案时认真、明确、审慎地使用现有的最佳证据"。循证医学的实践意味着将个人临床经验与系统研究中可获得的最佳的外源性临床证据结合起来。Sackett 等将可获得的最佳研究定义为基础科学和临床科学的临床相关研究，这些研究提高诊断性测试和预后标志物的准确性，以及治疗、康复和预防干预的有效性和安全性。EBP 反映从基于权威意见的临床实践转向强调基于数据库、临床相关的研究（Jette et al.，2003）。在循证临床实践中，对相关研究从基础科学和临床科学角度进行全面回顾，有助于为临床实践提供证据。

研究可以为临床决策过程提供关键的依据。运动控制的生理学和病理生理学的基础研究可以提供临床假设的依据基础，这些假设是关于有特定诊断患者的损伤、功能性受限和参与受限的潜在原因。这项研究也有利于对患者的预后提出假设。对不同患者人群心理特性的测试和评估的研究包括有效性、可靠性、敏感性和反应性，可以在选择适当的测试来评估有特定诊断的患者时，为临床医务人员提供参考。最后，对不同治疗方法的相对效果的研究，在为特定患者选择一种治疗方法以及确定某种干预方法适当的剂量和预期反应时提供证据基础。因此，循证医学是将相关研究、临床医务人员的专业知识和患者的偏好整合到决策过程中，对保证临床应用与相关研究领域进展的一致性是至关重要的。

将概念框架应用于临床实践

为临床实践提供一个全面的框架，这些因素应如何共同作用？运动控制和学习的理论提供一个假设框架，即关于正常、异常运动的性质和原因以及影响运动学习和功能恢复的因素的假设框架。实践模型确定在临床干预过程中应遵循的步骤，包括检查、确定目标和结果，并建立干预计划以实现这些目标。健康相关的功能和残疾的模型提供一种系统的方法来检查健康状况对个人的不同影响。它为存在运动控制问题的患者提供一种常用的思考和交流与健康和功能相关信息的方式。假设导向的实践帮助我们探索健康状况与功能的组成部分之间的联系，包括身体结构和功能的损伤，以及活动和参与领域的限制。这使我们考虑到个人资源以及健康和功能限制的同时制订出一项干预计划。循证临床实践强调将基础和应用临床科学的最佳研究证据与临床专业知识以及个体患者的目标和价值相结合的重要性。

本章剩下的部分将讨论如何将这些概念整合到治疗患者的"任务导向性"方法中。在后面的章节中，我们将展示特定的使用这种方法来对神经功能障碍患者的姿势、活动能力和上肢功能进行再训练。

144

任务导向性方法的检查

一个任务导向性方法的临床实践方法，采用多个方面的方法来临床管理中枢神经系统病变患者的运动控制问题。任务导向性方法与 ICF 框架结合，在不同的水平上检查行为，包括：①评估功能性活动和参与；②描述用于实现功能性技能的策略；③对限制功能性活动表现和参与限制潜在的感觉、运动和认知损伤（潜在的身体结构和身体功能限制）进行量化。此外，任务导向性方法认识到情景性因素的重要性，包括影响个体功能的个人因素和环境因素。由于没有单一的测试或评估可以收集所有这些组分的信息，临床医务人员需要进行一系列的测试和评估，使他们能够记录所有水平的分析问题。

功能性活动和参与的检查

对功能性活动和参与的检查着眼于个人在标准（临床）环境中（在ICF中称为"能力的评估"）以及在实际环境中（在ICF中称为"表现的评估"）执行基本任务和活动的能力。进行功能性活动和参与的评估可以用自我报告（或代理报告）的形式或观察个体的表现进行测试，也称为"基于表现的评估"。

基于表现的评估方法检查患者执行功能性任务的能力，而访谈评估法则依赖患者（或其代理人）对其执行功能性活动和参与所有方面能力的报告。研究人员发现，自我报告和基于表现的评估之间存在高度的相关性，这表明自我报告可以作为有效方法来检查功能性活动和参与能力。当患者暂时不能进行某些活动时，可以使用自我报告的方法（例如要求最近有髋部骨折的患者报告他或她以前日常生活活动中的独立情况）。

评估参与——在社会和物理环境中的功能

对患有运动控制问题的患者进行检查的一个重要方面是在个体生活背景下检查健康状况的影响，即ICF框架中的参与。功能性活动受限被定义为个体在标准化环境中完成特定任务和活动的能力，而参与被定义为在社会和物理环境中的行为（WHO，2001）。由于缺乏明确的操作定义和有效的评估方法，评估参与及其反面的残疾常常是困难的。此外，参与的概念包括通常与他人一起执行的复杂任务，并受到环境因素的强烈影响（Jette，2003；Yorkston et al.，2008）。

参与既有客观的维度，也有主观的维度。参与和残疾的传统评估往往侧重于客观维度，为量化参与的频率或执行ADL（基本的或工具性的）的独立程度。例如晚期生命功能和残疾工具（late-life function and disability instrument）（Haley et al.，2002；Jette et al.，2002）是评估中的一个例

子，被设计用来将活动（功能限制）和参与（残疾）作为不同的维度进行量化。一种可用于儿童的残疾评估方法是儿科残疾调查评估（pediatric evaluation of disability inventory）（haley et al.，1992）。

评估参与程度的第二种方法侧重于主观维度，在这个维度中，患者自己报告他们的实际参与水平相对于他们期望的参与水平的意见和感受。例如儿童参与和享受评估（children's assessment of participation and enjoyment，CAPE）及其配套评估儿童活动偏好（preferences for activities of children，PAC），评估6～21岁儿童的参与程度（King et al.，2004；Law et al.，2006）。CAPE是一项对6个维度（多样性、强度、地点、跟谁一起、享受和偏好）的参与包含55项指标的评估，得分为3个级别：①总体参与得分；②反映参与正式活动（例如有组织或规划的活动）和非正式活动维度的得分；③在5种类型的活动（娱乐、主动的身体活动、社交、技能和自我提升）中的得分。CAPE被证明具有良好的信度（King et al.，2004；Law et al.，2006）和结构效度（King et al.，2006）。

一些研究人员发现，参与的客观和主观评估之间的相关性很低（Brown et al.，2004；Johnston et al.，2002，2005；Robinson et al.，2010；Yorkston et al.，2008）。研究人员发现，参与功能性活动的频率与这些活动的满意度和显著性之间的关系很小，这表明不能从参与频率的客观评估中推断出显著性和满意度。因此，参与的客观评估必须辅以反映内部观点的主观评估。

功能的临床测量

在测量功能性活动能力时，临床医务人员有各种各样的方法可供选择，临床文献中出现更多的测量方法。测试和测量可以是任务特异性的、年龄特异性的或诊断特异性的。

任务特异性测试和测量。一些测试将焦点限制在特定的任务上，如平衡、活动能力或上肢控制。这类工具的例子包括Berg平衡量表（Berg balance scale，BBS）（Berg，1993）、表现导向性活动能力评估（performance-oriented mobility assessment）（Tinetti，1986），以及手法技巧Erhardt测试（Erhardt，1982）。这些测试是为了使临床医务人员更清楚地了解患者的功能技巧，这

些功能技巧与临床医务人员直接采取的再训练任务相关。这些任务特异性测试将涵盖在后面的章节中，这些章节将讨论姿势和平衡、活动能力和上肢功能的再训练。

年龄特异性测试和测量。年龄特异性测试与测量同样已经被创立。有很多检查可用于检查儿科患者，包括粗大运动功能测量（gross motor function measurs）（Russell et al.，1993）、婴儿运动表现测试（test of infant motor performance）（Campbell，1995；Kolobe et al.，2004）、Peabody运动发育量表（Peabody developmental motor scales）（Folio & Fewell，1983）、婴儿发育的Bayley量表（Bayley scales of infant development）（Bayley，1969）、儿童残疾指数评估（pediatric evaluation of disability index）（Feldman et al.，1990）。Bruininks-Oseretsky测试通常用于检查学龄儿童的运动功能（Bruininks，1978）。针对年龄范围另一端的测试是特别为老年人群所设计的，其中包括表现导向性活动能力评估（performance-oriented mobility assessment）（tinetti，1986）、功能性取物测试（functional reach test）（Duncan et al.，1990）、运动表现和活动能力检查（physical performance and mobility examination）（Lemsky et al.，1991）。

许多原本发展用于成人测试的儿童版本现在可以使用，例如功能性前伸（functional reach）（Bartlett & Birmingham，2003；Gan et al.，2008）、BBS（Gan et al.，2008；Kembhavi et al.，2002）、平衡中感觉相互作用临床测试（clinical test for sensory interaction in balance）（Gagnon et al.，2006；Richardson et al.，1992），以及站起-行走测试（timed up and go）（gan et al.，2008；Williams et al.，2005）。

诊断特异性测试和测量。许多工具已经被用来检查特定患者群体的功能性受限和潜在损伤。最常见的是脑卒中后的功能检查，例如脑卒中患者的运动评估量表（motor assessment scale for stroke patients）（Carr et al.，1985）、Fugl-Meyer测试（Fugl-Meyer et al.，1975）、偏瘫运动功能评估（motor assessment in hemiplegia）（Brunnstrom，1966）和脑卒中康复运动评估（stroke rehabilitation assessment of movement，STREAM）（Ahmed et al.，2003；Daley et al.，1999）。制定了评估

与帕金森病相关的症状严重程度的量表，包括标准帕金森病分级量表（unified parkinson disease rating scale）（Hoehn & Yahr，1967）和Schwab帕金森进程分类（Schwab classification of Parkinson progression）（Schwab，1960），以及多发性硬化症患者的扩展性残疾状态量表（expanded disability status scale）（Kurtzke，1983）。

选择合适的测试和测量。就我们所了解的，有大量的测试和测量方法可供选择。临床医务人员如何选择合适的评估呢？在选择评估工具时需要考虑许多因素。患者相关因素，如年龄和诊断应予以考虑。还必须考虑到功能水平，以避免测量出现地板及天花板效应。当选择的测试对于患者的功能水平来说比较难时，会出现地板效应，因此评估的得分都太低。同时，测试过于简单将造成所有的得分都太高，引起天花板效应。

在选择临床试验或评估时，也应考虑与测试相关的因素。检查的目的和测试能实现该目的的程度是选择某一测试和测量时所需考虑的重要因素。一个检查能满足多个不同的目标，可用于鉴别、评估或者预测（Campbell，1991；Ketelaar et al.，1998）。鉴别测量是用于区分有某一特殊问题的个体与无特殊问题的个体。例如站起-行走测试（Podsiadlo & Richardson，1991）能确定老年人功能性依赖的相对风险。根据这项测试的结果，老年人可以被归类为低风险组或高风险组。另一个例子是Berg平衡测试，在对有跌倒倾向的老年人和没有跌倒倾向的老年人进行鉴别中很有价值（Muir et al.，2008；Shumway-Cook et al.，1997a，1997b）。

评估性测量用于测量随时间或治疗后所出现的变化。粗大运动功能测量（gross motor function measure）是评估脑瘫患儿粗大运动功能随时间变化的标准化观察工具（Russell et al.，1993）。预测性测量以患者将来的状态为基础将患者分类。Bleck量表使用姿势性和反射性活动对学龄前儿童进行评估，从而预测7岁儿童的移动能力（Bleck，1975）。步行-谈话测试（walk and talk test）的结果可以预测福利院老年人群将来的跌倒情况（Lundin-Olsson，1997）。

通常，治疗师会根据个人喜好而非理论来选择测试或测量，这可能会导致很多问题。例如作为一名治疗师，你想测量在你进行治疗后患者的

变化。假如你选择的测量工具设计主要是用来区别人群的，你会发现治疗前后的得分没有显著性差异，这并非是患者对你的治疗无反应，而是由于你所选择的测试对变化的评估不敏感。

心理学测量特性，如信度、效度、敏感性和特异性等在不同的测试间存在差异。信度反映一项测试的可靠性或一致性，即当还没出现真实的变化时，能够确切地测量出或预测结果而不出现变异（Dobkin，1996）。一致性是通过评测者内和评测者间的信度反映出来的。评测者内的信度是同一个治疗师多次重复测试得出的结果高度相关；评测者间的信度是多个测试者间的测试结果具有高度一致性。假如一段时间内有多个治疗师对患者进行检查，那么评测者间的信度是准确收集资料的关键（Guccione，1991）。

测试的效度是一个综合的概念，反映工具测量结果与其测量目的相符的程度（Dobkin，1996）。效度包括很多方面，内容效度通常由专家组决定测量工具是否能测量某一特殊功能的各个方面。表面效度反映测量工具能测量其所预期测量内容的程度。结构效度反映测量工具作为假设的程度（Dobkin，1996）。一致效度显示测量同一因素时，该测量工具与其他测量工具之间的一致程度。最后，测量工具的敏感性和特异性很重要。敏感性是诊断性测试能够检测出已存在的障碍的程度。相反，特异性反映一项测试对不存在的障碍进行排除的能力。

不幸的是，临床上应用的很多测试其信度、效度、敏感性、特异性尚未发表，因此很难判断一个测量工具的质量，并带来关于使用未经检测的测量工具所收集的资料的价值问题。

最后，在选择测试时可能要考虑资源相关的因素。必须考虑到进行测试的治疗师的技巧和训练水平。很多标准化的测试要求治疗师接受专业训练，达到熟练操作的水平。机构也许不能提供所需要的时间和资源。检查时所需要的时间以及可使用的空间及设备同样需要考虑。

功能性测试和测量的局限性。在功能性临床测量中存在很多局限性。功能性测量可以使治疗师记录功能状态（例如与执行特定功能性任务和活动相关的独立水平），但不能提供原因，解释为什么患者完成功能性活动时是依赖性的。因此，功能性测试不能使治疗师验证对于运动障碍原因

的假设。

治疗师对存在活动障碍的患者进行再训练时，不仅要考虑患者能够执行任务的程度，还应该关心他们如何完成这项任务。功能性测量为前者（能够执行任务的程度）提供的信息通常是有限的，但是很少为后者（如何完成任务）提供信息。最后，功能性临床测量在一个相对有限的、理想的环境下进行，对某一瞬间的运动表现提供有限的评估。基于功能性测试的结果并不总是能预测参与层面，即在家庭或者社区环境中的表现。例如患者借用手杖能安全、独立地在诊室内行走，并不意味着患者在杂乱的、光线弱的家庭环境中也能安全、独立地行走。

尽管有这些局限性，但功能性临床测量能够使临床医务人员记录患者的功能状态，并成为向患者、患者家属和第三方保险公司进行治疗计划解释的重要组成部分。

策略水平的检查

策略水平的检查是测量功能活动的定性方法，因为它检查应用于执行功能任务的策略。"策略"不仅限于评估用来完成任务的运动模式，还包括检查个体在不同的环境中完成任务时如何整合所需的感觉信息，以及如何分配注意力。

为什么临床医务人员检查患者在执行功能性任务时使用的策略是很重要的？一种说法是完成每项任务的策略在很大程度上决定表现水平。Welford（1982）为一位来自英格兰的心理学家，他认为活动表现取决于4个因素。第一个因素与任务的要求和患者完成特殊标准的期望有关。第二个因素与完成任务所应用的能力，包括精神能力和身体能力有关。第三个因素与患者为完成任务的要求所应用的各种策略有关。第四个因素与能够选择最有效的策略来完成特定任务有关。

我们注意到，这4个因素中有2个与策略有关，强调其在决定活动表现水平中的重要性。因此，所采用的策略与任务的要求和完成任务的能力有关。如果我们选择不良的策略，而且任务本身又很有难度，那么在满足任务的要求之前就可能已经达到能力的极限。相反，低效的策略仍可以有效地执行简单的、要求较少的任务。由于年龄或疾病的原因导致执行任务的能力下降，我们可能无法满足任务的需求，除非使用替代策略来

维持活动表现水平。

147 例如年轻人能很快地从椅子上站起来，不需要手臂支撑。依赖产生动量的能力，通过躯干的运动，以及腿部的力量从坐位站起。随着年龄的增长，力量可能会慢慢下降，但不会影响使用该策略站起的能力。但到达一定阈值时，腿部力量的下降意味着不能再应用曾经有效的动量策略站起。取而代之的是用手臂支撑站起，尽管此时使用一种新的策略，但是维持了从椅子上站起的功能性能力。因此，存在神经系统缺陷的患者，功能性独立的维持取决于患者在某一特殊环境中满足任务需求的能力。当损伤限制使用良好习得策略的能力时，尽管存在这些限制，但患者必须学习新的方法来完成功能性任务。Genise 的案例研究是一个很好的例子，她从急性脑卒中中恢复过来。在脑卒中之前，Genise 不用手臂就能快速有效地站起来。在发生脑卒中 4 天后，由于严重的偏瘫，Genise 无法在脱离治疗师显著的外力辅助下站起来。在发生脑卒中 1 个月后，她的瘫痪仍然是一个重大的损害，但是她已经学会一种新的站起策略，现在她能够通过主要使用非患侧的手臂和腿独立站起。在发生脑卒中 6 个月后，她又可以不用手臂而从椅子上站起来了。

功能策略检查的限制

临床医务人员受限于对用于执行日常任务所使用的感觉、运动以及认知策略进行检查的能力，因为检查这些策略的方法刚刚研发出来。神经系统完整的个体仅存在有限的信息来定义感觉、运动和认知策略。此外，我们对神经缺损后的代偿策略如何发展而来知之甚少。

研究者已经开始对应用于功能性任务中的运动策略进行量化评估，功能性任务如步态、站立位姿势控制，以及其他移动技能如从坐到站、从仰卧位到俯卧位以及从仰卧位到站立位等。用来检查运动策略的临床工具从这些分析中发展而来。如步行时使用观察性步态分析来确定移动中使用的运动策略。

最后，身体结构和功能损伤检查在第三个水平上检查的重点是明确潜在的限制功能性运动技巧的损伤。这就需要对参与运动控制的感觉、运动和认知的单独系统的损伤进行检查，以及对参与姿势、平衡和步态的多系统损伤进行评估。运动系统的检查包括神经肌肉系统和骨骼肌肉系统。由于知觉对活动是必不可少的，所以对运动控制中的感知觉能力的检查是必要的。由于任务特异性运动是在目的与动机下执行的，因此必须检查运动控制的认知方面，包括精神状态、注意力、动机和情绪。

总之，任务导向性检查方法旨在回答以下问题。

1. 患者能完成功能性任务的程度如何？

2. 功能性限制是如何限制患者参与社会角色和 ADL 能力的（残疾）？

3. 哪些策略用于执行功能性任务？这些策略是否适合不断变化的任务和环境条件？

4. 影响患者如何完成任务的损伤有哪些？这些损伤能否通过干预来改变？

5. 考虑到目前的一系列损伤，患者的功能是否处于最佳水平，或者治疗能否改善完成功能性任务所使用的策略或潜在的损伤？

检查完成后，临床医务人员就可以将通过检查获得的信息转化为一份反映功能受限和相关残疾领域以及限制功能的潜在损伤的患者问题列表。从这个全面的列表中，治疗师和患者明确最关键的问题，这将成为最初干预策略的重点。因此，制订一份短期和长期治疗目标清单，并为确定的每个存在问题制订特异性的治疗计划。

任务导向性的干预方法

一种用任务导向性的方法来建立综合性治疗计划，包括制订干预策略以达到下列源于检查所制订的目标。

1. 解决、减少或避免身体结构和功能的损伤。

2. 制订有效、高效的任务特异性策略，以实现功能性任务目标。

3. 采用功能性目标导向性策略以适应变化的任务和环境情况，从而实现最大程度的参与和最低程度的残疾。

148 这些目标不是按顺序实施的，而是同时进行的。因此，临床医务人员可能会在同样的治疗阶段中制订针对上述一个或多个目标的干预策略。例如当 Genise 进行活动能力再训练时，由于该患者有过一次脑卒中，临床医务人员使用治疗技术是：①改善患侧肢体的肌肉募集，同时减少痉挛和异常协同（身体结构和功能的损伤）；②在步态的支撑相阶段，提高患腿的负重，以产生一个更对称的步态模式（策略水平干预）；③在治疗室水平地面上练习行走 100 英尺（约 30.48 米）（提高功能性活动的运动表现）；④练习从诊所走到停车场，边走边交谈的走过不平整的路面（参与层面的干预）。

恢复与代偿的对比

在康复过程中经常出现的一个问题是，与在执行一项任务时教中枢神经系统损伤的患者使用代偿策略相比，应当强调促进恢复正常策略的程度是多少。功能的正常策略的恢复被定义为个体恢复应用先前使用的机制完成任务的能力。代偿策略可被定义为使用可替代的非常用的方法来满足任务的需求。例如在脑卒中后站立时将负重转移到健侧腿。代偿策略也可能反映为改良环境以简化任务本身的要求。例如如图 6-4 所示，可以安装一个升高的马桶座和扶手来帮助患者在厕所进行转移。

选择促进正常策略或采用代偿策略并不容易，并且因人而异。通常，决定何时该教会患者代偿策略的标准是时机。也就是说，在急性损伤患者中，重点是恢复正常功能；而在慢性患者中，重点则转移到通过使用代偿策略使功能达到最大化。

我们发现，考虑损伤本身的性质来决定是否采用恢复正常策略还是使用代偿策略是非常有用

的。不管患者处于急性期还是慢性期，在永久性的、不可改变的损伤中都需要代偿策略。例如教会前庭功能永久性缺失的患者在功能性任务中依赖替代视觉和躯体感觉来维持平衡，或指导脊髓完全性损伤的患者使用代偿策略独立完成日常生理活动。换句话说，如果损伤是暂时性的和可变的（通过自然恢复或对治疗有反应），那么重点将放在损伤的纠正和活动中正常策略的恢复。

当无法得知损伤能否解决时，问题就出现了。例如患者 Genise 在急性脑血管意外后出现显著的偏瘫，我们并不能预测到其患肢将会持续瘫痪，还是她能够恢复对一侧受累肢体或两侧受累肢体的控制。在这种情况下，临床医务人员可能会依靠以时间为标准的决策进程，在急性期主要恢复正常策略，而在慢性期才将重点转向代偿策略。

总结

1. 本章提出的临床实践的概念框架建立在 5 个关键要素之上：①建立治疗步骤的实践模型；②以假设为导向的实践，提供检测关于运动控制问题的性质和原因的假设的过程；③功能和残疾模型，检查健康成分和疾病对患者的影响程度；④运动控制和学习的理论，提出检查和治疗的基本要点；⑤EBP 循证实践，强调在临床实践中整合研究依据、临床经验和患者特征。

2. APTA 实践模型是一个五步过程，包括检查、评估、诊断、预后和干预。

3. 功能和残疾模型提供一个检验健康状况对患者功能的影响的系统。功能以及与之相反的残疾可以作为整合和解释检查数据的框架。

4. 在临床干预的过程中，需要临床医务人员提出多个假设，就问题及其原因提出可能的解释，并且必须通过观察、测试和测量来验证这些假设。

5. 运动控制系统理论对运动的性质和控制、运动障碍和治疗方面做出假设，而运动学习理论则是对获得功能性动作技能重要的因素进行明确。

6. 任务导向性方法在多个水平检测健康状况的影响，包括执行功能性任务和活动的能力及策略、功能性活动运动表现受限对于限制社会和环境层面参与的程度，以及身体结构和功能的潜在损伤，包括感觉、运动和认知障碍。

7. 任务导向性的干预方法侧重于：①解决或

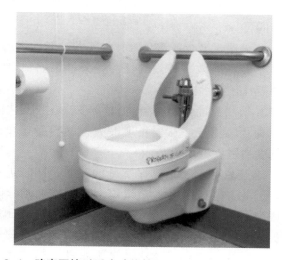

图 6-4　改变环境以适应功能性限制——在厕所中安装升高的马桶座和扶手，以促进转移

预防损伤；②制订有效的任务特异性策略；③使功能性目标导向性任务与变化的环境状况相适应，从而实现最大程度的参与和将残疾降低到最小。

实验活动任务参考答案

实验活动 6-1

如果你选择患有急性脑卒中的患者 Genise，下面的答案适用于这个实验活动。

1. 健康状况：脑血管意外。

2. 发生脑卒中 4 天后，Genise 在身体结构和功能（损伤）方面的限制包括力量的神经控制问题（瘫痪）、肌张力异常、协调能力下降、感觉丧失、平衡和步态障碍；然而，她在记忆力、判断力和注意力等认知方面没有问题。

3. 在发生脑卒中 1 个月后，Genise 改善了下肢肌肉力量和控制力量的能力，尽管她患侧上肢的恢复能力有限。异常的肌张力实际上加重了（痉挛增加）。持续的不活动状态和痉挛的增加导致继发性肌肉骨骼问题，包括踝关节、腕关节和手部屈肌的紧张。

4. 在 1 个月时，Genise 表现出所有的功能性任务的独立性，包括床上的移动、坐、站立和步行。她在个人 ADLs 中是独立的，但仅仅是因为她学会使用她的非患侧手臂。她不能完成双手的活动。

5. 在恢复早期，Genise 在参与对她来说很重要的大部分活动和角色时都严重受限。在她康复的 6 个月中，参与程度增加了。

第二部分

姿势控制

"控 制身体在空间中的位置的能力是我们做任何事情的基础。"

第七章

正常的姿势控制

学习目标

通过学习本章，读者应该能够掌握以下内容。

1. 定义姿势控制，区分姿势定向和稳定性，并描述稳定极限的动态定义。

2. 定义稳定状态、反应性和主动性（前馈性）姿势控制，并描述每种状态对控制功能性运动的作用。

3. 描述姿势控制的动作（运动）成分。能够定义策略和协同作用，以及它们如何根据平衡任务（稳定状态、反应性和主动性）和环境要求进行改变。

4. 描述感觉系统在姿势控制中的作用，包括个体感觉的作用、现有的感觉整合理论，以及感觉整合如何适应变化的任务和环境要求。

5. 描述姿势控制的认知需求及其在多任务环境下保持稳定的意义。

6. 描述控制姿势定向和稳定性的神经系统。

引言

为什么本书中有一整部分（第二部分）都致力于理解姿势控制？因为姿势控制对于独立完成坐、站和行走等功能性任务至关重要。临床医务人员认为姿势控制障碍在老年人和神经系统损伤患者中是一个常见的问题，并且平衡障碍的后果是明显的。姿势控制障碍不仅会导致功能独立性丧失，而且还会导致参与日常生活活动的减少，增加跌倒的风险，甚至增加发病率和死亡率的风险。

虽然对于姿势控制对功能依赖性至关重要的观点存在普遍一致性，但临床医务人员并不一定需要就评估和治疗患者的姿势控制的最佳方法达成一致。许多因素导致这种缺乏一致性的情况，包括缺乏对于姿势控制和平衡定义的一致性以及对控制这些功能的潜在神经机制的一致性。临床医务人员评估和治疗功能障碍的方法依赖知识和技能，知识与解释神经系统损伤和老年患者中正常的和受损的平衡控制的神经基础方面的研究有关，然后技巧性地使用与研究相一致的临床策略进行评估和治疗。

研究与临床实践对彼此有显著的影响。如图7-1所示，关于正常的和受损的姿势控制的神经基础的研究有助于临床医务人员明确可能导致患者失衡的因素。研究还有助于临床医务人员明确用于评估和证实导致失衡的特异性因素的有效的和可靠的临床测量。最后，研究有助于临床医务人员明确有效的治疗策略，以改善受损的姿势和平衡控制。临床实践如何影响研究？通过临床实践，临床医务人员发现未被解决的需求，这可以作为研究的催化剂。例如许多临床测量最初是由临床医务人员根据需要评估没有在其他测量中所强调的功能的特定方面而制订的。随后进行了一系列

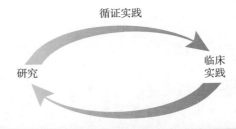

正常和受损平衡的神经基础	什么因素可能导致患者失衡？
检查平衡的临床方法（测试和测量）	可以用什么策略来评估患者？
平衡受损的循证治疗	能用什么策略来治疗患者的平衡？

图7-1 研究与临床实践的相互作用

研究，以检验该初始临床测量的可靠性和有效性。

　　本章着重于解释正常姿势控制的神经基础的研究。我们首先讨论常用术语的定义。然后我们继续讨论正常姿势控制的系统框架，包括运动、感觉和认知对平衡任务的作用，并考虑环境的各个方面如何限制姿势控制的重要的整合过程。

姿势控制的定义

　　姿势控制包括为了稳定性和定向的双重目的而控制身体在空间中的位置。什么是稳定性？它与定向相同还是不同？姿势定向被定义为保持身体各部分之间以及身体与任务环境之间的适当关系的能力（Horak & Macpherson，1996）。姿势这个术语经常被用来描述身体的生物力学对线和身体相对于环境的定向。我们用"姿势定向"这个术语来概括这两个概念。对于大多数功能性任务，我们会保持身体的垂直定向。姿势稳定性是指在支撑面上控制质心（center of mass，COM）的能力。质心被定义为位于人体总质量的中心位点，它是通过求出人体各节段 COM 的加权平均值来确定的。COM 的垂直投影被定义为重心（center of gravity, COG）。支撑面（base of support, BOS）被定义为与支撑面接触的身体的面积。虽然研究人员经常谈论稳定性是相对于 BOS 控制 COM，但他们通常是指相对于 BOS 控制 COM 的垂直投影，即 COG。在本书中，我们经常交替使用 COM 和 COG 这两个词。"姿势控制"这一术语经常与"平衡"（balance）和"均衡"（equilibrium）交替使用。在本书中，我们使用的姿势、平衡（balance）和

均衡（equilibrium）这些术语与姿势控制（postural control）同义。

　　有什么证据来证明在姿势控制中质心（COM）是由中枢神经系统控制的关键变量呢？对这个问题的研究可以在知识拓展 7-1 中找到。

　　什么是压力中心（COP）？它在稳定性中扮演什么角色？如同我们将在后面的章节中详细讨论的，为了确保稳定性，神经系统产生力量来控制 COM 的运动。COP 是施加在支撑面上的总力分布的中心。COP 在 COM 周围不断地移动，以保持 COM 在支撑面内（Benda et al.，1994；Winter，1990）。

　　所有任务都需要姿势控制。也就是说，每个任务都有一个方向成分和一个稳定性成分。然而，稳定性和方向需求随任务和环境的变化而变化。有些任务重在维持适当的定向而牺牲稳定性。在足球中，成功地阻挡一个进球需要球员始终保持相对于球的定向（图 7-2A），有时跌倒在地上来试图阻挡一个进球。相比之下，图 7-2B 中的走钢丝者必须不惜一切代价保持稳定性（例如保持 COM 在 BOS 内）以防止跌倒和危及生命的伤害。因此，虽然姿势控制是大多数任务共有的要求，但稳定性和定向要求随着每个任务的变化而变化（Horak & Macpherson，1996；Shumway-Cook & McCollum，1990）。

　　任务和环境都会影响任务的定向和稳定性要求。例如坐在长椅上阅读的任务有保持头部和视线稳定并固定在阅读材料上的姿势定向要求（图 7-3A）。该任务的稳定性要求是比较宽松的。由

155

知识拓展 7-1

姿势控制系统实际上控制什么？

　　虽然大多数研究人员假设 COM 在姿势控制中是被控制的，但很难通过实验来验证这一点，因为 COM 不是一个物理实体，而是一个空间中的虚拟点，它取决于所有身体节段的位置。另外，在平衡中控制的关键变量可能是关节位置或特定肌肉的激活。如果神经系统控制 COM，它就必须能够利用来自各类感觉感受器的信息来估计 COM 的位置（Scholz et al.，2007）。为了

确定在姿势控制中 COM 是否是神经系统控制的主要变量，Scholz 等（2007）使用一种新的分析工具，即非控制性流形（uncontrolled manifold, UCM）。使用这种方法，这些研究人员表明，当从失去平衡的状态中恢复时，受试者倾向于重新建立干扰前 COM 的位置，而不是干扰前关节的排列结构。这一发现支持这样的假设：在姿势控制中，中枢神经系统（CNS）控制的关键变量是 COM（Scholz et al.，2007）。

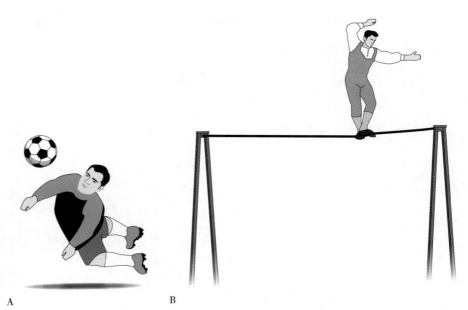

图 7-2　稳定性和定向要求随任务的变化而变化。A. 为了保持与足球相适宜的定向，人们牺牲了稳定性。B. 相比之下，走钢丝需要小心控制稳定性

A

B

于身体与椅背和座位的接触提供了一个相当大的 BOS，主要的姿势控制要求是控制相对于躯干质量的无支撑的头部重量。相比之下，站立阅读一本书的任务对头部、眼睛、手臂和书本的姿势定向要求大致相同，但稳定性要求要严格得多（图 7-3B），因为它涉及相对于由两足之间的小得多的 BOS 来控制 COM。最后，行走时控制稳定性的任务（图 7-3C）与站立时控制平衡的任务非常不同（Winter et al.，1991）。行走时，COM 不会停留在双足的支撑面内，因此身体处于持续的不平衡状态。为了防止跌倒，摆动足在向前运动时放在重心的前面和侧面，从而确保相对于移动的 BOS 来

控制 COM。因此，可以看出，这些任务需要姿势控制，特异性的定向和稳定性要求会根据任务和环境的变化而变化。

姿势控制的系统框架

如第一章所述，一个系统框架表明，姿势控制就像运动控制的所有方面一样，产生于个体与任务和环境之间的相互关系（图 7-4）。

姿势控制的独立系统

控制我们身体在空间中的位置的能力来自骨骼肌肉系统和神经系统的复杂的相互作用，统称为如图 7-5 所示的"姿势控制系统"。肌肉骨骼成

156

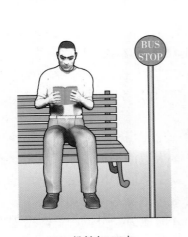

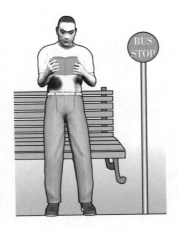

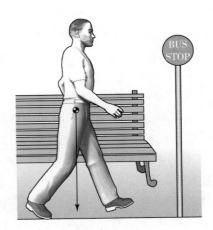

A　COG=投射在BOS内　　　　B　COG=投射在BOS内　　　　C　COG=投射在BOS外

图 7-3　任务和环境都会影响任务的定向和稳定性要求。A. 坐在长椅上阅读的任务有保持头部和视线的稳定并且固定在阅读材料上的姿势定向的要求，这个任务的稳定性要求是比较宽松的。由于身体与椅背和座椅的接触提供相当大的支撑面。B. 站立阅读的任务具有相同的姿势定向要求，但稳定性要求更为严格。C. 行走时控制稳定性的任务与站立时保持平衡的任务有很大区别，因为行走时，COG 往往落在 BOS 之外

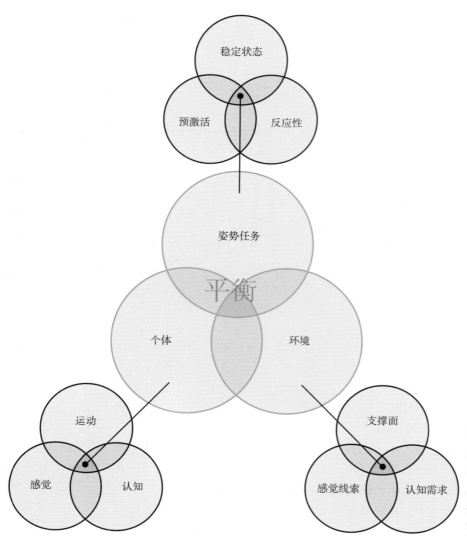

图7-4 平衡产生于个体、任务和环境之间的相互作用，如图中中心的3个圆圈所示。功能性任务需要3种类型的平衡控制——稳定状态、反应性和主动性。环境的限制如支撑面类型、感觉线索和认知需求也会影响平衡的控制

分包括关节活动范围、脊柱灵活性、肌肉特性和相连身体节段之间的生物力学关系。姿势控制所必需的神经成分包括：①运动过程，包括组织全身肌肉形成肌肉协同作用；②感觉过程，包括个体感觉系统（例如视觉系统、前庭觉系统和躯体感觉系统）和感觉整合过程；③更高层次的认知过程，包括将感觉映射到行动和确保姿势控制的预期性和适应性方面所必需的认知来源和策略。

在本书中，我们将高级神经控制过程称为对姿势控制的认知影响。很重要的一点是要理解这里所称的认知并不一定意味着有意识的控制。姿势控制的高级认知方面是适应性姿势控制和预期性姿势控制方面的基础。适应性姿势控制涉及调整感觉和运动系统以应对不断变化的任务和环境需求。基于先前的经验和学习，姿势控制在预期方面对姿势需求的感觉和运动系统进行预调。影

响姿势控制的认知的其他方面包括注意、动机和意图等过程。

因此，在系统方法中，姿势控制是许多身体系统之间复杂的相互作用的结果，这些系统共同作用来控制身体的定向和稳定性。姿势系统的特异性整合由功能性任务和执行任务所处的环境决定。

任务限制

日常生活的特征是执行众多的功能性任务和活动需要的3种类型的平衡控制：稳定状态平衡、反应性平衡和主动性平衡（图7-4）。稳定状态平衡被定义为在可预测和不变的条件下，相对于BOS控制COM的能力。坐位、安静站立以及以恒定的速度行走都是需要稳定状态平衡控制的任务。反应性平衡控制是在意外干扰后恢复稳定位置的能力。例如行走并被障碍物绊到或在拥挤的人群中被撞到需要激活腿部和躯干的多块肌肉，

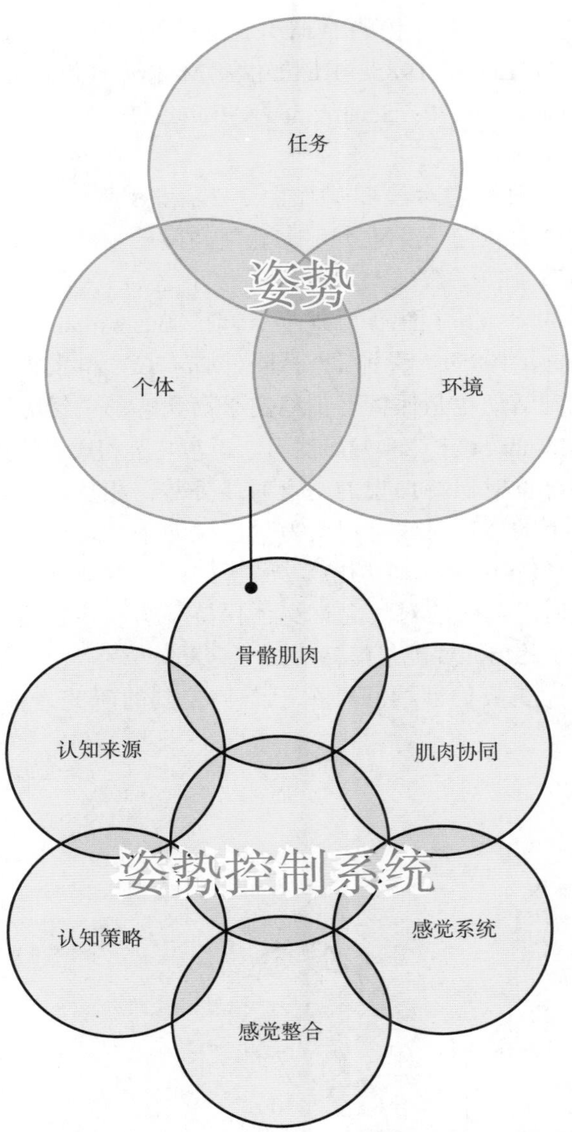

子。当前馈性肌肉活动延迟或缺失时，执行这些任务会导致平衡丧失和跌倒。

反应性平衡控制依赖反馈机制；相反，主动性平衡主要利用前馈机制。反馈控制（feedback control）是指应对外界干扰的感觉反馈（视觉、前庭或躯体感觉）产生的姿势控制。前馈控制是指先于潜在不稳定的随意运动之前产生前馈性姿势调整以便于保持运动过程中的稳定性。这些概念如图 7-6 所示。

大多数功能性任务都在某一时刻或其他时刻需要平衡控制的全部 3 个方面。例如站立位够取一个重物，在够取前需要稳定状态平衡维持一个稳定的位置，需要前馈性平衡控制以防止在够取和提起过程中失去稳定性，如果物体重于预期以及抬起它导致我们失去平衡时需要反应性平衡控制，最后在完成任务时又需要稳定状态平衡。

环境限制

系统框架也认识到个体条件（图 7-4）通过影响感觉、运动和认知系统的整合方式来控制平衡。支撑面的变化会影响肌肉的整合和平衡所需的力量。视觉和表面条件的差异影响用于平衡控制的感觉信息。最后，日常生活经常要求我们执行多项任务，这会影响用于平衡控制的如注意力这样的认知系统。

本章的其余部分讨论运动对坐姿和站姿中稳定状态、反应性和主动性平衡的作用，接着是感觉和认知对平衡控制这些方面的贡献。有关行走中的平衡控制问题将在第三部分关于移动的部分中说明。

姿势控制中的运动系统

运动系统确保在适当的肌肉中产生足够的协同力，以控制身体在空间中的位置和运动，从而确保定向和稳定性。运动系统包括高级计划系统（额叶皮质和运动皮质）、协调系统（脑干和协调姿势性肌肉协同作用的脊髓网状结构）和力量生

图 7-5　研究人员所研究的表示姿势控制的许多组成部分的概念模型。姿势控制不是由单一系统调节的，而是由多个系统相互作用而产生的

以恢复 COM 相对于 BOS 的稳定位置。不能迅速激活和适当应用纠正性肌肉力量来恢复平衡可能会导致跌倒。主动性或前馈性平衡是在潜在的不稳定的随意运动之前激活腿部和躯干肌肉来进行平衡控制的能力。抬起一个沉重的物体比如一袋杂货，或者迈上路沿是需要前馈性平衡的 2 个例

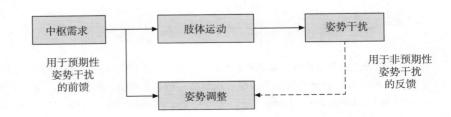

图 7-6　姿势控制的前馈与反馈对比

成系统（运动神经元和肌肉）以产生有效的运动来控制身体在空间中的位置。

稳定状态平衡

坐位和（或）安静站立的稳定性通常被称为"静态平衡"，因为 BOS 没有变化。然而，这个术语具有误导性。坐位或安静站立的特征是当身体不断地在 BOS 内移动时，会有不同程度的姿势摆动。因此，稳定状态平衡控制实际上是动态的。

许多因素有助于我们保持稳定状态，确保我们保持姿势摆动在 BOS 内。首先，身体对线可以使重力的影响最小化，而重力倾向于将我们拉离中心。其次，肌肉张力可以防止身体因重力而瘫软。在安静站立时，有 3 个主要因素影响背景性肌张力：①肌肉本身的内源性刚度；②背景性肌张力，由于神经的作用它通常存在于所有肌肉中；③姿势性张力，安静站立时抗重力肌的激活。

在下一节中，我们将研究这些因素（Basmajian & De Luca，1985；Kendall & McCreary，1983；Roberts，1979；Schenkman & Butle，1992）。

对线

理想的对线姿势如图 7-7A 和 B 所示，垂直的重力线向下穿过有：①乳突之间的中线；②肩关节前；③髋关节（或刚好位于之后）；④膝关节中心的前面；⑤踝关节前（Basmajian & De Luca，1985）。骨骼肌对线（图 7-7C）和张力性肌肉活动也是保持坐位稳定平衡状态的关键方面（Masani et al.，2009）。然而，正常儿童和成人很少在坐位时保持理想的垂直对线姿势；相反，矢状面上的姿势对线有很大差异，倾向于呈现后凸姿势（Curtis et al.，2015）。尽管如此，当站立或坐位时，理想的对线允许身体保持平衡，并且具有最小的内源性能量消耗。

在我们继续回顾关于姿势控制的研究之前，

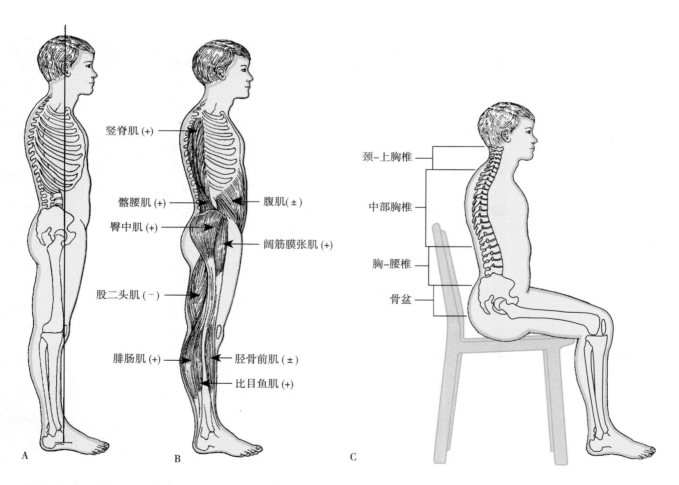

图 7-7　A. 理想的站立对线，要求用最小的肌力保持直立的体位。B. 静息站立位控制时，肌肉仍然保持紧张激活的状态。C. 坐位对线，图片显示所涉及的躯干控制节段包括：颈 - 上胸椎、中部胸椎、胸 - 腰椎、骨盆（A 和 B 部分改编自 Kendall FP, McCreary EK. Muscles: testing and function, 3rd ed. Baltimore, MD: Williams & Wilkins, 1983: 280.)

一定要回顾一下技术工具中包含的信息，其中包括在不同控制级别的运动分析技术的讨论，包括肌电图（EMG）（技术工具 7-1）、运动学分析（技术工具 7-2）和动力学分析（技术工具 7-3）。

肌张力

什么是肌张力？它如何帮助我们保持平衡？

技术工具 7-1 肌电图

肌电图是一种通过将电极放置在被检测肌肉的皮肤上，或是放置于被检测的肌肉中，从而测量肌肉活动的技术。电极输出的信号（肌电图或 EMG）描述的是从运动神经元池传出至肌肉系统的输出信号。它为临床医务人员提供以下信息：①运动时肌肉活动的强度；②肌肉收缩的时序性及相对强度；③是否产生拮抗肌或协同肌的活动。表面电极是最常用的，但是这些电极不能有效地区分邻近肌肉的活动。

EMG 信号幅度常用来解释肌肉产生张力的大致情况。但是，解释 EMG 波幅时一定要小心。有许多变量可以影响 EMG 信号幅度，包括肌肉长度变化的速度、皮肤组织及皮下脂肪的电阻以及电极的位置。因此，一般来说，比较不同个体间或相同个体不同时间的某块肌肉的 EMG 绝对值并不精确。研究者利用 EMG 幅度数据来比较个体间或者相同个体不同时间中肌肉活动的时间和空间模式时，通常将肌电幅度的绝对值转变成相对值。例如可以确定反应幅度（特定时间段内肌电活动曲线下的面积，称为"积分 EMG"或 IEMG）与该肌肉最大自主收缩幅度之间的比值，或者可以确定某一关节的主动肌和拮抗肌之间的 IEMG 的比值。同样，可以确定协同肌之间的 IEMG 的比值。可以检查这个比值如何随着功能性任务或环境的变化而发生改变（Gronley & Perry, 1984; Winter, 1990）。

技术工具 7-2 运动学分析

运动学分析是对个体运动特性的描述，包括线性位移和角度位移、速度和加速度。位移数据通常是通过测量放于解剖学标志点的标记物位置，并且记录其与解剖学协同系统（例如相对关节角度）或是与外部空间参照系统的相对关系来获得的。有很多种方法来测量身体运动的运动学。角度测量仪或电子电位计可以贴在关节上来测量关节角度（关节角度的变化会引起相应比例的电压变化）。加速度测量器通常是测量与身体节段加速度相关反应力的力量传感器。身体重量对抗力量传感器进行加速，产生一个与加速度成比例的信号电压。最后，包括摄影技术、摄像技术或光电系统在内的影像测量技术均可用于测量身体运动。光电系统要求测试者穿戴每个解剖学标记点上贴有特殊的红外光源或反射性标记物的衣服，一台或多台相机记录这些光信号。光或标记物的位置用 x-y 二维系统坐标或 x-y-z 三维系统坐标来表示。这些系统的输出表示节段性位移的变化、关节角度的变化、速度的变化或加速度的变化，并且这些数据可用于重建空间中身体的运动（Gronley & Perry, 1984; Winter, 1990）。

技术工具 7-3 动力学分析

动力学分析是指对产生运动的力所进行的分析，包括内源性力量和外源性力量。内源性力量来源于肌肉活动、韧带或肌肉和关节内的摩擦；外源性力量来源于地面或外源性负荷。动力学分析使我们认识到产生运动的力。力量测试仪或力量传感器是通过测量与所施加力量成比例的输出信号来测量力量的。测力台测量地面反作用力，即足底区域的力量，由此可以计算出压力中心的数据。身体的重心（COG）不同于压力中心（COP）。COG 是 COM 的净位置在垂直方向上的投影。COP 是垂直的地面反作用力在测力台上的位置，与所有向下作用的力大小相等，而方向相反（Gronley & Perry，1984；Winter，1990）。

肌张力是指肌肉抵抗被拉长的力，即它的刚度（Basmajian & De Luca，1985）。肌张力在临床上通常通过被动地伸展和屈曲患者放松的四肢，并且感受肌肉提供的阻力来进行检测。非神经性机制和神经性机制都有助于肌张力或刚度。

一个正常的、有意识的、放松的人存在一定程度的肌张力。然而，在放松状态下，使用肌电图检测，结果没有在正常的人体骨骼肌中记录到电活动。这使得研究人员产生争论，认为肌张力的非神经性作用是由肌肉纤维中少量的游离钙引起的，这导致横桥的低水平持续循环（Hoyle，1983）。

神经性作用也有助于肌张力或刚度，这与牵张反射的激活有关，牵张反射抵抗肌肉的延长。牵张反射有助于产生正常肌张力的作用是很明确的。然而，牵张反射在保持直立姿势中的作用却并非如此。根据一种理论，牵张反射在保持站立姿势中起反馈作用。因此，这一理论表明，当我们站立位以踝关节为轴前后摆动时，踝关节肌肉被牵伸，激活牵张反射。这引起肌肉的反射性短缩以及随后的前后摆动控制。研究者已经证明，在站立时所获得的脊髓牵张反射很低，这导致一些研究者对这些牵张反射在站立控制中的相关性产生怀疑（Gurfinke et al.，1974）。

姿势张力

当我们直立站立时，抗重力姿势肌的活动增加以对抗重力，这被称为姿势张力。来源于多系统的感觉输入对于姿势张力是至关重要的。脊髓背侧（感觉）神经根的损伤会使姿势张力降低，提示躯体感觉输入对姿势张力的重要性。足底皮肤输入的激活引起位置反应，会使足向支撑面自动伸展，从而增加伸肌的姿势张力。通过头部方向的改变，也可激活颈部躯体感觉输入来影响躯干和肢体的姿势张力分布。这被称为"紧张性颈反射"（Ghez，1991；Roberts，1979）。来源于视觉系统和前庭系统的输入同样能影响姿势张力。通过头部方向改变激活前庭输入，会改变颈部和肢体的姿势张力，被称为"前庭丘反射"和"前庭脊髓反射"（Massion & Woollacott，2004）。

在临床文献中，对于躯干肌中的姿势张力是支撑身体抵抗重力的主要机制的理念曾进行了大量的论述（Davies，1985；Schenkman & Butler，1989）。在一项对年轻成人进行坐位下够物任务之前的肌肉活动测试研究中发现，在稳定状态平衡下，腰椎、胸椎和颈椎棘旁肌肉中存在明显的基线张力性 EMG 活动（Santamaria，2015）。因此，躯干肌肉活动对于维持坐位下的稳定状态平衡似乎是至关重要的。静息站立时肌肉活动的 EMG 研究报告了什么呢？

研究者发现，在静息站立时身体中的很多肌肉都是紧张激活状态（Basmajian & De Luca，1985）。其中的一些肌肉显示在图 7-7B 中，包括：①比目鱼肌和腓肠肌，因为重力线落在膝关节和踝关节的稍前方；②胫骨前肌，当身体向后摆动时；③臀中肌和阔筋膜张肌，而不是臀大肌；④髂腰肌，防止髋关节过度伸展，而不是腘绳肌和股四头肌；⑤躯干中的胸部竖脊肌（伴随腹肌的间歇性激活），因为重力线落在脊柱的前方。研究发现，与"核心稳定性"相关的腹部肌肉和其他躯干肌肉的适当激活对于有效的姿势控制是很重要的，包括呼吸诱导的身体运动的姿势代偿（Hodges et al., 2002; Mok et al., 2004）。

这些研究表明，在静息站立时，全身肌肉是紧张激活的状态，以保持身体处于狭窄而受限的直立位。虽然传统上用"静态"姿势控制来描述静息站立或坐位下的姿势控制，但可以看出这种控制实际上是动态的。事实上，研究表明，姿势控制包括对感觉进行主动加工的过程，不断形成感知到动作的过程。因此，姿势系统能够计算出身体在空间中的位置，并且能够预判其将要到达的位置，以及需要何种动作来控制这一运动。

运动策略

静息站立真的是静止的吗？此外，使用姿势摆动和运动来控制姿势摆动的变化取决于你的支撑面吗？为了能够自己回答这些问题，进行实验活动 7-1。如你所发现的，从神经控制过程的观点来看，"静息"站立并不是静止的，因为当我们在稳定极限内尝试维持 COM 时，很多机制是激活的。以前，站立时的稳定极限在概念上被定义为是静止的，仅由足的支撑面，这一躯体特性而确定。近来更多的研究指出，稳定极限不是固定的界限，而是随任务、个体的特性包括力量、活动范围、身体中心等特性，以及环境的不同等多个方面而改变的。早期针对站立位姿势控制方面的研究倾向于强调 COM 相对于稳定极限位置的重要性，近来更多的研究指出，任何对于稳定性的理解，必须考虑 COM 即时的位置和速度（Pai et al., 2000）。稳定性是这两个变量之间的相互关系，而不仅仅是 COM 单一方面，从而决定一个人能否在其支撑面上保持稳定，或需要迈出一步或者够物进行支撑以便于重新获得稳定。关于 COM 的位置和速度在稳定状态下相互关系的更多内容请参考知识拓展 7-2。

稳定极限（一个人将改变他或她的支撑面的形状来获得稳定性的位点）同样受到其他感知觉和认知因素的影响，如害怕跌倒和感到安全（Pai et al., 2000）。因此，稳定极限不仅通过系统的生

162

实验活动 7-1

目标：探索稳定状态和反应性姿势控制中使用的运动策略。

步骤：与 1 名搭档一起，观察下列情况下的身体运动。

1. 双足与肩同宽站立 1 分钟。观察你搭档的对线和身体摆动的幅度。

2. 尝试向前和向后稍微倾斜一点点，然后尽量倾斜到最大幅度而不需要迈出一步。现在向前或向后倾斜到更大幅度使得你不得不迈出一步。

3. 用脚尖站立，并且完成相同的动作。

4. 穿上一双滑雪靴（限制踝关节的运动），并且尝试向前和向后摆动。

5. 让你的搭档将 3 根手指放在你的胸骨上并且向后推你，开始时轻轻推，然后更用力地推。

任务：基于你对自己和搭档在不同情况下平衡的观察，写出以下问题的答案。

1. 在静息站立时，你是否完全站立不动还是非常轻微地动了？你感觉自己向哪个方向摆动的最多？能够使你安全独立站立的潜在平衡控制是什么类型？

2. 在主动摆动时，描述你用来控制身体摆动的运动策略。

3. 描述应对搭档的推力时使用的运动策略。在 COM 突然的位移之后能够恢复稳定位置的潜在平衡控制是什么类型？

4. 讨论这些策略作为功能如何发生变化：①支撑面大小；②运动速度；③身体中心相对于支撑面的位置（支撑面内、支撑面边缘、支撑面外）；④当踝关节运动受限时（穿滑雪靴）。

5. 列出你认为在这些情况下为控制摆动而产生激活的肌肉：①当你轻微摆动时，你感觉什么肌肉产生运动来保持平衡？②当你进一步摆动时，你感觉什么肌肉产生运动？③当你向前倾斜到你的 COM 移动到足部支撑面之外时发生了什么？

知识拓展 7-2

身体中心的位移与速度之间的相互关系

很多因素都会影响站立位下身体中心（COM）如何相对于身体稳定极限进行控制，包括 COM 的速度以及位置。图 7-8 说明了这一点。在图 7-8 中，站立位下应对外界干扰的 3 种可能的 COM 轨迹（速度和位移的联合）被描绘出来。阴影区域表示预计需要迈出一步时身体中心的空间区域。COM 的起始位置通过"△"指示，受到干扰前大概在中足的位置。在轨迹 1

中，COM 的位置和速度联合变化足够小，因此在不改变支撑面的情况下即可恢复稳定性。相反的是，在轨迹 2 中，位移和速度足以使 COM 运动超过稳定界限，需要迈出一步来恢复稳定性。轨迹 3 同样需要迈出一步，但不是因为 COM 的位移幅度太大，而是由于速度很快，导致需要迈出一步来恢复稳定性。对于轨迹 2 和轨迹 3 来说，COM 的最终位置在足趾的前方，提示已经迈出一步（Pai et al., 2000）。

物力学确定，感知觉和认知因素同样有助于我们形成与我们的稳定极限有关的内源性模型。

通过身体摆动、被动骨骼对线以及肌肉和姿

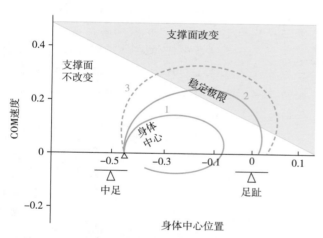

图 7-8　COM 运动（y 轴表示速度，x 轴表示位移）与受到外界干扰后恢复稳定性所使用的反应类型之间的相互关系。阴影区域表示预计需要迈出一步时身体中心的空间区域。显示应对外界干扰的 3 种可能的 COM 轨迹。在轨迹 1 中，COM 的位置和速度联合变化足够小，COM 不超过稳定界限，因此稳定性恢复而不需要迈步。相反的是，在轨迹 2 中，COM 的位移和速度足以使身体中心运动超过稳定界限，需要迈出一步来恢复稳定性。轨迹的稳定点超过起始支撑面足趾的位置，反映迈出了一步。轨迹 3 同样需要迈出一步，但这是因为起始的 COM 速度很快，尽管起始的位移很小。模型显示 COM 速度对于决定稳定性恢复轨迹的重要性，而不只是位置（经许可改编自 Pai YC, Maki BE, Iqbal K, et al. Thresholds for step initiation induced by support surface translation: a dynamic center of mass model provides much better prediction than a static model. J Biomech 2000, 33:390, Figure 3.）

势张力来定义静息站立和坐位的特性是不够的；因为即便是静息站立或坐位时，也需要运动策略来维持稳定性。此外，用来控制摆动所需的运动策略也取决于稳定极限的自然属性。例如如图 7-9A 所示，对于这名舞蹈演员来说，站在点上的稳定极限是非常小的，因此需要最小的摆动以及髋关节的运动控制。相反，穿着滑雪板的个体扩展其支撑面（图 7-9B），有更大的稳定极限，因此能够身体倾斜更多的同时维持稳定性。

传统上，研究人体站立和坐位姿势控制的研究者将人体看成一个单一节段的模型。站立时，摆动发生在踝关节周围，类似于一个倒置的钟摆一样，头部、躯干以及下肢作为单一节段运动。坐位时，摆动发生在髋关节周围，在这种模型下，头部、躯干和手臂被看成一个单一身体节段。摆动主要通过站立下踝关节周围的运动或坐位下髋关节周围的运动进行控制。

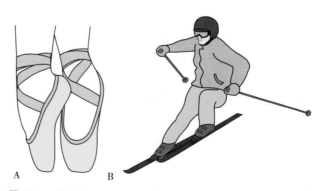

图 7-9　稳定极限随功能性任务而变化。站于点上的舞蹈演员的稳定极限（A）是非常小的。相比而言，穿着滑雪板的个体的稳定极限（B）要大很多

近年来的研究显示，控制所包含的内容比上述情况更为复杂。在静息站立时，身体行为更像一个同时存在两个控制模型的多重关联的钟摆（下肢和躯干）（Creath et al.，2005）。这些控制模型可以被描述为低摆动频率（＜1Hz）时的踝策略（下肢和躯干产生同相运动）或高摆动频率（＞1Hz）时的髋策略（下肢和躯干产生异相运动）。根据不同情况，中枢神经系统可以在这两种策略间来回切换。两种策略总是同时存在的，但根据感觉信息和任务情况的不同，其中一种策略可能占主导。

研究同样显示坐位姿势控制比先前所想的要更为复杂。例如近来的研究显示，个体内和个体间主要在矢状面的坐位姿势对线中存在显著的变异性。在非支撑静息坐位下，正常发育中的个体通常会呈现后凸姿势。如果在存在神经功能障碍的个体中发现相同的后凸姿势，通常被解释为不良坐姿控制产生的症状（Curtis et al.，2015）。

此外，研究发现，躯干可以作为一个单一节段被控制的同时，也可以在节段区域间产生控制（Saavedra et al.，2012；Santamaria，2015）。在正常发育的儿童和年轻成人中，躯干姿势控制潜在的肌肉活动随部位和提供外在支撑程度的不同而变化，该研究支持节段区域控制的观点（Saavedra，2012；Santamaria et al.，已被接收）。如图7-7C所示，学者提出存在4个节段区域，包括颈-上胸椎、中部胸椎、胸-腰椎以及骨盆（Saavedra et al.，2012）。这个研究支持躯干不是作为单一节段像倒置的钟摆一样进行控制的观点，而是需要跨过躯干特定节段的肌肉活动之间的复杂协调。

稳定状态平衡研究的临床应用

显然，稳定状态平衡是一个重要的功能成分，因为它能够使我们在可预测的和非干扰的情况下，如坐位或静息站立时，保持身体在空间中的位置和运动。基于这些研究，你如何在临床机构中评估稳定状态平衡呢？你会让患者做哪些任务来评估稳定状态平衡呢？检测患者能够独立坐或站所使用的临床测试和测量如Berg平衡量表（Berg Balance Scale, BBS），该量表是用来检测稳定状态平衡的。基于研究综述，当患者坐或静息站立时，你应当观察什么行为呢？稳定状态平衡包括身体定位能力，因此应当观察身体节段的对线，包括躯干不同节段彼此之间以及与重力和支撑面之间

的对线，这些都是很重要的。还包括检查前后方向（AP）以及内外方向的对线。患者能够维持他们的COM在支撑面内的稳定性的能力也是观察的重点。COM相对于支撑面运动的幅度（姿势摆动）也是需要注意的重点。关于稳定状态平衡测试的更多信息参见第十章。

反应性平衡控制

很多实验室都进行反应性平衡控制的研究，特别是使用如图7-10中所显示的各种可运动平台来研究身体应对支撑面轻微的位移后，用于恢复稳定性所使用的运动策略组合（Allum & Pfaltz，1985；Diener et al.，1982；Nashner，1976）。此外，研究已经对被称为"肌肉协同"的肌肉活动特征模式进行了描述，它与用来恢复矢状面稳定性的姿势运动策略有关（Horak & Nashner，1986；Nashner, 1977；Nashner & Woollacott，1979）。

我们使用什么运动策略来应对平衡（被打破）的威胁呢？为了回答这个问题，完成实验活动7-2。如实验的练习所示，COM发生位移后，中枢神经系统是基于很多因素来选择用于恢复稳定性的特异性运动模式的，包括干扰的特征（例如方向和幅度）、生物力学限制（骨骼肌肉形

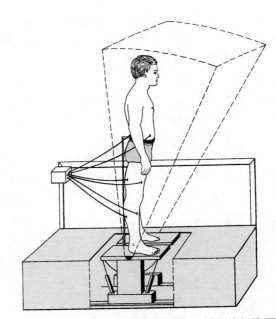

图7-10　运动平台姿势图用于研究姿势控制（经许可改编自 Woollacott MH, Shumway-Cook A, Nashner LM. Aging and posture control: changes in sensory organization and muscular coordination. Int J Aging Hum Dev 1986, 23:108. ）

态）和个体身体节段间的动态变化（Kuo & Zajac，1993），以及环境情况。用于反应性平衡控制的运动模式被描述为踝策略、髋策略、迈步策略和够物—抓握策略（展示在图 7-11 中。或者根据研

究实验的不同，策略特征被分为固定支撑面策略（踝策略和髋策略）和改变支撑面策略（迈步策略和够物—抓握策略）（Maki et al.，2003）。一些研究者倾向于使用固定支撑面策略而不是踝策略或

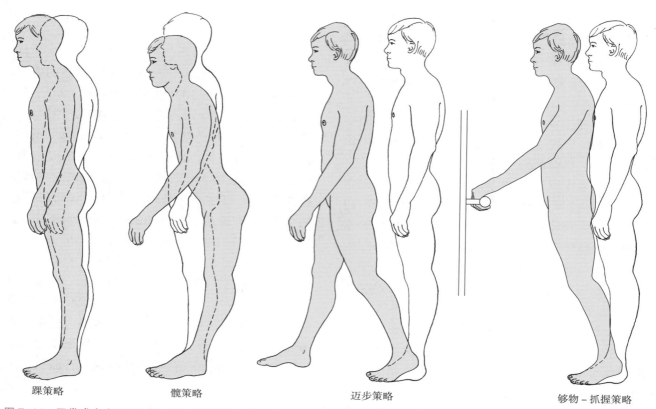

|踝策略|髋策略|迈步策略|够物－抓握策略|

图 7-11 正常成人在平衡受到干扰后恢复稳定性所使用的 4 种姿势运动策略：踝策略、髋策略、迈步策略以及够物—抓握策略（改编自 Shumway-Cook A, Horak F. Vestibular rehabilitation: an exercise approach to managing symptoms of vestibular dysfunction. Semin Hearing 1989, 10:199.）

实验活动 7-2

目标： 为了检验站立姿势控制中感觉信息传入的中枢整合和适应性改变。

步骤： 这个实验需要 1 名搭档（出于安全起见）。需要的设备是 1 块秒表、1 块 18 英寸 ×18 英寸（约 45cm×45cm）的中等密度的泡沫垫，以及与肩同高水平安装在你搭档旁边的墙上的米尺。你要在 4 种情况下测量 20 秒静息站立时向前／向后最大的摆动幅度。在第 1 种情况中，你的搭档应当站立在坚实的平面（如地毯或木地板）上，双脚并拢，手置于髋关节水平，眼睛睁开。记录肩关节向前和向后最大的位移。在第 2 种情况下，以之前相同的方式站立，但是闭上眼睛，记录位移。在第 3 种情况下，搭档应当站立在泡沫垫上，双脚并拢，眼睛睁开，记录位移。在第 4 种情况下，站立在泡沫垫上，闭上眼睛。在这种情况下，失去平衡的风险增加，因此确保靠近你的搭档站立并且很好地保护你的搭档，记录位移。

任务

1. 对于每种情况，列出姿势控制可使用的感觉提示。使用所有情况下的位移测量来比较摆动的大小。

2. 摆动如何随可使用的感觉提示发生变化？

3. 你的结果如何与图 7-16 中 Woollacott 等（1986）的结果（情况 1、2、4 和 5）进行比较？

髋策略，因为在滑倒或绊倒后的平衡恢复中通常观察不到分离的策略，而是个体显示出从踝关节到髋关节的连续性运动。此外，如上述在静息站立中所显示的，两个模型可能在姿势控制中均存在，其中一个占主导，这取决于感觉和任务情况。

165　　Nashner 及其同事（Horak & Nashner，1986；Nashner，1977；Nashner et al.，1979；Nashner & Woollacott，1979）早期对于姿势控制的研究揭示了平衡运动策略潜在的肌肉模式。源自神经完好的年轻人姿势控制研究的结果提示，神经系统将独立但相关的肌肉组成"肌肉协同"单元。协同被定义为相互制约的肌肉群产生功能耦联，从而作为同一单元共同产生作用；这简化了中枢神经系统的控制需求。

一些对于反应性平衡控制至关重要的运动策略其潜在的肌肉协同是什么呢？科学家如何知道这些神经肌肉反应到底是由于神经程序（例如协同效应）还是由于它们是个体对力学耦联关节的单一肌肉进行独立牵伸的结果呢？前后方向稳定性与内外方向稳定性之间比较，是否存在不同类型的策略和潜在的肌肉反应协同呢？在随后的段落中，我们对用于不同方向的稳定策略进行检测，包括前后方向、内外方向以及多方向平面的运动。我们检测研究中用于恢复站立位以及坐位稳定性所使用的运动策略，以此回答以上疑问。

前后方向稳定性

与你在实验活动 7-1 所发现的一样，在站立和坐位下，最多的摆动发生在前后方向，因此最开始针对姿势恢复的运动策略的研究着重于控制前后方向稳定性的肌肉活动模式上。

踝策略。踝策略及其相关的肌肉协同是被确定的控制直立位摆动的首要模式之一。踝策略通过主要以踝关节为中心的运动来恢复 COM 到达稳定位置。图 7-12 显示与纠正向前方向平衡丧失相关的典型肌肉协同活动以及身体运动。在这种情况下，平台向后运动导致个体向前摆动。干扰发生 90 ～ 100 毫秒后，肌肉活动开始出现在腓肠肌中，随后 20 ～ 30 毫秒后出现腘绳肌的激活，最后出现脊旁肌的激活（Nashner，1977，1989）。

腓肠肌的激活产生跖屈力矩，降低身体向前的运动，然后产生身体反向运动。腘绳肌和脊旁肌的激活维持髋关节和膝关节在伸展位置。如果

没有腘绳肌和脊旁肌的协同激活，腓肠肌踝关节力矩对于近端身体节段的间接影响将会导致躯干相对于下肢向前运动。

图 7-12B 显示应对向后方向失稳时为重新建立稳定性所使用的肌肉协同活动和身体运动。肌肉活动开始于远端的胫骨前肌，随后出现股四头肌和腹肌的激活。科学家如何知道踝关节、膝关节和髋关节的肌肉是神经肌肉协同的一部分，而不是应对单关节的牵伸产生的激活呢？为了回答这个问题请参见知识拓展 7-3。

上述描述的踝关节运动策略似乎在对平衡的干扰较小而且支撑面固定的情况下最常使用。使用踝策略需要完好的踝关节活动范围和力量。如果对平衡干扰较大或者我们处于无法使用踝关节周围的肌肉产生力量的情况下会发生什么呢？

髋策略。科学家确定了另一种原地控制身体摆动的策略，即髋关节运动策略（Horak & Nashner，1986）。这种策略通过髋关节产生大幅度和快速的运动来控制 COM 的运动，并伴随踝关节

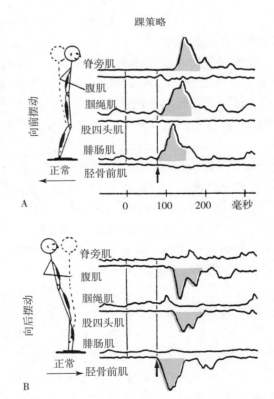

图 7-12　与控制向前摆动（A）和向后摆动（B）的踝策略相关的肌肉协同和身体运动（经许可再版自 Horak Horak F, Nashner L. Central programming of postural movements: adaptation to altered support surface configurations. J Neurophysiol 1986, 55:1372.）

知识拓展 7-3

神经肌肉协同与单关节控制对比：证据是什么？

科学家如何知道踝关节、膝关节和髋关节的肌肉是神经肌肉协同的一部分，而不是应对单关节的牵伸产生的激活呢？一些早期的姿势控制实验（Nashner, 1977；Nashner & Woollacott, 1979）为肌肉协同整合提供一些证据。

在这些早期的实验中，力台是沿足尖向上或足尖向下的方向旋转的。在脚尖向上旋转时，力台的运动为腓肠肌提供牵伸并且使踝关节背伸，但是这些输入不伴随膝关节和髋关节的力学性耦联运动。发生在应对脚尖向上的力台旋转

中的神经肌肉反应包括踝关节、膝关节和髋关节肌肉的激活，尽管实际上运动仅仅发生在踝关节。源于这些实验的证据支持神经程序性肌肉协同的假说（Nashner, 1976, 1977；Nashner & Woollacott, 1979），包括踝关节肌肉被牵伸时身体同侧的膝关节和髋关节肌肉激活。

由于这些应对旋转的反应产生失稳，为了重新获得平衡，身体对侧的肌肉也被激活。这些反应被假定是应对视觉和前庭觉输入产生激活（Allum & Pfaltz, 1985），与单突触牵伸反射的M1反应以及被称为M2反应的长潜伏期牵伸反应相对，这种反应有时被称为M3反应。

反相位的旋转。

图 7-13A 显示与髋策略相关的典型协同肌肉活动。平台向后运动同样导致个体向前摆动。如图 7-13A 所示，当个体站立在窄的支撑面以应对向前摆动时典型的肌肉反应，与站立在宽支撑面上应对向前摆动时激活的肌肉是不同的。干扰发生 90～100 毫秒后，肌肉活动开始出现在腹部肌肉中，随后出现股四头肌的激活。图 7-13B 显示与纠正向后摆动的髋策略相关的肌肉模式和身体运动。

Horak 和 Nashner（1986）指出，髋策略用于应对更大、更快的干扰或支撑面具有顺应性或小于双足时，例如站在横杆上的情况下恢复平衡。如前所述，研究者近期还注意到，个体应对幅度或速度增加的干扰时，实际上是从单纯的踝策略到踝策略加髋策略的连续运动策略。

改变支撑面策略。除固定支撑面策略（踝策略和髋策略）外，恢复平衡同样可以使用"改变支撑面"的策略完成。这些包括快速运动肢体来改变支撑面，通过迈步或者够物和抓握物体进行支撑。迈步策略是在 COM 下落时重新排列支撑面，而够物－抓握策略则是依靠使用手臂来扩展支撑面（图 7-11）。开始时，研究者认为当固定支撑面策略不足以恢复稳定性时，如应对使 COM 移动到支撑面之外的较大干扰时，会使用"改变支撑面"的策略（Horak, 1991；Nashner, 1989；

Shumway-Cook & Horak, 1989）。近期的研究发现，在很多情况下，即使 COM 很好地位于支撑面内，也会发生跨步和够物－抓握（Brown et al., 1999；Maki et al., 2003；McIlroy & Maki, 1993）。改变支撑面策略的控制被认为比固定支撑面策略更加复杂，因为所需要的复杂的肢体运动必须与平衡干扰的特性以及周围环境的限制（例如存在无阻碍的空间允许跨步和手部支撑进行够物－抓握）相适应（Maki et al., 2003）。

改变支撑面平衡反应与类似的随意肢体运动（例如随意跨步或够物）是相同还是不同呢？研究指出，时相是随意肢体运动与平衡反应之间的关键差异。改变支撑面平衡反应（包括跨步和够物－抓握）的启动和完成，只需要进行类似于随意运动所需的一半时间。另一个关键差异是，随意肢体运动能够被预先计划；相反的是，应对代偿性改变支撑面策略的方向、幅度和速度必须程序化，以应对不可预测的身体运动（Gage et al., 2007；Maki et al., 2003）。

最后，随意迈步在抬起摆动下肢之前，总是先发生内外方向的预期性姿势调整，使 COM 朝向站立下肢，由此可以避免朝向非支撑侧的平衡丧失。代偿性跨步之前存在预期性姿势调整（anticipatory postural adjustment, APA）吗？关于代偿性跨步反应之前是否存在预期性姿势调整的证据存在冲突，一些研究者报告存在预期性姿势

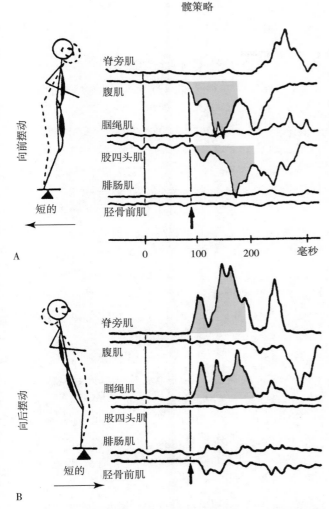

髋策略

向前摆动

短的

A

0　　　100　　　200　　毫秒

向后摆动

短的

B

图7-13　与控制向前摆动（A）和向后摆动（B）的髋策略相关的肌肉协同和身体运动（经许可再版自 Horak F, Nashner L. Central programming of postural movements: adaptation to altered support surface configurations. J Neurophysiol 1986, 55:1372.）

调整（Brauer et al., 2002），而另一些研究者报告是否存在前馈性姿势调整取决于任务情况。例如在发生新的干扰后，前馈性姿势调整要么缺失或严重缩减，导致外侧失稳的频率增加，必须在摆动下肢接触地面后给予对抗（McIlroy & Maki, 1999；Maki et al., 2003）。

内外方向稳定性和多方向稳定性

早期针对姿势反应策略的研究仅仅揭示前后（AP）方向的稳定性。近来的研究揭示恢复内外侧稳定性以及其他方向的稳定性时使用不同的策略。这是因为身体节段对线和肌肉需要不同关节和不同方向的力量激活来恢复稳定性。例如在下肢，

踝关节和膝关节可能存在非常微小的内外侧运动。因此，下肢主要使用髋关节来恢复内外方向的稳定性。

一些研究者（Day et al., 1993；Kapteyn, 1973；Rozendal., 1986；Winter et al., 1996）提出，与前后方向姿势控制相反，内外方向平衡控制主要发生在髋关节和躯干，而不是踝关节。他们发现，身体主要的内外方向运动是骨盆的侧移运动，需要一条腿内收而另一条腿外展。站立宽度变窄时，也存在踝关节运动；尽管如此，当站立宽度＞8cm时，仅有微小的踝关节运动（Day et al., 1993）。

研究者已经开始揭示应对多方向失稳时的肌肉活动模式，而不仅是前后方向或内外方向。Henry等（1998）对人体站立下应对12个不同平台运动方向的干扰进行检测（图7-14A）。腿部和躯干肌肉的肌电图记录了与平台的运动方向相关的肌肉反应时相和幅度。如图7-14B和C所示，肌肉倾向于应对3个方向之一的运动产生反应。两块肌肉（股直肌和阔筋膜张肌）倾向于应对外侧干扰时激活最多（图7-14B）。腿部和躯干的其他肌肉倾向于对对角线的干扰产生最大激活（图7-14C）。这一发现对于解释如胫骨前肌这样沿30°～60°的对角线方向具有最佳力线的肌肉来说并不奇怪，但是对于主要负责矢状面运动的躯干和腿部的屈肌与伸肌来说也同样存在这样的模式，这点是很奇怪的（Henry et al., 1998）。

综上所述，这一研究检验了多方向姿势控制，修正了我们对于用来恢复前后方向或内外方向失稳的固定支撑面策略方面的理解。

早期的研究指出，特定的肌肉群被组合成分离的协同作用，主要来应对单平面失稳（如前后方向或内外方向）。Henry的研究指出，腿部和躯干肌可以分为3组主要的协同肌，主要在对角线方向或内外侧方向发生激活。这可能是神经控制和生物力学原因的共同结果。更多的关于肌肉协同观点如何演变的信息见知识拓展7-4。

改善和调整肌肉协同

如上述讨论的研究所显示，姿势协同不是固定的、一成不变的反应，而是应对任务和环境变化的需求进行改善和调整的。这种应对任务需求而改善和调整运动的过程通常被称为适应。很多研究检验个体是如何在变化的任务和环境情况中

168

169

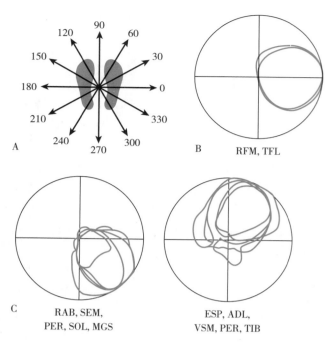

图 7-14 应对多方向干扰的肌肉激活模式。A. 用来检测多方向失稳的 12 个平台运动方向。B 两块肌肉［股直肌（RFM）和阔筋膜张肌（TFL）］应对外侧干扰（用圆圈表示）产生激活（两个圆圈的位移所示），代表肌肉激活与不同方向的干扰相关。C. 腿部和躯干的其他肌肉（用圆圈表示）应对对角线的干扰产生激活。右侧的图代表应对后方对角线的干扰产生肌肉激活；左边的图代表应对前方对角线的干扰产生肌肉激活。RAB, 右侧腹肌；SEM, 半膜肌；PER, 腓骨长肌；SOL, 比目鱼肌；MGS, 内侧腓肠肌；ESP, 竖脊肌；TIB, 胫骨前肌；VSM, 股内侧肌；ADL, 内收肌（引自 Henry SM, Fung J, Horak FB. EMG responses to maintain stance during multidirectional surface translations. J Neurophysiol 1998, 80:1943 - 1944, Figures 3 and 4.)

产生适应运动策略的。这些研究指出，没有神经病理损伤的个体能够根据需要而迁移和协调姿势运动策略。我们在检验肌肉应对逐渐增加平台干扰速度的研究中看到这一点。在速度较低时，踝策略反应占主导。当平台速度增加时，髋策略加入并且与踝策略相整合。在某些时候，由于个体不同，会出现从这些固定支撑面策略转换到改变支撑面策略的情况。

研究同样显示，即便任务要求不变时，我们也会改善我们的反应。例如应对相同速度下的反复干扰时，降低肌肉活动的幅度，从而使肌肉更有效能（Woollacott et al.,1988）。

最后，当平衡受到干扰后，姿势调整的幅度增加时我们也会使用预判。肌肉反应的幅度与我

知识拓展 7-4

协同的神经控制的新型概念

近期的研究开始质疑早期（Horak & Nashner, 1986）认为用来控制姿势的肌肉协同是分离的观点。Runge 及其同事检测应对逐渐增加平台速度的干扰下的肌肉活动。结果显示踝策略和髋策略不是分离和独立控制的，而是倾向于相互结合为更为连续的方式。个体不是简单地从低速度下主要使用踝关节周围的力量转换为高速度下主要使用髋关节周围的力量。个体开始增加髋关节周围力量的具体时间点因人而异，一些个体在大多数干扰速度下都主要使用踝关节周围的力量。对于单纯的髋策略，先前使用 EMG 确定，主要是受试者站在一个狭窄的支撑面上对姿势干扰做出反应。当受试者站在一个平坦的平面上受到干扰时，无论干扰的大小或速度如何。单纯的髋策略从未被观察到（Jensen et al., 1996; Runge et al., 1999）。

Latash 等（2005）在他的研究中改良了分离和固定协同作用的概念，这表明协同中肌肉活动的变异性对于准确控制 COM 是必需的。许多研究（Ting & Macpherson; 2005, Torres-Oviedo et al., 2006; Torres-Oviedo & Ting, 2007）显示，在人类和猫的实验中，有限数量的协同作用（5～6 种）足以解释在所有方向干扰下的肌肉活动。

如图 7-15 所示，COM 控制器特定控制与协同相关的体重支撑和平衡两个目标。在图 7-15 中，S1 是与体重支撑相关的协同作用，而 S2～S5 产生不同程度的激活，来控制平衡以应对不同方向的失稳。每种协同作用激活特定数量的肌肉组合。在图 7-15 中，其通过每种协同与不同肌肉组合（用圆圈表示）的连线表示。这些肌肉的激活导致髋关节、膝关节和踝关节（标记 H 的圆圈表示髋关节，标记 K 的圆圈表示膝关节，标记 A 的圆圈表示踝关节）产生力矩。3 个关节的组合力矩产生一个足和地面之间的终点力量，从而控制平衡（COM 的位置和运动）。因此，终点力量是很多协同产生力量的总和。

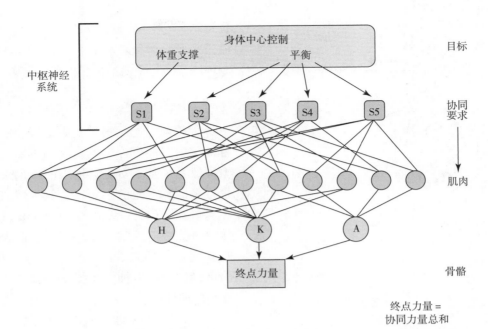

图7-15 协同控制结构。图的顶部是COM控制，特定在姿势控制的两个目标上，即与协同相关的体重支撑和平衡。一种协同（S1）激活以在静息站立时进行体重支撑。其他4种协同（S2～S5）用来控制平衡的不同程度的激活以应对不同方向的失稳。每种协同以固定的数量激活特定的肌肉组合。在图中，这通过每种协同与不同肌肉组合（用圆圈表示）的连线表示。这些肌肉的激活导致髋关节（H）、膝关节（K）和踝关节（A）产生力矩。3个关节的组合力矩产生一个足和地面之间的终点力量，从而控制平衡（COM的位置和运动）。因此，终点力量是很多协同产生力量的总和

们对即将出现的干扰大小和幅度的预期相关。例如当个体对干扰的预期比实际受到的干扰更大时会出现过度反应，而在对干扰的预期较小时会出现反应不足。练习同样会导致姿势反应幅度以及拮抗肌反应幅度的降低（Horak et al.,1989a）。

坐位下反应性平衡控制

坐位下稳定性恢复的控制与站立时相似。哪些肌肉对于坐位下受到干扰后恢复稳定性是重要的呢？这取决于特定的任务和环境情况。例如一个人无支撑地坐在高脚凳上，双脚悬空，应对前后方向对平衡的干扰时，会使用躯干肌肉活动来恢复平衡（Horak & Nashner, 1986）。相反的是，当一个人在坐位下腿部向前伸展时，相同的干扰会引发腿部的肌肉活动（Forssberg & Hirshfeld, 1994）。坐位下多方向的干扰会引起与站立位相同特征的代偿性肌肉反应。张力性肌肉活动（此情况主要发生在躯干）用来在静息坐位下（稳定状态平衡）支撑和稳定头部和躯干。应对平衡丧失的位相性肌肉反应用来调整失稳的方向。此外，坐位下的肌肉反应是快速启动的（比随意运动更快）；它们同样包括肌肉协同的时间和空间协调性，伴随极少的拮抗肌活动。一种用来检测

坐位下反应性平衡的方法显示在图7-16A中。一个处于坐位下的个体受到多方向直接作用在躯干的干扰。图7-16B显示应对8个不同方向的干扰时腹部肌肉和背部肌肉的活动范围。与站立时一样，单一肌肉改变它们相对的激活程度取决于失稳的方向。例如如图7-16B所示，腹部肌肉应对向后方向的失稳时激活最多。相反的是，背部肌肉应对向前方向的失稳时激活最多（Masani et al.,2009）。

除躯干肌肉活动（固定支撑面策略反应）以外，坐位下对平衡的干扰能够引发代偿性够物－抓握反应（改变支撑面策略反应）（Gage,2007）。代偿性够物－抓握反应比随意够物－抓握运动产生地更快（137毫秒对比随意够物时239毫秒）；尽管如此，肌肉活动的顺序和关节运动的运动学是相似的（Gage et al.,2007）。

针对反应性平衡研究的临床应用

反应性平衡显然是功能性独立潜在的姿势控制中重要的一方面。认识到这一点，你如何能够在你的患者中进行坐位和站立位下的反应性平衡控制的评估呢？请记住反应性平衡是对稳定性的非预期性干扰所产生的反应。在临床中，我们可

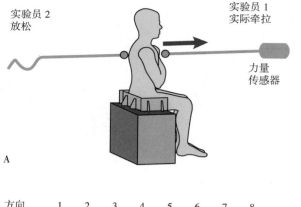

A

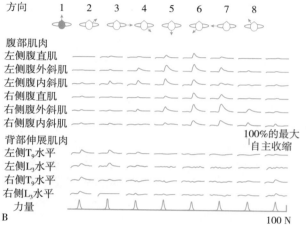

B

图 7-16 应对坐位下 COM 干扰时的肌肉活动。A. 坐位下的个体在 8 个方向下受到牵拉失去平衡。B. 身体前侧（腹部肌肉）和后侧（背部伸肌）的肌肉活动幅度取决于失稳的方向。失稳的 8 个方向显示在标记位"方向"的一排中（经许可改编自 Masani K, Sin VW, Vette AH, et al. Postural reactions of the trunk muscles to multidirectional perturbations in sitting. Clinical Biomechanics 2009, 24:176–182.）

以轻推坐位或站立位下的患者来产生 COM 的位移，然后观察所产生的反应。推动测试是运动表现导向活动测试（performance-oriented mobility assessment，POMA）的一部分，是反应性平衡的临床测试中的一个例子，它通过在站立位下使用轻推来引发固定支撑面反应。其他测试用来检测改变支撑面反应。

研究者发现，稳定性恢复中，我们根据情境因素不断调节和增加多重协同。这说明当再训练平衡时，重要的是不要限定于激活单一协同的训练（例如踝策略、髋策略、迈步策略、够物—抓握策略），而要创造能够不断调节策略的情况。例如 Creath 等（2005）的研究报告指出，站立在坚实平面时主要使用踝策略（腿部和躯干发生同相位运动）；然而，当站立在横杆上时则转换到使用髋策略（腿部和躯干发生反相位运动）。关于评估和训练反应性平衡的更多内容参见第十章。

主动（预期性）平衡控制

你抬起过感觉很重实际却很轻的盒子吗？你将盒子抬得高于你预期高度的事实说明，你的中枢神经系统基于对任务需求的预期来预先制订力量方案。基于先前抬起过其他类似的、不同形状和重量盒子的经验，中枢神经系统形成完成此项任务所需要的感觉 / 运动亚系统的表达。它对这些系统进行预先调节以完成任务。我们（判断）的错误就是中枢神经系统在控制动作中使用前馈性程序的证据。

进行实验活动 7-3。通过这个实验你可以发现，当你从自己的手上拿起一本书时，你能够使用预期性姿势调整，因此你的手不会不自主地向上运动，而当别人从你的手中拿起相同的一本书时，你不能使用这种调整。在这种情况下，你必须依赖关于手臂位置的感觉反馈来对抗手臂向上的运动。

预期性姿势活动对于下肢活动同样至关重要，如单腿站立或跨上马鞍。你可以通过尝试抬起自己右腿的活动体验一下。如你所发现的，在抬起你的右腿之前，你必须激活左腿的肌肉，在你抬起右腿之前将体重转移到左腿上。在 Man' kovskii 及其同事（1980）的研究中，当他们让年轻成人看到灯亮起后抬起他们的右腿时（图 7-17A），发现了这一点，右腿（原动腿）和左腿的 EMG 都被记录下来。如图 7-17B 所示，对所有个体而言（每个个体用一条线表示），左腿股直肌中的肌肉活动比右腿股二头肌的激活要早得多。这说明姿势活动预先于随意运动，以确保执行这项任务时身体的稳定性。

腿部和躯干中存在的前馈性姿势肌肉活动同样是先于随意性手臂运动的（Belen' kii et al.,1967）。伴随快速手臂运动的姿势性肌肉活动发生在两部分。第一部分发生在准备时相，姿势性肌肉先于原动肌 50 毫秒以上的时间被激活，来预先代偿手臂运动的失稳效应。第二个时相是代偿时相，姿势性肌肉再次在原动肌后以反馈的方式发生激活，来进一步稳定身体。姿势性肌肉的激活顺序取决于任务性质的特异性。

171

172

实验活动 7-3

目标：揭示抬举任务中前馈性姿势调整的作用。

步骤：与 1 名搭档一起进行。在你站立的地方附近的墙上垂直贴上一段标尺。站立的同时手臂伸展，大概与腰齐高，掌心向上。在你伸开的手掌上放一本比较重的书，让你的搭档注意观察你的手相对于直尺的垂直位置。现在，让你的搭档将这本书抬离你的手。让你的搭档注意观察当他 / 她抬起这本书时你的手的运动。然后将书重新放回你的手上。现在，用你的另一只手将书抬离你的手，让你的搭档注意观察在这种情况下你的手的运动。

任务：回答下面的问题。

1. 当你的搭档抬起书时，你拿书的手做了什么呢？手是稳定不动的吗？还是当书被抬起时手向上运动了呢？

2. 手运动了多少呢？

3. 当你自己抬起书时发生了什么呢？手是稳定不动的吗？手运动了多少呢？

4. 这两种情况哪一个是前馈性姿势调整的证据呢？

5. 什么是发生前馈性姿势调整所必需的呢？

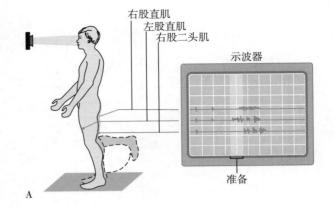

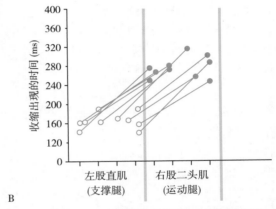

图 7-17　检验预先于随意腿部任务中存在前馈性姿势活动的研究。A. 年轻成人看到灯光时抬起他们的右腿。肌电图来自右腿（原动腿）和左腿（站立腿）。B. 对所有个体而言，左腿股直肌（姿势性肌肉）中的肌肉活动先于右腿股二头肌（随意性原动肌）的激活（每个个体的姿势性肌肉和随意运动肌的相互关系用一条线表示）（A 部分改编自 Spirduso W, Physical dimensions of aging. Champaign, IL: Human Kinetics, 1995; B 部分改编自 Man' kovskii NB, Mints AY, Lysenyuk VP. Regulation of the preparatory period for complex voluntary movement in old and extreme old age. Hum Physiol Moscow 1980, 6:46–50. ）

预期性姿势调整、代偿性姿势调整都是对变化的任务和环境因素产生的适应性改变。例如当在具有潜在失稳的手臂运动之前提供用来稳定身体的外在支撑时，预期性姿势性肌肉活动不会在腿部发生（Cordo & Nashner, 1982）。

坐位下的主动平衡

先于随意性运动的预期性姿势性肌肉活动的组织似乎取决于姿势性运动任务和随意性运动任务的特征需求（Moore et al., 1992；Shepherd et al.,1993；van der Fits et al.,1998）。Vander Fits 等（1998）对于单侧和双侧手臂在不同姿势情况下（例如坐位和站立位）抬起时，前馈性姿势性肌肉活动的变化进行了检测（显示在图 7-18 中）。对所有个体而言，前馈性姿势性肌肉活动的组织取决于个体的位置和姿势需求。例如在站立时（在图 7-18 左侧显示），背侧的颈部、躯干和腿部的

姿势性肌肉先于以从下到上的顺序进行激活，并且先于原动肌的激活。这确保手臂运动中 COM 维持在支撑面内。相反的是，当在坐位下进行够物时（在图 7-18 右侧显示），缺失腘绳肌（HAM）的前馈性肌肉活动，并且腰部伸肌（LE）的前馈性肌肉活动发生延迟，导致相反的募集顺序（从上到下）。因此，当对身体的支撑增加时，前馈性姿势性肌肉活动降低。此外，当任务负荷增加时（在双侧手臂运动或单侧持负荷下的手臂运动，数据未显示），前馈性姿势性肌肉活动增加（van der Fits et al.,1998）。

这个研究说明，坐位和站立位下的前馈性姿

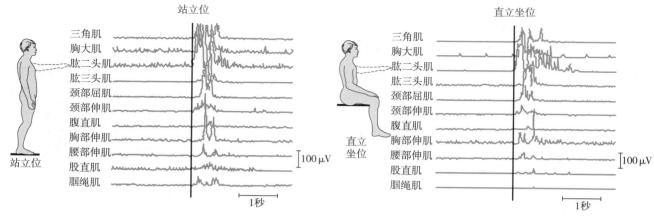

图 7-18　前馈性肌肉活动的位置依赖性改变。在站立位（左侧）或坐位（右侧）快速抬起手臂。在站立位下，颈部、躯干和腿部的姿势性肌肉活动先于原动肌出现。在坐位下，腿部的姿势性肌肉活动是缺失的（改编自 van der Fits IBM, Klip AWJ, vanEykern LA, et al. Postural adjustments accompanying fast pointing movements in standing, sitting and lying adults. Exp Brain Res 1998, 120:202 - 216, Figures 1 and 2.）

势调整（APA）组合作为功能可根据任务需求和环境特征而变化。

　　　　针对主动平衡研究的临床应用

　　主动平衡对于身体具有潜在失稳的随意运动而言是至关重要的部分。你如何能够在临床中评估主动平衡呢？让一个患者单腿站立需要前馈性姿势活动来在抬腿之前稳定身体。如果没有这种前馈性姿势调整，患者要么不能抬腿，要么在抬腿时失去平衡。此外，让患者抬起一个较重的物体同样需要前馈性姿势活动。包括这些任务类型的临床测试（如 Berg 平衡量表）可用来检测主动平衡控制。关于其他测试的更多信息参见第十章。

姿势控制中的感觉／知觉系统

　　有效的姿势控制需要的不仅仅是产生和应用力量控制身体在空间中的位置的能力。为了知道何时以及如何使用恢复性力量，中枢神经系统必须准确了解身体在空间中的位置信息及其处于稳定还是运动状态的反馈。为了达成这一点，中枢神经系统必须整合来源于身体感觉感受器的信息，包括视觉系统、躯体感觉系统（本体感受器、皮肤感受器和关节感受器）以及前庭系统。每种感觉为中枢神经系统提供关于身体位置和运动的特定信息，因此每种感觉为姿势控制提供不同的参照（Gurfinkel & Levick, 1991；Hirschfeld,1992）。

　　哪一种感觉对于姿势控制最重要呢？我们的答案是"视情况而定"。对姿势控制最重要的感

觉输入的特定组合取决于很多因素，包括个体特征（如年龄）、影响平衡感觉信息可用性的环境情况以及正在执行的姿势任务。研究指出，中枢神经系统如何整合和选择用于姿势控制的感觉信息，可能在稳定状态下、反应性姿势控制以及自主姿势控制中各不相同。

稳定状态平衡的感觉输入

　　很多研究显示，中枢神经系统在稳定状态平衡中利用来源于视觉系统、躯体感觉系统以及前庭系统的信息。

　　　　视觉的作用

　　视觉输入提供关于头部相对于周围物体的位置和运动的信息，并且为垂直性提供了参照，因为很多围绕着我们的事物如窗户和门，都是垂直排列的。此外，由于你的头部向前运动时，周围的物体向相反的方向运动，因此视觉系统提供头部的运动信息。视觉输入包括外周视觉信息和视觉中心凹信息，尽管一些证据表明外周（或大视野）刺激对于控制姿势更重要（Paillard, 1987）。

　　视觉输入对于稳定状态姿势控制来说是一种重要的信息来源，但是它们是绝对必需的吗？答案是否定的，因为我们大多数人都能够闭上眼睛或在一间黑暗的房间中保持站立平衡。此外，视觉输入并不总是准确的关于自身运动的定向信息来源。如果你坐在车里停在红灯的位置，你身边的车移动了，你会怎么做呢？你快速地把脚放在刹车上。在这种情况下，大脑将视觉输入的运动

信号理解为自身运动；换句话说，我的车在移动。因此，大脑向控制腿部和足的运动神经元输出信号，所以你踩刹车来停止运动。因此，大脑可能错误地理解视觉信息。视觉系统很难将被称为"离心运动"的物体运动与被称为"向心运动"的自我运动进行区分。

尽管视觉对于稳定状态平衡控制不是绝对必需的，但它确定有助于静息站立的稳定状态平衡控制（Edwards, 1946；Lee & Lishman, 1975；Paulus et al., 1984）。例如与睁眼相比，闭眼时摆动幅度增加。睁眼和闭眼下的身体摆动比率被称为"Romberg 商"，是临床稳定性测量中经常使用的（Romberg, 1853）。此外，检测应对持续或短暂视觉运动提示下摆动方面的研究也支持视觉输入对于稳定状态姿势控制的重要性（Brandt et al., 1976；Butterworth & Hicks, 1977；Butterworth & Pope, 1983；Lee & Lishman, 1975；Sundermier et al., 1996）。来自苏格兰爱丁堡的 David Lee 及其同事进行了这种类型的首例实验，他们让受试者站在地面固定的房间中，但是房间的墙和天花板可以向前或向后移动，造成身体向相反的方向摆动（Lee & Lishman, 1975）。移动的房间要么用来造成慢速的振动，用来模拟静息站立摆动下的视觉提示；或者对视野造成异常干扰，用来模拟非预期前馈的平衡丧失。为了应对小幅度的持续性的房间振动，神经系统完好的成人随房间振动而发生摆动，因此显示视觉输入对于成人静息站立时的稳定状态平衡有影响。

躯体感觉的作用

躯体感觉系统为中枢神经系统提供关于身体相对于支撑面的位置和运动的信息。此外，全身躯体感觉的输入提供关于某一身体节段与其他节段的相互关系的信息。在正常情况下，当站立在坚实平整的表面上时，躯体感觉感受器提供关于你的身体相对于水平面的位置和运动的信息。然而，如果你站立在相对你而言是运动的平面（例如船）或者不是水平的平面（例如斜坡上时），此时参照支撑平面建立垂直定位是不恰当的，因为这些情况下不是一个稳定的参照系。在这些情况中，躯体感觉输入提供的身体相对于支撑面的位置信息是没用的。

在稳定状态姿势控制中躯体感觉提示的重要性，同样在由于血管性缺血（麻醉或冷疗）导致

COP 在静息站立中产生运动，从而引起下肢传入减少的研究中被证实（Asai et al., 1994；Diener et al., 1984a,1984b；Magnusson et al., 1990）。但是似乎源于身体所有部位的躯体感觉输入都对静息站立中的稳定状态平衡存在贡献（Andersson & Magnusson, 2002；Kavounoudias et al., 1999；Roll & Roll, 1988）。研究使用微小振动器来刺激眼部、颈部和踝关节肌肉，使站立的个体产生方向特异性身体摆动（Kavounoudias et al.,1999,2001；Roll & Roll,1988）。例如身体向后摆动时，振动胫骨前肌会牵伸以及引发肌梭传入。中枢神经系统通过胫骨前肌收缩来应对感知到的身体向后摆动，产生代偿性的向前摆动。当眼部、颈部和踝关节肌肉被同时振动时，效果是叠加的（Andersson & Magnusson, 2002）。

Jeka（1997）证实在减少支撑面站立的个体中，用手指轻轻接触稳定平面（图 7-19A）会减少姿势摆动。如图 7-19B 所示，在手指不接触的情况下摆动最多，特别是闭眼时。手指轻轻接触和用力接触相比，摆动的减少相同，这说明躯体感觉定位提示可以减少摆动，而不是可使用的支撑。源自这些研究的结果说明，源自身体所有部位的躯体感觉信息在维持稳定状态姿势控制中起重要作用。

前庭觉的作用

源于前庭系统的信息也是稳定状态姿势控制中重要的信息来源。前庭系统为中枢神经系统提供关于头部相对于重力和惯性力的位置和运动的信息，为姿势控制提供一个重力惯性参照系。单独的前庭信号不能为中枢神经系统提供关于身体在空间中如何运动的真实情况。例如单独使用前庭觉输入，中枢神经系统不能将简单的点头（头部相对于稳定躯干的运动）与向前弯腰（头部联合运动中的躯干的运动）进行区分（Horak & Shupert,1994）。

感觉整合

日常生活需要我们在众多不同的感觉环境中维持平衡，例如黑暗的房间、移动的平面以及视觉环境。中枢神经系统如何在这些不同的情况下组织和选择用于姿势控制的感觉信息呢？Nashner 及其同事检验中枢神经系统如何在稳定状态平衡下组织 3 种感觉输入。他们使用运动平台和周围的视觉来控制用于稳定状态站立平衡的感觉输入

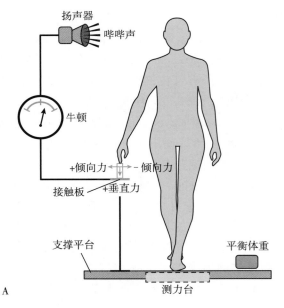

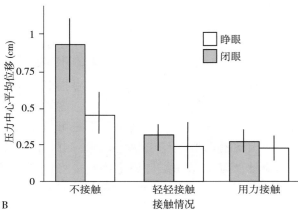

图 7-19　躯体感觉输入对于稳定状态站立平衡的影响。A. 受试者以减少支撑面的方式站立，并且轻轻接触坚实的平面。B. 身体摆动在不接触的情况下最大（特别是闭眼时），但是在轻轻接触和用力接触的情况下摆动的减少相同（改编自 Jeka JJ. Light touch contact as a balance aid. Phys Ther 1997, 77:477 - 487, Figures 1 and 2.）

的可用性和准确性（Nashner, 1976，1982）。在 Nashner 的方案中，在 6 种用于姿势定位的视觉和躯体感觉输入的可用性与准确性各不相同的情况下，进行个体静息站立时身体摆动的测量。这些情况在图 7-20 中显示，同时描述每种情况下可使用的准确的和不准确的感觉输入。在第 1～3 种情况下，个体站立在坚实平整的平面上睁眼、闭眼，或者像被一个盒子包绕，盒子与个体的摆动以向相同的方向和相同的速度运动，产生一种他或她没有运动的视错觉。除了支撑平面随身体摆动发生旋转外，第 4～6 种情况与第 1～3 种情

况完全相同。不同情况下身体摆动幅度的差异用来确定个体能够在感觉输入变化的情况下维持平衡的能力。

　　一大群神经系统完好的成人在 6 种感觉情况下身体摆动的平均差异在图 7-21 中显示。当支撑面坚实平整时，成人的摆动最少；在这种情况下，不管视觉输入的可用性和准确性如何（情况 1、2 和 3），支撑面定位输入的空间中身体相对于支撑面的位置信息是准确的。当支撑面信息不再能够作为准确的定位信息来源时（例如在情况 4、5 和 6 中，支撑面随个体前后方向的摆动发生旋转），成人开始摆动得更多。最大的摆动见于情况 5 和 6 中，只有 1 种准确的前庭觉输入能够用来调整姿势控制（Peterka & Black, 1990）。这个观点的应用可以在实验活动 7-2 中找到。

　　这一研究和其他研究显示，成人和超过 7 岁的儿童能够在所有的 6 种感觉情况下维持平衡（例如保持他们的 COM 在他们的稳定极限内）（Jeka et al., 2000；Nashner, 1982；Peterka, 2002；Peterka & Black, 1990；Peterka & Loughlin, 2004；Woollacott et al., 1986）。

　　我们能从这些研究中得出什么结论呢？这些研究说明，在健康的年轻成人中，当所有 3 种感觉都存在时，他们中的每种都对稳定状态平衡的姿势控制有贡献。尽管如此，在感觉没有提供关于身体位置的最佳或准确信息的环境中，中枢神经系统能够对如何使用用于平衡的感觉信息进行调整。这被称为感觉再权重。感觉再权重发生于姿势控制对一种感觉系统的依赖性增加，而同时对另一种感觉系统的依赖性降低时（Peterka, 2002）。例如在视觉信息不准确的环境中（例如当环境相对于个体同时运动时），中枢神经系统减少视觉的使用，而更多地依赖其他准确的感觉输入（例如躯体感觉和前庭觉）。由于中枢神经系统能够在不同的环境中对用于姿势控制的任意一种感觉的相对重要性进行调整，无法适当地使用感觉再权重可能引起平衡障碍和跌倒（Nashner, 1982；Peterka, 2002）。更多关于中枢神经系统如何完成用于稳定状态姿势控制的感觉信息整合的信息参见知识拓展 7-5。

　　任务依赖性感觉再权重

　　现在我们发现感觉再权重对于能够在变化的"感觉"环境中维持稳定状态平衡为何是至关重要

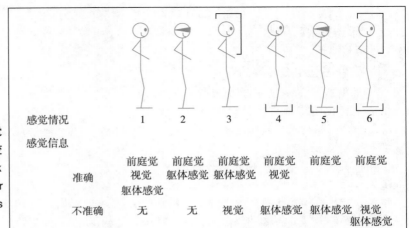

图7-20 用于测试个人在维持站立的6种感觉情况下，如何应对感觉的变化而产生适应性变化（改编自 Horak F, Shumway-Cook A, Black FO. Are vestibular deficits responsible for developmental disorders in children? Insights Otolaryngol 1988;3:2）

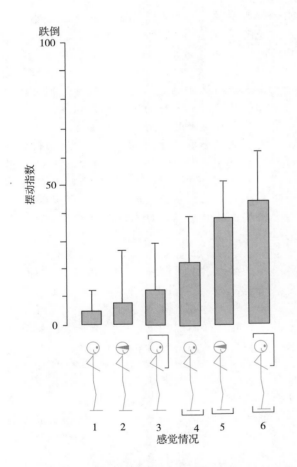

图7-21 健康成人在6种感觉情况下的身体摆动，用来检测站立姿势控制中的感觉适应性变化（改编自 Woollacott MH, Shumway-Cook A, Nashner L. Aging and posture control: changes in sensory organization and muscular coordination. Int J Aging Hum Dev 1986, 23:108.）

立时支撑面的特性。当健康成人站在窄的支撑面（如双脚并拢）时，使用感觉再权重将依赖本体感觉提示转换到依赖前庭觉和（或）视觉提示来进行身体直立定位。相反的是，站在比正常支撑面更宽的支撑面时，似乎不需要感觉再权重；因为在健康的年轻成人中，睁眼和闭眼情况下的姿势摆动是相同的，提示视觉定位对于宽支撑面站立的平衡控制没什么影响（Goodworth et al.,2014）。

与之相似的是，感觉再权重似乎发生于学习新运动技巧的过程中。Lee 和 Lishman（1975）发现，当成人刚刚开始学习一项任务时视觉输入的权重增加。随着任务变得更加自动化，用于姿势控制的视觉输入的相对重要性降低，而躯体感觉输入的权重增加。当学习一项新任务时，用于姿势控制的视觉信息的再权重同样可以用于成人发生神经损害的恢复时。在恢复的早期，姿势控制主要依赖视觉输入。当运动技巧重新获得后，患者似乎更少依赖视觉，同时更能够使用躯体感觉输入来进行姿势控制（Mulder et al., 1993）。

反应性平衡的感觉输入

视觉、前庭觉和躯体感觉输入如何作用于反应性姿势控制呢？让我们看看检验这一问题的一项研究。

视觉的作用

移动的屋子同样被用来检验短暂干扰后，恢复平衡的过程中视觉输入的贡献。当制造突然的房屋移动时，年龄小的儿童（1岁）使用用于恢复直立位置的运动反应代偿这种虚拟的平衡丧失

的了。研究指出，中枢神经系统在变化的任务情况下同样对用于姿势控制的感觉信息进行再权重。例如用于控制稳定状态平衡的视觉输入取决于站

知识拓展 7-5

解释感觉整合过程的理论

理解我们如何使用感觉进行姿势控制，对于在广泛变化的环境中维持稳定性是至关重要的方面，并且已经被很多研究者进行了研究。有两种描述中枢神经系统为实现姿势定位进行感觉信息整合过程的假说。在感觉定位的联合理论中，3 种感觉在所有时间对姿势定位的贡献相等。仅仅是通过全部 3 种信息的相互作用，中枢神经系统就能够维持适当的姿势定位。与这种理论相反的是感觉权重模型，它指出中枢神经系统根据用于定位的感觉输入的相对准确性，调整感觉输入的权重或重要性。在这种模型中，中枢神经系统必须通过改变用于姿势控制的感觉输入的相对权重来解决感觉冲突（在其中存在感觉输入的不一致）。

感觉整合的联合理论。Stoffregen 和 Riccio（1988）使用一种生态学方法来描述感觉信息是如何在定位中被使用的。他们指出，信息对于姿势定位的重要性是通过不同感觉系统之间的相互作用获得的。用于姿势定位的感觉信息整合基于感觉刺激的方式以及环境特性之间的合理关系（lawful relationships），这些合理关系被称为"不变性"。不变性描述了联合模型中感知系统之间的相互关系。在这种观点中，永远不存在感觉冲突；而是所有的感觉提供信息加强控制和感知中的特异性。感觉信息之间没有相对权重，而是定位源于全部 3 种感觉的相互关系而发生。他们使用一个三角形来显示这种联合整合的观点。3 条线之间的关系组成一个三角；你可以仅仅通过理解 3 条线之间的相互关系而理解三角关系。与之相似的，3 种感觉之间的相互关系提供给中枢神经系统用于姿势定位的基本信息。

感觉权重假说。与联合理论相反的是感觉权重理论，它指出姿势控制系统能够再权重感觉输入，从而在感觉变化的环境中优化姿势（Oie et al.,2002）。感觉权重假说假设每种感觉为姿势控制提供独立的贡献。此外，感觉权重假说假设在不同的感觉情况下姿势反应的变化是由于感觉权重的变化。感觉权重提示感觉输入的"获取"依赖其作为身体运动参照的准确性。例如如果视觉作为自我运动的提示变得不可靠的话，视觉输入的权重会变小，而躯体感觉提示的权重会增加。在课本中，当触觉作为自我运动的提示变得不可靠时，视觉输入的权重增加。感觉权重假说被很多研究者所支持（Jeka & Lackner, 1994, 1995; Kuo et al.,1998; Nashner, 1976, 1982）。这

一研究指出，感觉策略即一种感觉的相对权重，作为一种功能随年龄、任务、和环境产生变化。

Peterka（2002）所做的研究为感觉再权重假说提供证据。他的实验通过测量蒙着眼睛的个体静息站立在不断向上、向下旋转不同程度（最大 8°）的平面时的身体摆动，来检测躯体感觉输入和前庭觉输入对于平衡控制以及定位的相对贡献。他们在健康的年轻成人以及丧失前庭功能的人群中进行检测。图 7-22 总结他们的发现。图的左边比较相对于垂直线的身体摆动测量值，用摆动幅度的均方根（root mean square, RMS）表示。虚线表示身体摆动和平台摆动是呈正相关的。在健康受试者中（红色线），身体摆动和平台摆动在小于 2° 的低幅度刺激下是相等的，提示受试者使用躯体感觉信息来进行身体轴线相对于支撑面的定位。支撑面大幅度旋转时，健康受试者保持更加直立的姿势，将身体摆动降低到最小，提示他或她更多地依赖前庭觉输入而较少地依赖躯体感觉输入来进行姿势控制。与健康受试者相反，当丧失前庭功能的蒙着眼睛的受试者（灰色线）站立在旋转的平台时，受试者在平台小幅度旋转时可以进行身体轴线相对于支撑面的定位并且维持平衡（依赖躯体感觉输入来进行姿势控制），但是在平台大幅度旋转时不能维持平衡。缺少视觉输入（蒙眼）和前庭觉输入，受试者仍然能够完成身体轴线相对于支撑面的定位（依赖躯体感觉输入来平衡），但是在平台大幅度旋转时则不能完成，导致失去平衡以及跌倒。图的右边显示不同情况转换时，特异性感觉主导的转换。在控制平衡时，随着平台旋转的增加，躯体感觉信息的作用减少，而前庭感觉信息的作用增加。因此，当受试者转换到抗重力垂直体位时，与水平支撑面相比，身体摆动降低到最小。

这一研究揭示很多关于中枢神经系统如何整合和调整用于姿势控制的感觉信息方面的事情。它支持用于姿势控制的感觉输入的权重等级观点，权重等级基于感觉输入提供的关于身体在空间中的位置和运动信息的相对准确性。在实验中，一种感觉没有提供最佳的或准确的关于身体位置的信息时，这种感觉作为定位信息的权重就减少了，而其他更加准确的感觉信息的权重增加。由于用于定位的可用信息过多，以及中枢神经系统能够对每种用于姿势控制的感觉信息的相对重要性进行调整，个体能够在不同的环境中维持稳定性。

（Lee & Aronson, 1974；Lee & Lishman, 1975）。年龄大的儿童和成人通常不表现出应对这些运动的大幅度摆动，提示在成人中，视觉对于代偿短暂的视觉干扰不起重要作用。当使用改变支撑面策略来恢复稳定性时，视觉提示起到非常重要的作用。在这种情况下，关于环境的视觉信息（例如无阻挡的迈步空间或可以用手扶助进行支撑）对于决定是否可以使用这些策略是至关重要的。一旦个体进入一种环境中，立即进行视觉信息的收集从而形成环境概况；而不是在对平衡的干扰发生后才获得（Maki et al., 2003）。

躯体感觉的作用

躯体感觉输入在反应性姿势控制中似乎非常重要，特别是应对支撑面的干扰时。此外，躯体感觉提示平衡受到干扰的信号后，肌肉反应在 80～100 毫秒的潜伏期被激活；与之相反的是，肌肉反应对视觉提示的潜伏期是非常缓慢的，大约 200 毫秒（Diet et al., 1991；Nashner & Woollacott, 1979）。在健康受试者中，当使用测血压的套袖引起足踝部分麻木，降低躯体感觉输入时，出现代偿性肌肉活动的潜伏期没有改变；恢复平衡时，个体从踝策略转换至髋策略（Horak et al., 1990）。相反的是，存在周围神经病变的个体的代偿性肌肉反应是明显减慢的（Inglis et al., 1994）。

由于躯体感觉应对支撑面转换的反应，似乎比视觉系统或前庭觉系统所触发的反应要快得多，研究者指出，当失稳是由支撑面的快速位移所导致时，神经系统倾向于依赖躯体感觉输入来控制身体摆动。

前庭觉的作用

前庭系统对于应对支撑面干扰的姿势反应的相对贡献是什么呢？由 Dietz 及其同事所进行的实验提示，前庭系统的贡献比躯体感觉输入的贡献要小得多。在这些实验中，在两种对站立不同类型的干扰下比较肌肉反应的潜伏期和幅度：①支撑面前后运动，刺激躯体感觉输入；②施加与头部相关的负荷（2kg）的向前或向后移位，刺激前庭系统（前庭功能不全患者的反应不存在）。对于相当的加速度，对前庭信号的肌肉反应比由脚移位引起的体感诱发反应小约 10 倍。这表明当支撑表面水平移位时，前庭输入可能在姿势控制的恢复中起很小的作用。

然而，在某些条件下，前庭和视觉输入对于控制瞬态扰动的响应非常重要。例如当支撑表面向上旋转，拉伸并激活腓肠肌时，这种不稳定的反应将身体向后拉。来自瑞士的研究员 Allum 已经证明了这一点，用于恢复平衡的胫骨前肌的后续代偿反应，在眼睛睁开时其被视觉和前庭系统激活；而当眼睛闭合时，它主要由前庭半规管（80%）激活（Allum & Pfaltz, 1985）。

研究表明，所有 3 种感觉输入在意外扰动后的稳定性恢复中起作用。个人感官的相对贡献似乎取决于许多因素，包括每个感官系统内的处理速度。例如，姿势对瞬时水平扰动的早期反应可能很大程

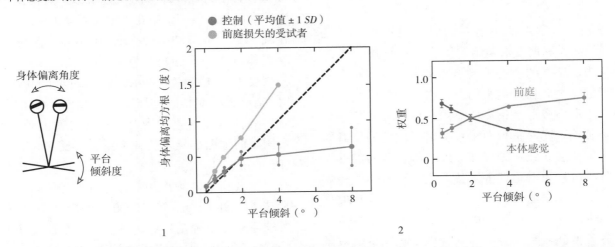

图 7-22 说明在不同条件下动态使用感官信息的实验。有关详细说明请参见文本（改编自 Peterka RJ. Sensorimotor integration in human postural control. J Neurophysiol 2002, 88:1102, Figure 4.）

度上依赖体感输入，因为它们的处理速度快。然而，视力和前庭输入的处理速度较慢，但也有助于早期反应，尽管程度要小得多。而在姿势反应的后期方面，视力和前庭输入可能更为重要。

主动平衡的感觉策略

视觉输入对姿势控制非常重要，因为它们提供关于任务和环境的关键信息，这些信息决定维持稳定所需的预先姿势调整的性质。例如关于要举起的物体的视觉信息决定在举起之前和举起过程中需要预先的姿势调整的特征。

姿势控制感觉/感知方面研究的临床应用

从对姿势控制感官方面研究的回顾中可以看出，组织和选择适当的感官输入的能力是在变化的任务中保持稳定性的一个重要方面。如第十章所讨论的，不稳定性不仅可以由于损伤而导致对于姿势控制（例如视力丧失或体感输入）重要的个体感觉输入，以及无法有效组织和选择适合任务和环境背景的感官输入。平衡康复必须包括用于评估各个感觉系统完整性和为平衡控制组织感觉输入能力的临床策略。

改善平衡的临床策略不仅应包括改善肌肉活动组织的活动，还应包括感觉信息用于平衡控制的方式。在特定的感觉输入永久性丢失的情况下（例如在头部损伤或应用某些类型的药物之后丧失前庭输入），可以使用促进依赖诸如视觉和体感输入之类的替代感觉的活动。

178　姿势控制中的认知系统

许多日常生活中需要同时完成不止一项任务（例如在和朋友通电话时保持站立平衡）。传统上认为，正常的姿势控制是自动发生的，没有有意识的努力。在控制平衡时，很少需要注意力资源。注意力资源是指完成一项任务所需的信息处理资源。当同时执行两项任务时，注意力资源的竞争可能会导致在处理一项或多项任务时的性能下降，这称为双重任务干扰。我们检查体位控制的注意力需求的方法之一是单独执行一项体位任务，然后与另一项任务同时完成，并测量从单一任务条件到双重任务条件的性能变化。这一双重任务研究表明，在姿势控制方面存在重要的注意

要求。此外，注意要求并不是一成不变的，而是根据姿势任务、年龄和个人的平衡能力而有所不同（Woollacott & Shumway-Cook, 2002）。

Kerr 等（1985）进行了第一次研究，以证明站姿控制的注意要求。他们假设一个困难的平衡任务会干扰空间（视觉）记忆任务而不是语言记忆任务，因为姿势控制被假定涉及视觉/空间处理。视觉/空间认知任务是 Brocks 空间记忆任务，它包括将数字放在想象的矩阵中，然后记住这些数字的位置。而非空间语言记忆任务包括记忆相似的句子。他们发现，进行平衡任务的同时执行空间记忆任务会增加空间错误的数量，而非空间记忆任务在姿势摇摆中没有显著性差异。他们的结论是成人的姿势控制中需要注意力。

Lajoie 等（1993）的一项研究表明，注意力需求随着所执行的姿势任务的类型而变化。他们要求年轻的成人分别在坐位、正常站立位、低于重心站立位、步行（单支撑期 vs 双支撑期）时做一个听觉反应时间测试。他们发现，坐位的反应速度最快，站立位和步行的反应速度慢。其中站姿较窄的反应速度比正常站立的反应速度慢，步行周期中单支撑期比双支撑期的反应速度慢。他们的结论是随着对稳定性的需求增加，姿势控制系统所使用的注意力资源也增加。

注意力需求也随感觉环境的功能变化而变化。随着体位控制的感官输入减少（如闭眼或站在平衡板上），与保持稳定相关的注意力需求会增加（Lajoie et al., 1993；Redfern et al., 2001；Shumway-Cook & Woollacott, 2000）。从图 7-23 中可以看到，比较 4 种不同姿势条件下的视觉和听觉反应，包括坐着、站在固定的表面上（fix）、站在摇晃的地面上（sway-referenced floor, SRF）（改变躯体感觉输入的精准性）、站在摇晃的地面上并伴随视觉摇晃（sway-referenced floorand vision, SRFV）（改变躯体感觉和视觉输入的精准性）。随着姿势任务变得更加困难，反应时间显著增长，最困难的地面摇晃伴随视觉摇晃下反应时间最长（Redfern et al., 2001）。

次要任务的执行并不总是对姿势控制产生不利影响。Stoffregen 等（2000）指出，当个人被要求注视一个视觉目标，并执行一个视觉任务时（计算一个文本框内字母的频率），与检查空白目标相比，他们的摇摆度要小一些。此外，聚焦在

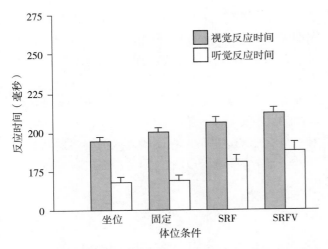

图7-23　注意需求随着姿势任务的增加而增加。在4种体位条件下，包括坐着、站在固定的表面上（fix）、站在摇晃的地板上（SRF）（改变躯体感觉输入的精准性）和站在摇晃的地板上并伴随视觉摇晃（SRFV）（改变躯体感觉和视觉输入的精准性），对年轻人的视觉（彩色条）和听觉（白色条）反应时间进行比较。当姿势任务变得更困难时，反应时间显著增加，最困难的地板摇晃伴随视觉摇晃（SRFV）下反应时间最长（来自Redfern MS, Jennings JR, Martin C, et al. Attention influences sensory integration for postural control in older adults. Gait Posture 2001, 14:211－216, Figure 2b）

近目标上导致的身体摇摆相对于聚焦在远的目标上减少。在这种情况下，在执行次要任务期间，姿势控制得到增强，而不是减少。作者得出的结论是姿势控制是作为综合感知/动作系统的一部分被组织起来的，并且可以被修改以促进表现从而能够更好地完成其他任务。

　　其他研究人员也发表与Stoffregen及其同事的研究结果类似的报告。增加各种次要任务可以减少年轻人的姿势摇摆和摇摆变化，并为这些发现提供其他可能的解释（Huxhold et al.，2006；Riley et al.，2005；Vuillerme & Nafati，2007）。例如Huxhold等（2006）表明，当年轻人被要求执行第二项任务（工作记忆任务，他们必须记住在听觉中提供的1、2或3个项目的数字并做记录）时，他们在此种双重任务情况下，以双肩等宽站立时姿势摇摆最少。作者提出，在这些双重任务条件下改善姿势控制的原因在于引导受试者去注意，例如像姿势控制这样的高度自动化过程可能会降低姿势控制的功效。实际上将注意力引向次要任务，反而能提高姿势控制过程的自动性和有效性。其他研究人员已经提出，在双重任务环境

中减少摇摆，可能是由于执行第二项任务时提高唤醒，导致性能的改善（Andersson et al.，2002）。有趣的是，尽管这些效应通常存在于年轻人身上，但在进行一项非常简单的认知任务时，他们只会出现在年长者或平衡受损的人身上；随着认知任务难度的增加，老年人和平衡受损人群的姿势摇摆和变异性增加（Huxhol et al.，2006）。

　　在双重任务条件下，保持平衡是否比其他任务更重要？答案似乎是"视情况而定"。"平衡的控制是否优先，取决于对稳定的影响有多大。当对稳定性的威胁很大时，健康的年轻人会将姿势控制置于其他任务之上，这被称为"姿势优先化"或"姿势优先"策略。Muller等（2007）通过研究健康年轻人在平台扰动之前、期间和之后的视觉或听觉反应时间（reaction time, RT）任务的反应时间，展示姿势优先控制策略。报告显示RT在平台扰动之前是最慢的；随着摆动后时间的增加（一旦开始适当的姿势反应），RT逐渐加快。RT上的差异表明姿势优先化的证据；对次要任务的RT任务处理延迟，是因为预感到事件会发生；一旦确定姿势刺激的性质并启动适当的姿势反应，RT处理就会变得更快。正如我们在后面的章节中所讨论的，体位优先级在许多平衡受损的老年人和神经系统疾病患者中并不存在。

　　综上所述，双重任务研究表明，在年轻的成人中是需要注意来维持姿势控制的，当对稳定性的威胁很大时，姿势控制将成为首要任务。在健康的年轻人中，注意力的影响是很小的，除非你增加姿势控制任务的难度，或者让受试者完成更复杂的次要任务。此外，一些次要任务可以增加姿势摇摆（通常被解释为对姿势控制的干扰），但是其他任务可以减少摇摆（通常被解释为改善姿势控制）。正如后面几章将要讨论的，与姿势控制相关的注意力需求在有平衡障碍的老年人和有神经功能障碍的个体中似乎是不同的。

姿势控制在认知方面的临床应用研究

　　日常生活要求我们在做一系列需要注意力的任务的同时保持平衡。研究已经证明，完成一项额外的任务会对姿势稳定性产生不利影响，这在单独完成一项姿势任务时可能不明显，因此需要分别评估单一任务和双重任务条件下的平衡。因此，为提高单一任务和双重任务条件下的体位稳

定性而设计的治疗是必不可少的。

神经系统帮助控制姿势的方向和稳定性

有哪些不同的神经系统有助于控制姿势的方向和稳定性？图 7-24 总结了控制的假说、大脑和脊髓系统对姿势控制等多个方面的贡献。

脊髓的作用

为了确定脊髓对姿势控制的贡献，研究人员对比了脊髓完整和肾髓横断的动物。结果发现，脊髓对姿势控制的贡献包括伸肌的强直激活用以支持体重。此外，定向特异性扰动的反应也存在于脊髓水平。然而，有证据表明，虽然反应性姿势控制存在于脊髓动物中，但如果没有脊髓驱动其反应会急剧减少，使它们没有功能（Deligina et al.，2012）。

躯体感觉输入对姿势控制的贡献是什么？已有研究表明，肌肉中的Ⅰ型和Ⅱ型肌梭对姿势摇摆和紊乱的姿势都非常敏感，并且有助于定向特异性姿势反应（Deligina et al.，2012；Honeycutt et al.，2012）。此外，皮肤感觉输入也有助于调节姿势反应的幅度，但不是定向特异性（Honeycutt & Nichols，2010）。高尔基腱器（Golgi tendon organs，GTOs）同样有助于姿势控制（Dietz et al.，1992）。那是什么驱动这些躯体感觉输入成为姿势控制回路中的一部分呢？驱动力来自脑干和高级脑中心。

脑干的作用

对脑干核团的研究表明，这些中心具有调节姿势张力和自动姿势协同作用，并且包括用于处理前庭控制的核团。例如脑干具有重要的、用于控制促进（通过经后脊髓和脊髓空洞的束）和抑制肌肉张力（中脑桥脑膜和网状脊髓束中的脑桥脑筋膜核）的中心，这对控制姿势也很重要。

Stapley 和 Drew（2009）发现，猫脑干的脑桥髓网状形成神经元在支持表面扰动时表现出强

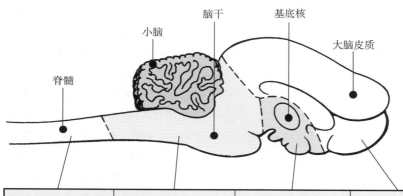

脊髓预调控	脑干水平	基底核/小脑	完整系统
定向地减少地面反作用力	结合小脑对姿势张力进行控制	小脑控制调控——根据任务和环境条件的变化调整姿势肌肉振幅的能力	适应性姿势控制系统，以满足任何环境中的稳定性和定向目标
活跃伸肌的张力用于维持反重力支撑姿势	参与自动姿势协同效应的回路(假设)	基底神经节控制姿势的定位——能快速改变肌肉模式以适应变化的任务和环境	视觉对姿势控制的贡献
不负责侧向稳定性	前庭对姿势控制的作用		
躯体感觉对姿势控制			

图 7-24　展示脑和脊髓回路在姿势控制中的贡献

烈的响应，这表明脑干中的细胞核有助于平衡威胁后的平衡恢复。

脑干在调节前馈性姿势控制方面也很重要。Massion 和其同事（1979）训练狗进行抬腿任务。当狗抬起原动力腿时，需要其他 3 条腿同时激活姿势肌肉。他们发现还可以直接刺激运动皮质或红核代表前肢的屈肌区域，也会产生抬腿运动。这样做时，活动中总是伴随着其他肢体的姿势调整，以前馈方式启动。建议在脑干水平上组织前馈性姿势调整，并且锥体束（来自运动皮质）激活脑干通路以进行前馈性姿势肌肉活动，为它发送下行命令以激活原动力肌肉。

最后，当脑干网状结构被药理学手段灭活时，通常会激活运动皮质的自发运动，而前馈性姿势调整不再被激活。该实验证明脑干核在前馈性姿势控制中的重要性（Takakusaki et al., 2004）。

181 **基底神经节和小脑的作用**

在第十章中详细讨论基底核和小脑病变患者的姿势控制，其研究正在增加我们在神经结构对姿势控制作用方面的理解。小脑可以控制姿势反应的适应能力，即响应不断变化的环境和任务条件而改变姿势肌肉反应幅度的能力。例如小脑障碍患者不能适应变化，对扰动幅度做出响应（Horak & Diener, 1994）。基底神经节参与姿势控制，也就是说根据不断变化的任务和环境条件（例如坐姿对比固定支持或改变支持策略）快速改变反应以平衡肌肉的能力。而帕金森病患者就不能适应任务 / 环境需求的变化（Horak et al., 1992）（详见第十章的研究细节）。

最后，当所有系统都完好无损时，个体显示适应性姿势控制，并且能够在任何环境中达到稳定性和定向性目标。

总结

1. 姿势控制的任务包括控制身体在空间中的位置：①稳定性，被定义为控制身体质量相对于支撑基础的中心；②定向性，被定义为进行任务时在身体部分之间以及身体和环境之间维持适当关系的能力。

2. 在坐姿和站立的稳态平衡中，有许多因素有助于姿势控制，包括：①身体的排列，这可以减少重力的作用；②肌肉张力；③姿势张力，使身体在重力的作用下不会塌陷。

3. 反应性平衡定义为在 COM 的意外位移之后恢复稳定性，需要有效地移动策略来将 COM 恢复到主要由支持基底决定的稳定极限内。

4. 用于恢复平衡的运动模式分为固定支撑（踝关节和髋关节）和变化支撑（跨步和够物 – 抓握）策略。健康的年轻人能够适应不断变化的任务和环境约束，通过相对快速地从一种姿势运动策略转向另一种姿势运动策略。

5. 中枢神经系统激活相关关节的协同肌肉，能确保一个关节产生的力量用于平衡控制，而不会在身体其他部位产生不稳定性。

6. 在自主运动之前，体位肌肉也会被激活，以减少运动可能引起的潜在干扰，从而达到姿势平衡，这被称为前馈性姿势控制。

7. 来自视觉、体感（本体感觉、皮肤和关节感受器）和前庭系统的感觉输入是关于身体在空间中相对于重力和环境的位置和运动的重要信息来源。每种感觉都为中枢神经系统提供关于身体位置和运动的不同信息，因此每种感觉都为姿势控制提供不同的参考信息。

8. 由于可用于精准定位的感觉和中枢神经系统对基于姿势控制的感觉调控的配合，个体才能够在各种环境中保持稳定性。

9. 姿势任务需要注意力处理，因此会降低同时执行第二个任务的性能。此外，复杂的次要任务在某些情况下会降低同时执行姿势任务的性能。然而，对一些次要任务的关注改善姿势控制，可以通过提高姿势控制的自动性，或者通过减少姿势摇摆来提高姿势控制的效率。

10. 在脊髓和大脑系统中姿势的神经控制分布广泛。

实验活动任务参考答案

实验活动 7-1

1. 你可能稍微动了一下，因为完全静止是很少见的。你通常也会朝 AP 方向移动，但也会有一定的 ML 摇摆。我们称这种平衡是用来控制安静姿态和坐姿"稳定状态"的平衡控制。

2. 少量 AP 摇摆运动位于脚踝处；当摇摆靠近你的稳定极限时，运动将启动髋关节调节。

3. 当轻推受试者时其足趾向上，表明胫骨前肌被激活；而推动过大时，受试者可能会后退一步以应对更困难的推动。在站立位或坐位出现意外位移时用于恢复稳定性的平衡类型称为反应性平衡控制。

4. ①当处于较大的 BOS（支撑面）时，采用踝关节策略来维持平衡较容易；②从快速的运动中恢复平衡是较困难的；③当 COM 已经接近 BOS 边缘时，最难用踝运动来应对，更倾向于使用髋关节或跨步策略来维持平衡；④当不能使用踝关节策略维持平衡时，会转向髋关节策略。如果有扶手可用，可能会寻求支撑。

182

5. ①主要使用踝关节肌肉进行 AP 摇摆的平衡，臀部肌肉进行 ML 摇摆的平衡；②臀部肌肉；③迈出一步。

实验活动 7-2

1. 第 1 种情况：眼睛睁开，站在坚实平面（如地毯或木地板上）上，双脚并拢，双手放在两侧髋关节水平。可获得的感官线索：视觉、前庭和躯体感觉。肩位移幅度：低水平。

第 2 种情况：眼睛闭上，站在坚实平面（如地毯或木地板）上。可获得的感官线索：前庭和躯体感觉。肩位移幅度：略高。

第 3 种情况：眼睛睁开，双脚并拢站在泡沫垫上。可获得的感觉线索：视觉、前庭和失真的躯体感觉。肩位移幅度高于第 1 和第 2 种情况：高幅度。

第 4 种情况：双眼紧闭，双脚并拢站在泡沫垫上。可获得的感觉线索：前庭和躯体感觉异常。肩位移幅度：4 种情况中最高。

2. 当感觉线索被移除或变得不准确时，它就变得更大。

3. 在相同的 4 个条件下，它们的相对振幅应该是相似的。

实验活动 7-3

1. 向上移动。

2. 这取决于个体：如果个体很放松，手可以移动得更多；如果个体非常僵硬，可能移动得更少。

3. 它几乎是稳定的，如果有移动的话，移动得很少。

4. 书的提升必须是内部生成多于外部生成的。

5. 它们是相似的：当受试者举起重物时，手臂不会移动，因为前馈抑制肱二头肌。但是当其他人举起重物时，手臂会向上移动，因为没有前馈抑制肱二头肌。

第八章

姿势控制的发育

学习目标

通过学习本章，读者应该能够掌握以下内容。

1. 使用系统框架描述姿势控制的发育。将系统框架与姿势发育的反射/分层框架进行对比。

2. 概述运动特征发育的里程碑，以及里程碑通常出现的年龄。

3. 讨论感觉和运动系统对稳态控制、反应性和前馈性姿势控制产生的影响，即头部控制、躯干控制（坐姿平衡）和独立姿态的发育。

4. 描述姿势控制适应能力的发育；讨论学习和实践如何影响姿势控制的发育。

引言

在生命的早期阶段，儿童发育形成了令人难以置信的全部技能，包括爬行、独立行走和跑步、攀爬、眼手协调和以各种方式操纵物体。所有这些技能的出现都需要建立在姿势活动发育之上来发展原始的运动。

为了充分了解儿童移动和操纵技能的出现，治疗师须明白这些技能的姿势基础。同样，在理解行走或接触技能有困难的儿童，为其选择适合的最佳治疗方法，需要了解他们在姿势能力方面的任何限制。理解正常姿势发育的基础，是理解姿势发育障碍的必要的第一步，这两者对于确定最佳的治疗方法来提高功能性姿势的技能都是必要的。

本章讨论姿势控制发育及其对稳定性和移动性技能产生的影响。随后的章节讨论这一研究在评估和治疗非典型人群姿势控制时的意义。

姿势控制与发育

让我们先来看一些证据，表明姿势控制是运动发育的关键部分。早期发育的研究表明，姿势、运动和操纵系统的同时发展对于所有这些领域技能的出现和完善至关重要。在新生儿中，当经常干扰婴儿坐姿平衡的头部混乱运动稳定下来时，婴儿身上更成熟的运动和行为就会出现（Amiel-Tison & Glenier，1980）。例如如图 8-1 所示，当临床医务人员稳定新生儿的头部时，新生儿开始注意临床医务人员，试图伸手去抓物，并将手臂保持在一侧，手指张开，这意味着抓握和莫罗反射（Moro reflexes）受到抑制。

这些结果支持一个概念，即不成熟的体位系统是其他行为出现的限制因素或约束因素，如手臂和手的协调运动，以及对反射的抑制。也有人提出，姿势系统的延迟或异常发展也可能会限制儿童在运动和操纵技能方面独立发育的能力。

运动里程碑和新出现的姿势控制

姿势控制的发育在传统上一直与运动行为可预测的顺序联系在一起，被称为"运动里程碑"。图 8-2 显示发育中的一些主要的运动里程碑，它们包括头部控制、坐、四肢爬行/卧姿爬行、拉站立、独立站立和行走。这些运动里程碑出现的顺序和时间已经被一些发育研究人员描述得非常详细。

1946 年，儿科医生 Arnold Gesell 描述在生命最初几年内出现的一般行为模式。他指出行为发育的一般方向是从头部到骨盆，在节段内从近端到远端。因此，他制订了发育方向定律（Gesell，1946）。此外，Gesell 将发育描述为螺旋式的层级结构。他认为，技能行为的发育不遵循严格的线性序列，总是在前进，随着时间和成熟度不断改进。相反，Gesell 认为，发育在本质上更具动态性，而且似乎以交替的进步和技能表现能力的回

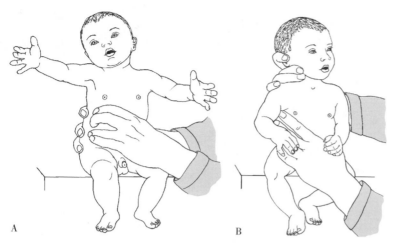

图 8-1 新生儿头部的稳定可以引起行为上的巨大变化。A. 不受控制的头部运动产生一种莫罗反射（Moro response）。B. 对孩子头部和躯干的外部支持导致更成熟的行为，包括关注人和物体，甚至触够［（改编自 Amiel-Tison C, Grenier A. Evaluation neurologique du nouveau-né et du nourrisson.（Neurological evaluation of the human infant.）New York, NY: Masson, 1980:82. ］

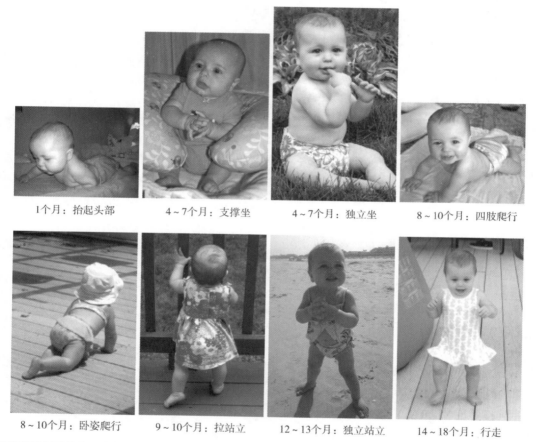

| 1个月：抬起头部 | 4～7个月：支撑坐 | 4～7个月：独立坐 | 8～10个月：四肢爬行 |
| 8～10个月：卧姿爬行 | 9～10个月：拉站立 | 12～13个月：独立站立 | 14～18个月：行走 |

图 8-2 随着姿势控制的发育而出现的运动里程碑，包括抬起头部（1 个月）、支撑坐和独立坐（4 ～ 7 个月）、四肢爬行（8 ～ 10 个月）、卧姿爬行（8 ～ 10 个月）、拉站立（9 ～ 10 个月）、独立站立（12 ～ 13 个月）、行走（14 ～ 18 个月）

归为特征。

Gesell 举了一个学习卧姿爬行然后四肢爬行的例子。最初，在学习卧姿爬行的过程中，孩子们使用一种基本对称的手臂模式，随着爬行技巧的完善，最终转变为更复杂的交替手臂模式。当孩子第一次开始四肢爬行时，就会回到对称的手臂模式。最终，随着四肢爬行变得完美，交替的手臂模式出现了。因此，随着儿童进入技能发育的下一个新阶段，他们似乎可以回归早期的行为形式，因为这些技能的新版本更成熟且适应性更强。

为评估运动行为出现而创建的大多数传统

评估量表都是使用 McGraw（1932）和 Gesell 建立的发育常模。使用这些量表，治疗师评估婴儿或儿童姿势控制功能和技能方面的表现。这些技能包括坐姿、站立、无支撑行走、向前伸展够物，以及从坐姿移动到站姿。发育测试和测量的例子包括粗大运动功能测量（gross motor function measure, GMFM）（Russell et al., 1993）、Peabody 发育运动量表（Peabody developmental motor scales）（Folio & Fewell, 1983）、Bayley 婴儿发育量表（Bayley scales of infant development）（Bayley, 1969）和婴儿运动评估量表（movement assessement of infants）（Chandler et al., 1980）。这些量表遵循正常发育顺序，用于区分非正常发育儿童的问题。

姿势控制发育理论

在这种可预测的运动行为序列下，姿势控制发展的基础是什么？一些关于儿童发育的理论试图将发育中婴儿的神经结构和行为联系起来。

反射／层次理论

经典儿童发育理论强调成人行为模式的出现基础是反射。这意味着在正常儿童中，姿势和动作控制的出现取决于反射的出现和随后的整合。根据这些理论，这些反射的出现和消失反映皮质结构的日益成熟，这些皮质结构抑制并整合 CNS 内较低水平的反射，使之成为功能更强的姿势和自主运动反应（图 1-5）。这一经典理论被称为反射／层级理论（Horak & Shumway Cook, 1990; Woollacott & Shumway Cook, 1990）。有关姿势发展的反射／层级理论的详细解释请参阅知识拓展8-1。

系统理论

最新的运动控制理论如系统理论，表明发育所涉及的远不止中枢神经系统内反射的成熟。发育是一个复杂的过程，儿童（以及成熟的神经和骨骼肌肉系统）与环境的相互作用产生新的行为和技能。在系统理论中，姿势控制的出现源于神经和骨骼肌肉系统之间的复杂相互作用，包括下列事项。

1. 骨骼肌肉系统的变化，包括肌肉力量的发育和不同身体节段相对质量的变化。

2. 制订对控制稳态、反应性和前馈平衡很重要的运动协调策略。

3. 单个感觉系统的发育，包括躯体感觉系统、视觉系统和前庭系统。

4. 在控制稳态、反应和前馈姿势控制中组织多个输入的感觉策略的发育。

5. 多任务状态下控制姿势的认知资源和策略开发。

解释姿势控制的感官和协调行动的一个重要部分是提供姿势参考框架的内部表征或身体图式。据推测，这种姿势参考框架被用作传入感觉输入的比较，被作为解释自我运动和校准运动行为的重要部分（Gurfinkel & Levik, 1978）。

姿势控制的感觉、运动和认知方面的发育被假设为影响姿势表现的内部相关能力，其反映组织感觉输入与运动动作协调的规则。例如当孩子获得在重力环境中移动的经验时，将产生感觉／运动图。这些地图将动作与来自视觉、躯体感觉和前庭系统的传入感觉输入相关联。通过这种方式，运动规则将发展并改变突触之间的联系。因此，研究者们认为，从感觉到运动的路径是通过内在的具象结构或身体模式进行的（Gurfinkel & Levik, 1978; Hirschfeld, 1992）。

根据较新的发展模式，找到关键的姿势成分与发育之间的联系，最终可以指导临床医务人员决定哪些系统应该检查，以及这些系统在不同的发展阶段的贡献是如何变化的。临床医务人员确定后针对系统功能失调给予适当的干预措施。

姿势控制的发育：系统性前瞻

自从 1946 年 Gesell 最初的研究描述发育的头尾顺序以来，许多研究人员发现了一些例外的发育规律。例如一些研究发现，婴儿能够在空间中控制头部和躯干之前，就能在踢腿和支持行走方面表现出对腿部的控制（Forssberg, 1985; Thelen et al., 1989）。然而，在平衡和姿势控制的领域，仍然是按照从头到脚的顺序发育的。

婴儿的整体运动

Heinz Prechtl（1986）是荷兰的一名研究员和内科医师，他研究婴儿从胎儿发育到出生后头

知识拓展 8-1

在 20 世纪早期，研究人员如 Magnus（1926）、DeKleijn（1923）、Rademaker（1924）和 Schaltenbrand（1928）研究了姿势反射。在这项早期的研究中，研究人员选择性地在动物中枢神经系统的不同部位产生病变，并检查动物的定向能力。Magnus 及其同事将这些动物带到他们称之为"零条件"的状态，这是一种不能引起姿势反射活动的情况。随后，动物接受选择性损伤，系统地留下更多和更大量完整的中枢神经系统。通过这种方式，Magnus 单独和整体地识别不同类型的动物中协同维持姿势方向的反射。

Magnus 将动物的体位反射分为局部静态反应、分段静态反应、一般静态反应和复原反应。局部静态反应使动物的肢体变硬，以支持体重对抗重力。分段静态反应涉及多个体节，包括屈肌退缩反射和交叉伸肌反射。一般静态反应被称为"姿态反射"，涉及整个身体的位置随着头部位置的变化而变化。最后，Magnus 描述了一系列的 5 种翻正反应，这些反应使动物能够判断或恢复与环境有关的身体特定的方向。

许多研究人员试图准确地记录正常儿童体位反射出现和消失的时间框架，结果相差很大。对于这些反射的存在和时间进程，或者对于这些反射对正常和异常发展的重要性，几乎没有一致的看法（Claverie et al., 1973）。

姿态反射。根据姿势控制的反射理论，由于头部位置的改变而导致身体姿势的持续变化，包括非对称紧张性颈反射（the asymmetric tonic neck reflex, ATNR）、对称紧张性颈反射（the symmetric tonic neck reflex, STNR）（图 8-3A）和迷路紧张性反射（the tonic labyrinthine, TLR）（Milani-Comparetti & Gidoni, 1967）。ATNR 在头部转动时，面部朝向一侧的手臂产生伸展，而对侧肢体屈曲。当头部屈曲时，STNR 导致上肢屈曲而下肢伸展；然而，当头部伸展时，上肢伸展而下肢屈曲。

翻正反应。根据反射/层级模型，5 种翻正反应的相互作用产生头部在空间和身体方向与地面的关系。翻正反应被认为是一种自动反应，它能使一个人在改变位置时保持正常的站立位置并保持稳定（Barnes et al., 1978）。3 种翻正反应（图 8-3B）将头部定位于空间，并包括 ①视觉翻正反应，利用视觉输入对头部的反射方向做出贡献；②迷路翻正反应（Ornitz, 1983; Peiper, 1963）；③身-头翻正反应，在本体感受的作用下引导头部及与支撑表面接触的触觉信号调整头部方向。Landau 反应结合所有 3 种头翻正反应的影响（Cupps et al., 1976）。2 个反射相互作用以保持身体朝向头部和表面。颈-身翻正反应（图 8-3C）针对颈椎传入，报告头部和颈部位置的变化。如图 8-3C 所示，身-身翻正反应使身体相对于地面保持朝向，而不管头部的位置变化。

平衡和保护反应。根据反射/层次化理论，平衡控制能力在一系列有序的平衡反应后出现，包括倾斜反应（图 8-3D），用于控制在倾斜表面时的重心；降落伞反应或保护性反应（图 8-3E），它能保护身体免受跌落所造成的伤害；以及蹒跚（侧步）反应，即机体对侧向不稳定做出的反应。

近年来，关于反射/分级与系统模型在解释姿势发育中的相对优缺点，已经发生了许多争论。在许多方面，这两种模式是一致的。它们的差异包括：①反射/分层模型从反应的角度看平衡控制，而系统模型强调系统的主动、反应和适应性方面的重要性；②反射/分层模型倾向于比经验更重视中枢神经系统成熟的作用，而系统模型并不强调一个在另一个上的作用。

6 个月的自然活动，在此期间，有意和反重力运动变得更为突出。他已经注意到，这些一般运动是复杂的，涉及整个身体（手臂、腿、颈部和躯干运动的变化序列），并且经常出现。这些运动似乎是逐渐发生和结束的，并在强度和速度上变化，表现出协同性和迁移性。正常发育的婴儿中也发现所谓的不安运动（fidgety movement），颈部、躯干和四肢的中等速度的微小运动。这是醒着的婴

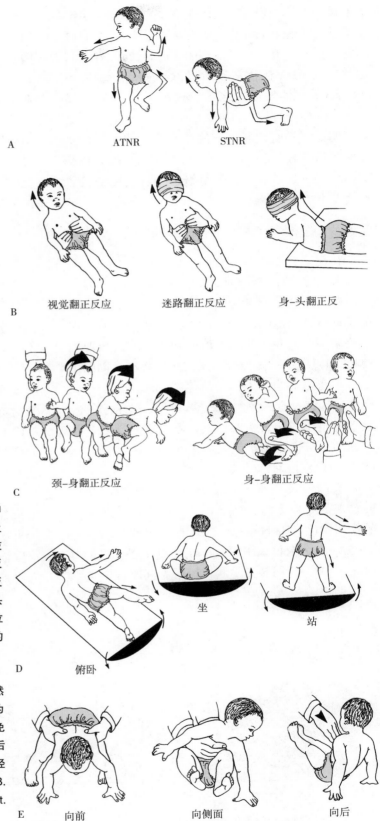

图 8-3　A. 姿态反射。左图，ATNR：面向侧手臂伸展，对侧肢体屈曲；右图，STNR：头屈曲时引起上肢屈曲和下肢伸展，头部伸展引起上肢直而下肢屈曲。B. 定位头部的翻正反应。左图，视觉翻正反应，将头部定位于视觉垂直方向；中图，迷路翻正反应，将头部定位于前庭信号垂直方向；右图，身－头翻正反应，使用触觉和颈部本体感受信息将头部定位于垂直方向。C. 身体翻正反应。左图所示为成熟的形式，颈－身翻正反应；右图为身－身翻正反应。D. 倾斜反应。倾斜反应据说首先出现在俯卧（左），然后为仰卧（图中未显示），然后为坐（中心），然后出现在所有 4 种情况中（图中未显示），最后为站立（右）。E. 保护性反应。这些反应保护身体免受跌落所造成的伤害，首先向前（左图）发展，然后向侧面（中图）发展，最后向后（右图）发展（经许可引自 Barnes MR, Crutchfield CA, Heriza CB. The neurophysiological basis of patient treatment. Morgantown, WV: Stokesville,1978:222.)

儿的主要运动模式，这些运动模式通常在 3～5 个月大时表现出来。他的研究还表明，当神经系统受损时，运动就会变得单调和无差异化。事实上，运动模式的两个具体变化已经被可靠地证明，可用来预测性诊断脑瘫。这些包括：①同步痉挛性全身运动（缺乏正常的流畅性运动特征）；②没有不安特征的一般动作（Einspeler & Prechtl, 2005）。这项研究推动整体运动评估（general movement assessment）的发展，这是一种测量新生儿从18周到18周后的自发运动模式的方法。这一方法已被证明是一种有效和可靠的诊断婴儿神经发育障碍的预后工具（Burger & Louw, 2009）。Prechtl 及其同事还描述了在产前发育过程中自发姿势运动模式发生的变化。

初始的头部控制

协调运动

静态姿势控制包括对空间头部的反重力控制，在出生时是不存在的。这是由于缺乏肌肉力量（肌肉骨骼约束），还是缺乏协调的肌肉活动来控制头部的相对重力？Prechtl 和他的同事使用 EMG 和视频记录来检查自发的头部运动，以确定是否存在协调的肌肉活动。他们发现，似乎在任何基础上都没有一致的肌肉活动模式来抵消重力，这表明新生儿缺乏头部控制，不仅仅是缺乏肌张力的结果，也是由于缺乏有组织的肌肉活动所致（Schloon et al., 1976）。

头部的反应平衡控制是什么时候开始发生的？许多实验室都进行了婴儿反应平衡控制发展的检测实验（Harborne et al., 1993; Hedberg et al., 2005; Hirschfeld & Forssberg, 1994; Woollacott et al., 1987）。图8-4检测比较了不同发育水平婴儿的反应平衡模式。为了测试头部姿势控制中的反应平衡，婴儿被放在一个可移动平台（A）上的婴儿座椅中，或坐在实验者的手中，然后缓慢移动平台（B）；测试坐姿中的反应平衡，婴儿坐在平台上无支撑，然后缓慢移动平台（C）。最后，让儿童站在可移动平台（D）上，测试姿势控制出现时的反应平衡。使用图8-4A所示的实验范式，Hedberg 和他的同事发现1个月大的婴儿在反应性平衡控制中，颈部肌肉出现方向性地特异性姿势反应。尽管只有28%～30%的婴儿颈部屈肌试验出现这种反应（Hedberg et al., 2004, 2005）。

感觉的作用

如第七章所述，所有3种感觉输入对控制成人的稳态平衡很重要。哪种感官组合的贡献最大因任务和环境背景而异。个体感觉系统在多大程度上促进头部控制出现的稳态姿势控制的发展？

视觉的作用。对早期失明婴儿的研究表明，视觉在复杂的方式下促进头部定向的发育。这似乎对前庭和本体感觉系统的校准有重要意义，该校准有助于内部姿势模型的发育，这也是姿势控制和功能性技巧发育中不可或缺的。有趣的是，初期失去视力对头部控制出现的影响不明显，直到2～3个月后当婴儿通过视觉输入在空间中确定头部方向，并表现出头部的抗重力活动时才开始出现影响。盲人婴儿在倾斜时不能使用正常的前庭输入将头部定向到垂直方向，这表明视觉输入对前庭校准功能的重要性。最后，与正常视力

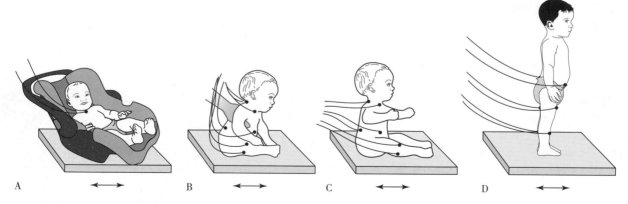

图8-4　运动平台姿势记录和肌电图用于研究婴儿在不同坐姿阶段对移动表面的姿势反应模式。A. 第一阶段，抬起头，由婴儿座椅提供躯干支撑，记录颈部肌肉的反应。B. 第二阶段，手臂支撑坐或短时间内独立坐，实验者在平台移动前释放辅助婴儿躯干支撑的手，从颈部、躯干和腿部记录肌肉的反应。C. 第三阶段，独立坐，不摔倒。D. 站立，没有外部支持（C和D），记录在腿部和躯干上的肌肉活动（经许可引自 Harbourne RT, Stergiou N. Nonlinear analysis of the development of sitting postural control. Dev Psychobiol 2003, 42:368. ）

的婴儿相比。盲人婴儿在物体的精细操作方面显示出缺陷，正常视力的婴儿即使不看他们的手也能完成精细操作，这表明视觉输入在校准本体感觉功能方面的重要性（Prechtl et al.，2001）。

视力完好的婴儿在出生 60 小时后，就能够将自己定向到视觉刺激的源头，他们可以通过正确定位头部来跟踪运动对象（Bullinger，1981；Bullinger & Jouen，1983）。出生时，视觉定向的神经程序就似乎是存在的；但似乎仍需要经历和学习才能维持和提高这种功能。失明的婴儿在 6 个月大时，将他们的头朝向手里放置的物体的方向（好像要"看"它）。但这种行为在大约 10 个月大时消失，表明该定位反应是先天的，但通常需要视觉系统才能维持。因此，视觉缺失（如失明婴儿），该行为会消失（Prechtl et al.，2001）。

如上所述，研究视觉在姿势控制中作用的一种方法是比较有视力和失明婴儿头部控制的发展。研究人员也可使用移动视觉刺激来检查视觉在姿势控制中的作用。Jouen 和他的同事（Jouen，1993；Jouen et al.，2000）研究新生儿头部和颈部对移动视觉刺激的姿势反应，这些刺激产生头部在空间移动的错觉。此案例和结果如图 8-5 所示。头部两侧的视频监视器向 3 天大的婴儿提供光流刺激（水平移动的伪随机点模式），而他们则仰卧

在倾斜 25°的婴儿座椅上。头部放在一个敏感的压力传感枕上，用以测量与头部姿势调整相关的压力变化（图 8-5A）。婴儿和监视器被放在一个黑暗的房间里。研究人员发现，随着光流角速度的增加，头部压力也相应增加（图 8-5B）。例如当视觉模式向婴儿移动时，婴儿将头向后移到枕头里，就好像是为了补偿头部向前摆动的感觉。这些结果支持 Prechtl 关于婴儿早期光流敏感性的发现，并表明：①有助于视觉本体感知姿势控制的皮质下神经网络在出生时即具有功能；②虽然最初出现的光流敏感性不需要学习获得，但经验和视觉反馈对于维持和完善视觉/姿势联系非常重要（Jouen et al.，2000；Prechtl et al.，2001）。

前庭感觉的作用。前庭输入在头部控制等运动技能的出现中起着重要作用。与前庭功能正常的失聪儿童相比，具有前庭功能异常的出生聋儿的头部控制（$P < 0.05$）和独立行走（$P < 0.05$）的发生明显延迟（Inoue et al.，2013）。但正如我们所看到的，视觉信息似乎是校准前庭信息以进行姿势控制的关键。

躯体感觉的作用。体感输入也有助于正常婴儿头部控制的出现，但与前庭输入的贡献一样，视觉信息似乎是校准体感输入以控制头部姿势的关键。

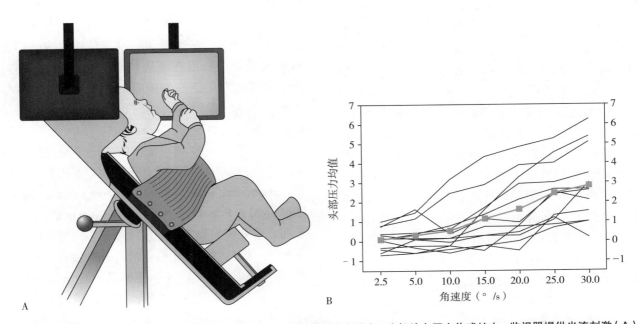

图 8-5　检查光流刺激对新生儿头部姿势控制的影响。婴儿躺在婴儿座椅中，头部放在压力传感枕上；监视器提供光流刺激（A）。所有测试的婴儿（如图中单线所示），头部压力随光流角速度的增加而增加。红色的线和红色的方块代表婴儿组的平均值（B）（B 部分引自 Jouen F, Lepecq JC, Gapenne O, et al. Optic flow sensitivity in neonates. Infant Behav Dev, 2000, 23:271-284.）

当婴儿开始能独立坐并因此发展躯干控制时，他们必须学会控制头部和躯干向后自发摇动并对平衡干扰做出反应。这需要姿势控制中将身体的两部分（头部和躯干）连接在一起的感觉/运动信息之间的协调。新生儿用于头部姿势控制的感觉/运动联系是否适用于躯干肌肉组织控制？还是需要在坐立的过程中学习获得经验？正如你将在以下的研究讨论中所看到的，新生儿中可能同时存在可见的、先天的控制成分，以及源于婴儿和周围环境动态互动的后来发生的控制成分。

运动协调。独立坐姿的出现需要在稳态、反应性和预期性平衡控制中，多块肌肉协调控制头部和躯干的位置。

稳态平衡。独立坐姿的出现以婴儿能够充分控制自发性的摇摆以保持直立为特征。这发生在婴儿6～8个月大时（Butterworth & Cicchetti，1978）。对长坐状态平衡控制出现的研究（有时称为静态平衡）支持头部和躯干的姿势发育是自然发生的动态技能的假设。

在 Harbourne 和 Stutiouu（2003）控制稳态平衡发展的研究中，利用非线性动力学方法分析3个坐位阶段的压力中心（center of pressure，COP）数据的复杂性（可预测性）和维度（自由度）。发育：第一阶段（定义为婴儿能够抬起头和上躯干保持一段时间，但不能独立坐的时间；年龄范围为4～5.5个月）；第二阶段（婴儿能够短时间独立地坐，即10～30秒，或者可用手臂支撑自己；年龄范围为5～6.5个月）；第三阶段（独立坐，但尚未爬行；年龄范围为6～8个月）。他们发现，在第一阶段的坐立具有高复杂性和维度，并随着婴儿到达第二阶段坐立时减少，这表明运动自由度降低和自引导式躯干控制的出现。这种表现在人们学习一种新技能时很常见。他们发现从阶段二到阶段三维度有所增加，表明躯干/头部运动的自由度随后增加，这是由于婴儿掌握了坐立技巧并提升了姿势控制的适应性和灵活性。研究表明，坐姿控制的发育是一个动态的过程，即婴儿逐渐通过坐姿平衡发育的3个阶段来控制头部/躯干的自由度。

虽然在婴儿体位发育的研究中，传统上躯干被建模为单一的节段，但躯干显然是由多个肌肉组合控制的脊柱亚单位组成的。Saavedra 等（2012）研究了婴儿如何解决学会直立坐的问题，以及脊柱节段控制的特定序列是否是学习独立坐的基础。在一项对3～9个月婴儿的纵向研究中，他们研究了4种支持水平（臂下、肋骨下、腰部和臀部）的稳态姿势控制，发现坐姿控制以自上而下的方式在3（无控制）～9岁（功能控制）发展。他们发现，躯干控制是逐步发展的，大多数婴儿表现出4个不同的阶段（不控制、尝试开始直立坐、部分控制大范围的身体摇摆、功能控制最小的摇摆）。图8-6显示一个孩子坐姿平衡随时间的纵向发展，还包括一个成年受试者。婴儿仅由研究人员在臀部支撑，如研究人员双手的放置所示。图8-6中显示躯干在控制的每个阶段的摇摆，图8-6中的圆圈显示臀部的水平支撑的轨迹。请注意，在第一阶段，孩子只向前扑倒，无法恢复坐姿平衡。在第二阶段，婴儿试图启动平衡，但不断向前或向后失去平衡。在第三阶段，他可以保持直立但"摇摇晃晃"，并向前倾斜；而在第四阶段，他表现出受控的坐姿。直方图显示前后平面不同位置所花费的时间（纵横线是中线），也显示跨越时间的从不能控制到功能性控制的转变。而来自成人的数据显示在图8-6的右侧，以供比较。

此外，本研究还发现，随着序列性躯干节段控制的发育，坐位的头部稳定和控制能力得到改善。这一发现有助于制订评估和治疗患有神经病理学的儿童坐位平衡受损的临床策略。有针对性地系统培训，利用在不同的躯干节段外部支持，逐步训练患有躯干控制障碍的儿童和成人的坐位平衡。第十一章详细讨论这种处理方法和相关的评估工具。

反应性平衡控制。坐位的反应平衡控制是与稳态平衡控制同时发展的，还是更早获得？实验结果（Harbourne et al.，1993；Hedberg et al.，2005；Hirschfeld & Forssberg，1994；Woollaott et al.，1987）表明，婴儿在坐姿发育之前（最早1个月）躯干的反应性平衡控制似乎是有限的，并在独立坐姿开始时继续发展。因此，在出生时就可能有先天的成分，这些成分是通过后天实践加以完善的。

上述 Hedberg 等（2005）关于头部反应性平衡控制的研究还审查了反应性坐位平衡的发育，包括坐位下躯干和腿部肌肉从平衡威胁中恢复时反应的测量。图8-7显示在1～10个月大的婴

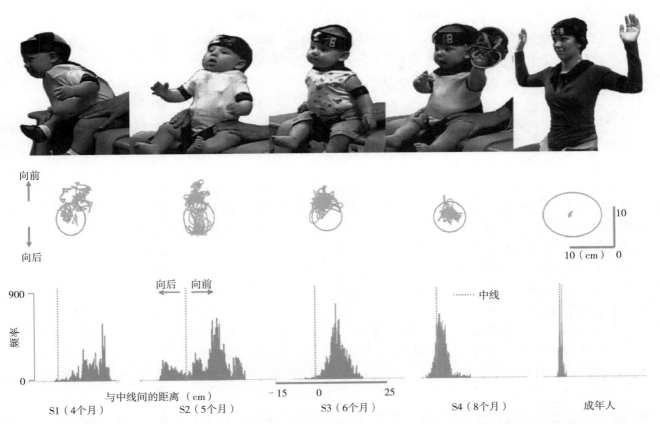

图 8-6 照片展示学习控制躯干的 4 个阶段的婴儿，及一个完全能控制的成人。照片下方的圆圈表示在数据收集期间，臀部支撑面形成的圆形和相较于支撑面躯干的摇摆（移动）。在第一阶段（最左），婴儿只是向前扑倒，无法恢复坐位平衡。在第二阶段，婴儿试图开始平衡，但不断向前或向后失去平衡。在第三阶段，婴儿可以保持直立，但"摇摆"和前倾；而在第四阶段，婴儿表现出有控制的坐位平衡，然而摇摆仍然高于成人（极右）。在图的底部显示直方图，显示在髋关节控制发育每个阶段中前后平面（垂直杆为中线）的不同位置所花费的时间。右侧显示成人的数据 [引自 Saavedra S, Woollacott MH. Contributions of spinal segments to trunk postural control during typical development. Dev Med Child Neurol, 2009, 51（Suppl. 5）:82.]

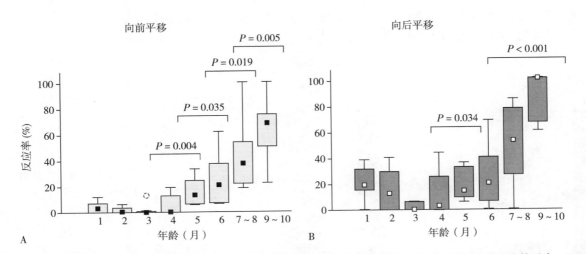

图 8-7 1 ~ 10 个月婴儿坐位紊乱时测得肌电信号（来自颈部、躯干和腿部肌肉）的反应率。A. 对向前平移的反应。B. 对向后平移的反应。垂直条显示范围，矩形框显示四分位数范围，小方格显示组的中值。浅色盒子表示 3 块屈肌（颈部、躯干和臀部）的反应，而深橙色的盒子表示伸肌（颈部、躯干和臀部）的反应，P 值显示不同年龄组的反应率有显著性差异（引自 Hedberg, A, Carlberg EB, Forssberg H, et al. Development of postural adjustments in sitting position during the first half year of life. Dev Med Child Neurol, 2005, 47: 318. ）

儿中看到完整的反应模式（所有 3 个屈肌或伸肌）向前和向后移动的概率。请注意，观察到完整反应的概率在 1 个月时较低，该概率在接下来的 3 个月进一步降低，最后在 4 ～ 5 个月时开始增加。

Hirschfeld 和 Forssberg（1994）的研究表明，平台运动引起的后向摇摆比前向摇摆的运动产生更强、更少变化的姿势肌肉反应协同效应。这可能是由于婴儿在坐位向前有较大的姿势支撑面（Hirschfeld & Forssberg, 1994）。在这项研究中，年龄太小不能独立坐着的婴儿（5 ～ 7 个月）在大多数向前的干扰中只有 1 ～ 2 块肌肉做出反应来维持坐姿，3 块前方的肌肉（颈屈肌、腹直肌和股直肌）有 25% 在实验中被激活。在婴儿能独立坐时（7 ～ 8 个月），3 块肌肉在试验中 100% 都被激活。这结果还表明，协同反应效应在独立坐姿出现之前的几个月中逐渐形成，并在婴儿能够独立坐时得以被适当有序的组织起来。

本研究表明，在 1 个月内协同姿势反应已经出现；然而，它们是高度可变的，并且只出现在一小部分的试验中。自相矛盾的是，它在 3 ～ 4 个月大的婴儿中出现的频率较低（Hedberg et al.,2005；Woollacott et al.,1987），然后随着婴儿学会独立坐，以更高频率和更精细的方式重新出现。因此，这些早期可变的协同作用可以被认为是后来更精细的体位协同作用的前身，而这正是坐立体位控制发展的基础。

前馈性平衡控制。研究坐位下婴儿前馈姿势控制与够物的关系，以及提供额外躯干支持对够物行为的影响（Rachwani et al.,2015）。10 名婴儿参与该项研究，受试者为 2.5 ～ 8 个月大的婴儿，每 2 周收集 1 次数据。如图 8-8 所示，婴儿坐位下以胸部或骨盆支撑，一个玩具放在婴儿面前一臂远的距离。肌电图放在躯干和手臂上，记录躯干运动和手臂的运动学。首先，探索躯干支持对 4 个月大婴儿的影响（图 8-9）。在只有骨盆支撑时（显示在底部），婴儿向前摆动（如躯干轨迹所示），够物的手臂轨迹不平稳且更长。相反，当提供胸部支撑时，躯干摆动降低许多，且够物轨迹更平滑、更快。这支持早期的研究，即体位控制（特别是躯干的控制）是影响婴儿速度的限制因素。

如图 8-10 所示，躯干控制随着婴儿的发育而得到改善（注意躯干轨迹随时间的变化），这与改善的够物轨迹有关。对躯干肌肉的肌电图分析（数据未显示）显示，早在 3 个月时，试验中就出现 40% 的前馈性姿势活动，早于探物动作约 300 毫秒。随着婴儿的发育，躯干中前馈活动的概率增加到 60%（Rachwani et al., 2015）。有趣的是，在最年幼的婴儿中，虽然前馈性姿势活动只在 40% 的试验中发生，但几乎 80% 的试验中都存在代偿性姿势活动。这说明反应性平衡控制先于前馈控制出现。

这些发展过程中体位节段控制研究的数据驳斥躯干作为单个节段发育的概念；相反，躯干控制的基本坐姿平衡的发育涉及以自上而下地顺序控制躯干连续各节段（Rachwani et al.，2015；Saavedra et al.，2012）。

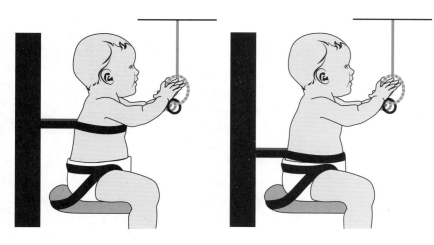

A 胸廓支撑，测试躯干上部　　　　　　　B 骨盆支撑，测试躯干上部和下部

图 8-8 坐姿控制的前瞻性研究范式。婴儿坐着，提供胸廓支撑（A）或骨盆支撑（B），一个玩具被放在婴儿面前，与婴儿保持一臂远的距离。躯干和手臂的肌电图，记录躯干运动和手臂伸展的运动学（引自 Rachwani J, Santamaria V, Saavedra SL, et al. The development of trunk control and its relation to reaching in infancy: a longitudinal study. Front Hum Neurosci, 2015, 9:94, Figure 1. ）

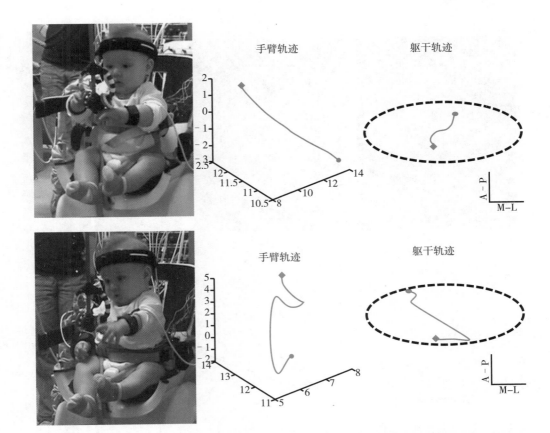

A　胸部支撑

B　骨盆支撑

图 8-9　外部支撑对 4 个月大婴儿躯干控制和够物的作用。只有骨盆支撑（显示在底部）时，婴儿向前摆动（如躯干轨迹所示），与够物相关的手臂轨迹显得不平稳且长；相反，当提供胸部支撑时，躯干摆动要小得多，够物轨迹更平滑、更快（未公开数据，引自 Rachwani J, Santamaria V, Saavedra SL, Woollacott MH.）

感觉的作用

为研究视觉在坐姿控制中的作用，早前的研究通过测试独立坐发育过程中不同时期婴儿对（模拟的视觉刺激）姿势干扰的反应（移动房间示例）（Butterworth & Hicks,1977；Butterworth & Pope,1983）。有少数独自坐的婴儿在视觉刺激下表现出平衡能力完全丧失（单一斜面刺激），随着坐的经验增加，这种反应幅度随之降低。这说明刚学坐的婴儿在控制身体摇摆时很大程度上依赖视觉的输入，随着独立坐的经验的增加，这种依赖性会减少，因为此时婴儿更多依赖于躯体感觉的输入。

Bertenthal 等（1997）也测试了在婴儿掌握了独立坐时，对持续振动产生的视觉暗示的反应。在这个研究中，5～13 个月大的婴儿坐在房间中持续振动且速度和幅度不断变换的儿童自行车座椅（带靠背）上。在座位下方放置压力平板，用来测量他们的姿势反应。这个研究显示 5 个月大、还不能独自坐的婴儿也会对移动的视觉刺激做出反应。然而，这个反应随着年龄和经验的增加变得更加稳定。这个研究最终得出结论是，婴儿在学习独立坐的过程中，他们需要学习将视觉感觉信息精细和有序地整合到姿势活动中。

其他研究通过应用激活 3 种感觉干扰支持平面（而不只是视觉）来测试感觉对独立坐平衡出现所起的作用。Woollacott 等（1987）研究坐位下有视觉输入和没有视觉输入的情况时，婴儿的头部及躯干应对支撑平板干扰所产生的肌肉模式。他们发现，去除视觉刺激，不会改变肌肉对支撑平板移动的反应模式。最终得出的结论是在婴儿刚开始学习坐的阶段不需视觉参与，躯体感觉和前庭系统也能单独引出姿势活动。

为了研究前庭、视觉输入和来自躯干的本体感觉输入在头部活动控制之间的关系，Hirschfeld 和 Forssberg（1994）进行了实验。在该实验中，处于坐位的婴儿在经历支撑平板的干扰后，有规律地改变头部朝向。实验还发现无论头部朝向如何改变，稳定躯干的协调肌肉活动并不会发生改

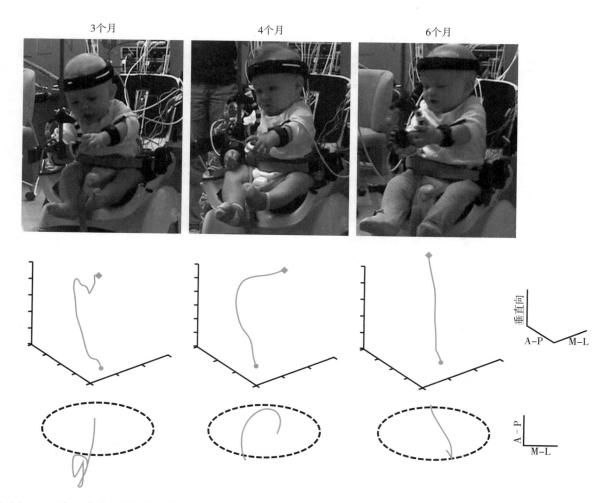

图 8-10　3、4 和 6 个月大婴儿的数据，显示在支撑下探物的前馈性姿势控制的纵向发展。随着婴儿的发育，躯干控制得到改善（注意躯干轨迹随时间的变化，虚线圆中表示支撑面的边界），这与改善的够物轨迹有关（在中间行显示）（未公开数据，引自 Rachwani J, Santamaria V, Saavedra SL, Woollacott MH.）

变。这表明在坐位时，应对干扰的姿势反应大部分是由髋关节的躯体感觉输入控制的，而不是由前庭和视觉刺激控制。

这些研究表明在婴儿学习坐立时，视觉输入可以单独激活姿势反应；然而，在支撑平板干扰时，躯体感觉输入是激活姿势反应的主要输入来源。

姿势反应的可塑性

训练对引出坐姿反应的作用是什么？Hadders-Algra 等（1996）研究了训练对还不能独自坐的婴儿姿势调整发育的作用（通过家长对婴儿在家进行训练，5 分钟 / 次，3 次 / 天，为期 3 个月）。训练包括在婴儿侧方以及侧后方的稳定极限处摆放玩具，对比训练前后婴儿应对支撑平板干扰时的 EMG 反应。对比后发现，经过训练的婴儿（相对于未经训练的婴儿）表现出在应对干扰时更容易

出现完全的姿势反应，且对较高速干扰的反应幅度提高，骨盆位移减少，而肌肉反应的潜伏期没有发生变化。

这些结果为运动迟缓儿童制订相同类型的姿势训练计划提供依据。本书第十一章会有更详细的阐述，在坐位下训练脑瘫患儿的姿势控制对于减少坐姿摆动是有效的（Curtis et al., in press）。

过渡至独立站

运动协调

稳态平衡的发育。稳态坐位和站立位对于姿势的要求是不同的。在学习独立站立的过程中，相对于坐立来说婴儿必须学会：①在显著降低的稳定性限度内保持平衡；②控制更多额外的自由度，在控制头部和躯干的基础上加上腿部的协调；③调整姿势控制的感觉运动表现，包括大腿、小

腿和足部平衡，以创建一个改进的内部模型，用于独立站立的姿势控制。研究表明，感觉运动系统的重新校准是新行为发育过渡中的一个重要部分。

Chen 等（2007）测试了婴儿在过渡至独立行走的过程中是否会发生坐姿控制的改变。他们评估婴儿的纵向姿势摆动，从刚开始学会坐一直到独立行走的第 9 个月，每个月评估 1 次。评估时婴儿坐在鞍状的座椅上，座椅被放置在一个测力板上，如图 8-11 所示。实验假设发育过程中双腿运动的过渡与坐姿稳定性下降有关。感觉运动在体内进行整体的重新校准和调谐控制着身体的摇摆。对 11 个月的数据进行比较时，COP 轨迹的振幅、变异性、面积和速度在行走开始前或开始时出现峰值，如图 8-12 所示，此时峰值摇摆比任何其他阶段都要大。作者的结论是，坐姿的这种短暂中断是由于婴儿在练习新出现的独立行走的双足行为时，婴儿需要重新调整对姿势的感觉运动控制的内部模型。

为什么刚学习站立和行走的婴儿会有很明显的摆动？是否因为缺乏控制？Newell 等提出，首先婴儿学会站立和行走，要结合两种控制姿势摇摆的机制或策略：第一种是探索性的，第二种是执行性的（Newell,1991；Reed,1982；Riley et al.,1997）。探索性姿势摇摆是用来研究和探索体位控制的感觉运动工作空间；增加的探索性摇摆会产生必要的感觉信息，以细化体位控制下的感觉运动关系。此外，执行性姿势摆动使用感觉信息来控制姿势。因此，婴儿学习站立和行走的探索性

摆动行为有可能掩盖控制摆动能力的提高。

力量的作用。有些研究者提出，独立站立和行走产生的主要限制因素是在站立和行走时支撑身体肌肉的力量的发展（Thelen & Fisher,1982）。

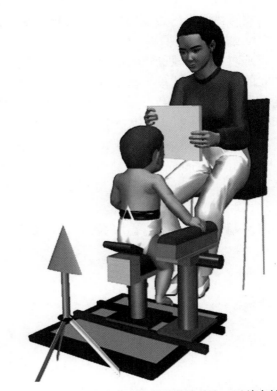

图 8-11　婴儿独立坐在一个鞍状的座椅上，手放在触摸垫上，座椅被放置于一块测力板上，处于无接触状态或有接触状态。实验者坐在婴儿前方，保持其注意力放在实验任务上（经许可引自 Chen LC, Metcalfe JS, Jeka JJ, et al. Two steps forward and one back: learning to walk affects infants sitting posture. Infant Behav Dev, 2007, 30:19.）

图 8-12　来自图 8-11 所示的实验装置得出的测力板数据。由此产生的 COP 摇摆来自正侧和前后侧 COP。由此产生的 COP 摇摆：（A）变异性（cm），（B）振幅（cm），（C）90% 的椭圆面积（cm^2）和（D）速度（cm/s），正常行走年龄和接触状态。婴儿的姿势摆动均数 ± 标准误差。注意坐姿下的所有 COP 变量峰值都出现在开始行走的年龄。图中还提供成人的平均姿势摆动作为比较。（●）婴儿，无接触状态；（*）婴儿，有接触状态；（◆）成人，无接触状态；（+）成人，有接触状态。注意婴儿和成人之间的比例差别（经许可引自 Chen LC, Metcalfe JS, Jeka JJ, et al. Two steps forward and one back: learning to walk affects infants' sitting posture. Infant Behav Dev, 2007, 30:22.）

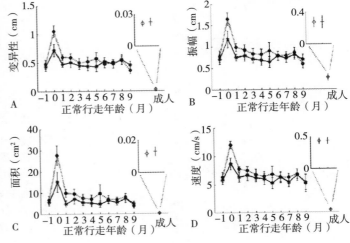

那么是否可以通过测试婴儿腿部肌肉力量以确定这种理论呢？

已有研究者通过实验显示 6 个月大的婴儿就能产生超过他们体重的力量（Roncesvalles & Fisher,1982）。这些实验表明，支持站立位的身体对抗重力的能力在独立站立出现之前就已经产生，因此支撑身体肌肉的力量的发展可能不是婴儿站立姿势控制出现的主要限制因素。

反应性平衡：肌肉协同运动的发育。刚学会站立的婴儿用于代偿平衡干扰的姿势反应协同运动是如何产生的呢？已有纵向研究尝试去探究 2 ～ 18 个月的婴儿在独立站立过渡阶段姿势协同反应的出现（Sveistrup & Woollacott，1996；Woollacott & Sveistrup，1992）。婴儿站立在支撑角度变化的运动平板上，同时用 EMG 记录他们对失去平衡做出反应时腿部和躯干肌肉的活动。

图 8-13 显示一个儿童在向后跌倒时腿部和躯干协调肌肉活动出现的 EMG 反应。2 ～ 6 个月大的婴儿在测试时没有表现出协调肌肉反应（图 8-13A）。随着拉 - 站行为的发展（7 ～ 9 个月），婴儿开始出现踝部肌群定向的适当反应（图 8-13B）。随着拉 - 站技能进一步提高，又出现大腿节段肌群的活动，在拉 - 站行为后期和独立站立行走时期（9 ～ 11 个月），一种固定的从远端到近端的肌肉反应顺序开始形成（图 8-13C ～ E）。此时，躯干肌群也被固定激活，产生完整的协同运动。图 8-14 显示在这个过渡阶段，单一肌肉反应在逐渐减少（用深红色表示）；与此同时，2 和 3 块肌肉的反应模式逐渐增加（分别用淡红色和粉色表示）。

感觉的作用

一旦婴儿学会通过单一感觉组织肌肉协同活动以控制站立，那这一感觉是否可以自动转换到其他感觉来应对摆动呢？事实并非如此。视觉映

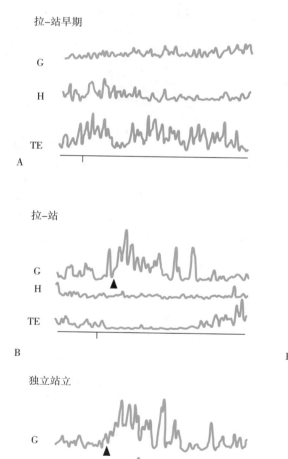

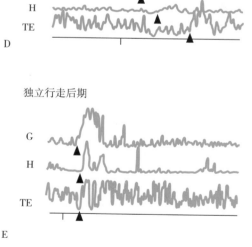

图 8-13　一名婴儿在平衡干扰情况下腿部和躯干肌群协调活动出现的反应：A. 拉 - 站早期；B. 拉 - 站；C. 独立站立；D 和 E. 独立行走和独立行走后期。请注意，在拉 - 站早期阶段无任何反应，在随后的阶段反应逐渐出现。G = 腓肠肌；　H = 腘绳肌；　TE = 躯干伸肌。在 TE 下方的竖线表示平板移动的出现。箭头表示肌肉反应的出现。每条轨迹曲线对应 1 秒的记录（经许可引自 Sveistrup H, Woollacott MH. Longitudinal development of the automatic postural response in infants. J Motor Behav, 1996, 28:63. ）

射到肌肉控制站立姿势比躯体感觉系统映射早出现至少5～6个月，且在婴儿得到充足的站立经验前的很长时间就已出现（Foster et al.，1996）。这表明当躯体感觉输入映射到站立姿势控制时，婴儿需要重新组织肌肉的协同活动。

通过可移动房间产生视觉变动，检测不同年龄和能力的婴儿或儿童对此的 EMG 反应以及摆动模式，并与年轻成人进行比较（Foster et al.,1996）。图 8-15 所示为一个婴儿被放置在移动房间中的例子。婴儿的摆动反应被一个放置在房间外的摄像机透过单向镜所记录，小腿和髋部肌群的反应都被记录下来。那些无法独自站立的婴儿则由家长在髋关节处给予支撑。

5 个月大的婴儿会对房间的移动产生摆动反应；摆动幅度在拉－站阶段逐渐增大，在独立行走阶段到达峰值，在有经验的行走阶段逐渐减少到低水平（Foster et al.,1996）。摆动反应与明显的肌肉反应模式相关，将婴儿拉向视觉刺激的方向。

这些实验表明，视觉系统比躯体感觉系统更早地引发婴儿站立时的姿势反应。

姿势活动的可塑性

适应能力的发育。为了确定婴儿何时出现适应性调整，研究者检测视觉移动（移动房间）对姿势反应造成的衰减情况（Foster et al.,1996）。处于所有发育阶段（拉－站、站立、行走）的婴儿对第一次视觉干扰都有不适应的较大的肌肉反应（造成失去平衡），且在接下来的 5 个试验中均无法适应这些姿势反应的幅度。研究者总结，直至独立行走出现，与姿势控制相关的高水平适应性调整仍未发育成熟。

对支撑面变化产生反应的适应能力是何时出现的呢？有一项研究检测 13～14 个月大的婴儿在学会步行的第 1 年中，对支撑面条件不断改变的适应能力。实验包括使用摩擦系数高的支撑面（高摩擦性塑料）、摩擦系数低的支撑面（涂有婴儿润肤油的 Formica 家具塑料贴面）、泡沫表面，以及横向站在狭窄的横梁上（Stoffregen et al.,1997）。有两根杆子可供婴儿握持以保持平衡。自由站立时间最长的是在摩擦系数高的支撑面上，所需的手部支撑也最少。随着支撑面变得更加柔软（泡沫）或者摩擦系数变小（婴儿润肤油），手部支撑大幅增加，同时伴随着自由站立时间下降。

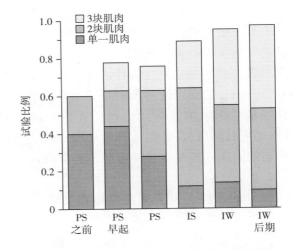

图 8-14　对于不同站立阶段的婴儿，在平板干扰试验中单一肌肉、2 块肌肉和 3 块肌肉反应比例的记录图表。PS，拉－站；IS，独立站立；IW，独立行走（经许可引自 Sveistrup H, Woollacott MH. Longitudinal development of the automatic postural response in infants. J Motor Behav, 1996, 28: 67. ）

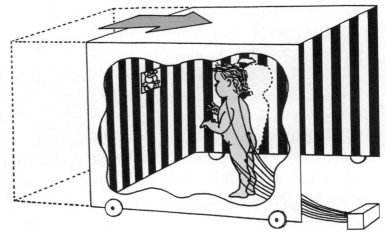

图 8-15　图中所示为用于检测视觉对姿势控制作用的移动房间。当房间朝着婴儿移动时，婴儿感觉到向前的摆动，并做出向后的摆动反应（经许可引自 Sveistrup H, Woollacott MH. Systems contributing to the emergence and maturation of stability in postnatal development. In: Savelsbergh GJP, ed. The development of coordination in infancy. Amsterdam, Netherlands: Elsevier, 1993:324 ）

最终，婴儿在尝试横向站在狭窄的横梁上时，无法完成独立站立。因为想要横向站在横梁上需要髋关节的主动控制，而非单纯控制踝关节运动，这表明在平衡中使用髋关节的适应能力并非婴儿在刚学习步行的第 1 年中能掌握的。

之前对成人的研究表明，增大平衡干扰的强度可诱发髋关节策略（由腹部肌群活动激活）而不是踝关节策略，因为质量中心（center of mass, COM）靠近支撑基底面的边缘。为了确定在平衡恢复中控制髋关节的能力是何时出现的，研究者（Roncesvalles et al.，2003；Woollacott et al.，1998）分别对初学行走的儿童（10 ～ 17 个月）、可单足跳的儿童（2 ～ 3 岁）、可快跑的儿童（4 ～ 6 岁）和可双足交替跳跃的儿童（7 ～ 10 岁）进行研究。通过增大平衡干扰的幅度，观测能否诱发髋关节策略。他们发现，髋关节主导的反应出现在有 3 ～ 6 个月的行走经验的初学行走的儿童身上。然而，这些反应是被动产生的，只有极少的腹部肌群参与。直到儿童 7 ～ 10 岁时（可双足交替跳跃），他们才开始表现出髋关节策略的连续的主动控制，伴随着腹部肌群高水平的参与。

练习的作用。为了确定经验在婴儿学习站立时姿势反应特征发育中的重要性，研究者比较了两组婴儿在平衡发育的拉 - 站阶段的姿势反应（Sveistrup & Woollacott，1997）。其中一组婴儿得到丰富的平板干扰训练经验，一共 3 天，每天 300 次；第二组（对照组）婴儿没有接受这种训练。

得到丰富的平板训练经验的婴儿有更大的概率激活姿势性肌肉反应，而且他们的反应被更好地组织起来。图 8-16 展示训练前后，胫骨前肌、股四头肌和腹部肌群在平板移动引起身体向后摆动时出现反应的概率。注意，3 个肌群出现反应的概率均明显提高。然而，出现姿势反应激活的潜伏期并没有改变。

这些结果表明，经验可能会影响控制平衡的感觉与运动传导通路间的联系强度，从而增加产生姿势反应的概率。然而，训练无法影响肌肉反应出现的潜伏期这一结果表明，神经成熟可能是减少在发育中肌肉反应潜伏期的限制因素。神经系统传导通路的髓鞘形成可能是减少发育中姿势反应潜伏期的原因，而训练对此没有影响。

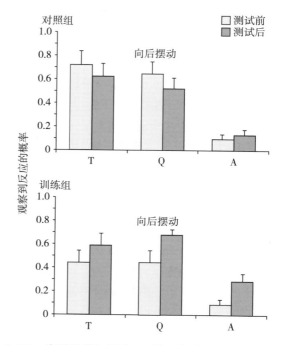

图 8-16　在训练前和经过 3 天的平衡训练后，观察到胫骨前肌（T）、股四头肌（Q）和腹部肌群（A）在平板移动引起身体向后摆动时出现反应的概率。注意，3 个肌群出现反应的概率均明显提高（经许可引自 Sveistrup H, Woollacott M. Can practice modify the developing automatic postural response? Exp Brain Res, 1997, 114:41.）

姿势控制的精细化

直到现在，我们已经研究了生命最初 12 个月中，与坐、站立出现有关的姿势控制系统的变化。研究者发现，姿势控制在 10 ～ 12 岁时基本上已经成熟。那么，在姿势控制精细化的过程中起到关键作用的变化是什么呢？对于姿势控制，成人控制水平的不同方面出现发生在不同的时间。

骨骼肌肉系统：身体形态的改变

儿童天生就比成人更稳定吗？儿童身高较矮，因此与地面的距离更近。身高是否使平衡变成一项更容易完成的任务？任何一个看过胆大的儿童从陡峭的斜坡上从容向下滑又爬起来的人，可能会认为儿童完成这项任务更加简单。他们这种想法是因为他们没有摔倒过！结果证明，虽然儿童的身高比成人矮，但他们的比例不同。相对来说儿童有点"头重脚轻"，与下肢重量相比，较大的头部重量使得儿童的质量中心位于 T_{12} 水平，而成人的质量中心位于 L_5 和 S_1 之间。因为他们较矮的身高以及质量中心位置的不同，儿童的摆动速率比成人更快。因此对于儿童，平衡的任务稍微会更困难一些，因为在平衡时身体以更快的速率在摆动。而在 7 岁以后，身体结构生长（身高、体重、年龄）与正常静态站立时的摆动之间失去相关　性（Lebiedowska & Syczewska, 2000; Zeller, 1964）。

运动协调

静态站立的精细化。当儿童发育到早期独自站立阶段，静态站立时发生的自发性摆动控制是如何改善的呢？许多研究测试了发育过程中自发性摆动的精细化（例如 2 ～ 14 岁），结果显示这个时期的姿势摆动幅度和频率均有下降（Hayes & Riach, 1989; Kirshenbaum et al., 2001; Taguchi & Tada, 1988）。较小的儿童采用快速的平衡策略，在尝试将 COM 保持在支撑面内时，对 COP 进行幅度大而速度快的纠正，而到了 8 ～ 9 岁的年龄时，他们表现出更短的移动距离和更精确的控制（Riach & Starkes, 1994）。

研究也显示较小的儿童在摆动幅度上有着较大的变化性，这种变化性随着儿童年龄的增加以及平衡能力的提高而变小。闭眼的作用效果用 Romberg 商（闭眼时的摆动以睁眼时的摆动的百分数表示）来表示，说明静态站立时视觉对平衡所起的作用。在最小的受试儿童（4 岁）中记录到很低的 Romberg 商，小于 100%。这说明这些儿童在睁眼时身体摆动比闭眼时更多（Hayes & Riach, 1989）。儿童睁眼时的自发性摆动在 9 ～ 12 岁时达到成人的水平，而闭眼时的自发性摆动在 12 ～ 15 岁时达到成人的水平。摆动速度也随着年龄增加而变小，在 12 ～ 15 岁时达到成人的水平（Taguchi & Tada, 1988）。

使用非线性分析技术（关联维度和复杂性，在上文已述）的研究测试静态站立时的平衡控制变化，结果显示 3 岁儿童 COP 的维度和复杂性减低，这表明他们在静态站立时使用有限的自由度来保持平衡。5 岁儿童表现出 COP 的维度和复杂性显著增加，与成人相似，这表明他们对静态站立平衡能力拥有更好的控制和适应（Newell, 1997）。

反应性姿势控制的精细化。许多研究者利用移动平板测试 15 个月至 10 岁儿童的姿势控制变化，从而研究他们姿势平衡调整代偿的精准性（Berger et al., 1985; Forssberg & Nashner, 1982;

Hasset al, 1986; Shumway-Cook & Woollacott, 1985a）。研究表明，较小的儿童（15 个月）的代偿性姿势反应更多变，且出现慢于成人（Forssberg & Nashner, 1982）。这些在较小儿童身上观察到的较慢的肌肉反应和较快的摆动加速度，与较大的儿童以及成人相比，导致更大幅度和更多振荡的摆动（应对平衡干扰的反应）。

通常 1.5 ～ 3 岁的儿童，站立时对姿势干扰已经能够产生有序的肌肉反应（Shumway-Cook & Woollacott, 1985a; Forssberg & Nashner, 1982）。然而，与成人相比，儿童这些反应的幅度更大，潜伏期和持续时间也更长。其他研究也发现，较小的儿童会有较长的姿势反应持续时间。同时还注意到较小儿童在平板干扰的情况下，单突触牵张反射的激活。这些反应随着儿童发育成熟而消失（Berger et al., 1985; Hass et al., 1986）。

令人惊讶的是，与 15 ～ 36 个月儿童、7 ～ 10 岁儿童以及成人相比，4 ～ 6 岁儿童的姿势反应总体上出现较慢，并且具有更多的变化性；这表明这个时期的姿势反应组织能力有明显的减退。图 8-17 比较这 4 个年龄组的 EMG 反应。

这些研究表明，7 ～ 10 岁儿童的姿势反应与成人已经基本一致。这个年龄组与成人之间在腿部肌肉协同作用中的激活潜伏期、变化性和时间协调性方面均没有显著性区别（Shumway-Cook & Woollacott, 1985a）。

为什么 4 ～ 6 岁儿童的姿势动作表现出更大的变化性呢？这可能是由于这个时期的儿童正处于身体不成比例的生长阶段，使得一些反应参数出现明显的可变性。有人指出，在包括姿势控制的很多技能发展过程中可见的间断变化是成长中的儿童身体临界尺寸改变的结果（Kugler et al., 1982）。系统能保持稳定直到尺寸改变达到一个临界点，先前的运动程序无法继续高效运作为止。这个时候系统就会经历一段不稳定的和多变的过渡期，之后再达到更高一层的稳定平台期。

对儿童和成人不同身体节段对平板干扰所做出的运动反应分别进行研究（Woollacott et al., 1988），结果表明 4 ～ 6 岁儿童、7 ～ 9 岁儿童和成人由平板移动引起的身体被动活动的运动学参数非常相似。因此，在 4 ～ 6 岁儿童身上观察到的反应潜伏期和变化性的改变很可能代表神经系统本身的发育变化。

200

201

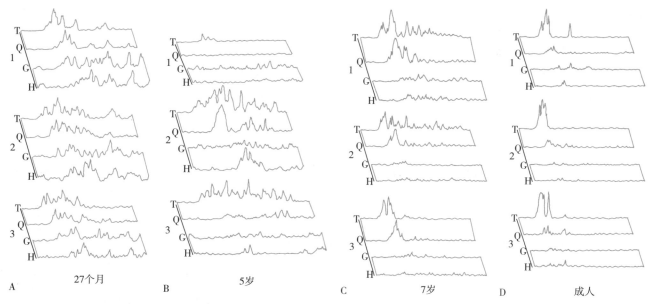

图8-17   4个年龄组的儿童对平板干扰引起的向后摆动做出反应时，腿部和躯干肌群激活模式的比较（A.27个月；B.5岁；C.7岁；D.成人）。每个儿童均展示出3次对平板干扰的成功反应。平板干扰开始时记录肌电图信号，记录时程是600毫秒。T：胫骨前肌；Q：股四头肌；G：腓肠肌；H：腘绳肌（经许可引自 Shumway-Cook A, Woollacott M. The growth of stability: postural control from a developmental perspective. J Mot Behav 1985, 17:136. ）

除从神经生理学的角度看外，还可以从生物力学的角度来看反应性平衡控制的发展，研究用于恢复平衡的力量发展。有研究使用动力学的方法来测试9个月至10岁儿童恢复平衡所用力量的精细化发展过程（Roncesvalles et al.,2001）。在测试用于恢复平衡的COP轨迹时，记录显示，与较大的儿童（7～10岁，1.1秒）相比，刚学会站立和行走的儿童恢复稳定所需的时间更长（约2秒），COP轨迹是较大儿童的2倍多。为何会出现这种情况呢？对踝、膝和髋周肌群力矩曲线的测试显示，与能快速产生较大力矩的成人和较大儿童相比，年龄较小的儿童（9～23个月，能站立和行走的）需要进行大量的力矩调整以重获控制。图8-18显示9～13个月大的儿童（初学站立者）、14～23个月大的儿童（较成熟的行走者）、2～3岁儿童（能跑跳者）、4～6岁儿童（能快跑者）和7～10岁儿童（可双足交替跳跃者）的力矩曲线。结果表明，在初学站立和行走的儿童身上踝、膝和髋关节至少产生3次爆发力矩，而在较大的年龄组中这个数量逐渐减少，先是2次，再变为1次。最小年龄组表现出超过或不足力矩需求的倾向，并带有多次逆向力矩。

这些数据支持先前关于用神经生理学和运动学测量平衡策略精细化的研究（Forssberg & Nashner，1982；Shumway-Cook & Woollacott，1985a）。结果显示，1～3岁的儿童表现出较大的摆动，随着年龄增加反应模式逐渐精细化，7～10岁时接近成人的水平。

前馈性姿势控制的精细化。技巧性运动例如说探物，同时具有姿势性和自主性部分；姿势性部分构建一个稳定框架，是支撑维持初级运动的基础（Gahery & Massion，1981）。缺少这个支撑性的稳定框架，技巧动作会退化，就如同在患有各种运动问题的患者身上见到的情况。如前面章节所讨论的，坐立的婴儿身上前馈性姿势控制的发育是有效够物技能产生的基础。

站立时，10个月大的婴儿就能在手臂活动之前激活姿势肌群（Forssberg & Nashner，1982；Witherington et al.，2002）。在一项对10～17个月大的婴儿站立位的前馈性姿势控制的横向研究中，要求站立的婴儿拉开一个有阻力的柜子抽屉以取回玩具。结果显示，肱二头肌激活（拉开抽屉）前的腓肠肌前馈性姿势活动出现时间和比例在10～17个月过程中随着时间逐渐提高。在10～11个月（婴儿刚学会独自站立）时，前馈性活动已出现，但不持久，直到13个月婴儿掌握熟

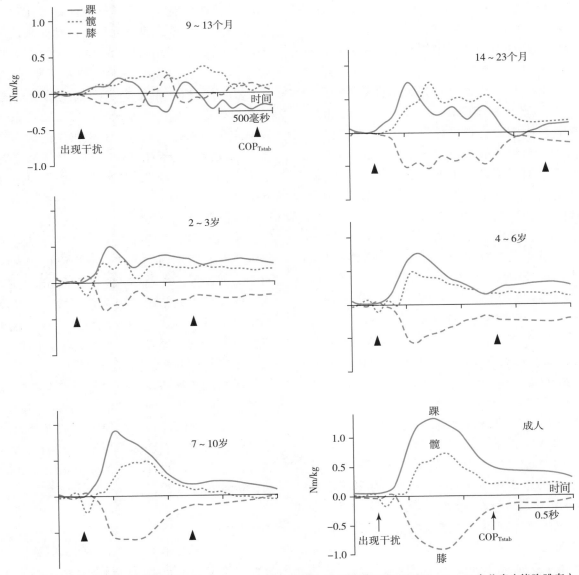

图 8-18 9 ~ 13 个月大的儿童（初学站立者）、14 ~ 23 个月大的儿童（较成熟的行走者）、2 ~ 3 岁儿童（能跑跳者）、4 ~ 6 岁儿童（能快跑者）和 7 ~ 10 岁儿童（可双足交替跳跃者）对移动平板引起的向后摆动做出的反应力矩曲线。结果表明，在初学站立和行走的儿童身上踝、膝和髋关节至少产生 3 次爆发力矩，而在较大的年龄组这个数量逐渐减少，先是 2 次，再变为 1 次。干扰出现和平衡恢复的时间用箭头表示。踝和髋用的是伸肌的力矩（正向），其作用是让 COM 恢复到静息范围。膝关节用的是屈肌的力矩，以平衡踝和髋的伸肌力矩。所有肌肉的力矩均根据体重进行标准化，而且所有曲线都绘制在同一张图上。时间刻度为 500 毫秒。N·m/kg = 牛·米 / 千克；COP_{Tstab} = 稳定 COP 所用的时间

练的行走时，他们才开始展现出持续的前馈性姿势活动。在独立行走出现后，超过一半的婴儿在拉抽屉动作出现前 240 毫秒内，腓肠肌出现前馈性调整。然而，直到 15 个月大时婴儿才出现在拉抽屉的过程中处理不同外部阻力的能力（适应性能力）（Witherington et al.,2002）。

到 4 ~ 6 岁时，站立时手臂活动前的前馈性姿势调整基本成熟（Nashner et al., 1983；Woollacott & Shumway-Cook，1986）。

感觉组织的精细化

姿势控制是以人们运用身体位置和运动感觉信息，适应变化的任务和环境状况的能力为特征的。CNS 是如何解读来自视觉的、前庭的和躯体感觉感受器的信息，并将其与姿势动作联系起来的呢？有一种理论提出，儿童和成人学会从变化的感觉状况中权衡每种感觉输入，以便于选择主要依靠在整个环境中能提供准确信息的输入。举个例子，假如环境中的视觉信息在身体保持稳定

时提供一种摆动的感觉，那么 CNS 就会减少对视觉的依赖，主要依赖躯体感觉和前庭输入。

我们从移动房间实验中得到的证据表明，视觉系统在姿势动作的发育中起到主导作用。也就是说，空间中身体位置的视觉输入映射到肌肉动作早于其他感官系统的输入。对于较小的儿童，在姿势控制中固定使用视觉信息有时会掩盖其他感觉激活姿势动作的能力。在无视觉输入的情况下，对儿童的平衡进行实验，结果表明在特定的某个年龄组，无视觉输入时，其他感觉输入能更好地被组织起来激活姿势动作。

移动平板姿势描记法结合移动视觉环绕，也被用于测试感觉整合和为姿势控制权衡感觉输入的能力。这种用来研究姿势控制的感觉组织和选择的平板方案在第七章中有详细介绍。

已有一些研究者使用这种方案对 2 ～ 14 岁儿童感觉适应的发育进行研究（Ferber-Viart et al.，2007；Forssberg & Nashner，1982；Foudriat et al.，1993；Shumway-Cook & Woollacott，1985a）。综合这些研究结果表明，1.5 ～ 3 岁儿童比年龄较大的儿童和成人摆动更多，即便是在 3 种感觉输入都存在的情况（条件 1）下。随着年龄增加，表现继续略有改善，一直到 14 岁。在闭眼时（条件 2），最小年龄组儿童的稳定性没有显著下降（Forssberg & Nashner，1982）。然而，对 4 岁及 4 岁以上的儿童进行研究的结果显示，无论是闭眼时还是视觉环绕摆动时（条件 2 和 3），大多数年龄组的稳定性都会有轻度下降。14 岁以后，这些条件下的稳定性会有改善。如图 8-19 所示。

通过旋转支撑平板以减少用于姿势控制的躯体感觉信息的准确性，减少可靠的踝足部输入（条件 4），所有年龄组的稳定性都进一步降低。最终，当儿童闭上眼睛（条件 5），或者支持面和视觉环绕摆动时（条件 6），稳定性继续下降，尤其是最小年龄组（图 8-19）。

这些结果表明，7 ～ 8 岁以下的儿童在躯体感觉和视觉提示不准确或者被移除，仅剩前庭提示来控制稳定时，并不能有效地维持平衡。另外，当这些感觉中的一个（或多个）不能准确对身体方向信息作出反应时，这些儿童表现出姿势控制适应能力的下降。

另外一种对感觉输入改变的适应能力发育的测试方法，是将儿童放在一个特定环境中，让其同时感受到小幅度的躯体感觉活动（儿童用手指触碰一个移动杆）和视觉环境活动（在儿童面前的一个视觉景象），如图 8-20 所示。在实验方案中，这些活动的幅度在不同条件下变化。然后，实验者测量相对于每个刺激幅度的身体摆动幅度，以确定触觉增益和视觉增益。感觉系统的增益被定义为系统在其输入和输出之间放大信号的量；因此，它表示儿童在不同条件下衡量各种感觉输入的权重，尝试维持平衡的方式（Bair et al.，2007）。

Bair 等让 4 ～ 10 岁的儿童进行这个实验任务。他们观察到儿童早在 4 岁时就可以对多感觉输入进行权重调整的反应。他们将模式内权重调整定义为视觉系统增益对视觉活动幅度的依赖性；而模式间权重调整则是视觉系统增益对触摸杆运动幅度的依赖性。他们发现模式内权重调整在 4 岁儿童身上就已经存在；然而，模式间权重调整只有在较大的儿童身上能够观察到（10 岁）。随着年龄增长，儿童会表现出权重调整量的增加，说明对感觉条件改变的适应能力改善。因此，这些结果能很好地添加到先前使用感觉统合测试的其他研究结果中，表明多感觉权重调整的发育在 4 岁时就已存在，并有利于人体更稳定和灵活地控制直立姿势。

姿势发育中的认知系统

正如我们在第七章中提到的，姿势控制需要注意力的参与，随着姿势任务复杂性的提高，对其他能力的需求也不断增加。由于很多儿童所做的活动都包含姿势和认知两部分，如果所需的注意力超过儿童的能力范围，可能会降低他在完成姿势任务和（或）认知任务时的表现。举个例子，在学习环境中，当儿童在进行一项姿势任务（站立、行走或够物）的同时又进行一项认知任务时，运动任务可能会分散其有限的注意力。

为了确定在发育过程中是否存在对姿势控制注意力需求的变化，研究者让两个不同年龄段的儿童（4 ～ 6 岁和 7 ～ 13 岁）以及成人进行单独的姿势任务与合并认知任务（一项视觉记忆任务，他们需要对一些彩色方块进行记忆，然后确定刚看到的方块是否与 5 秒前所看的方块颜色相同）的姿势任务。然后研究者测试同时进行双重任务时，姿势或认知任务表现下降的程度。虽然已对

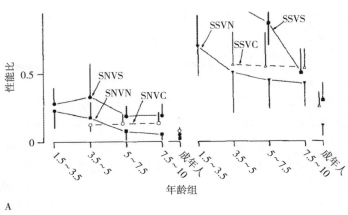

图 8-19　A.不同年龄组的儿童在感觉统合测试（SOT）6 种不同条件下的均数（±标准差）性能比：左侧分别是固定支撑面和睁眼（SNVN）、闭眼（SNVC）、视觉环绕摆动（SNVS）；右侧是支撑面不稳定和睁眼（SSVN）、闭眼（SSVC）、视觉环绕摆动（SSVS）（X 轴上，1 代表摔倒，0 代表完全稳定没有摆动）。B.SOT 中每个年龄组的平衡分数（a,6～8 岁；b,8～10 岁；c,10～12 岁；d,12～14 岁；e,20 岁），包括固定支撑平板（左侧）和摆动支撑平板（右侧）测试（X 轴上，100% 代表完全稳定，0 代表摔倒）（A 部分数据来自 Forssberg H, Nashner L. Ontogenetic development of postural control in man: adaptation to altered support and visual conditions during stance. J Neurosci 1982;2:549. B 部分数据经许可引自 Ferber-Viart C, Ionescu E, Morlet T, et al. Balance in healthy individuals assessed with Equitest: maturation and normative data for children and young adults. Int J Pediatr Otorhinolaryngol 2007, 71:1043-1044.）

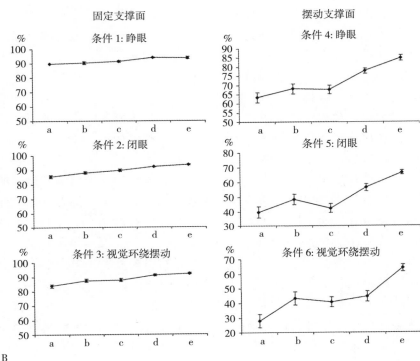

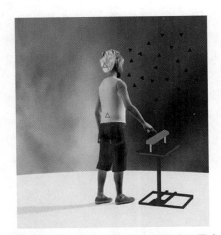

图 8-20　儿童进行多感觉姿势任务的实验设置（为了说明实验目的，房间照明不能太暗；绘制少量的圆点以便于清楚地看到儿童的姿势）（经许可引自 Bair WN, Kiemel T, Jeka JJ, et al. Development of multisensory reweighting for posture control in children. Exp Brain Res, 2007, 183: 437.）

认知任务进行校准使得每个组在单独完成任务时有相同的准确性（不同组需要记住不同数量的方块），但在进行高要求的姿势任务（改良 Romberg 测试）的同时完成认知任务时，成人和较大儿童的准确度分别是较小儿童的 2.5 和 1.7 倍。另外，当受试者在双足前后串联站立 Romberg 测试中维持平衡的同时完成认知任务时，与较大儿童和成人相比，较小儿童表现出姿势不稳定性明显增加（COP 的摆动速度变大）（Reilly et al.,2008a）。这表明较小的儿童进行姿势任务时所需的注意力多于较大的儿童，这会影响他们在进行双重任务情况下的姿势和认知能力表现。

Olivier 等（2007）通过研究表明，儿童（7 岁）在进行不同复杂程度的姿势任务（静立 *vs.* 站立时在跟腱处放置振动器以激活肌梭反射，从而产生干扰引起姿势摆动）的同时进行认知任务（改良 Stroop 测试）的能力下降。他们发现在踝关节振动干扰的情况下，儿童进行认知任务时的身体摆动明显增加。而对于成人，认知任务对 COP 的平均速度没有影响。有趣的是，对于 7 岁儿童和成人组，身体摆动程度随着认知任务难度增加而轻微变小。作者将此解释为面对更复杂的认知任务时，儿童采用不同的姿势策略，而这种策略提供更多的稳定性。

面对更加复杂的认知任务时表现出更好的稳定性，这种表现一开始被认为似乎违反直觉。然而，这种情况在其他采用特定的双重任务情况的实验中也被观测到。这种情况被假设为由于一些可能的因素，包括增加觉醒的可能性、将视线更一致地关注到视觉任务中或将注意力从姿势控制任务转移到另一任务，从而使任务更自动化。作者又通过另一个研究表明，4～11 岁的儿童，比起看着电视屏幕中央的十字标识（尽可能保持稳定的指令），在看视频（没有关于姿势的指令）时稳定性更好。这支持自动化假说是面对特定双重任务情况时姿势摆动改善的一个重要因素。

这些研究描述了 10 个月至 13 岁之间姿势控制系统组成部分发生的一些重要的精细化过程。运动成分的变化包括身体形态的变化以及肌肉反应协同运动的精细化，包括：①出现反应的潜伏期变短；②肌肉反应时间和幅度的改善；③肌肉反应的变化性减小。姿势运动行为精细化与摆动速度降低以及振荡摆动行为减少有关。

姿势控制系统感觉成分的精细化包括在 3 岁时由视觉平衡控制主导转变为躯体感觉平衡控制主导。随着年龄增加，姿势控制的自动性增加，因此需要较少的注意力资源。儿童在 7 岁之后，当有一个或多个感觉输入不准确地报告身体定向信息时，能够适当地适应姿势控制的能力以及在双重任务情况下同时进行姿势和认知任务的能力都显著提高。

总结

1. 姿势控制的发育是技巧性动作发育的必要部分，如运动和操控。

2. 与 Gesell 的发育原则一致，姿势发育也以从头到脚的顺序进行为特征。

3. 姿势控制的出现以有限的先天反应性控制成分的存在和随后更精细化发展的规则为特征，这些规则与反映身体位置相关的感觉输入以及控制身体位置的运动动作有关。

（1）控制从头部开始。第一个出现的与头部控制相关的感觉是视觉。

（2）随着婴儿开始独自坐，他们学会协调头部和躯干的感觉和运动信息，使头部姿势控制的感觉运动方式扩展到躯干肌群。

（3）单个独立感觉到运动的映射可以在多个感觉到运动的映射之前发生，从而产生协调姿势能力所必需的神经系统内在表现。

4. 为技巧性动作提供支持框架的前馈性和主动性姿势控制，与反应性姿势控制同时发展，而对于够物这个动作来说，反应性或代偿性控制则先于前馈性控制出现。

5. 儿童面对变化的任务和环境条件时调整感觉运动策略的适应能力发育较晚。使用感觉和运动策略的经验在适应能力的发展中起到重要作用。

6. 姿势控制发育的最主要的特征是多感觉和运动系统的不断发育，在行为上表现为间断阶梯式发展的一系列动作里程碑。感觉和运动的新策略可能与表面上的行为衰退有关，因为儿童将新策略混合在姿势控制的所有技能之中。

7. 不是所有与姿势控制出现有关的系统都以相同的速度发展。部分速度限制因素会影响一个独立行为出现的速度。因此，姿势控制必须在最慢的关键部分完成后才能出现。

第九章

衰老和姿势控制

学习目标

通过学习本章，读者应该能够掌握以下内容。

1. 描述导致衰老的因素，并讨论其对老年人康复的影响。

2. 描述 Spirduso 身体功能连续性，并讨论造成衰老不同类型的因素。

3. 讨论老年人跌倒的发生率，并回顾社区居住的老年人与住院老年人跌倒的内在和外在危险因素。

4. 描述对姿势控制系统中重要的与年龄相关的改变，包括骨骼肌肉系统和神经系统。

引言

为什么 George M 在 90 岁时还可以去跑马拉松，而 78 岁的 Lew N 却住在养老院里，被限制在轮椅上，无法独自步行上厕所呢？显然，这个问题的答案是复杂的。有很多因素会影响我们在健康和功能上的衰老程度，这些因素促成老年人之间的巨大差异。

本章节并不描述衰老的所有表现，重点关注那些对姿势控制系统中最重要的与年龄相关的改变。我们回顾那些关于功能异常时会造成老年人不稳定的各个系统年龄相关改变的研究，一些关于测试老年人变化的研究的介绍性评论很重要。

导致衰老的因素

已经有很多关于衰老过程的研究展示了老年人的一些感觉和运动功能衰退。大多数研究得到的一个令人惊讶的特征是衰老过程中的巨大异质性。年龄相同的老年人表现出差异很大的身体功能，有的身体精壮，有的身体功能部分依赖，甚

至失能（Aniansson et al.，1978；Duncan et al.，1993；Kosnik et al.，1988；Lewis & Bottomly，1990；Sloane et al.，1989；Spirduso et al.，2005；Tinetti & Ginter，1988）。这使人们认识到有许多因素会影响健康和寿命，包括一些内在因素如遗传，以及一些外在因素如一个人的生活方式、所处的周围环境（Birren & Cunningham，1985；Davies，1987；Woollacott，1989）。

第一种关于衰老的理论认为，导致衰老的一个重要因素是 DNA 损伤。例如，研究表明我们身体中的细胞每小时要经历大约 800 个 DNA 损伤，或者每天每个细胞有 19200 个 DNA 损伤（Lu et al.，2004；Vilenchik & Knudson，2000）。虽然大多数损伤能被修复，但也存在一些失误。大脑、肌肉和肝脏中的非复制细胞累积最多的损伤。有趣的是，导致正常老化的 DNA 损伤的主要来源是正常代谢的活性氧，并且这可以被饮食和运动影响。特定的遗传相关疾病，其中衰老的症状发生在生命的早期（Werner 综合征，平均寿命 47 岁；早衰症，平均寿命 13 岁）是由于遗传导致 DNA 修复的酶缺陷，从而为这一理论提供支持（Ly et al.，2000；Spirduso et al.，2005）。这说明 DNA 修复的效率是导致长寿的一个因素，事实上无论是人类还是其他动物，DNA 修复能力与长寿都是高度相关的（Bürkle et al.，2005）。

第二种理论认为，与寿命有关的因素主要存在于机体外，引起损伤的环境因素如辐射（引起基因突变）、污染物、细菌 / 病毒、食物 / 毒素，以及一些既能导致系统损伤又能有积极作用的因素如运动。有趣的是，研究指出遗传因素对长寿的贡献率是 20%，而健康相关行为，包括生活方式、饮食、运动水平、压力和自我效能（一个人对自身是否能够成功的感知）对长寿的贡献率是

80%（Bortz & Bortz，1996）。

　　然而，单独关注遗传因素并将其视为神经系统衰老的原发性决定因素，会对衰老产生一种相当悲观的观点，因为这提示功能丧失是衰老中不可改变的部分。这种观点会导致部分老年人对自己能做什么产生自我限制的感知（Tinetti et al.，1990）。这种自我限制的感知常常在无意中被对老年人能力持有限观点的医务人员加强。例如在给一位老年人做检查时，考虑到其年龄，治疗师可能会觉得肌力是好的，因此远不及 5 级的 3 级肌力在 30 岁的人身上是不被接受的，但在 70 岁的人身上却被认为是正常的。

　　相反，关注影响长寿的继发性因素会导致更乐观的看法（Woollacott，1989）。在这个模型中，在最佳经验性因素的存在下，除非出现意外的病理学情况，一个人就有机会让中枢神经系统（CNS）的功能维持在高水平。经验性因素包括一个健康而积极的生活方式。因此，对衰老持有这种观点的治疗师在评估一位老年人时，他们会预测这个功能是最佳的。如果检测到神经系统的任何部位出现功能下降，这种观点可使治疗师致力于康复策略，目的是使功能水平回到一个健康的年轻人的水平。

两种因素的相互作用

　　研究支持继发性或经验性因素对衰老的深远作用（Colman et al.，2009；van Praag，2009；Wang et al.，2002）。继发性或经验性因素或多或少都受我们控制，包括营养、压力、运动和影响身心的病理情况。

　　科学家已经证明适当的营养能延长寿命，使生命更健康（Lee et al.，1993）。也有动物研究表明通过合适的饮食限制能延长寿命（Colman et al.，2009）。另外，运动计划已被证明可以改善心血管健康、控制肥胖、增加身心功能（Kramer et al.，2006）。通过 10 ～ 20 年的运动锻炼，在有氧能力、肌肉力量和柔韧性上获得的益处可以改善一个人的生物学年龄。这会推迟需要依赖他人的年龄，并提高余下生命的质量（Fries，2002；Wang et al.，2002）。我们会如何衰老在很大程度上取决于我们有怎样的生活方式这一点，会使我们更重视健康预防和保健措施。这对康复医学也有启示，治疗师要致力于帮助有病理情况的老年患者恢复

理想的生活方式（Tinetti，1986）。

　　因此，那些决定 George M 和 Lew N 的健康状态和灵活性不同的因素是原发性衰老因素和继发性（经验性）衰老因素的结合。前者主要是指遗传，在这方面几乎无法被控制；而后者可以控制。

　　衰老无论是取决于遗传因素还是取决于生活方式因素，似乎也不一定以所有功能下降为特征。相反，下降可能局限于特定的神经结构和功能。这与本书中的一个主题是一致的，功能正常和功能障碍并不是广泛的定义，而是通过个体在特定环境中执行特定任务的能力的相互作用而出现的。

衰老的异质性

　　一份关于衰老的综述显示，部分研究报告随着年龄增长，控制姿势和移动能力的神经子系统功能并没有改变（Gabell & Nayak，1984），而其他研究显示老年人的功能严重下降（Imms & Edholm，1981）。为何在关于姿势和步态的系统年龄相关变化的研究中出现这么大的差异呢？这也许是因为研究人员用于划分老年人的基本定义不同。

　　例如有些研究人员将超过 60 岁的人都定义为老年人。当一个对老年人的研究没有使用排除标准时，结果会与研究人员使用限制性条件来选择研究对象时出现很大的不同。比如说有一个关于衰老对步行能力影响的研究选择 71 位年龄在 60 ～ 91 岁的受试者，却没有为可能存在的病理情况设定排除标准（Imms & Edholm，1981）。研究人员最终记录到这些老年人的平均步行速度比先前任何研究所报告的都要慢。

　　相反，另一个测试健康老年人步行的研究中，从 1187 名 65 岁及 65 岁以上的人中筛选出 32 名没有病理情况的受试者，即没有骨骼肌肉系统、神经系统或者心血管系统功能异常，以及没有跌倒既往史（Gabell & Nayak，1984）。有趣的是，这项研究发现，当比较 4 个测量步态变异性的参数时，他们的年轻人组和老年人组之间没有显著性差异。因此他们推断，老年人步行周期的变异性增加是不正常的，常常是由某些病理情况导致的。

　　这类研究结果提示老年人之间有很大的异质性。这种惊人的变异提醒我们，不要假设所有老年人的身体能力都会下降是很重要的。

　　Spirduso 等（2005）很好地描述了老年人的这种功能连续性，如图 9-1 所示。在这个连续体

的最上端是那些身体精壮，能从事竞技体育，被认为是衰老过程中最佳状态的老年人。沿着这个连续体向下，是那些身体健康的老年人，即从事体育运动、游戏和业余爱好的人，有能力从事中等体力工作的人。身体上独立的成人也很活跃，但从事较少体力要求的活动，如高尔夫球或社交舞，在基础性日常生活活动（basic aetivities of daily living, BADL）和工具性日常生活活动（intrumental activities of daily living, IADL）中均能自立是这一组的特征。身体虚弱组的成人经常在BADL上独立而IADL中需依赖他人。他们能够进行轻便的家务活动，但经常需要帮助以继续独立生活。身体依赖组的成人有功能障碍，他们在BADL和IADL上都需要依赖他人，需要他人全职帮助或社会公共机构的照顾。按照这个连续体图，可以看出George M处于最高处，在身体精壮组；而Lew N处于最低处。

失稳的行为指标

跌倒的定义

在我们详细讨论跌倒及其原因之前，清楚

地理解跌倒的定义和可能经历的不同跌倒类型是很重要的。这可以让治疗师不仅更有效地询问患者关于他们跌倒的频率和性质，还能使我们更好地理解适用于各类平衡风险的康复策略类型。跌倒在科研与临床上常常有不同的定义。例如在临床上，跌倒通常被定义为老年人跌倒至地上或被发现躺在地上的情形。另外，它也常常被定义为任何无意识的与支撑表面如椅子、柜台或墙面的接触。

在科研环境中，首先要关注老年人的安全，因此平衡测试通常是在有安全带以防老年人真正跌倒的情况下进行的。在实验室中，平衡威胁通常是通过移动老年人下方的支撑面或移动（推或拉）人的重心远离其支撑面中心来模拟的。跌倒被定义为不能独立地恢复稳定性，因此需要辅助（另一个人辅助或者安全带辅助）以防止跌倒。

因为"跌倒"这个术语会被用于各种环境，临床医务人员在与患者讨论跌倒时，解释清楚他们自己对这个术语的定义是很重要的。用以解释跌倒的一个临床定义是导致一个人非故意地躺到地面或其他较矮的表面上的一次事件，而不是由以下原因导致：持续暴力打击；意识丧失；像脑卒中一样突然发生瘫痪；或癫痫发作（Hauer et

209

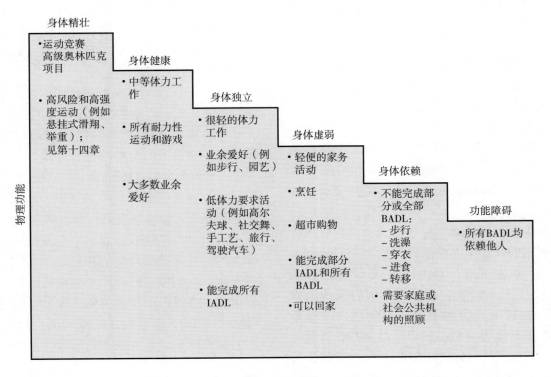

图 9-1　老年人的身体功能连续体。IDAL：工具性日常生活活动；BADL：基础性日常生活活动（Spirduso W, Francis K, MacRae PG. Physical dimensions of aging. Champaign IL: Human Kinetics, 2005:264, Figure 11.1.）

al.，2006）。在这个定义中，支撑面并不仅仅是代表地面，也有可能是椅子（就好像一个人从椅子站起却意外落回到椅子上），或者一面墙（就好像一个人失去平衡，蹒跚着用髋部或肩部撞到墙上）。

跌倒的危险因素

据统计，意外伤害是老年人死亡的第五大原因（排在心血管疾病、癌症、脑卒中和肺部疾病之后），其中跌倒占这些死亡人数的 2/3。重要的是，大约 3/4 的跌倒死亡发生在 65 岁以上的人身上（Ochs et al.，1985；Rubenstein，2006）。此外，在居住社区 65 岁以上的老年人每年的跌倒率至少为 33%，女性比男性更频繁地跌倒（Campbell et al.，1981；Nevitt et al.，1989；Shumway-Cook et al.，2009）。是什么因素导致这些人失去平衡呢？许多关于老年人失去平衡的早期研究都想为某一名特定老年人跌倒找出单一原因，如眩晕、感觉神经病变或直立性低血压。相反，更多的最新研究指出大部分老年人跌倒都是由于多个方面的原因导致的，包括外在环境因素和内在因素，如生理、肌肉骨骼和心理社会因素（Campbell et al.，1989；Lipsitz et al.，1991；Tinetti et al.，1986）。

请完成实验活动 9-1，探究与确定跌倒风险有关的问题。你可能已经发现，当试图确定跌倒风险时，了解该个体所从事的活动水平和跌倒风险是至关重要的。跌倒不是仅由个体因素决定的（如平衡能力差），而是通过执行特定任务的个体与所处特定环境的相互作用而出现的。事实上，研究表明 75 岁以上老年人容易在家里跌倒，而年龄稍小的老年人（70 ~ 75 岁）更常在远离家的地方跌倒（以及遭受更严重的伤害）（Shumway-Cook et al.，2009；Speechley & Tinetti，1991；Tinetti et al.，1988）。

根据美国和英国老年医学会以及美国骨科医师学会颁布的《老年人跌倒预防指南》（Guideline for Prevention of Fall in Older Persons）（Kenny et al.，2011），社区居住的老年人跌倒的危险因素有很多，包括肌肉力量不足、跌倒史、步行步态异常、平衡能力异常、使用辅助器具、视觉能力异常、关节炎、日常生活活动能力受损、抑郁、认知功能障碍，以及年龄超过 80 岁。增加跌倒风险的环境因素包括楼梯、地毯、湿滑的表

实验活动 9-1

目标：探究与确定跌倒风险有关的问题。

步骤：先问问自己在过去的 12 个月中曾经跌倒过几次。想一想并列出跌倒当时你正在做的活动。当你跌倒时周围的环境条件如何？你跌倒的结果是什么？有没有受伤？自从跌倒之后，你会不会害怕或很勉强再次进行那些活动？现在，找一个住在社区里，或者有生活辅助的退休养老中心，或者有成熟照护设施的居所的老年人。问这些老年人同样的问题。他们的跌倒频率是多少？当跌倒时正在做什么活动？周围环境如何？有没有受伤？跌倒后的心理结果是什么？他们是否害怕或很勉强再次进行原先水平的活动？

任务：写下以上问题的答案，将你的答案与那些老年人进行比较。在那些 70 ~ 80 岁的老年人身上看到的跌倒情况和你有什么不同？你的结论是什么？

面和不良的照明（Kenny et al.，2011；Rubenstein et al.，1988；Sheldon，1960）。根据这些研究，Rubenstein 等（2011）开发和推行了一套跌倒自评问卷，以确定老年人跌倒的风险。问卷内容如评估工具 9-1 所示，这个问卷与跌倒风险相关的临床发现有很强的相关性。得分超过 4 分意味着未来跌倒的风险较高。

不管是住院的老年人还是居住在其他住宅设施中的老年人，跌倒都是一个严重的问题（Oliver et al.，2004）。住院患者跌倒会引起住院时间延长，并且有很大的可能性无计划地再次入院，或者出院转到养老院（Bates et al.，1995）。对于住院和居住在社区住宅设施中的老年人来说，危险因素是否相同？很多预测社区老年人跌倒的因素可能不适用于医院住院患者，特别是从与活动能力有关的急性疾病中恢复的住院老年人。由于跌倒的发生取决于患者的特征和机构特征如临床和护理实践，特定医疗单位的危险因素可能是特有的（如急性期医疗 vs. 住院康复）（Oliver et al.，1997）。许多有关住院老年人跌倒的危险因素的研究，一致认为有以下因素：步行不稳、下肢力量不足、尿失禁 / 尿频 / 在厕所中需要辅助、认知功能障碍（兴奋、意识混乱、判断障碍）、跌倒史，以及某

评估工具 9-1

跌倒风险问卷

6. 最近 6 个月内我曾经跌倒。是 = 2 分

7. 我担心会跌倒。是 = 1 分

8. 有时候，我在步行时会感觉到不稳。是 = 1 分

9. 在家里步行时，我需要扶住家具保持自身稳定。是 = 1 分

10. 我使用或已被建议使用拐杖或助行架以安全步行。是 = 2 分

11. 我需要用手撑住才能从椅子上站起来。是 = 1 分

12. 我踏上路沿时有一定困难。是 = 1 分

13. 我经常会急着上厕所。是 = 1 分

14. 我足部的感觉有部分缺失。是 = 1 分

15. 我吃的药物有时会使我感觉到头晕或比平时更累。是 = 1 分

16. 我吃药帮助我改善睡眠或改善心情。是 = 1 分

17. 我经常感觉到悲伤或抑郁。是 = 1 分

总分 _____（0 ～ 14）

得分 ≥ 4，表示跌倒风险较高

经许可引自 Rubenstein LZ, Vivrette R, Harker JO, Stevens JA,et al. Validating an evidence-based, self-rated fall risk questionnaire（FRQ）for older adults. J Safety Res 2011;42:493-499.

评估工具 9-2

STRATIFY

1. 患者是否因跌倒而入院，或者曾经在病房里跌倒？（是 = 1，否 = 0）

（问题 2 ～ 5）你认为该患者：

2. 是否表现为兴奋？（是 = 1，否 = 0）

3. 是否存在视觉受损，影响日常功能？（是 = 1，否 = 0）

4. 是否需要经常去厕所？（是 = 1，否 = 0）

5. 转移和移动得分之和是否有 3 或 4 分＊？（是 = 1，否 = 0）

总分（0 ～ 5）

得分 ≥ 2，表示跌倒风险较高

＊转移得分：0 = 不能完成，1 = 需要大部分帮助（1 ～ 2 个人，物品辅助），2 = 需要少量帮助（口头或肢体帮助），3 = 独立完成；移动得分：0 = 不能移动，1 = 轮椅辅助下独立移动，2 = 1 人辅助下步行，3 = 独立移动。

经许可引自 Oliver D, Britton M, Seed P, et al. Development and evaluation of evidence based risk assessment tool（STRATIFY）to predict which elderly inpatients will fall: case-control and cohort studies. BMJ, 1997, 315:1049-1053.

些药物的使用，特别是中枢镇静类药物（Oliver，2004）。

确定住院老年人跌倒的因素引起一些用于医院和住宅环境的危险因素评估工具的开发（Oliver et al.，2004；Perell et al.，2001，风险评估工具综述）。评估工具 9-2 就是这类工具的一个例子，STRATIFY（St.Thomas's risk assessment tool in falling elderly inpatients）是由英国研究人员为预测住院老年人跌倒而开发和推行的。对于住院老年人，2 分及 2 分以上的得分对于预测跌倒的灵敏度是 93%，特异度是 88%（Oliver et al.,1997）。

对于老年人，跌倒的风险在他们出院后的 1 ～ 6 个月内仍然很高。一些研究统计了髋部骨折的老年人出院之后的跌倒率。McKee 等（2002）对 57 名患者进行为期 2 个月的随访，结果这些髋部骨折的患者中有 17.5% 出现再次跌倒的情况。Colon-Emeric 等（2000）报告 19% 的男性社区居住老年人和退伍军人在初次髋部骨折后的 1 年内发生第二次髋部或骨盆骨折。Shumway-Cook 等（2005a）对 90 名与跌倒相关的髋部骨折老年人出院后进行为期 6 个月的随访，结果有 53.3% 的患者（48 名）在出院后的 6 个月内出现过 1 次及 1 次以上跌倒。出院后出现跌倒的老年人在 ADLs、下肢平衡表现和移动能力上的独立性明显下降。这些研究人员发现有两个因素——发病前的跌倒史和使用步行辅助器具（说明移动能力受损）可以预测出院后的 6 个月内出现跌倒。作者认为，

在髋部骨折治疗早期发现不良结局风险较高的老年人，可以改进出院计划。具体来说，确定有额外跌倒风险的老年人可在骨折愈合后转介去做进一步的物理治疗，进行专门设计得以改善平衡和运动功能的锻炼，以降低跌倒风险（Shumway-Cook et al.，2005a）。

许多研究测试导致跌倒风险的生理因素（Campbell et al.，1989；Lipsitz et al.，1991；Lord et al.，1993；Maki et al.，1994；Nevitt et al.，1989；Tinetti et al.，1988）。这些研究的结论是，大多数老年人跌倒涉及多个危险因素，并且这些因素中的大部分都可以被改变。跌倒的风险随着危险因素增多而增加。在一个社区居住的老年人群中，没有危险因素的人跌倒风险是8%，而存在4个或更多危险因素的人跌倒风险增加至78%（Tinetti et al.，1988）。因此，临床医务人员在处理老年人跌倒问题时应该充分考虑内部和外部因素，并尽可能地去减少或纠正这些因素（Lipsitz et al.，1991）。

关于跌倒的内部因素的研究包括了研究平衡控制的作用。部分研究人员包括来自美国的Tinetti等、来自加拿大的Berg等，以及来自英国的Mathias等通过研究测试与平衡相关的功能性技能来确定哪些人存在跌倒的高风险（Berg et al.，1989；Mathias et al.，1986；Speechley & Tinetti，1990；Tinetti et al.，1986）。功能性技能包括无支撑情况下的坐、站、步行；站立时前伸够物；进行360°转身；从坐到站。最近有一种了解老年人平衡功能的新方法，研究与正常姿势控制相关的特定变量，并确定其功能恶化程度对老年人的稳定性和移动能力丧失的影响。

在本章接下来的部分中，我们将会从系统的角度来研究与老年人平衡问题相关的内部因素。我们讨论运动系统、感觉系统、高水平的自适应与认知系统的变化，以及在进行自主活动之前的前馈性姿势反应的应用。有关老年人将平衡调节整合到步行周期中的能力的研究会在本书的移动能力部分进行介绍。

姿势控制系统中的与年龄相关的改变

Bonnie B 是一名90岁的女性，她因平衡功能受损导致多次跌倒，其中2次需要住院治疗。她存在很多潜在的感觉、运动和认知功能障碍，从而导致平衡功能受损。通过研究这些系统中的年龄相关改变是如何增加像Bonnie这样的老年人跌倒的可能性的，研究人员学到了什么呢？

运动系统

引起姿势控制的年龄相关改变的运动系统问题包括神经肌肉和骨骼肌肉系统的功能障碍。许多改变如胸椎后凸与在神经疾病的患者身上出现的相似，但在老年人身上这些改变相对较轻。

骨骼肌肉系统

肌力。一些研究人员报告许多老年人的骨骼肌肉系统出现改变（Aniansson et al.，1986；Buchner & deLateur，1991；Frontera et al.，2000；Narici et al.，2008）。肌力或者说一块肌肉能产生的力量，随着年龄增长而下降。下肢肌肉力量（定义为肌肉在单次最大收缩过程中产生的力的大小）在30～80岁可减少40%（Aniansson et al.，1986）。有一个纵向研究对老年人（研究开始时的平均年龄为60岁）进行为期10年的随访，观察他们10年中的肌肉力量变化，结果显示屈膝和伸膝肌群力量在两种肌肉纤维上都有12%～17%的损失。然而，也有一些个案出现肌力增长的情况，显示出衰老过程的异质性特征（Hughes et al.，2001）。在养老院居住的有跌倒史的老年人中，肌肉力量减少的情况更为严重（Whipple et al.，1987）。这些研究对象与没有跌倒史的人相比，膝关节和踝关节的肌肉平均力量分别减少2和4倍。

耐力，即肌肉在次最大水平持续收缩的能力，也随着年龄增长而下降。然而，相对于肌力来讲，耐力下降没那么明显。肌肉衰老时，肌纤维会变小；这种肌肉质量的下降在下肢要比上肢更为明显（Medina，1996）。肌细胞死亡时，会被结缔组织和脂肪所取代。一些研究测定衰老时不同肌肉纤维类型损失的先后顺序，结果不一。Ⅰ型肌纤维（缓慢氧化，用于诸如姿势控制和长距离跑步等活动）和Ⅱ型肌纤维（快速收缩，用于短跑等）都存在年龄相关的损失。研究人员曾经认为随着衰老进展，Ⅱ型肌纤维可能比Ⅰ型肌纤维更快地损失（Timiras，1994），但是新的证据表明有越来越多的肌纤维变为Ⅰ和Ⅱ型肌纤维的混合体，同时具有两者的特征（Anderson et al.，1999；Spirduso et al.，2005）。研究人员还表明，随着年龄增长，运动单位的数量也会减少；有髓鞘纤维无论粗细都逐渐减少。另外，神经肌肉接头也有年龄相关性改变（Medina，1996）。

骨骼肌的变化会影响肌肉的功能。最大等长收缩力量下降，肌肉更快变得疲劳，以及张力产生的速度变慢。在神经肌肉系统中，似乎向心收缩比离心收缩、快速收缩比慢速收缩所受年龄相关改变的影响更大。

研究人员已经表明，力量和身体功能之间的关联很大，20% 以上的功能状态差异可用相对力量来解释（Buchner & deLateur，1991）。另外，下肢肌肉质量和力量减弱是两个独立的、老年人严重功能受损的强预测因素（Reid et al.，2008）。有趣的是，与肌肉力量相比，肌肉爆发力被认为与身体功能的相关性更高，爆发力训练比起肌力训练更能有效地改善肌肉无力的老年人的身体功能状态（Bean et al.，2003,；Miszko et al.，2003）。

然而，满足身体功能所需的力量或爆发力大小取决于任务。例如对于典型的 80 岁健康女性，股四头肌的力量是刚好达到或者很接近从椅子上站起来所需的阈值的（Young，1986）。当力量比一个任务所需的阈值小时，就会产生功能障碍。

活动度。很多老年人会由于活动度下降和脊柱柔韧性丧失而出现以屈曲或驼背为特征的姿势（图 9-2）（Balzini et al.，2003；Katzman et al.，2007）。脊柱柔韧性尤其是伸展，随着年龄增长下降最为明显（Einkauf et al.，1987；Katzman et al.，2007）。这可能是由于在老年人日常生活最常进行的活动类型中，很少有需要脊柱向后伸展的动作（Spiduso et al.，2005）。脊柱柔韧性的丧失也可能与姿势力线中的其他改变有关，包括身体质量中心出现向后方足跟垂直方向的代偿性移动。踝关节柔韧性对于姿势控制尤为重要，在 55 ～ 85 岁会下降 50%（对于女性）或 35%（对于男性）（Vandervoort et al.，1992）。其他情况如关节炎，可导致整个身体许多关节的活动度都减小。另外，疼痛会限制一个特定关节的功能活动度（Horak et al.，1989）。胸椎后凸增加与脊柱伸肌力量下降、平衡功能受损、步行和爬楼梯速度变慢、功能前伸距离变短以及 ADL 表现下降有关（Balzini et al.，2003；Katzman et al.，2007）。

除骨骼肌系统外，衰老还会导致神经肌肉

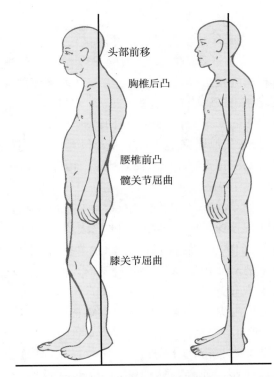

头部前移
胸椎后凸
腰椎前凸
髋关节屈曲
膝关节屈曲

图 9-2 老年人和年轻人姿势力线的比较。很多老年人脊柱柔韧性的改变会引起一种以屈曲或驼背为特征的姿势出现（经许可引自 Lewis C, Bottomley J. Musculoskeletal changes with age. In: Lewis C,ed. Aging: health care challenge, 2nd ed. Philadelphia, PA: FA Davis, 1990:146. ）

系统的变化，特别是控制静态、反应和动态平衡控制的力量的协调。

临床意义

在评估老年人的平衡功能时，临床医务人员应该确保评估内容包括原发性神经肌肉因素和继发性肌肉骨骼因素对不稳定性的影响，因为在许多平衡功能受损的老年人的这些系统中发现了缺陷。

静态平衡的改变

评估老年人静态平衡功能的传统方法是使用一些国际通用的平衡控制指标，比如测定静态站立时的自发性摆动情况。较早的一个研究测试了 6 ～ 80 岁年龄段的一组受试者在静态站立时姿势摆动的程度，结果位于年龄谱两端的受试者（6 ～ 14 岁和 50 ～ 80 岁）表现出比其他年龄段的受试者更难以减少静态站立时的自发性摆动（Sheldon，1963）。这项研究测试了大量的老年人，并没有将受试者的范围限制在没有病理情况的老年人。

　　许多研究已经使用稳定性测试仪或静态测力板测定不同年龄组的受试者的自发性摆动情况。其中有部分报告摆动程度会随着年龄增长而增加，尤其是对于那些有跌倒史的成人（Toupet et al.，1992；Shumway-Cook et al.，1997c；Fernie et al.，1982）。而其他研究则认为年轻人与老年人的摆动程度几乎没有差异（Wolfson et al.，1992；Peterka & Black，1991）。

　　一些研究人员对通过测定静态站立状态下的摆动程度来评价平衡能力的方法持谨慎态度。Patla 等（1990）注意到虽然 COP 较大的偏移常被当作是平衡控制系统功能较差的表现，却有一些老年人使用更大和更快的 COP 偏移（仍保持在稳定极限内）来获得更多关于姿势的感觉信息（Patla et al.，1990）。他们建议应该在具有挑战性的环境下进行静态平衡评估，例如前后脚站立、睁眼及闭眼。Horak 等（1992）也提醒我们，有许多患有神经系统疾病的人如帕金森病患者，在静态站立时自发性摆动是正常的，甚至减少。这可能是由于他们的身体僵硬程度增加，将静态站立时的摆动限制在较小区域造成的。这就是在正常静态站立并睁开眼睛的情况下，测量摆动可能不是评估老年人平衡功能障碍的最好方式的原因之一。

功能性稳定极限与年龄相关的改变

　　研究人员通过测量与几何稳定边界（足边缘）相关的 COP 的轨迹（最大用力摆动时，压力中心在前后向、侧向和对角线方向上的活动）来研究功能性稳定极限的改变。一项样本研究对象为 60 ~ 96 岁的老年人的研究表明，COP 轨迹面积与几何稳定边界及功能性稳定边界的面积比值均随年龄增大而增大。功能性稳定边界比几何稳定边界小得多，且随年龄增加而变小，这就说明老年人稳定极限的评估仅仅测量足的边界是不合适的。此外，达到姿势性稳定边界的实际时间也随年龄增加而减少，所以老年人有更高风险的不稳定性，遇到情况时需要跨步调整或者会出现跌倒（Slobounov et al.，1998）。

　　功能性稳定极限通常用患者在不同方向上倾斜和伸展所测量到的最大距离表示。通过这一方法，研究人员发现，功能性稳定极限随年龄增加而降低（Horak et al.，1989）。Thompson 和 Medley

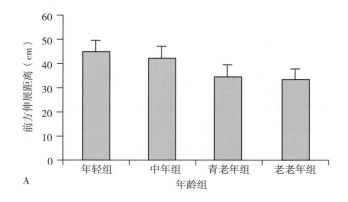

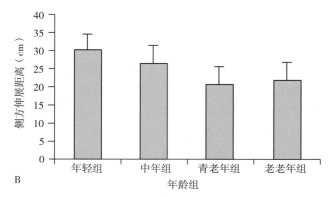

图 9-3　4 个实验组对象（年轻组：21 ~ 39 岁；中年组：40 ~ 59 岁；青老年组：60 ~ 79；老老年组：80 ~ 97 岁）分别在坐位下向前方伸展（A）和侧方伸展（B）的均数及标准差。年轻组和中年组比老年组的试验对象伸展的距离要长（经许可引自 Thompson M, Medley A. Forward and lateral functional reach in sitting in younger, middle aged, and older adults. J Ger Phys Ther 2007, 30:46, Figures 2, 3. ）

（2007）测量 4 组人群坐位下向前方和侧方伸展的距离。结果如图 9-3 所示，前方和侧方伸展的距离都随年龄增加而显著降低，这也印证了功能性稳定极限（其原词"动态坐位平衡"）随年龄增加而降低的观点。与站立不同，坐位下伸展距离的改变与人体测量参数不相关。

稳定态平衡与年龄相关改变的临床意义

　　因为有许多神经疾病患者和平衡障碍的老年人，他们静态站立时身体摆动评估正常或者下降，所以对于这些人群，在静态站立时，睁眼情况下评价他们身体摆动可能不是评估平衡障碍的最佳方式。因此，在静态站立时增加更多的挑战，如双足足尖足跟纵向站立（双足前后串联站立，Romberg 姿势）或闭眼评估，才能让临床医务人员了解老年人在稳定态平衡变化时真正的平衡能力。

反应性平衡控制的改变

姿势性肌肉协同作用（保持原位策略和改变支撑面的策略）的协调性影响个体在受到意外的平衡干扰时恢复稳定的能力，有大量的研究探讨其与年龄相关的改变。影响肌肉反应性协同作用协调性的问题可分为以下几种情况：①时序问题；②姿势性反应及时激活的问题；③姿势活动对变化的任务和不同环境需求的适应问题。

保持原位策略

老年人的平衡受到干扰时，能否在恰当的时机、使用合适的力量以及组织恰当的肌肉来激活肌肉反应性协同作用？对于这个问题，大多数研究使用的方法都是运用移动的实验平台提供外力干扰平衡。下文中，我们汇总以肌电图、运动学和动力学参数改变的研究，这些参数都是与年龄和跌倒相关的。

Woollacott 等（1986）进行了一项研究，探讨平衡受到干扰时姿势性肌肉反应特性与年龄相关改变的关系。他们发现，老年人（61～78 岁）和年轻人（19～38 岁）肌肉反应的组织方式大体类似，都是先激活踝关节肌肉，进而向上辐射到大腿肌肉。

然而，两组对象在某些反应特性方面也有不同之处。老年组在实验平台向前移动引起身体后摆时，踝背伸肌肉的激活明显变慢。这一结果在其他实验也得到证实（Studenski et al., 1991）。此外，有些老年人肌肉反应的组织也出现混乱，表现出近端肌肉比远端肌肉先激活（时序问题）。这种情况也会在中枢神经系统功能障碍的患者中出现（Nashner et al., 1983）。

还有，老年组比年轻组在某一关节出现同时激活拮抗肌和原动肌的情况更多。因此，许多老年人在应对摆动干扰时，倾向于将关节绷紧在更大的活动度。

一些实验室发现，许多老年人平衡控制时使用髋关节活动而不是踝关节活动的策略，这一情况明显比年轻人要多（Horak et al., 1989; Manchester et al., 1989）。年轻人在窄支撑面维持平衡时，常通过髋关节活动来代偿身体摆动，因为窄支撑面不允许用踝关节活动来调节。有假设指出，老年人平衡控制时使用髋关节活动策略这一变化可能与病理状态有关，如踝关节肌肉力量弱或者外周感觉功能减退。Horak 等（1989）认为，

老年人的一些跌倒（尤其是滑倒）可能是在打滑的环境下使用髋关节活动策略造成的。这种环境下，例如冰面上，平面摩擦力不能抵抗髋关节活动产生的剪切力而导致跌倒。

近期的研究则更为深入，比较了年轻组、稳定性好的老年组和平衡障碍老年组的平衡控制情况（Chandler et al., 1990; Lin & Woollacott, 2002）。图 9-4 总结研究发现的一些结果，图 9-4A 展示一例个体试验的结果，即实验平台向前移动产生身体后摆的情况下，一位年轻人、一位健康的老年人及一位有平衡问题和跌倒史的老年人的反应。结果显示，胫骨前肌和股四头肌这些姿势性肌肉的收缩启动对于平衡良好和不好的老年人分别逐

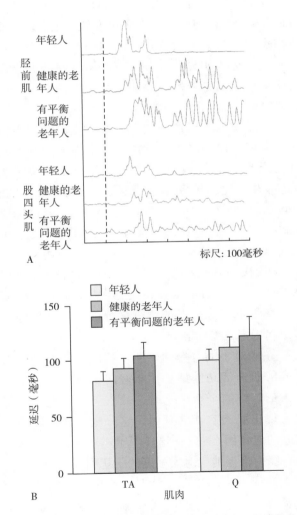

图 9-4 老年人肌肉反应时间的改变。A. 实验平台向前移动致身体后摆时的肌肉反应。3 个实验对象：年轻人（Y）、健康的老年人（ONI）、有平衡问题跌倒史的老年人（OI）。可以看到 ONI 和 OI 的胫骨前肌（TA）和股四头肌（Q）这些姿势性肌肉的启动时间逐渐延后。B. 图中表示每位研究对象的 TA 和 Q 反应启动时间的均值

渐延后。图 9-4B 展示各实验组所有个体肌肉收缩的平均时间。

适应性的改变：根据变化的任务和环境调整运动

早前的研究提供平衡受到单一强度的干扰时，个体反应性随年龄变化的信息。早前的文献提出，老年人姿势反应特性的变化可能只是说明姿势性肌肉反应效率的退化。然而，这些变化也有可能是由于老年人运用与年轻人不同的平衡反应策略造成的，这样的转变作为一种适应方法，应对衰老给身体带来的限制，比如肌肉力量弱、踝关节感觉减退或者关节僵硬。例如改用髋关节活动的策略可能由于踝关节肌肉力量弱，不能在踝关节产生足够的力量所致（Horak et al.,1989；Manchester et al., 1989）。在老年人受到超出踝关节肌肉反应能力更大的平衡干扰力时，这一情况可以表现得更为明显。此外，有平衡障碍的老年人出现更严重的神经和骨骼肌肉系统的限制，从而表现出更为有限的反应能力。

为了深入探讨这一问题，有研究测试平衡良好和平衡欠佳的老年人，在应对不断增加强度和速度的干扰时的平衡反应特性，以此来模拟平衡状态发生变化的环境情况（Lin & Woollacott, 2002；Lin et al., 2004）。从社区中招募年轻人（年龄均值 ±SD 为 25 岁 ±4 岁）和老年人参加实验。老年人（年龄均值 ±SD 为 75 岁 ±4 岁）又根据 3 个临床平衡测试［Berg 平衡量表（Berg et al., 1992）、动态步态指数（Shumway-Cook & Woollacott, 1995）、自我感觉平衡能力］的得分来分成稳定性好的老年组和稳定性差的老年组。

在应对小的、慢的平衡干扰时，两个老年组的姿势肌肉活动的启动比年轻组都延迟。但是应对大的、快的平衡干扰时，只有稳定性差的老年组表现出肌肉启动的延迟。这一结果表明，稳定性好的老年组在感知小的、慢的干扰时存在困难，但有能力恰当地应对大强度的干扰因素。

在应对大的平衡干扰时，两个老年组比年轻组表现出更小幅度的肌肉反应。在应对小的干扰时，只有稳定性差的老年组表现出更小幅度的肌肉反应。这一结果表明，两个老年组比年轻组的平衡反应能力要差，但是面对大的干扰时，稳定性好的老年组和年轻组的平衡反应能力差别不明显。

老年人应对平衡干扰时是否利用更高比例的自主反应能力呢？Lin 和 Woollacott（2002）将腓肠肌应对平衡干扰时的姿势反应幅度和最大自发收缩幅度进行比较。图 9-5 显示面对小的干扰时，年轻组和稳定性好的老年组的反应强度占最大收缩能力的比例类似（约 20%），但是稳定性差的老年组利用率明显增高（几乎 40%）。当干扰速率增加到 40cm/s 时，稳定性好的老年组利用率比年轻组高。

恢复平衡的过程中，神经肌肉反应的年龄相关改变与平衡反应行为的改变之间是如何联系的呢？即使是应对不需要跨步的很小、很慢的平衡干扰，各实验组的反应策略也明显不同。两个老年组比年轻组更明显地表现出少用踝关节多用髋关节的反应策略。此外，稳定性差的老年组还运用其他反应策略，如屈膝和使用手臂保持平衡。这样的差异在应对快速的平衡干扰时更加明显，

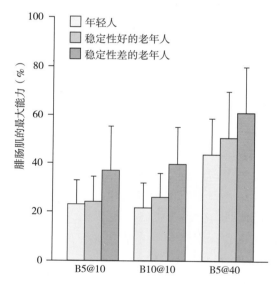

图 9-5 年轻人、稳定性的好老年人和稳定性差的老年人用足趾站立（腓肠肌的最大能力）及应对不同强度和速率的平衡干扰时姿势反应幅度（积分肌电图 IEMG）的比较。可以看出，干扰小时，年轻组和稳定性好的老年组的腓肠肌最大能力利用率类似（约 20%），但是稳定性差的老年组利用率明显增多（几乎 40%）。当干扰速率增加到 40cm/s 时，稳定性好的老年组的最大腓肠肌能力利用率也明显比年轻组要高。GA：腓肠肌；B5 @ 10：以 10cm/s 的速度向后扰动 5cm；B10 @ 10：以 10cm/s 的速度向后扰动 10cm；B5 @ 40：以 40cm/s 的速度向后扰动 5cm（图表源自 Lin S-I, Woollacott MH. Differentiating postural responses following dynamically changing balance threats in young adults, healthy older adults and unstable older adults: electromyography. J Mot Behav, 2002, 34:42, Figure 5. ）

215

老年组明显出现更多的跨步反应，而年轻组仍然使用保持原位（运用踝关节和髋关节策略）的反应策略。

　　在研究年轻组、稳定性好的老年组和稳定性差的老年组应对实验平台干扰的实验中，如此的差异在 COP 变化的定量数据上同样可以体现。图 9-6 显示，当年轻组面对平台干扰时，能够很快将 COP 恢复到稳定位置，而稳定性好和稳定性差的老年组恢复到稳定位置过程中出现更多的 COP 的晃动，稳定性差的老年组则表现出最大的轨迹偏离。同时，老年组的 COP 恢复到稳定位置也花费更长的时间。有趣的是，尽管这些变量数值增加，但是各实验组的身体重心（COM）最大偏离数值没有差别（Lin et al., 2004）。这就表明，各组都想保持相对较低的 COM 偏离，超过这一临界点时，老年人可能改变策略，用跨步来保持平衡。

　　应对平衡干扰时，姿势反应特性随年龄而改变的原因可能有哪些呢？临床检查显示，稳定性差的老年组比年轻组和稳定性好的老年组的肌肉力量明显下降。此外，检查的肌力与 3 个平衡试验的得分明显相关。还有探索平衡表现和感觉 / 运动系统功能之间的关系的研究表明，视觉灵敏度、低振动觉阈值，等长收缩肌力和高心理运动速度（反应时间和运动时间）之间明显相关（Era et al., 1996；Kristinsdottir et al., 2001）。

改变支撑面策略：跨步和伸手扶

　　恢复平衡的过程中，什么情况下代偿性跨步会导致跌倒呢？表 9-1 总结了与衰老及跌倒风险增加相关的代偿性跨步和伸手扶反应的特征（Maki & McIlroy, 2006）。可以看出，最初跨步反应之后仍出现一步或多步跨步，与衰老和跌倒风险都相关。其次恢复平衡的过程中，运用依次侧方步（side-step sequence, SSS）与衰老相关，但是侧方跨步时出现自身肢体碰撞与衰老和跌倒都相关。最后，启动和执行"伸手扶"动作的迟缓与衰老和跌倒都相关。Mille 等（2013）也提到恢复平衡的过程中出现跨多步的情况，他们还发现相较于没有跌倒史的老年人和年轻人，有跌

倒史的老年人在恢复平衡时出现更多的自身肢体碰撞。

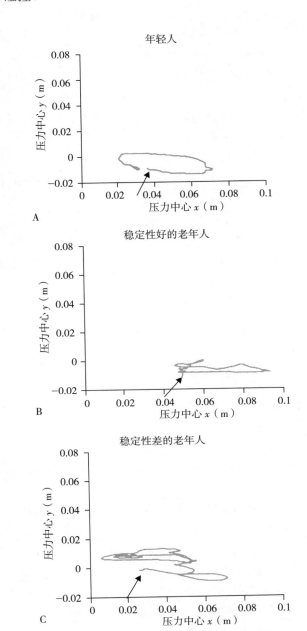

图 9-6　图中显示年轻人（A）、稳定性好的老年人（B）和稳定性差的老年人（C）在干扰开始 2 秒内 COP 的轨迹。箭头标记干扰开始。从 COP 轨迹可以看出稳定性差的老年人 2 秒内运动得更多（经许可引自 Lin S-I, Woollacott MH, Jensen J. Differentiating postural responses following dynamically changing balance threats in young adults, healthy older adults and unstable older adults: kinematics and kinetics. Aging Clin Exp Res 2004, 16:373, Figure 4.）

表 9-1　与衰老及跌倒风险相关的代偿性跨步和伸手扶反应的特征　增加

反应的特征	范例	有意义的联系	
		衰老	跌倒风险
跨步反应			
最初跨步反应之后仍出现一步或多步跨步 前后向跨步反应后还伴随着一步或多步的侧向跨步	注意：箭头所示方向为跌倒方向	是 是	是（前后跌倒） 是（侧方跌倒）
侧方跨步反应时，倾向于用依次侧方步（side-step sequence, SSS），而不是交叉步（crossover step, COS）	SSS　　COS	是	不是
侧方跨步反应时肢体碰撞（站立时出现，尤其是在原地踏步的时候）		是	是（前后跌倒）
伸手扶反应			
尽管指示不要用手臂，但手臂仍会活动		是	是（前后跌倒）
启动和执行"伸手扶"动作变慢		是	是（各个方向跌倒）

平衡障碍的老年人需要跨多步恢复平衡的潜在机制是什么？Ochi 等（2014）利用肌电图探讨有跌倒史和没有跌倒史的两组老年女性（平均年龄为 81 岁）跨步反应的特点。有跌倒史比没有跌倒史的老年人的步长更短，跨步速率更慢。有跌倒史实验对象的腓肠肌（足离地前提供跨步推力）肌电图到达峰值的时间更慢，同时跨步时主动肌和拮抗肌同时收缩的情况也增加。研究者认为，有跌倒史的老年人肌肉激活模式的障碍导致其不能仅跨一步就恢复身体稳定。

让受试者不断暴露在仅需跨一步的平衡干扰下，有些习惯用跨多步来恢复平衡的老年人会调整他们的反应，从而让自己能在第四次试验前习得只跨一步（Barrett et al., 2012）。然而，这种形式习得的维持程度仍不明确。因此，在真实环境下（发生在第一次，而非第四次试验）的实用性仍不确定。

还需要注意的是，拄拐杖会影响恢复平衡时伸手抓住扶手（Bateni et al., 2004a, 2004b）。当实验对象拄拐杖或者只是拿着拐杖的手柄时，他们几乎不会伸手抓扶手，如果抓不到扶手，那么就会跌倒。这就表明，当我们手里拿着东西时，神经系统让我们更多关注手上的物品，而不是伸手扶物去维持平衡。

总的来说，这些数据表明有和没有平衡问题的老年人都表现出影响姿势控制的运动系统出现变化，而这些变化会导致个体不能维持平衡。这些运动系统的改变包括：①肌肉力量弱；②协同肌肉在应对不稳定情况时激活的时机和组织障碍；③应对变化的任务和环境需求时，调整动作来恢复平衡的能力有限。

反应性平衡的临床意义

研究表明，评估老年人的下列反应性平衡控制的几个方面很重要：①恢复平衡所使用的运动策略的类型［例如保持原位策略、跨步策略（包括跨一步还是跨多步）还是伸手扶策略］；②反应的时机和速度（例如在患者的胸部施加推力，患者恢复平衡前摆动的时间是否延长）；③肌肉激活的时序（检查关节内协调障碍时可出现，例如恢复时膝关节突然弯曲）；④适应性（例如根据外部干扰力度的变化，调整平衡反应的能力）。

前馈性姿势控制的改变

姿势调整通常是在随意运动之前自动出现来稳定身体。七八十岁的老年人开始出现活动困难，原因是他们丧失将平衡调节融合到随意运动中的能力，例如提起或搬动物品的活动。因此，研究在随意运动情形下年龄对身体自动启动姿势反应能力的影响很重要。在动态的情况下，如步行、提起物品和搬动物品时常常容易跌倒。

首位研究前馈性姿势调整与年龄相关改变的研究人员是苏联的 Man'kovskii（1980），他对比了年轻组（19～29岁）、老年一组（60～69岁）和老年二组（90～99岁）研究对象的前馈性姿势反应和原动肌（随意运动）的反应。实验对象被要求做一项简单一任务，即单腿支撑（姿势反应）时屈另一侧膝（原动肌反应），分别在舒适的速度和快速下进行。结果表明，老年一组和二组在舒适速度的下，姿势性肌肉（对侧股直肌）和原动肌（同侧股二头肌）的反应启动都延迟，但是延迟并没有增加丧失平衡的可能性。然而，在快速运动下（图9-7），老年一组和二组都出现：①姿势性肌肉和原动肌相关性下降；②姿势性肌肉和原动肌启动时间差减小。在老年二组，姿势性肌肉和原动肌几乎同时激活。不能在随意运动前充分激活姿势性肌肉，导致研究对象在多次实验中丧失平衡（Man'kovskii et al., 1980）。

在第七章中，我们提到健康成人站立平衡控制时，姿势性反应协同作用启动，在站立位随意运动前，它以前馈性的方式同样被启动。因此，如果让年轻人去拉把手，腓肠肌先激活，接着是腘绳肌、躯干伸肌激活，然后才是原动肌（肱二头肌）。收缩开始的减缓或这些姿势协同作用的激活序列的中断可能会影响老年人进行诸如举起物体的运动的能力。

有一些试验研究老年人前馈性激活姿势性肌肉协同反应的能力随年龄的变化（Frank et al.,

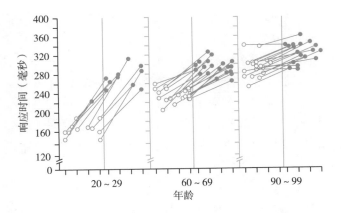

图9-7 前馈性姿势反应（空心圆）和原动肌反应（实心圆）的时机，3个实验组：20～29岁、60～69岁和90～99岁（经许可引自 Man'kovskii NB, Mints AY, Lysenyuk VP. Regulation of the preparatory period for complex voluntary movement in old and extreme old age. Hum Physiol, 1080; 6:49, Figure 2.）

1987；Inglin & Woollacott, 1988）。其中一项研究设计了年轻组（平均年龄为26岁）和老年组（平均年龄为71岁）的实验对象，根据视觉刺激推或拉位于肩部高度的把手。结果显示，在进行复杂任务时，老年组姿势性肌肉收缩启动的时间比年轻组明显延长。同时，随意运动肌肉启动的时间也随年龄增加而变慢。根据系统理论，老年组随意运动反应时间变慢可能因为肌肉启动延迟和肌肉无力，从而需要时间进一步稳定身体，或者也可能是因为随意运动控制系统本身减慢。由于年轻组和老年组随意运动肌肉启动时间的绝对差异比姿势性肌肉启动时间的绝对差异大，因此老年人的两个系统可能都减慢（Woollacott et al., 1988）。

有一个试验让老年人做"从坐到站"的任务，研究前馈性姿势控制和反应性姿势控制的关系（Pai et al., 2003）。研究设计老年人从椅子上站起时，受到意外向前滑动的刺激。结果发现，经过多次实验，受试者能够提前进行适应性调整（前馈性控制）来改善稳定性。当尝试滑动和非滑动的实验后，他们开始选择两种情况下稳定性都能得到改善的最佳运动方式。研究者认为，可以假设 COM 稳定极限的内在表现引起前馈性稳定控制的改善来解释这些结果。

这些研究的结果表明，很多老年人进行快速有效的前馈性姿势调整存在问题，尤其是之前没有训练过的老年人。随意运动时，比如提起物品和搬东西时，不能稳定身体可能是很多老年人跌倒的原因。

前馈性平衡的临床意义

鉴于前馈性姿势活动障碍常见及其对随意运动表现的不利影响，因此它是评估老年人平衡控制时不可忽视的方面。前馈性姿势控制评估的临床检查如功能性伸展试验，将会在第十一章中阐述。

感觉／感知系统的老化

随着年龄增加，对姿势和平衡控制至关重要的感觉系统的变化是如何导致稳定性下降的？以下部分回顾各个感官系统的变化，并研究这些变化如何悄悄影响稳定性及恢复平衡的能力。

个人感官系统的变化

体感

研究表明，到90岁时踇趾的振动感觉阈值增加3倍（Kenshalo，1979）。一般下肢的振动阈值比上肢增加得更多。事实上，在某些情况下，研究人员报告说他们无法记录来自踝关节的振动反应，因为许多老年受试者无法感知那里的感觉（Whanger & Wang，1974）。

许多研究表明，触觉敏感度随着年龄增加而降低，这是通过触摸刺激的阈值来衡量的（Bruce，1980；Kalisch et al.，2009）。研究人员已经记录了由 Meissner 末端器官和 Pacinian 小体介导的精细触觉和压力／振动感觉的下降。衰老会影响 Meissner 和 Pacinian 小体的数量和质量；然而，人们认为功能主要取决于感受器失去的数量。除感受器损失外，支配外周感受器的感觉纤维也下降高达30%，引起周围神经病变。

这种周围神经病变会增加对其他感觉系统的依赖，例如视觉和前庭系统。对由周围神经病变引起的躯体感觉缺陷患者的姿势反应的研究表明，响应平台扰动的肌肉反应发作潜伏期显著延迟，并且无法调节与刺激大小相关的反应振幅。图9-8A 显示患有周围神经病变的患者和响应平台扰动的健康受试者的 EMG。图9-8B 比较健康受试者的肌肉与神经病变受试者的肌肉发作潜伏期。所有记录肌肉的 EMG 均匀减慢（Inglis et al.，1994）。多发性硬化患者表现出类似于周围神经病变患者的问题（Jackson et al.，1995；Nelson et al.，1995）。

此外，骨性关节炎及其伴随的关节位置敏感性降低导致老年人在睁眼或闭眼的安静站姿平衡时的摇摆增加。然而，它并不影响反应性平衡

220

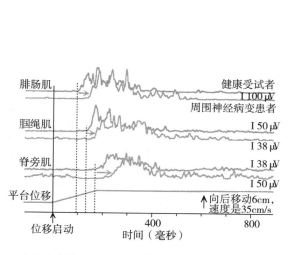
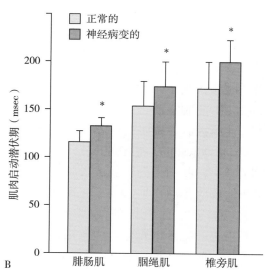

图9-8　A. 来自患有周围神经病变的患者的腿部和躯干肌肉以及响应于平台扰动的健康受试者的 EMG。请注意，来自所有记录肌肉的 EMG 均匀放缓。GAS，腓肠肌；HAM，腘绳肌；PAR，脊旁肌；PLAT，平台位移。B. 对照组受试者（正常）与周围神经病变患者的 GAS、HAM 和 PAR 肌肉的平均启动潜伏期（经许可引自 Inglis JT, Horak FB, Shupert CL, et al. The importance of somatosensory information in triggering and scaling automatic postural responses in humans. Exp Brain Res, 1994, 101:161. ）

（McChesney & Woollacott, 2000）。

视力

对视觉系统的研究也显示类似的功能下降。由于眼睛自身结构的多种变化，很少的光线被传输到视网膜，因此视觉阈值（观看物体所需的最小光线）随着年龄增长而增加。此外，通常会出现视野缺失、视敏度下降、视对比度敏感性下降等问题，导致轮廓和深度感知出现问题（Sturnieks et al., 2008）。白内障和黄斑变性可导致视力丧失，而周围视力丧失可由缺血性视网膜病变或脑病引起。这些与年龄相关的视觉系统的变化影响广泛的功能技巧，包括姿势控制（Pastalan et al., 1973; Pitts, 1982）。例如一些研究表明，当视觉信号被移除时，安静姿势中与年龄相关的摆动增加会变大（闭眼状态）（Patla et al., 1990; Schultz et al., 1993; Sheldon, 1963; Wolfson et al., 1992）。

正如第八章中所提到的，我们可以通过实验移动房间产生的视觉流来创造体位摆动的错觉，以此来测试视觉对平衡控制的影响。通常情况下，年轻人会对视觉流程（visual flow）做出轻微的摆动反应，给人一种摆动的错觉。Wade 等（1995）的一项研究比较视觉流程对老年人体位反应（COP 测量）的影响。结果表明，在这些条件下，健康的老年人比年轻人更容易摆动。作者认为，这可能是由于老年人可获得的躯体感觉信息比年轻人少。

Sundermeier 等（1996）的另一项研究比较视觉流程对年轻人、稳定老年人和不稳定老年人姿势反应的影响。图 9-9A 显示使用的范例，当空间向前移动（a）时，受试者感知到他们在向后摆动（b）和向前摆动（c）以补偿。图 9-9B 显示每个组中个体的 COP 反应。正如你所看到的，根据 COP 的测量，不稳定老年人明显比年轻人或稳定老年人更依赖视觉流程。此外，在空间停止移动后，他们显示出持续的 COP 振荡。研究人员还指出，不稳定老年人在补偿模拟的体位摆动时使用更高水平的全力，因此即使是在面对视觉干扰时，他们也会更多地使用髋关节策略。在分析这些房间运动的肌肉反应特征时，他们发现，当房间远离受试者时，不稳定老年人使用更大的踝关节背伸反应，这导致在向前方向的大量摆动（图 9-9B）。

在一项类似的研究中，Ring 等（1988）在实验对象面前的屏幕上使用一个视觉图像，以制造向实验对象移动的错觉。在这些视觉推演试验中，他注意到，最近跌倒（2 周内）和过去 1 年内跌倒的人比没有跌倒的老年人（65～86 岁）更容易动摇。因此，他得出结论，视觉推送测试可能能够

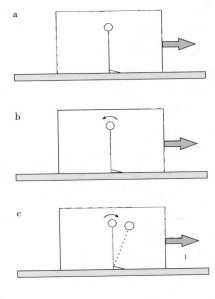

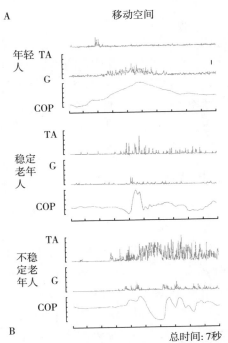

图 9-9　移动空间对主体摆动的影响。A. 空间向前移动（a）引起向后摆动的感知（b）和积极向前摆动（c）。B. 来自胫骨前肌（TA）、腓肠肌（G）和压力中心（COP）运动的 EMG 以及年轻人、稳定和不稳定老年人响应空间运动的时间（经许可引自 Sundermeier L, Woollacott M, Jensen J, Moore S. Postural sensitivity to visual flow in aging adults with and without balance problems. J Gerontol 1996, 51:M49.）

识别出有跌倒风险的老年人。

前庭觉

前庭系统的功能也有所下降，70岁时丧失40%的前庭感觉毛细胞和神经细胞，40～90岁时每10年丧失3%的前庭核细胞（Rosenhall & rubin,1975）。

前庭系统的功能之一为它是一个绝对参考系统，可以与其他系统（视觉和躯体感觉）进行比较和校准（Black & Nashner,1985）。前庭系统在视觉和躯体感觉系统冲突时对平衡控制特别重要。随着年龄增长，前庭功能的下降会导致这个绝对参考系统不那么可靠，因此神经系统将难以处理来自视觉和躯体感觉系统的矛盾信息。这可能是患有前庭缺陷的老年人在视觉和躯体感觉输入相互冲突的环境中出现头晕和不稳定问题的原因。

除了前庭系统作为绝对参考系统的功能外，前庭输入也有助于自动姿势调整的幅度以应对平衡风险的自动姿势调整的幅度。因此，有前庭功能缺陷的老年人会表现出不适合的小的姿势反应（Allum et al.，1994）。

多重感觉缺失

多重感觉缺失是一个术语，用来描述对平衡和移动功能重要的不止一种感觉的丧失（Brandt & Daroff，1979）。在许多有多重感觉缺失的老年人中，因为对姿势控制很重要的所有感觉系统都有大量的损伤，用其他感觉来弥补失去一种感觉的能力是不可能的。

姿势控制的感觉系统

除了在特定的感觉系统中显示功能下降外，来自许多实验室的研究表明，一些老年人在姿势控制的感觉信息严重减少的情况下比年轻人更难保持稳定（Brandt & Daroff, 1979；Horak et al., 1989；Peterka & Black, 1990-1991；Speers et al., 2002；Teasdale et al., 1991；Toupetet al.,1992；Wolfson et al., 1985；Woollacott et al., 1986）。

为了理解视力对老年人静态姿势中控制摇晃的作用，研究人员检查视力条件改变时的摇晃情况。当年轻人闭上眼睛时，他们的身体摆动略有增加，健康老年人也是如此（Teasdale et al.，1991；Woollacott et al.，1986）。

此外，当他们睁开眼睛时，健康老年人站立在柔软的表面（如泡沫）上时通常与年轻人一样

稳定，这种情况会降低报告身体摆动的体感输入的有效性。然而，当要求健康老年人闭上眼睛站在柔软的表面上时，仅使用前庭输入来控制姿势，与年轻人相比，摆动显著增加（Teasdale et al.，1991）。

几项研究通过姿势图测试探讨健康老年人在安静姿势下适应环境变化的能力（Horak et al.，1989；Peterka & Black，1990；Speers et al.，2002；Wolfson et al.，1985；Woollacott et al.，1986）。大多数研究发现，除了在踝关节输入和视觉输入都扭曲或缺失的情况下（条件5和6）外，健康活跃的老年人在体位摆动量方面与年轻人没有显著性差异（图9-10）。在一项研究中，在条件2（闭眼）、4（体感不准确，睁眼）、5（躯体感觉不准确，闭眼）和6（躯体感觉和视力不准确）的老年人中发现胫骨和髋角的变异性增加。作者认为，老年人的摆动增加是由于他们检测平台微小运动的能力下降（Speers et al.，2002）。

当用于姿势控制的视觉和体感输入都减少时（条件5和6），一半的老年人在第一次试验中失去这些条件的平衡并需要帮助。然而，在这两种情况下，大多数老年人能够在第二次试验中保持平衡。因此，他们能够使感官适应姿势控制，但只能在这种条件下进行练习（Woollacott et al.，

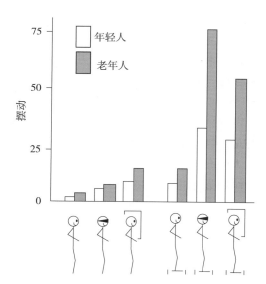

图9-10　年轻人与健康活跃的老年人在6种感觉状况下身体摆动的比较（经许可引自 Woollacott MH, Shumway-Cook A, Nashner LM. Aging and posture control: changes in sensory organization and muscular coordination. Int J Aging Hum Dev 1986, 23: 340.）

1986）。

这些结果表明，当姿势控制的单一感觉的可用性或准确性降低时，健康老年人并不比年轻人摇晃得更明显。然而，与年轻人相比，减少两种感官的可用性似乎对健康老年人的姿势稳定性也有显著影响。

上述变化是神经系统功能不可避免地衰退的结果，还是特定子系统的临界病变导致姿势功能的丧失？

为了确定参与姿势研究的、依旧认为自己健康活跃的老年受试者是否存在临界病变的证据，研究人员给每个受试者进行神经系统检查，然后将临界病变的存在与平衡任务的表现联系起来。尽管所有老年人都认为自己是健康的，但参与该研究的神经病学家还是发现了神经损伤，例如深腱反射减弱、轻度周围神经损伤、胫骨前肌和腓肠肌远端无力，以及人群中许多成人的眼球异常震颤。2个受试者失去平衡，占总失去平衡的58％（Manchester et al.，1989）。

这些受试者没有神经损伤史，但神经科医师诊断他们有中枢神经系统起源的临界病变。这些结果再次表明，特定子系统中的病变在引起老年人失衡中的重要作用，而不是引起平衡表现的普遍下降。

其他研究人员还研究了老年人安静姿势时对不断变化的感官信息的适应（Horak et al.，1989）。第一组老年人活跃且健康，且没有跌倒史（标记为"无症状"）；第二组有跌倒的症状。图9–11显示他们研究的一些结果，表明当视觉信息不准确时，与20～39岁的年轻受试者相比，超过20％的老年人（有症状和无症状）失去平衡（条件3）。40％的无症状老年患者在情况6下失去平衡，当时视觉和体感信息都不准确时身体摆动。相比之下，只有不到10％的健康年轻人在这种情况下跌倒。有症状的老年人在任何受到影响的情况下跌倒的比例都较大，也就是说，在具有误导性的体感提示下（条件4、5和6）。

这导致研究人员得出结论：无法自适应的选择和分配其他定向参考系是导致许多老年人发生姿势控制障碍的关键因素，对于有平衡问题症状的人来说尤其如此（Horak et al.，1989）。

研究感觉系统适应性的另一种方法包括使用平台的旋转运动。这些实验在前面的章节中有

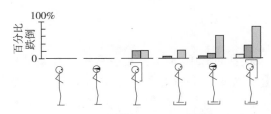

图 9–11　比较年轻人、没有跌倒史的老年人和有跌倒史的老年人的6种感觉状况的跌倒次数。空白框＝20～39岁的成人；黑色框＝成人＞70岁，没有跌倒史；浅色框＝成人＞70岁，有跌倒史（经许可改编自 Horak F, Shupert C, Mirka A. Components of postural dyscontrol in the elderly: a review. Neurobiol Aging 1989, 10:732.）

更详细的描述。对老年人进行平台轮换研究的结果发现，50％的健康老年人在第一次实验中失去平衡。然而，除了1个受试者外，所有受试者都能够在随后的实验中保持平衡（Woollacott et al.，1986）。这一发现可能表明该人群中适应姿势控制的能力较慢。

在许多关于老年人姿势控制的研究中，新场景（环境）的首次实验中发生跌倒的倾向反复出现（Horak et al.，1989；Peterka & Black，1990，1991；Teasdale et al.，1991；Woollacott et al.，1986）。也许这意味着在许多老年人身上出现减缓，而不是完全缺乏适应性。在新场景（环境）中的跌倒倾向也可能是前馈机制受损的结果。与姿势控制相关的前馈过程使选择特定任务或环境所需的适当感觉和运动策略成为可能。

Zettel 等（2008）探讨老年人在平衡恢复期间使用视力清除障碍的能力是否存在与年龄相关的变化。他们发现老年人像年轻人一样，在进行第二次视觉任务时很少向下看以清除障碍，尽管他们通常会有效地清除障碍物。这表明年轻人和老年人都使用存储的视觉空间信息，这些信息是在他们第一次进入新环境时获得的，用于跨越障碍物。

年龄相关的感觉／感知系统变化的临床意义

对姿势控制重要的感觉系统中与年龄相关的变化的研究表明，除评估个体感觉系统的完整性外，在姿势控制期间检查感觉组织和适应能力是非常重要的。评估个体在不断变化的感官条件下保持稳定的能力对于理解在复杂和不断变化的环境条件下维持稳定的能力至关重要。

80 岁的 Eulalia H 夫人通常没有跌倒的问题。她走在城里一条繁忙的人行道上，和朋友聊天，同时带着她刚刚在百货公司买来的一块易碎的水晶。突然，一只狗跑到她面前。她是否能够像她独自走在一条安静的街道上一样保持平衡？

Eulalia 的朋友 Shelby L 先生在过去的 6 个月内从一系列严重的跌倒中恢复过来。这些跌倒导致他失去信心、对跌倒产生恐惧，导致他的活动水平下降，并且不愿意离开自己安全的家。对跌倒的恐惧是否会显著影响我们对平衡控制的感知和移动方式？

确定与姿势控制中认知问题的相关复杂的作用可能是理解一些老年人失去平衡的关键。

正如我们在本章开始所提到的，个体的能力、任务的要求以及人们用来完成任务的策略是影响个体在不同环境中发挥作用的能力的重要因素。随着个体年龄的增长，与 20 岁时的能力相比，他们执行某些任务（例如平衡控制）的能力可能会降低，但他们仍然能够在正常专注的情况下发挥作用。然而，当他们面临需要一次执行多项任务的情况时，例如刚刚描述的那种，他们可能没有执行这两项任务的注意力，因为注意力或信息处理能力和稳健性随着年龄的增长而降低（Gilchrist et al.，2008；Li et al.，2004）。在体弱的老年人中，不能一边说话一边走路（涉及步态和次要认知任务的双重任务）是未来跌倒的预测因素（Lundin-Olsson et al.，1997）。此外，与另一个运动任务（例如携带一杯水或装有物品的托盘）一起执行姿势任务（例如恢复平衡）可能导致许多老年人不稳定（Papegaaij et al.，2012）。研究人员开始探索我们的注意力如何影响我们在不同环境中平衡能力的问题（参见 Woollacott & Shumway Cook，2002 年的综述）。

我们从第七章了解到，随着稳定性需求的增加，维持稳定所需的注意力资源也会增加。问题是，与年轻人相比，老年人保持稳定性需要注意力要求吗？Lajoie 等（1996）比较了在日益困难的平衡条件下年轻人和老年人之间的注意力需求（使用听觉反应时间任务）。结果总结在图 9-12 中，表明即使在最简单的条件下（坐着），老年人的响应时间也比年轻人慢。在最困难的平衡任务（站在狭窄的支撑面）中，老年人的响应时间变得更慢，这表明老年人的注意力需求与年轻人相比在稳定性受到挑战时增加。目前尚不清楚这是否是因为本研究中老年人的注意力资源与年轻人相比有限（或者事实上），姿势控制需要更多的注意力资源。

如果增加姿势任务的难度，老年人需要比年轻人更多的注意力处理，人们可能会问，减少感觉信息是否也需要更多的注意力，以及老年人在这种情况下是否比年轻人有更多的困难。

Teasdale 等（1993）研究坐着的年轻人和老年人的平衡（COP 测量）（对照条件）与睁开眼睛和闭着眼睛站在正常表面与泡沫表面上的对比。泡沫表面用于减少可用于平衡控制的与摆动相关的体感信息。他们还在次要任务上测量响应时间，其中受试者在听觉提示的声音下按下按钮。图 9-13 显示 4 种条件下年轻人与老年人的响应时间。需注意的是，随着感觉信息的减少，年轻人和老年人的响应时间显著变长，但这种影响在老年人中被夸大了。这意味着注意力的数量取决于任务期间可用的感觉输入程度，并且老年人需要比年轻人更多的注意力以执行感觉输入减少的任务。

最近，Doumas 等（2008）询问老年人在感觉组织测试（如上所述）的 6 种感官条件下进行平衡时，特别是当来自不同感官的感官信息发生冲

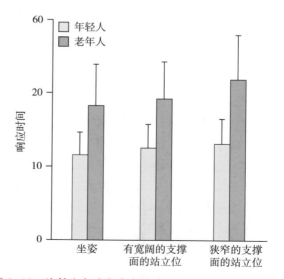

图 9-12　比较老年人与年轻人在 3 种姿势条件下的坐位、有宽阔的支撑面的站立位、狭窄的支撑面的站立位（经许可引自 Woollacott M, Shumway-Cook A. Attention and the control of posture and gait: a review of an emerging area of research. Gait Posture 2002, 16:6, Figure 5.）

突或减少时，如何分担双重任务成本。在这种情况下，认知任务是 N-back 任务，其中参与者连续监视屏幕上的数字串，并且必须说出之前两三个周期看到的数字（根据80％的正确的回应选择难度级别）。他们发现稳定表面的老年人在双重任务条件下的摆动增加40％，而年轻人却没有。然而，在摆动参考条件下，单一任务和双重任务条件下的姿势表现是相同的，双重任务条件下认知任务的成本增加15％。为什么会这样？在稳定的表面上，老年人可以灵活地在双重任务条件下增加他们的摆动，因为他们将注意力转移到次要任务，因为他们完全在他们的稳定极限内。然而，在摆动参考的表面上，即使在单一任务条件下，他们也具有高水平的摆动，因此无法将注意力资源转移到双重任务条件下并且增加摆动，所以他们转移了注意力认知任务，降低了认知任务的表现。这表明健康老年人注意力资源分配的灵活性。

在健康老年人中，与那些有跌倒史的人相比完成一项需要注意的任务如何影响姿势摆动？许多实验室已经研究过这个问题（Redfern et al.，2001；Shumway-Cook et al.，1997c；Shumway-Cook &

Woollacott，2000）。Shumway-Cook 等（1997c）研究年轻成人、健康老年人和有近期反复发作史的老年人在执行认知要求严格的次要任务时，执行不同难度的姿势任务（站在正常表面与泡沫表面上）的能力。他们发现在同时进行姿势任务和认知任务期间，年轻成人、健康老年人和平衡受损老年人的姿势稳定性测试比认知测试的表现有所下降。有趣的是，无论是通过增加次要任务还是增加更具挑战性的姿势任务，年轻成人和健康老年人之间的差异只有在任务复杂性增加时才会变得明显。然而，平衡受损的老年人即使在不太复杂的任务条件下也表现出问题。图 9-14 中可以看到次要任务对有跌倒史和没有跌倒史的老年人姿势摆动的影响。每个人都静静地站着，没有任何次要任务（左边是方框）时，有跌倒史的老年人与没有跌倒史的老年人相比摆动更大。当添加辅助任务（句子完成任务）时，与没有跌倒史的老年人（右上方框）相比，有跌倒史的老年人（右下方框）摆动显著增加。

有趣的是，在感官信息被删除后重新整合感官信息的任务导致老年人的注意力需求增加。在一项研究中，视觉和踝关节本体感觉输入被移除

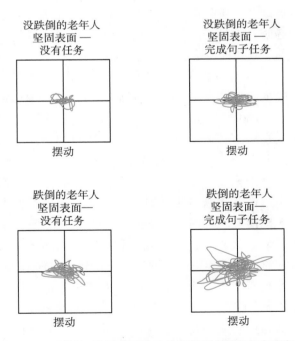

图 9-14　比较无跌倒史的老年人和有跌倒史的老年人站在没有次要任务（无任务）的坚实地面上与站立并完成句子任务（双重任务条件）时 COP 的位移（经许可引自 Shumway-Cook A, Woollacott, M. Baldwin M, et al. The effect of cognitive demands on postural control in elderly fallers and non-fallers. J Gerontol: Med Sci 1997，52A:M237, Figure 4.）

图 9-13　转化响应时间（RT）评分的年轻成人与老年人的双重任务范例组成的响应时间认知任务和在4种感觉条件下进行的姿势任务。随着感觉信息的减少，与年轻成人相比，老年人认知任务的响应时间显著变长。这意味着用于姿势控制的注意力取决于任务中固有的不稳定程度（引自 Teasdale N, Bard C, LaRue J, et al. On the cognitive penetrability of postural control. Exp Aging Res 1993;19:8.）

225 或扰动突然增加，老年人显示出比年轻人更快的COP速度。尽管事实上感觉信息的可用性增加了，但是提高的COP速度表明，与年轻人相比，老年人的感官权重需要额外的注意力（Teasdale & Simoneau，2001）。

这些实验检查在安静站立情况下老年人的注意力限制条件，但是了解老年人在站立位从干扰中恢复是否比年轻人需要更多的注意力也是很重要的，因为这会增加老年人在这些情况中跌倒的可能性。为了探索这一点，Brown等（1999）要求老年受试者和年轻受试者在没有次要任务或者在进行数学任务（倒数3个数）时对突然的平台位移做出反应，他们发现老年人对平衡的注意力要求高于年轻人。执行次要任务时，使用跨步策略的受试者会更早地跨步。有趣的是，当执行次要认知任务时，老年人的姿势肌肉反应较小。这也许是受试者需要更早跨步的原因；他们的肌肉反应太小而不能使用原地策略（Rankin et al.，2000）。

在另外一项研究中，Redfern等（2002）研究年轻人和老年人在姿势扰动时注意力的时间动态，要求参与者在平台扰动开始后的不同延迟下执行简单的视觉或听觉的反应时间任务。他们发现，在平台运动之前和期间，老年人的响应时间减慢（更多的是听觉信号，而不是视觉信号）；然而，在扰动后的250毫秒，这些影响消失了。

这种类型的研究被延伸以比较次要任务对平衡受损的老年人从扰动中恢复平衡的影响（Brauer et al.，2001，2002）。结果表明，平衡受损的老年人在双重任务条件下恢复稳定姿势的时间比单独进行姿势任务时的恢复时间要长。当需要代偿跨步来恢复平衡时，所有受试者的响应时间都比用原地策略恢复平衡时间长，而平衡受损的老年人比年轻人的响应时间更长（双重任务图见图

226 9-15A）。作者指出，年轻人和平衡受损的老年人之间的这种差异可能与两项任务的优先顺序有关，而不是与注意力需求有关，因为老年人在反应时间任务之前完成跨步，而年轻人则同时完成两者。

与年轻人相比，健康的老年人和平衡受损的成人在双重任务范式中采取代偿跨步时也显示出延迟的肌肉反应和降低的反应幅度。如图9-15中的B和C所示。注意，在双重任务条件下，年轻人、健康的老年人和平衡受损的老年人的腓肠肌反应的开始时间延迟（B），健康的老年人和平衡

受损的老年人的肌肉反应幅度降低（C）。

虽然许多研究已经探索有跌倒史和无跌倒史者在姿势表现上的差异，但是很少有研究探讨害怕跌倒对平衡控制的影响。现在有实验证据表明，焦虑和害怕跌倒影响老年人在平衡控制测试中的表现（Maki et al，1991；Tinetti et al.，1990）。因此，老年人可能根据他们对姿势威胁程度的感知来调整姿势控制的策略。所以，那些对跌倒有很大焦虑的老年人对自己的平衡能力水平缺乏认知，他们的行动方式将反映这些认知。需要更多的工作来充分了解跌倒恐惧与姿势控制之间的关系。实验活动9-2应用了本章中讨论的许多概念。

了解与年龄相关的姿势障碍的案例分析方法

Bonnie B是一位90岁的妇女，多次跌倒导致其平衡受损，其中2次需要住院治疗。Bonnie独自一人住在公寓里，她有一个家庭健康助理，每周3次来帮她购物、做饭、打扫卫生和洗衣服，总共4小时。Bonnie的主要担忧与她不断下降的平衡能力有关，她因多次跌倒而越来越害怕。

Bonnie有许多潜在的感觉、运动和认知障碍，她的脊柱灵活性降低，限制她躯干旋转的能力。她上、下肢的力量降低，能够抗重力活动，但不能抗阻力活动。她有与年龄相关的视力改变和躯体感觉减退。此外，由于部分前庭功能丧失，她有双侧感觉神经性听力损失和眩晕史。Bonnie有轻微的认知缺陷，影响她的记忆和执行功能。

227 这些感觉、运动和认知障碍都导致她明显的姿势控制受损。Bonnie可以把双脚放在地板上不受支撑地坐着。她能够独立站立，但当她没有扶住步行器时，她就需要密切监护，这提示她站立位的稳态平衡受损。

Bonnie的反应性平衡控制已经受损，她利用上肢来应对小的或大的扰动来恢复稳定，她需要帮助以防止跌倒。研究人员已经证实，像Bonnie这样的老年人反应性姿势活动受损会影响原地策略和跨步策略。受损的策略（原地和跨步）是由于较慢的肌肉反应、近端和远端肌肉之间不适当的短暂协调、较小的幅度以及主动肌群和拮抗肌群增加的协同激活作用。在跨步反应的情况下经常需要跨多步，并且存在频繁的肢体间碰撞，特别是在横向跨步期间。

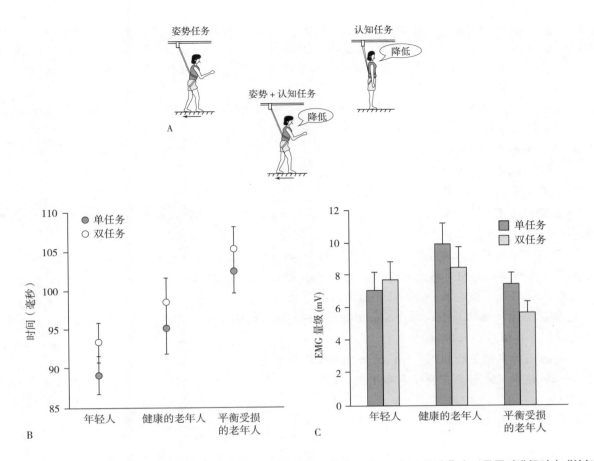

图 9-15 A. 单一任务和双重任务范例。单独评价姿势和认知任务（"姿势任务"和"认知任务"）以及同时进行时（"认知 + 姿势任务"），比较单一任务和双重任务条件下的差异。B. 在单一任务和双重任务条件下，年轻人、健康的老年人和平衡受损的老年人腓肠肌的收缩开始时间。注意，除与年龄和平衡障碍相关的反应延迟外，所有 3 个组都显示出双重任务比单一任务的延迟。C. 在单一任务和双重任务条件下，3 组受试者腓肠肌反应（EMG）幅度的变化。注意，健康的老年人和平衡受损的老年人显示在双重任务条件下反应幅度降低（经许可引自 Brauer SG, Woollacott M, Shumway-Cook A. The influence of a concurrent cognitive task on the compensatory stepping response to perturbations in balance-impaired and healthy elders. Gait Posture 2002，15:91, Figure 4.）

Bonnie 的感觉组织受损，这会导致她在某些环境中的不稳定。虽然她需要密切的保护，但是她能够睁开眼睛站在稳定的表面上，这时 3 种感觉都可用于控制平衡。当她闭着眼睛站在稳定的表面上时，她摆动得越来越大，且需要帮助。她不能睁开眼睛或闭上眼睛站在泡沫表面上。这种模式表明，当用于姿势控制的任何感觉输入减少时，Bonnie 难以保持平衡。这与她抱怨在地毯上或照明差的地方行走时失去平衡是一致的。洗澡时，她必须使用淋浴凳子，因为她不能在闭上眼睛洗头发时保持平衡。

Bonnie 主动控制平衡的能力已经严重减退，这降低她完成任务的能力，例如向前倾去够物或者俯身从地板上拾取物体。她曾在公寓里因试图从地板上捡起东西而跌倒几次，现在用一个辅助装置（延伸够物器）帮助她从地板上捡起东西。即使有步行器，她也无法在没有帮助的情况下上楼或下楼。研究人员已经发现，许多老年人有与随意运动相关的前馈姿势调整的延迟。

最后，Bonnie 在双重任务条件下维持平衡时存在显著问题。这归因于几个方面，包括注意力降低以及与维持稳定相关的注意力需求增加，即使在最简单的姿势条件下。

正如你所看到的，许多因素导致 Bonnie 的平衡控制受损。这其中的一些因素反映对平衡控制很重要的系统中与年龄相关的变化。其他因素与衰老的关系不大，更与久坐的生活方式有关。平衡障碍显著影响 Bonnie 的生活。她的独立性减退，并且她未来跌倒的可能性显著增加。因为她有几次跌伤，她非常害怕再次跌倒，因此限制了

实验活动 9-2

目标： 通过访谈过程，探讨健康的老年人与平衡受损的老年人的平衡能力，并界定导致他们当前功能状态的可能事件。

步骤： 在社区里找两个可以受访的老年人，一个活跃且平衡能力强，另一个有平衡问题和跌倒史。在访谈中，请回答以下问题。

1. 你的年龄是多少？

2. 你定期锻炼吗？如果是，多久 1 次？

3. 你有没有影响你平衡能力的医学问题？

4. 让他们试着站成一前一后的 Romberg 姿势（一只脚在另一只脚前面）20 秒。对他们的尝试进行计时。

5. 让他们从椅子上站起来，走 10 英尺（约 3.048m），转身，然后走回去，坐在椅子上。用秒表来记录完成任务所需的时间［站立行走计时测试（timed up and go, TUG）］。

任务： 根据以下信息写一份对每个老年人的评价。

1. 你认为你访谈的每个人符合 Spirduso（2005）标准的哪一项：身体优秀、身体健康、身体独立、身体虚弱、身体依赖？

2. 与他们的实际年龄相比，你认为他们的生理年龄是多少？

3. 比较他们完成静态平衡任务和 TUG 测试时的表现。在 TUG 测试中，他们是如何从椅子上站起来的？

4. 你认为影响他们目前平衡状态的因素是什么？

她的活动水平。

总结

1. 许多科学家认为，导致衰老的因素可以被认为是主要或次要的。主要因素如遗传学因素，会导致神经系统功能的必然下降。次要因素是经验性的，包括营养、运动、损害和病理因素。

2. 所有领域的研究人员发现老年人在功能上存在很大的差异性，这表明关于身体能力下降的假设不能概括所有老年人。

3. 意外伤害是老年人死亡的第五大原因，而跌倒造成其中 2/3 的死亡。老年人跌倒有多种影响因素，包括内在的生理和肌肉骨骼因素及外部的环境因素。了解身体姿势和平衡能力下降的作用是帮助预防老年人跌倒的关键所在。

4. 老年人通常表现出反应控制受损，肌肉反应发生延迟，反应幅度较小，导致恢复平衡所需的时间较长。在前馈或主动平衡控制期间，姿势反应的激活常常被延迟，导致进行诸如抬腿或开门等任务时的不稳定性。此外，当用于平衡控制的感觉输入减少或受损时，老年人难以维持平衡，会过度摆动或失去平衡。最后在双重任务条件下，由于姿势反应受损，会发生许多跌倒。

5. 许多因素会导致有失衡和跌倒症状的老年人的平衡控制能力降低。研究人员已经记录了与平衡控制有关的所有系统的损害；然而，没有一个可预测的模式涵盖所有有跌倒史的老年人的特征。

6. 从积极的方面来看，许多老年人的平衡功能与年轻人的平衡功能相当，这表明平衡能力下降并不一定是衰老的必然结果。像运动这样的经验因素可以帮助维持良好的平衡，并减少随年龄增长而增加的跌倒的可能性。

实验活动任务参考答案

实验活动 9-1

反应将有所不同，这取决于受访者。

实验活动 9-2

结果将有所不同，这取决于受访者。

第十章

异常姿势控制

学习目标

通过学习本章，读者应该能够掌握以下内容。

1. 探讨神经系统损伤患者的稳态平衡的改变，并描述导致稳态平衡受损的部分因素。

2. 探讨神经病理学对于静态站立、坐位下遭受意外干扰时恢复稳定的姿势运动策略的作用。举例说明次序和时间问题对姿势运动反应协调的影响及讨论神经病理可能导致的这些类型的问题。

3. 探讨受损的节段性躯干控制对坐位下稳态性、反应性及前馈性平衡控制的作用。

4. 探讨前馈姿势控制受损对自主运动的影响；讨论神经病理可能导致的该类型的问题。

5. 描述不同类型的感觉问题对稳态性、反应性及前馈性姿势控制的作用，并阐述对姿势控制来说非常重要的感知觉的损伤。

6. 探讨不同类型的认知问题对稳态性、反应性及前馈性姿势控制的作用。

7. 比较脑卒中、帕金森病、脑瘫、小脑共济失调和多发性硬化等不同疾病的患者中的姿势控制缺陷。

引言

平衡对人们维持日常生活活动（activities of daily living, ADLs）能力的独立至关重要。姿势控制受损导致稳定性缺失，给神经系统疾病患者的日常生活造成极大的不良影响。稳定性受损的后果包括功能性独立能力的丧失、ADLs活动的参与减少或受限、能够安全完成ADLs活动的自信降低、跌倒的风险增加等。

神经系统疾病患者中跌倒的发生

跌倒是神经系统疾病患者人群中的一个重大问题，其跌倒的发生率因诊断病因和场所的不同而有所差别。脑卒中幸存者中发生跌倒的概率为25%～46%，似乎成为脑卒中恢复过程中全阶段存在的难题（Ashburn et al., 2008；Divani et al., 2009；Nyberg & Gustafson, 1997；Teasell et al., 2002；Ugur et al., 2000）。脑卒中后跌倒的发生因不同的场地设置和敏捷度而不同，急性脑卒中幸存者中的跌倒发生率为36%，在社区居住的慢性脑卒中幸存者的跌倒率则为46%（Divani et al., 2009；Kerse et al., 2008；Lamb et al., 2003；Nyberg & Gustafson, 1997）。很多的跌倒事件发生于患者执行复杂的步行任务期间。无法安全地越过障碍物的步行则被认为是脑卒中患者跌倒的一个预测因素（Said et al., 2013）。

将近15%的跌倒事件需要医疗照护（Divani et al., 2009）。据报道，由于瘫痪侧和健侧肢体出现骨质疏松概率的提高（Jorgense et al., 2000；Poole et al., 2009；Ramnemark et al., 1999），跌倒的发生使得髋骨骨折的风险增加4倍（Smith et al., 2001）。

跌倒同样是帕金森病（Parkinson's disease, PD）的一个显著难题，跌倒率高至40%～68%不等（Ashburn et al., 2001；Bliem et al., 2001；Gray & Hilderbrand, 2000；Wielinski et al., 2005；Wood et al., 2002；Woodford & Walker, 2005）。此外，多发性硬化（multiple sclerosis, MS）患者也是跌倒的高风险人群（Cattaneo et al., 2002；Finlayson et al., 2006；Matsuda et al., 2009；Nilsagård et al., 2009a, 2009b；Peterson et al., 2007, 2008）。和高龄人群的跌倒类似，大部分神经系统疾病患者人群中跌倒的发生和其活动性有关，通常发生于步行、转移、

爬楼梯的过程中（Forster & Young, 1995；Lamb et al., 2003；Matsuda et al., 2009；Nilsagård et al., 2009a,2009b；Teasell et al., 2002）。

研究发现平衡受损是患有神经系统疾病的人群发生跌倒的一个重要危险因素，因此强调针对该人群的平衡控制能力的恢复非常重要（Ashburn et al.,2001；Bloem et al., 2000；Finlayson et al., 2006；Harris et al., 2005；Hyndman & Ashburn, 2003；Marchese et al., 2003；Matsuda et al., 2009；Nilsagaard et al.,2009a, 2009b）。在治疗性环境中，能够重获姿势控制来提高平衡能力要求一个概念性框架，该框架涵盖正常姿势控制所需的生理基础信息以及不稳状态的知识基础。

我们对不稳状态的生理基础的理解来源于监测姿势控制在不同的神经病理状态例如脑血管意外后的偏瘫、脑外伤、PD、MS、小脑疾病以及发育性功能障碍如唐氏综合征、脑瘫等的研究。这些研究增进对不同类型的感觉、运动及认知性问题的理解，提示受损的稳态性、反应性、前馈性姿势控制的重要性。我们可以看到，同一类型的姿势控制问题（如姿势反应的启动延迟）经常可以发生在很多不同类型的神经系统疾病中。

我们从探索神经系统功能缺陷患者中的姿势控制的运动系统的问题开始。姿势控制的运动系统可能影响以下能力：①维持在某一稳定位置（稳态平衡）；②干扰后恢复稳定性（反应性平衡）；③通过提前激活姿势肌肉来预防可能出现不稳的自主性运动（前馈性平衡）。我们还将回顾针对感觉或感知障碍对上述姿势控制的 3 个方面的影响的研究。最后，审视认知问题对姿势控制的作用的相关研究。本章将总结病例讨论中的姿势控制问题，从而提供关于不同神经系统疾病诊断中发现的姿势控制障碍类型的理解。

运动系统的问题

导致异常姿势控制的运动系统的问题同时包括神经肌肉系统和骨骼肌肉系统的损伤。许多常见的源于神经病理的神经肌肉系统和骨骼肌肉系统的问题已经在第五章详细阐述，因此在此不再重复。本节的焦点将着重于影响激活和协调肌肉活动的能力的问题，而这个激活和协调能力则是为保持、恢复或预防站立或坐位时稳定性的

丧失。

稳态平衡受损

稳态平衡受损所引起的无法维持稳定的站立位或坐位状态，为神经系统疾病患者带来很多的功能性后果。由于不能维持在一个稳定的体位，患者移动时经常需要使用手臂来支撑和平衡，因此限制用手臂来完成日常生活中的功能性任务。此外，受损的稳态平衡增加跌倒和损伤的风险。如第七章所言，稳态平衡性 / 稳定性的有利因素有很多，其中包括身体对线、肌肉和姿势张力以及控制自发性摆动的运动策略等。

对线

身体的对线指的是不同身体节段间的关系以及身体相对于地心引力和支撑底面所处的位置。身体不同节段相对于支撑底面的对线很大程度上决定了需要多大的力来支持身体对抗地心引力。此外，对线还决定一系列用于有效控制姿势的运动策略。原始位置改变或对线改变是神经系统功能缺陷患者的常见特征。对线异常可以反映身体某个节段相对于另一个节段的对线改变或者是重心相对于支撑底面的对线变化。

PD 患者特征性的弯腰姿势就是身体节段相对于垂线面的对线变化的一个例子。其弯腰的姿势是由躯干的前倾和髋、膝关节的屈曲角度增加所导致的。PD 患者的弯腰姿势可能源于神经肌肉损伤，如屈曲性强直和继发性骨骼肌肉系统的限制，如躯干活动减少、脊柱柔韧性降低等（Schenkman, 1990）。

脑瘫的儿童经常表现出许多关节的活动度受限，包括踝关节、膝关节和髋关节。髋、膝、踝关节肌肉挛缩可导致坐位（图 10-1A）和站立位下（图 10-1B 和 C）不典型性的姿势对线。姿势对线影响肌肉如何被募集和协调以恢复稳定性。例如根据 Burtner 等（1999）对痉挛性双瘫儿童的姿势控制的研究报道，痉挛性双瘫的患儿维持一个蹲着站立姿势（髋、膝屈曲位），他们在受到干扰后恢复平衡时表现出显著的下肢和躯干肌肉的协同收缩模式。有趣的是，健康的儿童受试者模仿双瘫患儿做蹲式站立时，应对平台的干扰更多的是启动拮抗肌的激活和收缩。以上现象提示伴与采取蹲式站姿姿势相关的骨骼肌肉系统的限制可能在痉挛性双瘫患者的不典型姿势肌肉反应模

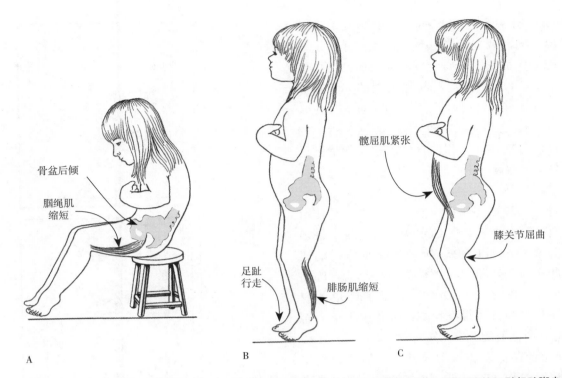

图 10-1　由于骨骼肌肉损伤导致的不典型姿势。A. 坐位过度骨盆后倾以代偿缩短的腘绳肌。B. 腓肠肌缩短引起踮脚尖步态。C. 髋屈肌紧张可导致骨盆倾斜，膝关节屈曲（引自 Reimers J. Clinically based decision making for surgery. In: Sussman M, ed. The diplegic child. Rosemont, IL: American Academy of Orthopedic Surgeons, 1992:155, 156, 158, 并稍做调整）

式中起着重要作用。该部分内容将在本章关于干扰相中的运动策略的损伤部分详细阐述（Burtner et al., 1999；Woollacott et al., 1998）。

异常的对线也可被表述为身体的位置相对于地心引力和支撑面的变化。例如脑卒中患者在保持直立姿势时常出现的负重不对称（weight-bearing asymmetry, WBA）的特征性现象，非瘫痪侧肢体承受身体更多的重量（Duncan & Badke, 1987；Shumway-Cook et al., 1988）。

脑卒中后不对称的对线也可能发展为代偿策略的一部分。比如如图 10-2B 所示，偏瘫患者和健康对照者（图 10-2A）相比，表现出身体节段的外侧移和不对称的负重的特征。这可能是由于躯体认知障碍所致，也可能是为了代偿瘫痪侧肢体的运动障碍，因为患者无法正常支撑身体的重量。我们的两个因脑血管意外导致偏瘫的患者 Genise 和 Jean，站立时都呈现出不对称的姿势。理解上述的这些差别非常重要，因为追求对称的对线对位姿势对偏瘫患者来说未必是一个合理的治疗目标。除非偏瘫患者的功能障碍得到充分改善，否则很难保证其瘫痪侧肢体在负重时不会塌陷。

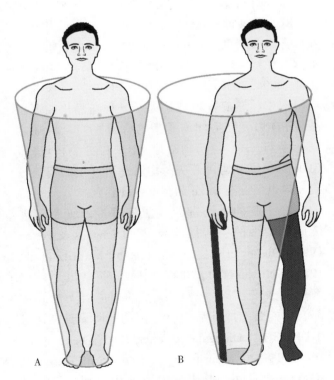

图 10-2　脑卒中患者（B）与健康对照者（A）相比，出现对线两侧不对称及稳定极限

许多患有神经系统疾病的人群站立时，其重心都出现向前或向后的偏移。比如有人报道过老年人因为害怕跌倒倾向于采取前倾的站立姿势（Maki et al., 1991）。然而，其他类型的姿势障碍患者站立时，重心常向后偏移（Shumway-Cook & Horak, 1992）。身体对线的改变会影响姿势控制的很多方面，包括在静止相的身体的摆动和受到干扰后恢复稳定的过程中的肌肉激活方式等。

姿势摆动

在静止相评估姿势稳定性的方式之一是使用单侧或双侧测力板来量化 COP 偏移的特征。许多研究通过观察分析 COP 轨迹来反映身体摆动情况，因此作为姿势稳定性评估的重要标志，Patla 和他的同事（Patle et al., 2002）论证了 COP 的变化也可能与维持身体力线和防止身体由于重力而产生的倾斜所需要的关节力矩有关。

PD 患者存在姿势摆动异常，包括摆动面积及摆动速度增加（Rocchi et al., 2004）。在一些研究已经报道 PD 患者存在侧向摆动的增加（Beuter et al., 2008；Viitasalo et al., 2002），且前后向摆动被认为与正常情况没有明显差异（Viitasalo et al., 2002），然而在另一项研究中摆动则较正常有所增加（Rocchi et al., 2002）。Rocchi 和他的同事表示左旋多巴会加重 PD 患者的姿势摆动异常，而深层脑部刺激则可以改善姿势摆动异常的情况（Rocchi et al., 2004, 2006）。相反，在对 PD 早期阶段的一项研究中，左旋多巴被认为是一种在静止相可以减轻 PD 患者姿势摆动异常的有效方式。图 10-3 表示停药（A）与药物治疗（B）两组中 PD 患者 COP 的变化。是否遵从药物治疗所产生的姿势控制差异也可以在 Mike 的案例中观察到。

在小脑的不同部位发生病理性改变都可能造成特定性的姿势摆动异常（Dichgans & Fetter, 1993；Diener et al., 1984a, 1984b；Mauritz et al., 1979；Sullivan et al., 2006）。有些研究报道，当病理性改变出现在脊髓小脑的前叶（上部和中部）可能会造成前后向身体摆动的明显异常，频率约为 3Hz（Dichgans & Fetter, 1993；Diener et al., 1984a, 1984b；Mauritz et al., 1979；Sullivan et al., 2006）。而脊髓小脑下部出现的病变则与各个方向的姿势摆动异常相关，脊髓小脑－小脑传入通路出现的病变则与低频、大振幅侧向摆动模式有关（Dichgans & Fetter, 1993；Diener et al., 1984a,

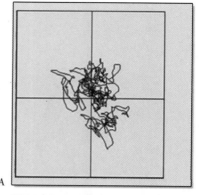

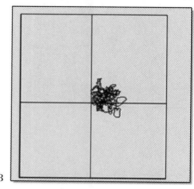

图 10-3　帕金森病早期患者在静止站立时的 COP 变化。A. 不服用左旋多巴。B. 服用左旋多巴（引自 Beuter A, Hernández R, Rigal R, et al. Postural sway and effect of levodopa in early Parkinson's disease. Can J Neurol Sci 2008, 35:67.）

1984b；Mauritz et al., 1979）。最后，在小脑前叶病变患者，姿势摆动在无视觉信号输入的情况下显著增加，而在增加体感系统（轻触觉）额外定向性的信号输入时减缓（Sullivan et al., 2006）。在 John 的案例中，我们发现脊髓小脑发生退变的患者需要较大的面积支撑以完成站立这一活动，当被要求站立时双脚与肩同宽，则可观察到姿势摆动明显增加。

Liao 和 Hwang（Liao et al., 2003）发现 5～12 岁的脑瘫儿童在静止相时摆动增加，并且在闭眼情况下的姿势稳定性可以用来判断粗大运动功能。然而，并非所有的脑瘫患儿都在静止相存在姿势摆动异常。有一项研究纳入 23 例 5～18 岁的患有痉挛性脑瘫的儿童和青少年，其中大多数（14 例）站立平衡无异常（Rose et al., 2002）。

Donker 和同事（Ponker et al., 2007）曾运用一种动态分析来检查 10 例脑瘫患儿及 9 例正常儿童的 COP 轨迹的结构，具体表现为在静止相睁眼与闭眼的同时进行视觉反馈任务，增加外部注意力，从而达到动态分析的目的。他们也表示，与正常儿童相比，脑瘫患儿的摆动幅度更大、更规律（Donker et al., 2007；Roerdink et al., 2006）。此外，提供并发的视觉反馈任务使外部注意力更为集中，从而减少摆动次数和规律性。这与 Wulf 和同事们（Wulf et al., 2001）提出的观点一致，即在执行或学习某项运动技能时，采用集中外部注意力的方式是有益的。相比之下，内部注意力集中（例如将注意力集中到自己身体上）是不利的，因为它扰乱躯体姿势和运动的自动控制（详情参考 Wulf & Prinz, 2001；McNevin & Wulf, 2002；McNevin et al., 2003；Wulf et al., 2001）。

一些研究员量化脑卒中后患者的 COP 轨迹，他们表示患者易在静止相出现姿势不对称及摆动区域增大的情况（DiFabio & Badke, 1991；Genthon et al., 2008；Shumway-Cook et al., 1988）。这些研究表明，脑卒中后 WBA 有多种因素，包括运动功能下降（Bohannon, 1990；Genthon et al., 2008）、非对称肌张力（Pérennou, 2005）和体感缺失（DiFabio & Badke, 1991；Genthon et al., 2008）。此外，空间认知障碍，如与视觉和姿势直接相关的认知受损也可能涉及（Barra et al., 2009；Bonan et al., 2006；Genthon et al., 2008）。

非对称性姿势力线会随着时间的推移而改善吗？大量研究人员已经研究了脑卒中后患者姿势控制的恢复（de Haart et al., 2004；Geurts et al., 2005；Roerdink et al., 2009）。de Haart 等（2004）对 30 例脑卒中后患者进行纵向随访，观察他们的瘫痪侧与非瘫痪侧肢体对于站立姿势控制的影响。该研究使用两个测力板在基线水平（患者能够在无支撑下独自站立 30 秒）分别观察两侧肢体的 COP 变化情况，接着在 2 周、4 周、8 周和 12 周复测。患者要在 3 种不同的情况下进行测试，包括静眼、闭眼和在进行数学任务时（双重任务条件）。恢复初期，在站立相时有明显的左右非对称性，表现为非瘫痪侧肢体的摆动区域增大及摆动速度增加。摆动区域与 WBA 在随访评估中明显改善；然而，非瘫痪侧肢体持续提供绝大部分的动态稳定。随着时间的推移，在 3 种不同条件下的摆动变化情况如图 10-4 所示。作者认为，增加 WBA 和侧向控制（非瘫痪侧肢体主动控制）是对维持稳定站立姿势十分有效的代偿策略，特别是

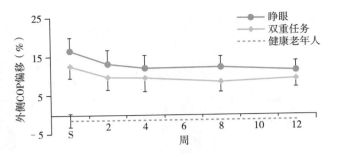

图 10-4　脑卒中患者站立静眼（EO）及进行双重任务（DT）时的 12 周的姿势摆动变化。健康老年人在 12 周的姿势摆动变化也在图中显示（虚线）（引自 de Haart M, Geurts AC, Huidekoper SC, et al. Recovery of standing balance in postacute stroke patients: a rehabilitation cohort study. Arch Phys Med Rehabil 2004, 85:886–895.）

针对具有肢体运动损伤的患者。此外，他们建议，在患有严重肢体运动损伤患者的康复策略中减少 WBA 可能是不可取的，因为这对于有明显运动、感觉及认知障碍的情况是一个合理且有效的代偿策略。

功能性稳定极限

正如第七章所讨论的，姿势控制系统的主要目标是通过控制与功能性稳定极限相关的质心来确保稳定性。稳定性极限是由身体的生物力学决定的，但也受到其他因素的影响，如主观感知、姿势控制能力及环境因素等（Holbein & Redfern, 1997；Mancini et al., 2008）。功能性稳定极限通常要求个人尽可能地向前或向后倾斜身体并记录最大的 COP 偏移来量化该极限值（Adkin et al., 2005；Bartolic et al., 2005；Mancini et al., 2008；Schieppati et al., 1994；van Wegen et al., 2001）。图 10-5 则对比两个成人尽可能前倾或后倾身体到极限时的反应，来探究他们的稳定性极限。其中，男性（图 10-5A）能够向前摆动，然而老年女性（图 10-5B）则会屈曲髋关节来代偿以避免向前移动 COM。当被要求倾斜回到原来的位置时，老年女性不能直接通过摆动身体，而需跨步才能完成（图 10-5C）。

身体自发前倾过程中 COP 偏移的减少常用来判断稳定极限下降，这一观点已经在 MS 患者（Karst et al., 2005）和 PD 患者（Adkin et al., 2005；Bartolic et al., 2005；Mancini et al., 2008；Schieppati et al., 1994；van Wegen et al., 2001）中被报道。使用左旋多巴治疗可以明显提升 PD 患者的功能性

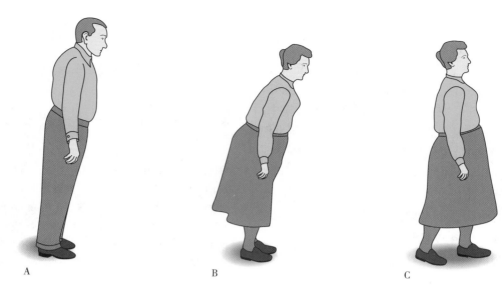

A　　　　　　　　　　　　　B　　　　　　　　　　　　　C

图 10-5　两位老年人的功能性稳定极限。当让老人向前摆动至他的稳定限制范围时，图 A 的老年男性能够向前摆动，使其重心 COM 前移至 BOS 支撑面。相反，图 B 的老年女性弯曲髋关节，没有成功将 COM 重心前移。且当让她向后倾时（图 C），做了跨步的动作（引自 Horak FB, Shupert CL, Mirka A. Components of postural dyscontrol in the elderly: a review. Neurobiol Aging 1989, 10:727-738.）

稳定极限（Mancini et al., 2008）。有一些因素可能会降低 PD 患者功能性稳定的极限的期望值，包括躯干屈曲姿势（Bloem et al., 1999；Mancini et al., 2008）、僵硬程度增加，以及缺少自发的倾斜姿势准备（Mancini et al., 2008）。

坐位稳态平衡

与神经病理学疾病相关的坐位稳态平衡受损的许多相关研究都集中在脑卒中患者身上。在一项前瞻性研究中纳入 93 例受试者，其中 48% 的受试者在康复初期不能独立维持坐位，而在康复末期有 27% 的受试者仍然不能完成（Mayo et al., 1991）。在无支持的情况下进行坐姿任务，急性脑卒中患者相比健康对照组更容易出现不稳定的情况（更大幅度的摆动）（Genthon et al., 2008；Harley et al., 2006）。

坐位平衡已经被证明是脑卒中与脑外伤预后判断的良好指标（Feigin et al., 1996；Kwakkel et al., 1996；Loewen & Anderson, 1990；Morgan, 1994；Sandin & Smith, 1990）。初入院时坐位平衡障碍与移动依赖相关，而在出院及脑外伤 1 年后情况则发生变化（Duong et al., 2004）。Black 等（2000）对 237 例脑外伤患者进行康复治疗，结果发现初入院时的独立能力是出院时功能独立性（functional independence measure, FIM）的最佳预测因子，而与年龄无关。

研究还证实通过开始坐姿的年龄来预测神经病理疾病患儿的步行能力是十分重要的。研究报告表明可以通过在 18～24 个月的坐位来预测痉挛性脑瘫患儿的步行结果（Badell-Ribera, 1985；Wu et al., 2004b）。

坐位稳态平衡的一个重要的组成部分是躯干的控制。医师和研究者们通常将躯干作为一个独立部分来分析。然而，近期的一项研究对此模型提出质疑，他们认为在坐姿控制中躯干节段性控制这一观点是有待商榷的。正如第八章所讨论的，TD 患儿坐位稳态平衡中躯干控制的发展依照从上到下的躯干连续控制的发展（Rachwani et al., 2015；Saavedra et al., 2012）。研究人员已经证明存在神经病理疾病的患者坐位平衡的发展与恢复或遵循相似的模式。如图 10-6 所示，脑卒中患者如果节段性躯干控制不良，则在坐姿下的姿势摆动与提供给躯干的外部支持成正比（下方图）。相反，一个与年龄相匹配的健康对照则表现出较为微小的摆动，因为他具有完整的节段性躯干控制（上方图）。

坐位平衡受损是中度到重度脑瘫患儿的一个重要特征（Saavedra & Woollacott, 2015）。为了证明躯干节段性控制在坐位平衡中的重要意义，研究者们在中度（GMFCS Ⅳ）到重度（GMFCS Ⅴ）脑瘫患儿的 4 个外部支撑（腋窝、中肋、腰部及

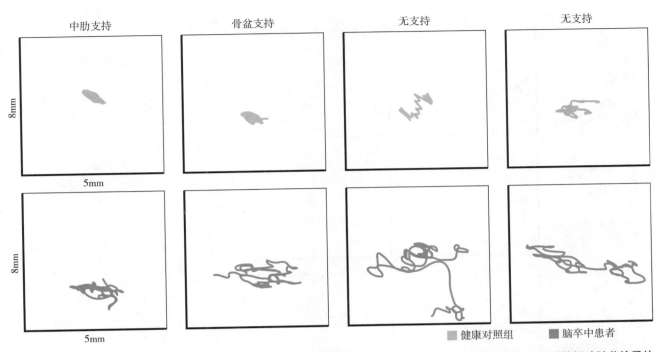

图 10-6 外在躯干支持对坐位下稳态姿势摆动的比较。脑卒中患者的节段性躯干控制较差,坐位姿势下的姿势摆动随着给予的躯干外在支持力度的增加而减少(下方图)。相反,健康的同年龄段的对照组在不同的外在支持下的姿势摆动变化很小,因为他们拥有完整的节段性躯干控制(上方图)(资料来源:Woollacott M,未公开发表的数据)

234

髋关节)对头部与躯干进行量化。对于 4 个部位提供的外部支持情况见图 10-7(左栏)。姿势定位与躯干稳定性的评估是通过计算头部的质心相对于提供支持的垂直基线的角位移而实现的,结果见图 10-7(中间和右侧栏)。如果只有髋关节提供支持,则可以观察到脑瘫患儿(GMFCS Ⅳ 在左侧;GMFCS Ⅴ 在右侧)的躯干稳定性(通过观察头部运动)明显受损,这个结果在图 10-7 的底部显示,该图像追踪与支持基底相关的头部运动(力线与稳定性均显示)。当给予躯干的支持从髋关节增加到腋窝,在中度及重度患儿身上均可观察到躯干稳定性显著增加,因为可以看到头部运动减少。当不给重度患儿(GMFCS Ⅴ)提供支持或提供少量支持时,观察到该患儿无法控制头部或躯干的任一部分。然而,当在高水平(上胸段)给予支持时,在支持水平面以上出现头部和躯干节段的控制。同样,当给予一个中等程度(GMFCS Ⅳ)的患儿在中到低胸段提供支持,可观察到支持水平面以上出现头部和躯干节段的控制。两组患儿在有外部支持的情况下稳定性有了显著提高,其中与支持基底面相关的头部力线之间尚存在差异;对于较轻度的患儿而言,可以维

持头部质心越过支持面,然而较重度的患儿则将头部稳定在支持基底面的前外侧。

这项研究表明,了解儿童头部和躯干控制能力以及坐姿稳态平衡的关键部分是找到这种行为出现的最佳躯干支撑水平(Saavedra & Woollacott,2015)。

稳态平衡研究的临床启示

从研究中可以看出,坐姿或站姿稳态平衡的评估涉及多种因素的检查,包括力线、姿势摆动和稳定性极限。此外,随着我们开始意识到节段性躯干控制的重要性,特别是在坐姿姿势控制中,对控制躯干不同部分的能力的评估将是十分重要的。一种新的临床工具即躯干控制的节段性评估(Segmental Assessment of Trunk Control,SATCo)已经发展为用于检查稳态、反应性和主动坐位平衡中的节段性躯干控制。这一评估手段将在第十一章中详细讨论。

反应性平衡受损

许多研究人员已经开始探索神经功能缺损如何影响姿势协同肌之间的协调,这种协调作用会影响意外干扰运动下姿势稳定性的恢复能力。影

235

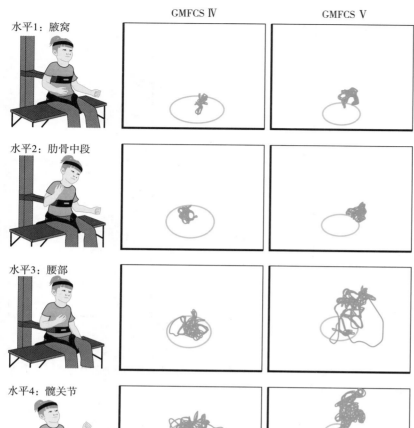

水平1：腋窝

水平2：肋骨中段

水平3：腰部

水平4：髋关节

GMFCS Ⅳ　　　　GMFCS Ⅴ

图 10-7　左侧图用于提供坐位下 4 种躯干支持水平的装置，中间图和右侧图分别是 GMFCS Ⅳ级和 GMFCS Ⅴ级儿童在每个支持水平下稳态坐位时头部 COM 相对于支撑面（圆）运动的轨迹（线）。可以看到，严重脑瘫 CP 的儿童，其躯干稳定性和躯干支持的水平成反比

响肌肉反应协同作用协调的问题可分为：①顺序问题；②及时激活姿势反应问题；③使姿势活动适应不断改变的任务及环境需要的问题。

原地调整策略受损

正如第七章所讨论的，原地调整策略（inplace strategies）被定义为在不改变支持面的情况下恢复稳定的能力。从某种角度来讲，它们被认为是踝关节策略或髋关节策略。

（肌肉）顺序问题。最早的关于运动协调问题对反应性平衡影响的研究之一由 Nashner 及其同事于 1983 年进行，他们研究不同类型的脑瘫患儿的反应性姿势控制。具体内容为使患有不同类型的脑瘫患儿（7～10 岁）站在平台上，该平台在向前或向后方向上运动以扰乱姿势平衡。EMG 与地面反作用力被用来检查造成姿势摆动的相关腿部肌肉的协调性。如图 10-8 所示即为运用 EMG 记录 1 例痉挛性偏瘫的案例。图 10-8 中可显示出痉挛性瘫痪侧与非瘫痪侧的腿部肌肉（腓肠肌、腘

绳肌、胫骨前肌、股四头肌）在应对平台向后干扰产生向前摆动的过程中的活动。非瘫痪侧（标记为正常）肌肉活动的测序在腓肠肌中开始大约 100 毫秒，30 毫秒后伴随腘绳肌的激活；相反，在瘫痪侧肌肉活动从腘绳肌开始，30～50 毫秒后则开始延迟激活腓肠肌。

Burtner 及其同事（2007）还研究痉挛性双瘫患儿以及年龄和发育匹配的儿童的反应性平衡控制。脑瘫患儿较对照组儿童在平台速度较低的情况下会更频繁地踮步调整（或失平衡，由保护带给予外部支持）以维持稳定。此外，脑瘫患儿对肌肉活动扩展至干扰所产生的变化方面存在较明显的问题（Roncesvalles et al., 2002）。患有痉挛性双瘫的患儿 Thomas 的姿势控制部分案例中可以观察到无法在轻微扰动姿势平衡后恢复稳定性。Thomas 无法从任何方向的微小扰动中恢复平衡，不得不通过抓住某个支持物以防止摔倒。

在失衡后姿势肌肉在时点和收缩比例方面出

236

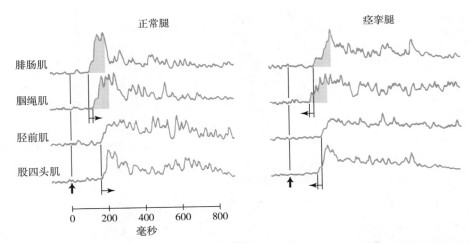

图 10-8　偏瘫儿童在对移动平台向后平移所做出的反应性异常肌肉时序。肌电图结果显示肌肉对向前摆动的不恰当激活，近端肌肉（腘绳肌）较所谓的痉挛的远端肌肉（腓肠肌）提前激活。向上的箭头表示平台运动的启动方向；水平的箭头表示肌肉活动的启动（经许可引自 Nashner LM, Shumway-Cook A, Marin D. Stance posture control in select groups of children with cerebral palsy: deficits in sensory organization and muscular coordination. Exp Brain Res, 1983, 49:393-409.）

现的障碍会造成何种后果？该结果可见于图 10-9 中，即 1 例 TD 患儿与脑瘫患儿的 COP 轨迹。正常儿童的恢复轨迹较短，反映肌肉活动的正常时间和顺序；相反，脑瘫患儿的 COP 恢复轨迹要长得多，而且在方向上有多种变换，反映肌肉反应对反应性平衡的组织结构的损伤。

　　如上文所述，造成痉挛侧腓肠肌的延迟激活有多种因素。鉴于这些儿童存在腓肠肌痉挛，人们预测，当腓肠肌被平台运动牵伸时，腓肠肌会出现过度活动牵张反应。然而，在平台性拉伸作用下，腓肠肌活动缓慢，肌肉活动幅度低于未参与侧。延展的"痉挛"肌肉延迟激活这一发现与其他研究者的研究结果一致，他们表示不能募集和调节痉挛性张力亢进患者运动神经元的放电频率（Badke & DiFabio, 1990；Sahrmann & Norton, 1977）。

　　通过使用支具限制一个或多个关节的运动对肌肉活动的顺序有何影响？关于这个问题的研究可以在知识拓展 10-1 中找到。

　　时序问题也可以表现为在近端协同肌肉募集时出现异常延长时间。这种时序问题已经在唐氏综合征患儿（Shumway-Cook & Woollacott, 1985b）与伴有局灶性皮质挫伤的脑外伤成人（Shumway-Cook & Olmscheid, 1990）中报道过。平台扰动后，近端肌肉延迟激活可以在图 10-11 中观察到，该图将唐氏综合征患儿的肌电反应与年龄匹配的正常儿童进行比较。在正常儿童中，近端肌

图 10-9　正常发育儿童及痉挛性双瘫的脑瘫儿童在应对平台干扰时的 COP 轨迹样本图。空心圆代表在平台运动前的起始位置。实心圆代表由于平台向后方运动所致的最大 COP 向前运动轨迹。最大 COPmax（实心圆）和 COPfin（淡色实心圆）之间的路径是 COP 的恢复轨迹图（引自 Burtner PA, Woollacott MH, Craft GL, et al. The capacity to adapt to changing balance threats: a comparison of children with cerebral palsy and typically developing children. Dev Neurorehabil, 2007,10:249-260.）

肉延迟约为 36 毫秒，而患有唐氏综合征儿童则为 60 ～ 80 毫 秒（Shumway-Cook & Woollacott, 1985b）。与远端肌肉相比，近端肌肉延迟激活的生物力学会造成膝关节和髋关节过度运动。这是因为协同肌的激活时序并不能有效地控制踝关节上产生的力对近端关节的间接影响。

　　共同激活。共同激活是在非常年幼的健康儿童和包括脑性瘫痪（Crenna & Inverno, 1994；Nashner

知识拓展 10-1

踝足矫形器

限制关节的运动对用于恢复平衡的肌肉活动的组织有什么作用呢？临床医务人员经常应用踝足矫形器（Ankle-Foot Orthoses, AFO）来控制痉挛和预防过度的跖屈。常用的矫形器包括很多不同种类，其中包括不允许踝关节运动的静态 AFO，以及螺旋形或铰链形 AFO，它们允许一定范围的动态踝关节运动。Burtner 等（1999）对比静态 AFO 和动态 AFO 对痉挛性双瘫儿童及正常发育（TD）的儿童姿势控制的肌肉协调作用效果。无论是脑瘫儿童还是 TD 儿童，穿戴静态 AFO 对比不穿戴 AFO 或穿戴动态 AFO 时，在保持平衡时尝试使用踝关节策略的比例都显著减少。穿戴静态 AFO 会伴随着显著的腓肠肌启动反应延迟和正常的远端－近端反应次序发生频率减少。结果可见图 10-10，表明用于控制踝关节姿势和运动设备的类型可对用于平衡恢复的肌肉的序列和时间反应产生显著影响。限制踝关节运动的 AFO 将减少踝关节肌肉在稳定控制中的参与，导致平衡控制中髋关节和躯干肌肉的使用增加。

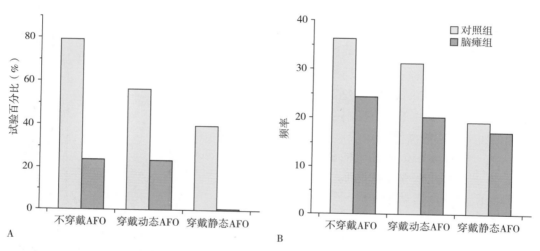

图 10-10　A. 正常儿童（对照组）及脑瘫儿童不穿戴 AFO、穿戴动态 AFO 或静态 AFO 时尝试使用踝关节策略的比例；B 观察到的正常儿童（对照组）以及脑瘫儿童不穿戴 AFO 对比穿戴动态和静态 AFO 情形下的远端－近端肌肉反应的频率。注意到静态 AFO 导致踝关节策略的使用和远端－近端反应的次序调试减少（引自 Burtner PA, Woollacott MH, Qualls C. Stance balance control with orthoses in a group of children with spastic cerebral palsy. Dev Med Child Neurol, 1999, 41:748-757. ）

et al., 1983；Woollacott et al., 1998）、脑血管意外（Duncan & Badke, 1987）、脑外伤（Shumway-Cook & Olmscheid,1990）、唐氏综合征（Shumway-Cook & Woollacott, 1985b）、PD（Dimitrova et al., 2004a；Horak et al., 1992）在内的多种神经功能缺陷患者中一种常见的姿势协调策略。共同激活的特征是肌肉在身体前方与后方同时收缩。

图 10-12 对比老年 PD 患者与正常个体 EMG 反应的差异，可以观察到 PD 患者出现共同激活。关节两侧肌肉的激活会导致身体的僵硬，这是一种低效的平衡恢复策略（Horak et al., 1992）。

Carpenter 等（2004）还报告说，由于 PD 患者存在多方向旋转支持面而导致共同激活增加。这一结果与 Purdue Martin（1967）所进行的 PD 经典研究结果不一致，后者报告 PD 患者缺乏平衡和纠正反应。在倾斜试验中出现僵硬与失衡则表明缺乏平衡反应。将 EMG 电极放置在 PD 患者的肌肉上便于研究员观察患者对轻微扰动的反应，然而采用何种肌肉活动模式对于平衡的恢复是无关紧要的。

姿势反应延迟。研究者们还发现姿势反应明显延迟可能会导致神经功能缺陷的患者出现姿势不稳的情况。目前研究者已经针对由脑血管意

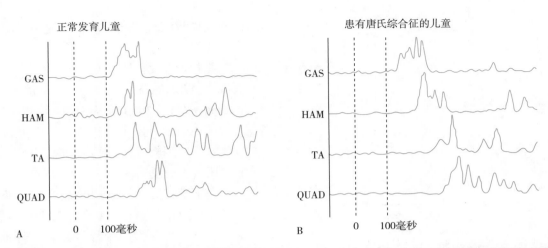

图 10-11　患有唐氏综合征的儿童（B）和匹配年龄的正常发育儿童（A）的肌电反应比较，发现在平衡恢复的过程中近端肌肉激活出现延迟。在正常发育儿童中，近端肌肉的延迟是大约 35 毫秒，而患有唐氏综合征的儿童则是 60～80 毫秒。GAS，腓肠肌；HAM，腘绳肌；QUAD，股四头肌；TA，胫骨前肌（经许可引自 Shumway-Cook A, Woollacott M. Postural control in the Down's syndrome child. Phys Ther 1985, 9:1317.）

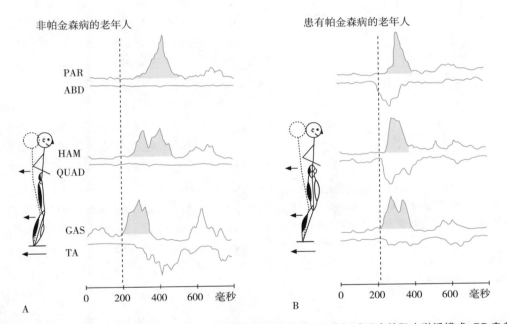

图 10-12　对比非 PD 老年人（A）或 PD 老年人（B）的肌肉激活模式，描述应对向前摆动反应的肌肉激活模式。PD 患者协同收缩髋、膝周围的拮抗肌肉，而非 PD 组则没有。图中显示 EMG 反应和系列反应的示意图。ABD，腹肌；GAS，腓肠肌；HAM，腘绳肌；PAR，脊旁肌；QUAD，股四头肌；TA，胫骨前肌（引自 Horak FB, Nutt JG, Nashner LM. Postural inflexibility in Parkinsonian subjects. J Neurol Sci 1992, 111:49, Figure 1, parts B and C.）

外引起偏瘫的患者的肌肉活动对平台扰动（水平平移和旋转）的反应进行研究（Diener et al., 1984a, 1984b; DiFabio et al., 1986; Ikai et al., 2003; Slijper et al., 2002）。研究者们报道，瘫痪侧肌肉活动的顺序、时间和幅度方面的缺陷。图 10-13 所示为瘫痪患者瘫痪侧与非瘫痪侧肌肉对向前的扰动所产生的 EMG 活动（DiFabio et al., 1986）。观察 EMG 肌肉活动波图，可以发现瘫痪侧远端肌肉的波幅较小，其潜伏期明显长于非瘫痪侧。非瘫痪侧近端肌肉提前激活来代偿瘫痪侧肢体远端肌肉激活延迟。

脑卒中后，患者从扰动状态恢复平衡的过程中，肌肉活动在时序与组织方面出现的问题会增加脑卒中患者的跌倒风险。Marigold 与 Eng 等（2006）研究 44 位脑卒中患者（11 个存在跌倒史，

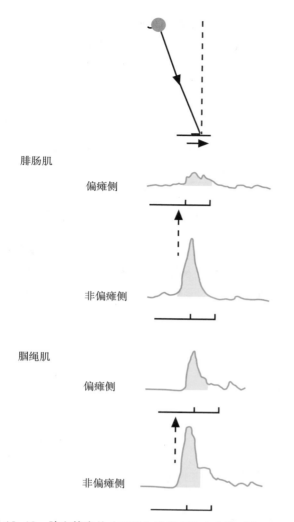

腓肠肌

偏瘫侧

非偏瘫侧

腘绳肌

偏瘫侧

非偏瘫侧

图 10-13 脑血管意外（CVA）后偏瘫患者在应对前向摆动干扰时其瘫痪侧和非瘫痪侧的腓肠肌、腘绳肌的肌电反应。瘫痪侧肢体的肌肉反应减慢且幅度降低（引自 DiFabio RP, Badke MB, Duncan PW. Adapting human postural reflexes localized cerebrovascular lesion: analysis of bilateral long latency responses. Brain Res 1986, 363:259.）

33 个无跌倒史）在前后扰动反应中身体动力学和姿势肌肉的活动（表面 EMG）。如图 10-14 EMG 分析所示，与无跌倒史的患者相比具有跌倒史的患者瘫痪侧肢体的姿势反应波幅更小（分别为 131 毫秒与 119 毫秒）。此外，无论是瘫痪侧肢体还是非瘫痪侧肢体，具有跌倒史的患者近端协同肌肉（右侧股直肌）的激活存在明显延迟，提示协同肌肉之间的耦合功能受损。在脑卒中患者 Genise 和 Jean 的姿势控制中，他们都无法独立恢复平衡，并且均需要肢体协助以避免跌倒。当出现任意方向的轻微扰动时，Jean 用非瘫痪侧肢体寻找支撑来帮助维持平衡。Genise 和 Jean 瘫痪侧下肢都存

在明显的反应性平衡受损，这是复发性跌倒的一个主要因素。

据报道，发育异常包括唐氏综合征（Shumway-Cook & Woollacott, 1985b）和部分类型的脑瘫（Nashner et al., 1983），姿势性活动存在明显的延迟。图 10-15 对比了唐氏综合征患儿及脑瘫患儿（痉挛性脑瘫和共济失调）与健康儿童前向摆动时肌肉所产生的反应。

与对照组相比，MS 患者的姿势反应时间［平均（161±31）毫秒］明显比对照组［（102±21）毫秒］长且双下肢不对称性显著，两者均与躯体感觉传导延迟相关。作者认为，脊髓后柱脱髓鞘是躯体感觉传导延迟的直接原因，这导致大多数 MS 患者出现姿势性反应延迟及失衡的现象（Cameron et al., 2008）。这些结果也支持这样一种假设，即对表面平移的姿势反应很可能是由肌梭的初级和（或）次级传入神经触发的（Stapley et al., 2002）。在 MS 患者 Sue 的案例中，可以观察到即使是轻微的扰动平衡，她也无法恢复平衡状态，需要帮助以防止跌倒。

调整姿势策略的问题。正常的姿势控制需要具备调整姿势策略的能力，以应对任务改变及不同的环境需求。这包括通过实践来改变姿势活动的能力，即所谓的"姿势适应"，以及根据变化的任务条件迅速改变姿势肌肉活动模式的能力，即中轴核心移动能力（shifting central set）（Chong et al., 2000; Horak, 1996）。无法根据变化的任务需求来改变姿势性反应是许多具有神经病理学疾病患者的特征。

维持姿势平衡需要将在空间中维持身体姿势的力调整到合适的大小以适应一定程度的失稳定。这意味着微小的扰动会匹配适当的肌肉反应程度。神经完整的个体使用前馈或预期及反馈控制机制的组合，以增大维持姿势稳定所需的力量。对适应的限制可能是由于各种各样的问题造成的，包括难以增加主动肌的募集数量来适应扰动程度的增大（力量问题），或缺乏对姿势性反应的幅度进行调整以适应不同程度的平衡扰动。

研究者们发现脑瘫患儿在增大扰动幅度及速度时出现明显的姿势性反应幅度调整适应障碍（Roncesvalles et al., 2002）。图 10-16 可观察到主动肌幅度适应性增加的能力受损，并展示 TD 与脑瘫患儿应对 3 种不同水平的扰动所出现的肌肉活动。随着扰动大小和速度的增加，TD 儿童的腓肠

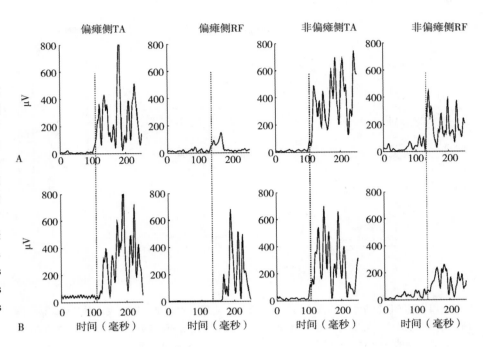

图 10-14 两名脑卒中患者应对向前平移的平台导致的后向摆动中瘫痪侧及非瘫痪侧胫骨前肌（TA）和股直肌（RF）肌肉活动的差异。与非跌倒者（A）对比，跌倒的受试者（B）呈现出瘫痪侧 TA 的较缓慢的启动潜伏，且双侧 RF 的肌肉反应延迟，提示较差的肢体内联合效应（经许可引自 Marigold DS, Eng JJ. Altered timing of postural reflexes contributes to falling in persons with chronic stroke. Exp Brain Res 2006, 171:454, Figure 3.）

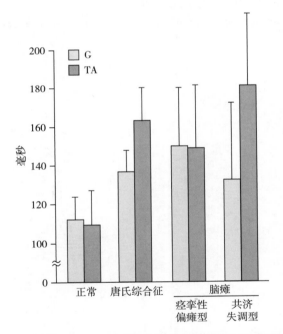

图 10-15 TD 儿童、唐氏综合征患儿及脑瘫患儿（痉挛性偏瘫型、共济失调型）中应对平台干扰的姿势肌肉的收缩启动。神经系统疾病患儿相比 TD 儿童在肌肉收缩启动方面显著减慢。G，腓肠肌；TA，胫骨前肌

肌振幅增加，CP 患儿则无明显变化。这些发现与研究结果相一致，反映下肢肌肉，尤其是远端踝关节肌肉的最大随意收缩水平在脑瘫患儿中明显降低（Wiley & Damiano, 1998）。这表明脑瘫患儿调整肌肉活动幅度下降，会影响随意控制系统及自动姿势反应系统。

有报道称，小脑前病变患者不能对不同大小的扰动进行分级或改变力量（维持身体姿势的力）的输出大小（Horak & Diener, 1994；Horak et al., 1989a, 1990）。单侧小脑发生病理性病变而影响前叶功能的患者在身体受累侧表现出过大的姿势性反应。姿势性反应过大与在出现不稳定状态的起始方向的反方向产生过度代偿的摆动相关。图 10-17 显示小脑前叶损伤患者出现的过大的姿势性反应。与对照组相比，小脑疾病患者的肌电反应幅度更大、持续时间更长。如图 10-17 所示，身体摆动与力矩的检查表明在平衡恢复的过程中，过度活跃的肌肉活动会导致出现力矩过大以及摆动纠正过度（视为全身摆动）（Horak & Diener, 1994）。在 John 的案例的姿势控制部分，可以看到引起全身摆动的过度的姿势性反应。John 可以对微小扰动产生姿势性反应，从而独立恢复平衡。然而，他的身体在重新建立稳定姿势之前都会出现摆动。小脑疾病患者在对多方向的微小扰动的反应中出现过度活跃的姿势性活动已经被报道（Kung et al., 2009）。最后，在 MS 患者中，姿势性反应比正常人大，这可能是因为代偿他们收缩延迟的原因。在 MS 受试者中观察到的更大的姿势反应与小脑性共济失调（Cameron et al., 2008）中观察到的过度姿势性反应相似，但程度相对较小。

中轴支撑受损。PD 患者很难在支撑面条件改变的情况下改变运动策略来适应这种改变（Horak

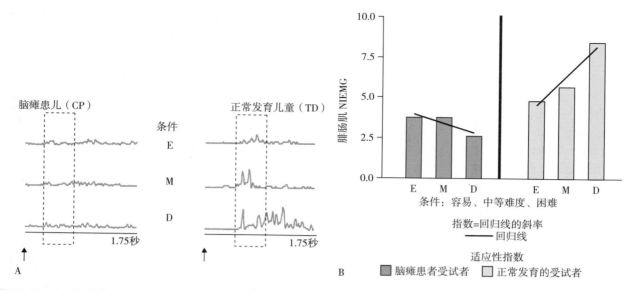

图 10-16　A. CP 患儿和 TD 儿童的腓肠肌表面肌电图，说明难以适应性地增加肌肉活动至容易（E）、中等难度（M）、困难（D）的平台扰动。值得注意的是随着干扰难度增加，肌肉反应的幅度也增加。与此相反，CP 患儿在应对不同程度的平台条件下肌肉活动的水平并无差异。箭头表示平台运动启动的时间。用虚线标记的窗口显示的是用以比较组间儿童反应的 EMG 数据。B. 适应性指数表明每种条件下脑瘫儿童（左侧）、TD 儿童（右侧）组的腓肠肌的平均幅度变化（经许可引自 Roncesvalles MN, Woollacott MW, Burtner PA. Neural factors underlying reduced postural adaptability in children with cerebral palsy. NeuroReport, 2002,13:2409, Figure 1.）

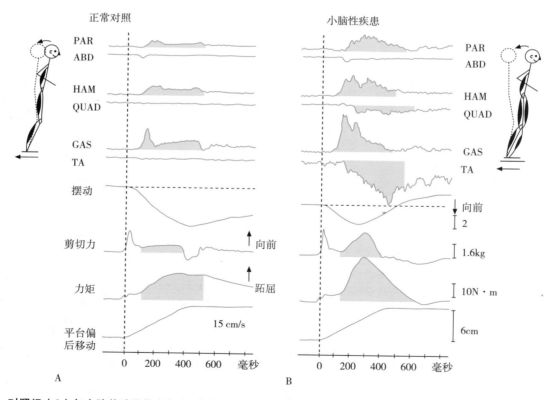

图 10-17　对照组（A）与小脑前叶退化患者（B）的肌电活动。小脑退化患者的肌肉反应过度，也就是说，与对照组相比，小脑退化组的肌肉反应幅度明显增大、持续时间显著增长。ABD，腹肌；GAS，腓肠肌；HAM，腘绳肌；PAR，脊旁肌；QUAD，股四头肌；TA，胫骨前肌（经许可引自 Horak FB, Diener HC. Cerebellar control of postural scaling and central set in stance. J Neurophysiol, 1994,72:483.）

et al.，1992b）。在这篇研究中，要求正常对照组和
PD 患者在不同环境条件下维持坐位平衡，这些环
境条件包括站立于平坦的表面上、双脚同时站在较
窄的木条上以及双脚无支撑的情况下坐在椅子上。
对照组的受试者能够在任务要求改变的情况下进行
快速反应（图 10-18A）。相比之下，当 PD 患者站
立于平坦的表面上时，不能够通过改变复杂运动策
略来恢复平衡；当站立于木条或坐位时，无法根
据环境和任务需求改变而改变其运动方式（图 10-
18B）。研究者认为，这些结果表明基底核起到引发
或设定神经系统以达到目标的作用（Chong et al.，
2000）。PD 患者很难从一个运动转换至另一个运动。
PD 患者改变姿势策略的能力下降在多维度表面干
扰以及改变站立宽度时都可观察到（Dimitrova et

al.，2004a, 2004b；Horak et al.，2005）。

在任务和环境条件改变时不能够改良姿势活动
的情况在许多神经系统疾病患者中都存在，这表明
与姿势灵活性相关的机制分布在众多神经结构中。

受损的支撑策略改变

很少有人研究神经病理学对用于恢复非预期
性干扰的自主跨步（automatic stepping）或扶物支
撑（reach-for-support）策略在组织和时序方面的
影响。大多数与神经病理学患者跨步相关的研究
是在自主跨步环境下完成的，这些内容将在关于
异常活动性的第十四章的步态启动中详细叙述。

King 和 Horak（2008）研究 PD 患者在服药
和非服药状态下侧方跨步的策略。该研究采用一
个可移动的测力台来诱发 PD 患者及健康对照组的

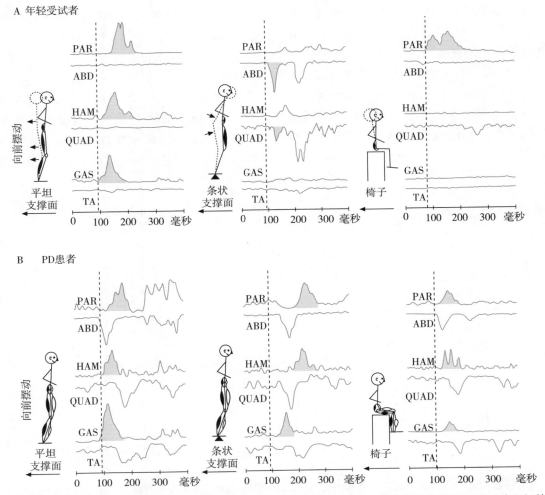

图 10-18 正常和异常姿势设定改变。A. 在不同任务条件下干扰产生的向前摆动时正常的激活活动调节：站立在平坦的支撑面上、
站立在条状支撑面上和坐在椅子上。与对照组中年轻的受试者（A）相比，PD 患者（B）的 EMG 模式提示一种并未根据任务需
求改变的复杂肌肉活动策略。ABD，腹肌；GAS，腓肠肌；HAM，腘绳肌；PAR，脊旁肌；QUAD，股四头肌；TA，胫骨前肌（改
编自 Horak FB, Nutt JG, Nashner LM. Postural inflexibility in Parkinsonian subjects. J Neurol Sci, 1992,111:52.）

侧方跨步。PD 患者采用与健康对照组类似的侧方跨步策略来应对侧方平移；然而，由于 PD 患者缺乏预期性的重心侧方转移并且启动延迟，降低了侧向跨步策略的效能，从而导致显著的平衡丧失（需要辅助）。此外，健康对照组只需单次侧方跨步恢复平衡，而 PD 患者则需要向侧方跨出几小步才能恢复平衡。尽管比采用侧方跨步策略的频率低，两组都采取了交叉策略（crossover strategy）来从侧方干扰中恢复平衡；然而，这种交叉策略常与 PD 患者跌倒相关。

坐位下的反应性平衡

许多研究检查脑瘫儿童及其他类型的发育性运动障碍儿童在坐位下的反应性平衡控制。这些研究运用表面 EMG 来研究不同类型的脑瘫儿童在坐位下稳定性恢复的肌肉激活模式（Brogren et al., 1996, 1998；van der Heide et al., 2004）。这些研究都报道方向特异性姿势反应的出现（身体摆动对侧的肌肉激活）；然而，肌肉募集顺序在这些患儿中并不典型。在脑瘫儿童中并未出现 8～10 个月的 TD 儿童中的自下而上的募集顺序，脑瘫患儿表现出自上而下的募集顺序，并在变换任务内容时出现肌肉活动调节困难。此外，拮抗肌出现较高强度的共同激活。Brogren 等（1996）报道在坐位平衡受到干扰时肌肉募集的反应，见图 10-19。

Washington 等（2004）也发现类似的结果，他们比较 8 个月的 TD 婴儿及有较高风险出现发育迟缓的婴儿在坐位受到干扰时的肌肉激活模式。从大体上来说，高危儿表现出紧张肌（tonicmuscle）比相位肌（phasic muscle）的肌肉活动增加。此外，当高危儿募集相位肌时，将出现方向特异性募集模式，即自上而下的募集顺序，而非自下而上的顺序，共同激活明显。

可通过脊柱控制分段评估（segmental assessment of trunk control，SATCo）进行外部支撑对脑瘫儿童反应性坐位平衡效果的临床测量（测试在第十一章进行详细描述）。中度至重度脑瘫患儿在有较高的躯干支撑时能够出现头部和躯干的反应性平衡控制，可用支撑平面以上在所有方向上使用轻推动作后恢复稳定姿势的能力来判定（Saavedra & Woollacott, 2015）。

那么脑瘫患儿的姿势控制受损是由于生物力学原因（儿童在坐位下呈现屈曲姿势）还是由于神经损伤呢？为了回答这个问题，Brogren 等（2001）对 20 名年龄 3～7 岁、中度至重度的痉挛性双瘫患儿在直立坐位下及屈曲坐位下反应性姿势调整的情况进行研究，试验中对照组为 10 名年龄相当、性别对等的 TD 儿童。重度患儿在平台发生平移时的姿势恢复过程中出现显著的肌肉激活

244

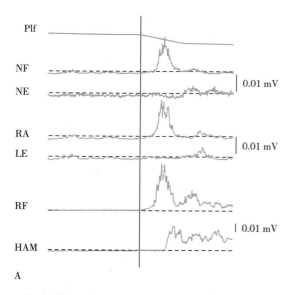
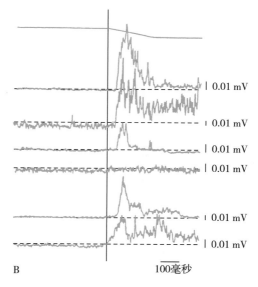

图 10-19　从对照组儿童（A）及痉挛性双瘫患儿（B）记录到的 EMG 对比。坐位下平台向后平移的过程中痉挛性双瘫患儿的肌肉募集顺序与对照组儿童相比存在异常。EMG 记录表明，在向前摆动时肌肉出现不恰当激活，颈部屈肌群及伸肌群（NF 和 NE）与远端躯干肌肉（RA 和 LE）及腿部肌肉（RF 和 HAM）同时放电（经许可引自 BBrogren E, Hadders-Algra M, Forssberg H. Postural control in children with spastic diplegia: muscle activity during perturbations in sitting. Dev Med Child Neurol 1998, 38:381.）

障碍。这包括在向后摆动恢复的过程中方向特异性肌肉激活的丧失，这在直立坐位下比屈曲坐位下更加显著。作者认为，这种屈曲坐位模式可能是许多脑瘫患儿在直立姿势下无法稳定的代偿策略。

有研究针对脑卒中后的成人在坐位时受到非预期性干扰时恢复节段性躯干控制的能力进行探讨。如图 10-20 所示，在应对小幅度的平台干扰时，健康的对照组受试者能够采用原地（只使用躯干）恢复策略来恢复稳定性（图 10-20D）。相比而言，在遇到同样的干扰时，脑卒中患者在无支撑姿势下（图 10-20C）必须采用扶物支撑的方式才能恢复稳定性。当有额外的骨盆支撑时，患者依然需要使用扶物支撑才能维持稳定（图 10-20B）；然而，若在肋骨中部给予外部支撑时，可出现原地恢复策略（图 10-20A）。

反应性平衡损害研究的临床应用

有研究表明，反应性平衡控制障碍显著影响罹患神经病理改变的成人和儿童的功能性独立。影响反应性平衡的因素非常复杂，包括时序、顺序以及对外界平衡干扰肌肉反应的适应性等问题。平衡康复的综合方法必须同时包括反应性平衡的评估和针对提升恢复策略而设计的治疗程序，这些将在下一章中具体讨论。

预期性肌肉控制受损

姿势失控的另一个原因是在稳定性可能丧失的自主运动中，激活姿势性调整的预期性处理丧失。预期性姿势活动极大程度地依赖个体过往的经验和学习经历。

在罹患神经疾病的成人和儿童中，患者无法在自主性预期上肢运动中激活姿势相关肌肉，这些患者包括脑卒中患者（Horak et al., 1984；Slijper et al., 2002）、脑外伤患者（Arce et al., 2004）、儿童脑性瘫痪患者（Nashner et al., 1983；van der Heide et al., 2004；Santamaria, 2015）、唐氏综合征患儿（Shumway-Cook & Woollacott, 1985b） 和 PD 患者（Aruin et al., 1996；Latash et al., 1995；Rogers, 1990, 1991）。

痉挛性偏瘫患儿在自主上肢运动之前启动姿势性肌肉活动的问题如图 10-21 所示。当患儿在站立位下推拉扶手时，与健侧相比，患儿瘫痪侧腿部缺乏预期性姿势活动（Nashner et al., 1983）。

有许多研究报道脑卒中患者在快速上肢运动中存在的预期性姿势调整受损的情况（Garland et al., 2003；Horak et al., 1984；Slijper et al., 2002）。Garland 等（2003）记录脑卒中后发病即刻和康复 1 个月后患者在进行快速上肢前屈运动中腿部和躯干的 EMG。在罹患脑卒中伊始，瘫痪侧腘绳肌激活明显延迟，这意味着预期性姿势调整受损。在康复 1 个月后，患者的预期性姿势调整能力有所提升。图 10-22 显示在康复 1 个月后出现的三种变化模式。在第一组患者中（图 10-22A），瘫痪侧和健侧腘绳肌募集能力都有显著提升，但在上肢加速运动中并无显著变化。在第二组患者中（图 10-22B），仅瘫痪侧腘绳肌募集能力显著提升，但在上肢加速运动中并无显著变化。第三组

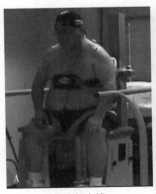 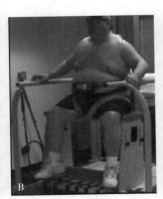 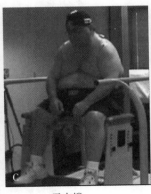 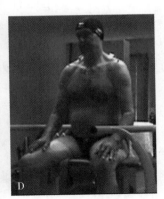

| 肋骨中部支撑 | 骨盆支撑 | 无支撑 | 正常对照组 |

图 10-20　图片显示在坐位下应对平台干扰时外部支撑对恢复策略的效果。在没有支撑的情况下（C），脑卒中患者在小幅度平台干扰时采用扶物支撑策略，而年龄相当的正常对照组则采用原地恢复策略（D）。在有骨盆支撑的情况下（B），与代偿性扶物支撑策略相关的轨迹变得更直、更有效；在肋骨中部支撑时（A）出现原地恢复策略（Woolacott，数据未发表；图片由 Jennifer Rachwani 提供）

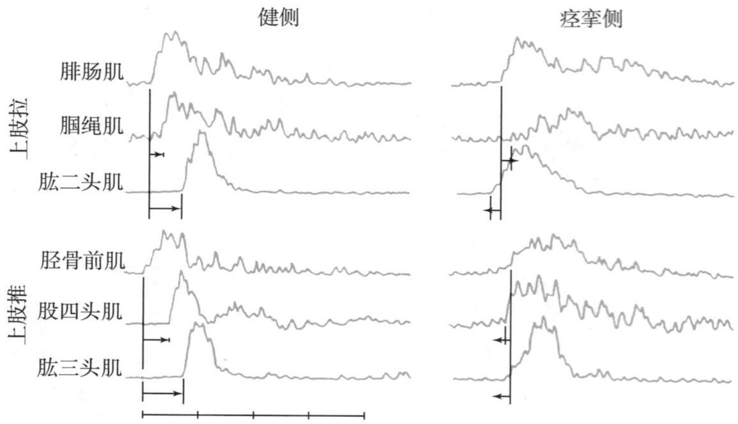

图 10-21　正常和异常的预期性姿势控制。痉挛性脑瘫患儿健侧与痉挛侧上肢（肱二头肌/肱三头肌）和下肢（腓肠肌/腘绳肌和胫骨前肌/股四头肌）肌肉在推、拉任务中肌肉的 EMG 表现情况对比。患儿健侧下肢肌肉反应早于上肢肌肉；相反，痉挛侧上肢肌肉反应早于下肢的姿势性肌肉反应，从而导致失稳（摘自 Nashner LM, Shumway-Cook A, Marin O. Stance posture control in select groups of children with cerebral palsy: deficits in sensory organization and muscular coordination. Exp Brain Res, 1983, 49:401.)

患者中（图 10-22C），患者在上肢加速运动中健侧腘绳肌募集能力显著提升，作者将这种变化称为代偿性恢复。

为什么神经系统一些区域的损伤会影响预期性姿势控制？与预期性姿势控制相关的回路包含许多神经结构，包括辅助运动区、基底核和小脑。因此，这些区域中的任何损伤都可能影响与预期性姿势控制相关的关键通路。

坐位下的预期性平衡

Dickstein 等（2004）在脑卒中患者和对照组人群在完成上肢和下肢自主运动的过程中，观察自主躯干屈曲和伸展时的肌肉活动。他们发现，脑卒中患者在自主躯干屈曲和伸展时的速度都慢于对照组，与非瘫痪侧相比，瘫痪侧的肌肉活动幅度降低并且延迟。在坐位下，与上肢或腿部自主运动中预期性姿势调整相关的躯干肌肉电活动幅度也出现降低和延迟。

在脑卒中患者进行自主够物活动中，若能提供外部躯干支撑，则可减少预期性姿势调整损害带来的影响。图 10-23 为脑卒中患者在不同节段的外部支撑条件下完成自主够物活动间的对比。在无外部躯干支撑的条件下（无支撑情况），够物的轨迹较长且不协调，躯干 AP 活动非常明显（见图 10-23 下方的椭圆形）。在较高节段支撑时（骨盆支撑和肋骨中部支撑），上肢运动轨迹有所改善，躯干 AP 活动减少。最后，在最高节段支撑的情况下（腋下支撑），患者的上肢运动轨迹和躯干 AP 活动与年龄相仿的无支撑对照组（图 10-23B）相似。

脑性瘫痪的儿童在有外部支撑时其自主够物运动也有提高。图 10-24 为脑瘫患儿在 3 种外部支撑条件下够取一个放在身体中线上的物体

的情况。在仅有骨盆支撑的情况下（最右侧图），躯干稳定性受到较大影响（躯干运动显示为右侧底部），够物轨迹不规则（显示为中间行的三维轨迹点）。相比之下，当支撑高度从肋骨中段至腋下时，躯干稳定性和够物轨迹都有所改善（Santamaria，2015）。

EMG 分析指出，与脑瘫程度较重的患儿相比，中度脑瘫患儿所出现的预期性姿势调整与够物动作出现的时间接近。此外，由于躯干控制难度增加，躯干产生预期性姿势调整的能力降低（Santamaria，2015）。

我们可以非常明显地在 Malachi 的例子中观察到外部躯干支撑对预期性姿势控制和上肢功能的效果，我们坐位平衡的学习案例为一名有严重的徐动型/痉挛型脑性瘫痪的儿童。

预期性姿势控制受损研究的临床应用

在许多日常生活活动中，预期性姿势控制是保持活动效能和安全性的关键因素。例如在够物及提举物体等活动中可能存在潜在的失稳性因素（例如较重的杂物包），打开一扇较重的门或者踏上马路台阶都需要激活姿势性肌肉，在自主运动前稳定我们的 COM。预期性姿势控制受损将显著影响这些活动，因此对患有神经系统疾病的儿童和成人进行平衡评估非常关键。此外，例如提供节段性躯干支撑等提升预期性姿势控制的治疗策略将显著提升功能性技巧。预期性姿势控制的评估和治疗的临床策略将在第十一章中讨论。

感觉/感知系统存在的问题

正常的姿势控制需要整合来自视觉、躯体感

衡的控制。此外，感觉问题还会干扰精确内部模型的发育和身体对姿势控制的感知。

感觉问题对稳态平衡的影响

研究者对神经损伤后患者对姿势控制相关的组织和对恰当感觉输入的选择能力的影响进行研究，通过使用电脑控制的测力平台结合周围移动的视觉干扰来进行，这个实验方法是由 Nashner 及其同事首先发明的（Black et al., 1988；Horak et al., 1990；Shumway-Cook et al., 1988）。这个方法在本章的正常姿势控制部分已详细描述，在测试中，测量站立位时感觉信息减少或姿势控制不精确的情况下身体摆动的改变。或者治疗师在诊所使用软性支撑面在视觉圆顶（visualdome）中对感觉适应性进行测试。这个测试被称为临床感觉互动平衡测试（Clinical Test of Sensory Interaction in Balance，CTSIB），测量受试者在 6 种不同的感觉情况下能够站立的时长（最多 30 秒）（Horak, 1987；Shumway-Cook & Horak, 1986）。

当丧失感觉输入后对姿势控制会产生何种影响？因人而异！一些重要的因素包括：①其他感知身体在空间中的位置的感觉能力；②对环境中精确指引的反应能力；③针对朝向做出正确解读并选择感觉信息的能力。目前研究者开始研究当患者丧失一种感觉能力时由其他残余感觉来代偿这种缺失的能力。

如图 10-25 所示，当个体丧失姿势控制的本体感觉信息时，常能在有视觉和躯体感觉信息输入的情况下维持身体稳定。但当视觉和躯体感觉信息减弱时，主要依赖前庭感觉输入（图 10-25 后两种情况）来进行姿势控制，此时受试者可能会出现突然跌倒，可使用总分为 100 分的摆动指数来表示（Horak et al., 1990）。

从功能上来说，存在此类型姿势控制障碍的患者在环境条件较好、支撑面较硬且平坦的表面条件下，在多数平衡测试中可能表现正常。然而，在理想的感觉条件下完成的平衡任务并不能很好地预测个体在复杂环境中发生跌倒的可能性，例如在夜间从卫生间站起来走，以及在光线较暗的环境中走在地毯上等。

躯体感觉信息如何对稳态姿势控制产生影响？当个体丧失姿势控制的躯体感觉信息时通常也能在有视觉和本体感觉信息输入的情况下让身

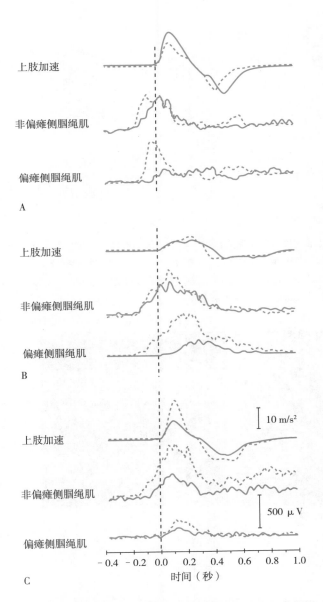

图 10-22　记录脑卒中后立刻（红色实线）和康复 1 个月后（红色虚线）患者在进行快速上肢前屈运动中瘫痪侧和非瘫痪侧腘绳肌的变化模式。A. 在第一组患者中，瘫痪侧和非瘫痪侧腘绳肌募集能力都有显著提升（比较红色实线和虚线），但在上肢加速运动中并无显著变化。B. 在第二组患者中，仅瘫痪侧腘绳肌募集能力显著提升，但在上肢加速运动中并无显著变化。C. 在第三组患者中，患者在上肢加速运动中非瘫痪侧腘绳肌募集能力显著提升，作者将这种改变称为代偿性恢复（引自 Garland SJ, Willems DA, Ivanova TD, et al. Recovery of standing balance and functional mobility after stroke. Arch Phys Med Rehabil 2003, 84:1753－1759, Figure 3.）

觉和前庭系统的感觉信息，提供身体在环境中位置和运动的信息，并在运动中协调各种感觉信息。

感觉方面的障碍可以在任务和环境需求改变时通过影响适应感觉输入的能力来产生对姿势控制的干扰，从而影响对稳态、反应性和预期性平

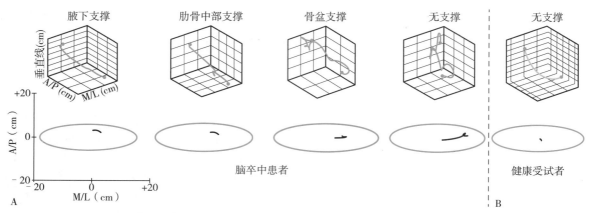

图 10-23   脑卒中患者（A）与健康受试者（B）在不同程度的外部支撑条件下完成自主够物活动间的对比。在外部躯干支撑条件下（无支撑情况），够物的轨迹较长且不协调（最上方轨迹），躯干 AP 活动非常明显（底部图形）。在较高节段支撑情况下（骨盆支撑和肋骨中部支撑），上肢运动轨迹有所改善，躯干 AP 活动减少。最后，在最高节段支撑情况下（腋下支撑），患者的上肢运动轨迹和躯干 AP 活动与年龄相仿的无支撑对照组（B）相似（Woollacott，数据未发表）

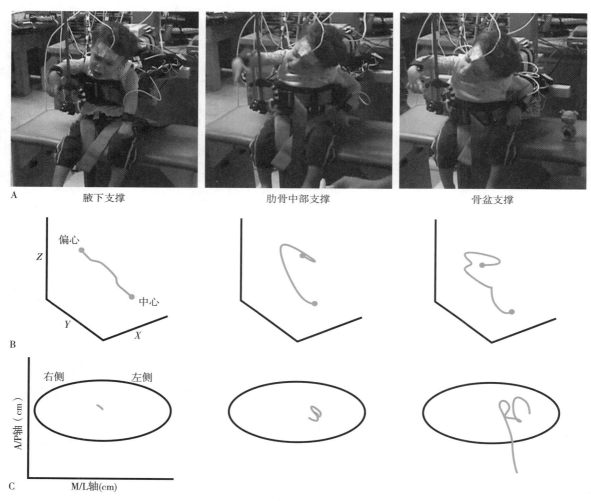

图 10-24   脑瘫患儿（GMFCS 分类为Ⅳ级）在有躯干外部支撑的情况下自发够物能力提高。在仅有骨盆支撑（最右侧图）的情况下，躯干稳定性（躯干数据显示为图中 C 行）受到严重影响（够物时躯干数据显示在以支撑面画出的椭圆中）；够物轨迹（够物轨迹数据显示为图中 B 行）不太直接（以三维轨迹点形式表示）。相比之下，当支撑平面从肋骨中部上升至腋下时，躯干稳定性和够物轨迹都有改善（引自 Santamaria V. The effect of different levels of external trunk support on postural and reaching control in children with cerebral palsy. Ph.D. Dissertation, University of Oregon, 2015, 242 pages; 3700446. ProQuest; http://gradworks. ）

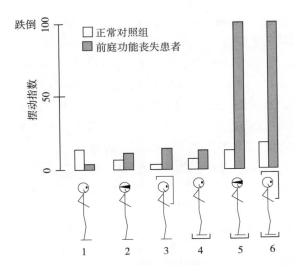

图 10-25　健康对照组和前庭功能丧失患者在进行感觉组织测试（Sensory Organization Test, SOT）的 6 种感觉条件下身体摆动的对比。结果显示，前庭功能丧失患者在失去对姿势控制关键的视觉和躯体感觉（5 和 6）时出现失稳状态（改编自 Horak F, Nashner LM, Diener HC. Postural strategies associated with somatosensory and vestibular loss. Exp Brain Res 1990, 82:418.）

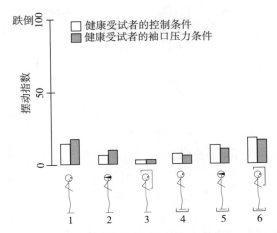

图 10-26　正常受试者在感觉组织测试（SOT）中的 6 种感觉条件下在袖口使用压力带前（白色柱状）和使用后造成局部短暂性缺血时（红色柱状）身体摆动的情况。压力带以下区域躯体感觉的缺失不影响神经无损受试者维持平衡的能力，因为有其他感觉可以代偿以适应这种改变（改编自 Horak F, Nashner LM, Diener HC. Postural strategies associated with somatosensory and vestibular loss. Exp Brain Res 1990, 82:418.）

体维持稳定。Horak 等（1990）对正常成人的小腿和踝部进行挤压充气后直至足踝部的皮肤感觉暂时丧失。如图 10-26 所示，神经系统未受损伤的人群在所有感觉条件下能够维持平衡，尽管来自于足踝部的躯体感觉信息丧失，他们也依然能够有其他可替换的感觉信息输入（视觉或前庭感觉）。

Jeka 等（1996）研究视障人士和盲人中视觉信息对稳态姿势控制的影响。他们对触觉信息是否能够增加盲人的姿势朝向能力非常感兴趣。触觉信息来自提供表面特性（例如摩擦力）信息的皮肤感受器及提供身体运动和位置信息的动力学感受器。在视障个体和盲人中，进行纵排的 Romberg 位置，触觉信息通过接触一支手杖获得。触摸一支倾斜的手杖比用一支垂直于地面的手杖对身体进行外力支撑更能减少姿势摆动。

通过触觉提示（指尖触摸支撑表面）为稳态姿势控制提供额外的感觉信息可以提高一些罹患神经疾病的患者的姿势性稳定，包括大脑病变（Sullivan et al.,2006）、唐氏综合征的成人（Gomes & Berela，2007）、长期站立的糖尿病患者出现的周围神经病变（Dickstein et al.,2001，2003）。研究者还发现，由于周围神经病变而出现感觉缺失

的糖尿病患者对前庭刺激的敏感性提高（Horak & Hlavacka，2001）。研究中所得出的感觉替代机制的类型表明，对于前庭信息慢性丢失的患者来自躯体的感觉输入发生适应性增加（Strupp et al.,1999）。

在一些案例中，由于无法有效组织和选择对姿势控制恰当的感觉输入，从而导致失稳。感觉组织问题可以表现为丧失对空间中的各种感觉信息处理权重的灵活性。这意味着个体可能严重依赖一种感觉来完成姿势控制，例如他或她可能是视觉依赖型或躯体感觉依赖型。当个体处于一个无法获取该种感觉或无法精确表达自我运动状态时，可能会出现失稳的情况。例如一些对脑卒中后患者的研究发现，在恢复早期患者在站立位姿势控制时对视觉信息输入的依赖度增加（Bonan et al., 2004；Geurts et al., 2005）。一些研究报道，随着恢复的进行，在站立姿势控制时依靠视觉输入的程度会下降（de Haart et al., 2004）。但其他一些研究则报道患者对视觉输入的依赖程度增加（Laufer et al., 2005）。

图 10-27 总结伴随感觉输入类型的灵活性丧失而出现的摆动模式。依赖视觉信息来进行姿势控制的个体（在图 10-27 中被称为"视觉依赖"）

趋向于在任何视觉提示减少（例如站立位下闭眼）或不准确（例如站立于存在视觉运动的环境中）的情况下出现摆动异常增加（Black & Nashner，1984a，1984b）。

若个体对姿势控制的躯体感觉输入（支撑面依赖）无法灵活调整，那么当支撑面所提供的信息无法使其建立并维持垂直朝向时，个体将变得失稳（Horak & Shupert，1994）。这可以看作是身体在第4、5和6种情况下的过度摆动（图10-27）。因此，当站立在例如沙地或厚地毯等条件不佳的支撑面，或移动的平面上时，例如斜坡等斜面或船上等，踝关节的位置及其他来自足部和腿部的躯体感觉及本体感觉信息与身体其他部位的朝向相关性将降低（Horak & Shupert，1994）。在这些环境下若姿势控制对躯体感觉信息过度依赖，则会产生失稳。

在环境中无法选择对姿势控制恰当的感觉输入，不能对身体在空间中的位置进行准确反馈，被称为"感觉选择问题（sensory selection problem）"（Horak et al.，1988；Shumway-Cook et al.，1988）。当感觉控制的感觉信息一致时，存在感觉选择问题的个体通常能在环境中维持平衡；然而当不同的感觉信息输入信息不一致时，他们将不能维持稳定。存在感觉选择问题的个体并不一定会出现过度依赖某一种感觉，但常表现出不能准确选择朝向的参照物。因此，他们在感觉朝向参照物不准确的任何环境中都不能够维持稳定性。如图

10-27所示，第3、4、5和6种情况下出现异常摆动。

脑卒中患者中常见感觉选择问题（Bensoussan et al.，2007；DiFabio & Badke，1990；Laufer et al.，2005；Marigold et al.，2004）。Laufer等（2005）使用CTSIB测试，对20名正在接受康复的患者进行感觉组织能力研究。他们对患者在6种感觉情况下站立于力台上的摆动情况进行测量，测试在脑卒中后1个月和2个月时分别进行。试验同时纳入一组年龄相匹配的对照组。试验结果显示于表10-1中。在脑卒中患者中，与睁眼情况相比，改变维持平衡所需要的视觉提示（闭眼或视觉圆顶条件下）时，发病1个月后的患者（T1）在硬质及软质支撑面的摆动程度均增加，甚至在发病2个月后的患者（T2）中还是很明显。研究中发现，睁眼时，患者从硬质支撑面过渡到软质支撑面时，摆动程度并无增加，但健康对照组受试者则不然。这个结果表明，与正常年龄相仿的对照组相比，脑卒中后患者的姿势控制在很大程度上依赖视觉输入。脑卒中后患者在感觉信息改变的条件下无法维持平衡，可在Jean的案例中观察到（姿势控制章节）。尽管她需要看护，但Jean在所有感觉输入都存在时可维持平衡；但当她被要求闭上眼睛时（移除姿势控制的视觉输入），她失去平衡并且需要辅助来预防跌倒。这表明，Jean是视觉依赖型，她依靠视觉输入来进行姿势控制。

在脑外伤患者（Shumway-Cook & Olmscheid，1990）和患有脑瘫（Cherng et al.，1999；Nashner et al.，1983）、唐氏综合征（Shumway-Cook & Woollacott，1985b）和学习障碍（Shumway-Cook et al.，1988）等发育异常的儿童中也可见到感觉组织问题。Thomas是一名脑瘫患儿，他也表现出在感觉条件改变的情况下维持稳定性方面的问题。当他在睁眼和闭眼条件下能够维持一个稳定的姿势时，他却在佩戴视觉圆顶后失去平衡（为平衡提供不准确的视觉输入）。

Gatev等（1996）报道与正常对照组相比，小脑病变的受试者在6种感觉条件下出现更多的摆动，特别是在第5和第6种条件下视觉和躯干感觉输入同时减少时。作者指出，在感觉改变的条件下进行站立平衡测试比正常站立测试（例如睁眼或闭眼站立）的敏感性更高。John是一名小脑功能障碍患者，他在感觉条件改变的情况下维持

	1	2	3	4	5	6
正常						
成人（7～60）	N	N	N	N	N	N
儿童（1～7）	N	N	A	A	A	A
异常						
视觉依赖	N	N/A	A	N	N/A	A
支撑面依赖	N	N	N	A	A	A
前庭觉丧失	N	N	A	A	A	A
感觉选择问题	N	N	A	A	A	A

图10-27 基于感觉组织测试（Sensory Organization Test，SOT）中的6种情况下正常和异常摆动模式与站立姿势控制相关的组织感觉信息问题的分类表，通过动态姿势图进行测试。A，异常摆动；N，正常摆动

表 10-1 对照组及患者在发病后 1 个月（T1）和 2 个月（T2）时在不同站立姿势下的摆动指数（平均值 ± 标准差）

站立姿势	硬质支撑面			软质支撑面		
	睁眼	闭眼	视觉圆顶	睁眼	闭眼	视觉圆顶
对照组	15.6±5.7	18.7±5.7	19.5 ± 6.4	19.7 ± 7.9	30.3 ± 8.8	27.1 ± 4.7
患者在 T1 时	32.5±16.3	43.2±23.8	40.7 ± 21.6	33.9 ± 14.5	45.8 ± 15.2	42.0 ± 16.6
患者在 T2 时	28.3±14.1	43.8±22.5	36.6 ± 20.9	28.8 ± 12.6	49.8 ± 21.6	44.2 ± 15.8

平衡的能力降低，这可以通过他 CTSIB 测试的结果得出。

Cherng 等（1999）报道痉挛性双瘫的儿童和 TD 儿童在任何视觉条件下，当躯体感觉信息可靠（固定的足部支撑面）时，则这两组儿童间的摆动程度无显著性差异（图 10-28，SOT 测试中的第 1、2 和 3 种情况）。相比之下，当躯体感觉信息不可靠时（足部支撑面条件不佳），当视觉输入被剥夺时（闭眼）或视觉信息不可靠时（参照物摆动），痉挛性双瘫患者与年龄相仿的对照组儿童相比在站立稳定性方面表现出更大的显著性差异，这表明患儿存在感觉选择问题。

并不是所有的脑瘫患儿都表现出相同的感觉组织问题。例如偏瘫型患儿与年龄相仿的正常对照组儿童相比在第 1～5 种情况下摆动程度无显著性差异，但在第 6 种情况下较不稳定。这是由于偏瘫型患儿仅能使用健侧来帮助调节摆动。显著共济失调的患者与年龄相仿的正常对照组儿童相比，在 6 种情况下均出现明显摆动。在所有的脑瘫患儿中，在 6 种情况下的表现各异；一些患儿出现非常明显的摆动，而另一部分患儿并未出现（Nashner et al.,1983）。

最后，还有研究报道患有 MS 的成人也存在感觉组织问题（Cattaneo & Jonsdottir, 2009）。在 MS 患者中，感觉组织测试包括 Berg 平衡量表（berg balance scale）、动态步态指数（dynamic gait index）及活动特异性平衡自信程度量表（activities-specific balance confidence scale）。临床平衡测试与其表面并无正相关，因此作者的结论是这些测试评估的是平衡控制的不同方面（Cattaneo & Jonsdottir, 2009）。与这篇研究结果一致，Sue 是一名有 MS 的患者，通过她较差的 CTSIB 测试结果得出，在她感觉改变的情况下存在维持平衡障碍。

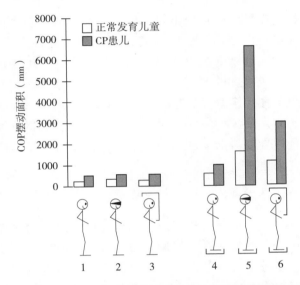

图 10-28 健康儿童和痉挛性双瘫患儿站立位下进行感觉组织测试（SOT）的 6 种感觉条件下的 COP 面积比较（改编自 Cherng RJ, Su FC, Chen JJ, et al. Performance of static standing balance in children with spastic diplegic cerebral palsy under altered sensory environments. Am J Phys Med Rehabil, 1999,78:336‐343. ）

感觉问题对反应性平衡的影响

如第七章中所讨论的正常姿势控制，下肢的躯体感觉输入在反应性平衡中起到重要作用，特别是对支撑面干扰时激活相应的肌肉做出反应。为了观察躯体感觉输入损伤对站立反应性平衡控制的影响，Inglis 等（1994）对糖尿病神经病变患者和健康对照组在平台干扰情况下的肌肉反应进行测试。存在神经病变的患者与健康对照组都表现出相同的远端至近端的肌肉激活模式，但患者的所有肌肉活动都延迟 20～30 毫秒。如图 10-29A 所示的，一位健康对照者与一位存在神经系统病变的患者在平台向后平移时的下肢 EMG 反应对比图。所有 3 组下肢肌肉活动出现的时间均延迟（图 10–29B）。此外，患者还表现出在平台平移速度和幅度变化时对肌肉活动幅度调节能力的损害。结果表明，来自下肢的躯体感觉信息通过两种方式影响反应性平衡控制：①激活中枢组织性姿势协同；②结合个体的既往经验提供直接感觉反馈，作为调节自发性姿势反应大小的关键。

感觉问题对预期性平衡的影响

多数针对感觉问题对预期性平衡影响的研究都是在移动的环境下进行的，在其他章节中会详细讲述。然而，这些研究提供一些有趣的观点。例如在移动中，躯体感觉输入的缺失会对运动适应造成极大的改变，并且会将预期性姿势调整作为一种代偿性策略提前激活（Bunday & Bronstein，2009）。这种感觉损害可能会造成站立位和坐位下预期性姿势活动的提前激活，但需要进一步的研究来验证。

感知觉问题对姿势控制的影响

我们已经讨论了感觉问题对感觉信息的选择和组织的效应将如何影响稳定性、反应性及预期性姿势控制。以下部分将讨论感知觉问题对姿势控制的影响。

对垂直状态的感知

许多研究表明，人类对垂直状态的感知非常精确，特别是在直立姿势下。大脑整合来自视觉、前庭和躯体感觉系统的信息输入来创造与垂直状态相关的感知（Barra et al.，2010）。垂直感知又可细分为不同的组分。主观视觉垂直（subjective visual vertical，SVV）是由受试者在完全黑暗的环境中判断一条可见的明亮线是否是他们认为的与地面呈垂直状态；触觉垂直（haptic vertical，HV）是让受试者在闭眼时触摸一根与地面呈垂直的木棒来判断。主观姿势垂直（subjective postural vertical，SPV）是对头部或身体位置与真实垂直状态的感知，通常在闭眼状态下进行测试。

垂直状态感知损害在许多神经损伤的患者中常见，并与平衡控制损害高度相关。进行平衡康复的临床医师应当知晓感知损害对平衡控制的影响。许多急性脑卒中患者存在 VV 损害，这与平衡障碍（Bonan et al.，2006）和负重不对称（Barra et al.，2009）呈明显相关。VV 的感觉受损在躯体感觉损失患者中更加严重（Barra et al.，2010）。

SPV（个体对自身"直立"状态的感知）在许多神经系统疾病患者中也非常显著。Pe′rennou 等（1998）报道即便在视觉提示存在的状态下，研究中纳入的绝大多数脑卒中患者（19/22）仍

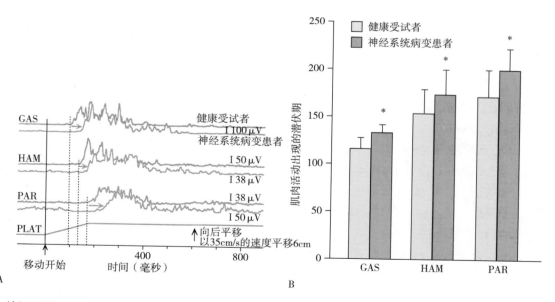

图 10–29　神经系统病变患者（A）和健康受试者（B）在平台向后平移时的下肢肌肉 EMG 活动。神经病变患者下肢的 3 组肌肉出现电活动的时间均晚于健康受试者。GAS，腓肠肌；HAM，腘绳肌；PAR，脊旁肌；PLAT，平台移动（经许可引自 Inglis JT, Horak FB, Shupert CL, et al. The importance of somatosensory information in triggering and scaling automatic postural responses in humans. Exp Brain Res 1994, 101:159–164.）

存在 SPV 损伤。SPV 损伤与年龄、力量减弱的严重程度或痉挛无关，但它与空间忽略的严重性及瘫痪侧的感觉损失程度有关（Pe'rennou et al., 1998）。最后，有证据表明，患者用非瘫痪侧肢体主动将身体推向瘫痪侧（"倾斜综合征"），这可能是姿势垂直感知觉受损的结果。有趣的是，这些患者常表现出正常的视觉垂直（Karnath et al., 2000；Karnath & Broetz, 2003）。

针对感觉 / 感知觉损伤与姿势控制研究的临床应用

这些研究表明，感觉损伤会显著影响姿势控制的各个方面，因此有重要的临床意义。首先，大脑中广泛分布的病理区域会影响对稳态、反应性和预期性姿势控制至关重要的感觉信息组织和选择能力。对于受损的感觉组织和选择问题的研究提醒我们，神经系统疾病患者的失稳是"环境特异性"的。这意味着失稳可能存在于某些环境中，而在另一些环境中并不一定出现。例如脑卒中或脑外伤患者能够在感觉信息非常充分的环境中维持平衡（例如在环境条件良好的情况下站立在硬质的支撑面上），但会在感觉信息不充分的情况下失去平衡（例如站在斜坡或者照明条件不佳的环境中）。这个研究也表明，治疗师在对存在神经系统疾病的患者进行平衡测试时应仔细考虑测试环境。因为患者的姿势性失稳可能不会在理想或者感觉信息充分的环境中（例如睁眼站在硬质的表面上）表现出来，平衡测试应当在更复杂的感觉条件下进行，例如当支撑面和（或）与姿势控制相关的视觉输入被干扰时。感觉组织能力可能不能够通过常用的临床平衡测试来确定，因为这些测试并没有在感觉改变的环境中进行。姿势控制不同方面的平衡测试将在下一章中详细讨论。最后，与身体在空间中的位置和运动相关的感觉信息组织问题会影响与平衡控制相关的感知觉发展，这一点是非常明确的。理解感知觉损害与功能性平衡控制的关系非常重要。因此，平衡康复项目中必须包含对影响平衡控制错误感知的评估和治疗。

认知系统问题

越来越多的证据表明，神经疾病患者的认知损害和姿势控制之间存在相互影响。对于这个领域的研究增长非常迅速。在接下来的部分中，我们将回顾 3 个方面的研究：①平衡自我效能损害与日常生活活动参与之间的关系；②神经系统疾病患者的认知负荷对姿势稳定性的影响；③包括阿尔茨海默病在内的不同类型的痴呆患者姿势损害的研究。

平衡和跌倒的自我效能

平衡损害的后果显而易见，导致患者跌倒的风险增加，并且会丧失功能性独立能力。此外，平衡能力也将影响平衡和跌倒的自我效能，这反映个体对自己在不失去平衡（平衡的自我效能）或跌倒（跌倒的自我效能）的情况下完成日常活动能力的信心。很多研究都报道包括脑卒中（Salbach et al., 2006；Robinson et al., 2011）、MS（Matsuda et al., 2011）和 PD（Rahman et al., 2011）在内的神经系统疾病患者存在平衡和跌倒的自我效能较差的情况，即便是在从未发生过跌倒的患者身上也存在这个问题（Matsuda et al., 2011）。平衡和跌倒的自我效能受损与害怕进行体力活动和日常生活活动受限有关（Bertera & Bertera, 2008；Peterson et al., 2007）。此外，平衡的自我效能是脑卒中后社区活动参与性的主要预测指标之一（Robinson et al., 2011；Schmid et al., 2012）。非常明确是，患者融入日常生活活动的意愿不仅与个体真实的平衡能力有关，而且还与个体的自我认为的平衡能力有关。平衡和跌倒的自我效能的临床测试将在第十一章中讨论。

受损的姿势稳定性和双重任务干扰

在第七章中，在健康的年轻成人中，正常姿势控制需要注意力的参与；注意力需要的程度与正在完成的姿势任务的难易程度有关。那么，是否存在姿势控制损伤的脑卒中患者在维持平衡时需要更多的注意力需求呢？答案是肯定的。图 10-30 对不同的姿势任务如何影响偏瘫患者和健康对照的表现（反应时间）进行总结。第七章中所提到的研究者使用第二任务中表现的改变（本研究中为反应时间）来反映受试者对主要任务的注意力需求。在健康对照组中，坐位、双脚分开站立位或双脚并拢站立位（StandTo）的反应时间无

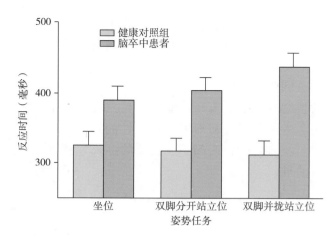

图 10–30　脑卒中患者与年龄相仿的健康对照组在 3 种不同姿势任务下（坐位、双脚分开站立位及双脚并拢站立位）的注意力需求。脑卒中患者次要语言 RT 任务的反应时间（RTs）在所有 3 种情况下均慢于健康对照组。此外，对于脑卒中患者来说，坐立位下的 RT 明显短于另外 2 种站立位下的 RT，但这种现象在对照组中没有发现，这表明脑卒中患者在进行姿势控制时要求更高（经许可引自 Brown LA, Sleik RJ, Winder TR. Attentional demands for static postural control after stroke. Arch Phys Med Rehabil 2002, 83:1732–1735, Figure 1. ）

差异。这表明对于这组受试者来说，这 3 种任务下的认知需求是相似的。相比而言，脑卒中患者在姿势任务难度增加时表现出反应时间延长。这表明对于这组受试者来说，随着姿势任务的需求增加，注意力需求也随之增加（Brown et al., 2002）。

这项研究表明，姿势控制受损影响与维持平衡相关的注意力需求，难度越高的平衡任务所需要的注意力越多。那么，与姿势控制受损相关的注意力需求增加会影响例如熟悉人脸辨认等日常生活任务的表现吗？

为了回答这个问题，Suzuki 等（1997）使用双重任务的方法来测试右侧偏瘫患者和存在单侧空间忽略（unilateral spatial neglect, USN）的左侧偏瘫患者在姿势需求增加时对人脸识别的影响。他们测试患者在坐位、站立位或原地踏步的情况下对显示在屏幕中线左侧或右侧人脸的辨识能力。表 10–2 总结每位患者在测试中的表现。一些患者（例如 8 和 12 号受试者）能够识别出显示在损伤侧同侧的所有人脸，但是却不能识别出任何一张显示在损伤侧对侧的人脸，这样的情况在所有的姿势情况下都相同。然后，一些患者（例如 1、5 和 6 号受试者）能够在坐位或站立位下观察到所有

15 张显示在损伤侧对侧的人脸，但不能够在原地踏步时辨认出任何人脸（得分为 0）。这些发现表明，USN 是环境特异性的；它仅会干扰姿势需求非常高的空间任务，但对姿势需求低的情况影响不明显。有趣的是，有 2 位存在 USN 的患者（9 和 10 号受试者）在踏步情况下人脸识别任务结果正常（得分为 15 分），但在测试中需要更多的辅助来完成，这表明他们将注意力更多地分配给人脸识别任务而非原地踏步任务。其他受试者能够在极小辅助或无辅助的情况下维持原地踏步（Suzuki et al., 1997）。

到目前为止的研究表明，姿势控制受损会影响维持平衡所需的注意力，这可能会干扰其他任务表现，例如辨认本已熟悉的人脸。对于神经系统疾病患者来说，次要任务表现是如何影响姿势稳定性的呢？

研究者发现，不同类型的神经系统疾病患者在进行多重任务时常出现平衡维持能力下降的情况。一些 PD 患者表现出双重任务对稳态站立平衡的干扰，但另一些患者则没有出现。Marchese 等（2003）研究次要任务对 PD 患者和健康对照组受试者的 COP 面积（稳态站立平衡）的影响效果。如图 10–31A 所示，与健康对照受试者（NC）相比，摆动区域在基线情况下（静止站立状态）并无太大差异，而 PD（红色线）患者在做减法（Calc）和拇指 / 手指相对（Seq）任务时显著增加。但并非所有的患者都表现出这个问题。如图 10–31B 所示，不稳定的 PD 患者（以红色线条表示）与更加稳定的患者（以黑色线条表示）相比，受到双重任务的干扰更大（Marchese et al., 2003）。Bloem 等（2006）同样报道 PD 患者在双重任务条件下稳定性受损，他们指出，PD 患者采用"姿势第二"策略，在双重任务中，认知任务优先级高于平衡任务。

脑外伤（Brauer et al., 2004）和脑卒中（Bensoussan et al., 2007；Cockburn et al., 2003；Hyndman et al., 2003, 2009）患者也表现出双重任务表现受损。Bensoussan 等（2007）报道在双重任务下摆动增加的情况，特别是在有跌倒史的脑卒中幸存者中；但 Hhydman 等（2009）报道脑卒中后患者在进行双重任务时摆动减少，即便是有跌倒史的患者也如此。Hyndman 等指出，在双重任务时摆动减少是保持平衡的一种策略；在受试者中，平

表 10-2 单侧空间忽略患者的视频人脸识别测试得分：在坐位、站立位及原地踏步的情况下对右侧或左侧所出现的人脸辨认的正确得分表

受试者编号	半球损伤侧	坐位		站立位		原地踏步	
		RT	LT	RT	LT	RT	LT
1	右	15	15	15	15	14	0
2	右	15	15	15	15	15	7
3	右	14	15	15	15	13	7
4	右	14	13	15	15	15	0
5	右	15	15	15	15	15	0
6	右	15	15	15	15	15	0
7	右	15	15	15	15	15	9
8	右	15	0	15	0	15	0
9	右	15	15	15	15	15	15
10	右	14	15	15	15	15	15
11	左	14	15	15	15	10	15
12	左	0	15	0	15	0	15

注：满分 15 分。RT 为右侧；LT 为左侧（经许可引自 Suzuki E, Chen W, Kondo T. Measuring unilateral spatial neglect during stepping. Arch Phys Med Rehabil 1997;78:176.）。

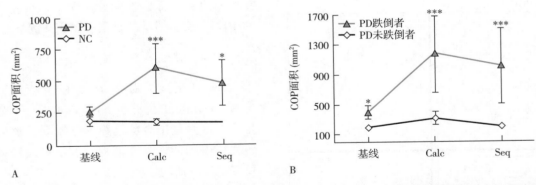

图 10-31 测试次要任务对 PD 患者和健康对照受试者（NC）COP 面积（在稳态站立平衡时）的影响。A. 摆动面积在基线站立情况下并无显著增加，而 PD（红色线）患者在做减法（Calc）和拇指/手指相对（Seq）任务时显著增加。B. 不稳定的 PD 患者（以红色线条表示）比平衡较好的患者（以黑色线条表示）受到双重任务的干扰更大（改编自 Marchese R, Bove M, Abbruzzese G. Effect of cognitive and motor tasks on postural stability in Parkinson's disease: a posturographic study. Mov Disord 2003, 18:652–658.）

衡任务的优先级高于次要任务（有人将命名为"姿势优先策略"）。然而，这些作者并未发现次要任务在不同的条件下出现改变，因此无法确认保持平衡（姿势优先假设）是否是牺牲次要任务的表现来获得的。

双重任务受损也出现在罹患神经系统疾病的儿童中。发育性协调障碍（developmental coordination disorder，DCD）患儿（平均年龄为 5 岁）与 TD 儿童相比，在进行双重任务时摆动增加。双重任务对 TD 儿童的认知表现会产生影响，

但对 DCD 患儿却没有。因此，在双重任务条件下，DCD 患者的摆动增加，但对认知任务的表现并没有影响，这表明这些患儿优先进行认知任务（Laufer et al., 2008）。最后，Reilly 等（2008b）观察了次要任务对痉挛性和共济失调型脑瘫患儿及 TD 儿童平衡的影响。研究采用双重任务，当受试儿童以较宽或较窄的支撑姿势站立时，同时进行视觉工作记忆任务。在这两种站立姿势下，CP 患儿与年龄相仿的 TD 儿童相比更加不稳定，但这种不稳定只出现在双重任务条件下（即表现出更大的双重任务干扰）。此外，共济失调性 CP 患儿与痉挛性双瘫患儿相比，表现出双重任务对姿势控制更大的干扰。图 10-32 对比 TD 儿童和共济失调型脑瘫患儿在单一任务和双重任务条件下的 COP。对于共济失调型患儿，姿势需求增加（双脚并拢站立）导致次要任务表现下降，但这在痉挛性双瘫患儿中并未出现。

以上的简短回顾清晰地表明，许多类型的神经系统疾病都会对失稳产生显著影响。在双重任务条件下的失稳可能由一系列原因导致。神经系统疾病可能影响注意力能力；在双重任务条件下，有限的注意力过度使用，因此牺牲了稳定性。神经系统疾病患者可能产生注意力执行障碍，这将影响注意力在双重任务中的分配，同时也影响平衡。最后，研究者表明，与非疾病状态人群相比，神经系统疾病患者需要更多的注意力资源来维持稳定。不论背后的原因为何，测试双重任务对平衡控制的影响对了解神经系统疾病患者存在的稳定性问题至关重要。

对于痴呆人群来说，姿势控制受损将导致功能下降，并增加他们跌倒的风险。可在知识拓展 10-2 中找到对痴呆患者姿势控制研究的回顾。

了解姿势控制异常的案例分析方法

直至目前为止，对神经系统疾病引起的姿势控制异常的讨论多数集中在多种感觉、运动和认知问题导致的失稳上。可以看到，这种问题普遍存在，并且反映了这些问题的复杂性对中枢神经系统的影响。在这个章节的最后部分，我们将使用一个案例学习来总结通过诊断测出的姿势控制问题。姿势控制问题的差异可能由不同类型、部位和神经损伤的程度导致。诸如年龄、病前状态和代偿程度等其他因素已经被证明与所观察到的行为有直接关系。在阅读案例前，请完成实验活动 10-1。实验活动的答案可以在案例学习中找到。

Jean J 和 Genise T：脑血管意外后的姿势问题

Jean J 是一位 82 岁的女性，4 年前出现右侧偏瘫；Genise T 是一位 53 岁的女性，1 个月前脑卒中。这两位患者都因为非常明显的姿势控制问题而影响功能性独立能力。右侧瘫痪肢体的姿势反应延迟，活动幅度降低。

Jean 和 Genise 在安静坐位或站立位时都表现出非对称性负重模式。此外，姿势性摆动增加，表明稳态平衡受损。在应对徒手干扰时，Jean 依赖其非瘫痪侧肢体的够物扶持动作来帮助其恢复平衡，或在大部分时间中需要被扶住以预防跌倒。Genise 的瘫痪侧肢体无法产生力量，不能够从轻微的干扰中恢复平衡。

若我们观察两位患者瘫痪侧肢体肌肉的协同组织能力，会发现肌肉活动在时间和空间顺序上都受到干扰，瘫痪侧肢体肌肉募集的能力降低。

患者还表现出在主动运动中姿势肌肉预期性

256

257

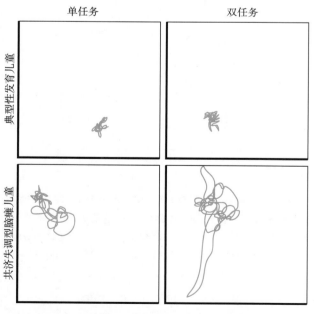

单任务　　双任务

典型性发育儿童

共济失调型脑瘫儿童

图 10-32　TD 儿童与共济失调型脑瘫儿童在单一任务（单独姿势任务）和双重任务条件下 COP 轨迹的对比（改编自 Reilly DS, Woollacott MH, van Donkelaar P, et al. The interaction between executive attention and postural control in dual-task conditions: children with cerebral palsy. Arch Phys Med Rehabil 2008, 89:834-842.）

知识拓展 10-2

痴呆患者的姿势控制

由于包括阿尔茨海默病在内的痴呆患者存在很高的跌倒风险，许多研究者对认知功能损害和姿势控制之间的关系进行研究（Ballard et al., 1999; Camicioli & Licis, 2004; Kallin et al., 2005）。认知功能损害是对于老年人来说已知的风险预测因素之一（Buchner & Larson, 1987; Morris et al., 1987; Tinetti et al., 1995）。跌倒后的发病率和死亡率对于有认知障碍的人群来说明显高于没有认知障碍的人群（Buchner & Larson, 1987; Lord et al., 2001）。痴呆人群出现跌倒的危险因素包括运动功能障碍、平衡和步态（Alexander et al., 1995; Camicioli & Licis, 2004; Kallin et al., 2005; Visser, 1983）。双重任务中表现较差在一些研究中被认为是跌倒的危险因素（Camicioli & Licis, 2004; Camicioli et al., 1997）。

为了更好地理解痴呆人群跌倒风险增加背后的神经机制，研究者开始研究认知损伤对不同姿势损伤成分的影响。

运动协调

运动平台方法被用来研究阿尔茨海默病患者的姿势控制活动。中枢的问题可以通过改变阿尔茨海默病患者的任务环境来改变他们的姿势运动策略（Chong et al., 1999）。他们对自由站立、扶着支撑架站立或坐位下有阿尔茨海默病的患者和正常人群在平台向后平移时的腿部肌肉活动进行研究。让人吃惊的是，患有阿尔茨海默病的患者能够在有支撑的情况下快速抑制腿部肌肉活动，这表明其中枢神经机制并未受损。

在手臂自主运动之前的预期性姿势控制在患有阿尔茨海默病的患者中也未受到损害（Elble & Leffler, 2000）。让阿尔茨海默病患者推或拉一根水平硬杆，让他们在无支撑站立状态下使放置在他们前面的电脑屏幕上显示的光标移动至目标窗中。尽管阿尔茨海默病患者的反应时间较慢，并且与对照组相比，任务的准确程度下降，但两组中腿部的预期性姿势活动相同。

总而言之，从这些研究的结果中可以看出，存在阿尔茨海默病相关的痴呆患者表现出相对较少的运动控制成分损害，但目前针对这个领域的研究刚刚起步，所以可以获得的研究数量有限。

感觉组织

有学者使用早前已经描述过的移动平台和视觉环绕（visual-surround）方法对轻度和中度阿尔茨海默病患者的姿势控制感觉信息的组织能力进行研究（Chong et al., 1999; Dicken & Rose, 2004）。与年龄匹配的对照组受试者相比，阿尔茨海默病患者在仅有前庭信息输入的情况下很难维持稳定（SOT 测试中的第 6 种情况），尽管这些患者的前庭功能都是正常的。此外，轻度患者与中度患者相比，视觉干扰的影响更大。作者指出，随着痴呆严重程度的增加，姿势控制对视觉信息的依赖程度下降。结果表明，与轻度痴呆患者相比，视觉信息干扰对中到重度阿尔茨海默病患者的影响较小。针对痴呆患者姿势控制的研究发现对我们在这些特殊人群中预防跌倒非常有帮助。

实验活动 10-1

目的：将异常姿势控制生理学基础方面的研究转化为被诊断为特定神经系统疾病患者失稳的潜在可能因素。

任务

1. 对于本章末所列出的每个案例进行学习，列出一份与失稳相关的潜在感觉、运动和认知因素列表。你认为这些损害是如何影响坐位及站位下的稳态、反应性和前馈性平衡的？

2. 根据本章中的信息，哪些研究支持你的假设？

激活的丧失，这将影响患者进行例如提举、够物或提重物等活动的能力。脑卒中患者在任务需求变化时存在改变和适应姿势活动困难。当支撑面改变时其很难维持稳定性，或者对于速度和幅度变化的任务反应存在挑战。

由于脑卒中造成的神经肌肉问题继而可能造成肌肉骨骼问题而影响 Genise 和 Jean 的姿势控制。瘫痪侧和非瘫痪侧都出现力量减弱的情况，上肢和下肢的关节活动范围受限。

除了运动改变外，Genise 和 Jean 出现的一系列感觉问题也会引起姿势控制问题。尽管 Jean 出现而 Genise 没有出现，但许多脑卒中患者来自视觉系统的感觉信息减少（偏盲）。Genise 瘫痪侧肢体的躯体感觉输入显著减少。此外，两位患者在应对环境需求改变时出现感觉信息适应困难。这影响患者在例如较暗及地面软或不稳定等环境下维持稳定的能力。理解感觉输入的缺失是造成 Jean 在不同条件下无法维持平衡的一个关键因素非常重要。我们可以看到，当任意一种感觉输入减少时（如站立时闭眼或者站立在软质表面上），Jean 将无法站立。最后，由于感觉/运动障碍，Jean 和 Genise 都出现多次跌倒，并且增加了将来发生再次跌倒的风险。

Mike M：帕金森病患者的姿势问题

Mike 是一位 67 岁的患有 PD 的男性。他的行动能力越来越差，包括床上移动、转移和步态。由于姿势而受到影响的朝向和稳定性问题是其独立性降低的主要因素，特别是当他停药时。我们可以看到，服药状态下稳态平衡（朝向、对线和摆动）比较好，尽管他站立时采用典型的屈曲姿势。当他停药时，他的屈曲姿势变得更加明显。尽管他能够在有语言提示的情况下纠正姿势，但当注意力被分散时，他再次回到胸椎后凸站立位。服药状态下反应性平衡很好，他能够在存在小的干扰的情况下使用原地恢复策略。但对于一些较大幅度的干扰则需要使用跨步支撑的方式，可见药物对他的影响。在服药状态下，他只需要跨一步即可恢复，而在非服药状态下则需要跨许多步。如果我们使用 EMG 来记录他的肌肉活动，可以发现，不论患者是否存在 PD 常见的动作迟缓或缓慢，但其自主姿势反应的潜伏期出现时间基本正常。他在应对不稳定时趋向于使用一种包含身体

双侧肌肉共同收缩的复杂模式来完成动作。这种身体双侧肌肉的共同收缩将导致身体僵硬，并且丧失恰当恢复稳定性的能力。此外，他不能够针对任务需求改变而快速改变运动模式。这些中枢的问题导致其在坐位或站立位下应对平衡干扰时采取相同的肌肉活动模式。

由于预期性姿势控制受损，他无法稳定地完成例如提举或够取物体等功能性任务，可能出现失稳。当患者处于非服药状态时，患者在完成一些例如摸椅子等需要预期性姿势调整的任务时较缓慢。此外，例如僵硬、运动缓慢等原发的神经肌肉损伤出现后，将继发肌肉骨骼问题，进一步限制姿势控制活动。

与其他许多 PD 患者相同，Mike 也存在感觉组织问题。他在组织和选择与姿势控制有关的感觉信息时存在困难。此外，他在双重任务中很难维持平衡。

John C：小脑病变的姿势问题

John 是一位 33 岁的患有 II 型脊髓小脑退行性变的男性，存在严重的共济失调。大部分针对小脑病变姿势控制的研究都来自前叶小脑退行性变的患者。因此，这些研究的结论很难完全应用在存在广泛性小脑损伤的 John 或者其他存在特定外侧半球损伤或前庭小脑损伤的患者身上。所以，姿势控制障碍是小脑损伤患者普遍存在的问题。

John 的稳态平衡控制被破坏，他以一个较宽的基底面站立，当让他缩窄基底面时摆动显著增加，必须对他进行紧密保护以预防跌倒。在应对小幅度的平衡干扰时，John 能够使用原地恢复策略，但可以观察到在恢复过程中，他在重新回到稳定姿势前出现摆动。如果我们记录 EMG，我们可能会发现，尽管共济失调型脑瘫患儿肌肉收缩会出现延迟，但 John 姿势肌收缩的出现很可能正常。John 在缩放姿势活动上存在一些问题，导致出现过律的姿势反应。这意味着对于一些小幅度的向后平移干扰，John 过度纠正，这将产生显著的身体摆动。研究表明，这些过律的姿势反应产生的过度纠正与所受到的挑战相比不成正比。因此，他在试图回到稳定状态时过度尝试。为了应对较大的干扰，他一开始跨了很多步，但是能够适应并通过练习来调整幅度。John 的预期性姿势控制存在显著问题，这可以通过他在完成诸如摸

椅子等任务中出现不稳定的表现时出现，治疗师需要扶住他以避免跌倒。

John 同时也存在当环境需求改变时如何将感觉信息与之相适应的问题。当在特定环境下必须适应与姿势控制相关的感觉信息时，他存在困难。当他闭眼站立在硬质表面上时，他无法维持平衡。但当他睁眼站立在软质表面上时，则可以通过增加摆动来维持稳定性。他在站立在软质表面上闭眼时丧失平衡。这种模式表明，John 依赖视觉来进行平衡控制，这可以部分解释他为什么在夜晚失去平衡并跌倒。

Thomas L：痉挛性双瘫脑瘫的姿势问题

Thomas 是一名 7 岁的患有痉挛性双瘫的脑瘫患儿，程度为中度，《粗大运动功能分类量表》（gross motor function classification scale）评分为 3 分。他存在的神经肌肉问题和骨骼肌肉问题都影响姿势控制，这使他在 1 周中出现多次跌倒。Thomas 在坐位和站立位下都出现静态平衡的严重受损。他可以独立坐在地板上，但呈现骨盆后倾、躯干后凸及头前伸的姿势。他的髋关节、膝关节和踝关节出现内旋和屈曲，这使他很难维持稳定的姿势。他可以独立站立，但呈现明显的髋屈曲和骨盆前倾。他使用过度的腰椎前凸来使头部和躯干与地面垂直。他的膝关节过度伸展，踝关节跖屈。在没有支撑的状态下，他的摆动显著增加。

反应性平衡也受到影响。在站立时，Thomas 不能在向前或向后的小干扰中恢复姿势；他用他的手臂来维持稳定并借以辅助以预防跌倒。在遇到较大的干扰时，他使用了跨步策略，但仍然需要辅助来预防跌倒。他在遇到较大的向后干扰时无法采用跨步策略。如果我们用表面肌电图来记录他从干扰中恢复的过程，我们很可能会发现，其髋部的姿势肌出现收缩延迟，幅度减小，而痉挛肌肉出现牵张反射过度活跃的情况。除了痉挛肌肉出现延迟，其正常的肌肉激活模式也受到干扰。姿势性对线（特别是他蜷缩的站立姿势）和使用足踝矫形器可能也是导致肌肉激活顺序异常的原因。他存在预期性姿势控制问题，从而影响他在自主运动时的稳定性。包括肌力低下、关节活动范围下降、结构改变和骨骼肌功能改变等肌肉骨骼问题，也会对他的平衡产生影响。Thomas 也表现出了预期姿势控制方面的问题，这表现在他在不失去平衡的情况下向前触球或踢球的能力下降。

在痉挛型偏瘫的脑瘫患者中，并不一定都出现感觉适应的问题，但在痉挛型双侧瘫或徐动型脑瘫的患儿中这些问题确实存在。这可以从 Thomas 在感觉条件改变时保持站立稳定性的能力下降中看出。他能够在睁眼、闭眼或当戴上视觉拱顶眼镜的情况下独立站在硬质支撑面，但是不论睁眼或闭眼，仅能在软质支撑面上站立 15 秒，当戴上视觉拱顶眼睛时则立刻跌倒。

Malachi：严重手足徐动型 / 痉挛型脑瘫的姿势问题

Malachi 今年 4 岁，是一位严重混合型脑瘫的患儿。他主要存在张力障碍导致的手足徐动、下肢痉挛，并曾通过手术来缓解腘绳肌、内收肌群和跟腱的挛缩情况。他的粗大运动功能分类系统评分是 IV 级。从功能上来说，Malachi 需要在辅助下才能移动至坐位。他在姿势垮塌前能够维持短暂的时间。他无法独立站立或步行。

Sue：多发性硬化的姿势问题

Sue 是一名复发缓解型 MS 患者。她有非常明显的姿势控制障碍，影响她独立站立和行走的能力。稳态、反应性和预期性平衡在坐位下较好，但是这 3 种类型的姿势控制在站立位下显著受损。她可以在无支撑状态下站立，但摆动非常明显，这表明站立位的稳态平衡受损。她不能够在站立位下从较小或较大的干扰中恢复，这表明她的反应性平衡受损明显。针对 MS 患者反应性平衡的研究表明，姿势肌肉反应延迟是使 Sue 反应性平衡受损的原因之一。此外，Sue 在完成需要预期性姿势调整的任务时也存在困难，例如向前够物或从地板上捡起一个物品。研究表明，自主运动前应该出现的姿势肌肉激活延迟会导致 MS 患者预期性姿势控制受损。

在改良 CTSIB 测试中，Sue 在平衡感觉减少的情况下（闭眼站立或站立于软质支撑面上）很难维持平衡。这与研究 MS 患者存在姿势控制信息输入组织和选择困难的结论是一致的。

Sue 能够在单一任务和双重任务条件下 22 秒内完成计时起立走（timed up and go）测试；但是，她在次要任务中出现很多错误，这表明双重任务

259

会对步行产生影响。

总结

1. 对于神经损伤的患者来说，有一系列的问题都可以导致姿势控制障碍。在治疗场景中，若想重获姿势控制的能力，需要有一个完善的知识架构，需要了解正常姿势控制的生理学基础，同时也需要了解导致不稳定的相关知识。

2. 神经系统疾病会影响平衡控制的许多方面，包括在坐位和站立位下维持稳定性的能力。许多方面可以用来评估包括对位对线和摆动在内的稳态平衡。在静态站立和坐位下的摆动（通过 COP 或 COM 轨迹来指示）经常但并不一定增加。许多因素都可导致非典型性摆动模式，包括对线对位问题、肌张力改变、感觉 / 认知系统损伤和继发性骨骼肌肉系统问题。

3. 神经系统疾病患者常出现站立位和坐位下的反应性平衡受损，受损的程度与病理状态的广泛程度和位置有关。神经肌肉问题对姿势运动策略的协调的干扰会影响患者在外部干扰中恢复的能力。协调问题包括顺序问题、肌肉反应协同激活时间问题、姿势肌肉活动幅度调节障碍、在任务条件改变情况下的运动反应适应问题。

4. 预期性姿势问题同样也与许多神经系统疾病患者的功能性独立丧失有关。无法在手臂或腿部自主运动前激活姿势肌肉将导致失稳及跌倒的风险增加。对躯干的外部支撑能够减轻预期性姿势控制损害，提高上肢功能。

5. 感觉问题能够通过以下方面影响姿势控制：①影响个体在任务和环境需求改变的情况下适应感觉输入的能力；②阻碍个体发展出针对姿势控制身体感知非常重要的精确内部模型。

6. 认知问题同样也显著影响姿势稳定性，包括在多重任务环境下无法维持稳定性的能力。

7. 不同的姿势控制问题能够由神经损伤的不同类型、部位和神经损伤的广泛程度造成。诸如年龄、病前状态及代偿程度等其他因素也将对姿势行为产生影响。

第十一章

姿势控制障碍的临床管理

学习目标

通过学习本章，读者应该能够掌握以下内容。

1. 理解正常和异常姿势控制的研究与临床中关于运动障碍患者的姿势控制评估和治疗方法之间的关系。

2. 论述国际功能、残疾和健康分类（International Classification of Functioning, Disability and Health，ICF）和系统框架在平衡障碍评定和治疗中的应用。

3. 论述平衡评定的试验和评估方法，并考虑这些试验应用于儿科、老年科以及神经科患者时的信度、效度、敏感性和特异性。

4. 在为不同功能程度的患者进行姿势控制评定时，能够制订一个合理选择试验和评定方法的临床决策进程。

5. 描述一个改善坐位和站立位姿势控制的以任务为导向的方法，并基于正常和异常姿势控制的系统理论提供干预的原理。

6. 论述与老年科和神经科患者的平衡再训练相关的最佳实践证据。

引言

本章重点介绍姿势控制障碍患者的临床评定和治疗方法。针对包括方向和平衡（质量中心相对支撑面的控制）在内的姿势障碍的评定和治疗，我们将探讨支持特定治疗方法有效性方面的研究证据。虽然研究平衡训练有效性的研究越来越多，但通常很难将这些研究应用于平衡功能障碍患者的临床治疗。在很多研究中，研究人员已经证明训练对各种平衡功能评定的有效性，但是对于采用什么具体策略来改善平衡的信息却很有限。此

外，虽然越来越多的证据用于检验平衡的改善对功能活动的作用，但对社会角色的参与和复杂的日常生活活动的作用的证据却不多，这使临床治疗人员很难确定与平衡康复相关的最佳方法。

平衡康复的概念框架

那么我们应该如何评定和治疗患者的姿势控制呢？哪些结果指标最适合评估患者的平衡呢？正如在第六章中提到的，有许多网站提供临床结果测量的具体信息；然而，没有网站提供决策框架来帮助治疗师为特定患者选择最合适的结果测量方式。这是一个重要的局限性，因为临床治疗人员表示使用标准化结果测量的障碍之一就是理解如何针对特定的患者选择和应用最佳的测量方法（Huijbregts et al., 2002）。在平衡领域也是如此。概念框架可以为确定最适合特定患者的结果测量和治疗策略提供指导。尽管有人已经提出几种决策模型，但对于临床治疗人员在选择结果测量时应该使用什么样的模型尚未达成共识（Potter et al., 2011；Schenkman et al., 2006；Sibley et al., 2015）。

以任务为导向的平衡康复方法是基于结合ICF和姿势控制系统模型的概念框架。姿势控制和平衡是如何与ICF框架相匹配的呢？这个问题并不容易回答，因为姿势控制不是简单地符合ICF的3个范畴中的任意一个（身体结构/功能、活动、参与）。平衡是在功能活动的背景下进行评定的，例如坐着、站立或行走，这就是为什么有些人认为平衡属于ICF的活动范畴。然而，像站立或行走这样的功能性活动的执行需要多种成分（例如力量、协调和活动范围），而不仅仅是平衡，所以我们不将平衡看成一个独立的功能活动。如图 11-1A 所示，在我们的框架中，姿势控制（平衡）是身体的多系统功能，因此被归到ICF的身

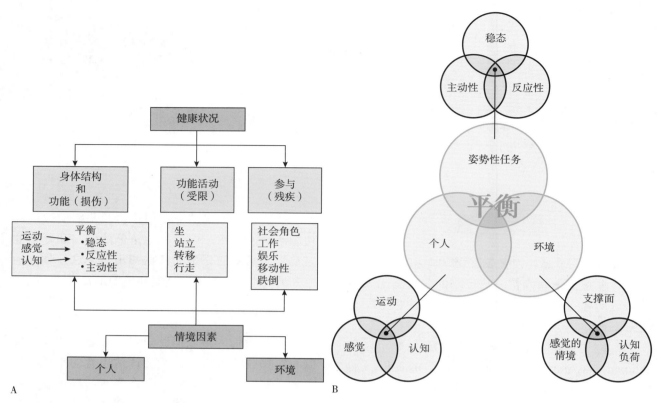

图 11-1 以任务为导向的平衡康复方法中的两个模型。 A. 平衡在国际功能分类模型中是身体的多系统功能。B. 平衡控制的系统模型

体结构和功能范畴。姿势控制的系统模型（图 11-1B）也对我们的以任务为导向的框架有帮助。个体的感觉、运动和认知系统被组织起来满足像坐、站或行走等功能活动中的姿势（稳态、反应性和主动平衡）需求，并受到个人和环境的背景因素的进一步限制。因此，一个以任务为导向的框架可以检测损伤的姿势控制对参与的不同方面的影响。此外，可以在不同的感觉和认知背景下的一系列功能活动（坐、站和行走）中对稳态、反应性平衡和主动性平衡控制进行检查。最后，还可以确定可能导致平衡控制受损的潜在的运动（骨骼肌肉和神经肌肉）、感觉和认知系统损伤。

我们评定姿势控制的临床框架是复杂的，具有多个维度。因为没有哪一个测试可以检查所有的维度，姿势控制的检测就要求采用多个测试和测量。可惜的是，在首次检测时我们几乎没有足够的时间从各个功能层面上完成平衡功能的所有方面的检查。此外，为了减少患者的测试负担，临床治疗人员需要有选择性地检测并避免选用多个提供冗余信息的测量。因此，每个测量应该能深刻反映平衡控制的独特方面。当时间和患者的

特征限制首次评估的测试数目时，临床治疗人员不仅必须了解在所需评估的范围内哪些方面正在被评定，还要明白平衡的哪些方面没有被评定。

在本章中，平衡康复指的是在坐位和站立时评定和治疗姿势控制问题；然而，所提出的框架是在活动性背景下重新训练平衡的基础，这在第十五章中有详细论述。在坐位和站立位平衡的临床测试将在本章中介绍，而活动性的临床测试（即使是那些旨在评估平衡的测试）将在第十五章中介绍。因此，平衡康复的综合方法包括了第十一和第十五章中的这些概念。

检查

安全——首要问题

在检查体位控制的过程中，患者将被要求执行一些可能导致不稳定的任务，这时安全至关重要。所有患者在测试过程中都应该佩戴步行保护带，并且始终处于严密的防护中。在确定哪些任务和活动会导致失去平衡时，必须允许患者经

历不稳定。但是治疗师应始终保护患者，以防止跌倒。

检查平衡对参与的影响

平衡评估的一个重要部分是收集关于平衡对参与患者（或患者家属）认为对日常生活至关重要的社会角色和活动的影响的自我报告信息。

跌倒

评估平衡对日常生活功能的影响的一个关键方面包括询问跌倒的频率（定义为无意地落在较低的表面上）以及导致跌倒的情况。此外，"接近跌倒"或失足的频率（定义为绊倒、滑倒或其他差点跌倒的失衡）很重要，因为失足往往比跌倒本身发生得更频繁（Srygley et al.，2009）。有关不稳定和（或）跌倒经历的状况的自我报告信息可帮助临床治疗人员对姿势控制的某些方面受损提出假设，并确定下一步的检查。例如如果患者主诉在弯腰拾物时出现不稳定，临床治疗人员可能会假设姿势控制的前馈方面受损可能是原因之一，并且选择一项试验或测量来专门检查站立姿势控制的前馈能力［例如站立时将一只脚放到凳子上或弯腰并从地板上拿起拖鞋，这是 Berg 平衡量表（BBS）上的任务］。相反，患者报告在洗澡过程中洗头发时失去平衡，这提示失衡与平衡控制的感觉成分有关的假设，特别是在视觉信息被去除时难以保持平衡。然后可以专门测试这个假设，例如通过观察患者在闭眼和睁眼时是否摆动增加或需要协助以避免跌倒（Romberg 测试）。

平衡 / 跌倒的自我效能

由于对平衡的认知强烈影响日常生活的参与程度，因此评估患者对平衡的认知（平衡的自我效能或跌倒的自我效能）至关重要（Robinson et al.，2011；Schmid et al.，2012）。这可以使用标准化的自我报告量表来完成，例如评估工具 11-1 中所示的特定活动平衡信心（Activities-Specific Balance Confidence，ABC）量表（Powell & Myers，1995）或跌倒效能量表（Falls Efficacy Scale）（Tinetti et al.，1990）。临床治疗人员很少同时使用这两种测试，因为它们测量类似的内容。研究表明平衡的自我效能（以 ABC 量表衡量）而非跌倒效能量表可以预测脑卒中患者的参与水平，所以这可能是该人群的更好选择（Robinson et al.，2011；

Schmid et al.，2012）。

为了节省时间，可以让在首次就诊前完成自我报告的问卷，然后就诊时检查。或者如果没有足够的时间来完成诸如 ABC 量表这样的标准化量表，则可以选用数量少的一组问题。例如要求患者以 1 分（完全没有信心）和 5 分（完全自信）的等级进行评分：①你对自己在日常活动中不会失去平衡（或跌倒）有多大信心；②由于平衡不佳（或害怕跌倒），你会多频繁地避免某一活动？根据研究显示，平衡自信心的评定是脑卒中后患者参与程度的最强预测因素（Robinson et al.，2010）。一个人对安全行动能力缺乏信心意味着不仅需要平衡再培训，而且平衡改善的同时还需要培训策略来提高自我效能。为了了解治疗对跌倒以及对平衡的认知的影响需要在训练后反复测量。

功能性运动中检查平衡

从功能角度检查平衡要使用那些可以显示一个人在多大程度上完成多种对姿势控制系统有不同要求的测试和措施。一些功能性任务例如在床上滚动或滑动等活动性任务需要更多的方向控制（确定身体的各个部分的彼此位置并完成任务）以及最小的稳定性控制（控制重心），因为身体得到床的完全支撑。然而，大多数功能性任务例如坐位或站立都需要稳定状态（例如保持稳定位置）、预期性（例如在执行向前伸手、弯腰或举起重物等可能导致不稳定的任务时保持稳定位置的能力）和（或）反应性的（例如在意外扰动后恢复稳定位置）姿势控制能力的组合。

需要平衡的功能性技巧的标准化测量为临床治疗人员提供患者的能力与正常值之间的对比信息。其结果可以指示是否需要治疗，可以作为功能表现的基线水平，并且当定期重复测量时，可以向治疗师和患者提供关于功能状态变化的客观记录。接下来的部分回顾一些现有的与姿势控制相关的功能性技巧的测试。许多这样的测试也被用来确定跌倒的风险。

当我们回顾每个测试时，鼓励读者思考该测试（单个项目以及整个测试）符合表 11-1 列出的框架中的哪个方面。测试中包括哪些功能性任务（例如坐姿、站立、行动、包括行走）？正在检测姿势控制的哪个方面：稳态、反应性或前馈性？

评估工具 11-1

关于平衡信心的自我报告式测量的两个例子

特定活动平衡信心（ABC）量表[a]

对执行以下活动能力的信心评分（0= 没有信心，100= 完全有信心）。总分为 16 个项目的平均分。

1. 在房子周围走动
2. 上下楼梯
3. 从地上捡起拖鞋
4. 抬手与视线平齐
5. 踮起脚尖
6. 站在椅子上够物
7. 扫地
8. 走出去到附近的车里
9. 上下车
10. 步行穿过停车场
11. 步行上下坡
12. 在拥挤的商场里行走
13. 在人群中走动 / 碰撞
14. 扶着扶手乘坐自动扶梯
15. 不扶着扶手乘坐自动扶梯
16. 走在结冰的人行道上

跌倒效能量表[b]

对完成下面每项活动而不跌倒的信心水平进行评分（0= 没有信心，10= 完全有信心）。总分是所有单项分值的总和 [范围：0（自我效能低）~ 100（自我效能高）]。

1. 打扫房子
2. 穿脱衣服
3. 准备简餐
4. 洗澡
5. 简单购物
6. 上下车
7. 上下楼梯
8. 家附近走动
9. 使用橱柜和衣柜
10. 快速去接电话

[a] 转载自 Powell LE, Myers AM. The Activities-specific Balance Confidence（ABC）scale. J Gerontol A Biol Sci Med Sci, 1995, 50A（1）：M28–M34.

[b] 经许可转载自 Tinetti ME, Richman D, Powell L, Falls efficacy as a measure of fear of falling. J Gerontol Psychol Sci, 1990,45:P239–P243.

表 11.1 确定临床平衡测量指标所包含的平衡需求和功能性任务范围的框架

	坐位	站立	行走
稳态			
反应性			
前馈性			

功能任务表现的什么方面正在被用于评分（例如所需的时间、协助水平）？与平衡有关的哪些行为（例如对齐、摆动、所用的策略或者是否需要协助）正在被观察和评分？判断平衡的运动、感觉或认知方面是否被改变。例如，对比睁眼与闭眼的情况下安静站立，检测感觉发生变化时的稳态平衡，而从正常支撑面向狭窄支撑面的转移则是改变运动状态的一个例子。最后，比较单一任务和双重任务条件下的表现对认知需求发生的改变。

Berg 平衡量表（Berg balance scale,BBS）

BBS 由加拿大的物理治疗师 Kathy Berg 开发（Berg, 1993）。该测试如评估工具 11-2 所示，使用 14 个不同的项目，每项评分为 0 ~ 4 分。据报道，该测试具有良好的重测信度和评估者间的信度（组内相关系数 = 0.98）及良好的内部一致性（Cronbach's α= 0.96）（Berg et al., 1989）。

Berg 量表与其他平衡和活动性测试有很好的相关性，包括 Tinetti 表现导向灵活性测试（tinetti performance-oriented mobility assessment, POMA）（$r = 0.91$）和起立行走试验（time up and go, TUG）（$r = 0.76$）（Berg et al., 1992）。

BBS 评估姿势控制的哪些方面？花点时间完成实验活动 11-1。查看 BBS 中的每个项目。它是否测量稳态、反应性或主动性平衡？正在测试哪些功能活动（例如坐、站立、行走）？BBS 是平衡控制的全面测量吗，也就是说，它是否测量系统框架内的平衡的各个方面？如果临床治疗人员选择使用 BBS，那么必须根据系统框架选择哪些额外的检查和测量来全面了解患者的平衡控制？

从实验活动 11-1 中可以看到，Berg 量表主要是检查在坐位和站立情况下平衡控制中的稳态平衡（项目 2、3、6）和前馈方面（项目 1、4、5、7、8、9、10、11、12、13、14）；它还包括一些与活动性有关的任务（一个移动的支撑面）（项目 1、4、5、11、12）。它不检查反应性平衡控制，也不检查步态背景下的平衡。

两种简约版的 Berg 量表已被提出（Chou et al., 2006；Hohtari-Kivimaki et al., 2012）。不过原版的 Berg 量表似乎比简约版能更敏感地检测出平衡能力的变化，因此是脑卒中患者的首选（Chen et al., 2014）。

Shumway-Cook 及其同事（1997a）报告说，BBS 是社区居住的无神经系统疾病的老年人跌倒状态的最佳预测指标。BBS 评分下降伴随着跌倒风险的增加，但从图 11-2 中可以看出这种关系是非线性的。在 54～56 的范围内，Berg 评分每降低 1 分，跌倒风险就会增加 3%～4%。然而，在 46～54 的范围内，Berg 评分每降低 1 分，跌倒风险将增加 6%～8%。低于 36 分，跌倒风险接近 100%。因此，Berg 评分的每 1 分的变化会引起不同跌倒可能性的预测，这取决于基线值在量表中的位置。

Berg 和同事们进行的一项随访 1 年的前瞻性研究（Muir et al., 2008）调查 BBS 对 187 例老年人单次跌倒和复发跌倒的预测效度。与 Shumway-Cook 等（1997a）的研究一样，他们报告跌倒风险与 BBS 评分之间的非线性关系，展示 Berg 评分降低和跌倒风险增加之间的相关风险增加梯度，见表 11-2。他们报告说，虽然 BBS 评分低于 45 分（跌倒风险的常用临界点）的老年人中有 58% 跌倒了，但得分超过 45 分的老年人中有 39% 也跌倒了。作者的结论是，BBS 具有良好的预测多次跌倒的判别能力；然而，以 45 分作为临界值将 BBS 用作二分量表，将无法准确判别大多数面临跌倒风险的人。因此，他们建议停止使用 45 分作为识别易跌倒老年人的分界值。这些数据表明，Berg 量表是一个很好的测试，可以用在平衡受损但具备坐、站和行走能力的老年人 Bonnie 身上，通过总分可以预测未来的重复性跌倒。

BBS 对神经系统损伤的患者可能不一定是跌倒风险的良好预测指标。Harris 等（2005）研究 BBS 与 99 名社区居住的慢性脑卒中患者之间跌倒的关系，发现高跌倒风险和低跌倒风险患者之间的 BBS 得分并无差异，因此建议临床治疗人员谨慎使用 BBS 来预测慢性脑卒中患者的跌倒风险。这些数据表明，尽管 BBS 是检验我们的两名脑卒中患者 Genise 和 Jean 的稳态和主动平衡的良好测试，但总分可能不是将来跌倒的良好预测指标。

Berg 量表的儿科版［儿科平衡量表（Pediatric Balance Scale, PBS）］已被证明是脑瘫患儿平衡的可靠和有效的测量方法（Franjoine et al., 2003；Gan et al., 2008；Kembhavi et al., 2002）。PBS 的得分与 GMFM 总分相关，但无法区分 GMFCS 水平 I 和 II 的脑瘫儿童（Gan et al., 2008）。对于检查我们患有中度脑瘫的 Thomas 的平衡功能来说，PBS 是一个合适的选择。但对于无法独立坐或站立的 Malachi 来说，PBS 不是合适的选择。

Donoghue 和 Stokes（2009）报告说，BBS 中最小的可检测差异随基线值而变化。当基线 Berg 得分介于 45～56 时，最小可检测差异为 4 分，如果得分在 35～44 为 5 分，如果得分在 25～34 为 7 分，如果得分在 0～24 则为 5 分。

前伸试验

功能性前伸试验。功能性前伸试验是单项测试，被用来对老年人进行平衡问题和跌倒风险的快速筛选（Duncan et al., 1990）。如图 11-3A 所示，受试者的双脚站立与肩同宽，同时一侧手臂（握拳）抬高到屈曲 90°。在不移动脚的情况下，受试者尽可能向前伸，同时保持平衡（图 11-3B）。前伸的距离将被测量并与同龄人的参考值进行比较，如表 11-3 所示。功能性前伸试验具有较

Berg 平衡量表[a]

1. 从坐到站

指令： 使用带扶手的椅子。请患者站起来。如果患者支撑扶手站起，请他／她尽量不用手支撑。

评分：（取最低分）_____

_____（4）不需要帮助独立稳定地站起

_____（3）需要手的帮助，独立地由坐到站

_____（2）需要手的帮助，多次尝试后由坐到站

_____（1）需要别人最小的帮助来站起或稳定

_____（0）需要中度或最大的帮助来站起

2. 无支撑的站立

指令： 请在无支撑的情况下站立2分钟。

评分：（取最低分）_____

_____（4）能安全站立2分钟

_____（3）能在监护下站立2分钟

_____（2）无支撑下站立30秒

_____（1）需要多次尝试，无支撑下站立30秒

_____（0）不能独立地站30秒

若受试者能安全站立2分钟，则无支撑坐姿得满分。从站姿改为坐姿。

3. 无支撑下坐位，双脚放在地板或凳子上

指令： 请双臂交叉于胸前坐2分钟。

评分：（取最低分）_____

_____（4）能安全地坐2分钟

_____（3）能在监护下坐2分钟

_____（2）能坐30秒

_____（1）能坐10秒

_____（0）在无支撑的情况下不能坐10秒

4. 从站到坐

指令： 请坐下。

评分：（取最低分）_____

_____（4）最小量用手帮助坐下

_____（3）需要用手的帮助来控制下降

_____（2）需要用腿后侧靠在椅子上来控制下降

_____（1）能独立坐下，但不能控制下降速度

_____（0）需要帮助才能坐下

5. 转移

指令： 从一把椅子（带扶手的椅子）移到另一把椅子（不带扶手的椅子）上，然后再移回来。

评分：（取最低分）_____

_____（4）需要手的少量帮助即可安全转移

_____（3）需要手的充分帮助即可安全转移

_____（2）需要口头提示或监护下才能转移

_____（1）需要1人帮助

_____（0）为了安全，需要2人帮助或监护

6. 无支撑下闭目站立

指令： 请闭上眼睛站立10秒。

评分：（取最低分）_____

_____（4）能安全地站立10秒

_____（3）在监护情况下站立10秒

_____（2）能站3秒

_____（1）站立很稳，但闭眼不能超过3秒

_____（0）需要帮助防止跌倒

7. 双脚并拢站立

指令： 请你在无帮助下双脚并拢站立。

评分：（取最低分）_____

_____（4）能独立地双脚并拢并安全地站1分钟

_____（3）能独立地将双脚并拢并在监护情况下站1分钟

_____（2）能独立将双脚并拢但不能维持30秒

_____（1）需要别人帮助将双脚并拢，但能够双脚并拢站立保持15秒

_____（0）需要别人帮助双脚并拢，不能站立15秒

8. 站立情况下的双上肢向前伸展并向前移动

指令： 将上肢抬高90°，将手指伸直并最大可能前伸。上肢上举90°后，将尺子放在手指末梢。记录经最大努力前倾时手指前伸的距离。如果可能的话，让受检者双上肢同时前伸以防止躯干旋转。

评分：（取最低分）_____

_____（4）能够自信地向前伸出超过25cm

_____（3）能够安全向前伸出超过12cm

_____（2）能够向前伸出超过5cm

_____（1）在监护的情况下能够前伸

_____（0）需要帮助来预防跌倒

评估工具 11-2

Berg 平衡量表[a]

9. 从地面拾物

指令：请捡起放到你脚前面的鞋子/拖鞋。

评分：（取最低分）____

____（4）能安全容易地捡起拖鞋

____（3）在监护下能捡起拖鞋

____（2）不能捡起拖鞋，但能达到离鞋2～5cm处并可独立保持平衡

____（1）试着伸手向下捡物品时需要监护，但仍不能将地面物品捡起

____（0）无法进行尝试，并需要帮忙以预防跌倒

10. 转身从左肩及右肩上向后看

指令：转身从左肩上向后看，再从右肩上向后看

评分：（取最低分）____

____（4）可从左右向后看，重心转移好

____（3）仅从转向侧面，另一侧身体转移较差

____（2）仅能从侧方转身，但能保持平衡

____（1）转身时需要监护

____（0）需要帮助以防止跌倒

11. 转身360°

指令：旋转完整1周，暂停，然后从另一方向旋转完整1周。

评分：（取最低分）____

____（4）在≤4秒的时间内安全转身360°

____（3）在4秒的时间内只能从一个方向安全转身360°

____（2）能够安全完成360°转身，但动作缓慢

____（1）需要密切监护或口头提示

____（0）在旋转时需要帮助

12. 无支撑站立的情况下用双脚交替踏台阶

指令：请交替用脚踏在台阶或踏板上，连续做直到每只脚接触台阶或踏板4次，总共8次。

评分：（取最低分）____

____（4）能独立安全地在20秒内踏8次

____（3）能独立安全地踏8次，但时间超过20秒

____（2）在监护下完成4次，但不需要帮助

____（1）在轻微帮助下完成次数少于4次

____（0）需要帮助预防跌倒/不能进行

13. 无支撑情况下双足串联站立

指令：（向受试者演示）将一只脚放在另一只脚的正前方。如果这样不行的话，可扩大步幅，前脚足跟应在后脚足趾的前面。

评分：（取最低分）____

____（4）独立完成双足串联站立，维持30秒

____（3）独立完成双足串联站立，维持30秒

____（2）独立完成双足半串联站立，维持30秒

____（1）在帮助下双足半串联站立，但可维持15秒

____（0）迈步或站立时失去平衡

14. 单腿站立

指令：不需要帮助的情况下尽最大努力单腿站立。

评分：（取最低分）____

____（4）能独立完成用单腿站立并维持10秒以上

____（3）能独立完成用单腿站立并维持5～10秒

____（2）能独立完成用单腿站立并维持3秒或3秒以上

____（1）试图抬腿，不能保持3秒，但可维持独立站立

____（0）不能抬腿或需要帮助预防跌倒

[a] 经许可转载自 Berg K. Measuring balance in the elderly: validation of an instrument. Dissertation. Montreal, QC: McGill University, 1993.

目标： 明确检查平衡的临床测试与姿势控制系统框架中特定方面之间的关系，特别是检查的任务范围和环境。

步骤： 应用评估工具 11-2，介绍 Berg 平衡量表。操作每个测试项目时，指出该任务是否需要稳态、反应性或前馈姿势控制。检查每个项目的环境条件。

任务

1. 有多少项目测试稳态平衡控制？
2. 有多少项目测试前馈性平衡控制？
3. 有多少项目测试反应性姿势控制？

表 11-2　社区老人跌倒风险和 Berg 平衡量表评分梯度表

BBS 评分	多次跌倒的可能性
≥ 55	10%
50 ～ 54	11%
45 ～ 49	16%
40 ～ 44	31%（2.07 倍更易跌倒）
< 40	54%（5.19 倍更易跌倒）

注：经许可转载自 Muir SW, Berg K, Chesworth B, et al. Use of the BBS for predicting multiple falls in community-dwelling elderly people: a prospective study. Phys Ther, 2008, 88:449-459.

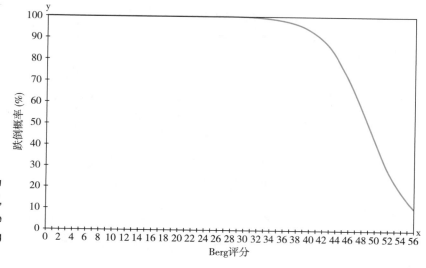

图 11-2　BBS 评分与跌倒风险之间的关系。*y* 轴是处于跌倒风险中的预测概率；*x* 轴为 BBS 的评分（经许可引自 Shumway-Cook A, Baldwin M, Pollisar N, et al. Predicting the probability of falls in community dwelling older adults. Phys Ther, 1997，77:817.）

好的评价者间信度，并且已被证明可以预测神经功能完好的老年人的跌倒（Duncan et al., 1990）。

已开发的改良版的功能性前伸试验（modified functional reach test，MFRT）在脑卒中恢复的急性期（14 ～ 21 天）患者中进行了测试。该试验涉及测量在坐位时向前和侧方无支撑的伸展。该试验的信度高并且对患侧运动功能的恢复敏感（效应值为 0.80）（Katz-Leurer et al., 2009）。另外，Thompson 和 Medley（2007）已经发表与年龄和性别相关的坐位时向前和侧方伸展的参考值。

小儿伸展试验（pediatric reach test, PRT）测量的是在坐位和站立位时向前和向侧方伸展，并且在发育正常的儿童和脑瘫患儿中已显示具有良

好的评估者自身和评估者间信度。通过与粗大运动功能分类系统（Bartlett & Birmingham，2003）的高度相关性建立构建效度。前向伸展测试用于评估前馈姿势控制和感知到的功能稳定性极限。鉴于已有正常参考值，对于中度脑瘫儿童 Thomas 来说，这将是一个很好的测试。

多方向伸展测试（multidirectional reach test, MDRT）。该测试不仅用来检查向前和向后方向上的稳定极限，而且还检查内侧和侧方的稳定极限。如图 11-4 所示，尺码固定在可伸缩的三脚架上，尺码的垂直高度可以调整，使其位于受测者肩峰的水平。指示是"别移动你的脚或迈步，尽可能往那边够（指定的方向），并尽量保持你的手沿着

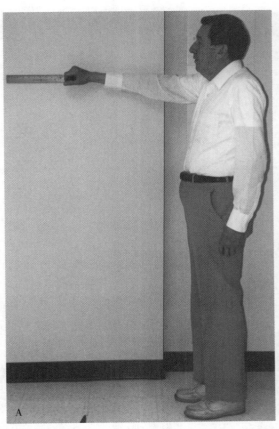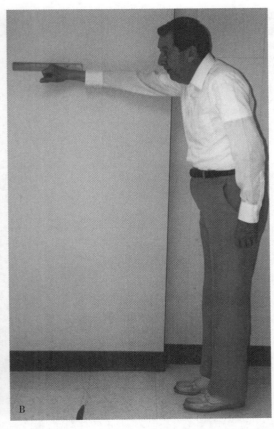

图 11-3　功能性前伸试验。A. 受试者开始时双脚站立与肩同宽，手臂抬高至屈曲 90°。B. 受试者保持平衡的同时尽可能向前伸

表 11-3　功能性前伸参考值		
年龄（岁）	男性（均值和标准差的单位为英寸）	女性（均值和标准差的单位为英寸）
20 ～ 40	16.7 ± 1.9	14.6 ± 2.2
41 ～ 69	14.9 ± 2.2	13.8 ± 2.2
70 ～ 87	13.2 ± 1.6	10.5 ± 3.5

注：经许可转载自 Duncan PW, Weiner DK, Chandler J, et al. Functional reach: a new clinical measure of balance. J Gerontol 1990;45:M195.

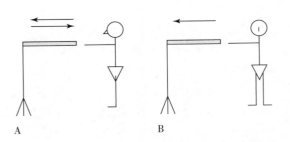

图 11-4　多向性伸展试验的位置。 A. 前伸和后伸试验的位置。B. 右侧伸的位置（左侧伸时标尺可重新摆位）（经许可引自 Newton R. Validity of the MultiDirectional Reach Test: a practical measure for limits of stability in older adults. J Gerontol Med Sci 2001;56A:M249. ）

标尺"（Newton，2001，p. M249）。受试者被允许选择使用一侧手臂完成前伸和后伸的测试，但是右臂和左臂都要被测试。Newton 在 254 个社区老年人中检验 MDRT；表 11-4 显示该组的平均距离（以英寸为单位，1 英寸 ≈ 2.54cm）。MDRT 与 BBS 相关（$r = 0.356 \sim 0.476$），与 TUG 评分呈负相关（$r = -0.442 \sim -0.26$），其中前伸测试的相关性最强。

功能性伸展测试（无论是坐位还是站立位，朝任意方向）通常用作功能稳定极限和预期姿势控制的量度，这两者都是评定平衡的重要方面。

269

表 11-4　254 名社区居住老年人的多向性伸展试验得分［平均年龄 ± 标准差为（74.1±7.9）岁］

测试	均值	标准差	最小值	最大值
前伸（英寸）	8.89	3.4	0.5	16.8
后伸（英寸）	4.64	3.1	0.4	14.0
右侧伸（英寸）	6.86	3.0	0.7	18.2
左侧伸（英寸）	6.61	2.9	0.0	14.4

注：前伸，胳膊向前伸展；后伸，身体向后倾斜；右侧伸，胳膊向右伸展；左侧伸，胳膊向左伸展。

（经许可引自 Newton R. Validity of the multi-directional reach test: a practical measure for limits of stability in older adults. J Gerontol Med Sci 2001;56A:M250.）

BBS 中包含站立功能前伸测试（朝前方）；然而，为了理解侧方（或坐位）的功能稳定极限和前馈姿势控制，需要增加额外的测试。

前伸试验有很多方面没有被明确定义，例如手指应伸展还是握拳？两脚应该在并拢还是分开与肩同宽？患者能否改变他们的支撑面（踮脚尖）？他们可以围绕身体的垂直轴旋转吗？在没有明确指示的情况下，我们建议临床治疗人员为自己和诊所制订指南并保持一致。对于任何标准化测试都是如此。

表现导向的移动性评估

耶鲁大学的医学研究人员 Mary Tinetti 发表一项名为"表现导向的移动性评估"（Performance-Oriented Mobility Assessment，POMA）的测试，以筛选老年人的平衡和活动技能，以及确定跌倒的可能性（Tinetti, 1986；Tinetti & Ginter, 1988）。评估工具 11-3 介绍 Tinetti 的平衡和活动性量表，该量表用 3 分制评估活动的表现，最高分是 28 分。对 POMA 平衡部分的单项检验表明，它评估坐位和站立位的稳态平衡（项目 1 和 5）、主动性平衡（项目 2、3、6 和 9）以及反应性平衡（项目 6），并包括一个感觉项目（项目 7）。

POMA 已被证明是衡量社区中神经系统完好的老年人的跌倒风险的良好指标。低于 19 分表示跌倒风险高，得分在 19 ～ 24 表示中等跌倒风险。该测试需要 10 ～ 15 分钟的时间，并且该测试的评估者间信度很好（Tinetti & Ginter, 1988）。在对 4 项平衡测试（起身行走时间测试、单腿站立、功能性伸展试验和表现导向的移动性评估）的比较中，POMA 被发现在 1200 名 65 岁及 65 岁以上的人群中具有最好的重测信度、判别和预测效度，并且对日常生活活动状态的变化反应最敏感（Lin et al., 2004）。

对于我们平衡受损的社区老年人 Bonnie 来说，POMA 是一个很好的结果测量指标。这对儿童或共济失调患者来说并不是常规测试。因此，尽管该测试可用于检查患者（例如 John，患有小脑功能障碍）活动中的平衡，但总分不能用于预测跌倒。它是美国物理治疗协会（APTA）对帕金森病（PD）、多发性硬化症（MS）、脑卒中、脑外伤（traumatic brain injury，TBI）和前庭功能障碍患者推荐的结果评估指标之一（有关 APTA EDGE 特别工作组建议的详细信息可以在 http://www.neuropt.org/go/healthcare-professionals/neurology-section-outcome-measures- recommendations 上找到）。

Fullerton 高级平衡量表

Fullerton 高级平衡量表（Fullerton Advanced Balance Scale，FAB）是为具有更高功能的成人开发的，以避免使用 BBS 时有时会发现的天花板效应（Rose, 2003）。FAB 包括 10 项测试（评估工具 11-4），每项得分为 0 ～ 4 分，总分范围为 0（平衡差）～ 40（平衡良好）。

平衡评估系统测试

平衡评估系统测试（Balance Evaluation Systems Test，BES 测试）由 Horak 及其同事（2009）开发，用于检查姿势控制的多个方面。BES 测试由 36 个项目组成，分为 6 个系统：生物力学限制、稳定极限 / 垂直度、前馈姿态调整、姿势反应、感觉定向和步态稳定性。它具有良好的信度，并与特定活动平衡信心量表（Activities-Specific Balance Confidence Test，ABC 量表）的得分相关（Horak et al., 2009）。通过系统地检查平衡的不同成分，

评估工具　11-3

表现导向的移动性评估 [a]

Ⅰ.平衡测试

初始说明： 受试者坐在一把无扶手的硬椅子上，进行以下测试。

1. 坐位平衡 ＿＿＿＿
斜靠或在椅子上滑动 =0
平稳，安全 =1
2. 起立 ＿＿＿＿
没有辅助无法完成 =0
用手辅助可以完成 =1
不用手辅助可以完成 =2
3. 尝试起立 ＿＿＿＿
没有辅助无法完成 =0
尝试 1 次以上能完成 =1
尝试 1 次就完成 =2
4. 即时站立平衡（开始的 5 秒）＿＿＿＿
不稳（摇晃、动脚、躯干摆动）=0
稳定，但需要助行器或其他支撑 =1
稳定，不需要助行器或其他支撑 =2
5. 站立平衡 ＿＿＿＿
不稳 =0
稳定，但是呈宽站姿［足跟中点＞4 英寸（约 10.16cm）］并使用拐杖或其他帮助 =1
无须帮助呈窄站姿 =2
6. 轻推（受试者双脚尽量并拢，检查者用手掌轻轻推受试者的胸骨 3 次）＿＿＿＿
开始跌倒 =0
摇晃、伸手抓 =1
稳定 =2
7. 闭眼（受试者双脚尽量并拢）＿＿＿＿
不稳 =0
稳定 =1
8. 360° 转身 ＿＿＿＿
不连续的步骤 =0
不稳定（手臂及身体摇晃）=1
稳定 =2
9. 坐下 ＿＿＿＿
不安全（距离判断有误，跌落到椅子上）=0
用手帮助或动作不顺畅 =1
安全，动作顺畅 =2
平衡得分： ＿＿＿＿/16

Ⅱ.步态测试

初始说明： 受试者与检查者站在一起，沿着走廊或穿过房间步行，首先以平常的速度，然后以快速但安全的速度返回（使用平常的步行辅具）。

10. 起始步态（听到"走"的指令时）＿＿＿＿
有犹豫或多次尝试开始 =0
没有犹豫 =1
11. 步长和步高 ＿＿＿＿
a. 摆动右脚
没有超过左脚 =0
超过左脚 =1
右脚迈步时没有廓清 =0
右脚迈步时完成廓清 =1
b. 摆动左脚
没有超过右脚 =0
超过右脚 =1
左脚迈步时没有廓清 =0
左脚迈步时完成廓清 =1
12. 迈步对称性 ＿＿＿＿
左右脚步长不等（估算）=0
左右脚步长看起来相等 =1
13. 迈步连贯性 ＿＿＿＿
迈步时有停止或停顿 =0
迈步看起来连贯 =1
14. 走直线［参照 12 英寸（约 30.48cm）宽的地砖来评估；观察一只脚在 10 英尺（约 3m）的距离内的偏移情况］＿＿＿＿
明显偏离 =0
中等偏移或使用步行辅具 =1
笔直且无须步行辅具 =2
15. 躯干 ＿＿＿＿
明显摆动或使用步行辅具 =0
没有摆动，但步行时膝关节弯曲或背痛或散开双臂 =1
没有摆动、弯曲、使用手和步行辅具 =2
16. 步宽 ＿＿＿＿
足跟分开 =0
步行时两足跟几乎碰到 =1
步态得分： ＿＿＿＿/12
平衡和步态得分： ＿＿＿＿/28

[a] 经许可引自 Tinetti, M. Performance-oriented assessment of mobility problems in elderly patients. J Am Geriatr Soc 1986, 34:119-126.

评估工具 11-4

Fullerton 高级平衡量表（FAB）的 10 项测试 [a]

1. 双脚站在一起，闭眼
2. 向前伸取物
3. 向右和向左转动一整圈
4. 踏上并迈过长凳
5. 串联步行
6. 单脚站立，睁眼
7. 站在泡沫上，闭眼
8. 双脚跳远
9. 步行时转头
10. 非预期向后放松

[a] 经许可引自 Rose D. Fall proof: a comprehensive balance andmobility program. Champaign, IL：Human Kinetics, 2003.

该测试让临床治疗人员能够确定导致不稳定的特定因素，提高改善平衡的治疗特异性。Rasch 分析被用于开发 BES 测试的简约版，称为 mini-BES 测试（Franchignoni et al., 2010）。 mini-BES 测试包含 14 个项目，涵盖 BES 测试的 6 部分中的 4 个：前馈姿势调整（坐站转换、足尖站立、单腿站立）、反应姿势响应（迈向 4 个不同方向）、感觉定向（站立 – 睁眼；泡沫表面 – 闭眼；斜坡 – 闭眼）和步态平衡［速度变化时的步态、头部转动、转身、障碍物；双重任务时的起立步行计时测试（TUG）］。此外，mini-BES 测试使用 3 级顺序评分系统，而不是原来的 4 个级别。表 11-5 总结原始和 mini-BES 测试的类别和项目。有关 BES 测试的完整副本（包括说明）请参阅 http://www.bestest.us。 mini-BES 测试是 APTA 为许多诊断推荐的结果评估指标（http：//www.neuropt. org/go/healthcare- professionals / neurology-section-outcome-measures- recommendations）。然而，BES 测试和 mini-BES 测试都不能提供关于坐位平衡的

表 11–5　BES 测试的项目和子系统类别简介

组成 mini-BES 测试动态平衡的 14 个项目以粗体显示。评分时只有项目 11（单脚站立）和 18（横向跨步）中最差的成绩必须考虑在内。此外，项目 27（认知的起立行走）中的表现必须与基线项目 26 中的表现进行比较

Ⅰ . 生物力学限制	Ⅱ . 稳定极限	Ⅲ . 前馈转换
1. 支撑面	6 a. 左侧倾斜	**9. 坐站转换**
2. 对线	b. 右侧倾斜	**10. 脚尖站立**
3. 踝关节力量	c. 左侧坐直	**11. 单腿站立**
4. 髋关节力量	d. 右侧坐直	**左侧和右侧**
5. 坐在地上并站起	7. 前伸	12. 交替楼梯踏步
	8 a. 左侧伸	13. 站立抬手
	b. 右侧伸	
Ⅳ . 姿势反应	Ⅴ . 感觉定向	Ⅵ . 动态步态
14. 原地向前	**19 a. 站立睁眼**	21. 自然步态
15. 原地向后	**（稳固的支撑面）**	22. 改变速度
16. 向前跨步	b. 站立闭眼	**23. 转头**
17. 向后跨步	（稳固的支撑面）	**24. 转身**
18. 横向跨步	c. 泡沫垫睁眼	**25. 障碍物**
（左侧和右侧）	**d. 泡沫垫闭眼**	26. 起立行走
	20. 斜坡闭眼	**27. 认知的起立行走**

注：经许可引自 Franchignoni F, Horak F, Godi M, et al. Using psychometric techniques to improve the Balance Evaluation System′s Test: the mini-BESTest. J Rehabil Med 2010;42:323-331.

信息，因此它们可能不适用于功能水平低的患者。

许多临床测量可以用来评估功能水平低的患者，并经常用于急性期医疗场所。

波士顿大学 AM-PAC：基本活动性简表

波士顿大学的急性期后照护活动量表（Activity Measure for Postacute Care，AM-PAC）是一种用于急性期后医疗场所的活动限制评估。AM-PAC 测量 3 个功能方面的活动限制：基本活动性、日常活动和应用性认知，每个方面的项目按照难度连续性来创建项目库。部分项目被用于制定 8 种简表：2 种住院简表（基本活动性和日常生活活动）、3 种普通门诊简表（基本活动性、日常生活活动、应用性认知域）和 3 种针对医保的门诊患者的简表（基本流动性、日常生活活动、应用性认知域）。

6-Clicks 基本活动性简表用于急性期护理，该表量化与完成基本活动技能相关的 6 项任务所需的难度和协助水平，例如在床上翻身、坐立、仰卧坐起、床椅转移、步行和爬楼梯。它具有良好的信度（Jette et al.,2014）。这对慢性脑卒中患者Jean 来说不是一个适当的测试，但对于患有急性脑卒中的 Genise 患者来说是一个不错的选择。有关 AM-PAC 简表的更多信息可通过 Mediware 获得（http://pac-metrix. com/am-pac_short-form/）。

脑卒中患者姿势评估量表

脑卒中患者姿势评估量表（Postural Assessment Scale for Stroke patients，PASS）是为了检查姿势控制能力非常有限的脑卒中患者在维持或改变姿势时的姿势控制能力（Benaim et al.,1999）。评估工具 11-5 中介绍该量表。研究者

评估工具　11-5

脑卒中患者姿势评估量表（PASS）评分表[a]

维持一个姿势

按如下所示向受试者说明每项测试。对项目评分时，记录每个项目的最低分。

1. 无支撑时坐立

检查者：请受试者坐在长凳／垫子上，背部无支撑，双脚平放在地面上。

_____（3）可以无支撑下坐 5 分钟

_____（2）可以无支撑下坐 10 秒以上

_____（1）轻微支撑下可保持坐位（例如用一只手）

_____（0）无法保持坐位

2. 有支撑时站立

检查者：请受试者站立，根据需要提供支撑。只评估有支撑和无支撑时的站立能力，不要考虑站立的质量。

_____（3）单手支撑时可站立

_____（2）1 个人中度支撑时可站立

_____（1）2 个人强力支撑下可站立

_____（0）即使有支撑也无法站立

3. 无支撑时站立

检查者：请受试者在无支撑下站立。只评估有支撑和无支撑时的站立能力，不要考虑站立的

质量。

_____（3）无支撑时可站立超过 1 分钟，并同时进行肩部水平的运动

_____（2）无支撑时可站立 1 分钟或轻微不对称地站立

_____（1）无支撑时可站立 1 秒或严重依靠一条腿

_____（0）无支撑时无法站立

4. 非瘫痪侧单腿站立

检查者：请受试者用非瘫痪侧单腿站立。只评估非瘫痪侧承受全部重量的能力，不考虑受试者如何完成任务。

_____（3）非瘫痪侧单腿站立超过 10 秒

_____（2）非瘫痪侧单腿站立超过 5 秒

_____（1）非瘫痪侧单腿站立几秒钟

_____（0）非瘫痪侧无法站立

5. 瘫痪侧单腿站立

检查者：请受试者用瘫痪侧单腿站立。只评估瘫痪侧承受全部重量的能力，不考虑受试者如何完成任务。

_____（3）瘫痪侧单腿站立超过 10 秒

_____（2）瘫痪侧单腿站立超过 5 秒

_____（1）瘫痪侧单腿站立几秒钟

_____（0）瘫痪侧无法站立

维持姿势小计得分 _____

改变姿势

6. 仰卧到瘫痪侧卧

检查者：开始时受试者仰卧在治疗垫上。指示受试者翻身到瘫痪侧（侧方运动）。根据需要提供协助。根据需要帮助的程度评估受试者的表现，不要考虑表现的质量。

_____（3）可以完成，无须帮助

_____（2）少量帮助下可以完成

_____（1）大量帮助下可以完成

_____（0）无法完成

7. 仰卧到非瘫痪侧卧

检查者：开始时受试者仰卧在治疗垫上。指示受试者翻身到非瘫痪侧（侧方运动）。根据需要提供协助。根据需要帮助的程度评估受试者的表现，不要考虑表现的质量。

_____（3）可以完成，无须帮助

_____（2）少量帮助下可以完成

_____（1）大量帮助下可以完成

_____（0）无法完成

8. 仰卧到坐在垫子边缘

检查者：开始时受试者仰卧在治疗垫上。指示受试者坐到垫子边缘。根据需要提供协助。根据需要帮助的程度评估受试者的表现，不要考虑表现的质量。

_____（3）可以完成，无须帮助

_____（2）少量帮助下可以完成

_____（1）大量帮助下可以完成

_____（0）无法完成

9. 坐在垫子边缘到仰卧

检查者：开始时受试者坐在垫子边缘。指示受试者仰卧到治疗垫上。根据需要提供协助。根据需要帮助的程度评估受试者的表现，不要考虑表现的质量。

_____（3）可以完成，无须帮助

_____（2）少量帮助下可以完成

_____（1）大量帮助下可以完成

_____（0）无法完成

10. 坐位到站立位

检查者：开始时受试者坐在垫子边缘。指示受试者无支撑下站起。根据需要提供协助。根据需要帮助的程度评估受试者的表现，不要考虑表现的质量。

_____（3）可以完成，无须帮助

_____（2）少量帮助下可以完成

_____（1）大量帮助下可以完成

_____（0）无法完成

11. 站立位到坐位

检查者：开始时受试者站立在垫子边缘。指示受试者无支撑下坐到垫子上。根据需要提供协助。根据需要帮助的程度评估受试者的表现，不要考虑表现的质量。

_____（3）可以完成，无须帮助

_____（2）少量帮助下可以完成

_____（1）大量帮助下可以完成

_____（0）无法完成

12. 站立，从地上捡起一支铅笔

检查者：开始时受试者站立。指示受试者无支撑下捡起地上的一支铅笔。根据需要提供协助。根据需要帮助的程度评估受试者的表现，不要考虑表现的质量。

_____（3）可以完成，无须帮助

_____（2）少量帮助下可以完成

_____（1）大量帮助下可以完成

_____（0）无法完成

改变姿势小计得分 _____

总分 _____

[a] 经许可引自 Benaim C, Pérennou DA, Villy J, Rousseaux M, et al. Validation of a standardized assessment of postural control in stroke patients: the Postural Assessment Scale for Stroke Patients（PASS）. Stroke 1999, 30:1862-1868.

用它进行广泛的心理测量学测试，证实该量表具有良好的信度、构建和预测效度以及内部一致性（Benaim et al.,1999）。它是 APTA StrokEDGE 特别工作组强烈推荐的结果测量指标之一，对于急性脑卒中患者 Genise 来说是一个不错的选择。

躯干控制节段性评估

躯干控制节段性评估（Segmental Assessment of Trunk Control，SATCo）提供一种评估坐位平衡功能的系统性方法。这项测试专门评估有运动障碍的儿童和成人的单独躯干节段的控制能力。它包括：①静态或稳态平衡的测试，检查该个体在没有支持的情况下保持稳定姿态的能力；②主动性或前馈性平衡调整，检查人在转头时的平衡能力；③反应性平衡，检查该个体在短暂的扰动（例如轻推）后重新获得平衡的能力。受试者坐在长凳上，用绑带系统稳定骨盆并将其保持在中立位置。评估者逐渐改变躯干支撑水平，首先在肩胛带水平的支持下评估颈部（头部）控制，通过在腋窝（上胸段控制）、肩胛骨下缘（胸廓控制）、下部肋骨以上（下胸段控制）、肋骨以下（上腰段控制）、骨盆（下腰段控制）以及最终不支持，以便于确定躯干功能性控制水平（即在坐位下达到最佳稳态、反应性和前馈性平衡所需的支持水平）。SATCo 在评估工具 11-6 中介绍。实施 SATCo 评估的细节可以在 Butler 等（2010）的文章中找到。此外，在题为"节段性躯干控制的评估和治疗"的案例研究中，可以看到 SATCo 被用于正常发育的婴儿和脑瘫患儿的演示。SATCo 具有良好的信度和效度，尽管我们缺乏其响应性的数据（Butler et al.,2010）。SATCo 被推荐为脑瘫儿童和成人的适宜的结果评估指标（Saether et al.,2013）。

坐位平衡量表

坐位平衡量表是一个包含有 11 个项目的试验，旨在检查那些卧床的虚弱老年人的坐位平衡，这些老年人会在大多数平衡测量中表现出地板效应（Medley & Thompson，2011）。这 11 项测试侧重检查坐位下平衡控制的稳态（无支撑坐位）和前馈方面（包括侧伸、向前弯和抬腿等项目）。它在测试过程中改变感觉信息的状况。该量表对老年人具有良好的信度和效度；然而，在其他人群中的效用尚未经过检验。

还有更多的为特定患者人群制订的平衡测量

指标，并且还在不断出现。对所有测量指标进行全面审查并不可行。但是如表 11-6 所示，有许多优秀的网站会对结果测量指标进行评估，并总结其心理测量特性的研究。我们认为，本章提供的框架为临床治疗人员提供一种方法去了解一个评估涉及平衡的哪些方面，以理解它们在对不同功能和诊断水平的患者进行平衡控制总体评估时起到什么作用。

功能性检查和评估的局限性

功能性任务能多大程度上从系统的角度反映出姿势控制的水平？大多数功能性测试都有局限性。首先，患者的表现是在有限的环境条件下被检查，因此它不可能总是预测到在更复杂环境中的实际表现。其次，很少有测试通过一系列功能性活动（例如坐位、站立位和行走）来评估姿势控制的所有 3 个方面，即稳态、反应性和前馈性姿势控制。此外，大多数功能测试用于达到平衡的感觉，对运动和认知策略只提供很少的洞察力。最后，大多数功能测试几乎不能洞察体内导致表现下降的特定的子系统。为了深入了解用于实现平衡的运动策略和导致不平衡的潜在系统损伤，需要进行额外的测试。

平衡的评估策略

理解平衡障碍需要深刻了解用于维持和恢复稳定性的感觉、运动和认知策略。

运动策略

对姿势控制的运动策略的检查评估无扰动坐位和站立位时身体各节段的对线（在活动性任务中的身体对线将在第十五章中讨论），以及评估患者产生多关节运动的能力或有效控制 COM 和（或）改变支撑面以保持稳定的策略（Shumway-Cook & Horak，1990；Shumway-Cook & McCollum，1990；Woollacott & Shumway-Cook，1990）。

方向（对线）。姿势控制的检查包括观察患者在坐位和站立位时的方向和对线。患者是否站直？体重是否左右和前后对称分布？铅垂线与网格结合可用于量化头部、肩部、躯干、骨盆、臀部、膝关节和足踝方向的变化。另外，可以通过用卷尺测量内踝（或者是距骨头之间）的距离来测量和记录患者站立时支持面的宽度。

其他量化站立时的质心位移的方法包括使用静力性力台（动态姿势描记术）来测量压力中心

评估工具 11-6

躯干控制节段性（SATCO）评估 [a]

姓名： 编号： 检查者： 日期：	徒手支撑的节段 除非另有说明， 均适用骨盆和 大腿绑带	功能性节段 除非另有说明， 手臂和手均 悬空	静态	主动性	反应性	注解
			将徒手支撑节段以上的头和躯干维持在垂直中立位			
			最少 5 秒	转头时手臂抬起	轻推后能维持 / 快速恢复	
	肩带 检查者双手的位置可能不在同一水平面	头部控制 手臂可始终给予支撑			对头部控制不进行测试	
	腋窝	上胸段控制				
	肩胛骨下缘	胸廓控制				
	下部肋骨以上	下胸段控制				
	下部肋骨	上腰段控制				
	骨盆	下腰段控制				
	无支撑并且除去骨盆和大腿的绑带	全躯干控制				

固定脊柱畸形？有 _____ 无 _____ 注解 _____

颈椎旋转受限左侧 _____ 右侧 _____ 注解 _____

[a] 经许可引自 Butler P, Saavedra S, Sofranac M, et al. Refinement, reliability and validity of the segmental assessment of trunk control（SATCo）. Ped Phys Ther 2010, 22:257, Appendix 1.

表 11-6　提供关于结果测量指标的心理测量学和临床应用信息的网站

网站名称	网站创建者	网址
Hooked on Evidence	American Physical Therapy Association	http://www.hookedonevidence.com/
Physiotherapy Evidence Database	Center for Evidence-Based Physiotherapy	http://www.pedro.org.au/
Neurology Section Outcome Measures Recommendations	American Physical Therapy Association Neurology Section EDGE Task Force	http://www.neuropt.org/go/healthcare-professionals/neurology-section-outcome-measures-recommendations
Center for Outcome Measurement in Brain Injury	Rehabilitation Research Center at Santa Clara Valley Medical Center	http://www.tbims.org/combi/index.html
Rehabilitation Assessment Measures in Multiple Sclerosis	MS Society	http://www.nationalmssociety.org/for-professionals/healthcare-professionals/resources-for-clinicians/index.aspx
Clinical Practice Guidelines for Patients with Parkinson Disease	Royal Dutch Society for Physiotherapy	https://www.cebp.nl/？NODE=69
StrokeEngine-Assess	Canadian Stroke Network & McGill University	http://www.medicine.mcgill.ca/strokengine-assess/index-en.html
Evidence-Based Review of Stroke Rehabilitation	Canadian Stroke Network	http://www.ebrsr.com/

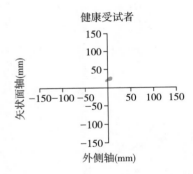

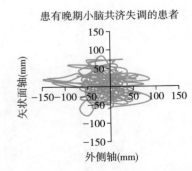

图 11-5　动态姿势图显示与年龄匹配的健康对照者（上面）相比，严重的小脑共济失调患者（底部）的 COP 位移显著增加（引自 Marquer A, Barbieri G, Pe'rennou D. The assessment and treatment of postural disorders in cerebellar ataxia: A systematic review. Ann Phys Rehabil Med 2014, 57:68.）

（COP）的位移。例如，图 11-5 说明使用动态姿势描记法比较退行性小脑病变患者和年龄匹配的健康受试者的 COP 位移。这种技术可以用来记录患有退行性小脑病变的患者 John 增大的摆动。在临床中，可以使用两个标准体重秤来确定两侧是否有负重差异（图 11-6）。在平衡再训练期间，这两种方法也可用于向学习控制身体位置和位移的人提供反馈。

反应性平衡运动策略。原地和改变支撑面策略都是姿势稳定所必需的。另外，因为不稳定不局限于一个平面，我们必须能够在各种情况下控制所有运动平面中的质心运动。用于在空间中控制身体的运动策略通常通过在响应外部引起的自发摆动的过程中，以及对潜在引起失稳的上肢或下肢运动的前馈反应中进行检查。

在患者身体自发前移、再后移，然后侧向移动的过程中，用于控制自发的身体摆动的运动可以被观察到。患者在坐位和站立位进行测试。图 11-7 显示坐位下一个神经完好的个体，在一步一步地横向移动躯干时可观察到运动模式的范围。当重量转移到身体的一侧时，躯干开始向未承重侧弯曲，导致承重侧躯干伸长和未承重侧缩短

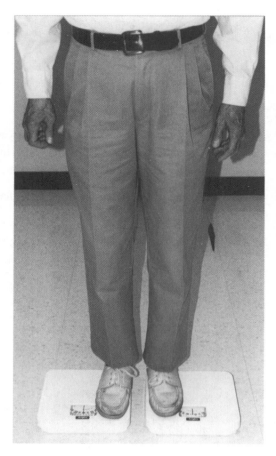

图 11-6　两个标准的体重秤可用于量化静态姿势的不对称性

（图 11-7A）。随着躯干继续横向移动，保持稳定性需要受试者外展手臂和腿部，以便于将躯干重

心保持在支撑面内（图 11-7B）。最后，伸展手臂以改变支撑面的面积并防止跌落（图 11-7C）。

图 11-8 展示两种在站立位控制身体自发向前摆动的运动策略。患者 A（图 11-8A）使用踝关节策略，而患者 B（图 11-8B）使用髋关节策略来减少 COM 的向前运动。

在从外部扰动恢复平衡期间也可以检查协调运动策略的存在。图 11-9 说明一种用于评估髋关节侧向摆动出现的失稳定的恢复运动模式的方法（Carr & Shephard，1998；Shumway-Cook & Horak，1992）。固定患者髋关节，治疗师向多个方向推动髋关节（向前、向后、侧向，以及对角线）。恢复矢状平面扰动的稳定性的策略如图 11-9A 和 B 所示；原地策略（踝或髋关节）用于轻微扰动的平衡恢复，而跨步策略（图 11-9C）在原地策略不足以恢复稳定时发挥作用。

另一种检查反应性平衡的方法在 BES 测试中描述，并在所有案例研究的姿势控制部分中显示。为了引出原地策略，在肩部施加少量压力然后突然释放。要求患者将重量依托在测试者的手中，使 COM 达到稳定极限，然后测试者移开手部支持，即可用于引发跨步反应（Horak et al.,2009；Jacobs et al.,2006）。 BES 测试可以用于检查在各个方向由小到大的扰动下恢复稳定的能力。请记住，许多因素将决定运动策略如何以及何时发生

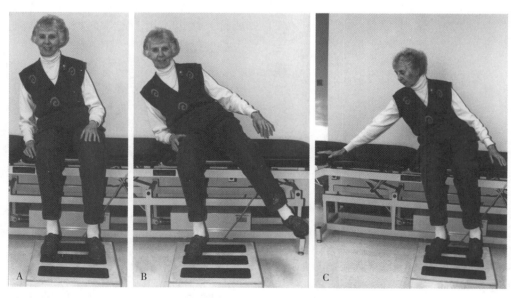

图 11-7　在自我启动的重心变化过程中，坐位稳定性随着躯干运动而变化。A. 较小的动作会使头部和躯干产生适应性调整。B. 较大的动作需要手臂和腿部进行平衡。 C. 当头部和躯干的运动不再能够控制当前支撑基底的稳定性时，手臂会伸出来改变支撑基底并防止跌倒

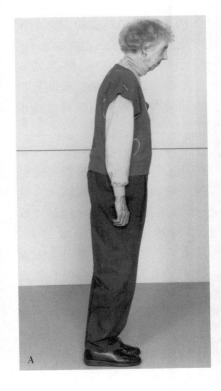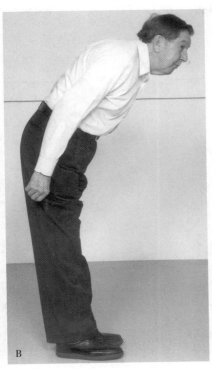

图 11-8　自发摆动姿势是一种用于检查功能稳定性极限和用于控制稳定性的运动策略。图中显示两种类型的运动策略，用于控制自发的站立自主摆动：（A）踝关节策略，与活动重心相关联（更大的稳定性极限）和（B）髋关节策略，与功能稳定性受限相关

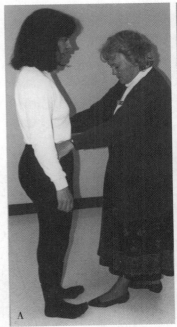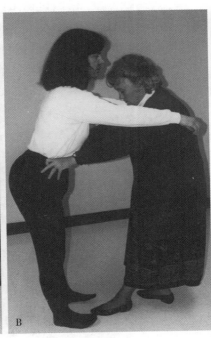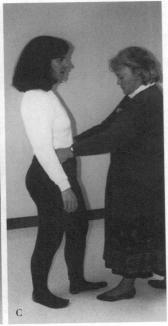

图 11-9　引出运动策略的技术用于从外部扰动恢复平衡。A. 应用踝策略恢复因为臀部小位移所造成的失衡。B. 发生较大的位移，但不能产生跨步，会引发髋关节策略。C. 当原地策略无法再根据现有的支持面控制活动重心时，会使用跨一步来改变基础支持面，从而防止跌倒

变化，包括不稳定刺激的幅度和速度，以及稳定极限、平衡恢复、对跌倒恐惧的感知能力。

可以通过要求患者尽可能快地抬起重物（图 11-10）或将一只脚放在凳子上来评估用于减少

预期潜在失稳运动中不稳定成分的运动策略。这两项任务都需要在自发运动之前（在抬物任务中的手臂或抬腿任务中的腿部）进行 COM 的轻微移动，以保持稳定性。延迟或缺失的预期调整与

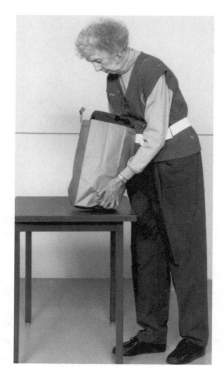

图 11-10 可以通过让患者执行可能不稳定的任务来检查预期性姿势控制，例如提起沉重的杂货袋

任务执行期间的稳定性降低相关，并且在某些情况下，任务可能执行得更慢。最后，观察为保持稳定性以应对不断变化的任务需求而进行的运动，

这样可以深入了解可用于姿势控制的协调运动策略的范围。常用的平衡任务，例如单脚站立（图 11-11A）、Romberg（足跟与足趾相接触）站立（图 11-11B）会减少支撑面而增加对额状面稳定性的要求。这通常会引发使用髋关节策略或跨步策略来保持稳定并防止跌倒。

研究表明，腿部和躯干的肌肉在恢复稳定期间会协同激活，这种多关节协调是正常姿势控制的标志。评估多关节不协调的最常见的临床方法是通过观察、描述轻推测试（Tinetti，1986）或 BES 测试的反应性平衡项目（Horak et al.,2009）中用于姿势控制的运动策略。在向后方向上的轻微扰动后（图 11-12A），临床医师可能注意到在站立平衡恢复期间，患者表现出膝关节的过度屈曲或躯干的过度屈曲或旋转。当足趾对向后的扰动做出反应时，通常通过测试对称性来指出两边肌肉反应开始的差异（图 11-12B 和 C）。然而，确定不协调的潜在性质，即应对不稳定性的协同肌肉中的特定时间和（或）幅度误差，通常需要使用技术测试如肌电图（Shumway-Cook & McCollum，1990）。

感觉性策略

稳定性必须在各种环境（在光线充足的环境中、在黑暗中、在存在移动的视觉提示的情况下，

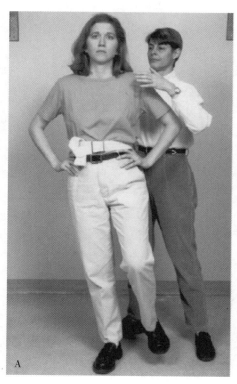
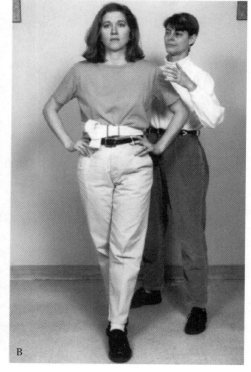

图 11-11 通过单脚站立（A）或足跟、足尖站立（B）的姿势使运动策略适应支撑面的变化

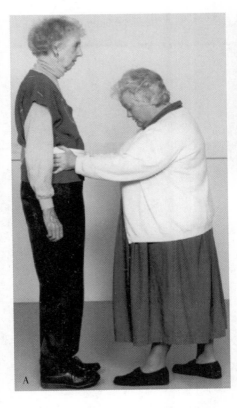

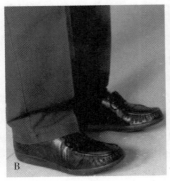

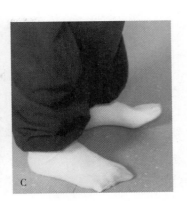

图 11-12 躯体重心向后移位时，可以观察到踝部肌肉对称性的收缩反应。A. 患者向后方移位很小。B. 正常反应是双脚背伸。C. 偏瘫患者的异常反应是偏瘫腿的背伸反应丧失

以及在具有不同地理和物理特征的表面上）中保持，需要改变感觉信息用于姿势控制的方式。评估姿势控制的一个重要部分是检查一个人在面对不断变化的感觉输入时组织和选择感觉信息的能力。当缺乏针对环境的感觉输入时，容易产生不稳定感。

平衡感觉相互作用的临床试验（clinical test for sensory interaction in balance, CTSIB）。Shumway-Cook 和 Horak 提出一种评估站立相姿势控制的感觉组织成分的方法（Horak，1987；Shumway-Cook & Horak，1986）。平衡感觉相互作用的临床试验（CTSIB）使用 24 英寸 ×24 英寸（约 61m×61cm）的中密度回火泡沫和改良的日本灯笼。一个大的日本灯笼从背面切下并连接到头带上。垂直条纹放置在灯笼内，灯笼的顶部和底部覆盖着白纸（图 11-13）。

该方法基于 Nashner（1982）提出的概念，并且它要求受试者在 6 种可能减少感觉输入或产生不准确的视觉和皮肤感觉输入的感觉条件下保持静止平衡 30 秒。这 6 个条件如图 11-14 所示。患者在双脚并拢的姿势下进行测试，双手放在髋关节处。如果不能在双脚并拢的情况下站立，则允许患者站立时保持正常的足间距以提供更大的支撑面，将该情况在评估记录中注明。使用条件 1

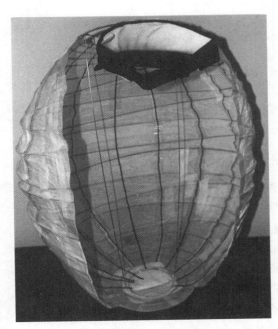

图 11-13 改良的日本灯笼可用于改变姿势定向的视觉输入的准确性

作为基线参考，治疗师观察患者在随后的 5 个条件下摆动的次数和方向的变化。如果患者不能维持站立 30 秒，则进行第二次试验（Horak et al.，1992）。

神经完整的年轻成人能够在 6 种情况下保持

视觉条件

| 正常 | 蒙眼 | 视觉圆顶 |

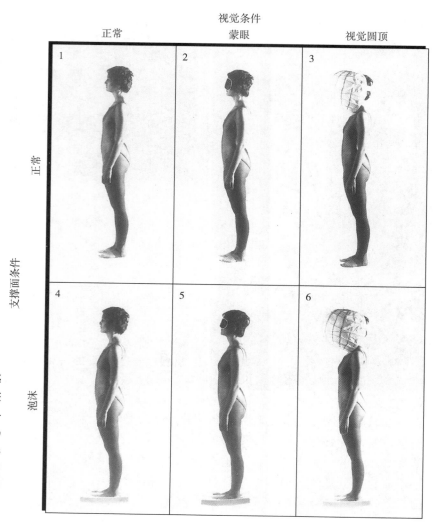

图 11-14　6 种感觉条件用于检查不同的感官背景下的姿势取向。该方法测试如何调整感官用于维持定向的能力（引自 Shumway-Cook A, Horak F. Assessing the influence of sensory interaction on balance. Phys Ther 1986;66:1549, 经美国物理治疗协会许可。此材料受版权保护，任何进一步的复制或分发都需要得到 APTA 的书面许可）

平衡 30 秒，并且身体摆动量最小。与计算机化的感觉组织测试一样，正常成人在条件 5 和 6 中平均比在条件 1 中的身体摆动多 40%（Horak et al., 1992）。已经提出 CTSIB 的改良版，消除圆顶状况并保留 4 个条件——在坚硬的表面及在泡沫表面睁眼与闭眼（Shumway-Cook，2000；Allison，1995；Whitney & Wrisley，2004）。消除圆顶状况的一个原因是缺乏识别对环境中的视觉运动敏感（表现为摆动增加）的患者敏感性（Shumway-Cook，2000）。CTSIB 上的表现可以在案例研究的姿势控制部分看到。

许多使用移动平台或 CTSIB 的研究结果（Cohen et al., 1993；DeFabio & Badke，1990；Horak et al., 1992；Peterka & Black，1990）阐明以下得分标准。无论情况如何，单次跌倒（即需要治疗师协助恢复稳定）不被认为是异常的。然而，2 次或更多次跌倒表示难以适应姿势控制的感觉信息。

用于解释结果的模型总结在图 11-15 中。在条件 2、3 和 6 中表现出摆动增加或失衡的患者被认为是存在视觉依赖的，即高度依赖视觉信息输入来进行姿势控制。在条件 4、5 和 6 中有问题的患者被认为是存在表面依赖的，即在姿势控制中依赖与表面接触的足底体感信息的输入（Shumway-Cook & Horak，1990）。在条件 5 和 6 下摆动更多或跌倒的患者表现出前庭缺失模式，表明在缺乏有用的视觉和体感提示的情况下无法选择前庭输入进行姿势控制。最后，在 3、4、5 和 6 条件中失去平衡的患者被认为具有感觉信息选择问题。这被定义为无法有效地调整感觉信息以进行姿势控制（Shumway-Cook & Horak，1992）。

在解释身体于平坦表面上摆动增加的结果时，请务必记住以下注意事项。虽然我们认为站在泡沫表面所产生的影响与改变姿势定向的体感传入

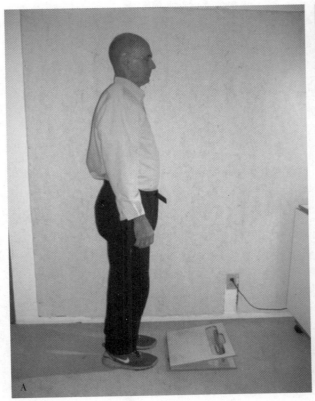

模式	1	2	3	4	5	6
		A				
视觉依赖	N	N/A	A	N	N/A	A
支撑面依赖	N	N	N	A	A	A
前庭觉丧失	N	N	N	N	A	A
感觉选择	N	N	A	A		A

N=身体摆动在正常限制内
A=身体摆动异常

图 11-15　根据通过动态姿势测试获得的信息来解释 CTSIB 测试的模型

信息的可用性有关，但是在这种情况下其他因素也会影响运动表现。站立在泡沫上会改变相对于表面的力的动力学，这可能是该条件下影响运动表现的重要因素。目前尚没有研究检查泡沫面站立位的动力学，因此临床医师在使用泡沫条件时应小心解释结果。

6 项 CTSIB 测试在社区居住的老年人和年轻人中已被证明具有良好的重测信度（r = 0.99）（Cohen et al., 1993），是评估与监测前庭功能障碍患者随时间而产生的变化的有效方法（Allison, 1995；Cohen et al., 1993；Weber & Cass, 1993），用于确定老年人的跌倒风险（Anacker & DeFabio, 1992）和脑卒中后的跌倒风险（DeFabio & Badke, 1990）。

CTSIB（Crowe et al., 1990；Gagnon et al., 2006；Richardson et al., 1992）和改良 CTSIB（Geldhof et al., 2006）的儿科版本已被用于检查发育中的儿童和脑外伤儿童姿势控制的感觉组织成分（Gagnon et al., 2004）。

倾斜测试。Horak 及其同事（2009）在他们的平衡评估系统测试（BES 测试）中提出另一种方法来检查在缺乏视觉和体感输入的情况下保持平衡的能力。在该测试中，对比闭眼站立在坚固表面上或 10°角倾斜板上时的定向和摆动情况（图 11-16）。该测试基于 Kluzik 等（2005，2007）的研究，他们证明健康的受试者在两种情况下躯干

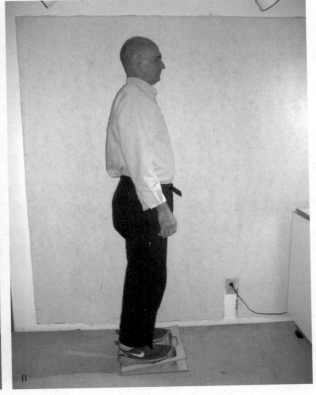

图 11-16　倾斜测试。倾斜测试是平衡评估系统测试的一部分，并检查个体在缺乏有效的视觉提示（闭眼）和平面输入（站在斜坡上）时使用前庭感觉输入保持平衡的能力。患者闭眼站立在坚固的平坦表面（A）和 10°倾斜板（B）上进行测试

和腿部的力线均靠近重力垂线。然而，前庭功能缺失的患者当闭眼站立在倾斜表面上时难以保持平衡与垂直定向（Horak et al., 2009）。

认知策略

检查次要任务对平衡控制的影响的唯一标准化测试是在行走的条件下完成的，因此它们在第十五章中介绍。然而，在单一任务和双重任务条件下检查坐位和站立位平衡可以反映姿势控制的能力。此方法的一个主要限制是缺乏标准化流程和规范的数据来指导临床医师评估这方面的平衡。

检查潜在的损害

以任务为导向的方法的最后一步是检查与姿势控制相关的感觉、运动（神经和骨骼肌肉）和认知亚系统。在这部分检查中，重点是检查对姿势控制有最直接影响的损伤。因此，力量的检查可以集中于检查下肢肌肉，特别是胫骨前肌和腓肠肌 / 比目鱼肌等踝关节肌肉，因为这些肌肉在控制直立姿势中起到非常关键的作用。出于同样的原因，检查踝关节的活动范围也被认为是至关重要的。了解对姿势控制相关的感觉输入的完整性，例如足部与踝关节的视觉和躯体感觉输入，也是损伤水平检查的重要部分。有关检查损伤的方法的讨论请参阅第五章。在继续治疗之前，建议读者阅读图 11-17 的相关内容并完成实验活动 11-2，应用以任务为导向的方法进行检查。

Genise 是一名 53 岁的女性，因右侧肢体无力住院。MRI 显示左侧内囊发生缺血性改变，并延伸影响部分外囊区域。她目前处于脑卒中后 1 个月。

请参阅她的案例研究，该案例研究她在脑卒中后 1 个月的潜在损伤和功能性技能。

转诊原因：门诊治疗与脑卒中相关的功能障碍和结构损伤。

病史：她有 2 型糖尿病、高血压和高脂血症病史，并服用相关药物。经过为期 4 天的紧急护理后，她在康复机构度过 2 周，之后被送往家中。

社交和工作经历：Genise 与她的丈夫住在一个单层住宅中。在脑卒中之前，她具有独立的 ADL 和 IADL 能力。在她脑卒中之前，她是教堂的礼拜领袖，负责创作和表演音乐。

体格检查

Ⅰ. 功能性活动的自我报告和跌倒 / 平衡历史

Genise 主要依靠她的轮椅在家中和社区中行动。她报告说，她使用手杖和后止 AFO 在自己的家中散步。她在自我护理活动（梳理、穿衣、上厕所等）方面独立，但在 IADL 的所有方面都需要协助。她的丈夫是她的主要社会支持者，同时她的母亲和妹妹住在附近，可以根据需要为她提供帮助。

Ⅱ. 身体结构和功能受损

A. 运动系统损伤检查

1. 随意独立的运动。当被要求移动她的右臂时，她呈现屈肌协同收缩的模式，出现肘部和肩部的部分屈曲活动。当她的手臂得到支撑，以尽量减少重力影响的情况下，瘫痪侧的手臂无法进行主动的伸展活动。她无法主动伸展手腕或手指。当她试图伸出她的手和手腕而不是募集伸肌时，会因为屈肌协同作用导致手臂屈曲。当被要求屈曲她瘫痪侧的下肢时，她只能屈曲髋关节和膝关节，并由于屈肌协同模式而募集踝关节背伸肌群。同样的，当伸展她的下肢时，踝跖屈肌群作为伸肌协同模式的一部分而被募集。当被要求仅移动她的脚踝时，她无法完成分离性的踝足运动，而是在整个协同模式中募集踝关节背伸肌和跖屈肌。

2. 运动范围。她具有完整的肩部和肘部运动范围，但其手腕和手指屈肌开始变得紧张。她右侧踝背伸肌群的活动范围受限。

3. 痉挛状态。肱二头肌、腕屈肌和踝跖屈肌的快速牵伸反射表明存在痉挛状态。她的 Ashworth 评估是 3 分。

B. 感觉检查

Genise 在她瘫痪侧的手臂和腿部都存在轻微触觉、两点辨别觉和本体感觉的障碍，其远端感觉损伤大于近端。她没有视觉方面的问题。

图 11-17　Genise 的病例分析（急性脑卒中患者）

C. 认知检查

她没有认知功能障碍。

Ⅲ. 姿势控制

姿势控制障碍是导致 Genise 功能受限的重要因素。她回家后已经跌倒几次，在站立、俯身捡东西或行走时发生数次跌倒事件。

A. Berg 平衡量表。在脑卒中后 1 个月，Genise 在 BBS 中获得 56 分中的 19 分。她在具体项目上的得分如下。

1. 坐位到站立位 – 2 分：几次尝试后能够用手辅助站立。

2. 站立 – 1 分：需要多次尝试在无辅助状态下站立 30 秒。

3. 无辅助坐位 – 4 分：能够安全地坐 2 分钟。

4. 从站立位到坐位 – 3 分：用手辅助控制坐下动作。

5. 转移 – 3 分：能够安全地转移，一定需要手的辅助。

6. 站立闭眼 – 3 分：在监护下能够站立 10 秒。

7. 双脚并拢站立 – 0 分：需要帮助以维持位置，无法保持 15 秒。

8. 向前 – 1 分：能向前，但需要监护。

9. 侧倾 – 1 分：无法俯身拾物，在尝试过程中需要监护。

10. 转过头看 – 1 分：转弯时需要监护。

11. 360° 转弯 – 0 分：转弯时需要帮助。

12. 触摸凳子 – 0 分：需要帮助以防止跌倒 / 无法尝试。

13. 单腿站立 – 0 分：踏步或站立时失去平衡。

14. 足跟足尖站立 – 0 分：无法尝试或需要帮助以防止跌倒。

B. 姿势控制的组成部分

1. 坐姿

稳态平衡：稳态坐姿平衡相当好。她的体重略微偏向她的左侧，但她表现出极小的摆动。然而，当她转移注意力到回答问题时，摆动程度增加。她能够闭着眼睛保持独立的稳态坐姿。当闭着眼睛发生垂直位移时，她无法返回对称的垂直位置，这表明垂直性感知可能受损。

反应性平衡：她能够在坐着时从各个方向的干扰中恢复平衡。然而，为了应对瘫痪侧的大量移位，她无法通过她的瘫痪侧上肢获得支撑，她必须被抓住固定物以防止摔倒。

前馈性平衡：她在坐姿方面具有良好的前馈性平衡，能够向前够物超过 10 秒、从地板上拾物、转动头部和躯干而不会失去平衡。

2. 站立

稳态平衡：在 1 个月时，她的稳态平衡显著受损。她只能保持稳定几分钟，并且站立时是不对称的，她的身体向左偏移。当分散注意力时，她会向后失去平衡并需要帮助以防止跌倒。当她闭上眼睛时，稳态平衡不会改变，这表明她并不过度依赖视力，并且能够使用本体感觉和前庭输入进行姿势控制。

反应性平衡：她无法使用从前向或后向的原地策略以应对失去平衡的情况，并需要帮助以防止摔倒发生。为了应对身体倾斜和释放测试，Genise 确实与她的非瘫痪腿同步，但需要协助恢复。当她使用瘫痪侧腿以便于与健侧腿同步配合行走时，膝关节发生过伸以防止瘫痪侧下肢跪倒。为避免跌倒她无法用她的瘫痪侧下肢进行快步走。

前馈性平衡：她在向前够物时难以保持平衡，并需要协助才能完成任务。她报告当站立时俯身拉起她的裤腿时发生多次摔倒。

图 11-17（续） Genise 的病例分析（急性脑卒中患者）

实验活动 11-2

目标： 应用以任务为导向的方法检查偏瘫患者的姿势控制，并根据评估信息制订目标和护理计划，以改善姿势和平衡。

步骤： 阅读图 11-17 中 Genise 的案例研究。

任务： 根据你的信息，回答以下问题。

1. 她的功能限制是什么？

2. 根据她的 BBS 分数，她目前的跌倒风险是多少（图 11-2）？

3. 她有稳态平衡问题、参与控制问题、反应控制问题吗？这些问题的发生主要是在坐位还是站立位？

4. 她用什么运动策略来控制平衡？哪些障碍有助于她选择运动策略？

5. 她组织听觉控制的感觉信息的能力如何？根据她的 CTSIB 测试结果，你认为她在哪些环境中难以保持平衡？

评估：对检查结果的解释

完成检查后，临床医师必须解释结果，确定问题并明确短期和长期目标以及实现这些目标的治疗计划。制订适当治疗计划的一个重要部分是考虑具有证据支持的可以改善平衡，恢复功能并最大化患者参与的不同治疗方法。

任务导向的平衡康复训练

治疗姿势控制障碍的患者所采用的任务导向性训练方案：①调整（或预防）影响姿势控制的身体结构和功能障碍；②提高在进行功能性活动过程中平衡要求的能力。在进行功能性活动过程中改善平衡能力需要促进感官、运动和认知策略的发展，这些策略能够有效地满足与各种功能任务相关的稳定性（稳态、反应性和预期性）的需求；另外，也需要教导患者如何在不断变化的环境中适应性地使用这些策略。

以任务为导向的平衡能力康复训练的最终目标是改善参与结果，体现在提高安全参与患者日常生活中重要的社会角色、任务和活动的能力。提高参与率可以体现在患者执行日常任务和活动过程中独立安全参与（减少跌倒和接近跌倒）频率的提高。参与程度的提高也可能反映在患者信心增加、恐惧减少以及对参与程度的满意度提高。

以下部分讨论针对实现平衡控制的运动、感觉和认知系统的治疗策略。我们首先回顾在功能障碍水平（针对基本身体结构和功能）的治疗方案，然后讨论旨在改善功能活动执行期间的平衡（稳态、反应性和主动性）的治疗。每节首先回顾不同类型的治疗，然后考虑支持这些治疗的证据。我们最后讨论平衡能力康复的综合方法，并讨论患者参与度（尤其是跌倒）的影响。

运动系统

治疗潜在的运动障碍

在功能障碍水平的干预策略是优先处理影响功能性任务中对姿势控制影响最大的那些损伤。例如在我们对 Jean J 的案例研究中，与偏瘫相关的潜在损伤、无力和瘫痪侧腿的活动范围受限导致她无法有效地满足功能任务（例如坐着、站立和行走）的稳定性要求。由于她的双腿受损，她必须依靠她的非瘫痪侧手臂来维持稳定。当她的环境中没有相应的支持时，她就会跌倒。第五章总结运动系统病理性改变所致损伤的治疗方法。我们有什么证据表明针对潜在的运动障碍的治疗（在没有额外的任务训练的情况下）将会导致功能任务平衡的改善？

力量训练对平衡能力的影响。 许多研究发现在儿科、老年病和神经系统疾病人群中的肌力下降至少是部分可逆的。然而，能够证明增加肌肉力量与改善平衡之间存在关系的证据仍然混杂。

在老年人群中，许多研究表明，抗阻肌力训练可以有效提高肌肉力量；然而，在一些研究中，肌力改善与平衡的改善有关（Chandler & Hadley，1996；Fiatarone et al.，1990；Fiatarone et al.，1994；Hess & Woollacott，2005；Hesset al.，

2006；Wolfson et al., 1996），而有些研究则没有提示两者的关系（Judge et al., 1994）。Orr 等（2008）对随机对照试验进行系统回顾，以检查渐进性抗阻力量训练对老年人平衡能力的影响。共有 29 项研究符合纳入标准，14 项研究报道力量训练后平衡能力有所改善。Orr 及其同事认为，阻力训练对老年人平衡的不一致影响可能部分可以通过方法学差异来解释；然而，他们还是提出单纯的抗阻训练可能不足以充分改善老年人的平衡控制。

与针对老年人的研究类似，抗阻训练对神经系统疾病患者的平衡控制改善的结果也是混杂的。在多发性硬化患者中，DeBolt 和 McCubbin（2004）报道阻力训练显著提高下肢力量；然而，抗阻训练对姿势摆动（前后向和内外向摆动与摆动速度）或起立行走试验（TUG）没有显著影响。作者的结论是，对于多发性硬化患者可以进行力量训练，且对这种疾病无不良影响，这种锻炼方式可以提高肌力，但不会导致平衡和行动能力的改善（由测量结果所决定）。Ada 等（2006）回顾 15 项临床试验的数据，以确定对脑卒中患者进行力量训练是否能在不增加痉挛状态的情况下提高力量，以及肌力的增加是否会导致功能改善，尽管没有特定去测量平衡的改变。荟萃分析发现，肌力训练对肌肉力量和功能活动的影响都很小，对痉挛的影响也很小。他们的结论是肌力训练应该是脑卒中康复方案的一部分。这些研究的结果表明，虽然有相当多的证据表明训练可以提高力量，但力量训练本身改善平衡的程度仍不清楚。因此，本书介绍的平衡能力康复训练的任务导向性方法将治疗潜在的功能障碍与临床活动结合起来，以改善功能性任务实践中的平衡。

功能性电刺激。正如第五章所讨论的，功能性电刺激（FES）通常用于改善脑卒中患者瘫痪肌肉的募集和肌力强化。功能性电刺激作用于下肢，特别是踝背伸肌群，可以改善诸如站立和行走等功能性任务的表现。FES 作用的位置是否会影响临床结果？答案似乎是肯定的。一项小型研究比较 9 例亚急性期脑卒中患者使用 FES 对瘫痪侧踝背伸肌群的影响，其中 5 例在站立位接受治疗而 4 例是在仰卧位进行治疗。FES 以最大收缩强度刺激 30 分钟，每周 6 次，持续 8 周。测量结果包括起立 - 行走计时测试（TUG）和 Borg 平衡量表（BBS），以及 FES 的电刺激强度，每 2 周测量

1 次，连续测量 8 周。研究结果表明，在站立位应用 FES 可改善 BBS 和 TUG，其效果优于仰卧位。因此，结合特定任务训练（在这种情况下即站立位下的稳态平衡任务）比缺乏功能性任务的情况能更好地改善患者的非功能性障碍（踝背伸肌群募集）（Kim et al., 2012）。

这些研究和其他研究表明，虽然针对潜在损伤的治疗可以影响平衡，但当与适当的功能性任务训练相结合时，其治疗效果会显著增加。例如在脑瘫儿童中，进行特定任务的功能性任务练习之前需要 30 分钟的牵伸以及通过使用连接在脚踝上的机器人装置进行主动运动训练。这可以显著提高踝关节的运动范围，降低足趾屈肌群的肌张力，提高踝背伸和趾屈肌群的肌力，以及改善 TUG 和儿科平衡量表（儿科版本的 BBS）的结果（Sukal-Moulton et al., 2014）。

功能性平衡训练：改善运动策略

在功能范围内的平衡训练包括：①改进影响稳定性、反应性和预期平衡控制的潜在运动策略；②使功能任务适应不断变化的环境条件。

稳态平衡控制。改善稳定状态下的平衡控制通常关注于重新训练姿势和身体力线，以帮助患者形成较好的初始姿势。①该初始姿势适合完成任务；②其躯体垂直力线是高效的，即维持该姿势所需的肌肉活动是最低的；③使稳定性最大化，即垂直重力线就在患者的稳定极限范围内，这使得姿势控制的活动范围最大化。许多任务使用不对称的垂直姿势，但对于所有患者来说这可能不具有现实意义（Shumway-Cook & McCollum, 1990）。

可以使用许多方法来帮助患者形成对称的垂直姿势。通常，临床医师使用口头和用手来提示或帮助患者寻找并保持适当的垂直姿势。患者在睁眼和闭眼的情况下练习，在没有视觉支持的情况下学习保持垂直位置。可以通过镜子向患者提供其空间位置的视觉反馈。让患者穿着一件有垂直条纹的 T 恤，并要求他或她尝试将 T 恤上的条纹与镜子上的垂直条纹相吻合（图 11-18）。患者可以在执行各种任务时使用镜子和 T 恤辅助的方法，例如伸手去拿物体，这需要身体远离垂直线移动然后返回垂直位置。根据第二章总结的有关学习频率的运动学习研究结果，如果间歇性地给予患者关于中线排列的视觉反馈，而不是在每次

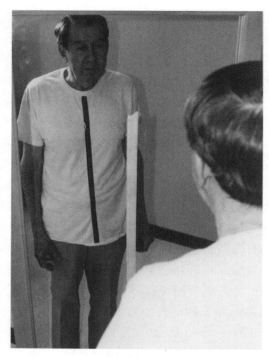

图 11-18 **在训练对线时使用镜子提供视觉反馈。要求患者将其 T 恤上的垂直条纹与镜子上的垂直条纹对齐**

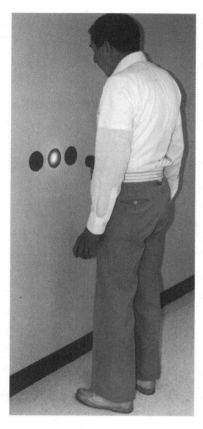

图 11-19 **将手电筒与墙壁上的目标结合使用，帮助患者学习使用连续视觉反馈控制 COM 运动**

训练中都提供视觉反馈，那么平衡训练可能会更好。所以治疗师可以转动或覆盖镜子，并要求患者在没有视觉反馈的情况下重复该任务。

另一种垂直对称力线再训练的方法如图 11-19 所示，是使用附着在患者身体上的手电筒与墙壁上的目标相结合（Shumway-Cook & Horak，1992）。在此任务中，要求患者将灯与目标对齐。同样，在完成任务期间可以打开和关闭灯光，以造成间歇性的视觉反馈。

另一种对垂直姿势再训练的方式是使患者站立（或坐）时背靠墙壁，这样可以提高他们对空间位置的本体感觉反馈。通过将标尺或小卷筒垂直放置在墙上（图 11-20）并让患者靠在墙上，可以进一步强化感觉反馈。通过让患者间歇性地离开墙壁可以提高间歇性的感觉反馈，只让患者偶尔向后靠墙以获得初始的感觉。

使用力学或力反馈装置可以向患者提供关于姿势力线和负重状态的信息（Herman，1973；Shumway-Cook et al., 1988）。像浴室秤一样简单的设备也可以提供力学反馈。另外，可以通过负荷肢体的监测器（Herman，1973）、反馈手杖（Baker et al., 1979）或力板生物反馈系统（图 11-21）来提供力学反馈。

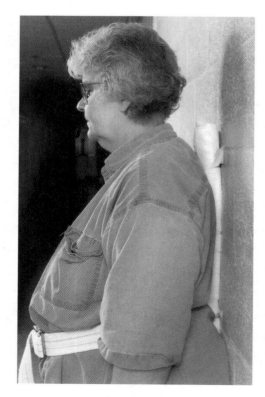

图 11-20 **通过让患者靠在垂直放置在墙壁上的毛巾卷上来重新训练垂直姿势，以增强对垂直度的躯体感觉**

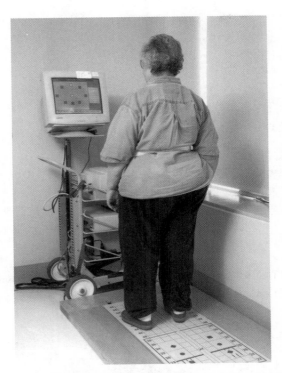

图 11-21　使用力板生物反馈系统提供关于对齐和承重状态的视觉反馈

减少。

已经有 2 篇系统评价研究力板生物反馈方法对脑卒中后患者改善静息平衡的有效性。在综述中，Barclay-Goddard 等研究者（2004）的结论是，从区力平台（force platform）提供反馈可以使患者站立得更加对称；然而，这并没有改善功能活动状态下的平衡能力，也没有改善患者整体的独立活动能力。van Peppen 等（2006）的综述发现视觉反馈疗法对脑卒中患者的体重分布、姿势摆动、平衡和步态速度没有显著影响。他们得出结论，视觉反馈疗法与传统疗法相比，并没有显示出在改善脑卒中后负重不对称方面的优势。与 Winstein 等研究者（1989）谨慎的态度一样，他们认为关于脑卒中后步态不对称与平衡之间的关系仍然存在许多问题等待解决。

临床医师通常为不稳定的患者提供诸如手杖或助行架等辅助装置。提供外部支撑（例如手杖）对姿势对齐和稳定性有何影响呢？诸如手杖的辅助装置增加支撑面积。维持稳定性需要将重心放置在支撑面之内，增加支撑面积可以使稳定任务变得更加容易。Milczarek 及其同事（1993）研究手杖对偏瘫患者身体站立平衡的影响，他们使用力板记录各种支持条件下压力中心（COP）的变化。如图 11-22 所示，他们发现使用手杖导致 COP 位置向手杖侧移动明显，而前后向和内外向的位移程度均下降。因此，尽管使用手杖减少姿势摆动，但它增加患者朝着手杖侧的不对称排列情况（Milczarek et al.，1993）。最近，Bateni 等（2004a）证明，在健康受试者中使用手杖或助行器会干扰其补偿跨步反应。辅助装置的使用导致摆动脚和辅助装置之间发生碰撞，并显著减小横向步长，这些是作为应对外部扰动的辅助装置的固有缺陷。

反应性平衡的再训练。反应性平衡控制再训练的目的是帮助患者发展协调的多关节运动，包括地点变化和支撑变化的策略，这些策略对意外失去平衡后有效恢复稳定性至关重要。训练内容是使患者暴露于不同方向、速度和振幅变化的外部扰动中。外部扰动包括用手对患者臀部或肩部的拉和推，以及使用移动性支撑面（例如摇板）或各种绳索系统（cable release systems）。小的平衡扰动可以通过使用地点变化策略进行平衡控制训练，而更大和更快的扰动可以使用跨步或够物

研究证据。我们有什么证据表明使用力板生物反馈方法可以帮助患者重新建立对称的姿势力学？在最早的一项研究中，Shumway-Cook 及其同事（1988）比较在偏瘫患者站立期间重建对称负重时使用姿势摇摆生物反馈方法与常规物理治疗的效果。16 名脑血管意外（CVA）后 6 个月的患者被随机分配到反馈组或常规治疗组。在治疗之前，所有患者在健侧腿上承载约 70% 的体重。反馈组每天 2 次接受 15 分钟的姿势力板视觉生物反馈治疗，持续 2 周。常规物理治疗组在相同的时间内接受 15 分钟的平衡训练。经过 2 周的训练后，实验组患者站立时的横向移位明显少于对照组患者（其中 6 位在治疗 2 周后更不对称）。

Winstein 和他的同事（1989）也研究在偏瘫患者身体平衡和运动表现方面提供关于偏瘫和非瘫痪肢体相对重量分布的视觉反馈的影响。他们通过常设反馈培训师为 21 名随机分配到试验治疗组的患者提供视觉反馈；21 名患者作为对照组接受常规治疗。与以前的研究一致，结果显示，视觉反馈疗法显著改善姿态的对称性；然而，它们的不对称运动模式没有变化。这些作者提醒我们，虽然平衡与运动的控制机制可能高度相关，但站立不对称的减少不一定会导致不对称运动模式的

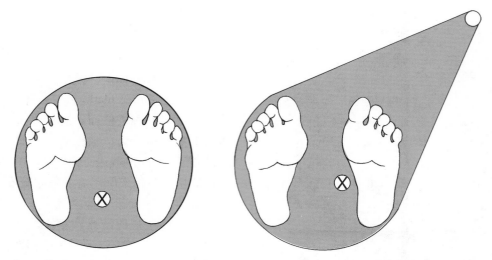

图 11-22　站立时握住手杖的效果包括可以加宽支撑面，并将压力中心的平均位置横向移向手杖侧（引自 Milczarek JJ, Kirby LM, Harrison ER, et al. Standard and four-footed canes: their effect on the standing balance of patients with hemiparesis. Arch Phys Med Rehabil 1993, 74:283.）

动作。

　　用于改善跨步和够物反应的平衡干扰训练程序已被研发出来（Mansfield et al., 2007,2010；Maki & McIlroy，2006）。采用不同的环境条件以更好地应用跨步和够物反应。例如为了改善够物反应，可以提供扶手用于促进够物的动作，同时在个体大腿周围放置泡沫块，以阻止其向前跨步（图 11-23）。够物的指令应尽可能快，以给患者提供站立平衡状态下的大的平衡干扰。

　　图 11-24 描述的是在反应性平衡训练期间促进跨步反应的技术。首先治疗师使用步行腰带（gait belt）将患者重心快速平稳地向左移动（使右下肢免负荷，重力负载于左侧），然后再向前和向右移动，同时提供手动辅助以与右肢同步。

　　在多个方向以及在不同条件下对坐位或站立位（取决于患者的能力）进行平衡外部干扰的反应训练，可以有效促进地点变化和支持改变（跨步和够物动作）反应的发展。可以在关于脑卒中治疗的视频案例研究中看到脑卒中患者的反应性平衡训练。随着患者的改善，通过感知条件（例如有和没有视觉支持，以及坚硬的、软的和倾斜的支撑面）和认知条件（单独和同时执行其他任务）的改变，锻炼逐渐变得困难。

　　研究证据。有越来越多的证据表明，反应性平衡控制的训练确实可以改善神经系统疾病患者的姿势应对的组织和时序，并且在某些情况下可

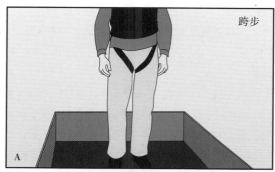
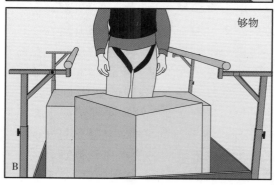

图 11-23　用于促进支持反应变化的环境条件。A. 扶手的缺失和足够容纳台阶的地板空间用于促进跨步。B. 扶手与泡沫块一起用于促进向前够物动作，避免跨步反应（引自 Mansfield A, Peters AL, Liu BA, et al. Effect of a perturbationbased balance training program on compensatory stepping and grasping reactions in older adults: a randomized controlled trial. Phys Ther 2010, 90:476, Figure 1 A, page 479.）

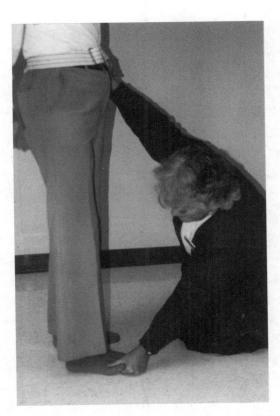

图 11-24　通过手动移动患者的 COM 在支持面内侧或向前移动以促进自发迈步，同时手动辅助患者

走时意外扰动恢复能力的影响。作者发现，太极训练通过改善摆动腿跨步策略的组织和时序，平衡反应明显增强。此外，受干扰腿的拮抗肌的共同收缩程度显著下降。

这些研究提供的证据表明，训练可以改善肌肉反应的组织和时序，用于在稳定性收到意外干扰后恢复稳定性。在某些情况下，干扰性训练可以显著降低摔倒的风险（Mansfield et al., 2014）。需要更多的研究来确定有效改善神经系统疾病患者和老年人群反应性姿势控制的干预措施类型。第十六章讨论行走过程中反应性平衡训练有效性的相关研究。

预期性平衡控制的再训练。各方向的主动摇摆活动可以进行控制 COM 的运动策略训练。通过练习，患者学会在不断增加的速度下控制 COM 移动越来越大的区域。KR 使用静态力板再训练系统可以促进 COM 在自动摆动过程中移动的程度。连接到患者的手电筒与墙壁上的目标一起也可用于鼓励患者从一侧移动到另一侧。

非常不稳定或极度恐惧的患者可以在双杠中、靠近墙壁或在其前面有椅子或桌子的角落中练习动作（图 11-25）。以这种方式改良环境（家庭或诊所）以允许患者安全地继续实施用于平衡控制的运动策略，而无须治疗师的持续监督。

在训练预期的姿势控制时，可以要求患者执行各种操作任务，例如伸手、举重和投掷，从而帮助患者制订预防性姿势控制策略。在重新培训这一重要领域，一系列任务反映出越来越多的预期性姿势需求可能会有所帮助。预期姿势活动的程度与任务中固有的不稳定性的可能性直接相关。潜在的不稳定性与速度、用力程度、外部支持程度和任务复杂性有关。因此，要求由治疗师外部支持的患者缓慢地提升轻负荷需要最小的预期姿势活动。相反，必须快速抬起重物的无支撑患者必须使用大量的预期姿势活动以保持稳定。

研究证据。虽然许多研究已经证明功能性任务的重复实践显著提高功能平衡指标（如 BBS、功能范围和 TUG）的表现，但很少有研究检查潜在的肌肉活动，以确定改善的任务绩效是否可改善预期相关姿势控制的各个方面。Garland 等（2003）使用表面肌电图来检查下肢（腘绳肌和比目鱼肌）的肌肉活动相对于卒中后偏瘫患者的手臂抬起任务中手臂运动开始时的时间。在康复之

以降低跌倒的风险（Mansfield et al., 2014 年的综述）。Marigold 等（2005）发现 10 周的平衡训练结合反应性平衡训练后，慢性脑卒中患者瘫痪下肢肌肉对干扰的反应潜伏期得到改善。对于痉挛性偏瘫和双瘫的脑瘫患儿，在 5 天的强化训练后（每天 100 次不同大小和幅度的平衡扰动），也报告下肢肌肉对扰动的反应的改善（Shumway-Cook et al., 2003；Woollacott et al., 2005）。

一项随机对照试验被用来证明在平衡受损的老年人中接受训练后其跨步或够物能力有所提高（Mansfield et al., 2010）。30 名平衡受损的老年人被随机分配到旨在改善跨步和够物能力的训练组，或旨在提高灵活性和放松的训练组。训练时间为 30 分钟，每周 3 次，持续 6 周。研究发现只有接受干扰训练才表现出跨步反应的改善（较少发生多次跨步和肢体碰撞）和够物反应的改善（更快的扶手接触）。

其他形式的训练也被证明可以改善在意外扰动后平衡恢复的肌肉反应的时间和顺序。Gatts 和 Woollacott（2006，2007）研究 3 周高强度的（1.5 小时，每周 5 天）太极训练对平衡受损老年人行

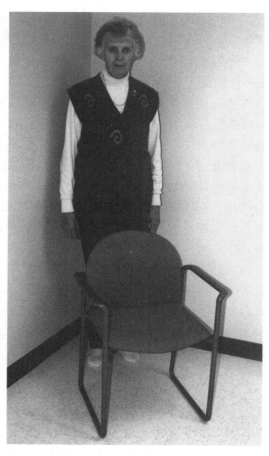

图 11-25　在患者面前放一把椅子，将患者放置在靠近墙壁的位置时可以增加安全性，以便于存在担心或不稳定的患者中重新训练站立平衡

前，瘫痪下肢的肌肉在手臂运动开始后被激活，而不是之前，就像在非瘫痪肢体中一样。经过1个月的康复治疗，手臂运动速度更快，腿部肌肉和比目鱼肌的募集明显更快。虽然27例患者中有10例在手臂运动前表现出偏瘫肢体的预期肌肉活动激活（作者称之为"真正的恢复"），但12例表明瘫痪侧肌肉活动的时间没有变化，尽管他们非瘫痪侧肢体的时间安排有所改善（补偿策略）。该研究提供的证据表明，通过对某些患者进行培训，可以改善姿势控制的预期方面。需要更多的研究来验证这些发现并将其扩展到其他患者群体。

训练坐位平衡能力

正如第十章所讨论的，不良的节段性躯干控制是导致许多神经病理学患者不稳定的主要因素。在这方面的研究导致一种称为目标训练的分段主干训练方法（Butler，1998；Curtis et al., 2015）。目标训练是一种训练系统，可帮助中至重度残疾人

士在保持直立姿势时逐渐改善对越来越多的躯干部分的控制。培训系统使用特殊设备来建立和保持最佳垂直位置。该设备用于在躯干所需的节段水平为个体提供支撑，然后挑战在该支撑水平之上的躯干段的主动和反应控制。所需的支持水平通过使用SATCo测试（如前所述）确定。解释SATCo结果和确定初始训练条件的临床决策模型如图11-26所示。通过将支撑件向下移动来实现训练的进展，并且通过增加姿势控制挑战（例如从稳固表面移动到摆动表面），使得受试者必须控制越来越多的躯干部分。推荐的培训是每天30分钟，每周5～6天（通常在家庭或学校环境中培训）。许多研究包括一项随机临床试验（Butler et al., 1998；Curtis et al., 2015）已经报道靶向训练对改善大运动功能和坐姿控制的许多方面的有效性。目标培训是一种循证治疗，包括特定和敏感评估（SATCo）以及关于结果解释和将这些结果转化为培训方案的具体指导，不仅指明培训的初始条件，而且指明进展。这是将研究转化为临床实践的一个很好的例子。

感觉系统

治疗潜在的感觉功能障碍

如第五章所述，使用感觉刺激来促进运动系统的激活并不是一个新概念。许多类型的感觉刺激，包括冰刺激、振动、敲击和感觉经皮电刺激都可以用于感觉刺激。我们有什么证据支持针对感觉障碍的治疗能够改善平衡控制呢？将感觉刺激与功能性任务训练相结合能否改善其结果？最后，最有可能从感觉训练中受益的是什么？

Bernard-Demanze 等（2009）进行一项研究，目的是减少足底表面感觉减弱的老年人的摆动程度。他们分别在存在和不存在足底感觉缺陷的老年人和年轻人上检查坐位下10分钟的足底刺激对压力中心的影响。足底刺激可以刺激足底表面中的慢适应受体。在具有感觉障碍的老年人中，经过训练，其侧向摆动显著减少，但是训练无法影响那些没有感觉缺陷的个体。结果表明，足部的感觉刺激可能有效（至少在短期内）改善安静状态下的姿势平衡，但仅限于那些感觉受损的人。短期内影响平衡所需的剂量为10分钟（较少的刺激时间对平衡改善没有效果）；然而，需要进一步的研究来确定刺激的长期效果的最佳剂量。

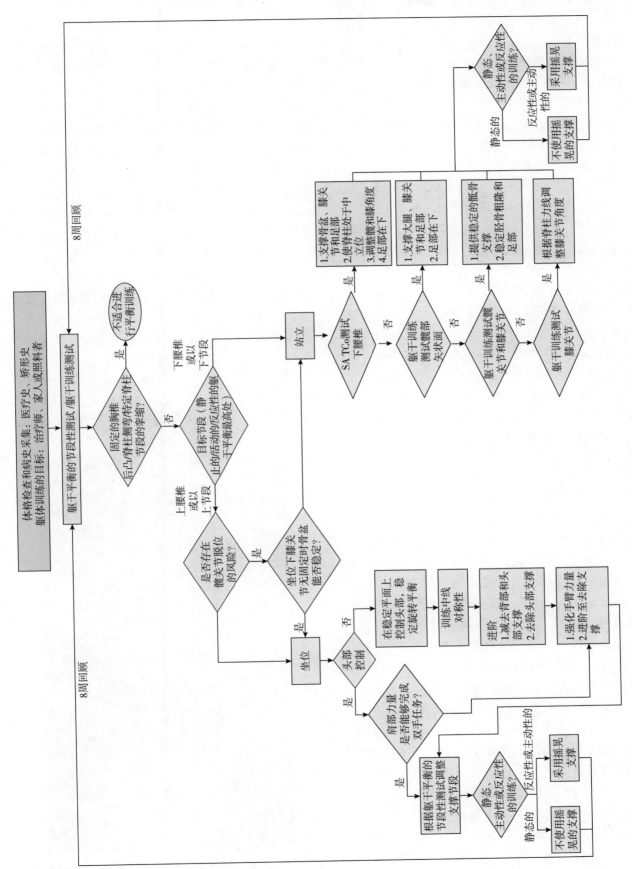

图 11-26　用于协助目标躯干训练相关的临床决策的思维导图（Curtis，2015）

一项系统综述检测感觉 TENS 对脑卒中后运动功能恢复的影响，结论是只有当它与主动功能性任务训练相结合时，感觉 TENS 才能提高恢复能力（Laufer & Elboim-Gabyzon，2011）。这些研究表明，针对潜在感觉或运动损伤的治疗必须与适当的功能性任务相结合。

例如脑卒中治疗的姿势控制部分所示，当我们对脑卒中后 1 个月的患者进行平衡障碍治疗时，我们就开始针对潜在的感觉和运动障碍进行治疗。在坐位下，我们使用关节松动术来改善偏瘫足部和踝关节的活动范围，然后根据 Bernard-Demanze 的研究证据，为患者的瘫痪侧的足底表面提供感觉刺激输入。针对功能障碍的治疗应尽快通过功能性任务，包括坐－站转移和安静站立来进行，两者都需要使用下肢进行平衡控制。站立平衡任务包括安静站立（稳态平衡）和小扰动，以鼓励使用原地策略来恢复平衡（反应性平衡）以及更大的扰动，以鼓励跨步反应或向前够物动作（也是反应性平衡）。此外，患者还需要练习进行预期性姿势调整的功能性任务，例如向前够物、倾斜躯体和举起物体，以及用其瘫痪侧和非瘫痪肢体登上不同高度的台阶。在脑卒中后 1 个月，Genise 在坐姿上的平衡非常好（除了她无法通过瘫痪侧手臂获得支撑外）。因此，现阶段的平衡训练主要侧重于训练姿势和步态的平衡。

功能性平衡训练：改善感觉功能的策略

在理想的感觉条件下训练功能任务的稳定性并不足以确保在复杂的环境条件下发挥作用。这需要学习如何使感觉策略能适应不断变化的外界感觉环境。因此，重新训练感觉策略的目的是帮助患者学会有效地组织和筛选适当的感觉信息以进行姿势控制。治疗策略通常要求患者在逐渐提升困难的任务期间保持平衡，同时临床医师系统地改变一种或多种感觉的可用性和准确性（Shumway-Cook & Horak，1989,1990）。

如果患者表现出更多依赖视力进行定向维持平衡，则要求患者在视觉提示不存在（闭眼或眼罩遮蔽）或减少（眼罩或光线减弱）时执行各种平衡任务。或者通过使用涂有凡士林（图 11-27）的眼镜或 Frenzel 眼镜，可以增加视觉提示的不准确性。通过要求患者在接触动态视觉刺激期间保持平衡，例如移动带有条纹的窗帘、移动带有垂直线条的大型纸板海报，甚至移动房间（参见第

七章），可以降低患者对其环境中运动的视觉的敏感度。

对于那些表现出依赖足底感觉输入维持平衡的患者，则要求他们坐或站立在某些材质的平面上执行特定任务，从而减少足底的感觉输入提示，例如地毯或柔顺的泡沫表面，或改变表面例如使用倾斜板来支撑。最后，为了提高患者使用前庭感觉信息进行稳定姿势的能力，可以让患者在同时减少视觉和躯体感觉输入的情况下进行平衡训练，例如站在泡沫、厚地毯或倾斜的表面上，同时闭着眼睛进行训练。在图 11-28 中，要求患者站立在泡沫表面上时转动他或她的躯干，这种方式可以减少了躯体感觉输入的可用性，从而增加视力 / 前庭信息对维持姿势控制的权重。在图 11-29 中，受试者戴着凡士林覆盖的眼镜站立在软垫上，同时伸手去拿杯子。这项练习的基本原理是通过减少躯体感觉和视觉输入的可用性来增加对前庭输入的依赖，以进行姿势控制。

研究证据。是否有研究证据表明在改变的感觉环境下练习任务可以改善人们组织和选择感觉信息以进行平衡控制的方式？在老年人和神

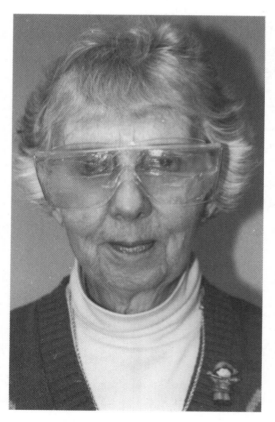

图 11-27　**训练感觉适应姿势控制。涂有凡士林的眼镜可以模糊视线，但不能完全去除视觉提示**

经系统损伤的人群中，答案似乎都是"是"。许多研究表明，通过训练可以改善老年人（Hu & Woollacott，1994a，1994b）、具有前庭功能障碍的成人（Cass et al.，1996）、脑卒中人群（Bayouk et al.，2006；Bonan et al.，2004；Smania et al.，2008）、多发性硬化患者（Cattaneo et al.，2007）、患有感觉神经性听力损失和前庭功能障碍的儿童（Rine et al.，2004）的姿势控制的感觉信息组织能力。

Hu 和 Woollacott（1994a，1994b）的一项研究采用一种平衡训练方案，该方案侧重于使用不同的感觉输入，并在感觉输入减少或改变的条件下整合这些输入。受试者（65 ～ 87 岁）每周参加 5 次 1 小时的训练，持续 2 周。训练条件包括在以下感觉条件下站立在力板上：正常支撑表面，睁眼和头部中立位；正常表面，闭眼，头部中立位；正常支撑面，睁眼，头部伸展位；正常表面，闭眼，头部伸展位。然后在软垫表面上重复所有试验。他们发现训练组在训练的第 1 天和最后 1 天之间在 8 个训练条件中的 5 个训练条件下（4 个软垫表面，以及正常平面上闭眼和头部伸展位）其姿势的摆动程度显著改善。

295

Bayouk 等（2006）研究有和无感觉输入改变的任务导向性锻炼计划对脑卒中患者的姿势稳定性的效果。16 名患者参加为期 8 周的培训计划；其中一半进行具有感觉调控的任务导向性训练（例如站立在坚硬或泡沫表面上，在睁眼或闭眼的情况下进行任务训练），而另一半在没有感觉调控的情况下进行相同的一组练习。两组在 10m 行走测试中均得到显著改善；然而，只有在感觉输入改变的条件下的训练组显示出在改变的感觉条件下站立的能力提高。

作者提出，"在为偏瘫患者设计平衡再训练计划时，必须特别针对平衡感"（Bayouk et al.，2006，p.57）。其他研究人员还报道，感觉调控包括改变视觉输入（Bonan et al.，2004）或同时改变视觉和体感输入（Smania et al.，2008）对脑卒中后平衡受损的患者，在改善平衡方面比没有感觉调控的类似训练更有效。

同样，在一项随机临床试验中，Cattaneo 及其同事（2007）在两组患有 MS 的个体中比较有和没有感觉调控的平衡练习的效果 [例如视觉操作（睁眼和闭眼）、体感操作（坚固与泡沫表面）

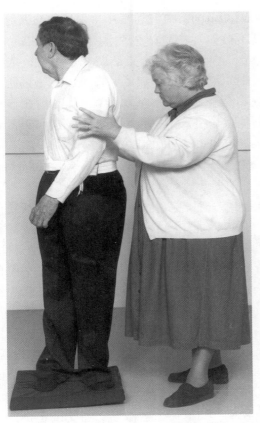

图 11-28　训练感觉适应姿势控制。要求患者站立在软垫上时转动躯干，这意味着减少用于姿势控制的躯体感觉输入的可用性，因此增加用于姿势控制的视觉 / 前庭输入的权重

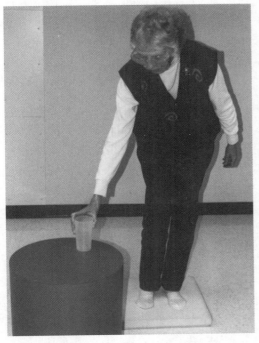

图 11-29　姿势控制的感觉适应训练。患者戴着涂有凡士林的眼镜，站在泡沫表面上，同时伸手去拿杯子。这项练习的基本原理是通过减少躯体感觉和视觉的输入而增加对前庭输入的依赖，以进行姿势控制

和前庭操纵（头部和眼部运动的组合）]。两组均改善 BBS 和动态步态指数（Dynamic Gait Index，DGI）（动态平衡的衡量标准）的表现，其中在有感觉操作下接受平衡训练的组别的改善作用最大。

增加感觉输入以改善平衡控制

改善平衡控制的感觉策略治疗主要集中在减少或歪曲来自一个感觉系统的感觉输入，以增加其相对权重，从而在平衡训练时增加对改变的感觉输入的选择。在功能性任务训练期间增加姿势控制的感觉输入也被用于改善对平衡的控制。正如第七章所讨论的那样，通过将示指触及固定表面来增强体感输入，可改善前庭缺陷患者（Jeka，1997）和周围神经病变患者的姿势控制能力（Dickstein et al., 2001）。

研究人员使用增强的感觉反馈系统来改善外周和中枢神经系统病变患者的姿势控制。例如在安静站立期间提供与身体（COP）或头部/躯干运动相关的实时视觉反馈改善许多患者群体的表现，包括具有前庭功能障碍的个体（Cakrt et al.,2010）、脑卒中（Walker et al., 2000）患者、MS（Prosperini et al., 2010）和脑瘫儿童（Ledebt et al.,2005）。

使用其他感官方式的反馈设备，包括听觉（Dozza et al., 2005；Nicolai et al., 2010）、电触觉（Cakrt et al., 2012；Danilov et al., 2006）和振动触觉（Haggerty et al., 2012；Lee et al., 2012；Sienko et al., 2013）也在安静和受干扰的姿态下改善功能表现。例如在具有前庭功能障碍的个体中，在功能性任务训练期间提供基于躯干的振动触觉反馈，可以减少身体摆动程度，改善感觉组织测试分数以及减少头晕症状（Harada et al., 2010；Wall & Kentala, 2005）。帕金森病患者接受单次平衡训练并结合基于躯干的振动触觉反馈，对比仅仅接受平衡功能训练的患者，站立和步态时的平衡得到改善（Nanhoe-Mahabier et al., 2012）。2 周的功能平衡训练结合与摆动相关的舌头电触觉反馈系统（舌头上的刺激指示摆动方向）显著改善进行性小脑变性患者闭眼时站立的平衡控制（Cakrt et al.,2012）。

使用治疗鞋、插入物和踝足矫形器提供触觉和本体感受刺激以增加足和踝皮肤受体的反馈，可以改善糖尿病周围神经病变患者的平衡功能，降低其跌倒风险（Hijmans et al., 2007；Aruin

& Rao, 2010）。研究人员还将振动物插入鞋中以提高下肢躯体感觉输入的利用率（Priplata et al.,2002）。这种基于各种系统研究的方法，表明特定水平的干扰（背景振动）可以提高微弱信号的检测和传输（称为"随机共振"的过程）。向振动触觉系统引入干扰性振动已被证明可以改善老年人（Priplata et al., 2003）、脑卒中患者（Liu et al., 2002）和糖尿病神经病变患者（Priplata et al.,2006）的振动触觉刺激的检测。

是否一种形式的反馈比另一种反馈更好？很少有对照研究检查不同模式的感觉反馈对特定人群平衡控制的相对有效性。Bechly 及其同事（2013）的一项研究比较在安静的姿势平衡任务中，离散性视觉、振动性触觉、多模型和连续视觉反馈对有和没有前庭功能障碍的个体的姿势平衡表现（中间和前后身体倾斜）的影响。受试者被要求静息站立并在"无反馈"区域内保持摆动。所有形式的刺激都会在身体倾斜方向上提供反馈，并且仅在身体倾斜大约超过该方向上的"无反馈区域"阈值后才被激活。当受试者将自己的身体移回无反馈区域时（参见图 11-30 以查看研究设置），反馈停止。如图 11-31 所示，所有形式的反馈都改善患者的平衡表现；然而，前庭缺陷组（标记为 VP）在提供连续视觉反馈下表现出在躯干倾斜度（图 11-31A）和"无反馈"区域所花费的时间改善程度最大（图 11-31B）。作者提出，由于前庭缺陷患者可以从所有类型的反馈中受益，因此选择康复训练计划的反馈类型可以基于个人的偏好（Bechly et al., 2013）。目前还不清楚所有形式的反馈在改善姿势控制这一发现是否同样适用于患者群体。此外，使用增强反馈训练来改善老年人平衡功能的研究结果参差不齐（Zilstra et al., 2010 年的综述）。

在我们的案例研究中，如何利用这些证据来改善患者平衡？有证据支持在几乎所有患者的任务特定平衡训练期间使用增强的感觉反馈的方式。根据 Nanhoe-Mahabier 及其同事（2012）的研究，躯干位置的振动触觉反馈与功能性任务训练相结合，对比单独任务训练，可以改善我们的帕金森病患者 Mike 的平衡功能。有大量证据表明，与功能平衡训练相结合的增强感觉反馈（视觉、听觉和振动触觉）将改善我们的脑卒中患者 Jean 和 Genise 的坐姿、站立和行走的平衡。此外，使用

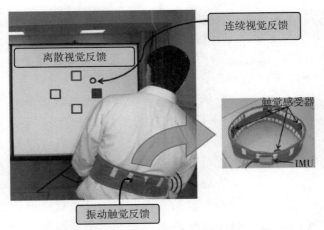

振动触觉鞋插入物补偿偏瘫腿减少的体感输入也可以改善平衡。

我们知道，平衡训练结合身体位置的电触觉反馈能显著改善像John这样伴有进行性小脑退化的患者的平衡表现（Cakrt et al.,2012）。来自其他感觉系统（视觉、听觉和振动触觉）的反馈是否也会影响平衡呢，这一点尚不太清楚。

尽管视觉反馈相对于单独训练的更多好处仍不太清楚，但特定任务平衡训练结合视觉反馈已被证明可以改善患有脑瘫的Thomas等儿童的平衡表现（Ledebt et al.，2005）。

认知系统

单独训练注意力：对平衡的影响

图 11-30　**实验设置，包括离散视觉反馈显示、连续视觉反馈显示和振动触觉反馈设备（经许可引自 Bechly KE, Carender WJ, Myles JD, et al. Determining the preferred modality for real-time biofeedback during balance training. Gait Posture 2013, 37:393.）**

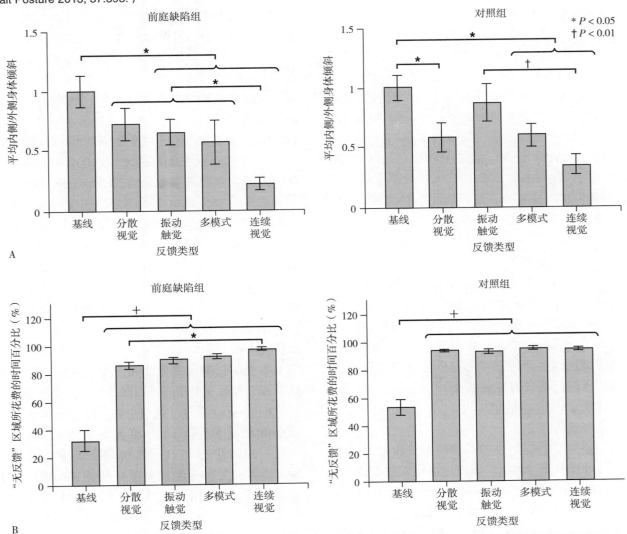

图 11-31　**前庭缺陷患者的姿势摆动反馈结果（VP 组）：（A）平均内侧/外侧身体倾斜和（B）在无反馈区域花费的时间百分比，统计显著性由 * 表示 $P < 0.05$，+ 表示 $P < 0.01$（改编自 Bechly KE, Wendy J, Carender WJ, et al. Determining the preferred modality for real-time biofeedback during balance training. Gait Posture 2013, 37:395.）**

如第十章所述，老年人和神经系统疾病患者在执行双重任务的过程中，认知功能受损是引起其不稳及跌倒的一个重要因素。在不进行功能性平衡训练的情况下，针对注意力的非运动性双重功能任务训练是否能够影响平衡功能呢？既往的研究证据表明可能会。Li 及其同事（2010）将 20 位正常的老年人随机分成两组。实验组在 2 天内接受 5 次认知双重任务训练，每次 1 小时；另外一组为正常对照组。认知训练包括在视觉刺激出现时做出选择。测量指标包括分别在单一任务或双重任务（以及 N-back 检验）下认知功能、平衡功能及运动功能 [单足站立平衡、使用姿势描记术测量感觉整合、5 次坐 - 站转移、40 英尺（约 12m）步行] 的测试。与对照组相比，实验组在单足站立平衡（只有单一任务）及双足站立平衡（坚固表面、只有双重任务）方面均有改善，而坐 - 站转移任务及步行速度没有改善。

2014 年 Smith-Ray 及其同事的研究也有类似的结果。他们的一项初步研究中，将 45 位居住在社区的有摔倒史的非洲裔美国老年人随机分为训练组（23 人）或对照组（22 人）。认知训练包括在老年人社区中心进行以电脑为基础的课程，每周 2 天，每次 60 分钟，连续 10 周。与对照组相比，接受认知训练受试者在 10m 行走单一任务测试中 BBS 有较显著的改善，并且其步速增加。有趣的是，两组在双重任务下的行走表现没有显著性差异（Smith-Ray et al.,2014）。

这些研究虽然样本量小，却初步证明用运动任务进行双重任务训练可能还是会改善平衡功能上的某些层面，但并不能影响所有层面。对于神经系统疾病患者，需要更深的研究去探讨这些发现。如果证据充分有力，那么对于因为疲劳或有跌倒的高危因素而无法参与任务导向的平衡功能训练的人群，这些方案将提供一个独特的方式进行双重任务平衡控制训练。

认知策略

越来越多的证据表明，神经系统疾病患者与老年人进行多任务训练时表现出失稳和跌倒增加，因而强调要将单一任务和双重任务结合训练平衡。要在双重任务条件下训练平衡，即在稳态、可预测和反应性平衡控制的同时，通过使用次要任务改变认知需求。平衡功能康复的概念相对较新，因此我们没有充分的证据来指导和支持在平衡功

能康复中使用双重任务训练。

研究证据。 Silsupadol 等（2006，2009a，2009b）描述在患有平衡障碍的老年人中进行 3 种平衡训练的结果，这 3 种方法分别是单一任务、固定优先级指令的双重任务和可变优先级指令的双重任务。这一系列研究的结局评价指标包括 BSS、DGI、单一任务和双重任务 TUG、ABC 量表等。此外，在单一任务和双重任务条件下（未经过专门训练的新任务）的行走还进行了实验室评估。实验的参与者是自诉在 1 年以内有跌倒病史，或者担心在没有神经或骨骼肌肉诊断的情况下出现平衡受损的老年人。参与者被随机分配到 3 种平衡训练中。平衡训练每周进行 3 次，一共持续 4 周。对于所有参与者，平衡训练基于姿势控制的系统理论，并运用一系列旨在改善稳态、可预期性和反应性平衡控制的活动。此外，基于姿势控制理论，训练目标包括感觉和运动部分。

表 11-7 总结所用平衡训练策略的例子。双重任务是在固定（高度集中于所有的任务）或者可变（注意力减半、平衡训练一半、次级任务一半）的指令下完成的。表 11-7 中还列出本研究中使用的次要任务的类型。3 种平衡训练均可改善 BBS（$P < 0.001$，效应量 = 0.72）和 10m 步行的速度（$P = 0.02$，效应量 = 0.27）。然而，只有接受双重任务训练的参与者在双重任务的条件下步行速度得到改善（Silsupadol et al.，2009a）。此外，采用可变优先级指令相较于单一任务或者固定优先级指令的训练策略，在改善平衡方面的效果更为显著。在双重任务训练中使用可变优先策略似乎还可以改善单一任务的自动化和协调多任务的能力（Silsupadol et al. 2009b）。作者总结认为，单一任务条件下的平衡训练可能不会推广到双重任务条件下的平衡控制。此外，关于集中注意力的明确指令可能会对双重任务平衡任务产生显著的影响。

Kim 与其同事（2014）根据 Silsupadol 及其同事的治疗范例，比较 20 名脑卒中后 16 ～ 19 个月的患者进行单一任务和双重任务训练的效果。患者被随机分配接受单一任务（$n=10$）或双重任务（$n=10$）情况下的步态训练。干预前、干预后、干预 2 周后评估 Stroop 测试、单一任务和双重任务情况下的 TUG 测试、10m 步行测试（10MWT）、8 字行走测试（F8WT），以及 DGI 指数。每天训练 30 分钟，每周 3 天，一共持续

表 11-7 单一任务和双重任务条件下平衡再训练的活动

平衡活动	第二任务
姿态活动	• 正向拼写单词
	• 倒向拼写单词
1. 双足半串联站立，睁眼，手臂交替	• 说出以字母 A 开头至 K 的单词
2. 双足半串联站立，闭着眼睛，手臂交替	• 说出以字母 L 开头至 Z 的单词
3. 用右脚画字母	• 记住价格（如账单支付金额）
4. 用左脚画字母	• 记住价格（如货物价格）
5. 拿着球时，向前站立	• 倒数 3 秒
6. 拿着球时，向后站立	• 记住单词
步态活动	• 说出抛出的球的相反方向
	• 视觉想象任务（说出从家到实验室的方向）
7. 向前 / 向后走，正常支撑面	• 详细叙述日常活动
8. 向前 / 向后走，缩小支撑面	
9. 缩小支撑面，避开障碍物向前行走（拿着一个篮子）	
10. 缩小支撑面，向侧面，向后避开障碍物行走（拿着一个篮子）	
11. 步行并踢球击倒罐子	
12. 步行到达目的地后扭转躯干	

注：改编自 Silsupadol P, Shumway-Cook A, Woollacott M. Training of balance under single and dual task conditions in older adults with balance impairment: three case reports. Phys Ther 2006, 86:269-281, 得到美国物理治疗协会（APTA）许可。此材料受版权保护，任何的复制或传播均需得到 APTA 的书面许可。

4 周。在双重任务训练中使用的是可变优先级指令。与 Silsupadol 针对平衡障碍的老年人的实验结果相似，接受双重任务训练的脑卒中患者的所有指标（除了 F8WT 外）都明显优于接受单一任务训练的患者。例如单一任务训练组的 TUG 指数没有任何变化［训练前为（42±24）秒；训练后立即测试为（40±22）秒；训练后 2 周为（40±23）秒］，而双重任务训练组则有明显的改善［训练前为（34±20）秒；训练后立即测试为（24±15）秒；训练后 2 周为（25±16）秒］。此外，双重任务训练组在认知任务（Stroop 测试）方面得到改善，而单一任务训练组则没有改善。

综述

对脑卒中患者进行以任务为导向的姿势控制再训练时，我们的治疗策略是：①改善对于姿势控制至关重要的潜在系统性损伤，包括如下训练和活动：改善运动障碍，如提高力量和活动度；进行特定任务的平衡训练前的准备活动中，对基础感觉系统进行感官刺激；及通过认知训练改善双重任务平衡控制；②通过参与功能性特定任务以开发和完善用于姿势控制的感觉、运动和认知

策略；③学会在变化的环境条件下控制平衡，从而最大化患者参与到对他们生活质量至关重要的社会角色、任务和活动的能力。

平衡训练的核心是通过循序渐进的具有挑战性的任务和活动，促进患者改善（重新）获得熟练的功能性运动所必需的姿势行为。特定任务的训练是结合针对感觉、运动和认知损伤的干预而完成的。将任务、活动和背景的选择和排序整合到运动学习原则的训练计划之中，这就成为平衡再训练的强有力工具。例如在平衡再训练的初始阶段，当患者控制 COM 的能力不足时，他可以在"封闭"的环境（例如恒定和可预测的条件）下对姿势控制进行最低强度的练习，例如坐或站在一个坚实、平坦的表面上，可以使用支撑物，也可以不使用。当姿势控制得到改善时，将引入更具挑战性的、对姿势要求更高的任务，例如不使用支撑物坐 / 站着（稳态控制）、不使用支撑物坐 / 站着的同时转动头部或者够物（预期姿态控制）、位移后恢复稳定的坐姿 / 站姿（反应性平衡）。任务将在"开放"的环境（变化且不太可预测的环境）下进行，例如在不稳定的或者泡沫表面上、抓住从不同方向抛过来的物体，或者同时进行第二项任务如拿着一杯水。关于活动任务的平衡再

训练将在第十五章中进行讨论。

重要的一点是要认识到不需要按照顺序完成这些目标，而是可以并行的。因此，实现这些目标的治疗策略是相互交织的；以达到姿势控制为目标的练习、任务和活动相互交织，使重建功能性独立和参与成为可能。图 11-32 说明如何将这种类型的训练整合到脑卒中患者 Genise 的一个疗程中。

此外，需要围绕学习理论来组织患有姿势控制问题的患者进行康复治疗。这将有助于确保通过治疗所提升的运动表现转化为行为上的永久性变化，这种运动改善得以在变化的与新的环境中得以保留。患者需要在充足的时间和强度下练习所需的行为（在目标导向的功能性任务中增强平衡、方向和对 COM 的有效控制），以引起中枢神经系统的重塑。

多大的练习强度才足以引起神经变化？人们关于这个问题的看法各异。以前，患者仅限于在治疗过程中练习。随着人们越发意识到需要更多的练习来引起永久性变化，患者被赋予"家庭作业"，即每天进行不同时长（通常为 30 ~ 60 分钟）的练习、任务和活动。

目前有新的观点表明，即使是这样的实践也可能不足以引起神经损伤患者功能性运动行为的

永久性变化。阿拉巴马大学的心理学家 Edward Taub 开发了强制性诱导（CI）运动疗法，这是一种基于习得性失用的概念重新训练上肢功能的方法（Taub，1980,1993）。他与其他同事一起发现，在强化治疗 10 天，包括 6 小时强制使用瘫痪肢体（未受影响的肢体悬吊限制）后，瘫痪手臂的功能性运动的频率和质量都发生了显著变化，（Liepert et al., 1998；Miltner et al., 1999；Taub et al., 1998）。这些作者在另一项研究中指出，在同一时期内进行的常规治疗同样可以出现功能改善，这表明恢复的关键变量可能不是治疗的本质，而是治疗的频率和强度（Liepert et al., 1998）。

运动学习理论还告诉我们，为了优化运动模式，练习需要在不同条件下进行。在不同条件下再训练有助于患者学习姿势控制的"规则"，而不是控制 COM 的单一方法。这确保个人在面对新的和变化的任务和环境条件时将能够保持稳定性。

基于证据的平衡功能康复意味着将现有的最佳研究证据与临床专业知识以及患者对治疗的偏好结合起来。与治疗不稳定有关的研究有助于指导临床医师就如何治疗平衡受损做出选择。研究可以为治疗选择提供理论依据，并帮助确定患者的可能结果。实验活动 11-3 提供一个框架，用于为 Genise T 案例制订治疗计划。完成实验活动 11-3 中的表格，确定要作为目标的特定个体系统（第 1 列）、任务或实践活动（第 2 列）、实践将发生的环境条件（包括感官条件和认知负荷）（第 3 列），以及支持这方面治疗的研究证据（第 4 列）。

平衡功能训练任务导向性的方法路径的研究证据

我们有什么证据表明任务导向性训练可以改善老年人和神经系统疾病患者的平衡和功能活动的表现？尽管在这方面的研究越来越多，但由于对任务导向干预的定义差异，可能难以得出确切的结论。在某些情况下，任务导向性治疗是由功能性任务的重复性实践定义的，没有针对如力量这些潜在损伤进行干预。在其他情况下，任务导向性的方法途径使用多维度练习，包括力量、灵活性、平衡、功能任务练习和耐力训练。由于这些不同的定义，比较任务导向性治疗与其他形式的干预的荟萃分析可能难以解释。

一些研究已经证明多维度锻炼计划对社

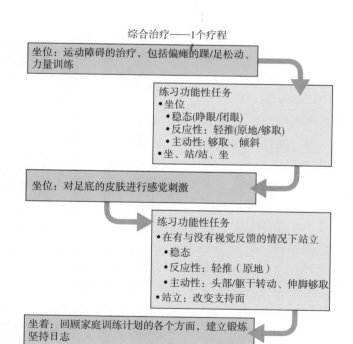

图 11-32　在 1 个疗程中，使用任务导向性方法改善脑卒中后 1 个月的 Genise 的平衡状况的示例

实验活动 11-3

　　目标： 应用任务导向性训练对脑卒中后偏瘫患者进行姿势及平衡功能再训练。确定研究证据以支持关于特定治疗干预的临床决策。

　　步骤： 重读图 11-17 中关于 Genise T 的案例以及你在实验活动 11-2 中的作业。查看你列出的关于功能问题、策略和损伤的列表。

　　任务： 创建一个表格，确定你将用于改善 Genise 的平衡的各种治疗方法。列出要作为目标的特定个体系统（第 1 列）、要实施的任务或活动（第 2 列）、实践将发生的环境条件（第 3 列），以及支持这一治疗方面的研究证据（第 4 列）。例如你可能决定对 Genise 进行渐进式阻力训练，因为无力是导致其平衡和功能受损的潜在原因。在这种情况下，列出的单个组件表格是运动：力量，任务是力量训练，你选择的特定环境条件可以是重复 1 次最大值（1RM）的 60%。包括 Adn 等人（2006）的 meta 分析在内的一些研究，支持将渐进性抗阻力量训练应用于 Genise 的决定。单靠力量训练就能够恢复平衡吗？你还会训练平衡的其他方面吗？哪些研究支持你的决定？

个体平衡功能成分	任务或运动	环境条件	研究证据
运动：力量	渐进性抗阻力量训练	自由体重，60% 的 1 RM	Ada et al.，2016

区生活老年人的平衡和活动功能的积极影响。Shumway-Cook 和他的同事们（1997b）使用一个多维的锻炼计划以改善平衡受损的老年人的平衡和行动功能，包括下肢力量和灵活性锻炼的组合、在重复功能性任务练习的背景下进行平衡训练，以及参加有氧活动（通常是渐进式步行计划）。这些活动旨在改善坐位、站立和行走时的稳态；前馈性平衡运动，包括够及、提升、转向、改变支撑面站立（支撑面狭窄、单肢站姿、双足串联站立）、跨越及绕过障碍物、以不同的速度向前和向后行走、在有或没有包装的不同表面类型和配置上行走；反应性平衡（坐位和站立位时不同大小、速度和方向的扰动）和感官训练（视觉和体感线索的不同可用性）。在为期 8 周的课程中，练习变得越来越具有挑战性。与非运动对照组相比，运动组在所有平衡指标上均有显著改善，包括 BBS、DGI 和 POMA。

　　其他研究报道类似的结果。Wolf 等（2001）进行了一项随机对照试验，调查基于姿势控制系统理论的多维锻炼计划对于改善老年人（≥75

岁）的平衡功能的效果。他们发现 12 个月的个性化平衡训练（4～6 周）显著提高 BBS 和 DGI 的表现，该效果维持在 1 个月，但没有维持超过 1 年。

　　Judge 等（1993）的研究中，社区居住的老年人（62～75 岁）分成两组参加不同的训练，其中一组参加结合下肢抗阻训练、快步行走和太极拳训练的组合训练，另一组只参加灵活性训练（每周 3 次，持续 6 个月）。结果显示，太极拳/阻力训练组的平衡表现确实有所提高，但灵活性训练组中的平衡能力却没有提高。在太极拳/阻力训练组中，单腿站立力的位移中心减少 18%（P=0.02）。

　　一些研究已经检验了锻炼对改善具有不同类型的神经病理学患者的平衡和功能表现的有效性。Vearrier 及其同事（2005）使用任务导向性的方法，对 10 名慢性脑卒中残疾患者进行密集的集体练习（连续 2 周，每天 6 小时）以重新训练平衡。除了平衡控制的稳态和预期方面的显著改善外，患者还表现出从非预期的扰动恢复的能力增强。负重对称性得到改善，患者在训练后显著减少跌倒次数。

Duncan 及其同事（1998）比较 12 周多维家庭锻炼计划（抗阻力量训练、平衡锻炼、上肢功能锻炼，以及渐进式步行或渐进骑自行车的有氧运动）对脑卒中偏瘫患者常规护理的影响。两组在许多指标方面都表现出同样的改善效果，包括BBS、6 分钟步行测试、Barthel 日常生活活动和其他测试；然而，在 Fugl-Meyer 试验（下肢功能部分）和步态速度方面，家庭训练组的表现明显优于常规治疗组。

Marigold 等（2005）在 61 名老年慢性脑卒中（脑卒中超过 6 个月）患者中，比较两种以社区为基础的群体运动对功能平衡、运动能力、姿势反射和防跌倒的影响。30 名患者被随机分配到敏捷性计划，涉及一系列逐渐增加困难的平衡任务，包括各种姿势下站立、各种挑战和站立扰动下行走（用手推来干扰参与者）。任务在睁眼和闭眼、站立在坚硬和泡沫表面时进行。

第二组的 31 名患者被随机分配进行牵伸 /重心转移训练，该计划的重点是缓慢、低冲击力的运动，其中包括类似于太极的运动，强调增加瘫痪下肢的负重。两种运动干预措施都有效地改善所有结果测量的表现，包括 BBS、TUG 和ABC，这些改善在测试后 1 个月保持不变。在平板测量中，只有敏捷组才能改善瘫痪肢体中姿势肌的起始潜伏期，这与伴随的跌倒次数减少有关。

Hammer 等（2008）完成 14 项与脑卒中后平衡训练相关的随机对照研究的系统评价。该综述得出结论，脑卒中后的平衡障碍可以在康复期的所有阶段得到改善。此外，各种干预措施都可有效改善脑卒中后的平衡。

平衡和行走受损是小脑病变患者的一个重要问题。Gill-Body 及其同事（1997）研究了一种为期 6 周的家庭干预方法的效果，该方法为两名小脑功能障碍患者站立和行走时的身体稳定性提供进阶性挑战（一名是 36 岁的女性，有手术切除小脑蚓部复发性星形细胞瘤后 7 个月不稳及头晕病史；另一名是 48 岁的男性，脑萎缩性黄瘤病和弥漫性小脑萎缩导致 10 年的进展性平衡问题）。表11-8 显示康复治疗计划及其基本原理，用于上述切除小脑肿瘤的女性患者。

两名患者均表示在站立和行走时能够提高稳定性（眩晕障碍指数显著改善）。此外，在平衡的临床和实验室测试中也伴随着改进。运动学分析显示站立位的摆动减少。姿势测试表明，在改变的感觉条件下站立的能力得到改善，对胸骨内部扰动的反应能力也得到改善。患者能够根据需要更快地采取步骤，并且能够更好地扩大姿势对不同大小的扰动的反应幅度。作者得出结论，患有小脑病变（无论是急性还是慢性）的患者可以通过结构化运动计划显著改善姿势稳定性（Gill-Body et al., 1997）。

老年人和患有神经系统疾病的人群的研究结果非常相似。看来锻炼是改善平衡的有效方法，而且这些改进与增强功能性任务的表现和减少跌倒有关。与针对单个系统的锻炼（例如力量、灵活性或有氧训练）相比，多维锻炼似乎在改善平衡方面更有效。最后，改善平衡的有效干预措施包括针对姿势控制的特定组成部分的活动；此外，应该系统地开展活动，以增加在干预期间保持平衡的挑战。

改善参与——以证据为基础的跌倒预防

如前所述，面向任务的平衡康复的总体目标是改善参与结果，反映在提高参与社会角色、完成任务以及参与对患者的日常生活至关重要的活动的能力。通过提高日常任务和活动的频率及独立性，可以证明参与度的提高。参与度的提高也可能反映在跌倒频率降低以及信心增强上。由于跌倒的社会和经济影响，大量研究集中于降低老年人跌倒风险的策略。关于减少神经系统疾病患者跌倒的治疗干预措施的作用的研究较少。有几项系统评价检查了各种治疗干预措施的效果，包括运动和平衡训练对减少老年人跌倒的影响（Campbell & Robertson，2007；Gillespie et al.，2009；Howe et al.，2007；Rubenstein & Josephson，2001；Sherrington et al.，2008）。Gillespie 等（2009）的 Cochrane 评价包括 111项随机临床试验，并检查了不同类型的干预措施对跌倒率（每人每年跌幅显示为比率）和在随访期间至少维持 1 次跌倒的参与者数量的影响（风险比率）。该评价包括 43 项与运动相关的临床试验。

该评价的主要结果包括：①评估和多因素干预降低月度跌倒率 [比率为 0.75；95 % 置信

表 11-8　由切除小脑肿瘤而引起的失衡患者的康复治疗计划

基本原理	治疗性活动
第一阶段	
促进使用 VOR 和 COR 以加强凝视稳定性	视觉固定，睁眼，静止目标，头部缓慢运动
促进眼跳运动以加强凝视稳定性	在两个静止的目标之间来回主动活动眼睛和头部
促进 VOR 取消	睁眼，移动目标，头部运动，自选速度
提高运用躯体感觉和前庭输入进行姿势控制的能力	静态姿势，睁眼和闭眼，双脚并拢，双臂紧贴身体，头部运动
提高运用前庭和视觉的能力以增强姿势控制	泡沫表面上的静态姿势，间歇性闭眼，足间距 2.5～5cm 增加感觉输入以增强姿势控制 [1～2 英寸（2.5～5cm）]
运用所有感觉输入以增强姿势控制	支持面狭窄的步态，睁眼，向右和向左转
运用视觉和前庭输入以增强姿势控制	原地踏步，睁眼，在坚硬地面和泡沫表面，单足站立暂停延长
第二阶段	
促进使用 VOR 和 COR 以加强凝视稳定性	视觉固定，睁眼，静止和移动目标，慢速和快速，简单的静态背景；闭眼，虚拟视觉固定
促进眼跳运动以加强凝视稳定性	在两个目标之间来回主动活动眼睛和头部，速度慢和速度快
促进 VOR 取消	睁眼，移动目标与头部运动，快速和慢速
提高运用躯体感觉和前庭输入进行姿势控制的能力	半足距站立相，睁眼和闭眼，双臂交叉
提高使用前庭输入进行姿势控制的能力	海绵表面上站立，间歇性闭眼，足间距 2.54～5.08cm
提高运用前庭和视觉的能力以增强姿势控制	在坚硬有衬垫的表面上睁眼向右和向左倾斜 180°
提供使用前庭和体感输入改善姿势控制的能力	原地踏步，单足站立暂停延长
运用所有感觉输入以增强姿势控制	侧走和后退；站立睁眼和闭眼，足跟接触地面前进，足趾接触地面向后行走
运用所有感觉输入，通过头部移动以增强姿势控制	睁眼，正常支撑面，头部缓慢运动
第三阶段	
促进使用 VOR 和 COR 以加强凝视稳定性	视觉固定，睁眼，静止和移动目标，各种速度，复杂的静态和动态背景；闭眼，虚拟视觉固定
促进眼跳运动以加强凝视稳定性	在两个目标之间主动活动眼睛和头部，各种速度
促进 VOR 取消	睁眼，移动目标与头部运动，各种速度，复杂的静态和动态背景
提高使用躯体感觉和前庭输入进行姿势控制的能力	半足距站立相，睁眼和闭眼，双臂交叉
使用前庭和体感输入改善姿势控制	在狭窄、坚固、填充的支撑面上保持睁眼；在坚固、泡沫的表面上睁眼和闭眼慢慢地前行
使用视觉和前庭输入改善姿势控制	在坚固的填充表面上闭眼快速向左右转动
运用所有感觉输入，通过头部移动以增强姿势控制	在正常的支撑面上睁眼快速运动头部
使用所有感官输入改善姿势控制	编织；积极练习踝关节摆动运动；屈曲和伸展活动

注：COR，颈眼反射；VOR，前庭反射。

（经许可引自 Gill-Body KM, Popat RA, Parker SW, et al. Rehabilitation of balance in two patients with cerebellar dysfunction. Phys Ther 1997, 77:534–552.）

区间（CI）为 0.65～0.86]，而非跌倒的人数；②家庭安全干预措施既没有降低跌倒率，也没有减少跌倒的人数，但对严重视力障碍的个体以及其他跌倒风险较高的人群有效；③药物管理，包括戒断精神药物，减少跌倒率（比率为 0.34；95% CI 为 0.16～0.73），但不是跌倒的风险。该评价还报告不同类型的运动项目对跌倒率和跌倒风险的影响。多组分小组运动降低跌倒率（比率为 0.78；95% CI 为 0.71～0.86）和跌倒风险人数（风险因数为 0.83；95% CI 为 0.72～0.97），和太极一样（比率为 0.63；95% CI 为 0.52～0.78；风险比为 0.65；95% CI 为 0.51～0.82）。此外，个性化的多方位家庭运动显著降低了跌倒率（比率为 0.66；95% CI 为 0.53～0.82）和跌倒人数（风险因数为 77；95% CI 为 0.61～0.97）。

304

此外，个体化综合家庭锻炼的跌倒率显著降低（比率为 0.66；95% CI 为 0.53～0.82），跌倒人数显著下降（风险比率为 0.77；95% CI 为 0.61～0.97）。

虽然有证据支持锻炼可以预防老年人跌倒，但该证据也提出，可能无法完全避免跌倒发生；然而，在经常跌倒的个体中，跌倒次数可能会减少。此外，该报告的结论是，对脑卒中、帕金森病及髋关节骨折患者防跌倒的干预效果尚无证据支持。

一些研究发现，单一干预措施（如运动）可以像复杂的多因素干预一样有效地减少跌倒（Campbell & Robertson，2007；Gardner et al.，2000；Sherrington et al.，2008）。然而，这些评价是一致的，表明：①针对那些通过锻炼以减少危险因素的个体（例如平衡受损、步态异常和下肢力量下降），锻炼本身才能有效降低跌倒率；②运动强度足够改变这些危险因素（Gardner et al.，2000；Sherrington et al.，2008）。需要多大的运动量以及运用何种运动类型以减少跌倒的发生？防跌倒运动试验成功的关键包括总量（每周的运动频率与总持续时间的组合）超过 50 小时的训练和具有高度挑战性的平衡训练。

这些系统性综述表明，锻炼（包括平衡、力量和耐力训练的结合）可以改善平衡并减少社区老年居民的跌倒。为了有效性，运动必须具有足够的持续时间和强度（尽管最佳范围和强度尚未完全确定），并且针对可以通过锻炼以减少危险因素的个体。

总结

1. 一种以任务为导向的姿势控制检查使用各种测试、测量和观察：①记录与姿势和平衡控制相关的功能能力；②检查用于维持或恢复稳定的感觉、运动和认知策略；③确定造成姿势控制异常的潜在损伤。此外，考察的一个重要部分是了解平衡受损对个体参与对他们生活重要的社会角色、活动和任务的能力的影响。

2. 在完成检查后，临床医师必须解释结果，确定功能限制和潜在损伤，并建立康复目标和护理计划。

3. 患有神经系统疾病的患者重新训练姿势控制的计划将会有很大的差异，这取决于潜在损伤的组织和患者代偿的程度，这些代偿策略可成功实现功能任务中的姿势需求。

4. 以任务为导向的姿势控制再训练的目标包括解决或预防损伤和功能训练以提高稳态、反应性和前馈性平衡控制。功能平衡训练旨在制订有效的特定任务的感觉、运动和认知策略，并根据不断变化的环境进行调整，从而最大限度地恢复参与能力，减少残疾。

305

5. 将研究证据应用于姿势障碍患者的临床管理需要熟悉越来越多的研究，并了解该研究在个体患者的特定需求中的应用。

实验活动任务参考答案

实验活动 11-1

1. 稳态和预期姿势控制的任务对 BBS 而言非常重要。在项目 2 和 3 中都测试坐位和站立位的稳态平衡。

2. 第 1、4、5、7、8、9、10、11、12、13 和 14 项对前馈性稳态平衡进行测试。其中第 6 项通过控制视觉，测试稳态平衡的感官组成部分。第 7、13 和 14 项通过减少支撑面来检查平衡，而减少支撑面会提高对中间外侧稳定性的要求，通常也会与运动策略的转变相关。

3. 没有一项任务（例如 Tinetti 的 POMA 测试中的轻推测试）要求反应性姿势控制。此外，大多数项目都是在站立位进行的，因此也没有对行走时的稳定性进行测试。这并不意味着 BBS 是一个糟糕的测试，这只是表明该测试在系统概念框架方面的局限性。

实验活动 11-2

1. 回顾该患者的检查结果以及她脑卒中 1 个月后的案例研究结果，表明 Genise 的功能性限制主要在于站立位和行走（虽然本书的下一章才会对她的行动问题进行讨论），而坐位相关活动则可以在没有失去平衡的情况下进行。

2. BSS 测试的分数是 19 分，这表明预测她跌倒的概率是 99%。她能够自主地坐着，还能利用她的手臂从坐位转为站立位，并再转回坐位。很多在站立位进行的项目都必须对她进行密切监督（例如闭眼站立、伸展或者俯身），而且她还不能进行并脚站立、触碰凳子、单脚站立、足跟 – 足尖站立等项目。

3. 脑卒中 1 个月后，坐位下的姿势控制良好；同时她表现出很好的稳态和预期平衡。她能够从来自各个方向的细微干扰中恢复平衡，但是对于来自患侧的较大干扰则无法通过她麻痹的手臂进行支撑来恢复平衡。

4. 站立位方面的问题包括稳态、被动和预期平衡的降低。尽管需要密切监督，她还是能够睁眼或闭眼站立 30 秒。她可以不对称地站立，将重点移向左侧。她的被动平衡明显受损，不能够在没有另一个人的物理性帮助下从或大或小的干扰中恢复平衡。她的预期平衡也受损，在没有辅助设备下进行伸展或者依靠动作需要密切监督。

5. 她能够在一个稳定的表面睁眼或闭眼站立 30 秒，但是需要密切监督。她不能够睁眼（或闭眼）在一个泡沫平面保持平衡，这表明她依靠身体感觉来进行姿势控制。这表示她可能在不平整、倾斜或者移动的表面保持平衡时会遇到问题。

通过更好地了解她遇到的功能性限制以及导致她的平衡问题的组成部分，我们能够建立一个包含平衡再训练的护理计划，以改善她的平衡、强化功能、降低她的跌倒风险。

实验活动 11-3

以下是基于证据的平衡训练如何应用于脑卒中后 1 个月的 Genise 身上的一个例子。重要的是要记住，在 Genise 训练平衡中没有一种独立的正确方法。她的康复计划中包含姿势控制的所有方面（例如稳态、预期和反应），并且必须使用一系列任务和条件来帮助她制订各种姿势控制策略，以便于她能够在各种任务和条件下保持平衡。每项活动的具体顺序、持续时间和时机可能因治疗师而异。

我们首先确定 Genise 的主要关注点和与其平衡相关的目标。她表示关注自己能够在不需要帮助的情况下，站立和行走（穿衣、修饰、转移等）时安全地进行活动（确信她不会摔倒）。她很清楚自己在进行坐位活动时保持平衡的能力，这与她在测试和用于评估平衡的措施方面的表现一致。

因此，平衡训练将主要侧重于改善潜在损伤（无力和关节活动度减小），以及在站立和行走时练习功能性任务，因为她在坐位的似乎具有较好的平衡（训练活动能力的具体内容将在后面的章节中讨论）。

活动将从更加"静态"的平衡活动（例如在简单、可预测的环境中，在没有支持的情况下保持坐位和站立位稳定）中逐渐增加至进行更具动态的活动（在不可预测的环境中、在不同的视觉条件下）。她将在不同的姿势控制下练习许多具有技巧性的目标明确的，涉及不同前馈需求（伸展、提升、转动、重心转移、迈步、坐 – 站、站 – 坐等）和反应（对不同方向、速度和振幅的扰动）的功能性活动姿势控制。

我们将系统性地改变她练习功能性活动时的条件，包括改变感觉和认知需求。培养她的灵活性和适应能力，使她能够在各种条件下维持稳定的能力。

我们将试着将运动学习原理融入训练中。最初，我们将让她以封闭的方式练习功能性任务（在切换不同的任务之前，练习每个任务一段时间）。当她进步时，我们将转向一种更为随机的练习模式（交替她练习的任务类型），并调整她练习的条件。当她平衡能力恢复时，我们将改变给予她外部反馈的时间和范围。最初，我们可以使用口头和手动提示提供持续的反馈，也许可以为她提供一个镜子来增强坐位和站立位时姿势稳定性相关的视觉线索。当她进步时，我们将减少外部支持，使她能够发展内在的姿势控制反馈机制。在脑卒中 1 个月后用于改善 Genise 的姿势控制的某些治疗策略的例子可以在"脑卒中病例的研究治疗"中找到。

有相当多的研究支持我们关于这种治疗方法的临床决策。表 11-7 给出一些例子。你能找到一些其他研究来支持你的循证平衡康复计划吗？

第三部分

活动功能

"作为人类独立性的一个关键特征是具有活动性。"

第十二章

正常移动的控制

学习目标

通过学习本章，读者应该能够掌握以下内容。

1. 明确移动能力的主要要求，以及移动中各时相的目标。

2. 在国际功能、残疾和健康分类（ICF）的背景下定义移动。

3. 描述参与正常步态模式的主要运动学、动力学和肌电参数。

4. 描述神经系统（感觉、运动和高级认知）和非神经系统对步态控制的作用。

5. 明确其他形式的移动的要求，包括爬楼梯和转移。

引言

作为人类，我们所具有的独立性的一个关键特征就是移动（mobility）。我们将移动定义为独立、安全地将自己从一个地方运动到另一个地方的能力。移动包含许多类型的任务，包括在床上转移和改变位置、从床或椅子上站起来、行走或奔跑，以及克服困难通过相当复杂的环境的能力。在康复期间，治疗的主要目的是帮助患者尽可能多地重获独立移动的能力。通常，重获移动能力是患者的主要目标。这也是为什么患者会不断问："我还会行走吗？"

在本章中，我们将讨论移动的各个方面，包括步态、转移、床上移动和上下台阶，分析个体、任务和环境对这些能力的影响。首先，我们在 ICF 框架内讨论移动能力。然后，我们讨论步态控制，包括成功移动的要求以及运动、感觉和认知系统对步态控制的影响。我们还会讨论使步态适应不断变化的任务和环境条件所必需的机制。最后，

我们考虑移动的其他形式，包括步态的启动、爬楼梯和转移。

ICF 框架中的移动能力

移动以多种方式融入 ICF 框架（图 12-1）。移动是"活动和参与（activity and participation）"所包含的 9 个方面之一。活动和参与所包含的移动能力包括：改变和维持体位；搬运、移动和处理物品；行走和运动；使用交通工具来回移动。行走活动的特征是行走距离（小于 1km 为短距离，大于 1km 为长距离）、通过不同表面（例如斜坡和不平整的运动的表面）的能力以及成功越过静态和动态障碍物的能力。移动还包括在环境中来回运动，这包括在不同环境中（在家中、在家以外的建筑物内以及在室外）运动（行走）的能力。

步态模式被认为是身体的功能，因此可以在

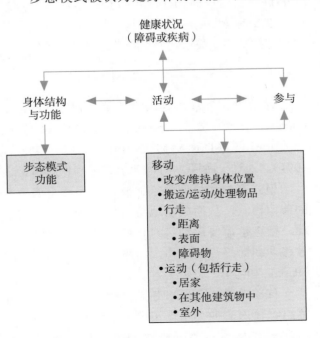

图 12-1 国际功能、残疾与健康分类（ICF）的移动能力（见文中解释）

"身体结构和功能（body structureand function）"那部分中找到。背景因素也影响移动能力，包括环境因素（如地形特征）和个人因素（如年龄、性别和自我效能）。

移动是一个非常复杂的功能，包括许多内容。虽然大量的研究集中在移动能力上，但主要关注的焦点是描述正常的步态模式，并理解步态的基本控制机制。很少有工作致力于从活动和参与的角度理解移动能力，正如一位杰出的步态研究者所说"我们对步态了解很多，但对移动的了解却很少"（Patla, *personal communication*, 2004）。

运动系统和步态

步态（gait）是非常复杂的行为，涉及整个身体，因此需要许多肌肉和关节的协调。设法通过复杂且混乱的环境则需要利用感觉输入来协助控制和调整步态来适应。最后，移动行为包括启动和终止运动、调整步态避开障碍物、根据需要改变速度和方向的能力（Patla, 1991）。由于这些复杂性，则要了解正常步态控制和神经功能障碍患者的移动问题似乎是一项艰巨的任务。

为了简化理解步态控制的过程，我们描述一个检查步态的有用框架。该框架围绕理解移动的基本要求以及如何将这些要求转化为在步态的不同时相的目标的达成而构建。在检查正常和异常步态时，重要的是要记住步态的基本要求以及在步态站立相和摆动相完成这些要求所必须满足的条件。

移动的基本要求：行进、姿势控制和适应

移动以 3 个基本要求为特征：行进（progression）、姿势控制（postural control）和适应（adaptation）（Das & McCollum, 1988; Patla, 1991）。通过一种基本的运动模式来确保行进，该运动模式产生和协调腿部、躯干和手臂肌肉激活的节律模式，从而成功地将身体向期望的方向移动。行进也需要启动和终止移动的能力，以及引导移动朝向终点的能力，而终点并非总是可见的（Patla, 1997）。

移动的第二个要求是姿势控制。姿势控制包括组织体内的多个系统实现方向性和稳定性。方向性需要身体各节段相对于彼此和环境进行校准，以在所有任务和环境条件下达到移动的要求。稳定性要求在运动的支撑基底上控制身体中心（center of mass, COM），包括 3 个方面：稳态、反应性和预期平衡控制。步态中的稳态平衡控制是指在恒定速度条件下行走时保持方向性和稳定性。反应性平衡控制用于在行走时对身体中心受到非预期干扰后恢复稳定性。预期平衡控制包括激活肌肉以抵消在步行周期中产生的潜在不稳定的内力及外力。例如行走时搬运重物为了保持稳定性需要改良步态。一些研究人员使用前摄平衡控制这一术语，在步态过程中指的是相对于变化的环境（例如跨越障碍物）使用视觉引导移动（Patla, 1997）。在本章中，我们使用预期性和前摄性这两个术语，可互换地包括为抵消内部和外部不稳定力量而进行的调整。在正常的稳态步态中，行进和平衡控制协同工作以确保行走时稳定地向前运动。因此，我们将在稳态步态部分一并对其进行讨论。

日常生活中的行走很少以稳定的步态为特征，相反其特点是步行时间短、持续时间少于 30 秒且往往不足 40 步（Orendurff et al., 2008）。另外，日常生活中行走的特点是停止、启动、改变方向、越过变化的地形（包括斜坡、楼梯和路沿）的能力，以及加速或减速以避免与环境中的动、静态物体相撞的能力（Shumway-Cook et al., 2002）。因此，日常生活中移动的第三个基本要求是针对变化的任务和环境要求调整步态的能力，特别是用于完成行进和姿势控制的策略。如图 12-2 所示。反应性（reactive）和预期性［anticipatory，又称为前摄性（proactive）］姿势控制可确保在平衡面临内部和环境挑战时保持稳定，例如在被绊住后恢复稳定性（反应性平衡，reactive balance）或在遭遇障碍物之前调整步态以避免被绊住（前摄性平衡，proactive balance）。由于反应性和前摄性平衡控制对调整步态以适应任务和环境要求变化的能力至关重要，因此本章的适应部分会讨论它们。如图 12-2 所示，有效的步态模式必须达到行进和姿势控制的要求。而日常生活中的移动（行走）要求能够适应任务和环境条件的变化，满足行进和姿势控制要求的步态模式策略。每个目标都必须在步态的不同时相得到满足。

人类的步态可以分为站立相（stance phases）或支撑相（support phases）和摆动相（swing phases）。在步态的支撑相，我们需要产生相对支

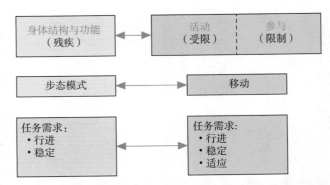

图 12-2　有效步态模式（身体结构和功能的组成部分）的两个要求是行进和姿势稳定性。移动（活动和参与领域）有第三个要求，即适应性，调节步态模式（包括完成行进和姿势稳定性的策略）以适应变化的任务和环境要求的能力

撑面的水平力使身体朝期望的方向移动（行进），还要产生垂直力以抵抗重力支撑身体（姿势控制）。此外，用于完成行进和姿势控制的策略必须是灵活的，以适应速度和方向的变化或支撑面的改变，即适应（adaptation）。

　　在步态的摆动相，摆动腿的前进有助于完成步态的行进要求，而重新放置肢体以准备负重是用来满足姿势控制的要求的。行进和姿势控制的目标都需要有足够的足廓清，以使摆动相足趾不会蹭在支撑面上。此外，步态摆动相的运动策略必须足够灵活，以使足在摆动时能避开其路径上的障碍物（适应）。

　　正常机体用于满足移动任务要求的运动策略已经明确定义。描述身体运动的运动学研究表明，不同机体具有相似的运动策略。这与直观的观察结果一致，我们行走的方式在一定程度上是相似的。与之相反的是，描述与步态相关的肌肉和力量的研究表明，这些步态运动的实现方式存在很大的差异。因此，正常机体用来完成步态任务要求的肌肉激活模式有很多种。

稳态步态特征

　　尽管日常生活中行走很少处于稳态条件下（长时间恒速行走），但大多数旨在表示以正常步态为典型的模式特点的研究是在稳态条件下完成的。正常的人类感知－行动（perception-action）系统已经发展出优雅的控制策略来满足稳态步态的基本要求。接下来的这一部分描述在完成稳态步态的行进和姿势控制要求时所采取的运动策略。

后面的部分将讨论在调整步态以应对预期和意外干扰时所采取的运动策略。

　　尽管有其他步态模式的可能性，即可以是跳过（skip）、跳跃（hop）或疾驰（gallop），但人类通常使用对称的交替步态模式，可能是因为它以最小的控制需求为双足步态提供最大的稳定性（Raibert，1986）。因此，正常移动是双足步态，肢体以对称交替运动进行移动，可以用相位滞后0.5来描述（Grillner，1981）。

　　相位滞后0.5意味着一个肢体的步行周期始于对侧肢体达到其自身周期的中点时（图12-3）。因此，如果一个完整的步行周期被定义为同侧足两次着地之间的时间（右足跟触地到下一次右足跟触地）（图12-3），那么对侧肢体的步行周期始于此侧步幅周期的中途。

　　传统的各种对步态的描述，无论是运动学、肌电图（electromyographic，EMG）还是动力学，在描述时都提到步行周期的不同方面。因此，要理解对正常移动能力的描述，有必要先理解步态的各个时相。

步行周期的时相

　　如上所述，单侧肢体周期是由两个主要时相组成的：支撑相，足跟接触地面时开始；摆动相，足离地时开始（图12-3）。在自由选择行走速度时，成人通常用约60%的步行周期时间在支撑相、40%在摆动相。如图12-3所示，支撑相开始和结束的10%为双支撑期，在此期间双足与地面接触。单支撑期是指只有一只脚与地面接触的时期，在行走过程中，此时对侧肢体处于摆动相（Murray et al.，1984；Rosenrot et al.，1980）。

　　支撑相通常被分为以下5个亚相：①首次触地期；②承重反应期（一起约占步行周期的10%，出现在双支撑期）；③支撑相中期；④支撑相末期（约占支撑相的40%，在单支撑期出现）；⑤摆动相前期（支撑相最后10%，在双支撑期出现）。摆动相通常分为3个亚相：摆动相初期、摆动相中期和摆动相末期（均出现在单支撑期，总共占步行周期的40%）（Enoka，2002；Perry & Burnfield，2010）。

　　通常，研究人员和临床医师使用肌电图、运动学和动力学分析方法来分析步态。获取从各种角度分析步态的技术回顾请参阅第七章中的技术框图。

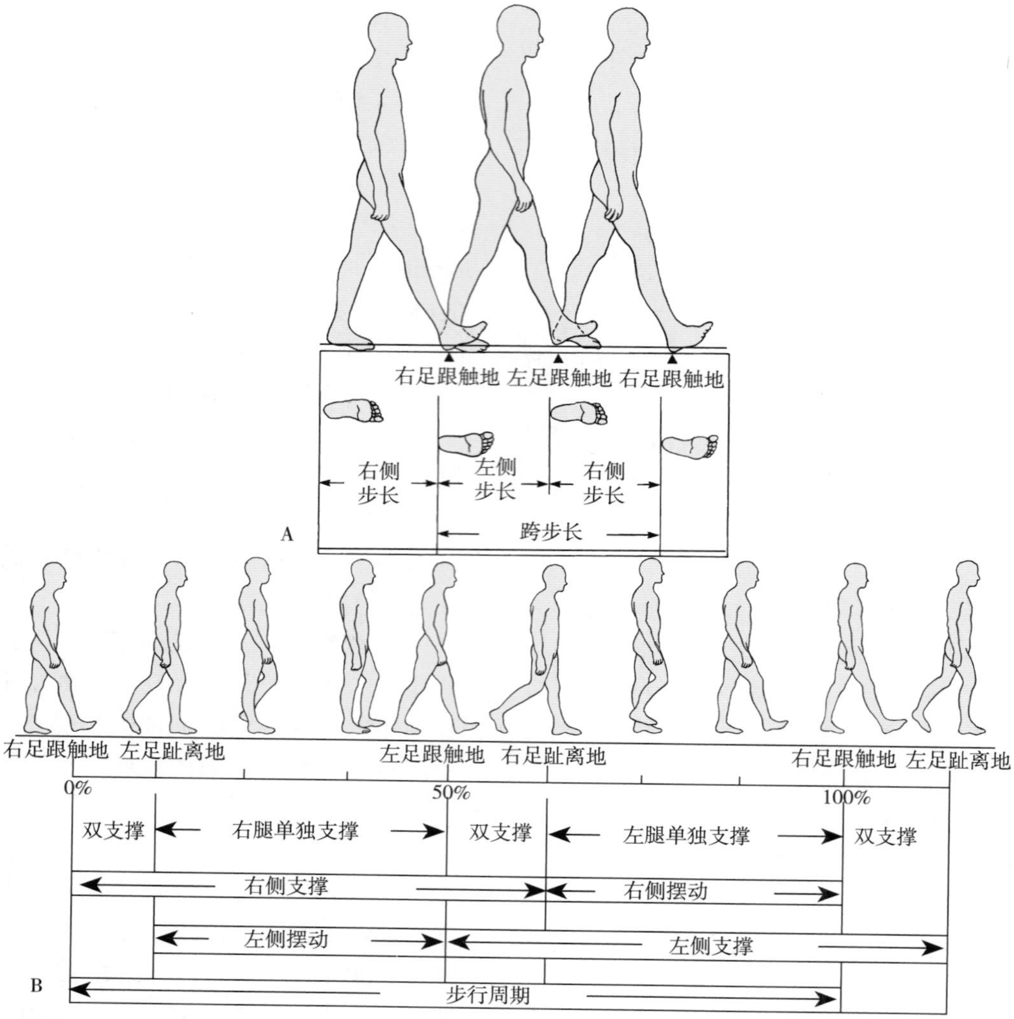

图 12-3　步行周期的时间和距离维度。A. 步长和跨步长特征。B. 摆动相和支撑相特征（经许可改编自 Inman VT, Ralston H, Todd F. Human walking. Baltimore, MD: Williams & Wilkins, 1981.）

时间和距离因素

步态通常用时间和距离方面的参数来描述，如步速（velocity）、步长（step length）、跨步频率（step frequency）[又称为步频（cadence）]和跨步长（stride length）（图 12-3）。步速被定义为在一个或多个跨步上测量的身体的平均水平速度。在科研文献中，通常以公制系统为单位（如 m/s）（Perry & Burnfield，2010）。而在美国临床上，步态通常以非公制单位（英尺，1 英尺 ≈ 0.3 米）以及距离或时间参数来描述。例如可以报告患者能够行走 50 英尺或患者能够连续行走 5 分钟。由于临床和实验室之间的习惯不同，我们提供公制和非公制单位两种信息。

步频是单位时间的步数，通常以每分钟多少步来计算。步长是指从一只脚着地到另一只脚着

地之间的距离。例如右脚步长是当双脚都着地时，左足跟到右足跟的距离。跨步长是从一次足跟着地到同侧脚下一次足跟着地之间的距离。因此，右跨步长被定义为一次右足跟着地到下次右足跟着地之间的距离。

通常用这些变量描述正常和异常步态。进行临床评估时，测量步长比测量跨步长要更有意义。这是因为如果仅评估跨步长，则无法记录到步长中的不对称性。

人们通常走多快呢？正常年轻人的行走速度约为 1.46m/s（3.26 英里 / 小时），平均步频为 1.9 步 / 秒（112.5 步 / 分），平均步长为 76.3cm（30.05 英寸）（Craik，1989）。

步长和步频等变量如何随着步速而变化？完成实验活动 12-1 可以找到答案。行走速度是

步长和步频的函数。当人们提高行走速度时，通常会加长步子、加快步伐。尽管正常成人的行走速度范围很广，但自主选择的速度倾向于集中在一个很小的步频范围内，男性平均约为 110 步 / 分，女性约为 115 步 / 分（Finley & Cody，1970；Murray et al.，1984）。优选的步频似乎与能量需求最小化有关（Ralston，1976；Zarrugh et al.，1974）。实际上我们已经发现，在运动中，我们会利用腿的摆动特性和肌肉的弹性特征。因此，摆动相只需很少的能量消耗。一个人最舒适或优选的行走速度是在其每单位距离消耗能量最小的那点的速度。在相对较慢或较高的速度下，步态的被动摆动模式被打破，就需要更多的能量消耗（Mochon & McMahon，1980）。

当行走速度提高时，摆动相和支撑相的时间比例发生变化，支撑相相对于摆动相逐渐变短（Herman et al.，1976；Murray，1967）。最后，支撑相 / 摆动相之比从行走的 60/40 分配转变为 40/60 分配，即达到奔跑的速度。而在奔跑时，双腿支撑的时间也就消失了。

当行走速度减慢时，支撑时间增加，而摆动时间保持相对稳定。站立的双支撑期增加最多。例如当步行周期约为 1.1 秒时，双支撑期占步行周期的 25%；而当步行周期增加到大约 2.5 秒时，

双支撑期可以占到步行周期的 50%（Herman et al.，1976）。另外，低速下变异性增加，这可能是由于单支撑期的姿势稳定性降低，单支撑期本身也随着速度降低而延长。

对于个体而言，关节角度模式和下肢肌肉的肌电模式在一定速度范围内是非常稳定的，但肌肉反应的幅度随着速度增加而增加（Murray et al.，1966；Winter，1983b；Zarrugh et al.，1974）。相反，关节力矩模式显得更加多变，尽管它们也表现为随着行走速度增加而增加。

稳态步态的运动学描述

正常步态与异常步态还可以通过步行周期的运动学来描述，即关节和身体节段在空间中的运动。图 12-4 显示骨盆、髋关节、膝关节和踝关节在矢状面、冠状面和水平面的正常运动（Perry，1992）。

所有关节优雅协调的运动是确保步态的首要要求：身体中心（COM）平滑地向前行进。尽管每个关节的活动非常大，但各关节活动的协调作用使得身体平滑地向前行进。

行走是节能的，但又是什么对这种效率负责呢？Saunders 等（1953）认为，不同关节的代偿运动使身体中心的垂直位移最小化，从而优化能量消耗。然而，Farley 和 Ferris（1998）认为，减少行走的代谢消耗并不是通过 COM 的垂直位移最小化实

实验活动 12-1

目标： 学习怎样计算步态的时间和距离参数。

步骤： 本实验所需的材料为白纸卷（0.5m 宽），将斜纹厚绒布切成 1 英寸（约 2.54cm）大的三角形和正方形，水溶性红色和蓝色墨水各 1 瓶，胶带，棉签和秒表。每次试验开始时，将一条 6m 长的纸带黏在地板上。试验对象坐在纸带一端的椅子上。在每只鞋的鞋底中线上大约足趾和足跟处分别放上前面剪好的三角形和正方形的绒布片。右侧的绒布片浸满红墨水，左侧的绒布片浸满蓝墨水。让受试者以舒适的速度在纸带上走过。用秒表记录走完整个纸带所需的时间。让受试者以最快的速度行走重复这些步骤。你可能希望重复这个实验活动，在实验中要求受试者使用不同的辅助装置行走，例如手杖或助行器。

任务： 根据纸上的墨水印来计算每条腿的以下数据。

1. 步长：一只脚的足跟标记与紧接着的对侧足跟标记之间的垂直距离。

2. 跨步长：同侧脚连续两个足跟标记之间的垂直距离。

3. 步宽：两只足跟中点之间的水平距离。

4. 步频：每单位时间的步数（总步数除以纸上行走的总时间）。

5. 为受试者的每个参数建立标准（平均值和标准偏差）。比较你得到的标准与本章中介绍的标准。

空间和时间因素作为步态速度的函数是怎样改变的？如果行走时使用辅助装置，它们又会如何改变？

（改编自 Boenig DD. Evaluation of a clinical method of gait analysis. Phys Ther 1977;7:795-798.）

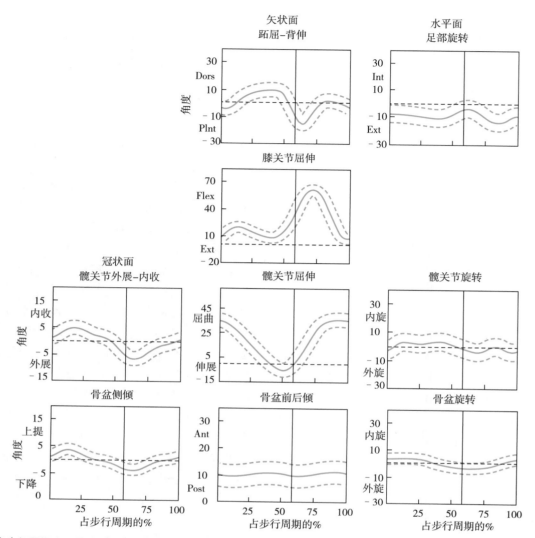

图 12-4 在步行周期中，骨盆、髋关节、膝关节和踝关节在矢状面、冠状面和水平面上的正常运动（改编自 DeLuca PA, Perry JP, Ounpuu S. The fundamentals of normal walking and pathological gait. AACP and DM Inst. Course 2. London, UK: Mac Keith Press, 1992.）

现的，而是通过平滑地传递动力和重力能量。事实上，COM 必须以正弦方式波动以实现机械能的有效传递。研究表明，在行走时，身体由相对坚硬的负重腿支撑，且 COM 在站立中期达到其最高点。因此，在站立中期，COM 的重力势能最高。相反，由于水平地面反作用力在站立相的前半段期间使身体减速而在后半段加速，COM 的动能在站立中期达到其最小值（Farley & Ferris, 1998）。

总而言之，步行周期由一系列复杂的关节旋转组成，当它们协调为一个整体时，可以使 COM 平滑地向前行进，并减少行走的代谢消耗。

临床步态评估部分依赖对身体运动和关节运动学的观察和描述。为了锻炼观察和描述与正常和非典型步态模式相关运动的能力，可以完成实验活动 12-2。

稳态步态的肌肉激活模式：行进和姿势控制

接下来，我们在步行周期中的各点检查运动期间的肌肉反应（Basmajian & De Luca, 1985; Perry & Burnfield, 2010）。尽管 EMG 模式的主体和条件之间存在易变性，但 EMG 模式仍是典型步行周期的依据，且已经确定某些基本特征。

一般而言，站立肢体的肌肉起到支撑身体（姿势控制）并推动其向前（行进）的作用。摆动肢体的肌肉活动大部分限制在摆动相的初期和末期，因为摆动腿很像重力影响下的钟摆（McMahon，1984）。在步行周期的不同时相激活的肌肉如图 12-5 所示。

要记住在站立相需要完成两个目标：①姿势

实验活动 12-2

目标：开始学习如何观察步态的运动学。

步骤：这个实验需要一个大房间，你的搭档可以在里面行走 20 ~ 30 英尺（6 ~ 9m），且你可以从侧面（矢状面）观察他／她。你的搭档需要穿短袖、短裤，来回走动。选择一条腿作为参考，并从矢状面观察以下内容。

- 观察步态的支撑相和摆动相。
- 在支撑相，识别以下事件：足跟触地、支撑相中期和蹬地。
- 在摆动相，识别以下事件：摆动相早期、摆动相末期。
- 在步行周期的这 5 个点观察髋关节，并确定髋关节是屈曲还是伸展，或处于中立位（即大腿节段是否垂直）。
- 在步行周期的这 5 个点观察膝关节，并确定膝关节是屈曲还是伸展。
- 在步行周期的这 5 个点观察踝关节，并确定踝关节是背伸、跖屈还是中立位（90°）。

任务：将在步行周期中所观察到的 3 个关节的角度随事件的变化制成一个图形。为每个关节绘制一个类似于图 12-4 所示的图。在 x 轴上，标记你正在观察的步行周期中的 5 个事件。y 轴是关节的角位移。关节中立位由一条线表示。在线以上表示关节屈曲，在线以下表示关节伸展。在图上粗略地绘制你观察到的每个关节的运动。现在将你的结果与图 12-4 中的结果进行比较。你的图有多接近图 12-4 所示？如果你的图与此图中所示明显不同，请再观察你搭档走的情况，并确定为什么两者之间存在差异。是你的搭档以非典型的步态模式行走？还是你的观察存在错误？

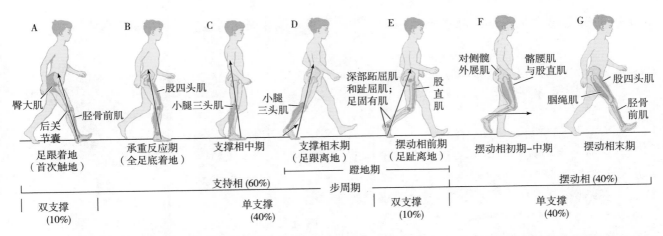

图 12-5 与成人步行周期相关的肌电模式（参见文中解释）（经许可转载自 Moore KL, Dalley AF, Agur AMR. Clinically oriented anatomy, 7th ed. Baltimore, MD: Lippincott Williams & Wilkins, 2014.）

控制：确保站立肢体抵抗足跟着地的冲击力并抵抗重力支撑身体；②行进：产生力量推动身体向前并迈出下一步。

站立相。为了确保足跟着地时的姿势稳定性，胫骨前肌离心激活可使足减速（图 12-5A），对抗并减慢由足拍击地面引起的跖屈。激活臀大肌（髋伸肌）最大限度地减少头、手臂和躯干的向前运动，否则这些部分会因足拍击地面而失去向前

的动力。在负重反应时（图 12-5B），股四头肌离心激活可控制膝关节微屈以吸收足拍击地面形成的冲击力。此外，髋、膝、踝的伸肌群激活使身体抵抗重力免于坍塌；然而，在支撑相中期（图 12-5C），只有小腿三头肌反应活跃，股四头肌和胫骨前肌不活跃。

支撑相的第二个目标是产生推动力以保持身体运动。研究人员对于移动时推动身体向前运

动的主要策略存在争议（Chen & Patten，2008；Kepple et al.，1997；Neptune et al.，2001；Perry，1992；Perry & Burnfield，2010；Sadeghi et al.，2000；Winter，1990）。一些作者提出，产生行进的推动力主要涉及支撑相末期跖屈肌（腓肠肌和比目鱼肌）向心收缩（图12-5D），摆动相前期髋屈肌起辅助作用（图12-5E），最终产生蹬地动作（Chen & Patten，2008；Eng & Winter，1995；Kepple et al.，1997；Winter，1990）。"主动蹬地（active push-off）"理论假设由跖屈肌群产生的能量传递到躯干以提供支撑和向前行进（Chen & Patten，2008；Kepple et al.，1997；Neptune et al.，2001；Winter，1990）。髋伸肌也被认为是平衡和推进力的来源。在支撑相后期，髋、膝伸肌群"从后面推动"身体，尽管这些肌肉的贡献似乎不如跖屈肌和髋屈肌重要（Gottschall & Kram，2003；Kepple et al.，1997；Winter，1990）。 然而，伸肌群对蹬地时头、手臂、躯干运动的控制，避免站立肢体坍塌起重要作用（Eng & Winter，1995；Sadeghi et al.，2000；Winter，1990 ）。

与主动蹬地理论相反，一些研究人员认为行走时的前进速度是通过滚降而不是蹬地产生的（Neptune et al.，2001；Perry，1992；Perry & Burnfield，2010）。"控制性滚降（controlled roll-off）"理论将单腿站立时向前行进描述成有控制的跌倒。关于调查蹬地与滚降研究的进一步信息可以在知识拓展12-1中找到。

摆动相。要在摆动相完成的主要目标是重新放置肢体以继续前进，这就需要肢体向前加速并确保足趾廓清。启动摆动的大部分能量发生在摆动相前期（Chen & Patten，2008；Fox & Delp，2010；Neptune et al.，2001）。摆动相前期（图12-5E）被确定为步行周期的关键部分，因为在摆动相前期产生的肌力决定蹬地时膝关节屈曲的速度，这与摆动相的屈膝峰值角度相关（Fox & Delp，2010；Reinbolt et al.，2008）。摆动的准备始于双支撑期，大部分的屈曲加速发生在足趾离地之前；这产生了足尖蹬地时的屈膝峰速度（Fox & Delp，2010）。在摆动相初期和中期（图12-5F），髋屈肌（髂肌和腰大肌）在股二头肌的协助下加速屈膝（Fox & Delp，2010）。摆动相初期大腿前向加速也与股四头肌向心收缩有关。然而，到摆动相中期，腿摆动过程中股四头肌几乎没有动作，就像摆动相开始时由脉冲力驱动的钟摆一样。而髂

知识拓展 12-1

步态中推动身体：蹬地与滚降

正如文中所讨论的那样，研究者之间对于推动身体前进是通过主动蹬地还是更加被动的滚降完成的还存在争论。主动蹬地理论提出行进的推动力主要是支撑相末期跖屈肌（腓肠肌和比目鱼肌）向心收缩，摆动相髋屈肌起辅助作用，这就产生了蹬地（Chen & Patten，2008；Eng & Winter，1995；Kepple et al.，1997；Winter，1990）。与主动蹬地理论相反，研究者提出，行走时的前进速度是由滚降而不是蹬地产生的（Neptune et al.，2001；Perry，1992；Perry & Burnfield，2010）。"控制性滚降"理论将在单腿站立时向前行进描述成受控的下跌。此理论认为，踝关节跖屈肌在控制性滚降中的主要作用是当身体在站立腿上旋转时使胫骨旋转减速并避免屈膝。向前行进是被动地完成的，而非主动，因

为身体是靠动量和惯性向前移动（Neptune et al.，2001；Perry，1992；Perry & Burnfield，2010）。

为了阐明踝关节肌肉在向前行进中的作用，Winter检查行走时踝、膝能量的输出，发现前向速度的产生与跖屈蹬地相关，而不是被动滚降（Kepple et al.，1997；Winter，1983a）。Gottschall 和 Kram（2003）的研究支持这一观点，他们指出，腓肠肌产生的行进推进力占行走时约一半的代谢消耗。

身体在足之上自由移动的能力与腓肠肌向心收缩相结合，也意味着身体的 COM 在支撑相末期会位于支撑足的前方；Perry（1992）指出，这引起向前的跌落，也是行进的关键。

这项研究表明，推进力的产生是使身体向前行进的主要因素；然而，与向前跌落位置相关的滚降也起作用。

腰肌收缩有助于这种向前运动（图 12-5F）。摆动相末期腘绳肌变得活跃（图 12-5G），以减慢大腿向前转动，为足跟着地做好准备。摆动相结束时伸膝为支撑相肢体负重做准备，这不是肌肉活动的结果，而是由被动非肌肉力量引起的（Winter，1984）。

在摆动相，通过髋、膝、踝的屈曲来实现足廓清，这使得摆动肢体总体上比站立肢体缩短。另外，通过激活股四头肌实现屈髋。屈膝是被动的，因为大腿的快速加速也会产生屈膝。在摆动相后期胫骨前肌激活产生踝背伸，以确保足趾廓清并为接下来的足落地做好准备。

稳态步态关节动力学：行进和姿势控制

到目前为止，我们已经检查了步行周期中身体的运动学或运动，并观察了步态各时相的肌肉活动模式。在移动过程中，这些运动和肌肉反应产生怎样的特定力量？在下面的讨论中你会看到，关节处的主导力量并不一定反映关节的运动。

确定在步行周期中产生的力量被认为是动力学分析。与正常步态模式相关的动力学或力量参数不像运动学或运动参数那么刻板。产生移动能力的主动和被动肌肉力量称为"关节力矩（joint moments）"，其本身是相当多变的。

支撑相。请记住，支撑相的目标包括稳定肢体以负重和减震，并为持续运动产生推进力。图 12-6 显示矢状面上踝、膝、髋关节的平均关节角度变化（图 12-6A），以及在一个步幅周期中观察到的关节力矩变化（图 12-6B）。请注意，在步行周期的支撑相（步幅的 0% ～ 60%），支撑力矩（关节力矩图的顶部曲线）是髋、膝和踝关节力矩（下部曲线）的代数和（Winter，1990）。此伸肌净力矩使得肢体在承受体重时不会坍塌，维持身体稳定从而达到移动的姿势控制要求。

然而，研究人员已经发现人们使用各种各样的力量产生策略来得到此伸肌净力矩。例如实现伸肌净力矩的一种策略是占主导的伸髋力矩抵消屈膝力矩。另外，膝、踝关节伸肌力矩相结合可以平衡屈髋力矩，并仍然保持伸肌的净支撑力矩（Winter，1980，1984，1990；Winter et al.，1990）。

为什么这种灵活性对于关节扭矩对伸肌净力矩的个体化贡献很重要？显然，灵活地产生扭矩

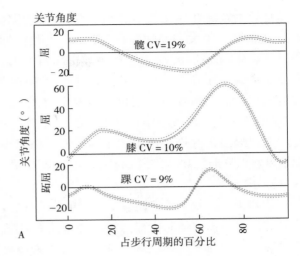

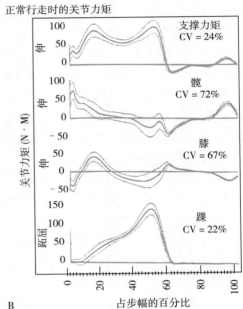

图 12-6　A. 与成人步行周期相关的髋、膝、踝关节发生的角度变化。B. 在正常行走时，与成人步行周期相关联的各个关节力矩（踝关节、膝关节、髋关节）和净支撑力矩。CV，变异系数；N·M，牛·米。站立相大约是该周期的前 60%（经允许改编自 Winter DA. Kinematic and kinetic patterns of human gait: variability and compensating effects. Hum Mov Sci 1984, 3:51-76. ）

对于控制步态平衡很重要。

Winter 和他的同事对步态进行广泛的研究，认为稳态（无干扰）步态的平衡与安静站立时的平衡任务非常不同（Winter et al.，1991）。行走时，重心不会停留在足的支撑面，因此身体处于持续不平衡状态。防止跌倒的唯一方法是在前移时将摆动足放在重心的前外侧。

此外，头、手臂和躯干（即所谓的 HAT 节

段）必须由髋部进行调节，因为 HAT 节段对于保持直立表现出很大的惯性负荷。Winter 和他的同事提出，HAT 节段的动态平衡由髋部肌群负责，踝部肌群几乎不参与。他们认为，这是因为与踝关节相比，髋关节控制的惯性负荷要小得多，仅对 HAT 节段，而踝关节则需要控制整个身体。因此，他们提出在行进步态中的平衡不同于站立平衡控制，站立时主要依靠踝部肌群（Winter et al.，1991）。

他们指出，髋部肌肉还参与一项单独的任务，即提供站立所需的伸肌支撑力矩，并将控制 HAT 节段的肌肉和控制伸肌支撑力矩的肌肉视为两个单独的协同器。我们在上面提到踝、膝、髋关节在支撑相的伸肌净力矩总是相同的，但是步与步之间、人与人之间的单个力矩差别很大。这种差异性的原因之一是在一步接一步的基础上允许平衡控制系统连续变换前后运动模式。然而，髋关节平衡调整必须通过适当的膝关节力矩来代偿，以保持步行支撑相所需的伸肌净力矩（Winter，1990；Winter et al.，1991）。

行走速度是否会影响 COM 的位移？这是一个需要探讨的重要问题，许多患者选择减慢行走速度，实际上这可能会增加身体中心的位移并使其更不稳定。为了回答这个问题，Orendurff 及其同事（2004）研究正常成人在几种行走速度时 COM 的移动轨迹。他们发现，在最慢行走速度（0.7m/s）时，COM 内外侧位移平均 ±SD 为（6.99±1.34）cm，在最快速度（1.6m/s）时则明显降低到（3.85±1.41）cm。因此，即使是正常人在低速下也表现出 COM 大幅度的内外侧移位。

摆动相。摆动相的主要目标是重新摆放肢体，并确保足趾廓清。研究者发现，摆动相的关节力矩模式比站立相的变化要小，提示成人使用相当类似的力量产生模式来完成该任务。与站立相（步幅的 0%～60%）平均关节力矩的大标准差相比，摆动相（步幅的 60%～100%）的小标准差可以用来解释此观点，如图 12-6 底部的图解所示。

在正常行走速度下，摆动相早期髋的屈曲力矩使大腿屈曲。早期髋关节屈曲由重力辅助，减少对更大的髋屈肌关节力矩的需求。

通常摆动相一开始，就由动量维持。那么，正如摆动相结束时，可能需要一个伸肌关

节力矩来减慢大腿旋转并为足跟着地做好准备（Woollacott & Jensen，1996）。因此，虽然大腿仍处于屈曲状态，但此时大腿上已经有了一个伸肌力矩。

摆动时是什么控制膝关节的运动呢？有趣的是在摆动过程中，膝关节的关节力矩基本上是用于限制膝关节运动而不是产生运动。在摆动相早期，伸膝力矩减慢膝关节的屈曲，并有助于膝关节从屈曲向伸展转换。在摆动相后期，膝关节屈肌力矩减慢膝关节伸直，为足着地做准备（Cavanagh & Gregor，1975；Winter，1990，1993）。

在摆动相末期和站立相初期，踝关节会产生一个很小的背伸力矩，在足跟着地时帮助控制跖屈。所以即使踝关节是跖屈运动，踝关节处也是背伸力矩。

在整个站立相的运动中，当踝关节开始跖屈时，踝跖屈力矩会在膝关节屈曲后增加到最大值。踝关节力矩是下肢所有力矩中最大的，也是肢体加速进入摆动相的主要原因。

因此，在前面提到的许多例子中，我们看到关节力矩与肢体运动本身是相反的。换句话说，关节力矩告诉我们，联合力量可能起着制动或控制足落地的作用，而不是简单地加速肢体。

我们已经讨论了稳态（无干扰）步态中行进和姿势控制的要求是如何得到满足的。然而，日常生活中的移动几乎不会出现在稳态（无干扰）条件下。相反，现实生活中的移动需要调整步态，包括行进和稳定性要求，以应对行走中预期和非预期的中断。以下部分将讨论日常生活行走功能所需的另外两部分，即用于使步态适应变化的任务和环境需求的反应性姿势控制策略和前摄性策略。

步态的适应：反应性和前摄性平衡控制对步态的作用

应对任务和环境要求变化的适应性步态是日常生活中移动能力的重要方面。在 ICF 的活动和参与层次（图 12-2），移动的特点是能够执行复杂的行走任务，如越过障碍物、改变速度和方向，以及在不同的地形条件下行走。适应性步态是功能性移动能力的标志。

步态的适应包括在面临任务和环境条件改变

时完成行进和姿势控制要求所调整的策略。适应性步态的行进需求涉及改变力量产生策略，使身体向期望的方向移动。适应性姿势控制需要包括采用在出现意外干扰后帮助恢复稳定性的反应性平衡策略，以及为了避免失去稳定，在潜在干扰步态前激活的前摄性（或预期性）平衡策略。干扰可能为外源性如环境中的障碍物，或为内源性如负重。步态行进和姿势控制的适应性要求包括步态的短期变化和在面临任务或环境更持续变化时需要的长期改变。

步态的反应性平衡控制

研究表明，类似于恢复站立平衡那样，代偿性自动姿势调整被整合到从意外干扰到步态恢复期间的迈步周期中。有人进行以下研究：受试者走过一个平台，在步行周期的不同点给予干扰模拟行走时的滑倒。结果显示，自动姿势反应适宜地融入步行周期的不同时相（Nashner，1980）。例如当腓肠肌所受到的牵伸比平常更快时，姿势肌反应会在大约100毫秒时激活，对支撑面后移所致的身体前倾做出反应。这可减慢身体向前行进的速度，从而将COM与向后移位的支撑足重新对齐。同样，当支撑面向前移位使身体相对后移时，胫骨前肌的缩短比平常更慢，胫骨前肌也会产生类似的激活。这有助于提高前进的速度，使身体与向前移位的脚重新对齐。

之前关于稳态行走控制的研究表明，控制的主要问题之一是保持好HAT节段的平衡，且躯干和髋部肌肉在这种控制中发挥积极作用（Winter et al.，1990）。上述关于步态平衡反应控制的研究表明，受干扰腿的远端肌肉对这种类型的控制中很重要（Gollhofer et al.，1986；Nashner，1980）。但是，当发生滑倒时，不仅牵伸到踝部肌肉组织，同样对上身平衡也是一种挑战。因此，身体近端髋部和躯干肌肉的活动可能是稳态步态和滑倒时恢复平衡的主要原因。

记录健康年轻人双侧小腿、大腿、髋部和躯干肌肉的研究表明，滑倒时参与恢复平衡的主要肌肉并非近端肌肉。年轻人在第一次滑倒试验时常表现出近端肌肉激活，在随后的试验中适应调整倾向于消除这种肌肉活动。然而，双侧小腿前部肌群和大腿前后肌群的激活时间更早（90～140毫秒）、强度更高（正常行走时激活的4～9倍）以及收缩时间更长（Tang et al.，1998）。如前所

述，为了恢复安静站立时的平衡，当行走平衡受到威胁时肌肉的反应模式是按照由远至近的顺序激活。如图12-7所示，在足跟着地时发生前滑，首先激活同侧胫骨前肌（tibialis anterior，TAi），随之是股直肌（rectus femoris，RFi）和股二头肌（biceps femoris，BFi），然后是臀中肌（gluteusmedius，GMEi）和腹肌（abdominal muscles，ABi）（在初始试验中）。

类似于对站立的研究，手臂运动常用于恢复步态的平衡。移动过程中滑倒时所激发的手臂向前抬起有助于抵消COM向后倒。手臂运动也有保护作用，无论是手伸向附近的扶手，还是摔倒发生时手臂支撑吸收冲击力。这些通常被称为"全身反应（whole body responses）"。

当施加多个滑倒干扰时，年轻人会调整其恢复策略（Bhatt et al.，2006；Marigold & Patla，2002）。如上所述，在第一种滑倒情况时（受试者在行走时意外地踩到滚筒上），人体会快速出现屈肌协同活动，即胫骨前肌和股二头肌被激活，而

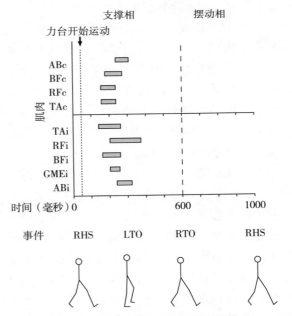

图12-7 在足跟着地时前滑的姿势肌反应的组织。水平条表示这些肌肉的姿势活动的持续时间。棍图显示正常行走时的事件。c，对侧；i，同侧；AB，腹直肌；BF，股二头肌；RF，股直肌；TA，胫骨前肌；GME，臀中肌；RHS，右足跟着地；LTO，左足趾离地；RTO，右足趾离地（经许可改编自 Tang PF, Woollacott MH, Chong RKY. Control of reactive balance adjustments in perturbed human walking: roles of proximal and distal postural muscle activity. Exp Brain Res 1998, 119:141–152.）

且手臂抬得更高，摆动轨迹也会发生变化。在反复滑倒后，受试者会改变策略，更多地使用平足着地的方式，在足接触滚筒时，内外移动的COM更接近支撑腿，因此可以减轻反应，并在越过滚筒时采取"冲浪策略（surfing strategy）"。这提示在随后的试验中当他们越过光滑的表面时结合了前摄调整。

　　老年人跌倒的原因大多数是由于被绊住。如何在被绊住时恢复平衡？对被绊住干扰的反应的研究分析发现，用于维持稳定的策略类型取决于被绊住是在摆动相的什么时候发生的。如图12-8所示，如果被绊住是在行走的摆动相早期发生，最常见的运动结果是采取抬高摆动肢体的策略，肌肉反应发生在60～140毫秒。

　　图12-8显示与对照试验（实线）相比，在受试者被绊住的试验中碰到障碍物（箭头所示）后髋、膝和踝关节屈曲增加（虚线）。抬高策略包含摆动肢体的屈肌力矩成分，其中摆动肢体股二头肌力矩发生在股直肌力矩之前，使肢体在加速越过障碍物之前避开障碍物。站立肢体的伸肌力矩成分产生早期足跟离地以增加身体的高度。

　　如果被绊住发生在摆动相后期，使用抬高策略则是危险的，因为在接近地面时摆动肢体的屈曲会增加不稳定性，而不是减少不稳；因此，受试者会使用降低策略，如图12-9所示。注意踝关节的早期跖屈。降低策略是通过摆动肢体股外侧肌的抑制性反应和股二头肌的兴奋性反应完成的，形成一个缩短的步长（Eng et al.，1994）。

　　在一项更详细的关于被绊住后恢复步态的研究中（Schillings et al.，2000），研究者要求每个人在跑步机上行走，并在摆动相的不同时期用固体障碍物意外地阻碍脚向前运动。如上所述，所有受试者均显示出摆动早期受干扰时的抬高策略和摆动晚期受干扰时的降低策略。用于抬高策略的肌肉反应包括同侧股二头肌引起膝关节额外的屈曲以及胫骨前肌产生的踝背伸。后来的股直肌反应与脚放回跑步机上时的膝关节伸展有关。在降低策略中，脚迅速地放在跑步机上，并在随后的摆动相抬起越过障碍物。脚的位置由同侧股直肌和股二头肌控制，与膝关节伸展和向前摆动减速有关。同侧胫骨前肌的激活比同侧比目鱼肌的主要反应要早。

　　摆动相中期的干扰可以激活抬高或降低策略。

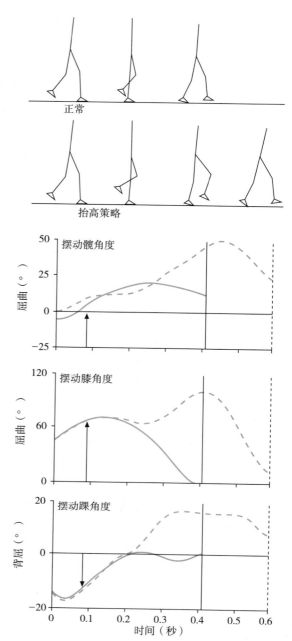

图12-8　行走的摆动相早期被绊住时的反应，所观察到的摆动肢体髋关节、膝关节和踝关节的运动轨迹显示抬高策略。实线 = 正常条件下的试验；虚线 = 有干扰试验。时间0 = 足趾离地；箭头 = 足碰到障碍物；垂直实线 = 正常足跟触地；垂直虚线 = 干扰时足跟触地（经许可改编自 Eng JJ, Winter DA, Patla AE. Strategies for recovery from a trip in early and late swing during human walking. Exp Brain Res 1994, 102:344.）

第一个反应通常是由与脚碰撞的冲击造成的短潜伏期牵张反射。这与接下来的行为策略没有功能上的关联。与抬高或降低策略相关的第一个反应大约发生在110毫秒时。

　　最近更多的工作表明，在步态摆动相被绊住

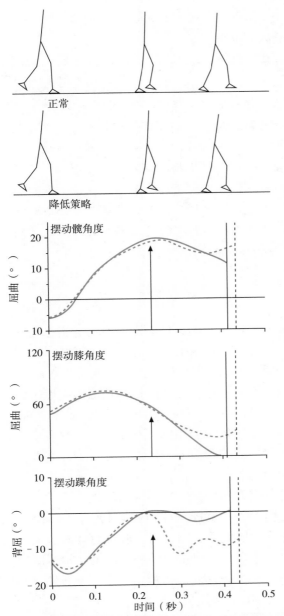

图 12-9 行走的摆动相后期被绊住时的反应，所观察到的摆动肢体髋关节、膝关节和踝关节的运动轨迹显示降低策略。实线 = 正常条件下的试验；虚线 = 干扰试验。时间 0 = 足趾离地；箭头 = 足碰到障碍物；垂直实线 = 正常足跟触地；垂直虚线 = 干扰时足跟触地（经许可改编自 Eng JJ, Winter DA, Patla AE. Strategies for recovery from a trip in early and late swing during human walking. Exp Brain Res 1994, 102:345.）

的恢复中，神经系统还利用被动动态控制。使用反向动力学技术（参见技术工具 12-1）分析运动数据以确定关节力矩和机械能（动力学）的轮廓，并将关节力矩划分为主动部分和被动部分。结果显示，神经系统使用骨骼肌肉系统的被动动态来

帮助平衡恢复。在摆动相早期被绊住之后，膝关节的主动控制被动地促成髋关节和踝关节的屈曲（Eng et al., 1997）。因此，除了参与肌肉的反应模式外，还要考虑平衡恢复过程中产生的被动和主动关节力矩，以便于理解控制系统的被动和主动成分之间的相互作用。

前摄策略

步态的调整与适应所使用的前摄平衡策略有两种不同：预判和视觉激活策略。预判用于最大限度地减少由我们自己的运动产生的不稳定力量，因为身体某部分产生的力会影响其他部分的反应力。例如行走时，下肢的交替蹬地和制动力如果不加以对抗，则会导致躯干大部分在蹬地时向后移动，在首次触地向前移动。在健康的年轻人中，躯干通过在不稳定的力量之前或同时启动预先姿势调整而保持稳定，这种预先控制是经验的结果（Frank & Patla, 2003；Patla, 1996）。前摄策略包括视觉激活的策略，以调节步态来应对环境中稳定性的潜在威胁。大多数视觉激活的前摄策略可以在一个步行周期内成功执行。当改变方向时会发生例外，这需要提前计划一个步行周期。有人认为，各种规则与脚的位置变化有关。例如如果可能的话，步长是增加而不是缩短，只要不需要越过身体的中线，脚就放在障碍物的内侧而不是外侧。调整足部位置的策略并不是简单地改变正常移动模式的幅度，而是复杂的并具有任务特异性（Patla, 1997）。接下来的部分将讨论关于视觉激活的前摄策略的研究，该策略用于面对环境中常见的情况时调整步态并保持稳定。

跨越障碍。相对正常行走而言，跨越障碍物行走时需要更多的控制以保持平衡，因为跨越障碍物时可能会发生身体不平衡并导致摔倒。为了确定在跨越不同高度的障碍物时 COM 的运动，Chou 和他的同事（2001）让年轻成年受试者以自己舒适的行走速度行走，并越过高度为身高的 2.5 % ~ 15 % 的障碍物。他们发现，跨越较高的障碍物导致 COM 在前后（AP）和垂直方向［但不是内外（ML）方向］运动的范围更大，同时 COM 和压力中心（COP）之间的前后距离更大。跨越障碍物时 COM 内外侧转移最小化的现象，可能反映健康个体将 COM 较好地保持在平衡控制的安全范围内所使用的控制策略。有平衡障碍的老年人和患者群体在跨越障碍时控制 COM 内外侧运

动似乎更加困难（见第十三章和第十四章）。

　　之所以决定跨越而不是绕过障碍物，与物体和身体的大小比例相关。决定跨越障碍物而不是绕过它与物体的大小和身体大小的比例相关。例如当障碍物的尺寸与腿长的比例为 1∶1 时，受试者更愿意绕过它（Warren，1988）。这种选择可能与稳定性问题有关，因为被绊住的风险随着跨过物体的高度增加而增加。障碍物的特征也会影响步态该如何改变以避免碰撞障碍物。例如对障碍物易碎性的认识会影响足趾廓清的程度，越易碎的物体足趾廓清越显著（Patla，1997）。

　　适应地面条件。在不同的地面条件下行走或奔跑时，人类如何调节步态？Cham 和 Redfern（2002）在一项研究中了解了当受试者提前知道可能的危险时，如面对湿滑的地面如何调整策略。他们让受试者走过干燥的地板（基线条件）或有水的、有肥皂的或有油的地面，受试者事先并不知道污物可能的特性。他们发现，当受试者预测到是湿滑的地面时，产生的摩擦系数所要求的峰值比基线条件下的要低 16%～33%，以减少滑倒的可能性。这是通过减少支撑足的站立持续时间和负重速度、缩短步幅长度以及在足跟着地时使用较慢的角速度来实现的。有趣的是，在受试者知道地板恢复干燥的情况下，步态特征没有恢复正常，而是显示摩擦系数值降低 5%～12%。

　　在不同顺应性或可压缩性的地面上，人类如何调整步态？如果人类对所有地面应用相同的肌肉刚度，行走和奔跑的动力将受到表面刚度或顺

应性的严重影响。虽然没有研究考察在顺应性表面上行走，但 Ferris 等（1998）对奔跑的研究工作表明，人类根据他们所跑过的地面调整肌肉刚度。他们发现中枢神经系统根据地面的刚度来调节关节位移和关节力矩，可能是为了保持 COM 运动和地面接触时间相同。对动物的研究表明，这是在移向新的表面的一步之内完成的。有关人类牵伸反射和高尔基腱器（GTO）对步行周期的作用的研究表明，本体感觉反馈可能是这种刚度调节的因素之一（Pearson et al.，1992；Stein，1991）。然而，研究还表明，当下肢反射暂时被缺血阻断时，成人表现出正常的触地时间，提示腿部刚度不变（Dietz et al.，1979）。因此，可能有多种因素参与刚度调节。

　　适应斜面。研究已经证实，在社区行走时通常会遇到有坡度的地面，这是无法避免的（Shumway-Cook et al.，2002）。因此，为了使活动能力不受限，有必要调节步态以应对地面变成倾斜的。研究表明，与在水平地面上行走相比，年轻人在倾斜面或斜坡上行走时会显示更大的关节角运动且下肢肌肉活动增加。这些变化在上坡时伴随着步长增加、步频减小，在下坡时步长减小、步频增加。这些调整使年轻人能成功地完成上坡或下坡（Kawamura et al.，1991；Lay et al.，2006；McIntosh et al.，2006；Sun et al.，1996）。

　　转向策略。进行姿势转换，包括改变行走方向，是社区活动无法避免的另一个方面（Shumway-Cook et al.，2002）。行走时突然转弯

是造成老年人和神经系统疾病的患者跌倒的因素之一。为了确定健康年轻人在转弯时使用的策略，Hase 和 Stein（1999）要求受试者以舒适的速度行走，并在感受到电刺激时转向特定的方向。结果显示他们使用两种不同的转向策略，这取决于在转弯之前他们的哪只脚在前面。右脚在前向右转时，通常将身体绕右脚旋转，称为"扭转转向（spinturn）"。右脚在前向左转时，他们将重量转移到右腿，然后左髋外旋迈出左腿，继续转动，直到右腿向新的方向迈出，称为"迈步转向（step turn）"。

他们指出，迈步转向容易且稳定，是因为在转弯时支持基底面较宽，因此一些人更喜欢这种方法。在转弯之前行走减速涉及肌肉顺序性地激活，类似于平衡控制的"踝策略（ankle strategy）"，从远端比目鱼肌开始并向腘绳肌和竖脊肌近端移动，表明平衡协同作用可用于各种任务。大多数受试者不需重置行走的节奏就可以完成转向（Hase & Stein，1999）。

步态启动

我们是怎样开始行走的？在我们描述步态的启动之前，先完成实验活动 12-3。研究证实你会从自身实验中注意到的情况：从安静站立启动步态始于特定的姿势肌——腓肠肌和比目鱼肌的放松（Carlsoo，1966；Herman et al.，1973）。事实上，步态的启动表现为简单的向前倾倒，并通过迈出一步来恢复平衡。腓肠肌和比目鱼肌活动减少之后是胫骨前肌激活，这有助于踝背伸并使 COM 前移来为足尖离地做准备。但是，正如你所注意到的那样，近来的步态研究证实，步态的启动不仅仅是简单的倾倒。

在正常成人启动步态时追踪 COP，可见到下面的一系列表现。在运动开始之前，COP 位于踝后方两脚中间，如图 12-10 所示。当个体开始运动时，COP 首先向摆动肢体的后外侧方向移动，然后转向站立肢体并向前移动。

当摆动肢体准备足趾离地时，COP 朝向站立肢体的运动与髋膝屈曲和踝背伸同时发生。摆动肢体的足趾离地发在 COP 由站立腿上从侧方向前方移动时发生（Mann et al.，1979）。

COP 的这些转移与哪些神经模式相关？随着 COP 向后移动并朝向摆动肢体，双侧肢体通过

目标：了解步态启动必需的运动。

步骤：靠墙站立，肩膀接触墙壁。首先尝试用靠近墙壁一侧的脚开始行走，然后尝试用远离墙壁一侧的脚开始行走。

任务：请在每种情况下（即用离墙近的腿或离墙远的腿启动步态）注意以下事项。

1. 哪些肌肉收缩？哪些肌肉放松？

2. 在准备迈步的过程中，身体移动到哪个方向？

3. 在哪种情况下最容易启动步态？

4. 你是否注意到当试图用离墙远的腿启动步态时遇到的问题更多？

5. 为什么？

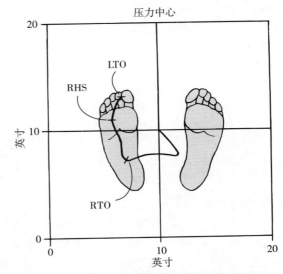

图 12-10 从平衡的对称站立姿势启动步态时 COP 的轨迹。移动之前，压力中心位于两脚之间的中间位置。LTO，左足趾离地；RHS，右足跟着地；RTO，右足趾离地（经许可改编自 Mann RA, Hagy JL, White V, et al. The initiation of gait. J Bone Joint Surg Am 1979, 61:232‐239.）

激活小腿和大腿前面的肌肉——胫骨前肌和股四头肌起稳定作用以防止向后摆动。随后随着身体前移以准备足趾离地，站立侧胫骨前肌激活使踝背伸，拉动小腿越过足的位置。大腿前侧肌肉被激活以防止屈膝，从而使腿部作为一个整体向前转动。髋外展肌激活以抵消因为摆动肢体无负重而引起的骨盆向该侧倾斜。此外，腓骨肌激活稳定站立侧的踝。足趾离地后，站立腿的腓肠肌和

腘绳肌用于推动身体向前（Herman et al.，1973；Mann et al.，1979）。起步后需要多长时间才能达到稳定的步态速度？在 1～3 步内可达到稳定状态，这取决于个体想达到的速度的大小（Breniere & Do，1986；Cook & Cozzens，1976）。

步态控制机制

如何实现协调的步态模式？确保达到成功步态的任务要求的控制机制是什么？对移动能力所必需的神经和非神经控制机制的研究大部分都是在动物身上完成的。正是通过对动物移动能力的研究，科学家们了解到移动中的模式形成（pattern formation，PF）、移动模式的姿势控制的整合、外周和中枢机制对步态适应和调节的贡献、各种感觉对控制移动能力的作用。

以下部分回顾关于动物移动能力控制的一些研究，将其与研究人类移动能力神经控制的实验相联系。

步态模式的产生

过去 30 年的研究大大增加我们对于移动能力中基本节律性运动的神经系统控制的理解。这些研究的结果表明，脊髓的中央模式发生器（central pattern generators，CPGs）在产生这些运动中起到了重要的作用（Grillner，1973；Smith，1980；Wallen，1995）。丰富的研究历史加深我们对移动能力神经基础的理解。有关这一历史的回顾参见知识拓展 12-2。

如图 12-11 所示，在研究移动控制时最常用的 3 种解剖病理标本是脊髓（spinalpreparation）、去大脑（decerebrate，preparation）和去皮质标本（decorticate preparation）。我们将首先讨论使用脊髓标本的实验。在这种标本下产生移动行为需要靠外部刺激，刺激可以是电的或药物的。

研究发现，脊髓化和传入阻滞的猫在跑步机上行走时的肌肉活动与正常的猫类似（Grillner & Zangger，1979），在站立相爪子触地之前，膝踝伸肌激活。这表明伸腿不是对触地的简单的反射性反应，而是中枢程序的一部分。此外，当脊髓化

知识扩展 12-2

移动的研究历史

19 世纪末，Sherrington 和 Mott（Mott & Sherrington，1895；Sherrington，1898）首次进行一些实验确定移动的神经控制。他们切断动物的脊髓以消除高级大脑中枢的影响，发现其后肢继续表现出交替运动。

在第二组实验中，他们切断猴子脊髓一侧的感觉神经根，从而消除身体一侧对迈步起作用的感觉输入。他们发现这些猴子行走时不使用那些遭受去传入神经的肢体。这使他们得出移动需要感觉输入的结论。建立一个移动控制模型，即将移动的控制归因于一组反射链，步行周期的一个时相的输出作为感觉刺激来反射性激活下一个时相。

仅在几年后，Thomas Graham Brown（Brown，1911）进行一项实验，显示相反的结果。他发现，在脊髓横断的动物（称为"脊髓化动物"）

中制造双侧背根（感觉）损伤后，可以看到节律性行走运动。

为什么两个实验室得到不同的结果？这似乎是因为 Sherrington 只切断了脊髓一侧的感觉神经根，而不是双侧。在后来的实验中，Taub 和 Berman（1968）发现，当切断动物身体一侧的背根时，它们不会使用肢体，但当将剩下那一侧的背根切断时，它们又会开始使用肢体。这是为什么呢？由于动物有来自一个肢体的适当输入而另一侧肢体无感觉输入，动物不喜欢使用没有感觉的肢体。有趣的是，研究者发现，他们可以通过限制未受损的肢体使动物使用遭受去传入神经的肢体。这些结果是"限制 - 诱导（或强制性使用）典范"的治疗方法背后的基本原理。在这种方法中，由于未受损一侧受到限制，偏瘫患者被迫使用他们的瘫痪侧手臂（Taub et al.，1993，2004；Wolf et al.，1989）。

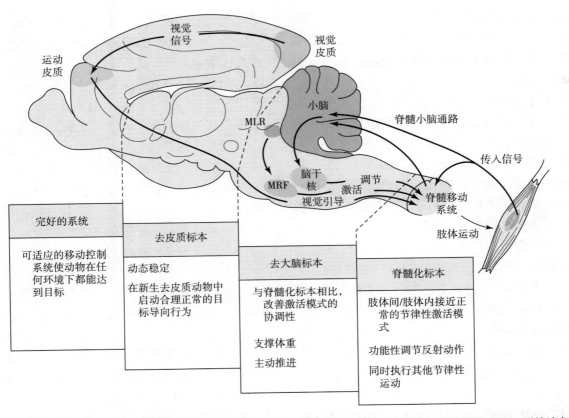

图 12-11 该图为大脑和脊髓的示意图，显示了用于不同的神经子系统对步态的贡献研究里，不同的损伤部位。详情请参阅文中所述。 MLR，中脑运动区； MRF，内侧网状结构（经许可改编自 Patla AE. Understanding the control of human locomotion: a prologue. In: Patla AE, ed. Adaptability of human gait. Amsterdam: North–Holland, 1991, 7. ）

的猫从行走转换至奔跑时，它能够充分募集脊髓内的运动单位（Smith et al.，1979）。

脊髓化的猫可以调整步行周期以跨越障碍吗？可以。如果在摆动相用玻璃棒触碰猫爪的顶部，它会激活受刺激腿的屈曲反应，同时对侧腿伸展。这就抬高摆动腿使之越过障碍物，且对侧腿能提供姿势支撑。有趣的是，在站立时对爪子的背面施以相同的刺激会引起伸展增加，可能使得猫爪迅速绕过障碍物。因此，在步行周期的不同时相对皮肤施以相同的刺激可激活功能独立的肌群，以适当地代偿不同障碍物对爪子运动的干扰（Forssberg et al.，1977）。

中央模式发生器的组织

Graham Brown 提出，在脊髓性移动时，CPG产生屈伸肌有节律的交替活动，后来被称为步态控制的"半中心（half-center）"模型。半中心CPG 的组织包括以下原则。第一，每个肢体由其自己的 CPG 单独控制。第二，CPG 有两组兴奋性中间神经元——半中心控制屈肌和伸肌运动神

经元的活动。第三，半中心之间的抑制性联系保证每次只激活 1 个中心。第四，疲劳进展会逐渐使激活的半中心兴奋性降低，当一个半中心的可兴奋性降低到临界值以下且相反中心从抑制状态得到释放时就会发生相位转换。第五，拮抗性和激动性运动神经元的抑制紧密耦合（McCrea & Rybak，2008）。

最近提出双层 CPG 模型来解决 GrahamBrown模型的一些局限性。该模型包括节律发生器（rhythm generator，RG）和 PF 网络。该模型的一个重要特征是其在 RG 水平对步态速度（步行周期和时相持续时间）和在 PF 水平［因为它具有其自己独立的中脑运动区（mesencephalic locomotor region，MLR）输入］对运动神经元激活水平的独立调节能力。这为单层 CPG 无法适应的步态感觉和下行控制创建了一个灵活的网络（McCrea & Rybak，2008）。

研究者们已经详细描述了脑干网状结构和脊髓中的模式生成回路，以便于理解网络单元如何

精确协调以实现移动时不同肌群适当的时序。研究表明作用于脊髓网络的不同调节系统改变了爆发活动率（Grillner et al., 1995; Pearson & Gordon, 2000）。

人类的 CPG。脊髓 CPG 也能控制人类步态吗？来自脊髓损伤患者在部分负重活动平板行走时的大量证据表明，CPG 有助于步态模式的产生（Dietz, 1997; Zehr & Duysens, 2004）。Zehr 和 Duysens（2004）指出，运动行为的调节与步行期间外周反馈的变化相关，也可以推断人类 CPG 活动，因此反馈通路中的活动可以用作 CPG 活动的探针。这一逻辑的结果就是，人类移动时皮肤反射的调节被用于推断出人体中 CPG 活动的存在。

正如预料的那样，在人类中，CPG 最有说服力的证据来自新生儿，因为婴儿来自大脑的下行通路还没有发育。例如虽然新生儿没有成熟的锥体束，但可以观察到他们有踏步动作；此外，新生儿在行走时对干扰有反应（Pang & Yang, 2000, 2001, 2002; Pang et al., 2003）。研究证据还表明，肢体负荷（激活 GTO）和髋部位置（激活肌梭）调节新生儿的踏步模式，与脊髓化的猫的情况一致（Pang & Yang, 2000; Yang et al., 1998; Zehr & Duysens, 2004）。

尽管脊髓模式发生器能够产生刻板的移动模式并执行某些适应性功能，但来自高级中枢的下行通路和来自外周的感觉反馈可使移动模式有丰富的变化以适应任务和环境条件。

下行性影响

来自高级大脑中枢的下行性影响在控制移动活动中也很重要。许多研究关注通过切断动物大脑的神经轴，观察随后的移动行为，以确定高级中枢对控制移动能力的作用（Pearson & Gordon, 2000）。

使用去大脑标本的研究

用于研究步态控制的第二种标本即去大脑标本，保证脊髓、脑干和小脑的完整性。研究人员使用这种标本发现，脑干中称为"中脑运动区"（图 12-11 中的 MLR）的区域对于移动的下行控制很重要（有关它对姿势和移动控制的更多信息请参阅第三章）。去大脑猫通常不会在活动平板上行走，但当向其中脑运动区施加兴奋性电刺激时它会开始正常行走（Shik et al., 1966）。中脑运

动区的神经元激活内侧网状结构（图 12-11 中的 MRF），然后激活脊髓移动系统。负重和主动推进是此标本中见到的移动特征。

当通过兴奋性激活刺激脊柱模式发生回路时，由于缺乏来自脑干和小脑的重要调控影响，它们充其量产生歪曲的行走。这是因为通常在每个步行周期内小脑接收来自与移动相关的感觉受体的传入反馈（通过脊髓小脑束），向脑干传递调控信号，并通过脑干核（前庭脊髓束、红核脊髓束和网状脊髓束）作用于脊髓（图 12-11），可直接作用于运动神经元，根据任务的需要对动作进行微调（Grillner & Zangger, 1979）。

在步行周期的调控中，小脑可能也起到非常重要的作用。实验表明，这种调控涉及两个传导束。首先，猜测背侧脊髓小脑束将肌肉的传入信号发送到小脑，并在移动过程中分阶段地活动。其次，猜测腹侧脊髓小脑束接收来自脊髓神经元关于 CPG 输出的信息，并将该信息也发送到小脑（Arshavsky et al., 1972a, 1972b）。

在调控步行周期上，小脑还可能有另一个作用。已经表明，步态的自动控制方面受小脑中间区域的调节，该区域接收来自体感、视觉和前庭系统的输入，并将输出发送至脑干的网状结构。中间区域主要通过肢体的体感输入来调节步态，而外侧小脑则可以在新的环境下以及以视觉引导为主时调节步态（Takakusaki et al., 2008）。

本研究和其他研究的结果表明，小脑也可能调控活动，不是纠正错误，而是改变迈步模式。例如当动物穿过不平坦的地面时，根据遇到障碍物的视觉线索，腿部必须抬高或降低。小脑对肌肉反应模式的调控可能通过以下步骤：首先，移动节律传达到小脑，小脑及时向前推算以指定下一次屈曲（或伸展）何时发生；然后，小脑协助来源于视觉输入的下行命令恰好在正确的时间改变屈曲（或伸展）时相（Keele & Ivry, 1990）。

使用去皮质标本的研究

去皮质标本仅去除大脑皮质，基底核的完整性依然保留。正如第三章所述，基底核 – 脑干 – 脊髓通路参与运动的自动控制，如移动和姿势性肌张力主要通过起源于黑质的通路进行调控。黑质 – 被盖通路似乎能保持适当的姿势肌张力，调控节律性踏步运动及启动移动。在这种标本中，移动行为不需要依靠外部刺激来产生，并且合理

正常和具有目标导向性。

完整神经系统的移动控制

虽然上述研究显示低级神经系统中枢对步态控制的影响，但皮质在诸如不平坦的地面上行走等技巧中却至关重要。在此标本中，视力可能在调控移动输出方面发挥主要作用（图12-11）。如第三章所述，参与视觉处理的两条主要通路是从初级视觉皮质进入后顶叶皮质和颞下皮质，通常称为"何地和何物（where and what）"通路，或者"感知和行动（perception and action）"通路（Milner & Goodale，1993）。这些通路帮助我们从不同的视角识别物体和事件，并从以自我为中心的角度处理这些信息，以便于我们可以在空间中有效地移动。另外，对上丘的视觉输入涉及定向到视野中的新鲜刺激。令人感兴趣的是，即使当前没有关于障碍物位置的视觉信息，行走主体也能注意到周围的物体并调整他们的步态。另外，以前跨过障碍物的猫记住该障碍物的位置并使用这些信息来指导迈步。但是，如果猫有顶叶皮质损害，它们便不能再成功地跨过障碍。此外，皮质基底神经节回路也可能参与需要意志控制认知和注意的运动（Lajoie & Drew，2007；McVea & Pearson，2009；Takakusaki et al.，2008）。

据推测，海马是编码拓扑信息的部位，而顶叶皮质（接收视觉和体感信息）提供三维空间的度量表现。额叶皮质与基底核会在以自我为中心的框架中将这些信息转化为适当的空间定向移动（Paillard，1987；Patla，1997）。

有关灵长类动物移动的皮质控制证据表明，将蝇蕈醇（muscimol，GABA-A受体选择性激动剂，译者注）注射到运动皮质（M1）的后肢区域会导致行走时对侧后肢局部麻痹。向与网状结构相连的辅助运动区域（SMA）的躯干和后肢区域注射同样的药物，扰乱姿势控制而不是使肢体瘫痪。除了姿势控制外，前运动皮质和SMA也可能对移动的规划和编程起作用，因为这些区域受损的患者表现出步态启动和步态冻结的问题。这可能是因为皮质网状通路对在步态启动前的姿势准备很重要（Takakusaki et al.，2008）（关于运动通路的更多详细信息请参阅第三章）。

现在可以通过神经影像学技术记录步行周期中的大脑活动，如单光子发射断层扫描（single-photon emission tomography，SPECT）测量局部脑血流量、近红外光谱（near-infrared spectroscopy，NIRS）测量氧合血红蛋白水平和脱氧血红蛋白水平。SPECT研究显示，行走时SMA、内侧初级感觉运动区、纹状体、小脑蚓部、视皮质和背侧脑干的活动增加（Fukuyama et al.，1997；Hanakawa et al.，1999）。近红外光谱技术也表明随着运动速度增加，前额叶和运动前皮质的活动增加，而感觉运动皮质活动不受速度的影响（Bakker et al.，2007；Suzuki et al.，2004）。这项研究尚处于初级阶段，但它提醒我们有许多大脑区域对步态控制起作用。

骨骼肌肉系统对步态控制的作用

到目前为止，我们已经研究了神经肌肉对步态控制的作用，但肌肉骨骼也对步态控制起到重要作用。对猫移动的生物力学分析已经确定肌肉和非肌肉力量对产生步态动力学的影响（Hoy & Zernicke，1985，1986；Hoy et al.，1985；Smith & Zernicke，1987），这涉及一种称为"逆动力学"的动力学分析。了解更多的关于逆动力学的知识请参阅技术工具12-1。

当使用肢体动力学的逆动力学分析时，可以确定肌肉和非肌肉作用的相对重要性。（Hoy & Zernicke，1985；Wisleder et al.，1990）。例如在猫的移动过程中，关节处存在大的被动伸肌力矩，当它以一个速度运动或处于步行周期的某个阶段时，必须由肌肉产生的主动屈肌力矩抵消这种力矩。当速度增加或者运动到步行周期的不同部分时，必须被抵消的被动力矩会完全改变。系统的被动特性与神经模式发生回路之间的对话是如何发生的？尽管躯体感觉受体的放电起一定的作用（Hoy et al.，1985；Smith & Zernicke，1987；Wisleder et al.，1990），但这个问题仍然不清楚。继发于原发性神经病变的骨骼肌肉系统的被动特性的改变可以影响老年人和神经系统疾病患者的步态，这将在第十四章中讨论。

总结正常移动的神经控制研究表明CPG和下行信号之间存在持续的相互作用。高级中枢通过前馈调控模式对个体的目标和环境需求做出反应来影响移动。如上所述，神经系统考虑到步态控制中的非神经肌肉力量。此外，感觉输入对于移动活动的反馈和前馈调控至关重要，可使其适应不断变化的环境条件。

感觉系统与步态控制

　　来自所有感官的感觉信息在步态的 3 个主要因素（行进、姿势控制和适应）中起关键性作用。由于 3 个决定因素之间的相互作用，很难区分感觉信息对这 3 个决定因素的作用。正如你将看到的，体感反馈特别是站立末期来自髋关节屈肌的信息，通过激活步态的摆动相对行进起作用。在这种情况下，躯体感觉输入来自皮肤受体，也有助于接触障碍物后恢复步态的稳定性。在动物中，当所有感官信息都被剥夺时，步态模式往往是非常缓慢和刻板的。动物既不能保持平衡，也不能调整步态模式，使步态真正具有功能性。步态共济失调是感觉缺失，尤其是下肢本体感觉信息缺失患者的常见后果。（Sudarsky & Ronthal, 1992）。

躯体感觉系统

　　正如本章前面所述，研究人员已经证明，被脊髓化且传入神经阻滞的动物其腿部所有关节的肌肉均能连续地产生节律性的交替收缩，其模式与在正常的步行周期中看到的类似（Grillner & Zangger, 1979）。这是否意味着感觉信息在移动的控制中不起作用？并非如此。虽然这些实验表明动物在没有肢体感觉反馈的情况下仍然可以行走，但其运动特征与正常动物不同。这些差异有助于我们理解感觉输入在移动控制中的作用（Smith, 1980）。

　　首先，在正常稳态步态中，来自肢体的感觉信息有助于适当的迈步频率。例如在无传入神经的猫中，步行周期的持续时间明显比在慢性脊髓化（即之前被脊髓化并允许恢复）且没有传入神经阻滞的猫的时间长。

　　其次，如前所述，关节受体和肌梭传入（来自受牵伸的髋屈肌）有助于摆动相的开始（Grillner & Rossignol, 1978；Pearson, 1995；Smith, 1980）。去大脑猫的研究表明，来自肌梭的传入信息可以重置移动节律。踝背伸肌 Ⅰa 纤维传入和跖屈肌 Ⅱ 组纤维传入的激活重置假想移动的伸展活动节律。此外，髋关节的小运动产生移动节律的夹杂。在关节囊麻醉后这种情况会继续，当更多的髋关节肌肉失神经时，其强度逐渐降低。这项研究和其他研究表明，髋屈肌的肌梭传入通过激活髋关节

屈曲活动而影响产生节律的神经元。图 12-12 显示伸髋如何控制从站立相过渡到摆动相。在支撑相结束时，髋屈肌肌梭传入（如在猫的图中所示，髋关节在屈曲和伸展间摆动）受到充分牵伸，刺激自身肌肉（髋屈肌）并抑制髋伸肌，从而辅助从支撑相过渡至摆动相（Kriellaars et al., 1994；Pearson & Gordon, 2000）。

　　这些信息已经被用于辅助患者在脑卒中后重新学习步态。减重下活动平板行走训练可以进行步态的再训练，在活动平板上站立时腿会被向后拉出现伸髋，这有助于激活髋屈肌以启动摆动相。

　　来自腿部伸肌的 GTO 传入（Ⅰb 传入）也可以通过抑制屈肌的爆发活动和促进伸肌的活动而显著地影响稳态步态移动节律的时序。在支撑相结束时，他们活动的减少可能与调节支撑相过渡到摆动相有关。

　　此外，GTO 传入有助于步态适应变化的地形特征。它们提供一种自动代偿伸肌负荷变化的机制。例如当一个人走上斜坡时，伸肌负荷增加会增加 GTO 的反馈，并自动增加伸肌运动神经元的活动。注意，当动物处于静止状态时，GTO 的活性与它们被动地激活时的活性正好相反。休息时 GTO 抑制自身的肌肉并兴奋拮抗肌，而在移动过程中它们兴奋自身的肌肉并抑制拮抗肌。（Pearson & Gordon, 2000；Pearson et al., 1992）。第三，皮肤信息在姿势控制，特别是反应性平衡中具有重要作用。例如慢性脊髓化猫的爪子的皮肤信息对脊柱模式发生器有巨大的影响，并确保在爪子碰到障碍物时恢复稳定性，如先前所讨论的那样（Forssberg et al., 1977）。

　　有意思的是，在人类研究（正常成人）中，当对伸肌进行负载和卸载试验时，很难对步态转换产生明显影响，这与上面提到的猫的情况不同（Stephens & Yang, 1999）。为什么我们会看到这种差异？可能是这些线索在人类中不是孤立地运行的，而其他的影响因素则可能超过卸载效应（Zehr & Duysens, 2004）。然而，在人体步态中，皮肤输入和牵张反射比负重反射更为严格地被控制。例如类似于动物研究的人体研究已经表明，与安静支撑相比，这些反射在步态中增强，在移动时步行周期的各个时相中被高度调制；这允许它们在功能上适应每个时相的要求（Stein, 1991；Zehr et al., 1997）。正如在对猫的研究中所显示的，皮肤

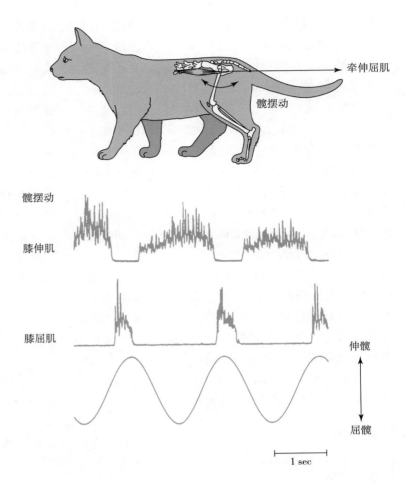

图 12-12 猫的髋部在屈伸间摆动。伸展时屈肌被牵伸（例如在移动的支撑相），屈肌肌梭传入再兴奋屈肌而抑制伸肌（经许可引自 Pearson K, Gordon J. Locomotion. In: Kandel E, Schwartz JH, Jessell TM, eds. Principles of neural science, 4th ed. New York, NY: McGraw-Hill, 2000:748, Fig. 37.8.）

反射在步行周期的不同时相确实表现出从兴奋到抑制的完全逆转。例如在摆动相的第一部分中，当 TA 激活时脚在空中，并且预期皮肤输入很少，除非脚碰撞到物体。如果发生这种情况，就需要迅速地屈曲将脚抬过物体以避免绊倒。这是反射对 TA 起兴奋作用的情况。然而，在第二次 TA 爆发时，足部即将接触地面，此时会有大量的皮肤输入产生。由于肢体需要支撑身体，此时就不适合屈曲肢体。此外，此时，反射显示对 TA 的抑制作用（Stein, 1991；Zehr & Duysens, 2004）。有趣的是，人类对皮肤刺激具有短潜伏期和中潜伏期（75～80 毫秒）反应，不像猫那样表现出短潜伏期反应的很多证据。在人类中，中潜伏期反应表现出时相依赖性调制。

在移动的支撑相早期，踝伸肌牵张反射较小，因为此时是身体在足上旋转、牵伸踝伸肌群。步行周期中此时相的较大反射会减缓甚至逆转向前的动量。

另一方面，在支撑相后期，当 COM 位于足前方时，牵张反射较大，因为此时反射可以帮助推进身体向前。与站立位相比，牵张反射的这种时相适度调整非常适合于移动任务的要求。跑步中牵张反射增益减少，这可能是因为高增益反射性反应会使跑步中的步态不稳定。当一个人从站立到行走再到跑步时，牵张反射增益变化迅速（在 150 毫秒内）（Stein, 1991）。

值得注意的是，牵张反射振幅的调节有时不同于在皮肤反射中所见的。例如在摆动结束时，股二头肌牵张反射被易化，支持此时肌肉的部分激活是由于牵张反射输入引起的假设。这发生在传入该肌肉的皮肤反射被抑制时（Zehr & Duysens, 2004）。

到目前为止，我们已经讨论了中潜伏期反射的时相依赖性调制及其在步态控制中的重要性；然而，任务依赖性反射调制也被认为是维持稳定移动的重要因素。任务依赖性调制发生在任务需求发生变化时。例如腿部肌肉中的皮肤反射在行走过程中被调制，增加了不稳定性的风险。增加对稳定性的威胁，例如手臂交叉在活动平板上行走增加皮肤反射振幅，而在更稳定的条件下行走

（例如握着手柄在活动平板上行走）会显著地降低反射幅值（Haridas et al.，2005）。有证据表明，任务依赖性和时相依赖性的反射调制是由下行的皮质影响介导的（Haridas et al.，2005；Pijnappels et al.，1998）。

最后，体感信息对于保证正常肢体间的协调显得尤为重要。在神经完整的成人中，他们移动时节律性的手臂和腿部运动的控制受到肢体间反射的影响，肢体间的反射依赖脊髓固有连接及耦合腰与颈髓神经间的网络（Dietz et al.，2001；Haridas & Zehr，2003；Juvin et al.，2005；Lamont & Zehr 2007；Mezzarane et al.，2011；Nathan et al.，1996；Zehr & Duysens，2004；Zehr et al.，2007a，2007b）。在手或踝上施加的神经刺激导致在四肢所有肌肉中的肢体间反射的时相依赖性调节，这有助于维持步态中的姿势稳定性（Haridas & Zehr，2003）。中断肢体间协调控制的神经病理对步态的控制有显著影响（Kautz & Patten，2005；Tseng & Morton，2010；Zehr & Loadman，2012）。

视觉

关于人类的工作表明，视觉以反馈方式调节移动有多种途径。首先，视觉流线索可以帮助我们确定移动的速度（Lackner & DeZio，1988）。研究表明，一个人在行走时，如果将经过他的光学流量加倍，100%的人会增加步长。此外，大约一半的人会意识到每一步所用的力量小于正常。然而，其他受试者会感知到他们的迈步频率几乎翻了1倍（Lackner & DeZio，1992）。视觉流线索也影响行走时身体相对于重力和环境的对线。例如一个人正在活动平板上跑步，当研究人员只倾斜活动平板周围的房间环境时，这会造成跑步者躯干向房间倾斜的方向倾斜，以代偿身体向相反方向倾斜的视觉错觉（Lee & Young，1986）。

我们如何对环境进行采样以进行前摄视觉控制？视觉处理时间是与其他任务共享的，因此当我们在平坦的路面上行走时，地形的采样时间通常不到我们行走时间的10%。然而，当通过要求受试者在特定位置行走来模拟在不平坦的地面行走时，视觉监控可达大约30%（Patla，1997；Patla et al.，1996）。

在一项试验中要求受试者佩戴不透明的液晶眼镜，并可通过按下手持式开关以便于在想要对环境进行采样时使眼镜透明。结果表明即使在一个新的环境中受试者也能安全地行走，而采样时间 < 50%。当需要特定的足部放置或路径中存在危险时，视觉采样增加（Patla et al.，1996）。我们使用何种程度的中央和周边视觉进行步态的前摄控制？为了回答这个问题，研究人员要求受试者戴上护目镜，当他们在障碍物上行走时，可以遮挡上、下或圆周外的周边视野。研究人员发现，即使没有来自下部或周边视野的线索，受试者也可以安全地完成任务，这表明受试者以前馈方式使用中央视觉信息来帮助他们越过障碍。然而，受试者在周边遮挡条件下的表现更为多变，最小足廓清增加、行走速度减慢、步长缩短，这表明在跨越障碍时，周边视觉信息用来实时控制腿部（Graci et al.，2009，2010）。

前庭系统

控制移动的一个重要部分是稳定头部，因为它包含控制运动的两个最重要的感受器：前庭和视觉系统（Bothoz & PoZo，1994）。耳石器官、球囊和椭圆囊检测头部相对于重力的角度，视觉系统也为我们提供所谓的视觉垂直感。

成人似乎通过同时调整头部俯仰（向前）旋转和垂直位移以达到头部在矢状面上的稳定性，来稳定头部并因此凝视（Pozzo et al.，1990，1992）。头部的稳定是很精确的（在几度内），与前庭眼反射的效能相协调，这是头部运动时稳定凝视的重要机制。

据推测，在例如行走等复杂的运动过程中，姿势控制不是在所谓的"自下而上模式"中由支撑面向上组织的，而是与凝视的控制有关，即由所谓的"自上而下模式"组织。因此，在这种模式下，头部运动与躯干的运动无关。研究已经表明，双侧迷路受损患者的头部稳定过程被破坏（Berthoz & Pozzo，1994）。

我们如何通过大规模的空间环境？人类使用所谓的"导航策略"，这需要空间环境的心理表征。这些认知地图包括拓扑信息（环境中地标的关系）和度量信息（特定的距离和方向）。当障碍物阻碍我们通行的路径时，需要拓扑信息。事实上，大多数动物也可以准确地选取捷径达到目标，这一事实支持度量信息也被用于通过空间环境的观念（Patla，1997）。

认知系统与步态

如第七章所述，虽然姿势和步态常被认为是自动的，但是它们需要注意力的处理资源，且所需的资源量根据认知的困难以及姿势或移动任务而变化。使用双重任务设计的实验，研究人员根据任务的注意力处理需求提出认知、姿势和步态任务的层次结构。对于非要求的任务，需要的资源最少。对于姿势任务，包括双足分开与肩同宽地坐或站立；当采取一脚前一脚后的 Romberg 姿势站立时、当在行走时（Lajoie et al.,1993）、当在行走中躲避障碍时（Chen et al., 1996），以及从外界干扰恢复时（Brown et al., 1999；Rankin et al., 2000），对注意力的需求增加。

稳态步态中的双重任务表现

在 Lajoie 等（1993）的一项研究中，要求年轻人在坐位、支撑面正常和支撑面减少的情况下站立、行走时（单支撑期与双支撑期）完成一项听觉反应时间的任务。坐位下的反应时间最快，站立和行走任务的速度慢。在步行周期中，单支撑期的反应时间比双支撑期慢。

Lajoie 等的研究集中于了解与步态相关的注意力需求（即它对次级任务的表现的影响），并且报告在年轻人中，与简单反应时间任务的表现相关的步态参数没有变化。相比之下，Ebersbach 等（1995）特别研究同时进行的任务对步态控制的影响。他们测量单一任务（行走时没有同时进行其他任务）条件下的步态参数（步幅时间、双腿支撑时间）和随机顺序呈现的 4 个双重任务条件的步态参数：①记忆保留任务（数字回忆广度）；②精细运动任务（行走时不断解开和扣上外套上的纽扣）；③组合任务（数字回忆和系纽扣任务）；④手指以 5Hz 或更快的频率敲击。唯一能够显著减少步幅时间（增加步频）的双重任务条件是手指敲击。当精细运动和记忆任务与行走同步进行时，测量的另一个步态参数——双支撑时间显著地受到影响；其他双重任务条件不影响该参数。有趣的是，作者指出执行步态任务确实影响数字回忆任务。在安静站立时，平均数字回忆广度为 6.7（6～8），但在行走时减少到 5.8（4～8）。在这项研究中，步态参数的显著变化是相当小的，这表明在不受干扰步态下执行简单的认知任务并

不会对健康年轻人的稳定性产生重大威胁。

然而，同样清楚的是，行走时完成更复杂的认知任务，如使用手机，确实会产生受伤的威胁。数据表明，与使用手机相关的行人受伤的增加与司机受伤的增加是平行的，而行走时使用手机会使行人面临事故、受伤或死亡的风险（Nasar & Troyer, 2013）。

有趣的是，这项研究对比以前的实验室研究表明，年轻人在行走时只有极少的双重任务干扰；这项新的研究表明，在真实世界中行走时使用手机对步态产生显著的干扰，与受伤风险增加相关。在双重任务环境中步态表现的恶化包括步速减慢、迂回和明显减少对周围环境中物体的注意。此外，使用手机的年轻人在穿越街道时表现出比没被手机通话或短信干扰的人更危险的行为（在实验过程中，这会导致更多的被虚拟车辆撞到）（Plummer et al., 2015）。

跨越障碍过程中的双重任务表现

Chen 和他的同事（1996）研究分散注意力对有效跨越障碍的能力的作用。在这项研究中，要求受试者在人行道末端的红灯亮起时走过人行道并跨过一个虚拟物体（一条光带）。在一些试验中，他们被要求执行一项次要任务，包括发出声音的反应。作者测量单一任务和双重任务条件下接触障碍物的情况。结果表明，当注意力被分散时，接触障碍物的情况会增多。

一个关于跨越障碍物的注意力需求的有趣问题是注意力需求的时间过程，以及需求最高的时间。为了回答这个问题，Brown 和他的同事（2005）比较与稳态行走和跨越障碍物任务的跨越前期及跨越期相关的注意力需求。他们发现，年轻人在跨越前期比在跨越障碍期更加注意步态。

虽然跨越障碍物需要注意力的资源是很清楚的，但它在何种程度上影响姿势与认知任务的执行尚不清楚。采用双重任务模式，Siu 等（2008a）比较年轻人在跨越障碍物时与稳态行走或坐位时，能够对次要听觉 Stroop 任务（单词的高与低，音调的高与低、一个需要执行注意网络资源的任务）做出反应的程度。他们发现随着姿势任务的难度增加，年轻人在听觉 Stroop 任务中的口头反应时间显著减少，但步态没有差异。这证实了先前的研究结果：姿势任务需要注意力，且它进一步表

明年轻人在执行双重任务时采取策略来减少执行听觉 Stroop 任务，同时保持完成步态。在这个背景下，证实了年轻成人在姿势 / 移动任务（回避障碍物具有最高的注意力需求）和双重任务（步态稳定性具有更高的优先级）条件中存在控制的等级。这与行走时使用手机的研究结果不同，使用手机在双重任务条件下获得优先级。因此，姿势和步态控制的优先次序是任务依赖性的且可调节。

　　研究表明，关于集中注意力的指令会改变双重任务行走过程中的表现。接着 Siu 和同事（2008b）测试在 3 种不同的指令条件下，即不关注（没有与集中注意力有关的特定指令）、关注障碍物和关注 Stroop 任务时执行听觉 Stroop 任务时跨越障碍的表现。该研究的范例如图 12-13 所示。如图 12-14A 所示，集中注意力显著影响健康年轻人的言语反应时间。具体而言，当被告知要专注于 Stroop 任务（FS 条件）时，反应时间比专注于障碍物（focus on the obstacle，FO）条件下快得多。与指令性关注相关的表现变化也出现在障碍任务中。如图 12-14B 所示，当参与者被告知要专注于障碍物时（FO），其后腿足趾廓清明显大于关注 Stroop 或两个任务受到同等关注时的

情况。与之前的研究相似，同事们证明在跨越障碍物时注意力的需求比坐位或水平行走更高（图 12-15），注意力需求随着障碍物高度的增加而增加（Siu et al., 2008a）。

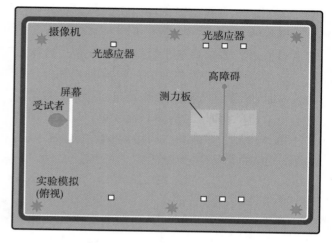

图 12-13　用于研究次要任务对行走时跨越障碍物的影响的范例。屏幕最初用于遮挡关于障碍物的视觉信息。屏幕被移走，受试者向前行走并执行听觉 Stroop 任务及跨越障碍物。测力板在障碍物的两侧测量力。摄像机在多种条件下测量行走的运动学

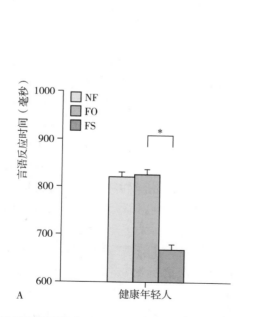

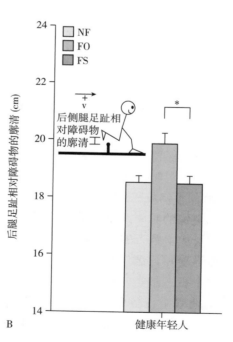

图 12-14　双重任务障碍行走过程中与指令重点相关的表现变化。专注于 Stroop 任务（FS）比专注于障碍物（FO）的指令引起言语反应的时间（A）更快。注意力集中在障碍物任务（FO）上比其他两种情况时的后腿足趾廓清（B）更大（引自 Siu KC, Chou LS, Mayr U, et al. Does inability to allocate attention contribute to balance constraints during gait in older adults? J Gerontol A Biol Sci Med Sci 2008, 63:1367, Figgure. 2.）

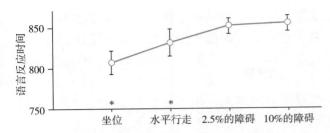

图 12-15　注意力需求（如较长的言语反应时间所示）在跨越障碍物时比坐位或水平行走更高，随着障碍物高度的增加，注意力需求略微增加（引自 Siu KC, Catena RD, Chou LS, et al. Effects of a secondary task on obstacle avoidance in healthy young adults. Exp Brain Res 2008, 184:119, Fig. 2）

走楼梯

走楼梯是在公共场所发生的跌倒中占比最大的，其中 4/5 发生在下楼梯的过程中。了解与走楼梯相关的感觉和运动需求对重新训练这项技能至关重要。即使是在非残疾人群中，楼梯也具有显著的危险性。走楼梯类似于水平行走，因为它涉及下肢的刻板交替运动（Craik et al., 1982；Simoneau et al., 1991）。像移动一样，成功地通过楼梯有 3 个要求：①产生基本的向心力来推动身体上楼或离心力来控制身体下楼（行进）；②在不断变化的支撑基上控制 COM（稳定性）；③对行进和稳定性的适应策略的能力，以适应楼梯环境的变化，如高度、宽度和栏杆的存在与否（适应）（McFadyen & Winter, 1988）。

感觉信息对于控制身体在空间中的位置（稳定性）和识别楼梯环境的关键方面很重要，以便于制订适当的运动策略（适应）。研究人员已经证明，当有关楼梯特征的感觉线索发生改变时，正常受试者会改变运动策略来通过楼梯（Craik et al., 1982；Simoneau et al., 1991）。

与步行相似，爬楼梯分为 2 个时相，支撑相持续全周期的约 64%，摆动相持续全周期的 36%。此外，走楼梯的每个时相都被进一步细分，以反映每个时相需要达到的目标。

上楼梯

上楼梯时，支撑相被细分为承重期、身体上提期和向前持续推进期，而摆动相被分为足廓清期和足放置期。

在支撑相，承重期始于足的中部到前部。膝和踝的伸肌活动产生身体上提，主要是股外侧肌和比目鱼肌的向心收缩。上楼梯与水平行走有两个不同之处：①完成上楼所需的力量比控制水平步态所需的力量大 2 倍；②上楼梯时伸膝肌产生大部分能量将身体向前移动。最后，在站立相向前持续推进期，踝关节产生向前和抬升的力量；然而，踝部力量并不是走楼梯时向前行进的主要动力来源。对于上楼梯时的平衡控制，最大的不稳定性来自对侧足趾离地，此时同侧腿承受全身体重而髋、膝和踝关节均屈曲（McFadyen & Winter, 1988）。

爬楼梯的摆动相的目标类似于水平步态，包括足廓清和适当地摆放足，以便于下一个站立相可以承重。足廓清是通过激活胫骨前肌背伸足和激活腘绳肌屈膝来实现的。股直肌离心收缩直到摆动相中期活动逆转。通过激活摆动腿的髋屈肌以及对侧站立腿的运动使摆动腿向上和向前活动。最后足的摆放由髋伸肌和踝背伸肌控制（McFadyen & Winter, 1988）。

下楼梯

上楼梯是通过股直肌、股外侧肌、比目鱼肌和腓肠肌内侧头的向心收缩来完成的。相反，下楼梯是通过这些肌肉的离心收缩来实现的，这是为了抵抗重力控制身体。下楼梯的支撑相被分为承重期、向前持续推进期和控制性下降期，而摆动相有两个阶段：腿部拉动期和足准备放置期（Craik et al., 1982；McFadyen & Winter, 1988）。

承重期的特点是通过小腿三头肌、腹直肌、股外侧肌的离心收缩来吸收踝关节和膝关节的能量。这一时期的能量吸收是至关重要的，因为当摆动肢体初次接触楼梯时，记录到的地面反应力是体重的 2 倍。激活腓肠肌先于接触楼梯起到缓冲着陆的作用（Craik et al., 1982）。

向前持续推进期反映身体的向前运动，并先于控制性下降期。身体的下降主要由股四头肌的离心收缩控制，并且在较小程度上受到比目鱼肌的离心收缩控制。

在摆动相，由于髋屈肌的激活，腿部被拉过去。然而，在摆动相中期，髋关节和膝关节的屈曲被逆转，3 个关节都伸展以准备足部放置。由足的外侧缘触地，且与先于足触地的胫骨前肌和腓

334

肠肌的活动相关。

调整走楼梯的模式以适应感觉线索的变化

研究人员已经表明，神经完好的人会根据任务的感觉信息变化调整他们上下楼梯的运动策略。因此，当正常受试者穿着阻碍他们看到楼梯的大衣领时，足触地前的腓肠肌预激活减少。当受试者被蒙住眼睛时，这种预期活动会进一步减少。在这项研究中，受试者仍然通过改变下楼梯的控制策略来实现软着陆。受试者移动更慢、摆动时间延长，并使用站立肢来控制着陆（Craik et al., 1982）。足廓清和放置是安全下楼梯运动策略的关键方面。关于楼梯高度的良好视觉信息是至关重要的。当正常受试者戴上模糊的镜片不能清楚分辨台阶的边缘时，他们会减速并改变运动策略，以便于增加足廓清并将脚放到台阶的更后方以确保更大的安全边界（Simoneau et al., 1991）。因此，来自视觉系统的关于台阶高度的信息似乎对于优化通过楼梯的运动策略的程序是必要的。

步行之外的移动能力

虽然移动能力经常被认为只与步态或移动有关，但移动能力的许多其他方面对于日常生活活动的独立性至关重要。改变位置的能力，无论是从坐到站、翻身、从床上坐起，还是从一张椅子移动到另一张椅子，都是移动能力的基本组成部分。这些不同类型的移动能力的活动通常组合在一起并被称为"转移任务"。

神经系统损伤患者的运动功能再训练包括这些不同的移动能力技巧的恢复。这需要理解任务的基本特征、正常人完成任务的常用感觉运动策略和环境特征变化所需的适应性。

所有的移动性任务可分为3种基本任务要求：在期望方向上的运动（行进）、姿势控制（定位和稳定性），以及适应变化的任务和环境条件的能力（适应）。以下各节简要回顾一些对移动功能的其他方面的研究。正如你将看到的，与大量的对正常步态的研究相比，移动功能的其他方面的研究相对较少。

转移与床上移动能力

转移与床上移动能力是移动功能的重要方面。

如果一个人不能从椅子上下来或从床上起来，他就不能行走。不能安全、独立地改变体位，代表恢复正常移动能力有巨大的障碍。一些研究人员从生物力学的角度研究转移技巧。因此，我们对神经完好的成人在执行这些任务时使用的典型运动策略了解较多。然而，使用生物力学方法很少能为我们提供与这些不同任务相关的感知策略的信息。此外，由于大多数研究对象都被限制以统一的方式执行任务，所以我们几乎不能洞察感知和运动策略在应对任务和环境需求改变时的调整方式。

从坐到站

从坐到站（sit-to-stand，STS）的行为源于任务特征、个体，以及环境限制间的相互作用。虽然已经描述了STS的生物力学，但是有许多重要的问题尚未被运动控制研究者所研究。例如STS所涉及的运动如何根据任务的速度、支撑面的特征包括座椅的高度、座椅的舒适性或扶手的存在与否等而变化。此外，任务的要求是否会根据紧随其后的任务的性质而有所不同？也就是说，如果我们打算行走而不是站着不动，我们站起来的方式会不同吗？在执行STS时，什么样的感知信息对建立有效的运动策略是必要的？STS任务的基本特征包括以下几个方面：①产生足够起立（行进）所需的关节扭矩；②确保稳定地将COM从一个支撑面（椅子）移向只有双足提供的支撑面（稳定）；③根据环境限制，如椅子的高度、扶手的存在，以及座椅的柔软性来调整达到目标的运动策略的能力（适应）。

根据研究者的不同，STS任务被分为2、3或4个不同的时相，每个时相都有其独特的运动和稳定性要求。STS任务的四相模型如图12-16所示（Millington et al., 1992；Schenkman et al., 1990）。该图还显示完成此任务时正常受试者的关节运动和肌肉活动。

第一时相称为"重量转移期"或"屈曲动量期"，从躯干前屈产生上身向前的动量开始。在此时相身体非常稳定，因为COM虽然向前移动，但仍然在座椅和脚的支撑面内。肌肉的活动包括竖脊肌的激活，它的离心收缩控制躯干的向前运动（Millington et al., 1992；Schenkman et al., 1990）。

第二时相始于臀部离开座位，并涉及动量从上半身传递到整个身体，使得身体提升。第二时

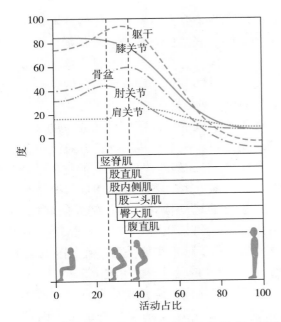

图 12-16　**从坐到站（STS）运动的 4 个时相，显示与每个时相相关的运动学和肌电模式**（引自 Millington PJ, Myklebust BM, Shambes GM. Biomechanical analysis of the sit-to-stand motion in elderly persons. Arch Phys Med Rehabil 1992, 73:609–617.）

相包括身体的水平和垂直运动，并被认为是关键的转移期。由于在此期，身体 COM 的支撑面从椅子移动到双足，稳定性的要求就很精确。由于 COM 远离力量中心，在此期身体本身是不稳定的。因为身体在站起之前已经产生动量，所以很少的下肢肌力就能实现身体的垂直上升。这一期的肌肉活动是以髋伸肌和膝伸肌的共同激活为特征的，如图 12-16 所示（Schenkman et al., 1990）。

STS 任务的第三时相被称为"提升期"或"伸展期"，以髋膝关节伸展为特征。此期的目标主要是垂直移动身体；由于 COM 完全位于双足支撑面内，因此稳定性要求低于第二时相。STS 的最后时相是稳定期，它是完全伸展后的阶段，完成任务相关的运动及身体达到在垂直位置上的稳定（Schenkman et al., 1990）。

STS 需要在水平和垂直方向上产生推进脉冲力。然而，负责将 COM 向前移动到双足支撑面上的水平推进力必须转变成制动脉冲以使身体停止。制动水平脉冲甚至在离开座椅之前就开始了。因此，STS 任务的力的产生和制动之间似乎存在预先编程的关系。如果没有推进力和制动力之间的协调，个体很容易在达到垂直方向上的位置时向

前跌倒。

尽管 STS 的速度是变化的，但 COM 的水平位移似乎是持续的。控制 COM 的水平轨迹可能是控制 STS 的不变特征，这样可确保在身体垂直上升的过程中保持稳定性（Millington et al., 1992）。

这种策略可被称为"动量转移策略"，需要：①足够的力量和协调以在站起之前产生上身运动；②躯干和髋部肌群离心收缩的能力，提供制动力以减缓 COM 的水平轨迹；③髋关节和膝关节肌肉的向心收缩，以产生提升身体的垂直推进力（Schenkman et al., 1990）。

使用动量转移策略完成 STS 需要在稳定性和力量需求之间进行权衡。上半身和整个身体之间动量的产生和传递减少对下肢力量的要求，因为身体在开始提升时已经开始运动了。此外，在转移动量的过渡阶段，身体平衡处于危险的状态。

另一种确保更高稳定性但需要更大的力来实现提升的策略，包括充分屈曲躯干以在提升前将 COM 很好地置于双足支撑面内。然而，身体在提升时的动量为 0。这种策略被称为"零动量策略"，它需要产生更大的下肢力量才能垂直提起身体（Schenkman et al., 1990）。

许多老年人和神经系统损伤患者使用的另一种常用策略是使用扶手来辅助 STS。手臂的使用有助于 STS 任务的稳定性和产生力量的要求。

了解可用于实现 STS 的不同策略，包括力量和稳定性之间的权衡，将有助于治疗师对患有神经系统疾病的患者进行 STS 再训练。例如零动量策略可能更适合用于小脑病变患者，该类患者产生力量没有困难，但是在控制稳定性方面存在严重问题。此外，力弱的偏瘫患者可能需要更多地依靠动量策略来实现垂直位置。力弱且不稳定的虚弱老年人可能需要依靠扶手来完成 STS。

卧站转移

从仰卧位到站立位的能力是活动技能的一个重要里程碑。这项技能被广泛地应用于训练神经系统损伤的患者，从开始学习站立和行走的发育障碍的儿童到虚弱容易跌倒的老年人。许多研究人员已经研究了正常人从仰卧位到站立位的运动策略。这些研究者所提出的一个重要的理论问题是，从仰卧位到站立位是否跟随发育的进步，以及到 4 岁还是 5 岁时才形成成熟或成人样的形式并终身保持（VanSant, 1988a）。通过执行实验活

实验活动 12-4

目标：观察健康成人从仰卧位到站立位的运动策略。

步骤：此实验你需要1个秒表、4或5个搭档，以及观察每个人从仰卧位（在地板上平躺）到站立位的空间。记录每个人从仰卧位到完全站立位需要的时间。观察每个人站起的运动模式。特别注意手臂的使用、脚放置的对称性和躯干旋转。

任务：所有受试者都能在没有其他人的身体辅助下独立站起吗？不同受试者之间的时间差异如何？在受试者中观察到多少种不同的策略？有哪两个受试者用相同的方式运动？你的研究结果与VanSant（1988b）如图12-12所示的结果相比如何？在每种策略中的主要作用肌是什么？力弱和关节活动范围受限是如何影响这些策略的？

1988b）。这些研究人员发现，尽管从仰卧位到站立位的策略有轻微的年龄特异性倾向，但同年龄的受试者之间也有很大的差异性。他们的发现似乎不支持传统的假说，即5岁后出现从仰卧位到站立位的单一成熟模式。

图12-17显示从仰卧位到站立位的3种最常见的运动策略。在分析从仰卧位到站立位的策略时，身体分为三部分，即上肢、下肢和轴，轴包括躯干和头部。运动策略被描述成每个部分不同组合关系下的运动模式。对年轻人的研究表明，最常用的模式包括躯干和肢体的对称运动模式，以及使用对称下蹲来实现垂直位置（图12-17A）。然而，只有1/4的受试者使用这一策略。

第二种最常见的运动模式包括站起时不对称的蹲位（图12-17B），而第三种最常见的策略涉及上肢的不对称使用、躯干的部分旋转和使用半跪姿势的站姿（图12-17C）。

另外的研究描述了30～39岁的中年人从仰卧位到站立位的运动模式，发现与年轻人相比运动策略存在一些差异（Green & Williams，1992）。此外，本研究还考察了身体活动水平对站起策略的影响。研究结果发现，站起策略受生活方式因素的影响，包括身体活动水平。许多因素可能会

动12-4，你可以就其中的一些问题得出自己的结论。

研究人员研究4～7岁的儿童和20～35岁的年轻人从仰卧位到站立位的运动策略（VanSant，

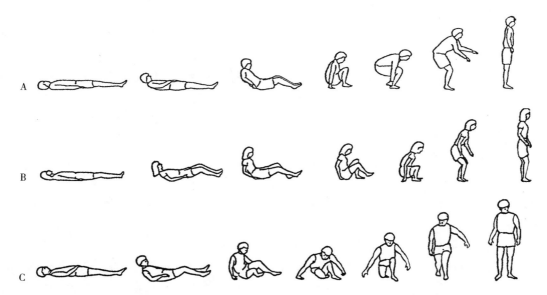

图 12.17　年轻人从仰卧位到站立位表现出的3种最常见的运动策略。A. 涉及对称躯干运动和对称下蹲的策略。B. 涉及对称躯干运动和不对称下蹲的策略。C. 涉及不对称躯干运动的策略（引自 VanSant AF. Rising from a supine position to erect stance: description of adult movement and a developmental hypothesis. Phys Ther 1988;68:185–192, 经美国物理治疗协会许可。此材料受版权保护，任何进一步的复制或分发都需要得到 APTA 的书面许可）

影响决定从仰卧位到站立位所使用的运动策略类型。传统上，神经系统成熟，特别是成熟的扶正反应被认为是影响发育成熟的从仰卧到站起策略出现的最重要的因素。然而，已经表明其他因素如力量会影响从不对称旋转到对称坐起策略的转换，特别是产生足够的腹肌和髋屈肌肌力的能力。第十三章进一步讨论从仰卧位到站立位的运动的发育变化，涉及年龄相关的活动。

起床

临床医师经常被要求帮助患者重新学会起床的任务。在再训练神经损伤患者运动控制的治疗教科书中，经常指导治疗师教患者从仰卧到侧卧，然后推坐起来，再从那个位置站立起来。这些指令是基于这种代表典型起床模式的假设（Bobath，1990；Carr & Shepherd，1992）。

为了验证这个假设，研究人员研究了年轻人的起床运动模式（McCoy & VaShant，1993；SalnAci，1986）。这些研究报告指出，非残疾人士的起床运动模式是极其多变的，在60名受试者中发现了89种模式。事实上，没有哪个受试者在10次起床试验中始终采用相同的策略。

图12-18显示年轻人起床最常用的策略之一。该策略的基本组成部分包括用手臂支撑（或抓紧床边，然后用手臂支撑），头部和躯干屈曲，推起到半坐位，然后转到站立位。另一种常见的策略是用手臂推离的模式翻向侧面，在站立之前达到对称的坐姿。

虽然本研究的作者没有具体说明该项任务的本质特征，但其与STS任务的相似性表明它们具有相同的不变特征。包括：①需要产生动量以使身体垂直移动；②控制COM的稳定性要求，因为COM由水平的身体所决定的支撑面内转移到由臀部和足所决定的支撑面内，最后转移到仅由双足决定的支撑面内；③适应环境特征而移动的能力。

在试图更好地理解人们为什么会这样移动，同时为了理解患者为什么会这样移动时，根据这些基本任务特征重新审视从床上爬起所采取的运动策略的描述可能会有所帮助。通过这样做，可以确定成功完成需求不变的任务的各种策略的共同特征，还可以检查在不同的策略中运动和稳定性需求之间的一些权衡。例如在翻身起床策略中，运动是以牺牲稳定性为代价而获得更高的效率吗？换句话说，先达到坐位的模式可能需要更费力来保持身体

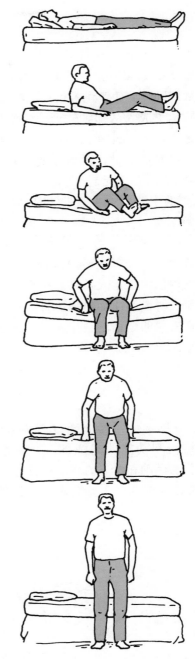

图12-18 年轻人最常用的起床运动策略（引自 Ford-Smith CD, VanSant AF. Age differences in movement patterns used to rise from a bed in subjects in the third through fifth decades of age. Phys Ther 1992;73:305, 经美国物理治疗协会许可。此材料受版权保护，任何进一步的复制或分发都需要得到 APTA 的书面许可）

运动，但本身的稳定性可能会更大。

这项研究表明，神经系统完整的受试者在起床时使用的运动策略具有巨大的可变性。这意味着帮助神经损伤患者学习各种起床方法是非常重

要的。

翻身

翻身是床上移动技能的重要组成部分，也是许多其他任务（如起床）的重要组成部分。无损伤的成人从仰卧位到俯卧位的运动策略多种多样。图 12–19 显示了成人从仰卧位到俯卧位最常用的运动模式之一（Richter et al., 1989）。这种策略的基本特征包括举起并伸出手臂模式、肩带带动头部和躯干的运动，以及抬起一侧腿。

治疗文献中的一个常见假设是肩关节和骨盆之间的旋转是正常成人翻身策略的不变特征（Bobath, 1965）；然而，在这项对翻身的研究中，许多被测试的成人没有表现出这种模式。与起床的研究结果相似，正常人从仰卧位到俯卧位运动的巨大差异表明，治疗师再训练神经损伤患者的运动策略有更大的自由度。显然，实现这个运动的正确方式不是唯一的。

339　总结

1. 在 ICF 框架内，移动性以多种方式表现，包括身体结构和功能的组成部分（步态模式功能），以及作为活动和参与的 9 个领域之一。

2. 成功移动有 3 个主要要求：①行进，定义为产生基本移动模式的能力，可以使身体在所期望的方向上移动；②姿势控制，定义为控制身体在空间中的位置以实现定向和各个方面稳定的能力，包括稳态、反应性和预期平衡控制；③适应性，定义为调整步态（行进和姿势控制）的能力，以满足个人的目标和环境的需求。

3. 正常移动是双足步态，其中肢体以对称的交替关系运动。步态分为支撑相和摆动相，每个时相都有其内在的要求。

4. 在步态的支撑相，支撑面上产生的水平力使身体在所期望的方向上运动（行进），而垂直力抗重力支撑身体（稳定性）。此外，实现行进和稳定性的策略必须是灵活的，以适应速度、方向或改变支撑面的变化（适应）。

5. 在步态的摆动相要达到的目标包括摆动腿的前进（行进）和重新摆放肢体以准备承受体重（稳定性）。行进和稳定的目标都需要足够的足廓清，因此在摆动过程中足趾不会在支撑面上拖拽。此外，在步态摆动足所使用的策略必须足够灵活，以使摆动脚避开其路径中的任何障碍（适应）。

6. 步态通常用时间距离参数来描述，如速度、步长、迈步频率（步频）和跨步长。此外，还要参照关节角度（运动学）、肌肉激活模式（EMG）和控制步态的力量（动力学）来描述步态。

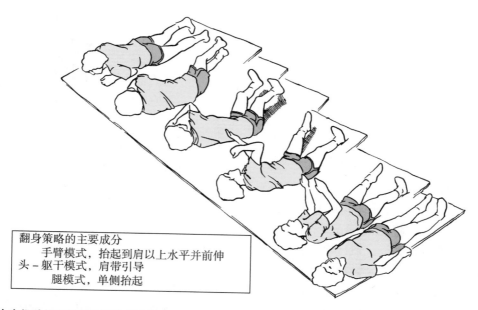

翻身策略的主要成分
　　手臂模式，抬起到肩以上水平并前伸
头 – 躯干模式，肩带引导
　　腿模式，单侧抬起

图 12–19　**年轻人在仰卧位到俯卧位转换时最常用的运动策略**（引自 Richter RR, VanSant AF, Newton RA. Description of adult rolling movements and hypothesis of developmental sequences. Phys Ther 1989;69:63–71，经美国物理治疗协会许可。此材料受版权保护，任何进一步的复制或分发都需要得到 APTA 的书面许可）

7. 许多神经和非神经因素在步态控制中协同工作。虽然脊柱模式发生器能够产生固定的移动模式，并执行某些适应性功能，但来自较高中枢的下行通路和来自周围的感觉反馈允许移动模式的丰富变化以及对任务和环境条件的适应性。

8. 正常移动的要求之一是能够使步态适应各种各样的环境，这涉及使用来自所有感官的感觉信息，包括反应性的和前摄性的。

9. 移动控制的一个重要部分是稳定头部，因为它包含两个重要的运动控制传感器：前庭系统和视觉系统。在神经完好的成人中，头部稳定非常精确，可以通过前庭 – 迷路反射来稳定凝视。

10. 走楼梯类似于水平行走，因为它涉及下肢的定型的往复交替运动，并且有 3 个要求：产生主要的向心力以推动身体上楼，或离心力来控制身体下楼（行进）；在不断变化的支持面内控制 COM（稳定性）；以及为适应楼梯环境的变化，如高度、宽度和有无栏杆等调整行进和稳定性的策略的能力（适应）。

11. 虽然移动能力经常被认为与步态有关，但移动能力的许多其他方面对独立性至关重要。包括从坐到站、翻身、起床或从一张椅子移动到另一张椅子的能力。这些技能被称为"转移任务"。

12. 转移任务类似于移动，因为它们有共同的任务要求：在期望的方向上运动（行进）、姿势控制（稳定性），以及适应变化的任务和环境条件的能力（适应）。研究人员发现，神经完好的年轻人在执行转移任务时使用的运动策略类型存在很大的差异。

13. 对完成转移任务的不同类型的策略的稳定性和力量要求的理解对于不同类型的运动受限的神经受损患者的再训练具有重要意义。

实验活动任务参考答案

实验活动 12-1

1. 步长：平均步长约 76.3cm（30.05 英寸）。

2. 跨步长：约为步长的 2 倍，除非受试者具有不对称步态。

3. 步宽：为 8 ～ 9cm。

步频：平均步频（步进率）约 1.9 步 / 秒（约 112.5 步 / 分）。

4. 在很宽的行走速度范围内，步长和步频之间存在线性关系。然而，一旦达到步长的上限，速度的持续升高来自步频。站立相随着行走速度的增加而缩短。此外，即使是在无损伤的个体中，增加辅助装置通常也会降低步态速度。

实验活动 12-2

有关答案请参阅图 12-4。确定你的数字是否与个别图表中的数字相似。

实验活动 12-3

1. 腓肠肌和比目鱼肌放松与胫骨前肌收缩。

2. COP 首先朝向摆动肢体向后外侧移动，然后移向站立肢体并前移。

3. 使用靠近墙壁的腿。

4. 是的。

5. 在准备迈步时，你不能轻易转移身体重量。

实验活动 12-4

答案会有所不同。

第十三章

移动的发育

学习目标

通过学习本章，读者应该能够掌握以下内容。

1. 描述移动的 3 个必要条件在发育过程中形成的时序——进展（模式生成）、姿势控制（定向和稳定）和适应（去改变任务和环境条件）。

2. 描述在儿童独立步态发育和成熟过程中主要的运动学、肌动学和肌电信号变化特征。

3. 描述神经系统（感觉、运动和高级认知功能）和非神经子系统对儿童步态发育的作用。

4. 讨论与其他移动活动相关的发育过程中的变化，包括翻转、俯卧、坐位到站立位和仰卧位到站立位。

引言

当我们看到孩子们掌握第一个移动技能时会非常开心，他们开始爬行、蹒跚学步、行走和奔跑，以及最终可以在复杂的环境中顺利完成这些技能。这些技能是如何发育的呢？它们什么时候开始形成？一个婴儿需要多少次的练习才能熟练地行走？应该将哪些正常的运动发育的关键特征纳入我们的测量工具和训练课程中，以便于能更好地理解并训练那些发育迟缓或发育障碍的儿童的移动技能？

本章将基于 ICF 理论框架来讨论移动技能的发育，因此我们从"身体结构与功能"方面来观察步态模式在发育时的变化。我们还将讨论包括在室内外不同地点活动时步行活动的特征（行走距离、应对障碍物等），以及这些特征与参与之间的联系。我们将回顾神经系统完好的儿童移动技能的发育过程，并从不同的理论角度总结并探讨导致这一复杂能力形成的因素。

运动系统和步态的发育

最初，独立移动似乎是一项相当简单和自动的技能，但它确实是一项非常复杂的运动任务。有个学者观察婴儿学习走路时的正常活动，发现他们平均每小时行走 2368 步并发生 17 次摔倒！这就相当于婴儿每天行走 14000 步（距离相当于46 个足球场的长度）并发生 100 次摔倒！因此得出的结论是，婴儿学会走路是通过大量的练习，随着时间的流逝，走得越来越远而摔倒越来越少（Adolph et al., 2012）。

儿童在学习行走时需要在身体多个部位激活肌肉收缩的复杂模式，以产生协调的行走运动，从而达到前进的目的。为了达到姿势控制（运动的方向和稳定性）的目标，儿童必须具备足够强壮的身体以支撑体重和维持稳定，以及补偿身体重心（center of body mass, COM）在行走时的变化。最后，必须培养儿童适应变化的任务和环境的能力，使其能够绕过和跨越障碍，并且能穿越不平坦的路面（Thelen & Ulrich, 1991）。

在接下来的章节中，我们总结相关研究证据发现，在运动的发育过程中，步态的三要素即前进、姿势控制和适应能力在生命的最初几年相继形成。这种复杂的行为是如何发育的？在胎儿期的发育过程中，这种行为的起源是什么？

稳定步态发育

胎儿期发育

研究人员实际上已经将运动节律的起源追溯到在发育最初阶段出现的胚胎期的运动。超声波技术已被用于记录人类婴儿产前的运动。这项研究表明，除了在胚胎发育早期阶段（7～8 周）观察到的动作外，所有其他动作也可见于新生儿和幼儿。在胚胎发育9周龄时出现独立的腿部和手臂运动，而在16周龄左右出现类似于出生后行走运动的交替的腿部运动（De Vriese et al.，1982；Prechtl et al.，1984）。

胎儿期步态的控制机制。动物研究还探索胎儿期发育的运动（神经）回路。可检测到的肢体运动按照从头端到尾端的顺序形成，前肢活动发生在后肢之前（Bradley & Smith，1988）。肢体内协调发生在肢体间协调之前，最初可检测到的动作发生在近端关节处，随着发育向远端运动。最后，肢体间协调的发育开始是交替模式，然后是同步模式（Stehouwer & Farel，1984）。

新生儿的稳定步态和独立行走的形成

许多新生的动物，如老鼠，通常在出生大约1周后才会显示出协调的移动动作（Bradley & Bekoff,1989）。然而，如果老鼠在出生时被放在水中，它们就会游泳，这表明它们的运动系统是成熟的。此外，在3天大的小猫中，可以通过将它们放在跑步机上（Bradley & Smith，1988）来诱导出成年猫的运动方式。然而，由于它们的姿势控制能力很差，小猫的步态是不协调的。

这些结果表明，对移动行为产生的主要制约是姿势控制系统的不成熟，从而无法达到和保持直立的稳定性。此外，这些发现提醒我们对这样的假设要谨慎，因为行为不明显，就没有神经回路。

影响新生儿行走及其消失的因素：模式生成和自我组织系统。由于在出生前几个月移动模式一直在发育，所以不难发现在适当的条件下，新生儿的行走行为是可以被引出的（Forssberg，1985；Prechtl，1984；Thelen et al.，1989）。例如当新生儿以直立姿势被手臂抱住，稍微向前倾斜，脚底接触一个表面时，他们通常会进行协调运动，看起来很像直立移动。令人惊讶的是，在出生后的第1个月中步行慢慢变得越来越难以引出，大多数婴儿趋于在大约2个月大时消失，并在几个月后随着自我生成的移动能力开始重新出现。

这种新生儿行走的出现和消失的模式在一项对156名儿童进行的纵向研究中得以发现（Forssberg，1985）。研究发现，94名婴儿在第1个月可行走，18名婴儿在第3个月可行走，只有2名婴儿是在第4和第5个月时出现行走。然后，在第10个月，在经历4~8个月的无法行走的时

期之后，所有156名婴儿在帮助下可行走，其中18名婴儿行走时无须帮助。因此，在98%~99%的婴儿身上，行走模式出现暂时性的消失。

是什么原因导致这些变化呢？不同的理论方法以各自的方式解释了婴儿行为的变化。从反射层级的角度来看，新生儿行走被认为是由步态反射引起的。它的消失被认为主要是由成熟的高等神经中枢抑制的结果。图13-1展示婴儿移动发育的7个阶段，从这个反射（阶段1）出现及其消失（阶段2），继而再现（阶段3）和出现辅助移动（阶段4），最后以直立独立行走的3个阶段结束，双手从高位（阶段5）逐渐向下至身体两侧（阶段6），并且躯干和头部变得更直立（阶段7）（McGraw，1945）。

与反射层级模型相反，研究人员运用动态系统的方法已经探究多种与行走出现相关的神经系统和非神经系统的关系。特别是这些研究探索导致新生儿行走出现的条件以及导致其行走消失的变化。心理学家Esther Thelen和她的同事们已经将动态系统方法应用于移动发育的研究（Thelen et al.，1989）。这种方法将移动视为一种应急特性，是多种交互作用下的复杂过程，包括感觉、运动、感知、整合、呼吸、心脏和解剖系统。根据动态系统方法，移动和发育系统具有一定的自组织属性。也就是说，它们可以自发地形成模式，这些模式仅仅来源于系统不同部分的交互作用。

动态系统模型强调，行为总是发生在特定的环境中。因此，根据系统中其他要素的影响，特定的神经编码会产生截然不同的行为结果，如儿童躯体所在的位置与重力的关系。因此，动态系统研究人员认为，在新生儿行走中具体可见的腿部运动轨迹并没有在神经系统的某个部位被编码。相反，通过许多元素的影响才产生（行走的）模式，包括神经基质、解剖联系、身体组成、激活或唤醒水平，以及婴儿在踢腿时的重力条件。（Thelen et al.，1989）。

从动态系统的角度来看，大约2个月大的新生儿行走模式的消失是由于系统中许多成分的变化导致的，这些变化减少了出现这种行为的可能性。例如在生命的头18个月中，婴儿的身体构造发生很大变化。在生命的头2个月，婴儿会增加大量体脂，然后在1岁左右瘦下来。因此，有人认为行走模式在2个月后会消失是因为婴儿在

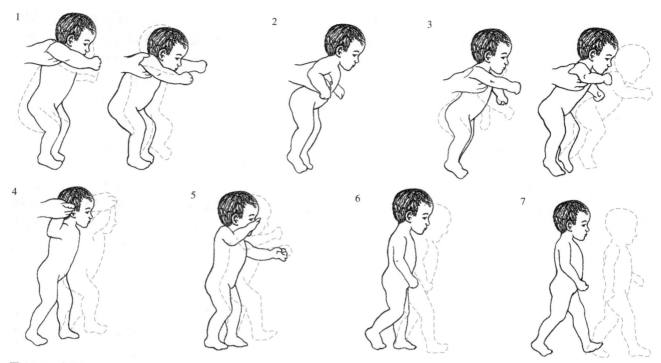

图 13-1　根据 McGraw 的直立移动的 7 个阶段。1. 行走反射；2. 反射的消失；3. 反射的再现；4. 辅助下移动；　如图 5～7 所示，独立直立行走的 3 个阶段中，手逐渐从高警戒位置（5）向下移动至身侧（6），并且躯干和头部变得更直立（7）（改编自 McGraw MB. The neuromuscular maturation of the human infant. New York, NY: Hafner Press, 1945.）

步行周期内，腿部力量还不足以抬起较重的下肢（Thelen et al., 1989）。

当 4 周龄的婴儿的躯干浸入水中时，由于浮力抵消重力的影响，婴儿的动作更加活跃，步频同时加快（Thelen et al., 1984）。这也支持婴儿的体重是影响步行周期的因素之一。关于新生儿踢腿模式的研究结果进一步支持体重与新生儿行走消失的有关假说。仰卧踢腿与新生儿行走在空间和时间上有相同的模式。例如移动的摆动相类似于踢腿的屈伸阶段，而支撑相（站立）类似于两次踢腿之间的停滞。当步速加快时，支撑相减少。同样当踢腿速度增加时，停滞时间也减少（Thelen et al., 1989）。

这些结果表明，仰卧踢腿和新生儿行走是由相同的模式机制产生的。即使当新生儿的行走消失时，仰卧踢腿仍会继续。对仰卧踢腿持续存在的现象的一种解释是，因为婴儿不用去抵抗重力，所以仰卧踢腿与行走需要的力量是不同的（Thelen et al., 1984）。

新生儿的移动可能类似于用足趾行走的四足类动物，如猫、狗和马。例如新生儿表现出膝/髋关节大范围的屈曲却无足跟着地。由于伸肌活动

发生在足部触地之前，而不是由与足与地面接触的反射激活，这似乎是由一种在四足动物中同样存在的先天的移动模式所驱动的。也有人提出，由于无脑儿（出生时大脑皮质缺失的婴儿）也能表现出类似的婴儿步行模式，所以步行的神经网络一定是在脑干或以下水平被组织整合的（Peiper, 1963）。

有趣的是，一些研究人员认为，在许多神经系统疾病患者身上可见的异常的步态模式实际上是不成熟的移动模式。因此，脑瘫患儿、发育迟缓的儿童以及习惯以足趾步行的儿童可能是在一直使用未成熟的移动模式，而获得性神经系统疾病会因为失去在移动模式生成系统之上的高级中枢的调控，而重回不成熟的移动模式（Forssberg, 1985）。

稳定步态的发育特征：EMG 和运动学

其他研究人员（Forssberg, 1985；Okamoto et al., 2001）更详细地研究神经系统对移动（模式）的产生所起的作用。Forssberg（1985）假设人类移动的特征是许多系统与特定的分层模块的相互作用。他的研究表明，一种先天模式生成系统创造步行周期的基本节律，这在新生儿行走中可以看到。在出生后的第 1 年，来自较高神经中枢的下行系统的逐渐发育给予儿童控制这种移动活动

344

的能力。姿势和平衡控制系统相比控制（移动）模式生成系统受更高级的神经中枢调控，需要更长的时间发育。

根据这项研究，辅助下行走的出现并不是行走模式本身的重要变化的结果，而是姿势控制系统的成熟。此外，下一年中成熟步态逐渐出现的原因被推测为是由一个新的更高级别的控制系统影响并修改原本的低级别的系统（Forssberg，1985）。

Forssberg 使用肌电图（EMG）和运动分析，研究在最初 2 年的发育过程中运动模式是如何变化的。使用运动分析技术的研究表明，在发育第 1 年结束时，新生儿步态中的关节运动的同步模式逐渐转变为更加成人化的关节运动模式。第 2 年的后半部分发生向成人步态模式的转变。此时，足跟着地开始出现在身体前方。图 13-2 显示新生儿与成人行走运动的运动学。请注意，与成人相比，婴儿表现出高水平的髋关节屈曲。

肌电图分析也支持运动分析的结果。例如在新生儿中，运动模式的特征表现为高度的同步活动。换句话说，不同关节的伸肌同时起作用，并

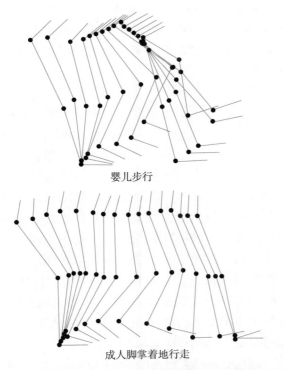

婴儿步行

成人脚掌着地行走

图 13-2 从婴儿与成人的一个步行周期的运动分析中获得的线条图。注意婴儿髋关节屈曲较明显（引自 Forssberg H. Ontogeny of human locomotor control: 1. Infant stepping, supported locomotion and transition to independent locomotion. Exp Brain Res 1985, 67:481.）

且每个关节处的原动肌和拮抗肌有很多共同激活的作用。与运动模式一样，EMG 模式在第 2 年后期也开始显得更加成熟，非同步模式在不同关节出现（Forssberg，1985）。

另一组纵向研究从新生儿出生后的前 4 个月时的迈步以及从 3 岁起开始的独立行走（这两个时期）中探究腿部肌肉控制的发育变化（Okamoto & Okamoto, 2001；Okamoto et al., 2001），支持并扩展 Forssberg 的研究成果。研究人员发现，新生儿步态显示原动肌和拮抗肌共同收缩的模式，特别是在支撑相。他们发现，在婴儿出生的第 1 个月后，EMG 模式开始发生变化，但在婴儿微蹲姿势和前倾的情况下，肌肉的过度收缩仍然存在。结果显示，在 1 ~ 3 月龄的婴儿时期，在与地面接触之前，强壮的腿伸肌激活开始出现。

Okamoto 及其同事（Okamoto & Okamoto, 2001；Okamoto et al., 2001）指出，学习行走后约 1 个月的婴儿步态的 EMG 特征与成人明显不同。例如在从足部接触直至蹬离地面的支撑相，股内侧肌对维持稳定性似乎是关键的，身体常常稍微蹲下以降低重心。随后，股直肌和股二头肌或胫骨前肌和腓肠肌活动的相互作用或共收缩模式使 COM 回到初始位置。最后，在摆动相末期，股内侧肌和腓肠肌在腿伸展时被强烈激活，这可能用于防止跌倒。作者认为，这种婴儿行走时的肌肉过度活动可能是由于肌肉力量不足和平衡系统不成熟造成的。像 Forssberg 一样，Okamoto 和他的同事们认为，在新生儿逐步成熟的步态发育过程中，腿部肌肉活动的逐渐变化归因于体位控制和肌肉力量神经子系统的发展，从而调节新生儿的步态反射。

行走时的姿势控制：运动学和肌电图。姿势控制的发育被假定为限制独立运动出现的因素之一，并且姿势不稳定可能是造成学步儿童不寻常的肌电图信号和运动学特征的一个因素。为了确定不稳定性在多大程度上能够造成幼儿步态的不同，Ivanenko 等（2005）比较初次独立行走的儿童在有和没有手与躯干支撑下的运动学和肌电图的不同。他们发现，手部支撑显著改善姿势稳定性，并降低跌倒的次数、步宽、髋部外侧偏移量和躯干的晃动。尽管这些姿势稳定性的增加并没有造成运动学和 EMG 模式的改变。特别是他们发现在支撑和无支撑行走中下肢节段的角运动、双

髋关节垂直运动的双侧协调模式、足部路径的高变化性、摆动相足部的单峰轨迹，以及足触地时肌电图的突然变化的特征保持相似。相反，幼儿表现模式的特征与成人的步态相似。他们还发现，直到发生第一次无支撑的行走，行走的运动学特征基本没有发生改变；随后，他们的行走模式快速成熟。因此，他们提出，刚学习行走的幼儿出现的许多特质并不是由于平衡控制不好，而可能代表一种先天的运动模式（Ivanenko et al.，2005）。

那么，促成婴儿出现运动的因素是什么？请记住，在发育的过程中，神经和骨骼肌肉系统的某些元素可能早于其他部分在功能上提前做好了准备，但系统必须等待（发育）最缓慢的部分成熟之后才能展现特定的行为。这些（发育）最缓慢的部分在发育中的小幅度的成熟或变化可以作为控制参数，成为推动系统形成新行为形式的动力。

正如刚刚讨论的研究表明，在儿童进行独立的行走之前，许多有助于独立运动的成分已经具备功能性。在出生时，移动模式的功能生成表现出有限的能力，在出生后的第1年后半段会有很大的进步，下肢的协同运动模式开始向着分离运动的模式转变，并进行更为复杂的协调和控制。正如我们在第八章中提到的姿势控制的发育，婴儿能够在出生时通过光线刺激来调节头部活动，并且在5～6月龄时就能够调节身体姿势。婴儿为了获取远处物体的动机通过爬行明确地表现出来，同时，许多行为过程中对肢体的自主控制也明确表现出这种动机（Thelen et al.，1989）。

那么在9～12月龄前婴儿出现直立的双足运动的限制因素是什么呢？大多数研究人员认为，这主要是由于平衡控制的限制以及肌肉力量的限制（Forssberg，1985；Thelen et al.，1989；Woollacott，1989）。当然，在出现独立的行走之后，平衡控制和行走模式将继续发育成熟（Ivanenko et al.，2005）。

例如当婴儿爬行时，一次可以抬起一只脚，因此总是有三脚架姿态可用，所以平衡要求要低得多。准备迈出第一步的正常婴儿具备成熟的运动协调功能、功能性的视觉、前庭觉和本体感觉，以及向前运动的动力。如果不是用于推动身体向前运动，婴儿也可以具有足够的肌肉力量来维持平衡。但是，直到姿势控制系统可以有效地控制 COM 时，他们才能在这个过程中进行有效的运动，从而避免摔倒。当这些过程达到有效功能的特定阈值时，独立双足运动的动态行为才会出现。

早期行走时间距离因素的变化（进展和姿势控制）

许多实验室对从行走开始到掌握成熟步态的过程中的肌电图特征和运动学变化进行研究。（Dierick et al.，2004；Okamoto & Kumamoto，1972；Okamoto & Okamoto，2001；Sutherland et al.，1980）。

如上所述，在独立行走的第1天，步行模式是不成熟的。例如，支撑相的蹬离地面动作缺失，步宽较宽，手臂保持高位。婴儿似乎产生通过向前倾斜身体来获取推动身体前进的力量。同时，步行周期的摆动相很短，因为婴儿无法靠单腿来平衡身体。

经过 10～15 天的独立行走，婴儿的协同收缩开始减少。在行走开始的 50～85 天，肌肉开始出现交替的收缩模式。Okamoto 和 Kumamoto（1972）发现，在有扶持下的行走会出现肌肉的交替收缩，但是当独立行走需要增加身体的稳定性时，共同收缩又会重新出现。上述研究结论和 Ivanenko 等（2005）的研究相比，表明对新学会行走的婴儿在受到扶持时，肌电图及运动学模式在多数情况下未受影响。

在步行的第1年中还可以见到的其他特点有步频较高，上下肢之间缺少交替摆动，支撑相膝关节屈曲，在摆动相髋屈曲、骨盆倾斜和髋外展增加。此外，足触地时踝关节跖屈、摆动相踝关节背伸减少，表现出相对的足下垂（Sutherland et al.，1980）。2岁时，骨盆倾斜、髋关节外展外旋消失。在足触地时膝关节屈曲曲线出现，约 75% 的儿童出现上肢的交替摆动。在摆动相踝关节可背伸，相对的足下垂消失。在2岁末期，在支撑相开始出现蹬地动作。1～7岁间肌肉收缩的幅度和持续时间逐渐减少到接近成人的水平，7岁时大多数的肌肉和运动模式和成人非常相似（Sutherland et al.，1980）。

Sutherland 等（1980）列出成熟步态的 5 个特点，包括：①单腿站立的持续时间；②行走速度；③步频；④步长；⑤骨盆跨度与步宽的比率。

单肢站立的持续时间从 1 岁时的 32% 稳步增加到 7 岁时的 38%（39% 是成人的标准值）。步速和步频稳定降低的同时步长增加。由于缺乏支撑肢体的稳定性，步长会缩短，但随着平衡能力的增加步长也随之增加。最后，骨盆跨度比值被定义为在骨盆水平面上身体的宽度与步宽的比值，它会逐渐增加直到 2 岁半，随后稳定。 到 3 岁时，步态模式基本上已经成熟，尽管 7 岁时仍有小幅改善（Sutherland et al., 1980）。

学习行走是两个阶段的过程吗？ 两位法国研究人员 Bril 和 Breniere 研究早期和成熟的行走者的运动，并假设学习行走有阶段的过程（Bril & Breniere, 1993；Breniere & Bril, 1998）。在初始阶段（行走开始后的 3 ～ 6 个月）婴儿学会控制平衡，而在第二阶段（持续 5 年的独立行走）运动模式（水平）逐渐完善。

和 Sutherland 一样，他们纵向研究儿童在出生后的 6 年中独立移动发育时步态模式是如何改变的。图 13-3 总结步态模式的显著变化。图 13-3A 展现步态双支撑期持续时间的减少（与改善姿势控制有关），在前 4 个月的行走中，双支撑期的时间明显下降，并持续下降到大约在独立行走的第 35 个月。图 13-3B 显示步行前 4 个月步长的显著增加，并在独立行走大约 10 个月中伴有步行宽度（也与改善姿势稳定性有关）的持续缩小。他们发现新学步的儿童行走速度非常慢，这可能是因为需要较长的双支撑期以维持平衡。

步行时垂直 COM 运动的控制：肌肉力量的贡献和增加的姿势控制。 作者还考虑了行走过程中某些因素可能限制这些姿势能力的发育（Breniere & Sril, 1998），他们认为需要较强的肌力来对抗使躯干不稳定的重力影响。实际上，有学者推测在支撑相的某一时刻，对臀部肌肉力量的要求可能达到体重的 6 ～ 8 倍（McKinnan & Winter, 1993）。因此，Breniere 和 Bril（同样 Okamoto & Okamoto, 2001）假设学习行走的儿童也许是由于缺乏肌肉力量来控制平衡。为了验证这个假设，作者测量重心在垂直方向上的加速度，基于假设，在垂直方向上的反作用力可以反映骨骼肌肉系统对体重的代偿能力。

若成人重心的垂直加速度在足跟着地时为正值，就说明他们同时具有肌肉力量和在初次着地时对不稳定的力量的控制力。相反，如图 13-3 所示，Breniere 和 Bril 发现在婴儿开始独立行走的过程中，足跟着地时重心的垂直加速度往往是负

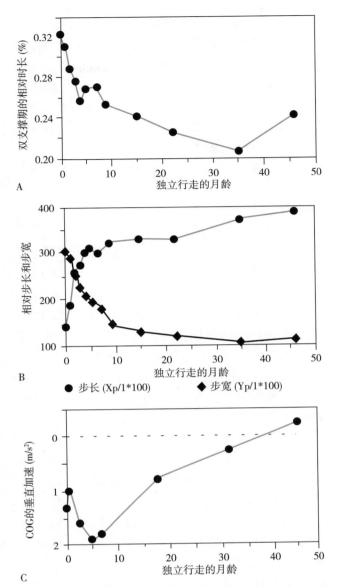

图 13-3　行走前 4 年不同行走参数的变化。A. 双支持期（DS）的相对持续时间。B. 相对步长和宽度的变化。C. 重心（COG）垂直加速度的变化。IW，独立行走；Xp，步长；Yp，步宽（经许可转载自 Bril B, Breniere Y. Posture and independent locomotion in childhood: learning to walk or learning dynamic postural control? In: Savelsbergh GJP, ed. The development of coordination in infancy. Amsterdam, Netherlands: North-Holland, 1993:337-358. ）

值，这说明儿童肌肉力量不足。在独立行走的前 5 个月，幼儿的步速随之增加，大部分原因是由于步长的增加。这增加垂直方向的不稳定性，有趣的是重心垂直加速度为负值并且数值变得更大。因此，此期间肌力相对于维持平衡而言是不足的。如图 13-3 所示，大约在 6 个月的独立行走

时，足跟触地时重心在垂直方向的加速度是正值，这表明姿势控制发生变化。此时幼儿可避免行走时摔倒，开始具有控制向前方摔倒的能力。在拥有 3～4 年的行走经验后（4～5 岁），足跟触地时重心垂直加速度的值为 0，这说明他们可以控制行走时的惯性和重力影响（图 13-3C）。拥有 5 年的行走经验后，3/5 的儿童显示和成人接近的正值（Breniere & Bril, 1998）。由于步宽、步长和双侧支撑相的改变与掌握平衡控制有关，他们的研究结果支持这样的观点，即在第一阶段儿童主要学习将姿势控制整合到运动中去。

对于在成熟步态发育中 COM 的控制，还可通过测量 COM 在弧形轨迹中跨过支撑腿所形成的钟摆运动来反映其特征。这被称为"双足行走的倒立钟摆机制"。研究人员已经探究了摆动机制是先天的，还是通过行走经验获得的（Ivanenko et al., 2004）。将婴儿第一次无支撑行走（约 1 岁时）的运动学与大龄儿童和成人进行比较。正如之前提到的 Bril 和 Breniere 的研究，结果表明摆动机制没有在无支撑的运动开始时实施。

为了确定这些差异是否是因为婴儿行走比年龄较大的儿童慢得多，研究人员将移动速度标准化，发现 2 岁以上儿童的机械能恢复百分比与成人大致相似，而幼儿的恢复百分比约低 50%。他们发现在数个月的独立行走中，钟摆式运动行为伴随着下肢各节段固定的共同运动，迅速地向成熟的运动方式进步，这表明独立行走的经历可能是这些发育变化的功能上的触发因素。他们得出结论认为，钟摆机制的出现并不是不可避免的机械性结果，而是需要主动神经控制和适当的躯体节段间协调模式（Ivanenko et al., 2004）。

行走期的侧方 COM 的控制：提升姿势控制的作用。因为在行走过程中对 COM 的控制被认为是评价稳定性的比较好的指标之一。在 1～9 岁的儿童发育过程中有项研究显示行走时 COM 在垂直方向和侧方都有变化，4 岁以前儿童的 COM 在垂直方向和侧方的摆动幅度（将腿长作为约束条件时）较大，而 7 岁以前的儿童前向幅度更大。研究者的结论是，在 7 岁之前的步态发育过程中，COM 位移的改变是一个渐进的过程（Dierick et al., 2004）。

表 13-1 总结从大约 3 岁时开始独立行走到成熟模式发展的步行周期中的一些变化特征

（Gallahue, 1989）。这些变化特征可以在图 13-4 中清晰地看到。为了更好地理解与发育相关的步态变化，请完成实验活动 13-1。

我们关注到成熟而完整的步态运动的三要素，即节律性的行走模式（前进）、对平衡的控制（稳定性）、对行走的调整能力（适应性），当然有节律性的行走模式是最早发育的。这种模式在出生时以受限制的形态出现，但是在出生后的第 1 年中得到完善。姿势稳定性的发育是第 2 位的，这主要是在第 1 年的年末到第 2 年的开始阶段。正如我们在下一节中讨论的那样，在独立行走后的最初几年中，适应性就会得到改善。

适应性发育

儿童是怎样学习调整行走模式从而可以越过或绕过障碍物，在不同（条件）的地面上行走以及完成其他任务的呢？就像我们在第十二章提及的那样，随着任务和环境需求的变化，他们会运用反应性以及前馈性策略来改变行走模式。

步态中反应性平衡策略的发育

适应性步态的反应性调整策略与在步行周期内进行姿势代偿的整合有关，研究者对步态不稳时出现代偿性姿势的肌肉反应进行观察，并与静止站立时的不稳定进行对比。

儿童应对站立时快速的姿态干扰，往往采取自动姿势反应和单突触反应同时响应的策略。随着儿童发育成熟，伸展反射反应的幅度变小，而姿势反应变快。在年幼的儿童中，拮抗肌具有一定程度的共激活作用（Berger et al., 1985）。

如图 13-5 所示，步态过程中的干扰会在 1～2.5 岁的儿童中引起单突触反射反应，但不会影响年龄较大的儿童。该图显示在 1 岁儿童中，自动姿势反应之前存在大量的单突触反射，在 2.5 岁时开始减小，并且在 4 岁和成人中消失。与站立不稳相类似，对步态干扰的自动姿态响应会随着年龄增长而变快，大约需要 4 年的时间才会有成熟的响应发生。随着年龄增长，拮抗肌的共激活也会减少。

代偿性姿势活动特征的改变与步态稳定性以及应对行走干扰的能力增强有关（Berger et al., 1985）。这项研究表明，尽管他们的反应是不成熟的，但当 1 岁的儿童行走受到干扰时，他们能够独立运动并将代偿性的姿势活动整合到缓慢行

表 13-1　行走的发育顺序	
Ⅰ.行走	**C.成熟阶段**
A.初始阶段	1.手臂往返摆动
1.保持直立姿势困难	2.支撑面减小
2.不可预测的平衡丧失	3.轻松，长时程的步态
3.僵硬，腿部动作停滞	4.垂直上抬最小化
4.步长短	5.明确的足跟-足趾接触地面
5.全足底着地	**Ⅱ.常见问题**
6.足趾向外转	A.抑制或夸大手臂摆动
7.增大支撑面	B.双臂摆动越过中线
8.接触时屈曲膝关节，然后快速伸腿	C.不正确的足趾放置
B.初级阶段	D.躯干过度向前倾斜
1.逐渐平滑的步态模式	E.手臂在两侧伸直或保持平衡
2.步长增加	F.躯干扭转
3.足跟-足趾接触地面	G.节律性差
4.手臂向下进行有限度的摆动	H.平足着地
5.基于对躯干横向移动的支持	I.足或小腿的内外旋
6.足外展程度减小或消失	
7.骨盆倾斜增加	
8.垂直上抬增加	

注：转载自 Gallahue DL. Understanding motor development: infants, children, adolescents. Indianapolis, IN: Benchmark, 1989, 236, 已获许可。

走中。

平衡恢复过程中的代偿性步行技巧。独立行走是一项基本技能，在移动和当平衡受到较大的威胁需要靠跨步来恢复平衡时所需。有趣的是，行走过程中的独立行走能力似乎不能自动转变为恢复平衡所需要的跨步能力。有研究测试随着平衡威胁速度的增加跨步能力的出现情况，如"站立者"（可以站立但不行走的儿童）、初级步行者（能够走 3 步，但行走经历少于 2 周的儿童）、中级步行者（具有 1～3 个月行走经历的儿童）和高级步行者（具有 3～6 个月行走经历的儿童）在不同支持面转换时的不同反应。结果显示，随着平衡威胁的增加，在站立者和初级步行者中没有显示出反应性平衡调整能力，因为这两种人群并没有出现跨步动作以恢复平衡。跨步平衡在具有 1～3 个月的行走经验的儿童中开始出现，并且具

有 6 个月的行走经验后会更加熟练（Roncesvalles et al.，2000）。

步态中前馈性策略的发育

在前进中遇到障碍之前，适应性步态的前馈性策略会通过感觉信息来调整步态模式。儿童是在什么时候开始将这样的策略整合到步行周期中的呢？有学者指出，儿童通过行走获得的平衡反馈控制要早于前馈控制的获得（Hass & Diener, 1988）。Bril 和 Breniere（1993）的实验结果支持这一观点，因为儿童似乎花了最初的 4～5 个月的行走学习并掌握稳态平衡，并将平衡机制整合到步行周期中。

步态方向改变时的头部提前运动。关于步态中前馈策略的研究很少。然而，Grasso 等（1998）研究 3.5～8 岁的儿童在行走中 90°角转向时头部提前活动的能力。结果显示，至少在一次试验

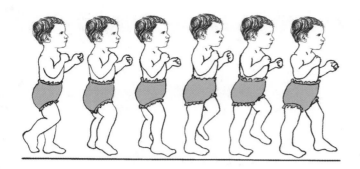

A

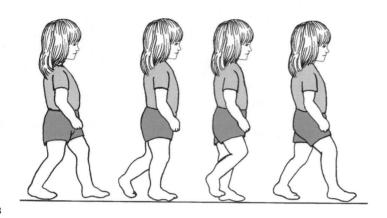

B

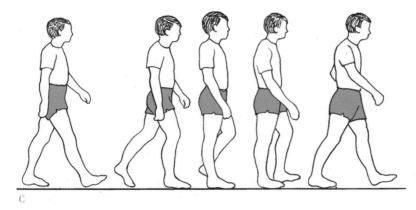

C

图 13-4　与步态发展相关的身体运动。A. 初始步态形式。B. 基本步态形式。C. 成熟步态形式（改编自 Gallahue DL. Understanding motor development: infants, children, adolescents. Indianapolis, IN: Benchmark, 1989:237.）

实验活动 13-1

目标： 测试步态发育的运动学。

步骤： 观察 1 ~ 2 名以下年龄段的婴儿的步态模式，包括 8 ~ 10 个月（学步前儿童）、12 ~ 18 个月（新步行者）和 18 ~ 24 个月（有经验的步行者）。在这些年龄组中，记录与年龄有关的步态的变化。此外，观察并描述每个儿童的以下步态特征：①保持直立姿势的能力；②控制稳定性的能力（儿童在固定时间段内的频率）；③足跟首次触地；④上肢的位置。

任务

1. 比较你对观察到的儿童的描述。每个参数如何随着年龄和行走经验而改变？

2. 将你观察的步态发育描述与表 13-1 中的描述进行比较。步态参数何时开始接近成人的数值？

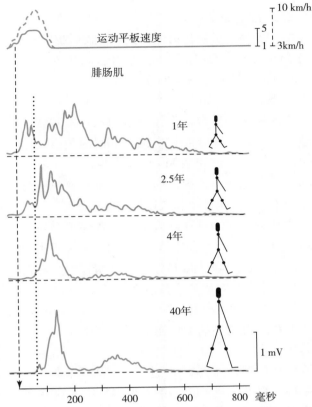

图 13-5　当 1 岁、2.5 岁和 4 岁的儿童和一个成人在运动平板上，因短暂的增加运动平板速度而导致他们平衡受干扰时，腓肠肌肌电图反应的示例。最左侧的垂直线是运动平板加速的开始，相邻的虚线是自动姿势的肌电图反应的开始。注意，在自动姿势反应之前，最小的儿童有一个大的单突触反射。这个反射至 4 岁时就消失了（经许可转载自 Berger W, Quintern J, Dietz V. Stance and gait perturbations in children: developmental aspects of compensatory mechanisms. Electroencephalogr Clin Neurophysiol 1985, 61:388. ）

中，和大龄儿童及成人一样，所有的 3.5 岁儿童的头部出现提前运动的现象，且发生在转身前约 1 秒。然而，儿童头部旋转的峰值恰好与儿童转向 90°转角一致，而成人则早 250 毫秒左右出现。结果表明，虽然直到儿童时期才成熟，但是目标导向步行的前馈性策略在步态发育早期就被使用。

行走中的障碍躲避。McFadyen 和其他人（McFadyen et al., 2001；Vallis & McFadyen, 2005）研究 7 ～ 12 岁的儿童运用前馈性的移动控制来避开障碍物的能力。这些研究表明，这些儿童使用成人般的肢体位移和大体上的动态策略来躲避障碍物。然而，当儿童的数据按照体重标准化后，

与成人相比，与提前运动调节有关的肌肉力量爆发幅度降低。

他们还发现，当成人和儿童改变他们的内 - 外方向上的（mediolateral，ML）COM 轨迹时，成人能够在调整 COM 的同时重新调整头部和躯干的方向，而儿童则是在改变 COM 方向之前重新调整头部和躯干的方向。最后，成人在跨越障碍物之前改变他们的步态模式，而儿童却只在刚要跨越障碍物之前在内 - 外方向上进行步态调整。作者得出结论：儿童将躲避障碍物的活动划分为两项任务，首先通过头部和躯干的前馈性运动进行转向，然后通过跨步宽和步宽的变化对其步态轨迹进行调整，使得能够越过障碍物之前获得必要的规避空间。不同的头部和躯干前馈性协调模式意味着儿童在避开障碍时获得视觉信息的方式与成人不同，并且更多地依赖视觉输入来指导他们的移动策略（Vallis & McFadyen，2005）。

步行启动。在第十二章中，关于成人移动的内容讲到步行启动涉及足底压力中心（COP）向后朝着摆动腿的前馈性移动，这导致重心朝支撑腿向前外侧移动。研究表明，发生 COP 前馈性向后移动的年龄是在 2.5 岁，并且在 6 岁时变成习惯（Ledebt et al.，1998）。

在成人中，压力中心的前馈性变化伴随着足跟离地之前比目鱼肌的抑制和胫骨前肌的激活（Breniere et al.，1981；Herman et al.，1973）。在一项使用运动分析和肌肉反应模式的研究中，研究者探究学步前儿童和有 1 个月至 4 年的行走经验的儿童的步骤启动特征（Assaiante et al.，2000）。在学步前儿童中没有发现步态启动前的前馈姿势调整，但在有 1 ～ 4 个月的行走经验的儿童中会出现。这些调整包括骨盆和站立腿的明显的前馈侧向倾斜，以便于对侧下肢在摆动相之前暂时不负重。此外，在足跟离地前，支撑腿侧髋关节外展肌主动收缩，以维持骨盆稳定性。这些前馈调整姿势直到 4 ～ 5 岁时才连续性地出现。1 ～ 4 岁的儿童将躯干向支撑腿侧向移动时采取上、下肢同时移动的整体策略模式，而年龄大的儿童也只移动骨盆与下肢，采取的是非常接近成人的模式。随着这些运动学变化，年龄较大的儿童在行走中减少了髋关节和膝关节肌肉的使用，增加了足踝肌肉的使用（Assaiante et al.，2000）。

稳定步态模式的扩展：跑、滑步跳、跨步跑、腾空

跑步常被形容为一种夸张的行走形式，它与行走状态的不同点在于每一步中存在短暂腾空的过程。大约在 2 岁时，可以看到区分跑步和行走的腾空阶段。在此之前，儿童的奔跑更像是快速行走，一只脚始终与地面接触。在 4 岁时，大多数儿童能够进行跳跃（33%）和疾奔（43%），而且疾奔的出现会略早于跳跃动作。在一项持续 6.5 年的研究中，大约 14% 的 4 岁儿童可以进行滑步跳（Clark & Whitall, 1989）。

如果中枢模式生成系统（central pattern generators, CPG）控制行走，是否有单独的 CPG 用于控制跳跃、疾速奔跑和滑步跳呢？可能没有。那么，为什么它们会以一种固定的顺序出现？可以从动态系统的观点来解释它们的出现。请记住，步行和跑步是两侧肢体交互有 50% 的时相的协调模式。这是最简单的步态模式，因此也是最早出现的模式。跑步似乎比步行出现得更晚，可能是因为它与行走相比增加力量和平衡要求。疾奔要求儿童的各个肢体在不同的时相发生力量不等的运动，表现为非对称的步态，并且可能增加平衡要求。跳跃随后出现，这可能需要用一条腿去支撑身体的重量，并且需要额外的力量使得身体在落地后还能被提升。滑步跳最后出现，可能是因为一个运动协调模式被整合到另一个运动模式中，因此它需要额外的协调能力（Clark & Whitall, 1989）。

有人提出，采用步行、跑步、疾奔跳跃、滑步跳和双足跳跃等作为发育的里程碑比采用年龄能够更好地反映平衡能力的发育程度。例如在一项研究中，比较儿童姿势反应的肌电图（时相和振幅）和动力学［压力中心（COP）和扭矩生成］特征，发现各组间的高显著性是按照儿童出现上述动作标志进行的，而不是按照儿童的实际年龄出现的（Sundermier et al, 2001）。

感觉系统

正如第十二章中所讨论的那样，来自所有感官的感觉信息在步态三要素（连续性、控制性和适应性）中都起关键作用。个体感官信息的输入对步态发育的贡献将在下面的章节中进行介绍。

视觉对步态发育的作用

无论是在环境布局还是身体在环境中的方位，视觉在引导运动层面起着至关重要的作用。不论是视觉剥夺还是视觉干扰，都会对运动的方向、速度、步幅、步频和足角位置等造成影响。那么，是否对儿童的影响比对成人的影响更显著呢？Hallemans 及其同事（2009a）在一项研究中测试视觉剥夺对 3 ～ 6 岁儿童、7 ～ 11 岁儿童和成人行走的影响，发现两个年龄组的儿童都减慢行走速度，在蒙着眼睛时行走偏离直线的程度比成人更明显。这些结果表明，与成人相比，11 岁以下的儿童在无法获得视觉信息支持时不能用前庭感觉和本体感觉信息来替代以控制躯体运动。

研究者还测试在静眼与闭眼条件下姿势摆动和行走速度的改变存在显著的负相关；在闭眼状态下，行走速度降低与姿势摆动增加有关，这表明步速的降低是对姿势不稳定的补偿。

当比较静眼与闭眼条件下的步态运动学时，成人和两组儿童的躯干向后倾斜更明显，骨盆运动和内收减少，支撑腿的膝关节屈曲增加并且在蹬离地面时减少足踝跖屈。研究人员得出结论：在缺少视觉信息的情况下，步态特征的这些变化是由于更谨慎的步行策略造成的，可能与姿势控制的限制有关（Hallemans et al., 2009b）。

前庭感觉对步态发育的贡献

前庭系统中半规管或耳石的发育成熟是否有助于改善婴儿和幼儿的行走？为了回答这个问题，一项研究测试了 6 ～ 25 个月大的婴幼儿独立行走之前、过渡到独立行走的过程以及独立行走的第 1 年。研究人员发现，当婴儿学会行走时，半规管前庭眼球反射（vestibuloocular reflexes, VOR）没有明显改变；相反，耳石前庭眼反射特征发生明显改变。因此，他们认为耳石功能的发育可能是行走出现的关键因素（Wiener-Vacher.et al., 1996）。

步态过程中头部和躯干的稳定性：躯体感觉、视觉和前庭系统间的切换使用

运动控制的一个重要部分是学会稳定头部。成人以非常精确的方式稳定头部，并保持稳定的视线。因此，控制头部、手臂和躯干（head, arm, and trunk，HAT）节段是控制移动的关键部分。儿童在运动过程中如何控制躯干、手臂和头部以确保头部和视线的稳定？

Assaiante 和 Amblard（1995；Assaiante et al., 2005）通过对 10 岁的儿童进行测试，以探索控制这些身体节段的变化。他们认为步态的平衡和前进可以由两个稳定的参考框架进行，一个是受试

者站立和移动的支撑面，另一个是垂直的重力参考。

　　他们指出，当使用支撑面作为参考时，受试者主要使用本体感觉和皮肤触觉信息，从脚向头部自下而上来组成平衡反应。相反，当受试者使用视觉和前庭信息使头部稳定时，则是从头部向下至脚部组织平衡。这些研究人员探讨在儿童运动发育期间这两种策略在平衡控制中的变化。

　　他们还指出有两种策略可以使头部稳定在躯干上：一种是头部躯干一起移动的整体模式，另一种是头部自由移动并在垂直方向上最小化运动的序贯模式。这些运动策略的研究结果是通过对 8 岁以下的儿童行走的运动学分析得到的。

　　作者发现，从具备站姿开始直到 6 岁左右，儿童以自下而上的方式组织运动，以支撑面为参考，以整体模式控制头部运动，从而减少被控制的自由度。在此期间，儿童逐渐学会稳定臀部，然后是肩膀，最后是头部。在大约 7 岁时，伴随着对头部控制的掌握而出现转换，头部控制策略转变为节段性模式，并且在运动过程中自上而下的平衡组织成为主导方式。研究者假设，在儿童 7～8 岁时，平衡控制中心可以得到更多的与头部位置和重力相关的确定信息，从而允许儿童使用序贯模式进行头部控制。他们认为，在这个年龄段，运动平衡可能存在一个短暂的前庭加工过程（Assaiante & Amblard，1995；Assaiante et al.，2005）。

　　Ledebt 等（1995）的研究已经表明，在步行开始时存在髋关节的空间稳定性，而在随后的 3～4 个月期间头部和躯干的空间稳定性显著增加，之后它们在约 1 年内不会改变。

　　有关半规管与前庭－眼反射（VOR）发育的研究发现，两者发育的时间段是不相同的。年轻步行者的前庭－眼反射相对稳定。然而，启动步行是前庭－眼反射的一个转换点，在此反射的慢速阶段发生明显改变。据此认为在步行的头几个月，前庭－眼反射的发育对姿势控制发育起关键作用。研究者认为虽然前庭－眼反射在此阶段不发生变化，但仍与年长儿童有明显的不同，这也表明该反射仍未发育成熟。他们认为这可能与新步行者在走路时僵硬的颈部姿势有关，患有双侧前庭功能障碍的成人也会出现这样的情况。这种策略减小了倾斜和转动时头部旋转的幅度，以限制由于注视稳定问题而引起的运动不稳定（Wiener-

Vacher et al.，1996）。

　　感觉适应：感知移动的可供性

　　当婴儿开始爬行、漫步和行走时，他们需要学习如何利用环境和支撑面来安全地运动，并避免不安全的环境（例如悬崖或陡峭的楼梯）。当婴儿获得新的运动技能并学会在更陡的斜坡和更窄的表面穿过时，安全环境的概念就会发生变化。婴儿是如何获得这些感知技能的？研究人员通过改变婴儿移动时的表面属性来研究这一问题，包括摩擦力、表面硬度、倾斜度、陡峭的桥梁、悬崖边缘、楼梯高度和基座，以及扶手的可用性（Berger & Adolph，2007）。图 13-6 通过例子展示前文所提到的相关研究内容。

　　图 13-7 显示横截面数据和纵向数据，这些数据表明婴儿学习通过爬行和行走来感知运动的可供性。例如在爬行和行走的第 1 周，婴儿试图通过远超其能力所及的斜坡（图的 x 轴上的正数表明斜坡远远超出其通过能力）。随着经验增加，这种行为的发生减少，因为知觉判断变得与实际运动能力相一致。有趣的是，结果显示爬行和行走姿势之间没有转移。例如新学会行走的婴儿会在爬行时避开一个向下倾斜 36° 的斜坡，但是同样的坡度在行走时却会发生摔倒（Adolph & Berger, 2006）。

认知系统

　　如第十二章所述，行走并不是完全自发的，当成人在行走时进行次要认知或运动任务（在双重任务范式中进行测试）时，任一个或两个任务都可能受到影响。双重任务控制步行在儿童中是如何发展的呢？

　　执行手部任务时的行走

　　尽管行走时保持平衡需要占用大部分婴儿有限的注意力，但他们在开始行走时却通过携带物品来学会和掌握双重任务控制。Karasik 等（2012）对 13 个月大的处于爬行和步行过渡期的儿童进行研究，他们发现几乎所有儿童（90%）都会携带物体。有 81% 的爬行儿童会携带物体，而步行儿童全部会携带物品，并且有行走经验的儿童比刚学会步行的儿童携带物品的频率更高。有趣的是，不到 10% 的携带物品会造成跌倒。事实上，当儿童没有携带物品时，跌倒发生的频率是携带物品时的 2 倍。作者认为，当儿童步行且从事注意力要求较高的次要任务例如携带物品时，他们可能

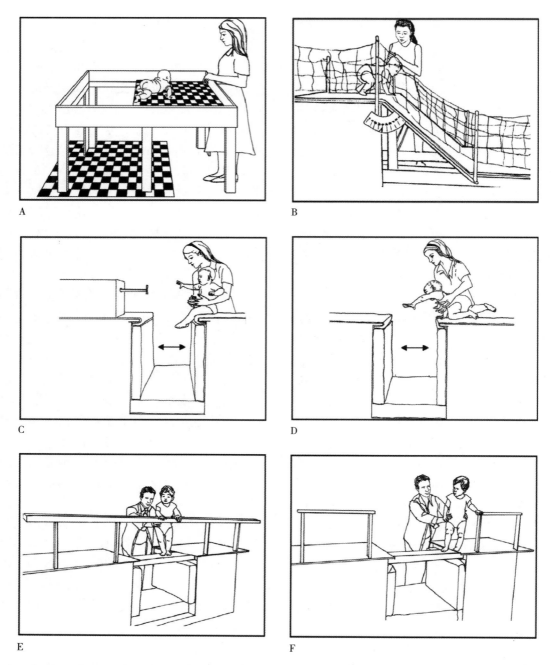

图 13-6 用于测试婴儿对运动的可供性感知的范例。A. 靠近明显"视觉悬崖"的婴儿。 B. 在可变斜坡顶部爬行的婴儿。C. 坐位下的婴儿向前跨越支撑面的可调节间隙。 D. 爬行的婴儿接近支撑面的间隙。 E. 行走的婴儿使用扶手在狭窄的桥梁上以保持平衡。 F. 行走的婴儿在探索一座狭窄的桥梁（经许可引自 Adolph KE, Berger SE. Motor development. In: Damon W, Lerner R, series eds.; Kuhn D, Siegler RS, vol. eds. Handbook of child psychology, vol. 2. Cognition, perception, and language, 6th ed. New York, NY: Wiley, 2006, 192. Copyright © 2006 John Wiley & Sons, Inc. Reproduced with permission of John Wiley & Sons, Inc.)

会更加小心。

随着儿童成长，这种双重任务表现会有怎样的变化？在对 4～6 岁、7～9 岁和 10～13 岁儿童的研究中，受试者被要求带着一个大盒子行走并保持水平。研究人员测试次要任务对双手协调

和步态特征的影响。他们发现，在双重任务条件下行走时，只有最低年龄组（4～6 岁）在步态上表现出步态差异（步长减少、地面反作用力下降和变异性更显著）。该组还表现出较低的保持该盒子水平稳定的能力、手部的运动协调性较差，以

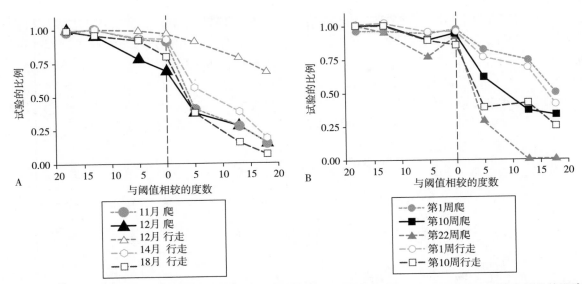

图 13-7 婴儿尝试（试验的比例）在斜坡上爬行和行走的知觉预判。A. 横截面数据。 B. 纵向数据。对每个婴儿的运动基线进行数据标准化处理（在 x 轴上用 0 表示）。x 轴上的负数表示比婴儿的运动基线更平缓的安全坡度，正数表示比婴儿的运动基线更陡峭的危险坡度。图显示感知错误（试图在有风险的斜坡上运动）取决于婴儿具备某种姿势的运动经验，而不是其年龄或特定的运动姿势（经许可引自 Adolph KE, Berger SE. Motor development. In: Damon W, Lerner R, series eds.; Kuhn D, Siegler Rs, vol. eds. Handbook of child psychology, vol. 2. Cognition, perception, and language, 6th ed. New York, NY: Wiley, 2006:194. Copyright © 2006 John Wiley & Sons, Inc. Reproduced with permission of John Wiley & Sons, Inc.）

及在双重任务步行条件下比年龄更大的群体存在更多的肘关节和肩关节运动。作者指出，步态特征的这些变化表明，低龄儿童在执行手部任务时没有注意力来维持步态（Hung et al.，2013）。

在执行认知任务时的行走

在双重任务研究领域，手部操控性运动通常被认为比更复杂的认知任务需要关注的资源更少。因此，研究人员已经在探索需要更多关注要求的认知任务对步态发育表现的影响。

一项研究测试不同水平的认知负荷和不同的行走速度对行走模式的影响。在这项研究中，Schaefer 和他的同事们（2015）比较 7 岁儿童、9 岁儿童和青年人在跑步机上进行认知任务时的行走表现（N-back 任务，他们必须说出 1～9 的数字序列中与他们听到的数字靠后 2 或 3 个位置的数字）。通过测量不同认知条件下下肢步态模式的差异来判断行走表现。结果显示，虽然认知负荷不影响年轻人的步态变异性，但两组儿童都受到认知负荷的影响。但是，与没有任务的状态相比，当儿童从事较容易的认知任务时步态变异性显著减少，并且当认知负荷较高时步态变异性增加。

这导致步态变化与双重任务表现难度之间的 U 形关系。这个与双重任务设置有关的 U 形关系在站立位下双重任务的实验中有所表现。执行简单

的次要任务时，步态变化减小被认为是外部注意焦点使得步态变得更加自动化的结果。但是，当次要任务变得更加困难时，步态变异性就会增加。在这个实验条件下，与对照条件（坐位下单独执行认知任务）相比，步行期间的认知表现没有变化。

在另一项测试运动双重任务负担的研究中，Boonyong 等（2012）要求 5～6 岁的儿童、7～16 岁的儿童和年轻人在单一任务或双重任务条件下行走，同时执行旨在测试听觉注意的 Stroop 任务。如图 13-8A 所示，与大龄儿童或青少年相比，5～6 岁儿童的双重任务负担更高，包括步速更慢，步幅和行走时间也发生改变。尽管 7～16 岁的儿童在双重任务条件下的准确度负担较高，但在听觉 Stroop 任务的反应时间上，各组的双重任务负担并没有差异。结果表明，7 岁以下的儿童在双重任务条件下会将认知任务优先于步行任务，并且没有足够的注意力资源来同时执行这两项任务而不发生性能递减。

在执行认知任务时跨越障碍

在上一节所述的研究中，Boonyong 等（2012）在进行听觉 Stroop 任务时要求同组儿童和青少年穿越障碍物，以确定是否额外增加的障碍物跨越会因为占用更多的注意力资源而给步态任务造成困难。正如在平地上行走所观察到的，与

355

356

年龄较大的儿童或青少年相比，5～6岁的儿童在步速、步长和步频等方面的双重任务负担明显更高（图13-8B）。

此外，5～6岁的儿童和7～16岁的儿童与青少年相比，听觉Stroop任务的双重任务负担增加。因此，在跨越障碍物时，低龄组的步态和认知

任务都会受到影响，部分原因是注意力资源有限。

与青少年相比，儿童在越障过程中执行次要任务时是否采用不同的策略？是的。虽然两组儿童都连续完成了两项任务（例如等到Stroop任务完成之后，他们已经越过障碍并走出好几步），但青少年组几乎同时完成两项任务。图13-9显示这

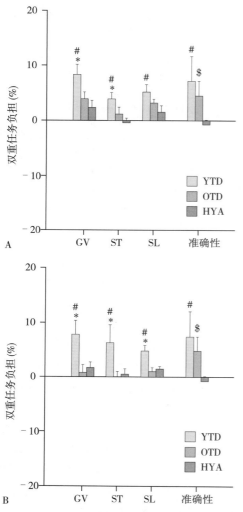

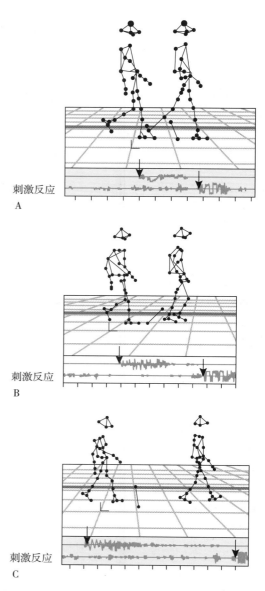

图13-8　图显示5～6岁（YTD）、7～16岁（OTD）和青少年（HYA）的双重任务负担。A.步行的双重任务负担，包括步速（GV）、平均步幅时间（ST）、步长（SL）和认知任务的准确性。请注意，5～6岁儿童的步态特征的双重任务负担高于大龄儿童或成人。然而，年龄较大的儿童因为准确性因素而显示出运动双重任务负担增加。B.穿越障碍的双重任务负担。请注意，5～6岁的儿童的负担显著高于大龄儿童或青少年。两组儿童的认知准确性的任务负担高于青少年组。* YTD与OTD差异有显著性；# YTD与HYA差异有显著性；$ OTD和HYA差异有显著性（改编自Boonyong S, Siu KC, van Donkelaar P, et al. Development of postural control during gait in typically developing children: the effects of dual-task conditions. Gait Posture 2012, 35（3）:432, Figure 4.）

图13-9　听觉Stroop任务同时跨越障碍物的示例图片：青少年组（A）、低龄儿童组（5～6岁）（C）和大龄儿童组（7～16岁）（B）。显示在跨越障碍物时，每组人员在Stroop任务中对听觉刺激的不同反应。第一个箭头表示听觉Stroop刺激的开始，而第二个箭头表示言语响应的开始。请注意，成人口头回应时正在穿越障碍。相比之下，低龄儿童（C）在口头回答时已经远离障碍物（改编自Boonyong S, Siu KC, van Donkelaar P, et al. Development of postural control during gait in typically developing children: the effects of dual-task conditions. Gait Posture 2012, 35（3）:433, Figure 5.）

些组之间的差异。结果表明，在双重任务条件下，儿童通过顺序执行任务来使用有限的信息处理资源，而不是像成人那样同时执行双重任务。

其他运动技能的发育

在本章的第一部分描述了独步走行的出现，我们现在简单回顾下发育过程中其他运动技巧的情况，包括翻身、俯爬、从仰卧位到站立位的转换。

有两种方法来描述婴儿和儿童的运动发育。一种方法是基于描述各种运动行为出现的年龄的规范性研究。规范研究已经产生将婴儿的运动行为与一组相同年龄的婴儿的表现进行比较的标准化量表。规范性研究可以为临床医师提供与年龄有关的特定运动特征的粗略指导。然而，他们普遍报道说正常儿童达到动作发育指标的时间有很大的差异（Palisano，1993）。

描述运动发育的另一种方法是参考与出现单一行为有关的阶段，例如滚动或站立。出现某种技能的阶段通常被临床医师用作治疗进展的基础，并且假设成熟和稳定的成人模式是发育的最后阶段。但是，已经有学者对出现特定运动行为的稳定序列模式提出质疑（Fishkind & Haley, 1986; Horowitz & Sharby, 1988）。

为了弄清楚运动技巧出现的时间、变异性以及连续性特征，我们复习关于翻身、俯爬、从仰卧位到站立位等活动出现的阶段的文献。正如我们在第八章关于发展姿势控制中所提到的，我们关于儿童运动行为出现的大部分信息主要是由两位发育研究人员 Arnold Gesell 和 Myrtle McGraw 在 20 世纪 20～40 年代所做的努力的结果，他们观察并记录正常儿童的发育阶段（McGraw, 1945）。

翻身的发育

翻身是移动技巧的重要组成部分，因为旋转或部分旋转运动是完成仰卧位到坐位或仰卧位到站立位的运动模式的一部分。婴儿首次从侧卧位转向仰卧位是在 1～2 个月时，从仰卧位到侧卧位是在 4～5 个月时。婴儿从俯卧位转向仰卧位是在 4 个月时，然后从仰卧位到俯卧位是在 6～8 个月时。婴儿在逐渐发育成熟过程中会改变其滚动模式，从滚动模式（整个身体作为一个整体滚动）转变为节段性模式。到 9 个月大时，大多数婴儿在骨盆上使用身体的序贯旋转（McGraw, 1945; Towen, 1976）。

俯卧的发展

McGraw（1945）的研究表明，婴儿的俯爬包括从俯卧位到爬行 9 个阶段，使婴儿能够从俯卧到俯爬、跪爬 / 四肢爬，一般在出生至 11 或 13 个月内发育完成。图 13-10 显示由 McGraw 报道的 9 个阶段及相关行为出现的时间，观察儿童出现该行为的年龄及年龄百分比。第一阶段是以下肢关节屈曲为基础的姿势。第二阶段脊柱开始伸展，头部控制开始发育。第三阶段脊柱从头部到尾部连续地伸展到胸部，双下肢可伸展支撑胸部，使上身抬离地面，第四和第五阶段上肢和下肢出现推进运动。第六阶段出现爬行的准备姿势。第七阶段出现不协调的爬行尝试，但在第八和第九阶段已出现协调的爬行姿势。

请注意，McGraw 非常重视成熟运动行为中神经系统的先行因素。她的重点是描述中枢神经系统（CNS）的结构性生长和成熟与运动发育阶段可能有密切关系。目前的研究已经表明，许多因素在发育过程中都能促成运动技能的出现，包括但不限于中枢神经系统的成熟（Thelen & Ulrich, 1991）。

从仰卧位到站立位的发育

正如婴儿的翻身发育过程会不断改变模式一样，由仰卧位到站立位的发育同样如此。婴儿从仰卧位到站立位的动作模式可见到几个步骤：最初是翻身俯卧，然后变成手膝位模式，接着是上肢撑地使躯干直立的姿势。随着发展，孩子学习从四足移动的姿势到脚掌着地行走的跖行位置，并从此形成直立的姿态。到 2～3 岁时，从仰卧至俯卧模式被调整为翻身和坐起模式，并且在 4～5 岁时出现对称的仰卧坐起模式（图 13-11）。这被认为是一种成熟或类似于成人的运动模式（McGraw, 1945）。但是正如你在第十二章中所记得的正常移动技能那样，研究人员发现成人在从仰卧位到站立位的过程中存在巨大的差异。正如成人那样，婴儿在从仰卧位到站立位的模式中，最有可能的是腹部肌肉和髋部屈肌的力量起到重要作用（VanSant, 1988a）。

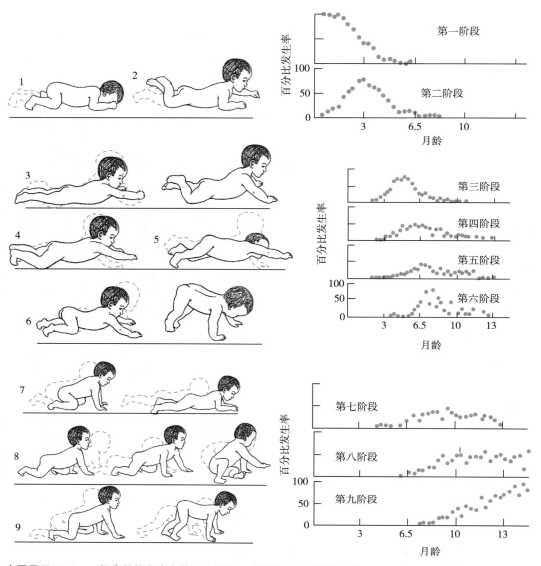

图 13-10　左图显示 McGraw 报告的俯爬发育的 9 个阶段。右图显示各阶段的图表，显示出现行为的年龄（x 轴）和出现行为的儿童百分比（y 轴）。有关每个阶段的详细信息请参阅文本（改编自 McGraw M. The neuromuscular maturation of the human infant. New York, NY: Hafner Press, 1945.）

坐－站立的发育

有研究检测儿童与成人在坐－站立行为的差异（Cahill et al.，1999；Guarrera-Bowlby & Gentile，2004）。当比较 12～18 个月、4～5 岁和 9～10 岁的儿童时，研究人员发现，即使是最小的儿童也掌握类似于成人那样的基本节段模式。然而，最年幼的儿童无法有效地进行这样的运动，因为他们通过抬起足趾或向前迈出一步来结束运动。此外，运动期间，幅度和躯干屈曲的峰值角速度随着发育而增加。年龄较大的儿童的地面反应力模式与成人相似，但年龄较小的儿童则是逐渐达到力量的峰值并伴有波动。其他研究表明，6～7

岁的儿童的个体间变异是成人的 2 倍（Guarrera-Bowlby & Gentile，2004）。这些变化可能与儿童控制水平动量和平衡能力的发育有关（Cahill et al.，1999）。

总之，所有研究支持这样一个概念，即运动是通过许多子系统的逐步发展而出现的一种行为。这些不同的子系统以不同的速率促使步态发育成熟；然而，姿势控制似乎是独立行走发育中的最重要的限速因素。行走的出现源自神经发育和成熟以及大量经验的结合，其中包括平均每天14000步的行走和数百次的摔倒。

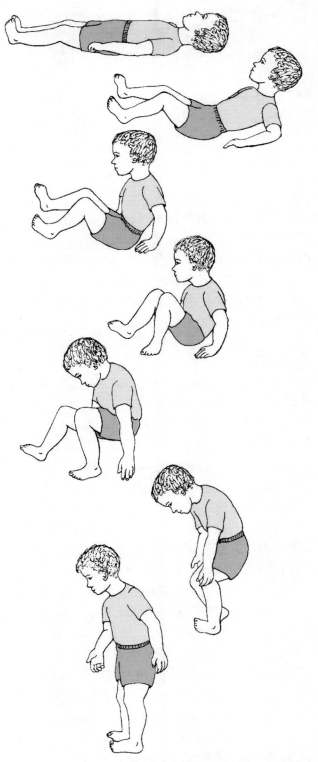

图 13-11 4～5岁儿童仰卧位到站立位的常用模式。请注意，儿童使用对称模式（引自 Van Sant AF. Age differences in movement patterns used by children to rise from a supine position to erect stance. Phys Ther 1988, 68:1130–1138, 经美国物理治疗协会许可。此材料受版权保护，任何进一步的复制或传播都需要得到 APTA 的书面许可）

总结

　　1. 对于成功的步行有3个要素：①产生有节律的步态模式以向前移动身体的能力（运动）；②姿势控制，确保方向和稳定性；③使步态能够适应任务和环境变化（适应）的能力。在运动发育过程中，这3个因素依次出现，首先出现的是步态模式，其次是平衡控制，最后是适应能力。

　　2. 独立步态出现的特征在于许多具有某些分层组件的相互作用系统的发展。在新生儿的行走过程中可以看到一个固有的模式发生器创建步行周期的基本节奏。在第1年，来自较高神经中枢的下行系统的逐渐发育给儿童增加对这种运动行为的控制。平衡的控制是在一个比模式生成器更高的层次上被组织起来的，经过较长时间的发育，正如适应性系统将反应性和主动性策略整合到步态中一样重要。

　　3. 步行的发育从产前开始并持续到7岁时出现成熟的步态。迈步行为在出生时就存在，如果婴儿的身体受到支撑并稍微向前倾斜，则可以在大多数婴儿中引起迈步行为。这种早期行为类似于四足动物的步行，即髋关节和膝关节屈曲的同时关节发生运动，以及原动肌和拮抗肌的同步激活。

　　4. 许多婴儿的早期步态在约2个月时消失，可能是因为婴儿身体系统的生物力学变化，例如体重的增加。在生命的最初2年，早期步态模式逐渐转变为更成熟的模式。

　　5. 研究人员似乎一致认为，将姿势控制融入运动模式的能力是形成独立行走的最重要的速率限制因素。

　　6. 独立行走的前4～5个月内发生对步态模式最重要的调整。大部分变化反映儿童在头几个月中将平衡控制与运动整合的能力日益增强。

实验活动任务参考答案

实验活动 13-1
见表 13-1。

第十四章

衰老与移动

学习目标

通过学习本章，读者应该能够掌握以下内容。

1. 描述与年龄相关的变化，包括运动的 3 个主要要求——行进（模式形成）、姿势控制（方向和稳定性）和适应（改变任务和环境条件）。

2. 描述衰老过程中步态在主要运动学、动力学和肌电图参数方面的变化。

3. 描述与年龄有关的变化，包括神经（感觉、运动和高级认知）和非神经子系统。

4. 讨论与移动其他形式相关的、与年龄有关的变化，包括爬楼梯、转移、从坐位到站立位、仰卧位到站立位，以及从床上站起来。

引言

对于老年人来说，跌倒及其伴随的损伤是一个严重问题。事实上，跌倒是 75 岁以上的人群的第七大致死原因（Ochs et al., 1985）。在 75 岁以上的有损伤性跌倒的成人中，有 48% 的人有跌倒恐惧，其中 26% 的人开始避开对平衡技能要求较高的情况，这会导致行走和平衡技能进一步下降。然而，并不是所有的老年人都有掌握移动的困难。就像对平衡控制的研究一样，重要的是要区分与年龄有关的变化和与病理相关的变化。与年龄相关的变化会影响所有老年人，而与病理相关的变化仅仅影响少部分人。

许多老年人所经历的跌倒发生在行走时。因此，重要的是要了解导致老年人正常步态的系统变化，以便于充分了解这一类人群跌倒频率增加的原因。许多研究人员现在认为平衡控制是稳定行走的主要因素。此外，平衡控制下降是导致许多老年人独立活动能力丧失的一个主要因素。本章在系统框架和 ICF 框架内讨论与移动技能相关的变化。因此，除了研究与年龄相关的变化对移动的影响外，我们还研究 ICF 身体结构和功能成分在步态模式中的变化。我们还讨论步行活动的特征（行走距离、越障等）以及它与参与的关系，包括在家中和外面不同地方的移动。

步态异常是衰老还是病理所致

与年龄有关的运动变化可能来自主要或次要的老化现象。影响衰老的主要因素包括基因表达的变化，这些变化会导致激素功能衰老和死亡的变化。此外，个体可能有特定疾病的遗传倾向，这导致特定系统中神经元功能不可避免的衰退。次要因素是经验性的，包括营养、锻炼、压力水平和获得性病理。当开始研究老年人步态特征变化的文献时，我们需要考虑的一个非常重要的方面是老年人步态异常的程度是由主要因素或次要因素引起的（Karasik et al., 2005）。

较老的临床文献将各种不同的行走模式分类为"与年龄相关的步态异常"。这些不同的步态异常包括步态失用症（慢步态、蹒跚步态、短步态、拖着脚走或滑动步态）、运动功能减退 – 张力亢进综合征（缓慢、审慎步态，但是没有上述移动或滑动成分）、短小步态（小步、快速拖着脚走，其次是缓慢、谨慎的蹒跚步态）、前庭功能障碍步态（转身困难）以及本体感觉功能障碍步态（行走时谨慎，倾向于看脚以及不能正常跨步）（Craik, 1989）。

正如对待体位控制文献一样，在回顾研究与年龄有关的步态变化时必须小心谨慎。在解释研究结果时，应该仔细检查研究的人群，并提出问题。例如在选择老年人受试者时，使用的标准是什么？在病理不是原发性衰老的一部分假说下，研究人员是否排除了有任何病理问题的受试者？研究结果将会有很大的不同，这主要取决于研究对象中老年人的组成。例如一项研究指出，在一组未选定的 60 ~ 99 岁的受试者行走速度比年轻人慢得多，也慢于其他已发表的关于老年人研究的受试者（Imms & Edholm, 1981）。研究对象很有可能存在健康问题，许多受试者报告的症状可能会影响步态。相比之下，一项研究对 1184 名老年人进行筛查，并选择 32 名没有病理的老年人。他们发现，这组年龄较大的、没有受损伤的老年人与年轻人相比，他们之间的步态参数没有差异（Gabell & Nayak，1984）。

最近的研究已经开始表明，许多曾经被认为是"与年龄有关"的步态异常，如步态失用、运动功能减退 – 张力亢进综合征以及短小步态都是病理的表现，而不是普遍衰老过程的特征。然而，正如我们在接下来的章节中所指出的，在许多老年人中，甚至在健康老年人中，步态都有明显的变化。在下一节中，我们将讨论在平衡正常和平衡受损的老年人中，运动系统中与年龄有关的变化导致步态异常。我们的讨论包括稳定状态步态的损伤、前进和姿势控制缺陷，以及与适应性任务改变和环境条件相关能力的损害。包括在平衡受到威胁或者破坏时能够主动恢复步态中的平衡，能够通过对环境的改变继续前行。

运动系统与步态

步态是一种非常复杂的行为，它涉及全身肌肉和关节的协调以达到步态的 3 个要求：行进、姿势控制和适应。

与年龄相关的稳态步态变化

在对与年龄有关的步态变化的研究中，其主要焦点是描绘在稳定步态模式中的变化特性，包括时间、距离、运动学、动力学和肌肉激活模式的变化。

时间和距离的因素

研究人员采用许多不同的实验方法对与年龄相关的行走模式的变化进行研究。在一种我们称之为"自然主义方法"的方法中，观察到成人在自然环境中自发地行走。这种模式被用来尽量减少行走方式的限制，而这通常是在实验室环境中量化步态参数时所必需的。

在这些研究中，研究人员观察不同年龄的人在纽约市的街道上（Drillis, 1961）或阿姆斯特丹市的街道上行走（Molen, 1973）。在第一个研究中，纽约市的 752 名行人，随着年龄从 20 岁增加到 70 岁，在步行速度和步长方面都有所下降，而在步频方面没有统计分析报告。在阿姆斯特丹，以 533 名行人进行的第二项研究中发现类似的结果。在这个研究中，性别差异也被发现，例如与男性相比，年轻和年长的女性行走时速度较慢、步长较短、节奏较快。虽然允许被试者在自然环境中行走是有好处的，但其缺点包括无法控制变量例如不同的步行目标（如散步、匆忙上班）以及受试者的相对健康情况（Craik, 1989）。

与年龄相关的运动学变化

随后在与年龄相关的步态变化的研究中，主要关注对老年人的行走模式进行运动学分析。在一项研究中，受试者是健康男性，他们的体力和运动范围都正常，年龄从 20 ~ 87 岁不等（Murray et al., 1969）。在研究中，每位受试者都以他喜欢的速度和快速的行走速度完成测试。结果发现年龄在 67 岁以上的男性比年轻人（150cm/s）慢得多（118 ~ 123cm/s）（$P < 0.01$）。步长也明显缩短，尤其是在快速行走时。在步行周期中，头部的垂直运动更小，而横向运动则更大。在 74 岁以上的男性中，步宽往往更大。对于超过 80 岁的男性，足尖呈外八字的幅度更大。65 岁以上的老年人，他们的站立期更长，在摆动相的时间相应缩短。

最后，髋关节、膝关节和踝关节的屈曲程度低于年轻人，整个肩关节旋转模式被转移到一个更加后伸的位置，同时也减少肘部的旋转。图 14-1 是根据 Murray 等（1969）的研究改编的，显示年轻和年长男性足跟触地时的肢体位置变化。需要注意的是步长明显变短和前臂位置伸直程度也减少了。在另一项研究中（Murray et al., 1970），研究女性的与年龄相关的步态模式的变异性，相似的变化被发现，包括降低行走速度和缩短行走时间，这些变化发生在 60 ~ 70 岁的年龄组。

有趣的是在研究人员得出的结论中，参与研究的老年人并没有病理性步态模式。相反，这些老年人的行走被认为是有防备的，可能是为了增加稳定性，他们的步态模式类似于在光滑的表面

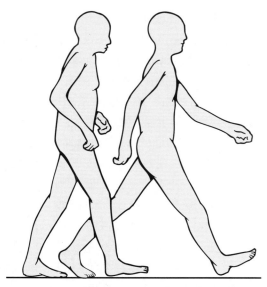

图 14-1　一名年轻人（右）和一名健康的老年人（左）的行走模式的例子。注意：减少的步长和手臂摆动（改编自 Murray MP, Kory RC, Clarkson BH. Walking patterns in healthy older men. J Gerontol 1969, 24:169–178.）

上行走或在黑暗中行走的个体所使用的步态。这听起来像是一个姿势控制问题。通过阅读这一描述，人们可能会假设，老年人的步态变化更多地与失去平衡控制有关，而不是在步行周期本身的变化有关（Murray et al., 1969）。

这些较慢的行走速度将如何影响日常生活中的功能？许多先前的研究报告称，老年人无法以超过 1.4m/s 的速度行走。这是安全穿过街道所需要的最低速度。在 1983 年，Lundgren-Lindquist 等已经研究证明，在参与研究的 205 名受试者中，没有受试者能够在交通灯改变时间内以他们习惯的行走速度穿过街道。因此，许多研究认为老年人在社区里独立行走是不安全的。

与那些没有跌倒史的老年人相比，有跌倒史的老年人的行走特征是怎样的呢？以前的研究表明，与年轻人相比，健康的老年人的步态特征几乎没有什么不同，但有过跌倒史的老年人在行走模式上有显著性差异（Hausdorff et al., 1997；Heitmann et al., 1989；Wolfson et al., 1995）。在 1995 年，Wolfson 等已研究表明，有跌倒史的老年人和无跌倒史的老年人在跨步长 [无跌倒史者为（0.82±0.22）m；有跌倒史者为（0.53±0.21）m] 和步行速度 [无跌倒史者为（0.64±0.21）m/s；有跌倒史者为（0.37±0.17）m/s] 方面有明显差异。有跌倒史者的跨步长和步行速度明显下降。

Heitmann 等（1989）发现，平衡表现不佳的老年女性受试者在步态中步宽增加。其他研究报告称，与无跌倒史的老年人相比，在有跌倒史的老年人中，当他们以 6km/h 的速度行走时，测量他们在足跟处的步宽，结果发现此步宽在这类老年人中明显增大。研究还发现，与无跌倒史的老年人相比，有跌倒史的老年人有与步态无关的平衡问题，因为他们不能睁眼双脚并拢站立。当然，有跌倒史的老年人很有可能患有未确诊的病理状况。因此，在对跌倒的老年人进行研究时需要仔细检查这些个体，以确定潜在的病理状况是否会导致步态障碍（Gehlsen & Whaley, 1990；Heitmann et al., 1989）。

个体步态模式的变异是否会导致不平衡？大多数关于与年龄有关的平衡退化和步态恶化的研究都集中在老年人和年轻人的整体表现差异上。虽然这些研究表明，老年人的整体表现与年轻人有大量的显著性差异，但第二个表现变量即个体在重复实验任务中的变化也影响老年人的平衡功能，这即是个体问题的变化性。个体差异可能反映行为控制处理的波动性或缺乏对行为控制进行稳健性处理，这暗示在行为控制下生理系统中存有"噪声"（Li et al., 2004）。这是平衡控制的一个重要因素，例如当一个个体已经接近他的稳定极限时，增加身体重心，可能会导致身体重心在稳定范围之外移动，从而导致平衡的损失和随后的跌倒。

许多研究实验室已经开始探索有跌倒史的老年人的跨步变异。例如，Hausdorff 和其同事（Hausdorff, 2007；Hausdorff et al., 1997）评估居住在社区中的有跌倒史的老年人、无跌倒史的老年人和年轻人的步态变异。他们发现，与年轻人和无跌倒史的老年人相比，有跌倒史的老年人的跨步时间和摆动时间的变异明显更大。相比之下，在有跌倒史的老年人和无跌倒史的老年人中，步态的速度是相似的。尽管两组老年人的行走速度和肌肉力量都差不多，但有跌倒史的老年人的跨步变异显著增加。

此外，Studenski 和他的同事（Brach et al., 2005）已经证明，在老年人中，过多或过少的步幅变异都与跌倒有关。他们对 503 名年龄较大的、能够独立行走的老年人（平均年龄为 79 岁）进行抽样调查，他们发现在过去的 1 年中，有极端步宽变异的个体（太大或太小的变异）比中度变异的个体更容易报告跌倒。在行走速度＜1m/s 的个体中，步宽的变异与跌倒史之间的联系并不显著。

研究还表明，当老年人在行走时被要求进行一项算术任务时，他们的行走变异尤其是跨步时间变异会增加（Beauchet et al., 2005）。双重任务条件下的变异增加被认为是由于同时执两项任务的注意力处理资源不足，从而导致处理噪声的增加。

步态的变异能否用来识别个体的跌倒风险？Hausdorff 等（2001）验证这样一种假设，即在社区居住的老年人中，步态的变异可以预测将来的跌倒风险。老年人接受基线评估，然后随访 12 个月，监测每周的跌倒状况。在 12 个月的随访期间，39% 的参与者报告至少有 1 次跌倒。在基线水平上，与没有跌倒的老年人相比，在跌倒后的老年人中，所测试到的步态变异显著增加，这表明步态变异的测量可以预测将来的跌倒风险。

与年龄相关的关节动力学变化

我们刚刚注意到几项研究表明在走路时，老年人的肌肉反应水平和腿部肌肉间的不同激活顺序比年轻人要高，但是这些肌肉激活模式的变化是如何改变步态的动力学的呢？利用逆动力学的方法可以计算出力矩、每个关节产生和吸收的机械力以及在每个关节处产生的机械力。这个过程允许估计肌肉产生的能量。在第十二章关于运动的部分已经提及需要增加肌肉能量来启动摆动，同时需要减少能量来准备足跟着地。

在 1990 年，Winter 和他的同事利用逆向动力学技术比较了 15 名健康的老年人（62～78 岁）与 12 名年轻人（21～28 岁）的步态模式。他们发现，与年轻人相比，老年人的步长和双支撑期的时间都比较短。此外，在老年受试者中，跖屈肌在足趾蹬地时产生的能量显著减少，而股四头肌在支撑相后期和摆动相早期吸收的能量显著减少。

这些研究人员得出的结论是在足趾蹬地的过程中，跖屈肌力量降低可以解释步长变短、全足底着地和双支撑期时间增加的原因。对于老年人足趾蹬地力量较弱的原因有两种不同的解释。一种解释认为在老年人中，踝关节跖屈肌力量的降低可能是导致足趾产生较弱的下推力的原因；另一种解释认为足趾所产生的下推力下降的原因可能是一种适应性改变，用来确保更安全的步态，因为高的下推力的作用是向上和向前的，因此在

和下推时使用更低的力量相比更有可能减少稳定性（Winter et al., 1990）。

在 Winters 等的研究中计算动态平衡的指数，其目的是确定在支撑相当髋关节、膝关节、踝关节伸肌维持恰当的力矩时，头、上肢、躯干之间协调向前与向后平衡的能力。研究发现，老年人在臀部和膝部的共同运动能力有所下降，这意味着老年人在支撑相时下肢维持恰当的伸肌力矩，老年人无法正常控制头、上肢及躯干之间的协调运动。在对年龄较大组的老年人单独进行评估臀部和膝部的共同运动能力时，有 2/3 的老年人的共同运动能力在正常的年轻成人范围内，而 1/3 的老年人有非常低的髋部和膝部共变能力。研究得出的结论是，一些老年人在运动过程中可能存在动态平衡的问题，但是在他们的病史中或简单的临床测试中并没有发现平衡损伤。

为了确定在老年人步行过程中减少的关节力矩和力量是由于自我选择的缓慢行走速度还是由于真正的步态限制性因素导致的，研究人员通过让年轻人和老年人以相同行走的速度方式检查这些参数（DeVita & Hortobagyi, 2000）。他们发现，在两组中支持角冲量都是一样的，但是老年人在行走时在髋关节处利用超过 58% 的角冲量和 279% 的功，在膝关节处所利用的角冲量低于 50% 和所利用的功少于 39%，而在踝关节处所消耗的冲量和功分别少于 23% 和 29%。因此，与年轻人相比，年长的老年人表现出了联合扭矩和力量的再分配，在以同样的速度行走时，使用髋伸肌、膝伸肌和跖屈肌比年轻人要少。

大量的研究报告描述许多老年人步态模式的变化，这些变化总结在表 14-1 中。为了更好地理解与年龄有关的步态变化，完成实验活动 14-1，将你的发现与表 14-1 中总结的研究结果进行比较。

与年龄有关的步态适应变化：反应性和前瞻性平衡

步态适应是运动功能正常的标志，而步态对意外和预期挑战的适应能力降低是老年人跌倒的一个主要因素。许多老年人在行走时可能因为路面湿滑和路面有障碍物而跌倒。一些研究小组在老年人的步态中研究积极的适应策略。而且，关于反应性平衡控制中与年龄有关变化的研究已经

表 14-1　关于老年人步态模式变化的总结

时间及距离因素	运动学方面改变
步行速度减慢	重心垂直运动减少
步长缩短	手臂摆动减少
步频减低	髋关节、膝关节及踝关节屈曲角度降低
跨步长缩短	全足底着地
步宽增加	髋膝关节联合运动能力下降
支撑相时间增加	负重期间，动态稳定性降低
双支撑期时间增加	**肌肉激活模式**
摆动相降低	共激活能力增加（肌肉僵硬程度增加）
	动力学变化
	足蹬离时，能量产生降低；在足跟触地时，能量吸收降低

实验活动 14-1

目标：探讨步态的空间、时间和运动参数与年龄有关的变化。

步骤：从你所在的社区中找到两名老年人，要求其中一名老年人非常活跃并有很好的平衡功能，另一名老年人则报告有步态和平衡问题。记录这两名老年人分别在步态空间和时间方面的变化。另外，观察和描述每名老年人的以下步态特征：①保持直立姿势的能力；②控制稳定性的能力（老年人在固定时间内跌倒的频率）；③足跟首次触地的时间；④手臂的位置。

任务

1. 将你从健康年轻人那里收集的数据与来自这两名老年人的数据进行对比。在年轻人和老年人之间，哪些步态参数是相似的？

2. 在年轻人和老年人之间，有哪些步态参数是不同的？

3. 这两名老年人的步态参数有哪些相似？有哪些不同之处？

4. 如何将你的数据与表 14-1 中描述的数据进行对比？

发表（Chambers & Cham, 2007；Lockhart et al., 2003；Tang & Woollacott, 1998, 1999）。

与年龄相关的反应性平衡变化

绊倒。关于跌倒的研究指出老年人的跌倒 35%～47% 是由于绊在一个物体上而导致的。在 1993 年，Chen 为了研究绊倒过程中平衡恢复的决定性因素，使用生物力学模型模拟。他展示在一次绊倒中，平衡恢复的关键肌肉是摆动腿的髋屈肌和负重腿的跖屈肌。而且，他还发现对于平衡恢复至关重要的是扭矩产生速度而不是可用的肌肉力量。因此，在绊倒后，平衡恢复的关键因素似乎是快速产生恢复力。图 14-2 显示不同的联合扭矩和扭矩产生速率对绊倒后平衡恢复的影响。图 14-2A 表示当一名受试者有最大的关节扭矩和扭矩产生速度时，受试者对绊倒反应的线条简化图；而图 14-2B 和 C 显示当一名受试者分别有 75% 的参考扭矩和 50% 的可用扭矩的产生速率时，受试者对绊倒反应的线条简化图。对于受试者 C，摆动腿重新接触地面，再次被绊倒，因为他上半身的总体身体重心在支撑面之前，从而造成额外的平衡干扰因素（Schultz, 1995）。

在 2005 年，由 Pijnappels 等完成的研究也支持并扩展这些结果。这个研究的主要目的是确定：①肌肉激活的时间和顺序；②在年轻受试者和老年人受试者被绊倒后，恢复过程中肌肉激活的大小和速率是否有区别。在这项研究中，年龄较小（平均年龄为 25 岁）和较大（平均年龄为 68 岁）的受试者在一个平台上行走，在步行周期的不同阶段被多次绊倒。结果显示，年轻受试者和老年受试者在被绊倒后，负重腿的腘绳肌、腓肠肌及比目鱼肌的快速肌电图反应（60～80 毫秒）

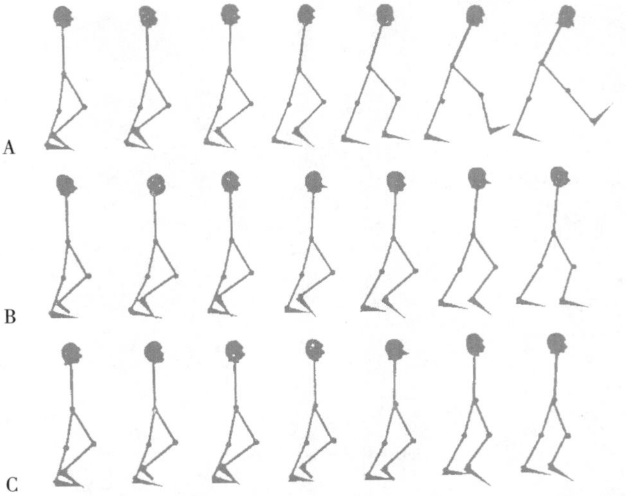

图 14-2　图 A 表示当一名受试者有最大的关节扭矩和扭矩产生速度时，受试者对绊倒反应的线条简化图。图 B 和 C 表示当一名受试者分别有 75% 和 50% 的关节扭矩和扭矩产生速率时，受试者对绊倒反应的线条简化图。在图 C 中，假设受试者摆动腿再次接触地时造成额外的绊倒，因为其上半身的总体重心在支撑面之前（转载自 Schultz AB. Muscle function and mobility biomechanics in the elderly: an overview of some recent research. J Gerontol 1995;50A（special issue）:60-63, 已获许可）

都被激活，而老年受试者的比目鱼肌激活时间延迟 11 毫秒。在两组受试者中，他们肌肉活动模式的顺序是相似的。然而，在老年人中，肌肉活动的大小和速率明显较低。这些结果和先前研究的结果都表明，老年受试者负重下肢的肌肉激活速率较低，可能导致其在被绊住时恢复不充分，进而导致跌倒（Pijnappels et al., 2005；Schultz, 1995；Thelen et al., 1996）。

在 1999 年，Pavol 及其同事设计一项研究，旨在确定被绊住后跌倒的风险。此项实验的研究者给在行走时的老年人 ［平均年龄 ± 标准差为（72±5）岁］ 一次意外地被绊倒。即在没有任何警告的情况下，在这些老年人行走的人行道上放置一个隐蔽的机械障碍。22% 的绊住进而导致跌倒，61% 的绊住可以完全恢复，17% 的绊住在辅助下可以恢复。而且结果显示，女性的跌倒次数是男性的 4 倍。

滑倒。 在社区居住的老年人中，滑倒在跌倒及其后续损伤中也占很大的比例（27% ～ 32%）（Gabell et al., 1985）。这一现象表明，尽管健康活跃的老年人保持与年轻人相当的运动水平，但这些老年人在滑动时可能很难产生有效的对抗性姿

势反应。在 1988 年，由 Tang 和 Woollacott 完成的一项研究测试这样一种假设，即在行走时足跟着地，发生意外向前滑倒时，健康活跃的老年人所使用的反应性平衡策略的有效性比年轻人要低。他们预测低效的平衡策略会表现为较慢、较小的姿势反应，而且这种平衡策略改变姿势反应的时间和空间结构，以及在老年人出现滑脱后导致更大的躯干上段的不稳定性。

在这项研究中，年轻人 ［n=33；平均年龄 ± 标准差为（25±4）岁］ 和居住在社区的老年人 ［n=32；平均年龄 ± 标准差为（74±14）岁］ 走下斜坡，穿过一个在足跟前向前移动的力板，形成一个向前滑，并对在恢复平衡中使用的肌肉反应特征和身体节段运动进行分析。

Tang 和 Woollacott 注意到，从行为上说，老年人在滑倒后比年轻人更不稳定。例如当从滑倒中恢复时，老年人往往会更多地被绊倒，因为向前摆动的下肢容易绊到地面。在老年人中，有 66% 的时间是被绊倒的；而在年轻人中，这一比例为 15%。在滑倒时，老年人比年轻人表现出更大的躯干过伸以及更高的抬臂姿势反应，如图 14-3 A 和 B 所示。受试者的线条简化图显示一名年轻人和一名老年人对在足跟处向前滑动反应的运动分析。注意观察老年人在滑动开始时，向后伸展躯干，并抬起手臂。而且老年人对侧足触地较早和步长缩短，这意味着老年人在滑倒后采取较为保守的平衡策略，并试图在滑倒后迅速重新建立支撑面。

神经肌肉反应特征的哪些变化可能是导致老年人平衡恢复困难的原因？分析摘要见图 14-3 C。与年轻人（浅色条图）相比，老年人（深色条图）在平衡恢复中被激活的姿势性肌肉（如胫骨前肌、股直肌和腹部肌肉）收缩开始时间较晚和幅度较小。这些延迟收缩和幅度较弱的肌肉反应导致躯干过度伸展和在恢复过程中老年人的跌倒。为了弥补这些不足的反应，老年人的肌肉反应持续时间更长（图 14-3C），并使用手臂来帮助恢复。他们还显示在受干扰腿的踝关节、膝关节和躯干上的成对原动肌和拮抗肌共同激活的时间更长，可能会使关节变硬，从而作为平衡控制的额外辅助手段（Tang & Woollacott, 1998）。

在步行周期的不同阶段，老年人如何适应不同阶段的平衡威胁？当年轻人在支撑相中期而不

366

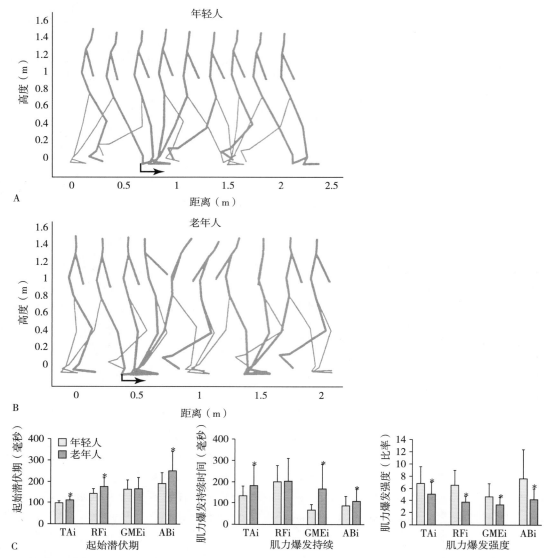

图14-3　从运动分析中提取的数据，图 A 表示年轻人对向前滑倒（箭头所指）时运动反应的动作分析。图 B 表示老年人对向前滑倒时运动反应的动作分析。注意观察老年人在滑倒开始时躯干向后伸展，并抬高手臂（由垂直线表示）。图 C 表示年轻人（浅色条图）和老年人（深色条图）姿势反应中的受干扰腿的前面肌肉的起始潜伏时间、肌力爆发持续时间以及肌力爆发强度的均值和标准偏差。ABi，同侧腹肌；GMEi，同侧臀中肌；RFi，同侧股直肌；TAi，同侧胫骨前肌。（经许重印自 Tang PF, Woollacott MH. Inefficient postural responses to unexpected slips during walking in older adults. J Gerontol 1998, 53:M471–M480.）

是足跟触地时平衡会受到挑战，如果这些平衡威胁因素对稳定的威胁较少，他们会相应地减少反应的幅度。然而，当老年人在支撑相中期经历滑倒时，他们的反应实际上与足跟触地程度一样大，几乎没有什么适应能力。为什么会这样呢？他们在足跟触地时反应能力的降低（即较小的反应爆发幅度）可能是导致他们适应能力丧失的关键限制因素（图14-3C）。他们可能会在站立中期表现出正常的反应，但只是在足跟触地时没有反应能力来增加适当的反应水平以适应所增加的平衡挑

战（Tang & Woollacott, 1999）。

在 2003 年的另一个研究中研究者检查老年人的步态变化以及这些变化对滑倒和跌倒频率的影响。Lockhart 等研究者要求年轻人和老年人沿着一条环轨行走，在参与者没有意识到时随机将一块力板表面涂上使其光滑的油性物质。实验设置如图 14-4 所示。结果显示，老年人的足跟水平触地速度明显加快、步长缩短。老年人也比年轻的受试者滑得更久、更快，跌倒的次数也更多。研究人员注意到，跌倒的受试者足跟水平触地的速度

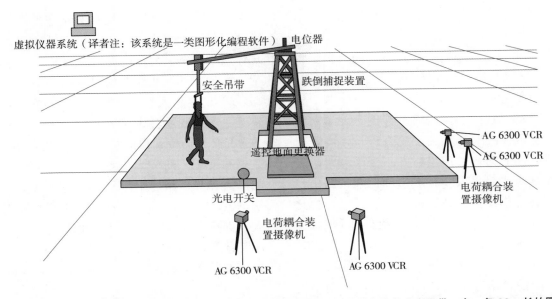

图 14-4　实验布局，检查与滑倒和摔倒有关且同时与年龄相关的步态变化。受试者穿着安全吊带，在一条 20m 长的圆形轨道上行走，轨道内装有一个力板。这个力板上覆盖着室外地毯，用于控制试验。而油性乙烯基板用于意外的滑倒试验。电荷耦合装置（Charge-coupled device，CCD）摄像机记录每次试验的运动数据。一个遥控地面更换器（remote-controlled floor changer，RCFC）被用来意外地改变测试地板的表面（经许可引自 Lockhart TE, Woldstad JC, Smith JL. Effects of age-related gait changes on the biomechanics of slips and falls. Ergonomics 2003, 46:1140.）

比没有跌倒者的速度要快，这表明与衰老相关的步态变化会影响滑倒的起始反应以及恢复情况。

当受试者行走在光滑表面时，对他们的肌肉反应进行检查。结果显示与年轻人不同，老年人在应对高度危险的情况时并没有增加肌肉反应的力量和持续时间，这可能与老年人的下肢肌力减弱有关（Chambers & Cham，2007）。

当年轻人和老年人被告知在行走期间有光滑的表面出现时，他们会在平衡反应中加入一个积极的成分，使踝关节和膝关节的肌肉同时活跃起来，增强他们肌肉反应的力量；然而，老年人主动增加的肌肉力量低于年轻人所增加的肌力。在研究过程中，受试者往往会通过减少步幅、减少足底与地面之间的角度、减少足跟触地时在垂直面上的足跟速度，同时增加屈膝和屈髋时间，从而降低滑倒和跌倒的可能性（Chambers & Cham，2007）。

总之，这些研究表明，反应性平衡控制受损会降低从意外的步态干扰中恢复的能力，这是导致许多老年人丧失移动功能和增加跌倒风险的一个重要因素。目前，反应性平衡控制受损的程度是否真正与年龄相关及其是否由潜在的神经系统病理所导致还不清楚。下一部分将研究影响老年人功能性移动能力的主动平衡控制的变化。

主动平衡控制与年龄相关的变化

在第十二章中讨论了积极的策略被用来修改和适应步态，包括在行走时修改步态以应对环境挑战的视觉激活策略以及修改步态参数以将与任务相关的不稳定影响最小化的预测策略，例如在行走时携带一个物品。

调节步长。 在年轻人和老年人中，实施避障策略的最短时间是多少？在一项研究中，健康的年轻人和老年人被要求沿着人行道行走，当在人行道上的特定点上被光线照射时，他们延长或缩短他们的步伐，以适应光线的位置（Patla et al.，1992b）。

当光线照射仅仅提前一步持续时间时，与年轻人相比，老年人在调整他们的步长时更困难。年轻人在 80% 的时间里成功了，而老年人在 60% 的延长步长时间里以及在 38% 的缩短步长时间里取得成功。当提示被提前两步进行时，两组都取得同样的成功（Patla et al.，1992b）。

作者认为由于平衡的限制，老年人在缩短一个步幅方面有更大的困难。缩短这一步幅需要调节向前倾斜的头、上肢以及躯干节段。如果不加以控制这些身体节段，就会导致跌倒。记得在对

368

Winter 研究的回顾中，老年人比年轻人在步态中控制动态平衡的问题更大。

这些结果表明，在需要避免障碍的一个步幅之前，老年人可能需要开始对步态模式进行修改，这可能是增加视觉监测的一个原因。

跨越障碍。 在跨越障碍时被绊倒是老年人跌倒的主要原因。在对一项关于检查跨越障碍表现的研究进行回顾时，发现当时间不受限制时，老年人在跨越障碍时采取一种较慢的保守策略，允许他们调整足部位置，减少被绊倒的风险。与此相反，当时间受到限制，他们必须迅速移动时，老年人在跨越障碍时比年轻人更频繁地接触障碍（Galna et al.，2009）。作者认为在这些限制条件下，接触障碍物次数增加是老年人绊倒和跌倒的原因。

老年人在行走时使用什么策略来避免障碍？为了回答这个问题，研究人员对 24 名健康的年轻人和 24 名健康的老年人（平均年龄 71 岁）在跨过不同高度的障碍物时的步态进行分析。障碍物为 1 或 2 英寸（约 2.54cm 或 5.08cm）高的门槛或 6 英寸（约 15.24cm）高的缘石，并将表现与基线条件（在人行道上标记）进行比较。在跨越这些障碍时，足部离障碍物的距离与年龄相关的变化没有被发现，但老年人在跨越障碍时使用更为保守的策略。老年人接近障碍物的速度稍微慢一些，跨过障碍物的速度明显慢，步长更短。此外，24 名老年人中有 4 名无意中踩到障碍物，而年轻人中则没有 1 人无意中踩到障碍物（Chen et al.，1991）。

其他关于障碍规避能力变化的研究主要集中在跨越障碍物过程中身体重心的控制（Hahn & Chou, 2004）。在跨越障碍物的过程中，老年人显示出与年轻成人相比，前水平方向的身体重心速度明显减慢。他们还发现身体重心和压力中心之间的前后距离减小了，这表明一个保守的策略减少支撑肢体的机械负荷。作者指出，这种策略可能是老年人肌肉力量减少的结果。

在 2003 年，Chou 及其同事（Chou et al.，2003）也研究在失衡的情景中，当老年人跨越障碍物时的身体重心运动情况。失衡情景可以判断老年人身体重心向侧面过度运动是否会在这些情形下导致他们身体的不稳定，从而确认老年失衡以及跌倒的风险。虽然这些失衡的老年人在时间距离的

步态参数上没有差异，比如行走速度和步长，但当他们越过 15% 的身体高度的障碍物时，他们的身体重心出现更大及更快的横向运动。图 14-5 显示一名健康的（实线）的老年人和一名平衡受损（虚线）的老年人的中外侧身体重心的位置和速度轨迹。注意观看在老年人跨过障碍时因失去平衡导致身体重心位置和速度发生非常大的偏差。

事实上，研究人员发现，由于个体节段运动的巨大差异，相对于髋部、躯干或骨盆标记的运动，COM 运动能更好地区分患有平衡障碍的老年人和健康的老年人。这些结果表明，关于老年人在跨越障碍时控制 COM 轨迹能力的信息可以帮助识别有跌倒风险的人群，并在他们发生跌倒之前进行干预。

肌肉骨骼控制与年龄相关的变化

肌肉力量降低被认为是导致老年人运动变化的原因之一。在关于步行周期动力学的章节中，我们注意到 Winter 及其同事（1990）报告说，在

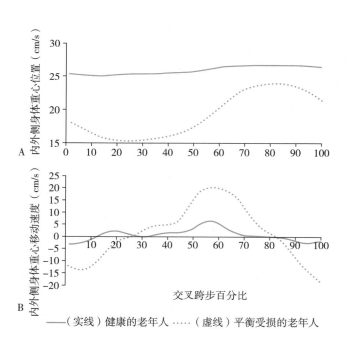

图 14-5　内外侧身体重心位置（A）和速度（B）数据分别来自一名健康的老年人（交叉跨步百分比）（实线）和一名平衡受损的老年人（虚线），同时跨越一个 15% 的身体高度的障碍（经许可引自 Chou L-S, Kaufman KR, Hahn ME, et al. Mediolateral motion of the center of mass during obstacle crossing distinguishes elderly individuals with imbalance. Gait Posture 2003, 18:129.）

健康的老年人的步态中，在足趾蹬地时力量显著下降，这可能与肌肉力量的减小有关。第九章详细讨论与年龄相关的肌肉力量减小相关的问题。

老年人步态变化的病理因素

继发性老化因素，尤其是病理因素在老年人步态异常中起什么作用？在许多表面上健康的老年人的研究中，如果受试者没有已知的神经系统疾病、心血管疾病或骨骼肌肉疾病，则他们被认为是无病理学变化的。然而，当这些人被仔细检查时，许多人表现出微妙的病理学变化。例如在1983年，Sudarsky和Ronthal在一项关于老年人特发性步态障碍的研究中发现，在更深入的医学评估中，这种步态模式实际上可以归因于许多特定的疾病过程。这表明，在许多情况下，病理状态可能是导致老年人步态模式变化的潜在因素。在许多系统中，病理学可能会影响老年人的运动技能。在一项研究多重残损对重度行走残疾影响的研究中，研究人员分析来自65岁或65岁以上的女性的数据，对这些女性分别进行肌肉力量的测试（手握式测力计测试伸膝肌力）和平衡测试（双脚并立、单腿站立，以及双腿分开站立）。结果表明，与只有1种残损的人相比，有肌力问题和平衡障碍的人发生重度行走残疾的风险将会增加10倍。因此，有效降低行走残疾的方法是预防或矫正多重残损，只有改善某种残损才有可能会对行走残疾产生重大影响（Rantanen et al., 1999）。

感觉系统和步态与年龄相关的变化

正如第九章关于老年人姿势控制的改变所指出的，在许多老年人中，视觉、本体感觉和前庭系统的病理现象是很常见的，这减少了从这些感官中获得有用的姿势和步态信息。如果感觉功能的减少是正常老化的一部分，那么重要的是要确定优化环境因素的方法，并通过训练来提高老年人行走时的稳定性。

躯体感觉

与周围神经病变相关的躯体感觉的降低通常与衰老过程有关，尤其是在患有糖尿病的老年人中，研究已经检验它对行走特征的影响。一项研究调查895名65岁以上的有周围神经功能障碍的女性老年人的正常和快速行走特征（Resnick et al., 2000）。结果显示，正常和快速行走速度减缓与周围神经功能障碍有关系。

视觉

视力差也被证明与在社区居住的老年人的行走能力差有关。对起立 - 行走计时测试（timed up and go, TUG）和行走速度的表现测试显示，这些表现与老年人的功能视觉有显著的相关性（Aartolahti et al., 2013）。

此外，在前面讨论的步态中，积极的适应能力在很大程度上取决于在预知即将到来的障碍时使用视觉信息改变步态模式的能力（Patla, 1993）。Patla等（1992a）研究了老年人运动能力差的原因，可能是在行走过程中对视觉环境进行采样的能力下降。他们想知道环境的视觉采样是否随着年龄的增长而改变。

在他们的实验中，实验对象戴着不透明的液晶眼镜，并按下开关，使其在任何时候想要对环境进行采样时都是透明的（眼镜）。受试者走过的地板要么没有标记，要么以一定的间隔标记足印（受试者应该行走的地方）。当要求受试者只能落足于足印上时，年轻受试者会更频繁的采样，间隔时间更短，而年老受试者倾向于少的采样次数，但较长的采样时间。因此，老年人在步行时较年轻人更多地监视地形（Patla, 1993）。

前庭觉

针对老年人前庭功能的研究检查，利用前庭诱发肌源性电位来测量前庭的衰退。研究结果表明，行走速度变慢，尤其是在狭窄的人行道上的行走速度变慢，在一定程度上是由于与年龄有关的小囊反应的强度减弱的作用。

认知系统和步态与年龄相关的变化

在日常生活的许多活动中，将注意力集中在两个或多个任务之间的能力是运动的一个重要方面。例如一名老年人可能会被要求在与朋友交谈时穿过街道，同时需要注意道路通行情况以避免发生交通事故。一些研究已经检验老年人同时进行运动和其他认知要求的任务的能力，以确定注意力问题是否可能是导致跌倒的一个因素。在第七、九和十二章中，我们定义了注意力，并讨论了关于平衡和运动注意力需求的研究以及对老年人平衡注意力需求的变化。在这一章中，我们将重点关注健康的老年人和平衡受损的老年人的运动注意力需求的变化。

有人认为，当老年人的功能性能力在他们步行和执行第二项运动或认知任务中有压力时，在步态或次要任务执行方面的问题就会显现。可能的原因是：①一个有限的能力来执行需要更多的注意力资源的任务；②老年人信息处理能力的局限性导致在两个任务之间无法有效分配注意力。

在稳定状态的步态中，双重任务表现与年龄有关的变化

在 1998 年，为了确定老年人在以恒定速度行走时执行第二项任务时是否会表现出注意力问题，Eichhorn 等要求老年人（平均年龄 73 岁）和年轻人（平均年龄 24 岁）在以他们喜欢的速度行走时尽可能快地对音调提示做出声音反应（如低音调说"小声"或对高音调说"大声"），而且回应速度应尽可能快。他们发现，行走时，老年人在听觉任务上的反应时间明显增加，而年轻人的反应时间则没有增加。因此，老年人在同时进行双重任务时，表现出很难有效地执行这两项任务的问题。其他研究表明，认知任务的类型是步行双重任务干扰的重要决定因素。例如一项简单的按下按钮的反应时间任务并不会影响反复跌倒的老年人的步态表现，而一项视觉空间反应时间任务在双重任务设置中显著减慢步态（Faulkner et al., 2007）。

在一项研究年龄对双重任务成本影响的研究中，年轻人、中年人和老年人被要求在坐位、站立位或行走时记住单词表。在行走过程中进行双重任务干扰，他们表现的特点是记忆精度降低、行走速度和准确性下降。在 40～50 岁的人群中，包括记忆的准确性和行走速度在内的一些衰减已经出现，而其他（步行精度）仅在 60～70 岁的人群中才显现出来。作者认为，作为一种普遍的衰老现象，随着个体年龄的增长，由于身体虚弱、感觉缺失、感觉整合问题，个体在感觉/运动方面的表现需要更多的认知控制（Lindenberger et al., 2000）。

在穿越障碍期间，双重任务表现与年龄有关的变化

为了确定更困难的行走任务的注意力需求，研究已经检查在跨越障碍过程中双重任务的表现。在这些研究中，其中一项研究是 Chen 等（1996）要求健康的老年人（平均年龄为 72 岁）和年轻人（平均年龄为 24 岁）沿着通道行走，跨过一个虚拟的物体（一束光）。在通道末端，当一束红光出现时，这些受试者需要进行口头回应。图 14-6 显示实验设置。他们发现，在执行第二项任务时，年轻人和老年人都表现出接触虚拟障碍的频率增加，但老年人触碰虚拟障碍的频率更高。因此，在执行二次认知任务时，年轻人和老年人的避障能力逐渐降低，但是老年人表现出更大幅度的降低。在执行第二项认知任务时避障能力的下降可能会导致老年人跌倒。

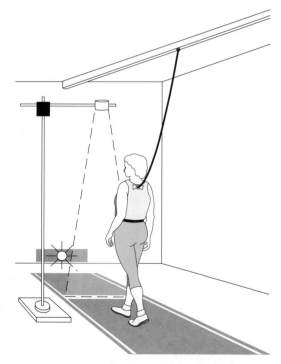

图 14-6　实验设置，用于研究在避开障碍的同时执行第二项任务的注意力需求。年轻人和老年人沿着通道行走，跨过一个虚拟的物体（一束光）。当在通道末端有一束红光出现时，他们进行口头回应（经许可引自 Chen HC, Schultz AB, AshtonMiller JA, et al. Stepping over obstacles: dividing attention impairs performance of old more than young adults. J Gerontol 1996, 51A:M116-M122. ）

在双重任务情况下，老年人在遇到障碍时不仅有更多的障碍接触，而且以上的研究表明第二项任务也受到影响。老年人在第二项任务上的错误率也比年轻人高，这表明随着年龄增长，避障注意力的需求也会增加。

Brown 等（2005）的研究还表明，年轻的受试者在跨越障碍之前，他们的避障注意力远高于他们在跨越障碍时的注意力。然而，对于老年人来说，在跨越障碍之前和跨越障碍的过程中，他们的避障注意力的分配是相等的，这意味着在老年人跨越障碍的过程中平衡控制降低。

老年人，尤其是平衡受损的老年人在双重任务表现中可能有一个困难，那就是在行走和第二项认知任务之间灵活地分配注意力的能力下降。例如在过马路时，重要的是将注意力在行走任务（同时避开其他行人或汽车）和第二项任务（例如观看步行的步行信号或听朋友的谈话）之间不断转移。为了更好地理解老年人可能在两项任务之间存在注意力分配问题，Siu 等（2008）要求健康的老年人和平衡受损的老年人同时执行障碍跨越任务和听觉 Stroop 任务（一个执行注意力的任务），关注在进行双重任务时，注意力是被均等地分配到这两个项务中还是主要被分配到行走任务中或者 Stroop 任务中。

他们发现，在不同的指令情境下，健康的老年人能够将注意力转移到避障任务或听觉 Stroop 任务上，这表现在专注于 Stroop 任务时反应速度更快，专注于步态任务时后方腿的障碍清除能力更高。然而在 3 种指令情境中，平衡受损的老年人在 Stroop 任务或障碍跨越任务的表现没有显著性差异（图 14-7）。因此，由于在双重任务条件下他们不能在所执行的认知任务和行走任务之间灵活分配注意力，平衡受损的老年人可能会有跌倒或者其他损伤的风险。

为了支持上述研究，研究表明执行注意力功能对于成功完成双重任务至关重要。例如 InCHIANTI 研究表明，在连线测试（一种执行功能测试）中的不佳表现与在进行跨越障碍训练任务时的速度减慢有关（Coppin et al., 2006）。Liu-Ambrose 和他的同事（2009）研究在老年人中，执行功能的不同方面降低老年人双重任务行走能力的程度。他们发现，转移注意能力恶化与双重任务步态表现下降有显著关联。然而，只有在认知负荷高的情况下，执行功能才在双重任务表现中起重要作用。他们还发现，在社区居住的女性老年人中，平衡信心与双重任务步态表现之间的相关性是独立的。

认知对步态的影响：老年人的跌倒恐惧

研究表明，在反复跌倒后，老年人会对跌倒

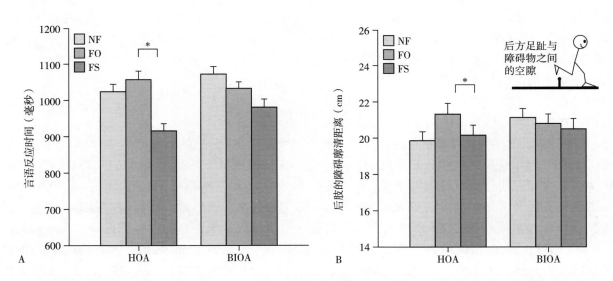

图 14-7　在 3 种指令情境中，健康老年人（HOA）的双重任务表现和平衡受损老年人（BIOA）的任务表现，包括在 Stroop 任务时的言语反应时间（图 A）和后方足趾与障碍物之间的空隙（TTOC）（图 B）。3 种指令情境分别是没有优先关注障碍（NF）、可变的优先关注障碍（FO）和可变的优先关注 Stroop 任务（FS）（引自 Siu KC, Chou LS, Mayr U, et al. Attentional mechanisms contributing to balance constraints during gait: the effects of balance impairments. Brain Res 2009;1248:62, Figure 3.）

产生恐惧，这种恐惧会导致他们步态特征的改变。例如研究表明，首选步速、焦虑水平和抑郁都能很好地对居住在社区的老年人的跌倒恐惧程度进行预测（Tinetti et al., 1990）。老年人因为害怕跌倒而避免活动，他们行走速度较慢，焦虑和抑郁的程度要比那些不害怕跌倒的成人要高。这导致一些研究人员提出，老年人的步态速度减缓反映一种有意识的策略，以确保安全的步态，而不是对行走速度特定限制的结果（Craik, 1989；Murray et al., 1969；Winter et al., 1990）。

在其他研究中，研究人员对有跌倒恐惧心理的老年人的平衡控制进行研究，研究人员不确定这些老年人是否真正存在平衡控制方面的问题，或者是否是自身的跌倒恐惧以一种人为的方式影响稳定性（Maki et al., 1991）。因此，有可能是认知因素如害怕跌倒导致老年人步态模式的改变。

其他移动技能与年龄相关的变化

步行启动和倒退步行

步行启动需要动态平衡控制，因为它是静态站立平衡和与行走相关的动态平衡要求之间的过渡阶段。一种检查控制步行启动能力的方法是测量重心（COG）的变化，该变化反映身体位置和压力中心（COP）的变化，也就是反映在动态姿势变化过程中身体重心的转移和肌肉控制情况。为了启动身体和开始步行，步行启动需要将身体 COG 和 COP 分离。这种在生物力学中被称为"COG–COP 力臂"的分离，有助于预测一个人是否有能力忍受动态的不稳定。因此，一个小的力臂表明，在步行启动以及最小化动态不稳定的过程中，COG 与 COP 始终保持紧密相连。Chang 和 Krebs（1999）已经证明，在步行启动时的 COG–COP 力臂长度可以明显地将健康的老年人和平衡受损的老年人区分开来。前者的 COG–COP 力臂为（21 ± 8）cm，后者的 COG–COP 力臂为（15 ± 3）cm。缩短的力臂可能是由于肌肉无力（一种主要的障碍）的结果或者是一种用来减少动态不稳定的补偿策略。

倒退步行训练在康复项目中被用于提高平衡、肌力和协调能力。Laufer（2005）进行一项研究，旨在对比老年人和年轻人的倒退步行能力。研究发现，与年轻人相比，老年人在倒退步行时的步长明显减少。此外，他们仅仅通过增加步频来增加速度，而年轻人可通过同时增加步幅和步长来增加速度。

上下楼梯

研究表明，跌倒发生在公共场所的比例达到最高，这与上下楼梯密切相关，而且绝大部分受试者的跌倒发生在他们下楼梯时。为了了解老年人在上下楼梯时的身体要求，研究 36 名年龄在 55 ～ 70 岁的健康女性下楼梯时的特征（Simoneau et al., 1991）。受试者被要求在一组有视觉输入的效果不佳或扭曲的楼梯上向下行走，例如：①楼梯被漆成黑色；②楼梯的视觉模糊（楼梯被漆成黑色，受试者戴着带有光散射的塑料屏蔽的头带）；③楼梯被漆成黑色，每个台阶的边缘都有白色的条纹，一条有条纹的走廊环绕着楼梯。

高速影片解析的结果显示与其他两种情形相比，当受试者在模糊的视觉情形中下楼梯时，他们表现出步频明显降低，脚与台阶面之间的间隙明显变大以及脚下落放置的位置更向后。研究者进一步观察到脚间隙大于实验室中年轻人预试验所观察到的间隙。他们得出的结论是，与年轻人相比，老年人在下楼梯时脚间隙变大，步态模式也在下楼梯时受到视觉条件的影响。

研究也表明，与年轻人相比，老年人下楼时在楼梯与地面过渡阶段表现出更大的内侧倾角。

在楼梯与地面过渡阶段，老年人无法控制身体的摇摆，这增加了他们的跌倒风险（Lee & Chou, 2007）。

坐 – 站

从坐到站的任务通常与老年人跌倒有关（Tinetti et al., 1986）。研究表明，在社区居住的 65 岁以上的老年人中，有 8% 的人在从椅子或床上站起来时会出现一些问题。因此，有几项研究对老年人从坐到站的任务进行研究（Alexander et al., 1991；Millington et al., 1992；Pai et al., 1994）。

一项研究比较年轻人、在无扶手下能站起来的老年人以及在无扶手下不能站起来的老年人这三者之间的运动策略、使用的力量，以及从坐到站所需的时间。在年轻人和无扶手能站起来的老年人组别中，从椅子上站起来所需的平均时间相似，分别是 1.56 秒和 1.83 秒；而在无扶手不能站起来的老年人中，从椅子上站起来所需的时间明显变长，即 3.16 秒。此外，对比他们在从椅子站起来时的使用的手力发现，无扶手能站起来的老年人组的使用的手力明显比无扶手不能站起来组别的力量小。

老年人与年轻人之间的主要差异是在他们从椅子上站起来的过程中起始阶段需要的时间数量，包括从启动身体到离开座位这个过程。在试验中，他们没有用手来帮助自己站起来，而是通过更多地屈腿和屈躯干来完成从坐到站这一任务。其他研究（Mourey et al., 2000; Pai et al., 1994）表明，与年轻的受试者相比，在老年人从坐到站的过程中，他们质心的垂直动量峰值、水平轴上最大的身体重心速度和在起立瞬间身体重心的速度都比较低，这可能是因为老年人的肌肉力量水平较低。

在 2000 年，Papa 和 Cappozzo 完成一项研究，他们发现年轻人和居住在社区的老年人在从坐到站的过程中采取不同的运动策略。这些策略与不同的初始姿势（踝关节背伸角）和执行运动任务的速度有关。在从座位上站起来之前，老年人组往往比年轻人组更倾向于更大幅度地弯曲躯干以使身体重心更接近支撑面。他们还使用更高的运动速度，从而获得更大的动量。在从座位上离开后，老年人向前旋转身体，直到将身体重心调整到支撑面上之后才能有效地站起来。结果表明，与平衡和提升身体重心的能力相关的整体肌肉力量和协调能力均较低。然而，最大速度也较低。作者认为，老年人的功能储备比年轻人少，因此他们有限的储备能力选择了一种最优策略。

在 2005 年，Dubost 等研究老年人和年轻人从站到坐的特征。结果显示，老年人在坐下的过程中倾向于尽量减少身体前移。研究者认为，这种策略是一种降低在坐下过程中向前失衡风险的适应机制。

从床上站起来

在从床上起来的运动模式中是否存在与年龄相关的差异？为了回答这个问题，30 ～ 59 岁的成人在从床上站起来时被录像（Ford-Smith & VanSant, 1993）。如对年轻人的报道一样，在年龄稍大的人群（50 ～ 59 岁）中，从床上站起来的模式有相当大的差异。第十二章已经提到 30 ～ 39

岁组群从床上站起来的最常见的模式，一种模式是老年人抓住床边然后双上肢伸直助推身体站起来；另一种模式是老年人翻滚到床边坐着或者转移到床边坐着，通过双下肢一前一后离开床伸到地面，在双下肢伸到地面时，同步完成起立任务。年龄稍大一些的组别（即由 50 ～ 59 岁的人组成），他们倾向于使用一种更同步的站起模式，双腿同时在地面上移动，如图 14-8 所示。迄今为止，还没有关于老年人在起床时使用模式的研究。由于许多老年人报告说发生在晚上的跌倒与起床有关，因此这样的研究是必不可少的。

从仰卧位到站立位

从仰卧位到站立位是一项重要的任务，即使是在老年人中也是如此。跌倒后能够再站起来是功能独立的关键要素。一些研究已经研究整个生命周期中从仰卧位到站立位之间的运动模式，并证明运动模式从童年到成年过程中是从不对称到对称进展的，但到老年时更有可能表现出不对称的运动模式，就像在儿童身上看到的那样（VanSant, 1990）。一项研究调查年龄、活动水平、下肢力量、运动模式活动范围以及从地面到站起来所需要的时间之间的关系（Thomas et al., 1998）。他们证实先前关于运动模式的结果，并发现对称的运动模式与更小的年龄、较大的踝关节跖屈和伸髋力量以及更大的踝背伸活动范围有关。这表明，像在年轻人中看到的，对称模式需要更高水平的伸肌力量。然而，对于伸肌力量减弱的老年人来说，交替性不对称站立策略对他们有效。

对比婴儿与老年人步态特征：检验退化假设

研究表明，老年人的步态模式的变化与在婴儿中被观察到的不成熟行走模式的重现有关。因此有人假设，随着年龄增长，运动模式退化为婴儿的运动模式，即不成熟的反射模式。这种退化被认为是由于在老年人中再次出现高级神经中枢对原始反射失去控制的结果（Shaltenbrand, 1928）。老年人和年轻人的步态特征有什么相似之处和不同之处呢？

老年人和年轻人的单腿支撑相时间都很短，而双腿支撑相时间都相对较长一些。这些参数可用于判断这两类人群平衡能力是否下降（Bril & Breniere, 1993; Gabell & Nayak, 1984; Murray et

373
374

顺序

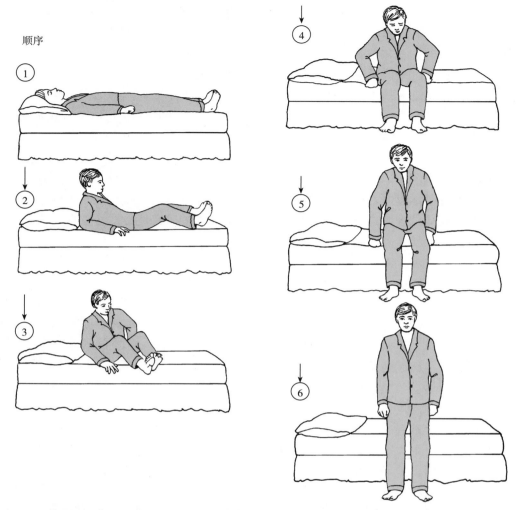

图 14-8　在 50～59 岁的受试者中，从床上站起来的常见模式（引自 permission from Ford-Smith CD, VanSant AF. Age differences in movement patterns used to rise from a bed in subjects in the third through fifth decades of age. Phys Ther 1993;73:305, 经美国物理治疗协会许可。此材料受版权保护，任何进一步的复制或分发都需要得到 APTA 的书面许可）

al., 1969；Sutherland et al., 1980）。

　　在年轻的步行者中，他们的步态沿着足趾伸出方向有很宽的支撑面，这个步态特征在老年人群中也被观察到（Bril & Breniere, 1993；Murray et al., 1969）。这说明在这两类人群中，他们通过增加支撑面来确保更好的平衡控制。

　　最后，老年人（Forssberg, 1985）和年轻人（Finley et al., 1969）在步行中都表现出主动肌和拮抗肌共同激活的现象。这正如一项研究中描述的一样，增加关节刚度有利于平衡控制（Woollacott, 1986）。

　　显然，幼儿和老年人的步态特征有许多相似之处。这些相似之处似乎与两组人共有的平衡控制困难有关。因此，老年人和幼儿之间的相似之

处并不一定是由于原始反射的再现。在这种情况下，原因是功能性的，即这两个群体通常由于不同的原因而在平衡系统上有困难，但使用相似的策略来弥补这些困难。

了解与年龄相关的移动能力变化的案例分析方法

　　Bonnie B 是 90 岁的女性，她的平衡和步态都很差，导致多次跌倒，其中 2 次需要住院治疗。她独自住在一套公寓里，有一个家庭健康助理帮助她购物、做饭、打扫和洗衣服。Bonnie B 主要的担忧与她自己平衡功能下降和频繁跌倒有关，其中很多都发生在她行走时。她非常害怕再次跌

倒，因为跌倒将会限制她的移动能力。

正如你在她的案例研究的移动部分所看到的，Bonnie 和许多有跌倒史的老年人一样，在她的行走模式中与年轻健康的老年人相比有显著性差异（Hausdorff et al., 1997；Heitmann et al., 1989；Wolfson et al., 1985）。她表现出行走速度降低、步长变短、跨步长变短以及双腿同时负重时间变长。如果 Bonnie 不使用她的四轮助行器，就无法行走。因为她的步态速度是 0.4m/s，她无法走得比这个速度更快，因此她无法正常穿过马路。在社区里，她在短距离移动时使用她的助行器，但大多数情况下，她都是依靠轮椅来移动的。她的步态模式包括跨步时间、姿势调整时间和摆动时间的变化很大，这表明她有很高的跌倒风险（Hausdorff et al., 1997, 2001）。

对她的行走进行运动学分析后发现，在屈髋、屈膝和踝跖屈的关节角运动比年轻人要少（Winter et al., 1990）。她行走的姿势是弯曲的，部分原因是她使用助行器。

在行走过程中，肌电图分析可能会发现主动肌和拮抗肌的共同激活会增加，这是一种增加关节刚度和改善平衡控制的策略。一个运动学分析可能会发现，在足趾蹬地时跖屈肌产生的力量显著减少，而股四头肌在支撑相后期和摆动相中早期吸收的能量明显减少（Winter et al., 1990）。跖屈扭矩减少可能是由于肌肉力量减弱，或者也可以是一种在行走中提高步态稳定性的策略（Winter et al., 1990）。

Bonnie 在复杂的行走任务中很难保持平衡。她在躲避障碍方面有相当大的困难。她无法将她的助行器从障碍中抬起来，这导致她在社区中的几次跌倒。研究表明，在跨越障碍的过程中，有跌倒史的老年人经常与障碍接触，这增加跌倒的风险（Chen et al., 1991）。

在行走时从滑倒和跌倒中恢复的能力下降是导致 Bonnie 跌倒风险增加的一个主要因素。有几个因素导致她从绊倒中恢复的能力下降。在滑倒或绊倒后，用于恢复稳定性的肌肉反应可能会延迟和减弱（Tang & Woollacott, 1998）。此外，她很可能是在摆动腿髋屈肌和支撑腿踝关节的跖屈肌中快速产生扭矩的能力下降，这些肌肉是一次绊倒后恢复稳定的关键肌肉（Chen et al., 1996）。

最后，Bonnie 在其他移动任务中独立性减少，包括转移和上下楼梯。她在从坐到站时必须用她的手，并且经常需要几次尝试才能站起来。此外，她在站起来时明显不稳定，需要身体上的帮助来防止跌倒。

她在起立-行走测试中有困难。这是一种对移动的测试，要求她从椅子上站起来，走 10 英尺（约 3m），转身，然后走回她的椅子，并坐下。她在 24 秒内完成测试，比健康的老年人慢 8～10 秒。当她在执行起立-行走测试时，同时进行第二项任务，她表现出比健康老年人慢 33 秒，且在转弯时不稳定。此外，她还演示了对次要任务的双重任务干扰，在倒数数字任务时犯了多个错误。

许多因素导致 Bonnie 的移动障碍，包括对平衡和步态控制至关重要的、与年龄有关的系统变化。此外，由于害怕跌倒，Bonnie 的活动水平明显降低。这种久坐不动的生活方式也会导致她的步态和移动技能受损，并增加她的跌倒风险。

总结

1. 对老年人步态模式的研究表明，与年轻人相比，健康的老年人的步态模式表现为行走速度降低、跨步长变短和步长变短。

2. 积极的运动能力也随着年龄增加而改变，老年人花更多的时间来监测视觉环境，花更多的时间来改变即将到来的步长以避免障碍，并使用一些策略如在跨越障碍时放慢速度和减慢双腿交替时间。

3. 老年人步态模式特征的变化受平衡能力、腿部肌肉力量和感官信息的变化影响。认知因素如害怕跌倒和注意力问题也可能是重要的影响因素。

4. 在评估老年人的步态模式时，必须考虑促成这些变化的潜在机制。通过这种方式，可以区分与病理和衰老相关的因素。只有在导致行走模式功能障碍的系统被确认之后，临床医师才能设计出有效和适当的干预措施来改善步态，从而帮助老年人实现安全、独立的生活方式。

实验活动任务参考答案

实验活动 14-1
老年人预期的变化见表 14-1。

第十五章

移动障碍

学习目标

通过学习本章，读者应该能够掌握以下内容。

1. 在关于功能、残疾和健康的国际分类（ICF）标准下评定异常运动模式。

2. 探讨目前对于神经损伤患者的异常步态进行分类的方法。

3. 探讨运动（motor）、感觉和认知系统损伤对步态稳定性的影响。

4. 定义移动障碍（mobility disability），并讨论运动领域中有助于个体康复的要素。

5. 探讨导致其他类型的运动障碍的规律及原因，包括中枢神经系统疾病患者的爬楼梯、床上活动和转移。

6. 对比脑卒中、帕金森病、小脑共济失调、多发性硬化及脑瘫患者的异常步态。

引言

包括异常步态在内的移动障碍是各种神经系统疾病出现最早及最有特色的症状之一。移动（mobility）是保持自主能力的关键因素及生活质量的基本属性（Patla & Shumway-Cook,1999）。在第十二章中我们研究 ICF 框架背景下的正常移动。本章我们同样运用 ICF 模式去了解由于神经系统疾病造成的移动障碍。如图 15-1 所示，异常行走模式在"身体结构与功能"中被归类为"损害"。在"活动"与"参与"中，移动障碍包括限制改变或保持身体姿势的能力、行走能力（以限制速度、距离或适应不同地面的能力为特征）和在环境中转移的能力。

环境因素严重影响移动障碍的出现及程度，尤其是转移或行走的能力（Patla & Shumway-Cook,

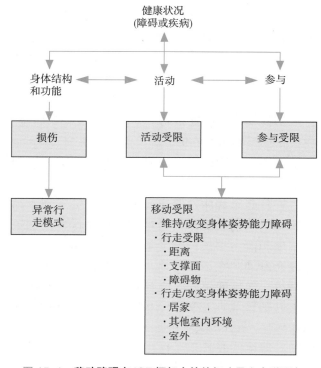

图 15-1　移动障碍在 ICF 框架中的特征（见文中说明）

1999；Shumway-Cook et al.,2002，2003，2005）。移动障碍被定义为包含脑卒中（Keenan et al.,1984；Lord et al., 2004；Perry et al., 1995；Pound et al., 1998）、帕金森病（PD）（Schenkman et al.,2002）和多发性硬化（MS）（Johansson et al.,2007）在内的神经系统疾病最严重的后果之一。

本章节讨论由于神经系统疾病造成的移动障碍构成，包括造成异常行走模式的因素，并考虑异常步态与行走相关活动和参与受限的关系。我们首先讨论对异常行走模式进行分类的框架，然后研究运动、感觉和认知系统障碍对完成行走的策略和所需的姿势稳定能力及适应行走任务和环境变化的能力的影响。

随后我们探究影响步态恢复的因素，包括移动方面的参与受限。本章包含我们研究中移动障碍的总结，以提供对不同神经系统疾病患者的障碍类型的理解。

分类系统

尽管步态异常在许多神经系统疾病中是一种普遍存在的异常步态模式，即使是患同一疾病的患者也会因潜在问题的不同而产生不同的异常步态模式。所观察到的异常步态模式取决于中枢神经系统（CNS）受损的类型和程度、损伤的神经丛及患者能够代偿这些障碍的程度。

目前已提出一些分类方法，然而对步态异常进行分类最好的框架还没有达成共识。

步态分类是用来将个体按同一属性分类，协助临床医师进行临床诊断，制订治疗方法来改善步态（Dobson et al., 2007）。

步态异常的最常见的分类方式是基于其本身的神经系统诊断，例如帕金森病步态、小脑共济失调步态或痉挛性偏瘫步态。这种方法的局限性是假定一种特定的疾病只引起一种步态模式，而当前研究并不支持该假设。例如 Rozumalski 和 Schwartz（2009）发现以蹲伏步态行走的脑瘫儿童并不是同一种类型，因为产生膝关节过度屈曲的潜在机制包括肌力变化、选择性的运动控制和痉挛。同样，Kinsella 和 Moran（2008）发现许多脑卒中后偏瘫的患者以马蹄足步态模式（足触地时过度跖屈）行走，但导致这种步态的潜在机制有很大差异。因此，以同一种步态模式行走的人们之间也存在显著性差异。

研究人员也根据产生步态障碍的主要病理机制对步态进行分类。例如 Crenna 和 Inverno（1994）发现造成中枢神经损伤患者的步态障碍的4种主要机制：瘫痪、痉挛、选择性的运动输出丧失以及非神经因素（肌肉肌腱系统的力学性能变化）。Knutsson 和 Richards（1979）确定脑卒中后步态受到了类似的限制。

如你所见，为了帮助研究者和临床医师了解异常步态，人们已经提出各种各样的分类方法。在本章，我们从病理生理学和诊断学方面去讨论异常步态。我们首先从病理生理学方面来研究运动、感觉和认知系统的异常是如何造成步态障碍的，同时我们也探究在这些异常中为了维持功能

而使用的常见代偿模式。你会发现，在许多神经学诊断中，一些损伤表现（例如协同收缩）在许多神经系统疾病中都很常见，而有些则是对某些病理的特定表现（例如帕金森病患者的冻结步态）。最后，我们用病例研究从诊断学的角度来总结步态问题。无论使用哪种分类系统，了解感觉、运动和认知系统障碍对运动功能的影响，以及可能存在这些障碍的患者类型，对于移动障碍患者来说是非常重要的。

运动系统和异常步态

影响步态的移动障碍包括神经和骨骼肌肉系统功能障碍。对于神经病理学患者，骨骼肌肉系统障碍会发展为仅次于神经系统的第二大影响步态的因素。神经肌肉系统对步行的控制障碍破坏正常的步态模式（影响步行程序和姿势控制），同样也破坏步行适应环境和任务改变的能力。首先讨论了影响稳态步态模式的神经肌肉问题，包括瘫痪／无力、肌张力异常（重点为痉挛）、选择性控制丧失／异常协同模式和协调障碍。随后讨论运动系统（motor system）损伤对降低适应能力的作用，包括前馈性平衡控制和反应障碍。

瘫痪／肌力不足

产生力的能力减弱即所谓的瘫痪是导致异常步态的主要原因（Chen & Patten, 2008；Jonkers et al., 2009；Knarr et al., 2013；Lamontagne et al., 2002；Perry & Burnfield, 2010）。瘫痪或者肌力不足是一种主要的神经肌肉损伤，影响行走时运动神经元的数量、类型和放电频率（Duncan & Badke, 1987）。瘫痪是皮质脊髓束损伤患者的主要表现（来自急性脑卒中患者 Genise 的病例研究）；然而，许多神经系统疾病患者身体活动受限与瘫痪有关。

瘫痪影响产生力的神经与非神经部分。神经部分的瘫痪／肌力不足是由于步行周期的某一部分或贯穿于整个步态的下肢肌肉运动神经元募集不足造成的。非神经的麻痹反映肌纤维本身的二次变化，影响患者产生肌张力的能力。

行走时，肌肉向心收缩产生运动，同时离心收缩控制运动。因此，瘫痪／肌力不足既影响产生力使身体运动的能力（即影响行走的进程），又由

于缺乏控制出现不随意的运动（即影响行走的姿势控制）。

瘫痪/肌力不足对独立行走有多大影响？这取决于哪块肌肉肌力不足、肌力不足的程度和为了完成行走目标时其他肌肉对无力肌肉的代偿能力。下面简短地回顾不同下肢肌肉群瘫痪/肌力不足对步态的影响。

踝跖屈肌群

在 Knutsson 和 Richard（1979）的经典研究中，他们研究 26 例偏瘫患者的步态。其中 9 名患者（约 1/3）表现出瘫痪步态。脑卒中患者（虚线）与健康人群（实线）相比，跖屈肌（图 15-2A）和胫骨前肌（图 15-2B）的肌肉活动显著减少。这些肌肉激活减少与支撑相时的膝过伸以及摆动相时的屈膝不足有关（图 15-2C）。有意思的是，在一些参与调查的患者中，行走时肌肉的募集减少与肌肉自主收缩时隐藏的募集有关，表明在这一类的患者中损伤扰乱行走预编程激活的中枢模式发生器，但却比较好地保存肌肉自主激活的能力（Knutsson & Richard, 1979）。

根据 Knutsson 和 Richard 的研究，许多研究都已证明帕金森病（Svehlík et al., 2009）及脑卒中后跖屈肌肌力不足对行走的影响（Bowden et al., 2006；Chen & Patten, 2008；Jonkers et al., 2009；Lamontagne et al., 2002；Mulroy et al., 2003；Peterson et al., 2010, 2011）。Chen 及其同事（Chen & Patten, 2008；Chen et al., 2005）发现在脑卒中患者中，摆动相初期下肢动能减少大多是由于踝跖屈减弱造成的。图 15-3 比较摆动相初期健康人群（图中 *形所示）与脑卒中患者（实心点代表使用踝足矫形器的偏瘫患者，空心点代表没有使用踝足矫形器的患者）的踝关节平均力矩（N·M/kg）（图 15-3A）及踝关节做功（J/kg）。与健康受试者相比，在同样缓慢的步速下，脑卒中后偏瘫的受试者的瘫痪侧下肢跖屈肌功能非常弱。通过增加瘫痪侧髋及膝关节的运动及瘫痪侧的活动，代偿摆动相初期减少的跖屈功能（Bowden et al., 2006；Mahon et al., 2015）。跖屈肌无力是脑卒中后膝过伸的因素之一（Bleyenheuft et al., 2010；Campanini et al., 2013）。

股四头肌

股四头肌肌力不足将导致在支撑相中期及负重时膝关节屈曲控制困难。最主要的代偿方式

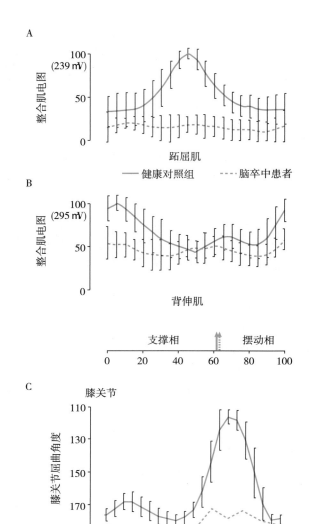

图 15-2　瘫痪对步态的影响。A、B 分别为健康对照组（实线）和脑卒中患者（虚线）在步行周期中踝跖屈肌和踝背伸肌的整合肌电图。C 为健康对照组和脑卒中患者（虚线）行走时的膝关节角度变化图。垂直箭头表示在由支撑相过渡至摆动相时健康对照组（实线）与脑卒中患者（虚线）的比较（经许可改编自 Knutsson E, Richards C. Different types of disturbed motor control in gait of hemiparetic patients. Brain 1979, 102:420. ）

是在支撑相中期膝过伸，因为身体重量前移将成为辅助伸膝的力量（Mulroy et al., 2003；Perry & Burnfield, 2010）。对股四头肌肌力不足的代偿同样有躯干前倾，这将使身体重心落在膝关节前方，导致膝关节过伸。当膝过伸一直持续到摆动相初期时，会阻碍膝关节在摆动相的自由运动，这将使步行减慢并导致足尖拖拽（toe drag）。此外，长时间利用膝过伸来代偿膝关节稳定性的方式将会损伤膝关节的内部结构。

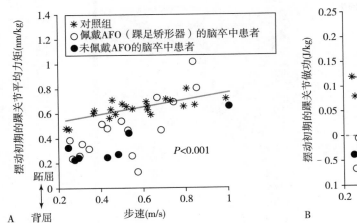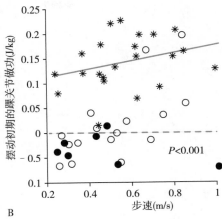

图 15-3 脑卒中后无力对行走时支撑相过渡到摆动相的影响。比较健康对照组（＊）、佩戴踝足矫形器（AFO）的脑卒中患者（○）及未佩戴 AFO 的脑卒中患者（●）在摆动初期不同步速下的踝关节运动力矩及踝关节做功。跖屈肌力矩（和做功）为正值；背伸肌力矩（和做功）为负值（经许可引自 Chen G, Patten C. Joint moment work during the stance to swing transition in hemiparetic subjects. J Biomechanics 2008;41:880.）

髋屈肌群

髋屈肌肌力不足主要影响摆动相的步态。在摆动相初期，髋屈肌产生髋屈力矩来辅助肢体向前（Chen & Patten, 2008；Neptune et al., 2001；Winter, 1984）。当摆动相中屈髋不足时，屈膝运动也将丧失，因此患者臀部无法产生足够的力矩来间接屈膝，从而导致足廓清不足或丧失。步长过短同样与屈髋不足有关，其会影响足跟着地时的位置。因此，在摆动相初期屈髋能力受限会影响行进及行走时所需要的姿势控制。

在脑卒中（Chen & Patten, 2008）、帕金森病（Svehlík et al., 2009）等许多神经系统疾病患者中已经表现出髋屈肌群肌力受损对腿部摆动的影响。对于在跖屈显著减弱时使用屈髋来增加摆动腿已经成为一种有效的代偿手段的患者来说，这可能是一个很显著的问题（Nadeau et al., 1997；Olney & Richards, 1996）。

尽管摆动相屈髋不足，但人们还是能使用不同的代偿策略在摆动相时完成足廓清，这些将在图 15-4 中展示。第一种方法是使用骨盆后倾和激活腹部肌肉来促进肢体摆动前移（图 15-4A）。第二种方法是提髋，通过骨盆旋前及髋外展来促进肢体摆动前移（图 15-4B）。其他在髋屈肌肌力不足时前移肢体的方法为对侧踮脚（图 15-4C），包括支撑侧前足站立或者将躯干向对侧肢体方向外侧倾（图 15-4D）。

髋伸肌群

激活髋伸肌群对头部、手臂及躯干（head,

arms, and trunk, HAT）部分的控制非常重要。髋伸肌群肌力不足会导致躯干前倾，影响稳定。为了代偿髋伸肌肌力不足，患者会后倾躯干（使）重心（COM）落在臀部后方。此时需要增加胫骨前肌的活动来防止向后倾倒（Winter, 1984）。脑卒中后，步速减慢与髋伸肌无力高度相关（Cruz & Dhaher, 2009）。

髋外展肌群

髋外展无力（臀中肌）会导致臀中肌步态，即行走时对侧骨盆下降。普遍的代偿方法是将重心向支撑侧移动，同时躯干向支撑侧倾斜。上半身在站立侧上的这种移动使地面反作用力（ground reaction force，GRF）沿相同方向移动。当 GRF 直接穿过股骨头中心时，就不再需要髋外展肌产生内部力矩（通常产生一个稳定的力）（Gage,1993；Perry & Burnfield, 2010）。同样的代偿机制也常见于髋部疼痛的患者，以减少通过髋关节受力比例（Gage, 1993）。在脑瘫患儿中，髋外展肌群肌力不足也是导致髋部结构异常的一个因素，例如髋关节半脱位（Metaxiotis et al., 2000）。

髋外展肌群对获得正常步宽非常重要，是确保身体重心由内至外稳定的重要部分。因此，这些肌肉无力会导致冠状面的不稳定，这是增加老年人（Krebs et al.,1998）及神经系统疾病患者（Basford et al., 2003；Chou et al., 2003）跌倒风险的因素之一。

我们可以从脑卒中恢复期患者 Genise 的纵向病例研究中了解到瘫痪对行走功能的影响。在脑

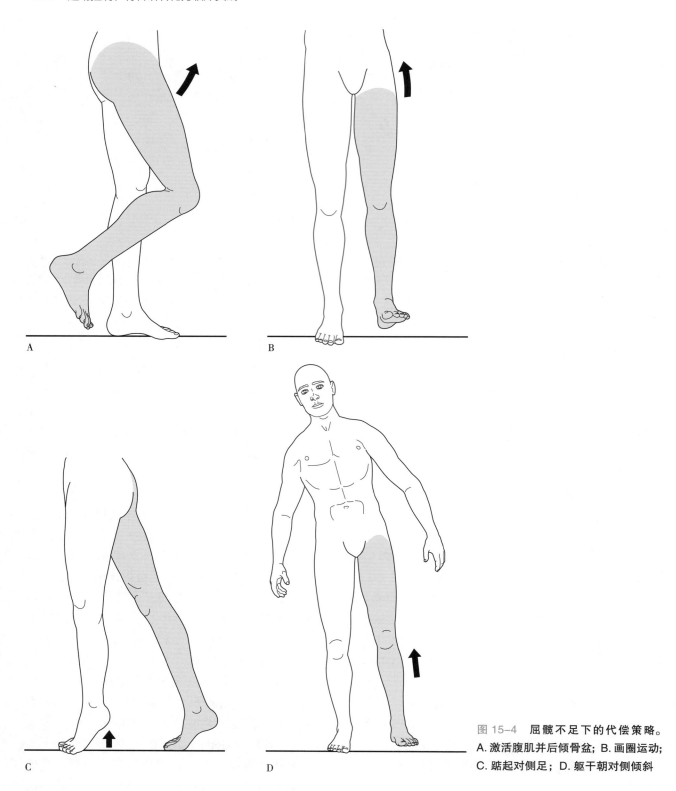

图 15-4　屈髋不足下的代偿策略。
A. 激活腹肌并后倾骨盆；B. 画圈运动；
C. 跷起对侧足；D. 躯干朝对侧倾斜

卒中后 4 天，Genise 的右侧受瘫痪影响严重，当瘫痪肢体负重时会导致跌倒，不能无辅助站立或行走。脑卒中后 1 个月，她能在最小辅助下站立或行走，这一定程度上是由于她瘫痪侧肢体的力量及瘫痪侧下肢的代偿能力增强产生的。另外，使用踝关节矫形器同样能够在行走支撑相时辅助减少膝过伸。

瘫痪 / 肌力不足对行走速度的影响

许多研究人员证明瘫痪 / 肌力不足对步速的影响很大（Chen & Patten,2008；Kim & Eng, 2003；Lamontagne et al., 2002；Nadeau et al., 1997；Olney et al., 1986, 1991）。

Olney 及其同事（1986,1991）证实脑卒中后步速减慢与摆动腿时踝跖屈肌及髋屈肌活动减弱有关。这个发现与 Nadeau 等（1997）及 Kim 和 Eng（2003）的研究一致，他们都发现步速与髋、膝、踝部屈伸肌产生的等速力矩关系密切。

在没有神经系统疾病的移动障碍老年人中可以发现步速与下肢力量之间的关系（Bean et al., 2002; Cuoco et al., 2004）（帕金森病患者除外）。Sofuwa 等发现帕金森病患者踝部（推进）和屈髋（拖拽）动作的力量产生减少与步速和踝部力量无关（2005）。

综上所述，在神经系统疾病患者中，力的产生能力减弱是步态异常的主要因素。瘫痪及肌力不足通过减少离心收缩影响运动控制及运动的产生，这是引起许多患者减慢步速的一个重要因素。瘫痪对步速的影响程度不仅取决于肢体的受损程度，同时也与轻瘫侧的代偿能力有关。

痉挛

因为神经损伤后常伴痉挛，许多研究者关注其对步态的影响。痉挛影响步态有两种方式。首先，痉挛会导致肌肉在行走中快速拉长时出现不恰当的激活。其次，痉挛改变肌肉的机械性能，使肌肉僵硬（骨骼肌肉问题）（Dietz et al.,1986）。肌肉僵硬会影响身体不同节段间快速活动的自由度，限制行走过程中的动量转移，影响移动中前进的需求。

为了确定痉挛对步态异常的影响，一些研究人员研究有干扰及无干扰状态行走时牵拉对肌肉的激活程度。一些研究测试在无干扰状态下痉挛肌肉在延长性收缩时的激活（Crenna, 1998;

Knutsson & Richards, 1979; Lamontagne et al.,2002; Sinkjaer et al., 1996）。其他一些研究通过在受试者的小腿安装机械装置快速牵拉腓肠肌或在跑步机上行走时突然改变皮带速度的方式来探究干扰状态下行走中的痉挛（Berger et al., 1984b）。

无论用哪种方法，理解痉挛对异常步态作用的关键是需要知道在步行周期中肌肉何时被拉长。例如图 15-5A 中总结 10 名健康儿童下肢主要肌肉的延长时期。如图 15-5 所见，在整个步行周期中股四头肌被拉长两次，一次是在支撑相初期，膝关节负重时屈曲；另一次是在足趾离地时。因此，可以预料在步行周期的这两个节点上，股四头肌痉挛产生的作用最大。相反的，腘绳肌在摆动相末期有一段被拉长的时期，与准备首次触地而伸膝有关。因此，可以预料痉挛在摆动相末期对腘绳肌激活的加强作用。

在痉挛性脑瘫患儿中，痉挛肌肉被拉长时激活程度升高；然而，痉挛并不是导致步态异常的唯一因素。在图 15-5B 中，可以看到在痉挛性双瘫患儿中 4 块有代表性的肌肉的激活状态。在该图中，红色条块表示该肌肉正处于激活状态中，下方的黑柱表示在健康儿童中该肌肉的激活时相。白色条块表示肌肉正常的未激活状态（如 Quad L1），粉色条块表示该肌肉的活动能在脑瘫患儿中看到，但绝不会在健康儿童中出现（例如支撑相时内侧腘绳肌激活）。所以，通过该图可以发现痉挛（肌肉在被牵拉时的增强活动）不是造成步态异常的唯一因素；其他因素包括正常激活的肌肉激活能力下降及肌肉非典型的激活（与牵拉无关）

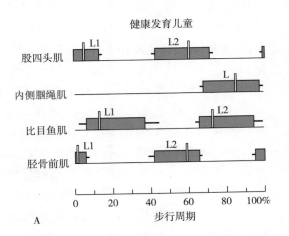
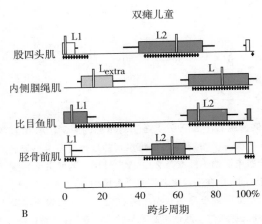

图 15-5　正常健康儿童（A）和痉挛性脑瘫儿童（B）的下肢代表性肌肉活动，包括股四头肌、内侧腘绳肌、比目鱼肌和胫骨前肌。见正文解释（经许可引自 Crenna P. Spasticity and "spastic" gait in children with cerebral palsy. Neurosci Biobehav Rev 1998, 22:573.）

（Crenna，1998）。

以下部分将简要回顾痉挛对部分关键肌的影响。

跖屈肌痉挛

踝跖屈肌［小腿三头肌（triceps surae，TS）］痉挛是神经损伤后的常见问题，在脑卒中、脑瘫和脑外伤后患者中都常见（Crenna & Inverno，1994；Knutsson & Richards，1979；Perry，1992）。

根据 Knutsson 和 Richards（1979）的研究，脑卒中后有 1/3 的患者出现"痉挛"步态，主要特点是在步行支撑相早期小腿三头肌的异常激活。图 15-6A 比较健康人群（标记为正常）与脑卒中后痉挛患者（标记为偏瘫）小腿三头肌激活的肌电图（上方）。首次触地之后，尽管电信号的幅度减小，但小腿三头肌被牵拉导致肌肉过早激活（可见于 y

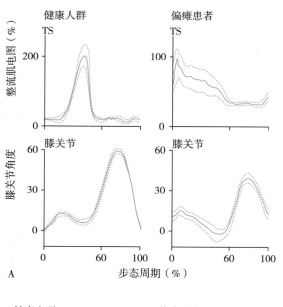

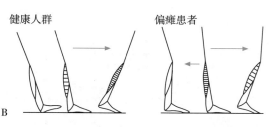

图 15-6　偏瘫患者小腿三头肌痉挛对步态的影响。A. 比较 10 例正常对照者和 9 例痉挛性偏瘫患者的步行周期中小腿三头肌的平均肌电活动（标准为 239mV）及相应的膝关节角变化。值得注意的是，在偏瘫患者的整个支撑相（0%～60%），小腿三头肌都处于高度激活状态。B. 在健康人群和偏瘫患者行走时，小腿三头肌过早激活将影响膝关节位置（注意膝过伸）（经许可引自 Knutsson E. Can gait analysis improve gait training in stroke patients? Scand J Rehab Med Suppl 1994, 30:78.）

轴上的差异）。在身体超过足尖之前，小腿三头肌收缩将小腿向后拉，产生膝过伸；因此，跖屈肌痉挛是导致膝过伸的另一个原因。这可以从图中下部的膝关节角度观察到。图 15-6B 为健康人群（左）与偏瘫患者（右）下肢运动的对比图。说明瘫痪侧下肢小腿三头肌的过早收缩妨碍肌肉伸长和胫骨旋前，导致身体在向前运动时膝过伸，减弱了小腿三头肌为推进产生张力的能力。

与 Knuttson 和 Richards（1979）的发现一致，Lamontagne 等（2002）也发现在 2/3 的偏瘫患者支撑相中进行最快速肌肉延长时会发生痉挛性瘫痪下肢的跖屈肌［内侧腓肠肌（（medial gastrocnemius，MG）］被过早激活。有趣的是，在摆动相中 MG 被拉长时，没有发现该肌肉的过度激活，这表明动作性痉挛与运动时相相关。动作性痉挛与行走速度成反比，表明由于肌肉拉长速度而产生的内侧腓肠肌过早激活将影响站立末期踝关节的推进。

Crenna 和 Inverno（1994）明确痉挛是造成痉挛性脑瘫患儿（双瘫和偏瘫）步态异常的 4 个因素之一。Crenna 和 Inverno 记录当跖屈肌（比目鱼肌）在支撑相早期被拉长时过度激活，而在摆动相被拉长时却没有此现象。痉挛性脑瘫患儿的活动性痉挛在不同步行时期的作用见图 15-7。与成人一样，脑瘫患儿的痉挛也与行走速度相关。然而，痉挛的影响将在步速变快时加强，降低行走速度或许是降低行走中痉挛的方法（vander Krogt et al.，2009）。

综上所述，无论摆动相或支撑相，跖屈肌的痉挛都会造成病理性步态模式。研究表明，在支撑相，跖屈肌痉挛会影响首次触地时足的位置，从而降低行走的稳定性。跖屈肌痉挛限制背伸，使首次触地时足跟无法触地。当以全足底首次着地时，地面的支撑力作用于膝关节前方，导致膝过伸（图 15-8A）。跖屈肌痉挛影响摆动相的足廓清，继而导致足趾拖地行走（图 15-8B）。在摆动相末期，跖屈肌痉挛抑制膝关节伸和踝跖屈，而这对于下肢在首次着地时足跟着地的位置至关重要。其代偿策略包括缩短跨步长和减慢步速。

小腿三头肌合并胫后肌的过度激活导致足冠状面活动异常，包括内翻和呈现马蹄足状（图 15-9）。临床表现为第一跖骨头相对于地面抬高，足触地时只有外侧缘着地。

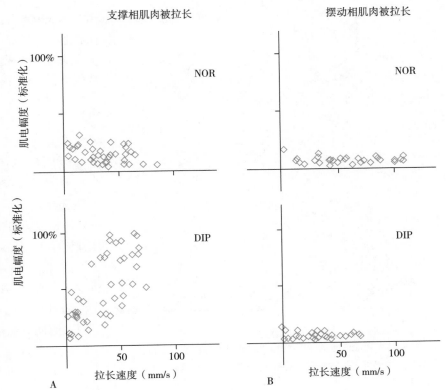

支撑相肌肉被拉长　　　　　摆动相肌肉被拉长

图 15-7　比较在支撑相早期（A）及摆动相（B）比目鱼肌被拉长时，正常发育儿童（NOR）和痉挛性双瘫儿童（DIP）的比目鱼肌活动情况。值得注意的是，痉挛性双瘫儿童的比目鱼肌在支撑相过度激活，在摆动相中并未出现（经许可引自 Crenna P, Inverno M. Objective detection of pathophysiological factors contributing to gait disturbance in supraspinal lesions. In: Fedrizzi E, Avanzini G, Crenna P, eds. Motor development in children. New York, NY: John Libbey, 1994:110.）

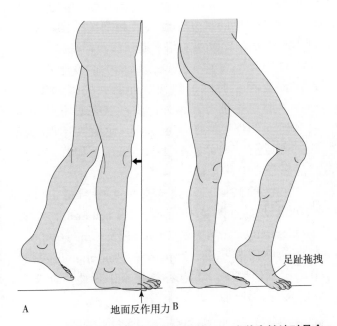

图 15-8　踝跖屈肌痉挛对步态的影响。A. 当首次触地时是全足底着地，地面的反作用力就会作用于膝关节前方，导致膝关节过伸。B. 摆动相时，踝跖屈肌痉挛会影响足廓清，产生足趾拖拽现象

与此相反，在马蹄外翻足步态中，足触地时只有内侧缘着地。马蹄外翻足步态导致小腿三头肌及腓骨短肌过度激活。足内翻肌肌力不足或未

激活是导致外翻步态的另一个原因，例如比目鱼肌肌力不足或失活。因此，瘫痪同样会导致足外翻姿势。

股四头肌痉挛

与踝跖屈肌痉挛一样，股四头肌痉挛也在步态支撑相时出现膝过伸。在支撑相时，膝关节需短暂的屈曲来帮助吸收来自负荷的冲击。股四头肌痉挛将导致对膝关节屈曲及随后的股四头肌被拉长所呈现的过度反应，触发痉挛将限制屈膝，并导致膝过伸。与踝跖屈肌痉挛不同，在脑卒中患者中，膝关节伸肌痉挛和步速之间没有显著关系。

腘绳肌痉挛

腘绳肌痉挛引起膝关节过度屈曲，在某一类型的脑瘫患儿中最为常见，表现为蹲伏步态，如图 15-10 所示。在摆动相，腘绳肌过度激活阻碍膝关节完全伸直，导致在首次触地时膝关节处于屈曲状态（图 15-10A）。过度的膝关节屈曲一直持续到支撑相（图 15-10B），需要更多地用股四头肌来防止下肢突然出现屈曲状态，这将导致步长缩短。

髋内收肌痉挛

髋内收肌痉挛使股骨被拉向内侧，导致支撑相时对侧骨盆下降。内收肌痉挛会产生以过度内收

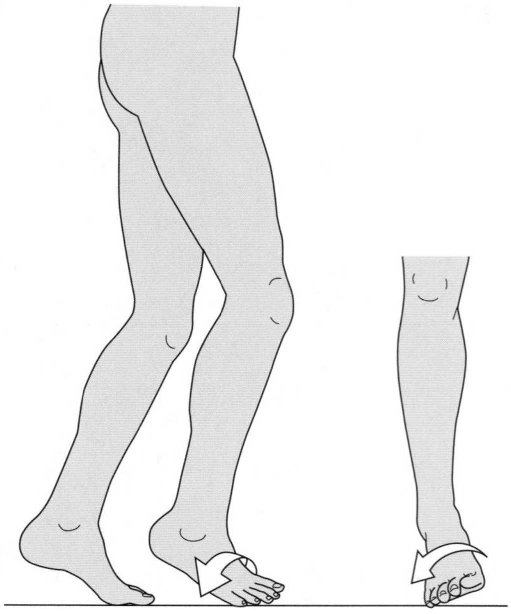

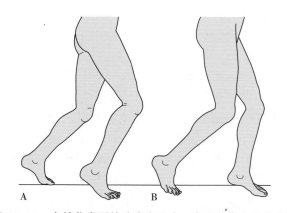

图 15-9　A. 小腿三头肌和胫骨后肌联合过度激活造成足部处于马蹄足内翻伴内旋的姿势，插图从矢状面（A）和冠状面（B）来展示

图 15-10　在某些类型的脑瘫患儿中，常见的步态异常表现为蹲伏步态，是由于腘绳肌痉挛造成在摆动相末期和支撑相初期膝关节的过度屈曲（A）并贯穿于步行周期的整个支撑相（B）

为特征的剪刀步态。在摆动相时，髋关节屈曲及过度内收会导致整个下肢过度内收。这将使支撑面减小，影响行走的稳定性。在一些髋内收肌痉挛程度较重的患者中，行走时内收的摆动腿会碰到支撑腿，阻碍向前迈步（Montgomery, 1987; Perry & Burnfield, 2010）。

综上所述，痉挛通过在步行周期中对肌肉不恰当的激活而导致步态异常。在此期间，由于肌肉本身的力学性能改变使肌肉延长且僵硬。你可以在移动章节对脑卒中恢复期患者 Jean 和痉挛性双瘫患儿 Thomas 的研究中看到关于痉挛性步态紊乱的病例。

选择性控制的缺失和异常协同运动的出现

如第五章中讨论的，不能选择性地募集肌肉是导致很多中枢神经系统损伤患者步态异常的一个重要因素，特别是那些皮质脊髓束损伤的患者。不能选择性地募集肌肉通常与肌肉协同运动相关联，导致刻板的运动策略，称为异常的协同运动或共同运动（Roche et al., 2015）。异常的协同运动表现为完全的伸肌模式（图 15-11A）或完全的屈肌模式（图 15-11B），可以通过肌电图监测到在支持相时伸肌的同时激活（图 15-11A）或摆动相时屈肌的同时激活（图 15-11B）。

Knutsson 和 Richards（1979）在报告中指出，屈曲和伸展的共同模式是脑卒中后偏瘫患者的四大步态特征之一。Roche 等（2015）也报道在脑卒中偏瘫患者步态的摆动相时，髋屈肌和踝跖屈肌之间异常的协同运动。髋关节和踝关节的屈肌协同运动异常，导致摆动相末期屈髋及伸膝减少。

Dyer 等（2014）报道在脑卒中偏瘫患者中存在患侧支撑相时踝、膝关节伸肌共同运动模式，但在对照组中没有。另外，步行状态时下肢伸肌共同运动的程度高于静止状态，这表明下肢伸肌的共同运动模式可能在动态任务中（如行走）比在静态任务中更明显。

广泛的共同运动模式与脑卒中后稳定性下降和运动能力恢复不足有关（Chen et al., 2003; DeQuervain et al., 1996; Richards & Olney, 1996）。在功能障碍和移动（impairment and mobility）章节的案例研究中，可以看到脑卒中后遗症期患者 Jean 的异常协同运动。

协调障碍

在中枢神经系统损伤患者中，各身体节段间的协调障碍是导致步态异常的主要因素。协调受损可表现为：①与牵张反射无关的肌肉激活增加；②多关节运动的时相异常导致节段间的协调缺失；③原动肌和拮抗肌同时激活。

非牵张性肌肉过度激活

肌肉的过度激活会对步态控制形成障碍，如

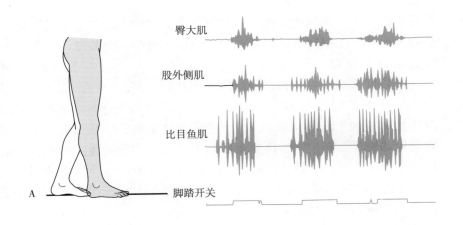

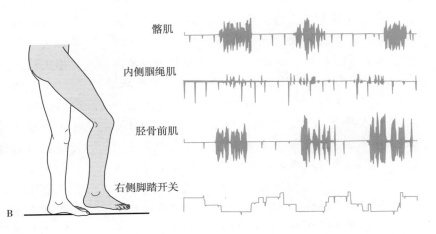

图 15-11　在步态中表现出协同运动，全部伸肌（A）和屈肌（B）模式。右侧部分是伸肌（A）和屈肌（B）的肌电图，左侧为观察到的行为：支撑相时过伸（A），摆动相时屈曲（B）（经许可引自 Perry J. Gait analysis: normal and pathological function. Thorofare, NJ: Slack, 1992:313.）

同在前进和姿势控制时肌肉募集不足一样。例如已经有报道称，在成年脑卒中患者（Knutsson & Richards, 1979）和脑瘫患儿中（回顾图 15-5，显示在痉挛性脑瘫患儿步行支撑相初期腘绳肌不恰当的激活，及摆动相中腘绳肌激活延长）腘绳肌的过度激活与牵伸无关（Crenna, 1998；Perry & Burnfield, 2010）。最初认为腘绳肌过度激活是由于牵伸相关的痉挛引起的。但是研究人员随后发现，实施背神经根切断术包括选择性切断感觉神经根并没有降低脑瘫患儿腘绳肌的过度激活。这表明腘绳肌过度激活是基于肌肉协调异常，而不是简单的牵张反射亢进（Crenna,1998；Perry & Burnfield, 2010）。

协调功能受损

在中枢神经系统损伤患者的异常步态中，协调功能受损是一个重要的影响因素，包括部分协调受损（身体节段内的协调）和节段间协调受损。

部分协调功能受损。部分协调功能受损包括行走过程中无法控制肌肉兴奋的时间和比例。部分协调功能受损在小脑（共济失调步态）和基底神经节病变（帕金森病步态）的异常步态中普遍存在。

小脑损伤引起的共济失调步态以蹒跚步态、转向步态、不规则步长、跨域步态为特征。小脑损伤患者的共济失调步态与整个步行周期中膝关节和踝关节的相对运动延迟有关（Palliyath et al., 1998）。节段间共济失调障碍也会因摆动相时膝关节屈曲峰值的时间延迟导致（Palliyath et al., 1998）。更多的共济失调步态特有的细节信息可从本章结尾的步态诊断案例研究方法中获得。另外，在移动章节中可以看到对脊髓小脑病变患者 John 的共济失调步态的案例研究。

基底神经节病变导致的帕金森病患者也存在明显的步态问题，然而步态异常的程度取决于疾病进展和用药情况。在该类患者步行周期的支撑相和摆动相腿部的运动速度、幅度下降，步态以启动和减速困难为特征（Sofuwa et al., 2005）。随着疾病进展，冻结成为影响步态的主要障碍，冻结发作短暂，通常持续几秒到几分钟，大多数发生在行走的起始、拐弯及行走在狭小的空间或接近障碍物时。关于帕金森病步态特征的更多细节信息可以在本章结尾的步态诊断案例研究方法中获得。另外，在移动章节中可以看到对帕金森病患者 Mike 的帕金森步态的案例研究。

节段间协调功能受损。节段间协调功能受损表现出身体节段间的协调运动能力下降（例如在两下肢间或者下肢和上肢之间）。正常节段间的协调运动表现为在正常步态中上肢和下肢运动的协同性。行走过程中摆动上肢可以促进下肢的运动，并使运动时的耗能降低约 8%。另外，受到干扰后手臂帮助维持稳定，从而促进行走能力的恢复（Meyns et al., 2013）。通常情况下，正常个体以最佳步速行走，上肢的摆动与下肢的摆动相关联（上肢与下肢的摆动比率为 1：1），在步速减慢的情况下比率为 2：1。下肢的摆动是通过被动和主动的机制（内部协调的中枢模式发生器激活）来产生的。另外，内部协调的高阶调节是由脑干和皮质水平完成的（Barthelemy & Nielsen, 2010；Debaere et al., 2001）。这些解释了为什么个体在行走时可以不用自然摆臂，而用上肢执行其他任务（例如发短信、拿书等）（Meyns et al., 2013）。

中枢神经系统损伤影响行走时手臂摆动及步速。病变通过扰乱手臂摆动的幅度和时间，干扰上、下肢协调的同步性来影响肢体间的协同运动。偏瘫患者（无论脑卒中或脑瘫患者）通常通过增加轻瘫侧手臂的摆动来代偿瘫痪侧手臂摆动的减少（Ford et al., 2007；Meyns et al., 2011）。在帕金森病患者中存在手臂摆动减少，常表现出不对称，并且被认为是强直程度增加引起的。几乎没有证据表明帕金森病患者通过增加轻瘫侧手臂的摆动来代偿瘫痪侧手臂摆动的减少（Huang et al., 2012；Lewek et al., 2010）。

异常的手臂摆动可能是由瘫痪、痉挛、强直或协调功能异常等病变直接引起的，它们影响手臂的正常活动。另外，手臂摆动的改变也可能是躯干运动和姿势改变的间接结果。例如行走时脑瘫患儿的躯干在所有平面上都表现出更多的运动（Galli et al., 2011；Romkes et al., 2007），而帕金森病患者在整个步行周期中躯干屈曲增加但旋转减少（Winogrodzka et al., 2005；Zijlmans et al., 1996）。

综上所述，中枢神经系统损伤影响部分和节段间的协调功能，并且对各种患者的步态都有显著影响。证据表明，行走时上、下肢的运动是相互影响的，这支持将手臂运动纳入步态康复的重要性。更多细节将在第十六章中讨论。

原动肌和拮抗肌的共同激活

正常步态的特征是肌肉活动的高度选择性。在行走时存在交互募集模式使原动肌（ayoinst）和拮抗肌（antagonist）的共同激活最小化。共同激活被定义为拮抗肌选择性募集的丧失。已发现在很多脊髓损伤、脑卒中（Knutsson & Richards, 1979；Lamontagne et al., 2002）和脑瘫患者（Crenna, 1998）的步行中存在拮抗肌的协同收缩。研究人员猜测出现共同激活的可能原因为：①中枢程序的病理性紊乱；②额外的姿势代偿；③不成熟的步行程序；④代偿策略，即利用共同激活来增加稳定性（Crenna, 1998；Knutsson, 1994）。

研究显示，脑卒中恢复期患者的瘫痪侧（Knutsson & Richards, 1979）和轻瘫侧（Lamontagne et al., 2002）都出现下肢伸肌的共同激活。Crenna 发现在痉挛性脑瘫患儿中普遍存在下肢伸肌的共同激活（Crenna, 1998）。图 15-12 中显示正常发育儿童和痉挛性双瘫患儿的腘绳肌（内侧腘绳肌）和股四头肌（股内侧肌）共同激活情况的比较。值得注意的是，与正常发育的儿童相比，痉挛性双瘫患儿的步行周期中填充区域（两块肌肉的活动都大于最大输出的 20%）所占的比例要大得多。共同激活也具有时间、空间叠加的特征。研究显示，胫骨前肌（TA）和腓肠肌（MG）的共同激活是导致脑瘫患儿步行摆动相出现马蹄足的一个因素（Wakeling et al., 2007）。

骨骼肌肉系统病变

除了神经肌肉问题外，骨骼肌肉系统的问题如无力、关节活动度的缺失和挛缩、力线改变也对中枢神经系统损伤患者的步态产生影响。肌肉－肌腱系统的被动属性有助于在行走过程中产生扭矩。因此，异常的关节僵硬和活动受限不仅减少关节活动度，还影响肌肉以不同速度产生力量的能力（Patla, 2003）。

在脑瘫儿童和成人偏瘫患者中，骨骼肌肉系统被动属性的改变是导致运动功能障碍的相关因素。在这些神经系统病变的人群中，软组织挛缩和骨性结构因素导致关节活动受限，增加肌肉负荷，从而影响患者满足行走需要的能力。一般来说，支撑相活动度减少会限制身体超过支撑足的

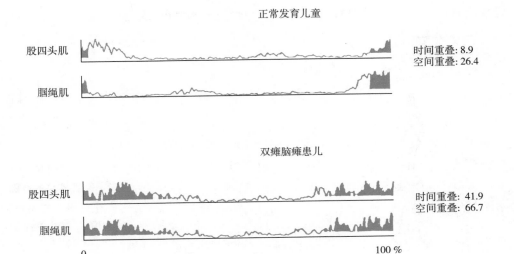

图 15-12　痉挛性双瘫脑瘫患儿和年龄相当的正常发育儿童以同样的步速行走，进行股四头肌（VA med）和腘绳肌（MHam）之间协同收缩的定量评估。填充区域代表原动肌和拮抗肌的共同激活。有关详细信息请参阅文献（经许可引自 Crenna P, Inverno M. Objective detection of pathophysiological factors contributing to gait disturbance in supraspinal lesions. In: Fedrizzi E, Avanzini G, Crenna P, eds. Motor development in children. New York, NY: John Libbey, 1994:112. ）

向前运动，影响步行程序。在摆动相，关节活动度的减少会阻碍足廓清，从而影响前进。且难以获得适当的足部位置以承重，影响稳定性。关节活动受限也会限制患者的运动策略优化能力，从而影响适应能力。例如一个人的踝关节和膝关节屈曲受限将不能在摆动相增加下肢屈曲以跨越障碍物。

支撑相时，身体在支撑足上平稳地向前移动，需要踝关节背伸 5° 以上，因此踝关节跖屈肌的挛缩会削弱患者移动肢体超过足部的能力（Higginson et al., 2006；Perry & Burnfield, 2010）。支撑相时，跖屈肌挛缩限制胫骨在支撑足上的前移。如果产生的挛缩为弹性改变（例如体重能够使其产生拉长），那么行走时会出现足部接触地面时位置异常，因为体重会拉长跖屈肌，允许胫骨前移（Perry & Burnfield, 2010）。然而，如果挛缩不是弹性改变，会导致膝过伸。当膝关节充分地移到中线后方时，就会导致膝过伸。膝过伸可快速或缓慢地产生，它通常开始于支撑相中期或末期，持续到摆动相前期。膝过伸意味着胫骨不能前移超过支撑足（Perry & Burnfield, 2010）。跖屈肌挛缩造成的踝背伸减少也会影响摆动相的足廓清。

髋屈肌挛缩导致伸髋不足，会影响步行的前进和稳定性。在支撑相中期，如果髋关节无法伸展到中立位，会使躯干前屈，导致身体重心移到髋关节前方，重力会使躯干进一步屈曲，这额外增加了对髋伸肌的需求来防止躯干向前倾倒、失去稳定（Perry, 1992）。髋屈肌挛缩对支撑相末期有很大的影响，因为通常这个阶段髋关节是伸展的。伸髋的缺失导致骨盆前倾，不能够将臀部移动到大腿的前方，导致步长缩短，身体前移减少。

综上所述，各种运动系统病变都会导致神经系统功能障碍患者的步态异常。这些病变会单独或者联合出现，很难分析出它们各自对步态的异常产生多大的影响。我们现在将注意力转向病变对步行适应任务和环境改变的能力的影响。

步行适应能力受损：对平衡反应和前瞻性平衡控制障碍的影响

神经系统损伤患者功能性步行障碍的主要表现是无法使步行适应不断变化的任务或条件。不能使步行适应具有挑战性的环境如斜坡、路边石、障碍物，会很大程度地限制患者参与到以移动为基础的活动中。例如在出院时，仅有 7% 的脑卒中患者的步行能力符合社区性步行所要求的步行距离和速度（Hill et al.,1997）。另外 85% 的脑卒中患者在 6 个月后可以独立行走，只有一小部分可以独立完成社区性活动，如跨过路边石、斜坡，在信号灯规定的时间内过马路（Lord et al.,2004）。因此，中枢神经系统损伤患者步行的适应能力减弱是恢复家庭和社区活动能力的关键限制因素。平

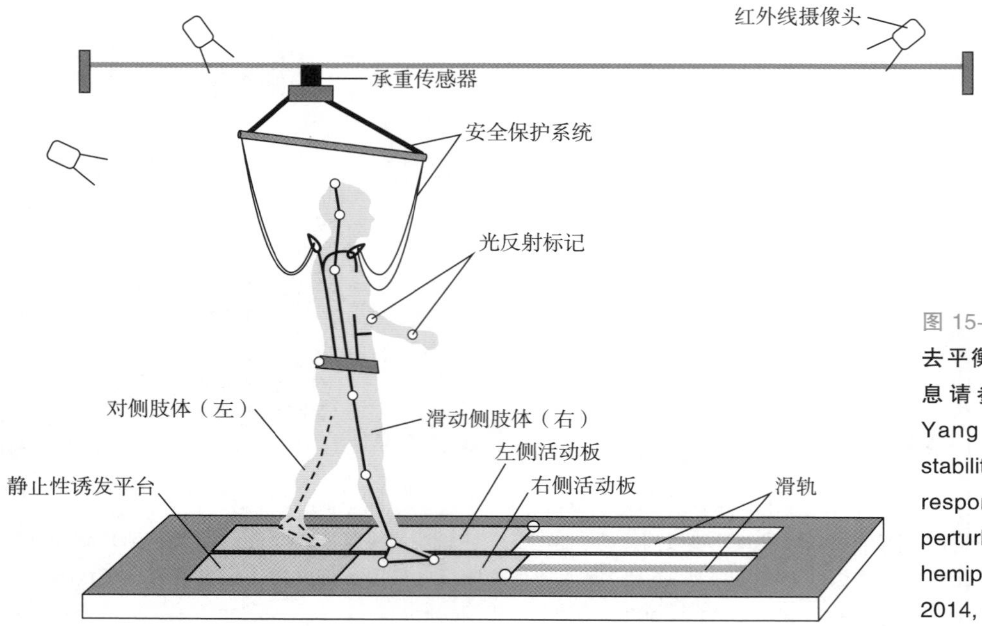

图 15-13　研究步行中因滑倒失去平衡后恢复的范例。有关详细信息请参阅文献（引自 Kajrolkar R, Yang F, Pai YC, et al. Dynamic stability and compensatory stepping responses during anterior gait slip perturbations in people with chronic hemiparetic stroke. J Biomechanics 2014, 47:figure 1, page 2753）

衡反应障碍（恢复稳定性的能力）以及前馈性平衡（对抗潜在的、破坏稳定的内部及外部力的能力）障碍都是适应能力减弱的原因。

平衡反应障碍

将平衡反应策略融合到步行周期中，对意外干扰后（例如绊倒或滑倒）稳定性的恢复是必要的。平衡反应控制障碍是中枢神经系统损伤患者站立和步行不稳的主要因素。在接受住院康复的脑卒中患者中，跌倒率的增加与对抗姿势干扰的跨步反应能力缺失密切相关（Mansfield et al., 2013）。在出院时，139 例脑卒中患者中有 99 名（71%）可以独立行走，但他们的跨步反应受损，需要辅助才能从向前的跌倒中恢复过来。重要的是，无论 Berg 评估量表还是步速测试，都无法判断他们是否存在跨步反应（Inness et al., 2014）。

脑卒中后，使用跨步策略来恢复平衡非常具有挑战性。由于瘫痪侧下肢的速度和精细控制能力不足，限制患者用瘫痪侧跨步的能力，因此用轻瘫侧代偿的跨步反应优先出现。然而，用轻瘫侧完成跨步反应同样具有挑战性，因为在没有跌倒的情况下，瘫痪侧的负重能力也是下降的（Lakhani et al., 2011；Mansfield et al., 2011）。

Kajrolkar 等（2014）研究脑卒中偏瘫患者行走过程中应对意外干扰的代偿性跨步策略。在行走中引起跌倒的机制如图 15-13 所示。检查当轻瘫侧下肢足跟着地引起意外滑倒时，瘫痪侧下肢

的补偿性跨步策略。在 10 名脑卒中患者中，有 4 名能够使用瘫痪侧下肢完成跨步策略，以应对滑倒引起的向后失衡。在完成跨步策略的过程中，瘫痪侧肢体仅落于滑动侧足的后方，以重建支撑面并恢复动态稳定（图 15-14B）。剩下的 6 名患者使用终止跨步策略来恢复稳定（图 15-14A）。在瘫痪侧肢体的终止跨步策略是指快速卸载负荷后，还没来得及抬离地面或迈步又紧接着立即重新负重。对第二次滑倒干扰的反应显示，6 名患者执行跨步策略的能力有所提高而不是继续使用终止跨步策略，这表明患者对重复刺激具有一定的适应能力（Kajrolkar et al., 2014）。

这些研究表明，中枢神经系统损伤会影响在站立和行走时受到意外干扰后的平衡恢复能力。平衡反应缺失是老年人和神经系统损伤患者跌倒的主要原因。

前馈性平衡障碍

在日常生活中行走的特点是要执行复杂的步行任务，需要调整步态以适应任务和环境的改变（Shumway-Cook et al., 2007）。复杂的步行任务如跨越障碍物、改变方向、加速或减速以避免与物体或人的碰撞，要求前馈性平衡的控制（主动平衡控制），包括预测和视觉激活策略。复杂步行任务的表现可以很好地预测老年人和神经系统疾病患者的不良健康状况（指标 / 因素），包括跌倒、骨折、移动能力受限（Cho et al., 2004；Dargent-Molina et

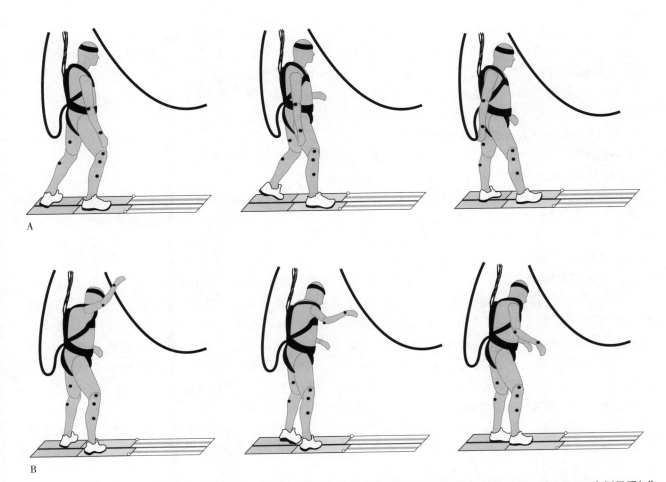

图 15-14 两种用于从足跟触地时前滑中恢复的不同策略。A. 右侧足跟触地时前滑，导致瘫痪侧（左）腿跨步终止。B. 右侧足跟（非瘫痪侧）着地滑动诱发跌倒，导致瘫痪侧（左）产生跨步策略来恢复平衡（引自 Kajrolkar R, Yang F, Pai YC, et al. Dynamic stability and compensatory stepping responses during anterior gait slip perturbations in people with chronic hemiparetic stroke. J Biomechanics 2014;47: Figure 2, page 2754.）

al.,1996；Shumway-Cook et al.,2000）。许多研究者已经研究神经系统损伤对各种复杂步行任务的影响。

躲避障碍能力受损。已有关于脑卒中后（Lu et al., 2010；Said et al., 2005, 2008, 2009）、颅脑外伤（Cantin et al., 2007；Catena et al., 2009；Chou et al., 2004；Fait et al., 2009）、帕金森病患者（Galna et al., 2009；Snijders et al., 2010；Vitorio et al., 2010）和脑瘫患儿（Law & Webb, 2005）存在通过障碍物的能力受损的报道。在这些人群中，行走时跨越障碍物的能力缺损包括接近和跨越障碍物时步速减慢、步长过小或过大、步行节律紊乱，在跨越过程中前外侧的不稳定性增加，调整步态参数以适应的不同障碍物高度的能力降低。所有这些损伤导致跨越过程中撞到障碍物的可能性增加，从而增加跌倒的风险。

转弯能力受损。行走过程中的转弯能力是日

常生活中移动的关键要素。转弯使我们避开障碍物、绕过拐角，占每天步行的 45%（Glaister et al., 2007）。步行中转弯是一个复杂的任务，对姿势控制障碍的患者来说是一项极大的挑战，因为它要求在单腿支撑的过程中为了改变方向而产生一种不平衡状态。这种失衡是由压力中心（COP）和COM 之间的距离增加导致的。虽然这个距离增加转弯所需的动能，但它也需要加强神经控制去改变和控制这个动能。

在脑卒中偏瘫患者中，转向瘫痪侧要比转向轻瘫侧花更长的时间，并且与同龄健康人相比具有步长较短、步宽较窄、单支撑期变短的特征。在转弯时跌倒过的患者比没有跌倒过的患者在转弯时需要更长的时间、动作更慢并且采取的步骤更多。有趣的是，在转弯前提供外部视觉反馈时，这些缺陷就会被消除。因此，作者们推测脑卒中后转弯时跌倒可能不是由于无法产生必要的运动模式，而是由于认知障碍导致运动–感知觉干扰（Hollands et al., 2010, 2014）。

转弯也是帕金森病患者的一个巨大的挑战，超过一半的帕金森病患者转弯困难（Chou & Lee, 2013）。帕金森病患者和健康人相比转弯变慢，需要更多的步骤，启动时间延长（Chou & Lee, 2013; Stack & Ashburn, 2008）。更短、更频繁的跨步可以减少身体动能，减少 COM 和 COP 之间的距离，从而减少与转弯相关的神经肌肉需求（Song et al., 2012）。在头部、躯干、骨盆缓慢和较小的旋转及"整体"转弯策略中，可以观察到节段间协调不足。增加的姿势性张力、轴向刚性以及节段间灵活性的丧失可能有助于整体转弯策略。转弯也具有因不稳和足廓清不足而增加对外部支撑的需求的特征（Chou & Lee, 2013）。转弯时失稳可以在早期帕金森病患者中出现（Song et al., 2012）。Bhatt 等（2013）比较冻结的和未出现冻结的帕金森病患者的转弯策略，注意到冻结增加步行时间，在转弯时未能增加步宽，与未出现冻结症状的患者相比速度要慢得多。此外，当转弯角度变小时，冻结的次数也会增加。在移动（mobility）章节的案例研究中，可以看到帕金森病患者 Mike 在转弯过程中出现步态冻结症状。

无法适应地面的改变。脑卒中患者对地面环境改变（如斜坡）而调整步态的反应能力下降。Phan 等（2013）研究在水平、上升、下降的步态分析仪上自行选择速度期间的步态时空参数特征。与健康人群相比，脑卒中患者的步速显著减慢，步态的改变增多。下坡时，健康人群保持固有速度，脑卒中患者虽然保持步频一致，但步长缩短，导致速度下降。上坡时，两组都保持匀速，但健康人群会增加步长以降低步频，脑卒中患者则没有这种调整。结果表明，脑卒中患者很难调整步态以适应他们所要面对的物理环境（Phan et al., 2013）。

综上所述，很多中枢神经损伤患者在面对复杂的任务和环境条件时，避免失稳的适应性步行功能障碍是移动能力受损的主要影响因素。在复杂的行走任务中，功能障碍包括跨越障碍物、改变步态速度和方向、携带物体、行走在不平坦的路面或斜坡的能力受损（Robinson, 2010），以及转弯或头部运动障碍（Hong & Earhart, 2010;

Huxham et al., 2008; Mak et al., 2008）。适应复杂任务和环境需求的功能障碍会影响在家庭和社区环境中安全行走的能力，这是移动障碍产生的一个主要因素（Robinson et al., 2011; Shumway-Cook et al., 2007）。

感觉系统和异常步态

步态的控制是基于对外周感觉输入和下行的脊髓上输入的整合。感觉是在自然环境中保持步态的关键决定因素，在自然环境中，我们需要不断改变我们的运动策略以应对周围环境的变化，感觉输入在运动控制中起着重要作用。感觉输入是摆动相起始的触发点，因此在正常情况下，本体感觉的缺失通常表现为髋关节过度伸展和支撑相终止，这进一步导致摆动相启动延迟（Smith, 1980）。此外，在调整运动模式以适应环境的变化时，感觉输入是必要的。这包括应对行走时受到意外干扰，以及预测即将到来的障碍的能力。因此，感觉障碍对步态的影响是多样的，这取决于受到影响的感觉类型和其他感觉的代偿能力。

躯体感觉受损

异常的躯体感觉输入导致共济失调步态。感觉性共济失调患者的步态问题可能是由于周围或中枢本体感觉传导通路中断引起的。当这种情况发生时，患者通常不能意识到下肢在空间中的位置，甚至不知道自己身体所处的位置。出现感觉功能轻度障碍的患者，如果可以用视觉代偿，行走也许不会出现异常。但当视觉提示减少或异常时，共济失调会变得更严重，行走时的蹒跚步态和摆动会增加，甚至一些患者会失去行走能力。

通常，在步行周期中本体感觉会对牵张反射活动进行调节。在支撑相结束时，腓肠肌和比目鱼肌的牵张反射被激活，允许对不规则地面进行代偿适应，促进蹬离地面，但在摆动相它们被抑制，以防止在踝关节背伸时牵张反射产生跖屈（Sinkjaer et al., 1996）。本体感觉输入的缺失会导致整个步行周期中的反射性调节减少。

Mullie 和 Duclos（2014）评估在行走时本体感觉对平衡控制的作用，他们对比脑卒中偏瘫患者和健康人在行走时持续或仅在支撑相时振动胫骨前肌的不同表现。在健康人群中，振动显著地改善平衡，但对脑卒中患者的平衡或步态参数没有影响，这提示在脑卒中患者行走时未使用本体感受信息来控制平衡（Mullie & Duclos, 2014）。这些发现与对姿势控制的研究结果相似，在脑卒中后的姿势控制中，与本体感受输入相比视觉的使用更多。

在行走时，可以用视觉取代受损的躯体感觉吗？Patla 和他的同事（2000）对一位患有严重周围神经病变的患者在行走的稳定状态下进行视觉采样调查，使用一种可以由手持开关转换透明度的液晶眼镜来检查步行期间视觉采样的频率和持续时间。与健康人群相比，该周围神经病变患者的视觉采样增加约 60%，这表明在运动过程中对视觉的依赖程度增加。

视觉缺损

视觉对在行走时的视觉激活主动平衡策略至关重要。视觉输入对于局部层面（步行基底）和整体层面（路线寻找）的步态调节是非常有用的（Patla, 2003）。视觉缺损主要影响步行适应方面的功能，视觉缺损患者和盲人往往走路更慢。另外，他们能够利用听觉来帮助定位空间中的障碍物（Ashmead et al., 1989）。

视觉对完成许多复杂的步行任务（包括躲避障碍物）而言至关重要，因为视觉输入能对即将到来的障碍物以预期的方式改变步态模式。例如一侧视野的缺失（偏盲）会影响个体感知受损侧潜在威胁的能力。如图 15-15 所示，左侧偏盲的患者看不到从左边驶来的公交车（Tobis & Lowenthal, 1960）。因此，感觉输入的缺失将影响路线寻找和避障。

前庭觉缺损

前庭觉输入缺失的功能性后果取决于丧失前庭觉时个体的年龄。例如在婴儿时期失去前庭功能的患者具有接近正常的姿势和步态控制（Horak et al., 1994）。然而，成年后前庭功能的丧失会导致共济失调步态并难以控制头部在空间中稳定。

成年前庭觉缺失的患者相比健康人而言步速更慢。其他改变包括双腿支撑相延长，步行周期时间比健康人延长 6.5%。有趣的是，用节拍器控制节奏，要求前庭觉缺损的患者以正常步速行走时，他们双支撑期持续的时间会变得更加正常。目前还不清楚为什么有前庭觉缺损的人更喜欢慢速行走，以及是否以更快步速的练习可以改善他

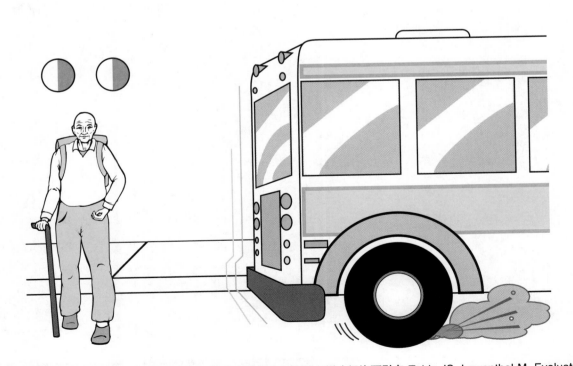

图 15-15　**偏盲的功能性影响。左侧偏盲的患者不能察觉公交车在其左侧**（经许可引自 Tobis JS, Lowenthal M. Evaluation and management of the brain damaged patient. Springfield, IL: Charles C Thomas, 1960:78.）

们的步态。

已经有报道称，前庭觉缺损患者也存在行走过程中头部稳定性受损，特别是在黑暗中行走时（Pozzo et al.,1991；Takahashi et al.,1998）。 在坐位和站立位时，对于前庭功能受损的患者和健康人来说，凝视是同样稳定的。然而，行走时，凝视的稳定性会削弱，因此前庭觉受损的患者也会倾诉视力下降和视觉功能障碍。此外，眼球运动（视觉）在头部旋转时的代偿作用比行走时头部的类似运动更有效。这可能是由于主动头部运动相比运动期间的被动头部运动具有可预测性（Grossman & Leigh, 1990）。

当健康人群在黑暗中行走或跑步时，头部旋转的幅度和速度都小于正常行走时。然而，当双侧前庭觉缺损的患者在黑暗中行走或跑步时，这些参数会增加（Pozzo et al., 1991）。

影响步行的知觉问题

正如第五章中所讨论的，知觉问题是中枢神经系统病变造成的常见后果之一，其非常容易造成步行的异常。

身体图示 / 计划障碍

身体图示缺失可引发多种步行偏移，包括躯干向同侧支撑腿倾斜，导致稳定性降低。身体图示障碍也可导致足部位置异常，使之很难控制 COM 根据足部支撑位置的改变做出相应的调整（Perry, 1992）。左侧受累的单侧空间忽略（unilateral spatial neglect，USN，定义为无法感知和整合来自单侧身体的刺激）的患者会倾向于在行走时偏向右侧，或是在行走或驱轮椅时撞到左边的物体。

Suzuki 等（1997）在脑卒中患者中运用双重任务的方法探究 USN 与行走的关系。实验对象为 31 位脑卒中患者，包括 12 位右侧偏瘫患者（左脑半球损伤）及 19 位左侧偏瘫患者（右脑半球损伤）。他们设计一个面孔录像试验，将显示器置于患者前方，播放不同的人（面孔）走过走廊的场景。不同的面孔周期性地出现在屏幕中线的左侧和右侧。本试验测试患者接连在坐位、站立位、行走时感知出现在左侧和右侧的面孔的能力。试验结果总结在表 15-1 中。他们发现一些有 USN 的患者（例如 1、5 和 6 号试验对象）可以在坐位

表 15-1　单侧空间忽略患者在面孔录像试验中的评分：坐位、站立位、行走时右侧或左侧正确识别面孔的个数

试验对象编号	脑半球损伤部位	坐位		站立位		行走时	
		右	左	右	左	右	左
1	右	15	15	15	15	14	0
2	右	15	15	15	15	15	7
3	右	14	15	15	15	13	7
4	右	14	13	15	15	15	0
5	右	15	15	15	15	15	0
6	右	15	15	15	15	15	0
7	右	15	15	15	15	15	9
8	右	15	0	15	0	15	0
9	右	15	15	15	15	15	15
10	右	14	15	15	15	15	15
11	左	14	15	15	15	10	15
12	左	0	15	0	15	0	15

注：最高分，15。

（重印自 Suzuki E, Chen W, Kondo T. Measuring unilateral spatial neglect during stepping. Arch Phys Med Rehabil 1997;78:176, 已获许可）

和站立位时发现全部 15 个出现在他们脑损伤对侧的面孔，然而在行走时他们却不能感知（0 分）。相比较，8 和 12 号试验对象在坐位、站立位以及行走时都出现 USN 的现象。这些发现提示对一些患者而言，USN 有环境特异性。

有意思的是，2 位试验对象（9 和 10 号）表现出正常的感知能力（15 分），却在行走时需要更多辅助，这提示他们把更多的注意力放在感知而不是行走上。其他试验对象可以在少量或无帮助下保持行进（Suzuki et al., 1997）。

空间关系障碍

有目的性地从起点向一个不可见的目标移动需要一种导航策略，其依赖于所掌握的空间知识（Patla, 2003）。空间认知在移动性上的缺失造成的影响是巨大的，尤其影响在环境中安全移动，避免与不易感知的障碍物碰撞的能力。"地形定向障碍"指的是无法记住一个地方和另一个地方的关系，从而对路径寻找方面的移动能力造成很大程度的影响（Patla, 2003）。

疼痛

疼痛会导致步行动作模式的改变。避痛步态定义为疼痛造成的步行模式。因为疼痛采取的代偿策略下的动作有：①减少疼痛肢体承重的时间（例如步行支撑相的时间缩短）；②避免冲击负荷；③减少关节的活动（如减少膝关节在步行支撑相的屈曲程度）；④依靠减少跨关节肌活动来减轻对关节的挤压（例如髋关节疼痛时会利用侧屈使 COM 接近关节旋转的中心，减少髋外展肌活动并且同时减少对关节的挤压）（Eyring & Murray, 1964）。避痛步态常见的特点有行走速度减慢，疼痛肢体的支撑相缩短，使关节趋于僵硬以减少关节活动，以及减少足部与地面的接触或蹬离动作。

认知系统和步行障碍

认知障碍同样可以影响移动功能，具体包括步行启动、因环境需要调整步行模式，以及在熟悉或不熟悉的环境中移动的能力。正如第五章中所述，认知障碍包括记忆、注意力和管控功能。对认知障碍造成的更复杂的步行异常的更完整的讨论可参见其他资料（Nutt et al., 1993, 1997）。

很多研究已经发现痴呆是跌倒的主要危险因素（Alexander et al., 1995；Tinetti et al., 1988）。

Alexander 和他的同事（1995）在 17 名阿尔茨海默病（Alzheimer's disease, AD）患者中发现，患有 AD 的人群行走速度是健康的老年人的一半，触碰障碍物的概率更高并且更倾向于靠近障碍物。这些都是造成 AD 患者跌倒的因素，尤其是被绊倒。除此之外，在行走时跌倒可能是因为判断障碍，导致患者尝试进行超过个人身体能力的任务。

双重任务步行障碍

研究表明姿势、平衡和步态虽然被认为是"自动的"，但还需要注意力资源的调用（Lajoie et al., 1993；Teasdale et al., 1993；Woollacott & Shumway-Cook, 2002）。在站立和行走时，有平衡障碍的个体与无障碍的个体相比，对与姿势控制相关的注意力需求更高。Regnaux 等（2005）运用双重任务的方法比较脑卒中患者和无脑卒中史的人群与坐位、站立位及行走相关的注意力需求的情况。受试者在跑步机上用他们感觉最舒适的速度行走；对颈部进行 10 毫秒的电击，置于口中的压力传感器会记录下受试者的反应时间。结果如图 15-16 所示，脑卒中患者对与坐位、站立位

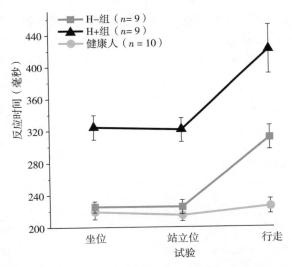

图 15-16　3 种不同的试验中（坐位、站立位和跑步机上以最适宜的速度行走）。健康人群，脑卒中后偏瘫患者被分为两组，在坐位测试时的反应时间（RT）与健康人群一样的分为一组，（标记为 H-），更长 RT 的标记为 H+。误差线表示标准差（源自 Regnaux JP, David D, Daniel O, et al. Evidence for Cognitive Processes Involved in the Control of Steady State of Walking in Healthy Subjects and after Cerebral Damage. Neurorehabil Neural Repair 2005, 19: 128, Fig. 2.）

和行走时相关的注意力需求高于控制对照组。除此之外，所有脑卒中患者表现出双重任务条件下，行走时相对于坐位和站立位更慢的反应时间，这提示行走需要更多的注意力资源。

395　　这两组脑卒中的试验对象在坐位试验中的反应时间与年龄匹配的对照组一致的标记为 H− 组，在坐位试验中反应时间比对照组长的标记为 H+ 组。在这个试验中，第二任务对步行参数没有影响，很可能是因为在单一或双重任务中跑步机的速度都是保持一致的。

在行走时完成第二任务会使包括脑卒中、帕金森病（PD）、创伤性脑损伤在内的不同类型的神经系统疾病患者的稳定性降低。Bowen 和同事（2001）比较 12 名脑卒中后偏瘫患者（平均卒中后 4 个月）和无障碍的对象，来研究第二任务对步行速度的影响。他们的发现如图 15−17 所示，有一些但不是所有的脑卒中患者在完成第二任务时会降低步行速度。我们对这个表添加 Berg 平衡量表（BBS）评分，发现个体在 Berg 测试（非步行平衡测量）中的表现不能推断其在双重任务步行中是否存在困难。

Plummer、D'Amato 和 Altmann（2008，2012）运用 3 种不同难度等级的认知任务同样测试双重任务对脑卒中患者步行的干扰程度，这 3 种认知任务包括记忆任务 [1-back 测试（译者注：一张一张地给患者看一系列图片，嘱患者当看到重复

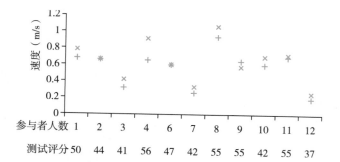

图 15−17　脑卒中后第二任务对步行速度的影响。12 名脑卒中患者在单一任务（×）和双重任务（+）条件下的步行速度（m/s）。同时显示个人的 BBS 评分，展现 Berg 测试分别在单一任务和双重任务条件下与步行表现的关系。值得注意的是并非所有脑卒中患者表现有双重任务干扰。此外，双重任务干扰程度与 BBS 分数没有相关性（获许源自 Bowen A, Wenman R, Mickelborough J, et al. Dual-task effects of talking while walking on velocity and balance following a stroke. Age Ageing 2001, 30:319−323. ）

的图片就指出来）]、视觉空间任务（钟表）和言语任务（描述性）。双重任务干扰在步行单支撑期最大；随着认知任务的要求增加，双重任务在步行周期的其他阶段的代价也随之增多。双重任务代价影响步行，它在行走速度较慢以及下肢动作障碍（由 Fugl-Meyer 评分提示）的受试者中是最大的。脑卒中后，双重任务干扰在步行速度最缓慢的个体中最大；然而社区活动无障碍的个体甚至也会表现出双重任务条件下步行的障碍（Yang et al., 2007a）。

第二任务同样对脑卒中患者的转向策略有极大的影响（Hollands et al.,2014）。脑卒中患者和与其年龄相仿的老年人相似，在双重任务条件下的转向速度比单一任务时慢且动作易产生变化。此外，在第二任务条件下，这两组试验对象的步行单支撑期时间延长。因为单支撑期是步行中不稳定的时期，在转向时这个阶段在认知需求较高的条件下时间延长，这可能就是这两组人群在转向时跌倒发生率很高的原因之一（Hollands et al.,2014）。

一些研究叙述 PD 患者的注意力需求对步行的影响（Bloem et al., 2006；Campbell et al., 2003；Galletly & Brauer, 2005；O'Shea et al., 2002；Plotnik et al., 2009；Rochester et al., 2004；Yogev et al., 2007）。Campbell 和同事（2003）用站起−行走计时（timed up and go, TUG）测试去研究两种认知任务（低注意力任务、反复重复固定词组和高注意力任务、讲述过去几周发生的事）对步行的影响。图 15−18 记录试验的结果，比较 3 种条件下（无任务以及其他第二任务）10 名健康老年人和 9 名 PD 患者完成 TUG 测试花费的时间。低注意力任务对完成 TUG 测试没有影响，但高注意力任务表现出病情重的患者其双重任务耗费也最大。

Rochester 等（2004）在 20 名原发性 PD 患者和 10 位对照组对象中研究各种第二任务对步行（步速与步长）的影响，包括动作（端盘子）、认知（回答问题），以及组合（两种任务一起）。在进行认知任务和综合任务（除单一动作任务外）的条件下，两组试验对象的步速与步长均降低（试验结果见图 15−19）；但是，影响最大的是 PD 组。第二任务在很多方面对 PD 患者的步行有影响，包括速度、步行变化、双侧协调、节律性（Hausdorff et al., 1998；O'Shea et al., 2002；Plotnik

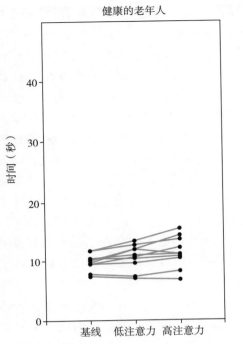

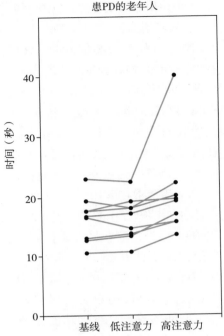

图 15-18　两种第二任务对 TUG 测试的影响。比较健康的老年人和 PD 患者在单项任务（基线）、低注意力任务和高注意力任务这3种条件下 TUG 测试完成时间的变化。高注意力任务对 TUG 完成时间有影响，低注意力任务却无影响。受试者的数据在图表中已显示（引自 Campbell C, Rowse J, Ciol MA, et al. The effect of attentional demands on the TUG test in older adults with and without Parkinson's disease. Neurol Rep 2003, 3:2–7, Figure 1, 已获许可）

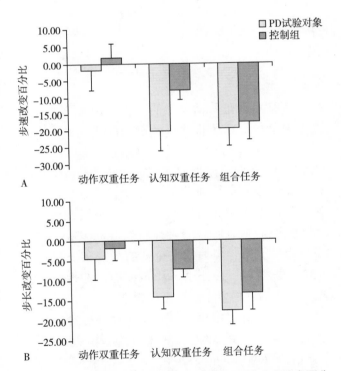

图 15-19　动作、认知和两者的组合任务在步速（改变百分比）（A）和步长（改变百分比）（B）方面对 PD 患者和年龄相仿的控制组的影响（改编自 Rochester L, Hetherington V, Jones B, et al. Attending to the task: interference effects of functional tasks on walking in Parkinson's disease and the roles of cognition, depression, fatigue and balance. Arch Phys Med Rehabil 2004, 85:1581, Figure 2, 已获许可）

et al., 2009；Yogev et al., 2005）。

　　最后，一些研究提出第二任务会对创伤性脑损伤患者的站立和行走造成障碍，即使是相对较轻的脑震荡（Brauer et al., 2004；Catena et al., 2007；Fait et al., 2009；Kern & Mateer; 1996；McCulloch, 2007；Pare et al., 2009；Parker et al., 2005；Rasmussen et al., 2008）。Parker 等（2005）研究第二任务对脑震荡 48 小时后的患者步行的影响。和与之年龄相仿的控制对照组对象相比，脑震荡的试验对象在步行的同时完成认知任务时会表现出明显的步行参数的改变（步速、步长降低，跨步时间延长），并且增加 COM 在内 – 外侧方向上的偏移和移动速度。所以在脑震荡损伤之后，可见在双重任务下步行的稳定性降低。相比单一任务条件下的步行，运用双重任务评估的方式去测试脑震荡后步行不稳的敏感度更高。创伤性脑损伤之后，关于认知功能的测量特别是执行能力方面可以预估移动行为，尤其是在复杂环境中（Cantin et al., 2007）。以上这些研究都提示在更复杂的环境中去评估神经系统疾病患者的步行功能的重要性。

在移动方面限制参与的因素有哪些

　　在移动方面的参与受限（指的是一种在家庭

和社区环境中步行能力受限的移动障碍）已经被认为是包括脑卒中（Lord et al., 2004；Robinson et al., 2007）和 PD（Schenkman et al., 2002）在内的神经系统疾病最令人无力的方面之一。移动障碍的流行率很高。例如只有 50% 的脑卒中幸存者能重新习得在社区中行走的能力，30% 的患者只有在他人的帮助下才能行走（Lord et al., 2004）。在社区中行走因其复杂的任务需求，是非常困难的。在一个脑卒中后社区行走的研究中，4% 的脑卒中幸存者表示在家中行走中度困难；然而，觉得在社区行走中度困难的高达 72%（Robinson et al., 2010）。此外，对社区行走技巧的满意度随着行走难度的增加而减少（Robinson et al., 2010）。应对复杂环境挑战的能力是达到成功的社区行走参与的必要条件（Lord et al., 2006）。而无法应对特定环境挑战的无能是移动功能障碍的关键决定因素（Hirvensalo et al., 2000；Jette et al., 1998）。理解限制移动参与和造成移动障碍的因素是制订步行障碍康复的有效策略的关键。

研究提出类似于步速和步长（指的是 ICF 框架下的移动"能力"）的测量不能真实预估在社区中行走的能力（ICF 框架下的"参与"）（Kollen et al., 2006；Lord et al., 2004）。此外，其他功能性移动技巧的临床测量，包括平衡、瘫痪侧肢体力量（Kollen et al., 2005；Patterson et al., 2007），以及心肺功能（Michael et al., 2005；Patterson et al., 2007）也无法预估脑卒中后社区行走的参与度。Robinson 等（2007，2010）探究脑卒中后遗症期（> 6 个月）患者的与社区移动参与度有关的因素。他们发现脑卒中后患者的社区移动参与度降低，表现为社区活动的次数减少，以及每次去社区进行行走相关活动的次数减少（平均 1 次），对照组平均 2 次或进行更多与行走相关的活动。

以下这些因素与社区移动的参与有很大的相关性：平衡、日常行走速度和复杂步行任务下的速度，以及偏瘫肢体力量。然而，回归模型却发现这些因素虽然影响很大，但是只能解释一小部分社区行走参与度的差异（Robinson et al., 2007）。在后续研究中，Robinson 等（2010）发现个体因素，特别是平衡和跌倒的自我效能、抑郁、疲劳同样与脑卒中后的社区行走参与度有很大程度的关联，并且这些可以解释更大比例的移动性方面的差异。很多研究发现较低的平衡自我效能和

对跌倒的恐惧都会导致个体对包括社区行走在内的体力活动的逃避（Basler et al., 2008；Bertera & Bertera, 2008；Deshpande et al., 2008；Hellstrom et al., 2003；Pound et al., 1998；Salbach et al., 2006）。同样，在神经系统疾病患者中，抑郁与行走参与以及日常功能活动的减少有关联（Chemerinski et al., 2001；Goodwin & Devanand, 2008）。

这个研究证实对神经损伤患者而言，参与社区行走的能力是非常重要的。此外，神经系统疾病患者参与度降低（移动障碍）的流行率非常高。这也说明包括身体、心理以及环境在内的因素结合在一起导致较差的参与度。虽然步行障碍很重要，但这也只是许多影响移动能力恢复的因素之一，其他像自我效能、恐惧、抑郁以及疲劳可能也会对家庭和社区移动性的长期恢复有较大的影响。弄清这一系列影响参与度的因素，对制订保证有效恢复患者参与度的治疗策略是非常重要的。

除步行外的其他移动障碍

步行启动

步行启动是移动功能的一个关键部分，它对许多中枢神经系统疾病患者造成困扰。如第十二章所述，当步行启动时，目标就是保持身体的 COM 最开始向后外方向，朝摆动肢移动，然后转移至支撑肢，最后向前离开支撑面完成迈步的动作中的动态平衡。肌肉前馈性活动由摆动肢上的比目鱼肌的抑制联合胫骨前肌的激活组成，这为步行启动（第一步）的安全和有效提供充足的前进动量。所以，控制动态稳定性的前馈性姿势调整对步行启动的复杂过程至关重要。

分类广泛的中枢神经系统病理都能影响步行启动。与正常发育的儿童相比，脑瘫（CP）患儿（偏瘫和双侧瘫都）表现出步行启动障碍。偏瘫性 CP 患儿表现出用患腿迈出第一步的偏好，不过这与 COP 向支撑（影响较小侧）侧移动的减少有关（Stackhouse et al., 2007）。在脑卒中后偏瘫患者中也有与之相似的发现。一些试验提出脑卒中后步行启动主要靠瘫痪侧肢体作为引领肢。当用瘫痪侧肢体启动步行时，TA 开始激活的时间延迟且程度降低，这与向前动量的产生减少相关（Brunt et al., 1995；Hesse et al., 1997；Ko et al., 2011）。不

论成人还是儿童的偏瘫患者，这种靠瘫痪侧肢体启动步行的趋势可能一部分是由于在启动步行时 COP 已经偏向支撑侧肢体（Stackhouse et al., 2007）。

PD 患者同样有步行启动困难，很大程度是因为前馈性姿势控制紊乱，包括前馈性姿势调整的延迟和不足以及缓慢的前馈性姿势调整（时机错误）（Delval et al., 2014）。此外，步行启动的特点有多重前馈性姿势调整，有时称为"膝盖颤抖"（Jacobs et al., 2009），以及更多的双侧肢体间的中心转移、COP 向内 – 外侧和前侧移动量的增加（Elble et al., 1996）。

上下楼梯

像水平步行一样，上下楼梯也会涉及通过改变支撑和摆动周期来实现下肢的交互运动。登上台阶需要膝关节和踝关节（主要在膝关节）的向心力量来产生前向和纵向的提升力。稳定性的需求在单支撑期最多，此时摆动腿正在跨向上一级台阶（McFadyen & Winter, 1988）。

与上楼梯相反，在重力的加速作用下，下楼梯动作的完成主要靠髋、膝、踝关节伸肌群的离心收缩来控制身体姿势。腓肠肌在足接触台阶之前的前馈性激活保证下落能量的吸收和落地的稳定控制（McFadyen & Winter, 1988）。

这意味着对神经系统疾病患者而言，向心控制的不足主要会影响上楼，而离心控制主要影响下楼。中枢神经损伤患者上下楼梯趋于缓慢，需要借助扶手的支撑和提拉。在有些严重的控制障碍的个案中，他们无法做到上下楼梯的交互运动，只能将双脚放在同一级台阶后才能迈向下一级台阶。

视觉感受障碍会影响上下楼梯这方面任务的前馈性活动。例如腓肠肌在足着地前激活，而视觉反馈减少会使之激活降低（Simoneau et al., 1991）。

转移和床上移动

在进行例如从坐到站（sit-to-stand, STS）、翻身，以及起床这些转移活动时，正常人会用冲力使从一个姿势到另一个姿势的变化更加顺畅而有效。另外一个完成转移任务的方式就是零冲量或称为力量控制策略（参考第十二章回顾这部分内容）。

神经功能障碍患者可能在转移中用到力量控制策略的原因有很多。姿势控制问题限制稳定性、心血管问题如直立性低血压、眩晕的发作可能需要患者缓慢活动并且在活动中途暂时休息。例如当起床时，直立性低血压患者会在床边坐一会再站起来，否则会有血压突然降低失去平衡的危险。然而，过度的力量控制策略使转移中的上肢控制限制患者适应环境改变的能力。例如，如果不用手帮助，他们可能会觉得独立从椅子上站起很困难（Carr & Shepherd, 1998; Schenkman et al., 1990）。

有很多研究已经测验神经系统疾病患者步行的异常。相反，很少的试验系统性的探究限制这类患者其他移动障碍的问题。

从坐到站

很多神经系统疾病患者都觉得从椅子上站起很困难。在针对 379 名不同的神经系统疾病患者的调查中，42% 的患者觉得在家中椅子上站起困难（Munton et al., 1981）。另一项针对 PD 患者的调查显示，81% 的患者觉得站起困难（Brod et al., 1998）。有许多缺陷会严重限制 STS 行为的有效性和效率。然而，大多数研究对象都局限在脑卒中、PD 和脑瘫这些疾病造成的神经肌肉障碍对 STS 的影响。

一些试验认为，力量减退是造成无法站起的主要原因。Lomaglio 和 Eng（2005）研究脑卒中后遗症期患者在完成 STS 时下肢关节力矩与承重对称性的关系。一台动作分析系统（运动学）以及两块压力板（地面反作用力，GRF）被用来量化在自定速度以及快速度条件下完成 STS 的参数。用等速测力计来测量瘫痪侧及健侧的髋、膝、踝关节的最大向心力矩（标准化体重）。

试验发现，瘫痪侧的踝背伸和伸膝力矩与在自定速度下完成 STS 的时间有很大的相关性，而瘫痪侧踝背伸、跖屈及伸膝力矩与完成快速 STS 动作的时间有关联。更快完成 STS 与更好的承重对称性相关。

Cameron 等（2003）比较 15 名偏瘫患者与年龄相近的健康对照组完成 STS 和路缘攀爬的动能和时间。此外，他们比较完成 STS 时患者的站立平衡、患侧最大负重，以及伸膝力量。他们发现脑卒中患者有动能降低、完成时间延长的特点，而 STS 动能与伸膝力量、站立平衡、患侧最大负重有很大关联。

Cheng 等（2004）研究脑卒中后偏瘫患者（有和无跌倒史）从无扶手的椅子上以自定速度完成 STS 时腿部肌肉的激活模式（胫骨前肌和比目鱼肌）和 GRF。他们发现，70% 的有跌倒史的脑卒中患者胫骨前肌的激活缺失或延迟，且程度低。此外，一半的有跌倒史的偏瘫患者表现出比目鱼肌的过早或过多激活。在 STS 中，患肢的这种活动模式也与健肢代偿性的胫骨前肌和股四头肌的过度激活联系在一起。

在更早的研究中，Cheng 等（1998）提到，与没有跌倒史的患者以及健康人相比，有跌倒史的脑卒中患者站起力量产出的速度明显慢一些。同时，有跌倒史的脑卒中患者和没有跌倒史的及健康人相比，COP 在站起和坐下时向内 – 外方向的移动要大得多。脑卒中患者表现出不对称的负重分布，靠健侧更多（Cheng et al., 1998）。

与这些试验结果相反，Ng（2010）指出，脑卒中后完成 STS 任务的能力（用 5 分钟 STS 测验来评估）与平衡（BBS）而不是与肌肉力量相关（Ng, 2010）。

力量产出速度障碍的问题在 PD 患者中同样存在。Bishop 和同事（2005）检测 41 名 PD 患者（依照完成任务的时间分组）从凳子上站起时下肢的肌肉激活模式。双重压力板用来量化 GRF，包括峰值加速度、垂直 GRF、峰值的斜度、事件时机（译者注：指的是将 STS 分成几个阶段，记录受试者进行每个阶段的时间点），体表肌电图（surface EMG）用来测量比目鱼肌和 TA 的激活。

结果显示，PD 患者因离开凳子这个时期的时间花费增多而使整个 STS 周期变长。此外，完成 STS 的患者表现出力量产出速度缓慢的特点，需要花费更长的时间完成屈曲力矩阶段（64% vs 56% 在快速组），以及运用更多的协同收缩。作者指出，TA 募集障碍可能会导致力量产出的加速度降低以及需要更多的时间离开座位，所以建议设计出可以促进 TA 激活的治疗策略，可能会改善患者完成 STS 的表现。

Inkster 和同事（2003）提出 PD 患者的髋、膝伸肌群力矩减小，尤其是髋关节。在 PD 患者中，更强的髋关节力量与更好完成 STS 的能力有关；相反，在控制对照组，更强的膝关节力量与

更好完成 STS 的能力有关。作者推断力量的减退，尤其是髋关节，可能是导致 PD 患者从椅子上站起困难的原因之一。这些发现得到 Mak 等（2003）的研究的支持，他们对比 7 名 PD 患者与年龄匹配的控制对照组，发现 PD 组的屈髋力矩减小并且力矩产生速度变慢。PD 组与控制对照组的关节运动模式相似，但关节角度变化更慢。他们总结出 PD 患者变慢的 STS 可能源于屈髋力矩的减小以及产力力矩速度的减慢。同时，除了屈髋外，背伸踝的力矩减小，达到峰值力矩的时间延长，患有 PD 的试验对象在 STS 时似乎有从屈到伸转换的困难（Mak & Hui-Chan, 2002）。

脑瘫患儿的 STS 障碍同样与力量产出有关。Park 等（2003）比较 27 名脑瘫患儿（15 名痉挛性双瘫，12 名痉挛性偏瘫）与 21 名正常发育儿童的动力学和运动学上的特点。所有 CP 患儿与健康儿童相比，表现出完成 STS 速度的减慢。此外，CP 患儿有以下特点：骨盆前倾和屈髋程度增加，突然过早伸膝（只有双侧瘫），减小的伸膝肌群最大力矩，以及髋、膝关节伸肌群募集力量的减少。

最后，PD 患者的 STS 障碍也被猜测归因于前馈性姿势控制障碍，但是 Inkster 和 Eng（2004）的针对轻度 PD 患者的研究并不支持这一假设。他们研究发现，在从椅子上站起的准备阶段，PD 试验对象比起正常对照组更倾向运用增大屈髋的策略使 COM 向前移动，来代偿躯干僵硬程度的增加、灵活性的降低。这可能也是使 COM 停留在支撑面的时间延长来减少对平衡需求的策略。作者提示到，他们的研究只入组轻度 PD 患者 [9/10 的患者在统一帕金森病评分量表（unified parkinson disease rating, UPDRS）的 STS 项目中评分正常]，所以试验结果可能在严重的患者中不适用。

站起步行任务

完成站起步行（rise-to-walk，RTW）任务可能存在的障碍和在 STS 任务中发现的障碍是相似的吗？生物力学研究表明，健康人群从坐到站和 RTW 时的动作策略是不同的。对 STS 而言，站起时 COM 向前的动量必须停止，而 RTW 时向前的动量一直保持并且在达到完全站立姿势前迈步已经开始（Dion et al., 2003）。所以，没有神经损伤的对象运用流畅的动作策略来完成 RTW 任务。与之相对，大多数脑卒中患者在完成 RTW 时会采取稳固的动作策略，即在开始迈步前停止向前的动

表15-2 起身步行任务流畅度量表

评分	描述
3	在个体身体仍在向前移动时足部（足跟和足趾）已经开始离开地面[a]；站直时躯干仍保持向前微屈向[b]
2	身体向前动作停止；直到个体在垂直方向完全站直他才抬脚
1	身体向前动作停止；个体在垂直方向完全站直，然后停滞片刻后他才抬脚
0	身体向前动作停止；个体在垂直方向完全站直，然后在拿到他的手杖前停滞片刻，停滞然后抬脚

注：[a]患侧腿是迈步侧腿；[b]站直：肩部处于垂直方向的最高位置。

起身步行任务的描述

开始位置：受试者坐在无靠背和扶手的椅子上，足部踩地，大腿的2/3与座椅接触；他们被要求在任务中保持手臂交叉放置在胸前。

操作：指导受试者向前看，均匀分布体重，根据听到的信号不靠助手帮助站起，然后以正常速度朝着目标（置于受试者前方2m的桌子）前行，但不需要走完全程。

条件：患者可以使用步行辅具（手杖）以及佩戴支具，但不能提供除此以外的辅助。迈步腿为患侧腿。

［引自Malouin F, McFadyen B, Dion L, et al. A fluidity scale for evaluating the motor strategy of the rise to walk task after stroke. Clin Rehabil 2003;17:674–684（appendix），已获许可］

作（Dion et al., 2003）。

表15-2展示设计出来的测量完成RTW任务困难程度的量表（Malouin et al., 2003）。图15-20展示脑卒中偏瘫患者完成RTW任务时，RTW量表的得分与向前动量的关系。控制对照组的COM的平均水平动量显示为曲线（粗线），根据RTW量表评分将患者分成4个亚组。值得注意的是，COM水平动量在刚刚离开座位的时间点前就迅速增加，然后在站起步行时再次增加。RTW量表最低分（0分的亚组）与站起时的制动有关（向前动量停止）（Malouin et al., 2003）。

床上移动技巧

床上移动技巧包括在床上位置的改变（从仰卧位翻身至侧卧位或俯卧位）以及下床坐到椅子上或站起来。研究发现正常成人实施床上移动技巧时会运用多种与动量有关的策略。实际上人们在床上的动作有难以估计的多样性，事实上，没有一个成人在两次动作中采取完全一样的策略。

相比之下，力量控制的动作策略是神经损伤患者常常采取的策略，有反复性启动和停止的特点。正如之前提及的，对神经损伤患者来说，力量控制的动作策略比起动量策略更合适的原因有很多（Richter et al., 1989）。

正常成人翻身最常见的方法包括伸出提起上肢，屈曲头部和上半身，然后抬腿向侧方翻转，最后转至俯卧位。大多数健康的成人没有表现出

肩到骨盆之间区域的扭转，试验人员猜测这是在翻身中不产生变化的部分（Richter et al., 1989）。因为床上移动的启动主要依靠头、上半身和肩膀，所以这些部位功能障碍［如无力以及（或）关节

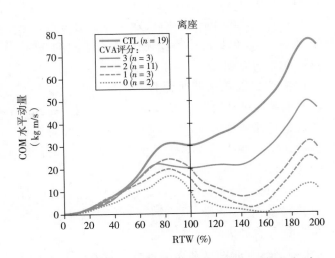

图15-20 脑卒中偏瘫患者以及控制组完成RTW任务时，RTW量表的得分与身体向前动量模式的关系。展示控制组和每个RTW评分亚组的平均水平动量曲线。与控制组相比，在起身时（离开座椅）保持向前动量不变的为最低分（0分），停止向前动量（动量接近0）才开始迈步。相比，RTW量表最高分的受试者（3分）完成情况接近正常。CTL，控制组对象；CVA，脑血管意外 RTW，起身行走（经许可引自Malouin F, McFadyen B, Dion L, et al. A fluidity scale for evaluating the motor strategy of the rise to walk task after stroke. Clin Rehabil 2003, 17:679, Figure 2）

活动受限］就会限制这些技巧的实施。

了解移动障碍的案例分析方法

我们现在利用案例学习的例子，通过诊断来总结移动障碍。在不良姿势控制的章节中，需要记住的是即使患者的诊断一致，但是还是会存在很大的异质性。所以，不是所有脑卒中患者存在的步行障碍问题都和我们在案例中所观察到的相似。

Jean J 和 Genise T：脑卒中

脑卒中是全球造成残障的首要原因之一（Dombovy et al., 1987）。脑卒中后，行走能力常常是决定居住状态和生产力等级的主要因素。独立移动能力的缺失，尤其是在户外，被认为是最令人感到无力的后果（Pound et al., 1998）。一项针对115 名脑卒中幸存者的研究表明，不管在标准化测量下的平衡、步态这些移动性指标有多好，接近1/3 的患者在社区中没有辅助仍无法行走（Lord et al., 2004）。

Jean 为右侧偏瘫患者，5 年前脑卒中继而造成明显的平衡和行走障碍。她跌倒过很多次，尤其是在行走相关的活动中。她步速为 0.5m/s，只有她这个年龄段无神经损伤人群的速度的 50%。拄拐时，她步速进一步减慢至 0.3m/s。造成她步速缓慢的原因包括伸肌无力、中度痉挛，以及不正常的共同运动模式。因为无法达到步速 48m/min 的最低标准，她在迈上路缘石以及上楼梯时存在困难，所以她无法在社区里独立活动，需用借助轮椅。

Genise 为 53 岁的女性，脑卒中 3 天后进行初始录像评估。那时她的偏瘫情况较重，只有在 2 个人的最大帮助下才能站立和行走。脑卒中1 个月后，她能独立站立但负重明显不对称。她能在使用助行器和限制踝跖屈控制膝过伸的踝足矫形器（AFO）的情况下行走。她行走速度非常慢（0.08m/s），提示在功能水平上她仍是无法行走的。

Jean 和 Genise 都显示出与偏瘫步态相关的在空间与时间上的参数异常，包括双侧支撑时间增加、患侧支撑时间减少、健侧步幅减少。这些都是行走明显不对称的表现。对以下支撑相存在的异常而言，偏瘫步态的运动学分析是非常重要的：

①马蹄内翻足，导致前足或足底着地方式；②支撑相中期膝关节过伸，躯干前倾；③支撑相伸髋不足，导致患侧腿在支撑相末期出现磕绊。支撑侧骨盆上提、摆动侧下降，可能是因为外展肌肌力不足。在步行的摆动相，我们发现：①足趾磕绊，因为屈髋不足而阻碍前行；②直到足趾离地后延迟的屈髋动作；③在摆动前和摆动中屈膝减少；④在摆动末伸膝和踝背伸不完全，导致足部着地不充分。

针对 Jean 和 Genise 步态的 EMG 分析可以帮助确定一些潜在的造成他们步态异常的原因。通过步行中肌肉激活的分析，我们可能可以将 Jean 和 Genise 分为一个或几个步行障碍的类别：①"痉挛模式"，特点是加剧的牵张反射；②"偏瘫模式"，特点是减少的（或静息的）集中产生模式的肌肉激活；③"共同激活模式"，即不同肌群异常的共同激活（Knutsson, 1981,1994；Knutsson & Richards, 1979）。这些模式在此章节前面的部分有详细阐述。

对 Jean 和 Genise 而言，针对功和功率的动力学分析可能会很好地解释由于偏瘫，在支撑相足蹬离地面时产生跖屈力矩的能力减少的原因。为了代偿跖屈蹬离程度的减少，将会在摆动时增加屈髋的力矩（Nadeau et al., 1997；Olney et al., 1991）。

我们可能惊讶地发现 Jean 和 Genise 在步行中的耗氧量很低，即使他们有明显的步态异常。似乎是步速的降低抵消异常步态模式下的低效活动。研究表明对典型的脑卒中患者而言，单纯的移动活动并不会造成生理上的负担，除非合并有心血管问题（Waters & Mulroy；Waters et al., 1988）。但是这些试验测量受试者能量消耗的方式是基于步行时间。当步行距离考虑在内时，偏瘫患者的能量消耗是正常人的 2 倍，因为偏瘫患者的步速是正常人的一半，走同样距离将会耗时 2 倍（Montgomery, 1987）。

Jean 和 Genise 都存在显著的动态步行活动的问题，这意味着他们根据任务变化和环境需求而调整移动模式的能力是减弱的。因为改变步高和步长去跨越障碍的能力减退，所以他们在通过不平整的路面时存在困难。对姿势和步态的控制相对而言更具有自主性，需要更多的注意力。当他们在步行中还进行另外需要注意力的任务时，步行稳定性更加容易受到影响。Jean 在单一任务条件下完成 TUG 测试花费 32 秒的时间，而在双重任务条件下时间消耗增加到 42 秒。Genise 在脑卒中 1 个月后完成单一任务条件下的 TUG 需要 56 秒，双重任务条件下则需要 69 秒。此外，她们两人在步行时完成第二任务都出现许多的错误，而在坐位状态下没有出现错误。

Jean 和 Genise 的步行启动都不对称。用患侧启动步行与健侧启动相比，他们表现出在启动时机、步长、COP 在内 – 外方向的位移，以及 COM 的移动速度上的明显差别。

最后，Jean 和 Genise 在其他移动性活动中也存在困难，包括 STS 和 RTW。她们产生对称力矩的能力减弱，都靠健侧腿完成绝大多数任务，这就导致 STS 动作模式的异常。

Mike M：帕金森病

Mike 步行有明显的问题，这会增加他跌倒的可能性。他步行异常的程度取决于疾病发展以及用药状况。Blin 等（1990，1991）对 21 名不同病情程度的帕金森病患者 [Hoehn & Yahr 阶段 Ⅰ ～ Ⅳ（Hoehn & Yahr，1967）] 进行研究。与

正常的老年人相比，PD 患者表现出缓慢的步速、变换且易变的跨步长、延长的迈步时间。此外，PD 患者在支撑相和双侧支撑相的时间延长以及与之同时发生摆动相缩短。表 15–3 比较 PD 患者与年龄相对应的健康人群的步行参数。研究已经发现 PD 患者的步速与病情程度等级有很大关联，病情程度按 Schwab（Schwab，1960）病情分类或者 Hoehn & Yahr 分类确定（Hoehn & Yahr，1967）。

Mike 步行的运动学分析，特别是在没有服用药物的情况下，表现出步行速度与下肢动作幅度（缩短、拖拽的迈步方式）及上肢动作幅度（上肢摆动）的减小。步行支撑相的特定改变包括：①足跟着地缺失，他用足底或前足来着地；②支撑相中期伸膝不足；③支撑相末期伸膝踝跖屈不能，导致身体向前冲量减少；④躯干前倾；⑤躯干活动减少；⑥摆臂幅度减小或无摆臂。关节活动的减小在摆动相同样出现，如屈髋、屈膝的减小导致足廓清的不足。此外，速度降低以及患侧腿摆动幅度减小会影响身体向前的冲量（Knutsson，1972；Sofuwa et al.，2005；Stern et al.，1983）。

Mike 的 EMG 检查结果可以使我们将他的肌肉激活模式分为 3 类：①持续性的肌电活动而不

表 15–3　帕金森病患者与年龄对应的健康人群的步行参数比较

	PD 患者（n=21）	控制组（n=58）	PD 患者与控制组比较	
	平均数 ± 标准差	平均数 ± 标准差	Z 值	P 值
速度（m/s）	0.44±0.20	0.83±0.23	5.25	< 0.01
迈步长（m）	0.57±0.26	0.97±0.22	4.95	< 0.01
迈步时间（s）	1.29±0.16	1.19±0.15	2.17	< 0.05
摆动相时间（s）	0.40±0.08	0.46±0.05	2.88	< 0.01
支撑相时间（s）	0.88±0.16	0.74±0.12	3.50	< 0.01
摆动速度（m/s）	1.36±0.44	2.12±0.46	5.03	< 0.01
峰值速度（s）	2.00±0.66	3.28±0.72	5.31	< 0.01
双支撑期时间（s）	0.23±0.08	0.13±0.05	5.21	< 0.01
相对支撑期时间（s）	35.8±9.80	21.8±6.80	5.24	< 0.01
迈步时间变化性	5.51±5.10	4.75±2.30	0.12	NS
迈步长度变化性	6.68±4.27	5.17±3.80	1.92	< 0.05

注：经许可引自 Blin O, Ferrandez AM, Serratrice G. Quantitative analysis of gait in Parkinson patients: increased variability of stride length. J Neurosci 1990, 98:95.

是循环性的活动；②肌肉激活程度降低；③异常的肌肉共同激活（Knutsson, 1972）。动力学分析显示，即使在用药期间，踝蹬地功率以及抬腿时的屈髋功率也会降低（Sofuwa et al., 2005）。

在 Mike 停药时，他表现出步行时的停滞（freezing），尤其是当他转弯或是跨越障碍物或者穿越门廊时。PD 患者步行的问题是无法控制动量。如果患者不能累积足够的动量，前行将停止。这经常被称为"停滞（freezing）"（或"步行启动失败"）。停滞的出现是短暂的，只会持续数秒至数分钟。在转弯、狭窄的区域或是当接近障碍物时，停滞通常最影响步行启动（启动踌躇）（Fahn, 1995；Giladi et al., 1997）。我们可能可以运用类似计数、跨越真实或虚拟的线的方法来帮助 Mike 减少停滞的出现（Stern et al., 1980）。

除了停滞外，Mike 步行的特点为不受控的动量，这种不受控的动量导致前行的控制不足，被称为"前冲步态模式"。前冲步行障碍可能源于身体向前过度倾斜，导致 COM 向前移动超过支撑足。有些案例中，一些出现前冲步态的患者，虽然身体是直立的，但是似乎还是无法对抗向前的动量（Knutsson, 1972）。

Mike 像很多 PD 患者一样有步行启动的问题，导致运动不能（定义为自主动作缺失）。31 名 PD 患者的步行启动被录下来研究（Rosin et al., 1997）。步行启动被分为两个时期，即动作准备和动作执行。PD 患者有动作准备时间的明显延长，并非动作执行。此外，虽然踝、膝、髋、手臂，以及躯干动作延迟，但是子动作的先后顺序和动作时间点都与正常人类似。作者认为 PD 患者步行启动的问题不是动作的不协调，而是因为基底核内的内在动作顺序编码能力的缺陷（Rosin et al., 1997）。

Mike 通过服用药物来控制 PD 的症状，但是他动作表现在服药的一天之中或者与隔天相比起伏很大。造成动作起伏的原因包括用药强度的不同、时间、疲劳、压力、饮食，以及对药物的反应（Nuttetal, 1996）。一些试验检测药物（左旋多巴，L-dopa）对步行参数的影响（Blin et al., 1991；MacKay-Lyons, 1998；Morris et al., 1996）。对药物尤为敏感的步行参数有步速和跨步长（Blin et al., 1991；MacKay-Lyons, 1998；Morris et al., 1996）。相反，其他变量包括节律、迈步时间，以及摆动

时间不会根据药物周期而改变。Morris 等（1996）推断轻度 PD 患者的步行表现在服药期间（超过 30 分钟的峰值剂量或有 24 小时的间断）是可再现的，但在停药期间有很大的差别。与之不同的是 MacKay-Lyons（1998）发现中至重度 PD 患者的步行表现在整个左旋多巴用药周期的变化程度很大。然而，不是所有动作表现波动都是可以预估的。Poewe（1994）发现大约 15% 的 PD 患者动作随机波动不是与左旋多巴的剂量相关的。这使得 Poewe 将 PD 患者动作表现根据波动的情况分成可预估的和随机的两类。

Mike 步行时非常依赖视觉线索。Prokop 和 Berger（1996）发现当有一个光流照射到 PD 患者步行的跑步机上时，他们会根据光流变化持续调节自己的步行速度，而健康人不会这样。这可以假设对视觉线索的过度依赖来调节步行是因为本体感觉反射的障碍（Bronstein & Guerraz, 1999）。与痉挛患者不一样的是，PD 患者表现为反射敏感度的降低（Berardelli et al., 1983；Tatton et al., 1984）。

最后，Mike 与 Jean 和 Genise 一样，在其他移动性任务上存在困难，例如转移、从坐到站及床上移动。因为力量产生速度减弱，他花费更长的时间站起，尤其是在停药阶段。

John C：小脑退行性变

John 为 33 岁的小脑退行性变患者，有明显的步行问题。他在步行，尤其是不穿鞋时表现出踌躇、不规律迈步、向两侧翻转，以及过度将脚抬离地面的特点（Gilman, 2000；Palliyath et al., 1998）。John 步行的速度比他的同龄人慢很多，而且有步长和迈步长的缩短，以及延长的迈步时间（Earhart & Bastian, 2001）。Palliyath 等（1998）测量 10 名小脑共济失调、6 名遗传性小脑皮质萎缩、4 名橄榄体脑桥小脑萎缩患者的步行参数。表 15-4 记录患者与健康控制对照组的量化步行参数平均值的差别。患者与健康人相比更慢一些，而且所有测量的变化性更大。患者表现出步长、迈步长及踝、膝、髋活动度的减少。有趣的是，现在临床的假设是小脑共济失调的步行特点为步宽以及迈步高度增加，而在这个研究中，两组受试者的步宽及足阔清没有显著性差异。Seidel 和 Krebs（2002）同样发现慢性共济失调患者的步宽没有

表 15-4　小脑共济失调患者与年龄匹配的健康人的步行参数比较

参数	控制组（平均数 ± 标准差）	患者（平均数 ± 标准差）	t 检验的 P 值
节律（步 / 分）	111.00±0.76	102.20±15.90	0.14
步长（% 身高）	0.48±0.20	0.29±0.07	0.02[a]
迈步长（% 身高）	0.96±0.40	0.59±0.14	0.02[a]
步宽（% 身高）	0.16±0.08	0.14±0.03	0.68
步长对称性	1.00±0.06	0.97±0.17	0.64
迈步长对称性	1.02±0.02	1.00±0.04	0.35
步宽对称性	0.98±0.06	1.02±0.12	0.31
支撑相时间（秒）	0.66±0.12	0.79±0.17	0.07
摆动相时间（秒）	0.39±0.05	0.43±0.06	0.18
迈步时间（秒）	0.54±0.04	0.61±0.11	0.13
迈步时间或步行周期（秒）	1.08±0.08	1.21±0.22	0.11
步速（mm/s）	0.90±0.39	0.47±0.17	0.01[a]
踝关节活动度、角度	31.50±6.20	23.20±5.10	0.004[a]
着地时踝关节角度	102.50±5.90	103.00±8.50	0.90
足跟离地时间（% 步行周期）	44.00±4.00	50.00±8.00	0.04[a]
足趾离地时间（% 步行周期）	66.00±1.00	68.00±3.00	0.04[a]
膝关节角度	58.50±2.10	53.80±7.70	0.10
支撑相膝关节活动度	11.50±4.90	7.50±3.80	0.07
摆动相最大膝关节屈曲时间点（% 步行周期）	2.70±1.90	75.50±3.20	0.02[a]
髋关节活动度	34.30±5.90	31.30±4.70	0.23
步高（cm）	11.90±1.20	11.50±1.90	0.62

注：[a]Seidel B, Krebs DE. Base of support is not wider in chronic ataxic and unsteady patients. J Rehabil Med 2002;34:288–292.
（经许可引自 Palliyath S, Hallett M, Thomas SL, et al. Gait in patients with cerebellar ataxia. Mov Disord 1998, 13:962.）

增加。

　　John 共济失调步态的动力学分析显示出节段间较差的协调能力、踝和膝之间关节活动速率异常。节段间的不协调也与冠状面的不稳定有关，表现为在步行任务中 COM 内 - 外方向上的位移以及位移速度的增加（Hudson & Krebs, 2000）。

　　John 的步态很难适应外界变化（Earhart & Bastian, 2001；Morton & Bastian, 2003, 2007）。研究已经发现，小脑病理疾病患者因为有多关节相对动作的协调能力减退，所以在根据外在限制调整移动模式上存在困难。外在限制包括步行路径上的斜坡（Earhart & Bastian, 2001）以及跨越障碍物（Morton et al., 2004）。

Sue：多发性硬化

　　Sue 为 66 岁的女性多发性硬化（MS）患者，有明显的移动功能障碍。MS 是神经退行性疾病，在美国影响大约 35 000 人，在全球影响大约 200 万人（Noseworthy et al., 2000）。MS 是免疫介导的疾病，会导致脱髓鞘及脑和脊髓的退化。其症状非常多变，与脱髓鞘部位以及严重程度有关，但是通常包括感觉、认知以及动作障碍。MS 是进展性的疾病，这会导致残障的进一步加重。临床上可用残疾状态扩展评分量表（expanded disability status scale, EDSS）来评估残障的程度，量表为 0～10 分，0 分表示 MS 没有造成任何障碍，4 分提示 MS 开始造成明显的步行障碍，7.5 分提示需要依赖轮椅，最后 10 分代表因 MS 死亡。

Sue 自觉包括步行在内的移动障碍是对她生活影响最大的因素之一。她使用电动轮椅在社区内代步，在家或是社区短途活动时使用 4 轮助行架。考虑到她步行 20m 会一直需要双侧的辅助（4 轮步行架），故 EDSS 评分为 6.5（或 7）分。她在其他方面的移动活动是独立的，包括转移和床上活动。

Sue 像其他 MS 患者一样，觉得移动障碍也是最令人无力的方面之一（Larocca, 2011）。研究发现，即使是在轻微障碍的患者中也会有这种现象（Nogueira et al., 2013）。Sue 在过去的 6 个月已经有过多次跌倒的经历，在不使用辅助器械的情况下就会有很高的反复跌倒的风险（Coote et al., 2014）。

Sue 步行缓慢、迈步很短，与其年龄相仿的健康人以同样速度前行时，她的双支撑期时间更长。对 MS 患者而言，随着残障加重，在时间空间上的步行障碍也相应增加（Remelius et al., 2012；Sosnoff et al., 2011）。与研究中的 MS 患者一致，随着残障加重，她也会表现出步长、迈步时间的更大的变化性，以及更小的步宽（Socie & Sosnoff, 2013）。很多因素都会导致像 Sue 一样的 MS 患者步行变化程度的改变，包括疲劳（Huisinga et al., 2011；Sosnoff et al., 2011）、肌肉力量减退（Broekmans et al., 2013），以及痉挛（Sosnoff et al., 2011）。有趣的是，不像其他老年人，MS 患者的步行易变性增加不会引起跌倒风险的增加（Motl et al., 2011）。

Sue 步行的摆动相有明显的足底首先触地、踝背伸、髋屈曲减少的现象，这导致双侧足阔清减少。支撑相末期踝跖屈减少。这些特点与 MS 患者的步行运动学研究结果一致。研究表明，像 Sue 一样的 MS 患者与年龄匹配的健康人相比，关节的力矩以及功率都会减小。此外，研究也发现 MS 患者步行的参数值与 EDSS 分数有很高的相关

性（Huisinga et al., 2013）。Sue 下肢体感的缺失是影响她步行的主要原因，正如她所述，需要看到自己的脚才可以保持步行的平衡。

除了稳定状态下的步行障碍外，Sue 和其他 MS 患者一样调节步行的能力也变差。这会使她进行复杂的步行任务，例如跨越障碍物或是转向的能力受到影响。当 MS 患者在步行中转向时，相对于年龄匹配的正常人来说，他们的步速和节律降低、外侧稳定极限变小（例如 COM 更接近 BOS 外侧边缘）。和平衡障碍的老年人相比，MS 患者的步行运动能力更差、稳定极限更小，这提示这两类人群调整步行的策略是相似的（Denomme et al., 2014）。

Thomas：痉挛性双侧脑瘫

Thomas 是一名 7 岁的痉挛性双侧脑瘫患儿，比他的同龄人开始步行更晚。不借助辅助器械，他的平均步速为 0.5m/s，比他的同龄人慢很多。在家或学校他用助行架或不使用辅助器械步行，但是在社区活动中他还是会使用电动轮椅。他的步态特点为迈步长和步宽减小。他有过度的屈髋、屈膝，合并过度的踝跖屈及支撑相和摆动相骨盆旋前的问题，表现为蜷缩步行模式。足部触地异常，为马蹄内翻畸形且经常前足触地。这种足部位置异常在支撑相仍存在。过度的跖屈、髋膝的屈曲在着地阶段出现，然后会一直持续到支撑相。因为伸髋、伸膝不能，过多的屈曲一直延续到支撑相末期，而摆动相前期时间将会大大缩短或消失。在摆动相也会发现髋、膝的过度屈曲。

如果 Thomas 是痉挛性偏瘫而不是双侧瘫，他会表现出膝反张步态模式而不是蜷缩步态模式。前者表现为支撑相膝过伸以及踝跖屈过度的特点。髋关节屈曲并且可能靠躯干的前倾来平衡足部的跖屈。用全足底着地是因为在摆动相伸膝不足以及踝过度跖屈。在摆动相，足趾的磕绊限制前行，这需要向对侧倾斜躯干来给予足部更多的空间，并给大腿更多的动力。膝反张步态通常出现在单侧动作障碍的疾病中，例如痉挛性偏瘫（Crennna, 1998；Gage, 1993）。

Thomas 步行的 EMG 分析或许可以让我们将他的问题分为 4 个类别：①动作单元募集不足，称为"麻痹"或"肌力不足"模式；②在肌肉牵伸中速度依赖的异常募集，也被称为痉挛模式；

③不自主的拮抗肌激活，正常交互抑制模式缺失，称为"协同收缩模式"；④来源于肌肉的限制，因为肌肉的机械性质改变，称作非神经性问题模式（Crenna，1998）。

有趣的是，在痉挛性偏瘫患儿中，协同收缩的模式不仅仅在患侧腿，在健侧腿也可见。所以研究人员目前认为的可能性是，协同收缩表现为对关节僵硬或无力的一种代偿策略（Berfer et al.，1984b；Crenna，1998；Leonard et al.，2006）。个体特定的步行模式将会反映出刚才所罗列的几种类别的组合。所以，每个 CP 的个体将会表现出轻微不同的步态模式。

步行时，Thomas 的心率以及耗氧量都比他的同龄人高，研究人员认为这是因为他保持蜷缩步行模式这样的固定姿势需要更多的肌肉激活来提供稳定性。有趣的是，正常发育的儿童步行的生理消耗会随着年龄增长而减少，而 CP 患儿却随着年龄增长而继续增加生理消耗。这是为什么呢？CP 患儿步行中增加的生理消耗不是因为异常动作的增加，因为这不是一个进展性的疾病。实际上，研究认为耗氧量的增加与随着年龄增加身体形态的改变包括体重和身体大小有关，与动作控制障碍互相作用。这些才是导致 CP 患儿步行生理消耗随年龄增长而增加的原因。所以，较大年龄的 CP 患儿可能会步行更少并增加对轮椅的依靠（Waters & Mulroy，1999）。

最后，Thomas 在其他移动活动上也存在困难，例如站起，因为神经肌肉损伤影响他从坐到站任务活动中产生和分配力量的能力。

总结

1. 步态异常是许多神经系统疾病的共同特点，

产生步行障碍的一系列潜在原因在每个人身上都不一样，取决于：①首要障碍，例如肌肉激活不足；②次要障碍，例如挛缩；③代偿策略，面对永久性的障碍，为了满足移动需求而采取的策略。神经肌肉损伤对步行的影响包括瘫痪／肌力不足、肌张力异常、选择性控制障碍，以及节段间和节段内的协调障碍。协调障碍包括：①自动任务，例如保持姿势或者行走时肌肉募集不能；②步行时肌肉激活异常（与肌肉牵伸活动无关联）；③单一关节的原动肌和拮抗肌共同收缩，导致僵硬加剧，活动受限；④上下肢同步失调；⑤步行时肌肉调控激活程度异常。

2. 骨骼肌肉系统障碍限制动作，以及肌肉负荷的增加，影响了患者达到步行需求的能力。支撑相关节活动度受限，限制身体越过支撑腿的前行活动。在摆动相，减少的关节活动使足阔清能力降低，影响行进、足部着地的承重位置，以及稳定性。

3. 感觉异常导致以下移动控制方面的问题：①释放支撑终止信号，激发摆动开始；②步行中释放突然终止信号；③监测面临的障碍物，这对根据任务和环境条件调节步行至关重要。

4. 认知系统障碍，尤其是在与步行相关的对注意力的需求增加时，导致 CNS 患者受双重任务干扰。双重任务干扰例如步行中转向或者清理障碍物都会导致跌倒风险的增加。

5. 在进行转移任务，例如从坐到站、翻身及从床上起身时，健康的成人会采取需要向心收缩和离心收缩控制动作以及稳定性的动量策略。与之相反，神经损伤患者会常常采取以反复启动或停止为特点的力量控制策略，这与损伤影响稳定性和动作的进行有关。当然，这种策略也是在临床中常常用来训练患者转移活动的策略。

第十六章

患者移动障碍的临床管理

学习目标

通过学习本章，读者应该能够掌握以下内容。

1. 描述一种任务导向式方法去评估老年人和神经疾病患者的移动功能。

2. 回顾用来量化功能性移动技巧的功能测试和测量，包括在家庭和社区环境下参与移动功能的有限能力（ICF 体系中的"表现"）和功能活动性技能的临床测定（ICF 体系中的"能力"）。

3. 比较和对比步行及其他移动性技能的评估策略的临床方法，包括用来辅助观察性步态分析过程的测量。

4. 讨论用来改善功能性移动受限的任务导向式方法，移动受限包括移动、转移和床上活动技能。

5. 给部分和整体的移动能力训练定义并举例。

6. 回顾针对老年人和神经系统疾病患者的移动能力训练的研究证据，包括任务导向性训练、有无负重的跑步机训练、机器人辅助下的移动性训练，以及虚拟现实有关的证据。

引言

移动问题的处理常常是神经系统疾病患者重获功能独立性的关键。Genise T 为 53 岁的女性，脑卒中后偏瘫。发病前，她在家生活独立。发病 4 天后，她的大部分移动功能都需要依靠他人，在床上移动、转移到轮椅或坐便器上及站立都需要帮助。在这个阶段，只有在 2 个人的帮助下才能迈步。由于移动性对于许多基本日常生活活动（basic activities of daily living, BADL）如上厕所、转移和穿衣，还有工具性日常生活活动（instrumental activities of daily living, IADLs）如购物、清洁和做饭，都是必不可少的，因此重获移动功能是 Genise 恢复功能和回归家庭的关键因素。考虑到移动性对于恢复功能独立性的重要性，对她的治疗师而言，最关键的问题是采用最有效的方法去检测和训练她的移动技能。

本章呈现一种任务导向式方法去检查和治疗患者的移动性障碍问题，主要聚焦在步行的检查和治疗上。贯穿本书，我们的任务导向式方法基于 ICF（功能、残疾和健康的国际分类）以及系统性的框架。我们首先从测试部分开始，回顾一些能够用来记录与移动性相关的功能能力的测试与测量，包括：①移动障碍的能力，定义为在家庭或社会环境中（参考 ICF 框架中的"表现"）和与移动相关的参与受限；②在标准设定下的功能性移动技能（参考 ICF 框架中的"能力"）。作为任务导向式检查的一部分，我们讨论观察性步态分析（observational gait analysis, OGA）的过程，即一种评估主要步行任务完成策略的方法，涉及进行性、稳定性及适应性。

本章的后半部分主要解决如何描述一个神经系统疾病患者任务导向式的、针对移动障碍的训练方法，主要聚焦于步行上。我们首先讨论一种临床策略，这种策略是针对改善潜在造成移动功能受限的损伤，以及回顾一些研究来确定这种仅仅针对潜在损伤的治疗对于改善移动功能是否足够。接下来我们会讨论改善步行模式的临床策略，并且回顾支持这些策略的研究证据。然后会提到功能性任务训练，包括改善在家及社区中提高复杂步行任务的表现的策略。此章也回顾支持用任务导向式方法对不同神经系统疾病患者进行移动性训练的研究证据。最后，我们提及除了步行以外的其他移动技能训练的策略，以及回顾支持这些策略的研究证据。

任务导向式方法的检查

对任务导向式方法而言，移动性检查会在3种水平下进行分析：①功能性任务水平；②完成移动性需求的必要策略；以及③限制移动的潜在障碍，包括感觉、运动和认知。3种水平的测试会尝试回答以下问题。

1. 何种程度患者可以进行功能性移动任务？移动障碍会对患者所参与的日常生活活动和社会交往产生什么影响？

2. 患者会采取什么策略完成移动任务？对步行而言，患者的步行模式足够达到对前行能力和稳定性的要求吗？患者能根据任务和环境条件的改变调整步行吗？

3. 怎样的感觉、动作和认知障碍会限制移动性？这些障碍可以因治疗的介入得到改善，从而提高患者的能力吗？

接下来的部分回顾大量的测量移动功能的测试。在ICF框架中，移动既是活动（例如个人完成的任务）也是参与方面（例如功能的社会水平），这使得移动功能测试分类变得困难。在本章中，为了紧靠ICF框架中能力的概念，标准临床环境下的移动性检查被归为活动测量。当加入个体在他或她环境中的移动行为的（自诉的或观察的）信息时，检查被归为参与的测量。需要记住的是，活动测量（例如10m步行测试中的步速）的结果未必一定能预估移动参与能力，因为这是个人自身环境中的行为（ICF中表现的概念）。我们认识到不是所有人都认可我们的分类方式，有些人也不认可将特定的测试或测量分类的这种方式。虽然存在错误和需要解释的问题，但是我们觉得建立一个固定用来呈现这些信息的框架至关重要。

测量参与度：在家庭和社会环境中的移动表现

对神经系统疾病患者而言，回归社会是一个重要的康复目标。在家庭和社会中的移动能力是回归社会的进程中重要一部分。正如第十二章所提到的，日常生活移动需要在多样的环境中步行的能力，不同的地形，周边环境及注意力需求。此外，步行也是最容易和其他任务例如搬重物、浏览环境及社会交往产生联系的活动。参与移动相关活动的能力受限定义为"移动障碍"。临床中的移动性的测量通常没有涵盖自然环境下步行的复杂性，所以这可能不能预估个体在真实日常环境下的移动表现。能真实反映个体日常生活的移动表现的参与度测量不可或缺。

大多数参与度的测量通过自诉（本人或是代理人）来确定个体在扮演社会角色和进行日常生活活动时的移动程度。此外，一些像计步器以及活动监测器的科技可以用来测量移动性，特别是步行表现。

自诉测量

一些包含移动性在内的、被设计用来测试多领域参与度的自述工具是可以运用的。例如有移动性与自我照料（Mobility and Self-Care，MOSES）问卷，测量的是在家庭和社会环境中进行移动性和自我照料活动时的感觉困难程度（Farin et al., 2007）；以及参与调查/移动性（Participation Survey/Mobility，PARTS/M），测量的是与参与内容相关的所感觉的选择性、重要性及满意度（Gray et al., 2006）。Craig障碍评估与叙述方法（Craig Handicap Assessment and Reporting Technique，CHART）测量多个方面的参与（障碍），包括肢体独立性、移动性、工作、社会融入度，以及经济自足能力（Hall et al., 2001；walker et al., 2003；Whiteneck et al., 1992）。生活习惯评估（Life Habits，LIFE-H）测量移动性在多个方面的困难等级、辅助类型和满意度，它也会记录辅助器具对参与度的影响（Noreau et al., 2002, 2004）。

另一个就是通过生活空间的利用情况去检测移动参与度。生活空间的利用定义为个体有目的地在他或她的日常生活中移动的空间大小，以及在一定时间段去相同地点的频率。生活空间评估在真实环境中的实际移动表现而不是在假设或实验条件下的功能能力（Barker et al., 2003；May et al., 1985）。生活空间问卷（Life Space Questionnaire，LSQ）是用来确定老年人移动空间大小的工具，也用来记录个体在家和社区中的移动情况（Peel et al., 2005；Stalvey et al., 1999）。

活动监测器

活动监测可以用来了解个体在自身环境中的移动活动。计步器是常用的通过计步来测量移动活动的简易装置。然而，日常移动活动由在不同的地形条件之下，以不同的速度或负荷强度步行（及跑步）组成，同时进行像搬重物这样的活动，这显示出计步器的局限性。另一个限制来源于计步器（以及一些活动记录器，例如测量身体活动的加速度器）的输出，会受到步速以及步行模式的干扰（Cyarto et al., 2004）。

Orendurff 和同事（2008）用步行活动监测器（step activity monitors，SAM）去测试在城市工作与生活的健康青年人的步行模式。他们发现这群人在日常生活中的步行轮转绝大多数都是以短时间步行组成的。40% 的步行轮转都以小于 12 步为 1 轮，而 60% 的步行轮转持续 30 秒或更短时间。作者认为，日常生活的步行主要是短时间内多次开始、停止、变速、转弯，以及调整的方式。这对老年人和神经损伤患者的移动训练有指导意义。

SAM 和计步器已经被运用于脑卒中后在多种环境下步行能力的测量。运用 SAM 的研究提出健康成人每日的平均步数为 5951。神经系统疾病患者的步数明显少一些，例如脑卒中患者的步数范围在 2500 ~ 4700（Michael et al., 2005；Mudge & Stott, 2009；Robinson et al., 2010；Shaughnessy et al., 2005）。

在评估或者治疗移动功能上并不会日常性地使用包括计步器在内的活动监测器（作为一种反馈给患者的来源）。由于在技术层面的问题，这些装置可能更适合在临床之外的环境激励移动活动，从而促进移动活动的参与。此外，移动性检测可能对进行移动训练的患者来说是个有用的结果指标，并且可以更深入地了解移动方面的参与度。

步行能力的标准测量

步行功能的测试通常聚焦在确定患者能步行的距离、走过这段距离花费的时间，以及需要辅助的程度（level of assistance，LOA）（Katz et al., 1970；Keith et al., 1987；Lawton, 1971）。对个体的测试可以嘱患者行走一定的距离（例如 150ft），然后记录下步行这段距离花费的时间。同样，可以嘱患者步行一定的时间，然后记录下这段时间所行走的距离。

步速的测量

一些研究人员认为步速是单一最好的步行功能的测量方法，因为测量简单快速，并且算得上是时间和距离变量的综合测量（Brandstater et al., 1983；Murray et al., 1970；Richard et al., 1995）。你可以在测量自定速度和快节奏步行速度中获得经验，依照实验活动 16-1。将个体的自选步速转化为对正常值的百分比会是一种有效的方式，可以让个体、家庭以及保险公司知晓移动能力的情况（Bohannon, 1997；Montgomery, 1987）。为了计算正常步速的百分比值，就需要无神经损伤的人群的参考值。在许多案例中，运用 80m/min 的标准参考值。Bohannon（1997）依据 230 名无神经损伤的健康受试者发表舒适步速和最大步速正常值。参考值按性别和年龄（按 10 年）细分并包含实际步速（cm/s）以及按身高标准化后的步速［实际步速（cm/s）/ 身高（cm）］。该实验的标准见表 16-1。

用来测量步速的最佳距离是多少呢？通常是在室内 10m（33ft）条件下测试（Collen, 1990）。此外，步速可在步行 5m，转向、走回起点的情况下测量（也称 2m×5m 测试）（Collen, 1990）。

实验活动 16-1

目标：确定自定和快节奏情况下的步速。

步骤：测量 10m（33ft）的步行路径。你需要计算出稳定状态下的步行速度，因为你希望以不变的速度步行，不会出现速度加快或降低的情况。在离第一标记点 3ft 的地方启动，并以舒适的节奏步行，一直持续到至少超过第二标记点 3ft 的地方。用秒表计算出中间 10m 的（标记过的）步行时间。重复 3 次，分别记录时间。现在，再以尽可能快的速度行走这 10m 的距离，并记录时间。可能你希望像 Salbach 等（2001）推荐的那样在 5m 的具体条件下进行测试，来确定距离改变时步速的变化。你可以用不同的辅助器具例如单点拐杖或一个小推车或是前侧带轮的助行器来重复本实验，确定辅助器械对步速的影响。

任务：计算每种条件下 3 次测试的平均值并且计算在自定节奏和快节奏下的步速（用总共 10m 或 5m 的步行距离除以用秒计算的时间消耗，再乘以 60 计算出每分钟米数）。比较自定速度和快节奏速度，并且计算步速增加的百分比。辅助器械是如何改变步速的呢？

表 16-1　步速参考值：按每 10 年年龄和性别细化的舒适步速及最大步速				
	舒适步速（m/min）		最大步速（m/min）	
10 年年龄段	男	女	男	女
20 岁	83.6	88.4	151.9	148.0
30 岁	87.5	84.9	147.4	140.5
40 岁	88.1	83.5	147.7	127.4
50 岁	83.6	83.7	124.1	120.6
60 岁	81.5	77.8	115.9	106.4
70 岁	79.8	76.3	124.7	104.9

注：经许可引自 Bohannon RW. Comfortable and maximum walking speed of adults aged 20 to 79 years: reference values and determinants. Age Ageing 1997, 26:15–19.

Guralnik 和同事（1994）提出 4m（13ft）的距离也是一种选择，因为这个在临床或家中都可行；然而，较长的距离会提高测量的准确性（Guralnik et al., 1994）。Dean 和同事（2001）提出对于脑卒中患者而言，10m 的距离会高估其步行的能力。脑卒中患者无法在 6 分钟的测试中保持舒适条件下的步行速度（如 10m 步行测试所设定的）；与之相反，健康组在 6 分钟中会比舒适速度走得更快。因此在很多案例中，短途条件下计算出来步速，随着步行时间延长就无法保持了。

在任何步态变量（包括步态速度）测量中，一个重要假设是临床上所采取的测量措施在生态学上是有效度的。换句话说，反映个体在真实世界中的能力。但是这个观点可能值得怀疑，因为在自然环境中观察到的步速比在临床上观察到的要慢（Mosely et al., 2004）。这可能是因为在更复杂的环境中步速会更慢，例如购物中心和繁忙的医院走廊，这是由于在这些环境中对活动性的要求提高了。

要使任何测量方法成为有用的结果测量方法，需要确定具有临床意义并与功能上的重要差异相关的最小变化量。Tilson 及其团队（2010）估计脑卒中后 20～60 天，常见步速的最小临床显著性差异（minimally clinical important difference, MCID）是 0.16m/s。

Schmid 等（2007）认为步速的改变可以使 Perry 活动标准量表的功能、参与及生活质量评价结果更好。举例来说，那些从家用移动设施过渡到有限或者完全社区步行的患者在脑卒中影响量表（stroke impact scale，SIS）中活动和参与的评分会更好。

MCID 可能会根据基线步速和诊断的变化而变化。包括 Palombar 和 Perara 等（2006）报道步速的 MCID 为 0.1m/s。这个发现的数据来源包括运动失能的老年患者（如髋关节骨折）、脑卒中后幸存者和社区居住的老年人。老年人中步速变化 0.1m/s 与减少失能和更好的生存率相关（Hardy et al., 2007）。

能够计算个体的自我选择步速很重要，因为它代表步行能力和步行信心得分的累加（Brand Stand et al., 1983；Richards et al., 1995）。它可以被用来推断失能的水平与活动性之间的相关性，因为步速比正常人降低 30% 经常会妨碍个体的社区步行（Perry et al., 1995）。无论怎样，临床医师在临床相对标准的短距离中测量步速，以反映患者在更贴近自然状态（经常不太理想）的环境中长距离步行能力时需要保持谨慎。

行走耐力测试：2、6 或 12 分钟步行试验

社区独立行走不仅仅需要足够的速度，还需要步行耐力（Hesse et al., 1994）。因此，测量患者可以行走的距离是步态恢复的一个重要指标。ADL 量表如功能性独立量表（functional independence measure, FIM）基于距离测量评估步行的独立性（Keith et al., 1987）。

12 分钟步行试验被设计用于检查慢性呼吸道疾病患者的运动耐力（McGavin et al., 1976）。然

而，虽然与 12 分钟步行试验相比在辨别患者的运动耐力水平方面敏感度稍差，但是研究人员认为 2 和 6 分钟步行测试同样可靠（Butland et al.，1982）。

6 分钟步行试验中年龄（社区居住的 65 岁老年人或者年龄更大的患者）和性别特殊性的标准值已经作为功能性体适能测试试验的一部分结果出版（Rikli & Jones，2001）。此外，在一项关于慢性脑卒中患者运动措施的研究中，Ng 和 Hui-Chan（2005）报道，6 分钟行走试验中脑卒中患者的成绩为（202±88）英尺［约（61±27）m］，年龄匹配的对照组的成绩为（416.5±95.7）英尺［约（127±29）m］。

WISE 和 Brown（2005）估计 6 分钟行走试验中 MCID 为 54～80m。临床测量中的显著性差异与行走长度（例如 2 与 6 分钟相比）、诊断、步行障碍的严重程度相关（Baert et al.，2014）。

其他时间和距离因素

许多作者都主张检查步态时应包括其他时间和距离因素，如步频、步幅和步长，包括双下肢在步幅和步长方面的左右不对称（Holden et al.，1984；Robinson & Schmidt，1981）。这些因素经常在短距离行走中被记录［如 20～30 英尺（6～9m）］。为了确认恒定步态的步速等特征，开始和最后的 5 英尺（约 1.5m）不纳入测量范围。患者经常进行两次数据收集后休息一段时间再进行一次试验。

临床上时间和距离测试的方法有很多，包括使用白色纸张（Holden et al.，1984）和地板网格（Robinson & Schmidt，1981）进行步态印记分析。

临床技术设备。实验室使用的步态分析方法（例如动作分析、肌电图和测力板）都比较昂贵和消耗时间，同时需要相关领域的专家，所以配备在临床上是不现实的。然而，有越来越多正在开发的简易设备可以量化步态中的空间和时间要素，可以应用于临床。这些设备的复杂性和成本各不相同，可以提高治疗师在临床上对特殊步态的具体测量能力。例如包括便携式步幅分析器（包含 4 个鞋底压力开关、轻型的可以佩戴在腰带上收集数据的盒子）以及不同类型的仪表步行道。

复杂步行任务的评估

步态空间和时间方面的重要评估被局限于相对固定的条件下（理想环境下、平坦地面、舒适速度下行走）。很多运动量表被发明出来用以检测较宽领域内的社区步行环境下的众多要素。包括开始、停止、转向和变速，上下阶梯和绕圈，以及结合其他任务如在行走时交谈、转头看某些东西或者在行走时持物。但是这些测试不仅仅包括被定义为封闭技能任务的无障碍步态，还包括能够修正或者适应步行周期中预期和意外干扰的能力。当选择一个测试时，临床医师应该认识到患者运动失能的严重程度，以便于选择合适的量表，避免天花板（测试太容易）效应或者地板（测试太难）效应的出现。

起立 - 行走计时测试（TUG）。起立行走测试（Mathias et al.，1986）被发明出来，以便于快速筛选因为平衡问题影响日常运动功能的老年患者。这个测试要求患者从椅子上站立起来，行走 3m，转身，回到椅子旁边。成绩按以下量表评分：1 = 正常；2 = 非常轻微的异常；3 = 轻度异常；4 = 中度异常；5 = 严重异常。此测试评分在 3 分或 3 分以上的老年人跌倒的风险将增加。

TUG 测试在原来的测试基础上完善并增加计时的元素（Podsiadlo & Richardson，1991）。TUG 测试是在下面的案例研究中进行的（Jean、Mike、John、Sue 和 Thomas）。

神经功能正常、具有独立平衡和活动性的成人能够在少于 10 秒的时间内完成此项测试。此项测试与 Barthel 量表测试的功能结果一致。患有神经系统疾病的完成此项测试需要 30 秒以上时间的成人大部分在日常生活和移动中需要依赖他人。Isles 等（2004）发现平衡测试的多种正常值，包括 TUG 值，此项数据来源于 456 位居住在社区能独立行动的女性，20～80 岁并且未患有神经系统或者骨骼肌肉系统疾病。年龄相关的完成 TUG 的时间总结见表 16-2，表 16-2 可以看到两个来源于其他研究的最大年龄组的数据比较。8 英尺版本的 TUG 以 65 岁以上的老年人以及性别为基准，被发展并作为患有神经系统疾病的老年患者功能体适能测试中的一部分（Rikli & Jones，2001）。

虽然原版的 TUG 测试以 10 英尺（约 3m）为测试距离，但是在这个版本中以 8 英尺（约 2.4m）为测试距离。TUG 检查前馈机制（如从椅子上站起来并转向）和姿势控制中的稳定机制（例如试验中的行走分配）。此项试验中的感觉条件是不能被控制的，所以姿势控制中的感觉因素没有办法测试。在 TUG 试验中增加第二任务，临床医师

表 16-2 TUG 标准值比较

	年龄					
	20 ~ 29 (n=40)	30 ~ 39 (n=47)	40 ~ 49 (n=95)	50 ~ 59 (n=93)	60 ~ 69 (n=90)	70 ~ 79 (n=91)
均数 ± 标准差	5.31±0.25	5.39±0.23	6.24±0.67	6.44±0.17	7.24±0.17	8.54±0.17
出版标准值	NA	NA	NA	NA	8（60 ~ 88）Steffen 8.42（65 ~ 85）Shumway-Cook 13.05（65 ~ 86）Hughes	8.5（70 ~ 84）Podsiadlo 8（60 ~ 88）Steffen 8.42（65 ~ 85）Shumway-Cook

注：经许可引自 Isles RC, Chow NL, Stur M, et al. Normed values of balance tests in women 20–80. J Am Geriatr Soc 2004, 53:1370（Table 1）.

可以检查基于姿势控制的预期所需要的认知功能。最初创建双重任务（dual-task TUG, TUG$_{DT}$）是用来观察增加第二任务是否可以增加 TUG 试验在测试社区居住老年人跌倒风险中的灵敏度（Shumway-Cook et al., 2000）。

具有或者不具有跌倒风险的老年人被要求在 3 个不同的条件下完成 TUG 试验。在第一个条件下，单独进行 TUG 试验。在第二个条件下，在 TUG$_{DT}$ 认知要求中，试验对象被要求倒计时 3 秒时完成 TUG。最后，在 TUG$_{DT}$ 手册中，患者被要求拿起一杯水时完成 TUG。因为多名老年人在完成多项任务时维持稳定性有困难，因此假设在双重任务条件下，TUG 更能较为敏感地识别出具有跌倒风险的老年人。当双重任务条件下完成 TUG 的时间明显延长时，研究证明单独的 TUG 试验对于辨别社区居住老年人是否具有跌倒风险是一种灵敏性和特殊性的标志。但是，这些相关的简单的几分钟即可完成的鉴别试验是鉴别社区居住老年人活动功能和跌倒风险的有效工具。TUG 增加的第二任务提供了观察患者在多任务条件下保持平衡的条件。

TUG 试验也是检查脑卒中（Faria et al., 2009；Ng & Hui-Chan, 2005）和帕金森病患者（Campbell et al., 2003；Dibble & Lange, 2006；Morris et al., 2001）运动能力的重要工具。Faria 报道脑卒中患者与非脑卒中患者相比较，完成 TUG 的时间显著变慢；另外，TUG 时间没有随转向而变化（转向瘫痪侧与转向非瘫痪侧）。脑卒中后完成 TUG 的时间与瘫痪侧跖屈肌肉肌力（非痉挛状态）。步态参数（例如步速和步长）和行走耐力（覆盖 6 分钟行走试验全长）正相关（Ng & Hui-Chan, 2005）。

帕金森病患者与年龄控制组相比 TUG 时间显著变慢（Campbell et al., 2003；Dibble & Lange, 2006；Morris et al., 2001），并且与跌倒风险增高相关（Dibble & Lange, 2006）。一些作者建议增加设备技术如加速度测试设备或者内置感受器以增加 TUG 的灵敏性（Zampieri et al., 2009）。

对具有或者不具有失能儿童的活动能力测量方法中，TUG 被认为同时具有信度和效度（Gan et al., 2008；Williams et al., 2005）。对测试步骤的微小更改（如当儿童开始测试时计时而不是发出指令时计时）可以在针对 3 岁以下儿童进行测试的情况下进行。（Williams et al., 2005）。典型的正在发育的 3 ~ 5 岁儿童完成 TUG 的平均时间 ±SD 为（6.7±1.2）秒，但是在 5 ~ 9 岁儿童中会下降至（5.1±0.08）秒。失能儿童与正常儿童相比，TUG 时间显著变慢，并且与站立行走等粗大运动测试方面呈负相关（Williams et al., 2005）。

TUG 被用来测量可独立行走患者的活动能力（Jean、Mike、John、Sue、Thomast Bonnie）。TUG 可以在病例研究中使用以便于观察其活动部分。

动态步态指数。动态步态指数（Dynamic Gait Index, DGI）被 Shumway-Cook 等（1997）发明出来以评估患者步行周期中适应改变任务要求而调整步态的能力。初始的评估系统需要两个要素：步态模式（gait pattern, GP）和辅助水平（level of assistance，LOA），使用初始量表 0～3 级来评判行走能力。动态指数超过 19 时（最大为 24），可以作为老年跌倒风险增加的判断指标（Shumway-Cook et al.，1997）。Shumway-Cook 和他的团队（2013）发明的改良 DGI 量表（the mDGI）已经在 995 位患者中测试过（855 位神经系统疾病和运动失能患者及 140 位没有神经系统疾病但控制能力受损的患者）（Matsuda et al.，2014a，2014b；Shumway-Cook et al.，2013，2014）。mDGI 保留初始的 8 项任务，但是使用新的包括 3 个方面即 LOA、步态模式（GP）、时间性能的计分系统。mDGI 可

见于评估工具 16-1。很多研究者证明 DGI（Hall & Herdman，2006；Herman et al.，2009；Jonsdottir & Cattaneo，2007；Marchetti et al.，2008；McConvey & Bennett，2005；Whitney et al.，2000，2003；Wrisley et al.，2003） 和 mDGI（Shumway-Cook et al.，2013，2014；Matsuda et al.，2014a；2014b）具有优良的信度（评分者和测试－再测试）和效度。DGI 的最小临床重要差异值似乎是 4（Wrisley et al.，2002）。DGI 是社区居住者的很完美的测量方式，但不适于不能独立行走者如患者 Genise 和 Malachi（前文所提到脑卒中患者）。

评估工具 16-1

改良动态步行指数

1. 水平地面步行

设备：测量带、用胶带标记的地板、秒表。

设置：准备长 23 英尺（约 7m）的距离，用一根胶带标识步行的起始位置，同时分别在 10 英尺和 20 英尺（3m 和 6m）处用胶带标识。受试者按照指令跨过 20 英尺处的标识，并继续再向前步行 3 英尺（约 0.9m）。

对受试者的说明：足趾踩线视为开始。当我告诉你"开始"时，开始按照你的正常节奏步行，从这里到经过这条线［给受试者指出 20 英尺（约 6m）的线］。确保你继续走过这条线。你明白我想要你做什么吗？你准备好了吗？开始。

指导和评分：从测试人员说开始时计时。当第一只脚穿过 20 英尺线时停止计时。对步行过程中的辅助水平和步态模式进行评分，标记最低分级。

所需时间：＿＿＿＿＿＿＿＿＿＿ 秒（s）

时间等级水平：＿＿＿＿＿＿

（3）＜6.0 秒

（2）6～7.6 秒

（1）7.7～15.2 秒

（0）15.2 秒或不能

步态模式等级：

（3）正常：完成 20 英尺的步行距离，步行模式正常，未出现失衡情况。

（2）轻度损伤：完成 20 英尺的步行距离，轻度偏离步行方向，出现轻度失衡。

（3）中度损伤：完成 20 英尺的步行距离，中度偏离步行方向，明显失衡，但是能自主恢复平衡。

（0）重度损伤：未完成 20 英尺的步行距离，重度偏离步行方向，无法自主保持平衡。

辅助水平：

（2）没有辅助

（1）使用辅助器具（不包括矫正器或支撑）

（0）需要他人的身体协助（包括接触保护）

2. 改变速度步行

设置：同 1。

对受试者的说明：足趾踩线视为开始。当我告诉你"开始"时，开始按照你的正常节奏步行，从这里到经过这条线（给受试者指出 20 英尺的线）。当我告诉你"快速走"时，你在安全的前提下以尽量快的速度前进，直到我说停止。你明白我想要你做什么吗？你准备好了吗？开始。

指导和评分：从测试人员说开始时计时。当第一只脚穿过 20 英尺线时停止计时。在 10 英尺线时，告诉患者"快速走"。观察患者是否可以显著改变速度、步态或者平衡。对辅助水平和步态模式进行评分，标记最低分级。

所需时间：＿＿＿＿＿＿＿＿＿＿ 秒（s）

时间等级水平：＿＿＿＿＿＿

（3）＜4.9 秒

改良动态步行指数（续）

（2）4.9～6.8 秒

（1）6.9～11.7 秒

（0）＞ 11.7 秒或不能完成

步态模式等级：

（3）**正常：** 能够不失去平衡或在步行无偏离的情况下改变步行速度，显示正常和快速步行在步行速度上有显著性差异。

（2）**轻度损伤：** 能够改变步行速度，但显示出轻度的步行偏离；或者没有步行偏离，但不能明显改变步行速度。

（1）**中度损伤：** 步行速度改变很小；或者能完成步行速度改变，但显示出明显的步行偏离；或者可改变步行速度，容易失去平衡，但可自行调整并继续步行。

（0）**重度损伤：** 不能改变步行速度，或者改变速度时失去平衡而不能自行调整。

辅助水平：

（2）没有辅助

（1）使用辅助器具（不包括矫正器或支撑）

（0）需要他人的身体协助（包括接触保护）

3. 头水平转动下步行

设置： 同 1。

对受试者的说明： 足趾踩线视为开始。当我告诉你"开始"时，开始按照你的正常节奏步行，从这里到经过这条线（给受试者指出 20 英尺的线）。当听到指令"向右看"时，头转向右侧并继续向前步行，直到听到指令"向左看"时，头转向左侧并继续向前步行，直到听到指令"向前看"时，头再转回中立位继续向前步行。你明白我想要你做什么吗？你准备好了吗？开始。

指导和评分： 从测试人员说开始时计时。当第一只脚穿过 20 英尺线时停止计时。受试者走 2 步后，告诉其向右看，再走 3 步，告诉其向左看，再走 3 步后，告诉其向前看。对步行过程中的辅助水平和步态模式进行评分，标记最低分级。

所需时间： ＿＿＿＿＿＿＿＿＿秒（s）

时间等级水平： ＿＿＿＿＿＿＿＿

（3）＜ 6.2 秒

（2）6.2～8.5 秒

（1）8.6～14.5 秒

（0）＞ 14.5 秒或不能完成

步态模式等级：

（3）**正常：** 能够平稳完成头部转动，无失衡或步态模式方面的改变。

（2）**轻度损伤：** 头部运动幅度轻度减少；或者能够平稳完成头部转动，但是步态模式有轻度改变；或者轻微偏离步行轨道，或者轻度失衡。

（1）**中度损伤：** 头部运动幅度中度减少；或者能完成转头运动，但是步态中度改变；或者中度失衡，但能自主恢复平衡并继续步行。

（0）**重度损伤：** 无法完成转头运动；或者能完成转头运动，但是步态重度错乱，在既定进行方向偏离 15 英寸（约 38cm）或停步，或者失衡后无法自己恢复平衡。

辅助水平：

（2）没有辅助

（1）使用辅助器具（不包括矫正器或支撑）

（0）需要他人的身体协助（包括接触保护）

4. 头垂直转动下步行

设置： 同 1。

对受试者的说明： 足趾踩线视为开始。当我告诉你"开始"时，开始按照你的正常节奏步行，从这里到经过这条线（给受试者指出 20 英尺的线）。当听到指令"向上看"时，头向上看并继续向前步行，直到听到指令"向下看"时，头向下看并继续向前步行，直到当听到指令"向前看"时，头再转回中立位继续向前步行。你明白我想要你做什么吗？你准备好了吗？开始。

指导和评分： 从测试人员说开始时计时。当第一只脚穿过 20 英尺线时停止计时。受试者走 3 步后，告诉其向上看，再走 3 步，告诉其向下看，再走 3 步后，告诉其向前看。对步行过程中的辅助水平和步态模式进行评分，标记最低分级。

所需时间： ＿＿＿＿＿＿＿＿＿秒（s）

改良动态步行指数（续）

时间等级水平：＿＿＿＿＿＿＿＿

（3）＜6.0秒

（2）6.0 ~ 8.2秒

（1）8.3 ~ 13.9秒

（0）＞13.9秒或不能完成

步态模式等级：

（3）**正常：**能够平稳完成头部转动，无步行速度改变或出现失衡情况。

（2）**轻度损伤：**转头幅度轻度减少；或者能完成转头动作，但步态模式轻度改变；或者沿着既定行进方向蹒跚步行；或者轻度失衡。

（1）**中度损伤：**转头幅度中度减少；或者能完成转头动作，但是步态模式中度改变；或者中度失衡但是能够独立自主恢复平衡。

（0）**重度损伤：**无法完成转头动作；或者能完成转头动作，但是步态重度错乱，在既定进行方向偏离15英寸（约38cm）或停步，或者失衡后无法自己恢复平衡。

辅助水平：

（2）没有辅助

（1）使用辅助器具（不包括矫正器或支撑）

（0）需要他人的身体协助（包括接触保护）

5. 步行时身体轴向转动

设置：在10英尺（约3m）处做一标记，告诉受试者在10英尺标志点回转。

对受试者的说明：足趾踩线视为开始。当我告诉你"开始"时，开始按照你的正常节奏步行。当听到指令"转身"时，在保持安全的前提下尽可能快地转身走回起点。你明白我想要你做什么吗？你准备好了吗？开始。

指导和评分：从测试人员说开始时计时。在10英尺标识处，要求受试者转身，并返回起点。当受试者第一只脚跨过起始线时，停止计时。对步行过程中的辅助水平和步态模式进行评分，标记最低分级。

所需时间：＿＿＿＿＿＿＿＿＿秒（s）

时间等级水平：＿＿＿＿＿＿

（3）＜6.9秒

（2）6.9 ~ 9.4秒

（1）9.5 ~ 16.9秒

（0）＞16.9秒或不能完成

步态模式等级：

（3）**正常：**能够在3秒内安全完成身体转动并快速停止，转动时能够保持平衡。

（2）**轻度损伤：**超过3秒完成身体转动并停止，转动时能够保持平衡。

（1）**中度损伤：**身体转动慢，需要口头提示，身体转动和停止时需要几小步保持平衡。

（0）**重度损伤：**不能安全完成身体转动，身体转动和停止时需要帮助。

辅助水平：

（2）没有辅助

（1）使用辅助器具（不包括矫正器或支撑）

（0）需要他人的身体协助（包括接触保护）

6. 步行时跨越障碍物

设备：卷尺，标记地板的胶带，秒表，2个半刚性的泡沫长方形物体（障碍物），尺寸长76cm、宽12cm、厚5cm。

设置：此测试需要23英尺（约7m）的距离，以胶带标记好起始点。在距起始点8英尺（约2.4m）处放置第一个障碍物，障碍物12cm宽侧紧贴地面。在距起始点16英尺（约4.8m）处放置第二个障碍物，障碍物12cm宽侧向上。在距起始点20英尺（约6m）处用胶带标识。

对受试者的说明：足趾踩线视为开始。当我告诉你"开始"时，开始按照你的正常节奏步行，从这里到经过这条线（给受试者指出20英尺的线）。确保你继续走过这条线。你明白我想要你做什么吗？你准备好了吗？开始。

指导和评分：从测试人员说开始时计时。当一只脚穿过20英尺线时停止计时。确保受试者继续保持步行3英尺（约0.9m），超过20英尺（约6m）。一定要观察受试者是否能在不触及障碍物的情况下完全跨过障碍物。对步行过程中的辅助水平和步态模式进行评分，标记最低分级。

所需时间：＿＿＿＿＿＿＿＿＿秒（s）

改良动态步行指数（续）

时间等级水平：_____

（3）< 6.0 秒

（2）6.0 ~ 8.5 秒

（1）8.6 ~ 17.4 秒

（0）> 17.4 秒或不能完成

步态模式等级：

（3）**正常：** 能够跨越障碍物，步行速度无改变和可保持平衡。

（2）**轻度损伤：** 能够跨越障碍物，但步行速度变慢和需要调整步幅完成跨越；或者出现轻度失衡情况。

（1）**中度损伤：** 能够跨越障碍物，但必须停止步行后才能完成跨越；或者能跨越障碍物，但是会触碰障碍物或者明显失衡，但是能自主恢复平衡。

（0）**重度损伤：** 无帮助下不能完成跨越，或者失衡后无法独立恢复平衡。

辅助水平：

（2）没有辅助

（1）使用辅助器具（不包括矫正器或支撑）

（0）需要他人的身体协助（包括接触保护）

7. 环绕障碍物步行

设备： 卷尺，标记地板的胶带，秒表，2个半刚性的泡沫圆筒物体（障碍物），尺寸长76cm、直径12cm。

设置： 此测试需要23英尺（约7m）的距离，用胶带标记起始处。第一个障碍物放置在距起始处8英尺（约2.4m）的地板上。第二个障碍物放置在距第一个障碍物8英尺处，并将障碍物12cm的一侧向上放置［距起始处16英尺（约4.8m）］。用胶带标记20英尺（约6m）处，但是需要明白在这条线之后还需再行走3英尺（约0.9m）。

对受试者的说明： 足趾踩线视为开始。当我告诉你"开始"时，开始按照你的正常节奏行走。当经过第一个障碍物时，向左围绕障碍物转1圈，然后继续步行，到第二个障碍物时，向右绕泡沫圆筒物体转1圈，再接着继续步行，直到我告诉你"停止"时才能停下来。你明白我想要你做什么吗？你准备好了吗？开始。

指导和评分： 从测试人员说开始时计时。当第一只脚穿过20英尺线时停止计时。确保受试者继续保持步行3英尺（约0.9m），超过20英尺（约6m）。观察受试者在经过障碍物时是否碰触或轻触两个障碍物。对步行过程中的辅助水平和步态模式进行评分，标记最低分级。

所需时间：_____ 秒（s）

时间等级水平：_____

（3）< 6.0 秒

（2）6.0 ~ 8.2 秒

（1）8.2 ~ 14.5 秒

（0）> 14.5 秒或不能完成

步态模式等级：

（3）**正常：** 能够完成环绕，步行速度无改变并可保持平衡。

（2）**轻度损伤：** 能够完成环绕，但步行速度变慢和需要调整步子完成环绕，或显示轻微的不平衡。

（1）**中度损伤：** 能够完成环绕，但出现中度步态偏离（必须停下来，然后才能环绕过两个障碍物）；或者能环绕过一或两个障碍物，但是在环绕时碰触或者出现中度失衡情况，但可以自主恢复平衡。

（0）**重度损伤：** 不能环绕过一或两个障碍物，失衡后无法自主恢复平衡。

辅助水平：

（2）没有辅助

（1）使用辅助器具（不包括矫形器或支具）

（0）需要他人的身体协助（包括接触保护）

8. 上楼梯

设备： 秒表、带扶手的10级阶梯。

设置： 受试者处于阶梯的底部。

对受试者的说明： 当我告诉你"开始"时，开始按照你在家或者在社区使用阶梯的正常节奏走上来。如果你平时上阶梯时使用扶手，现在上这些台阶也可以使用扶手。走到阶梯的顶端并且停下来。你明白我想要你做什么吗？你准备好了吗？开始。

改良动态步行指数（续）

指导和评分：从测试人员说开始时计时。当双脚都登上第10级台阶时停止。对步行过程中的辅助水平和步态模式进行评分，标记最低分级。

所需时间：_____ 秒（s）

时间等级水平：_____

（3）< 6.1 秒

（2）6.1 ~ 9.0 秒

（1）9.1 ~ 19.7 秒

（0）> 19.7 秒或不能完成

步态模式等级：

（3）正常：一步一阶，不使用扶手。

（2）轻度障碍：一步一阶，使用扶手。

（1）中度障碍：两步一阶，必须使用扶手。

（0）重度障碍：不能安全完成上楼梯。

辅助水平：

（2）没有辅助

（1）使用辅助器具（不包括矫形器或支具）

（0）需要他人的身体协助（包括接触保护）

DGI 评分表：

任务级别	时间（0~3）	步态模式（0~3）	辅助水平（0~2）	总任务评分（0~8）
水平地面任务				
改变速度任务				
头水平方向任务				
头垂直方向任务				
轴向转身任务				
跨越障碍任务				
环绕障碍任务				
阶梯任务				
得分	时间（0~24）	步态模式（0~24）	辅助水平（0~16）	
DGI 总分（0~64）				

注：经许可引自 Shumway-Cook A, Taylor C, Matsuda PN, et al. Expanding the scoring system of the Dynamic Gait Index. Phys Ther 2013; 93:1493–1506.

功能性步态量表。功能性步态量表（functional gait assessment，FGA）是一个具有 10 项条款内容的在 DGI 基础上的复杂行走任务评估量表（Wrisley et al.,2004），详见于评估工具 16-2。Wrisley 及其团队检测 FGA 量表对于前庭功能障碍患者的心理测试性能，获得优良的评估者间信度（ICC=0.86）和评估者内信度（ICC = 0.74）。FGA 与其他平衡测试相比具有优良的效度，包括 TUG、DGI、特定活动平衡信心量表（activities specific balance confidence，

ABC）、眩晕障碍指数（dizziness handicap index，DHI）。功能性步态评估临界值（22/30）可以对老年人的跌倒风险进行有效分级，同时可以有效预测社区老年人不明原因的跌倒（Wrisley & Kumar, 2010）。像 DGI 一样，FGA 是评估社区独立行走患者康复效果的重要手段。

交谈时停止步行。交谈时停止步行试验（stops walking when talking，SWWT）检查第二任务——步行时交谈对受试者步行情况的影响。此

417

功能性步态评定（FGA）

需要：长 6m（20 英尺）、宽 30.48cm（12 英寸）的步道。

1. 水平地面步行

说明：以正常速度步行至标记处（6m 处）。

分级：标记附合的最高分级。

（3）正常：5.5 秒内步行 6m，不使用辅助器具，平衡好，步行模式正常，步行偏离不超过走道宽外 15cm。

（2）轻度障碍：7 秒内但超过 5 秒步行 6m，使用辅助器具，步行速度较慢，步行偏离步道宽外 15 ～ 25cm。

（1）中度障碍：超过 7 秒完成步行 6m，步行速度慢，步行模式异常，步行偏离步道宽外 25 ～ 38cm。

（0）重度障碍：无帮助下不能完成步行 6m（20 英尺），严重步行偏离或者不平衡，步行偏离步道超过宽外 38cm，或者伸手扶墙。

2. 改变速度步行

说明：以正常速度步行 1.5m（5 步）；当听到指令"走"时，以最快速度步行 1.5m（5 步）；当听到指令"慢"时，以最慢速度步行 1.5m（5 英尺）。

分级：标记附合的最高分级。

（3）正常：能够在不失去平衡或无步行偏离的情况下改变步速，在正常、快速和慢速步行时显示步行速度明显不同；步行偏离不超过步道宽外 15cm。

（2）轻度障碍：能够改变步行速度，但显示出轻度的步行偏离，步行偏离步道宽外 15 ～ 25cm；或者没有步行偏离，但不能明显改变步行速度；或者使用辅助器具。

（1）中度障碍：步行速度改变很小；或者能完成步行速度改变，但显示出明显的步行偏离，步行偏离步道宽外 25 ～ 38cm；或者可改

变步行速度，容易失去平衡，但可自行调整并继续步行。

（0）重度障碍：不能改变步行速度，步行偏离步道宽外超过 38cm；或者改变速度时失去平衡而不得不伸手扶墙或被抓住。

3. 头水平转动下步行

说明：从这里走到下一个标记处，即 6m 处标识，以正常速度步行。当步行 3 步后，头转向右侧并继续向前步行；当再次步行 3 步后，头转向左侧并继续向前步行，继续步行时每 3 步交替头转向右侧和左侧直到每个方向完成 2 个重复动作后停止。

分级：标记附合的最高分级。

（3）正常：能够平稳完成头部转动，无步行速度或模式改变，步行偏离不超过步道宽外 15.24cm（6 英寸）。

（2）轻度障碍：能够平稳完成头部转动，步行速度轻微改变；或者轻微偏离步行轨道，步行偏离步道宽外 15 ～ 25cm；或使用步行辅助器具。

（1）中度障碍：能够完成头部转动，步行速度明显变慢，步行偏离步道宽外 25.4 ～ 38.1cm（10 ～ 15 英寸），但可自行恢复并继续步行。

（0）重度障碍：能够完成头部转动，但步行时偏离步行轨道宽外超过 38cm，或者失去平衡或者停止或者伸手扶墙。

4. 头垂直转动下步行

说明：从这里走到下一个标记处，即 6m 处标识，以正常速度步行。当步行 3 步后，头向上看并保持此姿势继续向前步行；当再次步行 3 步后，头向下看并保持此姿势继续向前步行，继续步行时每 3 步交替头向上看和向下看直到每个方向完成 2 个重复动作。

分级：标记附合的最高分级。

评估工具 16-2

功能性步态评定（FGA）（续）

（3）正常：能够平稳完成头部转动，无步行速度或模式改变，步行偏离不超过步道宽外15.24cm（6英寸）。

（2）轻度障碍：能够平稳完成头部转动，步行速度轻微改变；或者轻微偏离步行轨道，步行偏离步道宽外15～25cm；或使用步行辅助器具。

（1）中度障碍：能够完成头部转动，步行速度明显变慢，步行偏离步道宽外25.4～38.1cm（10～15英寸），但可自行恢复并继续步行。

（0）重度障碍：不能改变步行速度，步行偏离步道宽外超过38cm，或者失去平衡或者停止或者伸手扶墙。

5. 步行时身体轴向转动

说明：以正常速度步行，当听到指令"转并停止"时，以最快的速度转动身体面向步行的相反方向并停止。

分级：标记附合的最高分级。

（3）正常：能够3秒内安全完成身体转动并快速停止，转动时能够保持平衡。

（2）轻度障碍：超过3秒完成身体转动并停止，转动时能够保持平衡；或者在3秒内安全完成轴向转身，停下来时出现轻度失衡情况以及需要几小步维持平衡。

（1）中度障碍：身体转动慢，需要口头提示，身体转动和停止时需要几小步保持平衡。

（0）重度障碍：不能安全完成身体转动，身体转动和停止时需要帮助。

6. 步行时跨越障碍物

说明：以正常速度步行，当步行至鞋盒时，跨越鞋盒并继续步行。记住：只能从鞋盒上跨过，不能从鞋盒绕过。

分级：标记最高分级。

（3）正常：能够跨越堆在一起的两个箱子（总高度约为23cm），步行速度无改变和可保持平衡。

（2）轻度障碍：能够跨越一个箱子（高度约为11.5cm），步行速度无改变和可保持平衡。

（1）中度障碍：能够跨越一个箱子（高度约为11.5cm），但步行速度变慢和需要调整步态完成跨越，可能需要口头提示。

（0）重度损伤：无帮助下不能完成跨越。

7. 狭窄基底面步行

说明：双手交叉置于胸前直线步行3.6m，同时一侧足跟要与另一侧足趾排成直线，计算直线步行需要的步数，最大步数是10步。

分级：标记附合的最高分级。

（3）正常：能够在无摇晃的情况下完成10步。

（2）轻度障碍：能够完成7～9步。

（1）中度障碍：能够完成4～7步。

（0）重度障碍：步行少于4步或者无帮助下不能完成。

8. 闭眼步行

说明：闭眼情况下以正常速度步行至6m外标记。

分级：标记最高分级。

（3）正常：能够小于7秒内完成6m步行，不使用辅助器具，正常步行速度和步行模式，平衡好，步行偏离不超过步道宽外15cm（6英寸）。

（2）轻度障碍：能够在7～9秒内完成6m步行，步行速度轻微改变，轻微偏离步行轨道，步行偏离步道宽外15～25cm；或使用步行辅助器具。

（1）中度障碍：需要超过9秒完成6m步行，步行速度明显变慢，步行偏离步道宽外25～38cm，异常步态模式，平衡差。

（0）重度障碍：无帮助下不能完成6m步行，步行偏离步行轨道宽超过38cm，平衡差。

9. 倒退步行

说明：倒退步行直到听到指令"停"。

评估工具　16-2

功能性步态评定（FGA）（续）

分级：标记最高分级。

（3）**正常**：能够完成6m步行，不使用辅助器具，正常步行速度和步行模式，平衡好，步行偏离不超过步道宽外约15cm。

（2）**轻度障碍**：能够完成6m步行，步行速度轻微改变，轻微偏离步行轨道，步行偏离步道宽外15～25cm；或使用步行辅助器具。

（1）**中度障碍**：能够完成6m步行，步行速度明显变慢，步行偏离步道宽外25～38cm，步行模式异常，平衡差。

（0）**重度障碍**：无帮助下不能完成6m步行，步行偏离步行轨道超过38cm，平衡差。

10. 上下楼梯

说明：像在家中一样上下楼梯（必要时使用扶手），至楼梯顶部后下楼梯。

分级：标记最高分级。

（3）**正常**：一步一阶，不使用扶手。

（2）**轻度障碍**：一步一阶，使用扶手。

（1）**中度障碍**：两步一阶，必须使用扶手。

（0）**重度障碍**：不能安全完成上下楼梯。

总分：_____（最高分：30分）

引自 Wrisley DM, Marchett GF, Kuharsky DK, et al. Reliability, internal consistency, and validity of data obtained with the functional gait assessment. Phys Ther 2004, 84:906-918, 经美国物理治疗协会许可。此材料受版权保护，任何进一步的复制或分发都需要得到APTA的书面许可。

项检查中检查者开始与独立行走的患者交谈，如果受试者停下来以便于说话的反应被认为是积极的反应。SWWT测试是居住于机构内的虚弱老年人跌倒风险的很好预测方法（Lundin-Olsson et al., 1997）。虽然SWWT预测这类老年人跌倒的特异性是95%，但是它的敏感度仅仅48%。SWWT测试不能预测帕金森患者的跌倒风险（Bloem et al., 2000）。Hyndman 和 Ashburn（2004）通过此试验检查脑卒中后的SWWT预测能力。63位测试对象中，26位说话时停止步行，他们其中的16位在之后的6个月随访期间中跌倒。因此对脑卒中患者来说，SWWT试验具有70%的特异性（23/33）和50%的敏感性（16/30）。

SWWT试验具有局限性是因为负向反应被设定为与患者交谈时是否停止步行。这样的话如果一位患者步行速度变慢但是没有停止步行，或者作为一种选择，保持一定的速度而非静止。这种行为在SWWT试验中不被定义为有风险。临床医师在4m、8m或10m步行测试时，在受试者以正常速度行走时增加第二任务，并评估这个任务对受试者的影响。在大多数有神经系统疾病的受试者中，在执行第二任务时步速会下降，包括脑卒中（Bowen et al., 2001）、帕金森病患者（Rochester et al., 2004）和具有跌倒风险的老年人（Shumway-Cook et al., 2000）。

Emory 功能性移动量表（emory functional ambulation profile，EFAP）（Baer & Wolf, 2001）。EFAP是改良活动功能量表（FAP）（Wolf, 1979; Baer & Wolf, 2001），通过记录5种环境挑战下的步行时间来完成评估，详见于评估工具16-3。5个不同环境下的步行计时时间加起来才是最后的总分。EFAP有完美的评分者间信度（ICC = 0.999）、测试-再测试信度（ICC = 0.998），与Berg量表之间具有良好的相关性（BBS）；这显示此量表对脑卒中患者的步态评估也具有良好的信度。

高水平移动性评估。克服活动功能的天花板效应，Williams 和团队发现高水平活动评估（high-level mobility assessment，HiMAT）。详情可见评估工具16-4。此试验具有良好的评分者和测试再测试信度、内部一致性和良好的效度（Williams et al., 2006a, 2006b; Williams & Morris, 2009）。

对低功能水平人群的移动性评估

改良 Emory 功能性移动量表（mEFAP）

包括5个子活动：①地板上；②地毯上；③站起和行走；④障碍物；⑤上下楼梯。每个被评价者完成每个子活动后有充分的休息时间，便于评价者解释和示范下一个子活动。在执行所有活动时，指导每个受评估者使用辅助设备或接受必要的手动辅助，并佩戴步行带。

1. 地板上

准备： 一条长1m的胶带放置于硬地板的开始线上，一条2cm长的腹带放置于开始点向前5m的结束线上，使用短小的胶带以防止被评价者完成活动前开始减速。

说明： 当我说"走"，你以正常、舒适的速度步行，直到我说"停"。另外一个人帮助被评价者将脚尖置于开始线上。

评分： 评价者说"走"时开始计时，被评价者跨过5m终点线时停止计时。根据测试时的辅助器具使用情况乘以记录时间：无辅助×1；使用踝足矫形器×2；使用单拐×3；使用步行器或四脚拐×4；同时使用踝足矫形器和单拐×5；同时使用踝足矫形器和步行器或踝足矫形器和四脚拐×6。

完成时间：

乘数（辅助器具：＿＿＿＿＿）

此项任务总分：

2. 地毯上

准备： 将一块长不小于7m、宽不小于2m的地毯贴于地面上，一条1m长的胶带放置于地毯的开始线上，一条2cm长的胶带放置于开始线向前5m的结束线上。开始点和结束点至少要距离地毯边缘1m。

说明： 当我说"走"，你以正常、舒适的速度步行，直到我说"停"。另外一个人帮助被评价者将脚尖置于开始线上。

评分： 评价者说"走"时开始计时，被评价者跨过5m终点线时停止计时。根据测试时的辅助器具使用情况乘以记录时间：无辅助×1；使用踝足矫形器×2；使用单拐×3；使用步行器或四脚拐×4；同时使用踝足矫形器和单拐×5；同时使用踝足矫形器和步行器或踝足矫形器和四

脚拐×6。

完成时间：

乘数（辅助器具：＿＿＿＿＿）

此项任务总分：

3. 站起和行走

准备： 46cm高的带扶手的标准椅子放置于硬地板上。1m长的黑色标记带放置于离椅子3m远的地板上。

说明： 接下来，你将在背靠椅背和前臂放在扶手上的情况下坐在椅子上，然后站起来以正常、舒适的速度步行，走到3m远处黑色标记带后转身回到椅子上坐下并背靠椅背。

评分： 评价者说"走"时开始计时，被评价者完全坐在椅子上时停止计时。根据测试时的辅助器具使用情况乘以记录时间：无辅助×1；使用踝足矫形器×2；使用单拐×3；使用步行器或四脚拐×4；同时使用踝足矫形器和单拐×5；同时使用踝足矫形器和步行器或踝足矫形器和四脚拐×6。

完成时间：

乘数（辅助器具：＿＿＿＿＿）

此项任务总分：

4. 障碍物

准备： 将1m长的胶带放置于硬地板上以标记起始线。离开始线1.5和3m处分别放置一块砖头，一个约40加仑大小的塑料垃圾桶放置于起始线向前5m的地方。

说明： 当我说"走"，你以正常、舒适的速度向前步行，并跨过每个砖头，然后从左侧或右侧绕过垃圾桶并步行回到开始线上，回来时也要跨过每个砖头，直到我说停。

评分： 评价者说"走"时开始计时，被评价者跨过终点线时停止计时。根据测试时的辅助器具使用情况乘以记录时间：无辅助×1；使用踝足矫形器×2；使用单拐×3；使用步行器或四脚拐×4；同时使用踝足矫形器和单拐×5；同时使用踝足矫形器和步行器或踝足矫形器和四脚拐×6。

评估工具　16-3

改良 Emory 功能性移动量表（mEFAP）（续）

完成时间：

乘数（辅助器具：＿＿＿＿＿＿）

此项任务总分

5. 上下楼梯

准备： 4 级台阶有扶手的楼梯，并且台阶深度是 26.04cm，台阶宽度是 75.57cm，台阶高度是 15.24cm，平台深度为 76.20cm 和平台宽度为 75.57cm。1m 长的带子放置于离第一节台阶 25cm 远的地方。

说明： 当我说"走"，你以正常、舒适的速度上楼梯至最高台阶，转身然后下楼梯回到开始线上。必要时你可以使用扶手。我将跟在你后面提供保护。另外一个人帮助被评价者将脚尖置于开始线上。

评分： 评价者说"走"时开始计时，被评价者双足着地完成测试时停止计时。根据测试时的辅助器具使用情况乘以记录时间：无辅助 ×1；使用踝足矫形器 ×2；使用单拐 ×3；使用步行器或四脚拐 ×4；同时使用踝足矫形器和单拐 ×5；同时使用踝足矫形器和步行器或踝足矫形器和四脚拐 ×6。

完成时间：

乘数（辅助器具：＿＿＿＿＿＿）

此项任务总分：

最后，mEFAP 总分：＿＿＿＿＿＿

改编自 Baer HR, Wolf SL. Modified Emory Functional Ambulation Profile: an outcome measure for the rehabilitation of poststroke gait dysfunction. Stroke 2001;32:973－979，已获许可。

一些测试可以检测低功能人群执行不同运动任务的能力。

身体表现和活动测试。身体表现和活动测试（physical performance and mobility examination, PPME）测试住院虚弱老年人的移动能力和体能（Winograd et al., 1994）。PPME 被设计用来衡量过度虚弱或急性期患者的功能。6 项日常生活不可缺少的活动任务如关节活动度和力量这样形成动作的要素被挑选出来作为此项检查的内容。这个测试包括高水平任务如从椅子上站立起来 5 次和低水平任务如床上运动和转移任务。此试验详见评估工具 16-5。这个任务目录解释了任务是怎样执行的及其响应规模。

波士顿大学 AM-PAC "6-Clicks"，基础活动简易量表。波士顿大学设计急性期之后的活动测试量表（Activity Measure for Post Acute Care, AM-PAC），可以测量日常功能障碍的 3 个方面：基础活动能力、日常行为能力、实用认知能力。基础活动能力测试（或者 "6-Clicks"）测试患者在执行 6 项基本的移动任务时所遇到的困难和需要的帮助。此试验详见评估工具 16-6。关于该测试的管理和评分的进一步信息详见网址 www.bu.edu/bostonroc/instruments/am-pac。这个量表可以用于评估脑卒中患者 Genise 的功能，或用于再次住院康复单元患者的功能评估。

从功能活动的评估预测参与的水平

步态障碍患者康复的一个重要部分是预测他或她在自己的环境中参与动员和相关活动的能力（活动失能水平）。但是在整个预测过程没有相关指南可以指导临床医师。在功能性能力损伤、缺陷以及参与水平高低三者之间的关系并不清楚。临床测量步速涉及肌肉力量（一种损伤水平的测量），但是这两种方法都没有显示出其与家庭、社区独立性的关系（一种失能测量方式）（Robinson et al., 2007, 2010; Lord & Rochester, 2005）。

Hoffer 等（1973）建议将步行失能分类如下：不能移动者（一个人不能在家或者在社区随意移动）、非功能移动者（一个人可以单独治疗性行走，但是不能以功能为目的行走）、家庭性移动者（一个人可以安全执行家庭环境下的移动任务）、社区移动者（在社区自由移动没有限制）。Perry 等（1995）认为这种评分系统可以扩充和修改，其总

424

评估工具　16-4

HiMAT：高水平移动能力评估量表

评估日期 ＿＿＿＿＿＿＿＿＿＿＿＿＿＿＿
事件起始时间 ＿＿＿＿＿＿＿＿＿＿＿＿＿
诊断 ＿＿＿＿＿＿＿＿＿＿＿＿＿＿＿＿
健侧是左侧还是右侧

评估项目	表现	评分					
		0	1	2	3	4	5
行走	秒	✕	＞ 6.6	5.4 ～ 6.6	4.3 ～ 5.3	＜ 4.3	✕
倒退行走	秒		＞ 13.3	8.1 ～ 13.3	5.8 ～ 8.0	＜ 5.8	✕
足尖行走	秒		＞ 8.9	7.0 ～ 8.9	5.4 ～ 6.9	＜ 5.4	✕
跨越障碍行走	秒		＞ 7.1	5.4 ～ 7.1	4.5 ～ 5.3	＜ 4.5	✕
跑	秒		＞ 2.7	2.0 ～ 2.7	1.7 ～ 1.9	＜ 1.7	✕
双腿跳跃	秒		＞ 4.0	3.5 ～ 4.0	3.0 ～ 3.4	＜ 3.0	✕
患侧腿向前跳跃	秒		＞ 7.0	5.3 ～ 7.0	4.1 ～ 5.2	＜ 4.1	✕
单腿限定性跳跃 （以健侧腿起跳，以患侧腿着地）	1）cm 2） 3）		＜ 80	80 ～ 103	104 ～ 132	＞ 132	✕
单腿限定性跳跃 （以患侧腿跳跃，以健侧腿着地）	1）cm 2） 3）		＜ 82	82 ～ 105	106 ～ 129	＞ 129	✕
不能独立上楼梯（需要扶手或双脚无法交替上楼梯，评分为 5 分或 5 分以下）	秒		＞ 22.8	14.6 ～ 22.8	12.3 ～ 14.5	＜ 12.3	✕
独立上楼梯（不需要扶手且双腿能交替上楼梯，评分为 0 分或 0 分以上）	秒		＞ 9.1	7.6 ～ 9.1	6.8 ～ 7.5	＜ 6.8	✕
不能独立下楼梯（需要扶手或双脚无法交替上楼梯，评分为 5 分或 5 分以下）	秒		＞ 24.3	17.6 ～ 24.3	12.8 ～ 17.5	＜ 12.8	✕
独立下楼梯（不需要扶手且双腿能交替下楼梯，评分为 0 分或 5 分以上）	秒		＞ 8.4	6.6 ～ 8.4	5.8 ～ 6.5	＜ 5.8	✕
	小计						

总分：54

注：Please notify Gavin Williams at gavin@neuro-solutions.net or gavin.williams@epworth.org.au so that the use of the HiMAT can be tracked.

患者
识别号
标签

HiMAT：高水平移动能力评估量表（续）

介绍

适用对象：	HiMAT 适用于有高级平衡障碍和活动性问题的患者。完成此项测试的最低功能要求是在无助行器的情况下能独立行走至少 20m。在行走时可以允许佩戴矫形器。
测试项目：	此测试需花 5 ~ 10 分钟的时间。患者在正式测试前，允许练习 1 次测试项目。
说明：	除了跳跃和台阶测试项目外，患者均要求以最大安全速度完成其他项目。
步行：	在 20m 步行测试中，其中点（10m 处）为计时点。
倒退行走：	如同步行。
足尖行走：	如同步行。中间 10m 计时。如果足跟着地即为失败。
跨越障碍行走：	如同步行。在步道中点放置一块建房所用的砖块，要求患者不能触碰此砖块，并跨越此砖块。如果患者绕过此砖块或者接触此砖块即视为失败。
跑：	在 20m 距离测试中，其中点（10m）处为计时点。如果患者不能坚持则为失败。
双腿跳跃：	如同跑。
单腿跳跃：	患者以患侧腿站立并跳跃，到测试距离中点 10m 处开始计时。
限定性跳跃：（以患侧腿着地）	限定性跳跃是指从一条腿到另一条腿的跳跃，并有一段跳跃弧线。患者以健侧腿支撑，站在起始线后，手放置于髋关节处，然后向前跳跃并以患侧腿着地。测量从起始线至落地腿足跟的距离，记录 3 次测试的平均值。
限定性跳跃：（以健侧腿着地）	患者以患侧腿支撑站立在起始线后，手放置于髋关节处，然后向前跳跃并以健侧腿着地。记录 3 次测试的平均值。
上楼梯：	要求患者按照其正常速度爬上 14 层楼梯。当患者两脚都站在楼梯上时计时。患者使用扶手或者双脚不能交替上楼梯都被认为是依赖性上楼梯。患者不使用扶手且双脚能交替上楼梯被视为独立上楼梯，可以在评分表的最后一列获得附加分 5 分。
下楼梯：	同上楼梯。
得分：	所有的时间和距离都记录在"表现"栏中。圈出每个测试项目的相应分数，算出评分表每列的总分，然后将每列的总分加起来，才是 HiMAT 总分。

评估工具 16-5

身体表现和移动性测试

活动任务	描述	反应度
1. 床上活动	从卧床到床上坐起	需要辅助，完成时间
2. 转移	从床上站起转移到椅子，坐下，从椅子上站起 1 次	需要辅助，上肢辅助
3. 多次椅坐位站起	从椅子上站起 5 次	需要辅助，上肢使用，完成时间
4. 站立平衡	维持 4 种姿势 10 秒，包括双足分开、双足并立、双足一前一后、一足向前或后	需要辅助，完成时间
5. 上楼梯	使用扶手上楼梯	需要辅助，使用扶手
6. 步行	步行 5m，2 次	以正常速度步行所需时间，步频

注：经许可引自 Winograd CH, Lemsky CM, Nevitt MC, et al. Development of a physical performance and mobility examination. J Am Geriatr Soc 1994;42:743–749.

评估工具 16-6

AM-PAC 住院患者基础活动简易量表

波士顿大学 AM–PAC ™ "6–Clicks" 住院患者基础活动简易量表

请检查量表是否反映你的（患者的）每个问题的最佳答案

请在每个问题后面合适的小方框里打 "√"，以反映患者的真实情况

患者完成以下活动有多困难?	无法完成	很多	一点点	没有
1. 在床上转身（包括收拾床单、卧具和毯子）	□ 1	□ 2	□ 3	□ 4
2 用手臂帮忙从椅子上站起来和坐下，如轮椅或者床旁坐便椅等	□ 1	□ 2	□ 3	□ 4
3 从仰卧位变为坐在床的一侧	□ 1	□ 2	□ 3	□ 4

患者需要从其他人那里获得多少帮助?	无法完成	很多	一点点	没有
4. 从床上移动到椅子上（包括轮椅）	□ 1	□ 2	□ 3	□ 4
5. 需要在医院房间里步行	□ 1	□ 2	□ 3	□ 4
6. 使用扶手爬 3 ～ 5 阶楼梯	□ 1	□ 2	□ 3	□ 4

原始得分：_____ CMS 0% ～ 100% 得分：_____

标准分：_____ CMS 改良得分：_____

注：使用 AM-PAC 住院患者基础活动量表来转换基础得分。

AM-PAC Short Form Manual （v. 3）

结见表 16-3。Perry 及其团队研究 147 名脑卒中患者，以便于确认预测移动状态的最佳组合。预测移动水平的措施包括一份关于行走能力的自我报告调查问卷、使用步态开关式分析仪计算步幅特征、本体感觉的测试，以及直立的运动控制测试（一种在单腿站立相时对瘫痪侧肢体的伸膝能力进行测试的方法）。

步态速度是预测步行分类的几个重要变量之一。社区移动需要最少 0.42m/s 的步速。脑卒中患者在社区移动的最高平均步速为 0.8m/s，显著低于正常人群平均 1.33m/s 的步速，并且在横穿马路时不够安全。

作为步速的补充，4 个移动任务对于确定移动失能的程度至关重要。这包括有应付以下状况的能力：①地面水平和不规则变化；②避障；③距离；④体力负荷处理。有趣的是，虽然管理变化的能力（例如对路面变化水平的管理能力）对离家外出十分重要，但是对上下楼的管理能力却没有那么关键。

Perry 的发现与 Lerner-Frankiel 及其团队（1990）的发现是一致的。Lerner-Frankiel 发现对社区移动者的要求包括以下能力：①行走比正常人的步速（0.45m/s）高出 33% 以上，或者 1.0mph；②在红绿灯分配的正常通行时间内，以

80m/min 的速度行走 13 ~ 27m 以便于横穿街道；③能够独立越过 7 ~ 8 英寸（18 ~ 20cm）大小的路缘石（必要时可以使用辅助设备）。研究发现，一般来说临床医师低估社区环境独立者功能要求中的距离和速度因素（Lerner-Frankiel et al., 1990），这可能是因为对日常生活活动的测试例如 FIM 量表通常将运动技能的独立能力定义为个体能够安全行走 150 英尺（约 45m）（Keith et al., 1987）。但是，这种标准可能低估社区独立者真正的功能需求。

功能步行分级（Functional Ambulation Classification，FAC）包括从 0（缺乏步行能力）~ 5（恢复正常功能）共 6 个功能水平（Viosca et al., 2005）。此量表见表 16-4。此量表经过 31 例脑卒中后导致偏瘫患者组成的实验组及由 5 位健康人组成的对照组验证后发现具有优良的组间信度（kappa = 0.74）和与步速之间很强的相关性（Spearman 相关系数 = 0.84）。

儿童的步行功能分级由 Gillette 医院的研究者们发明（Novacheck et al., 2000）。Gillette 步行功能量表可见于评估工具 16-7。此量表是一份关于父母的报告，包括 10 个水平等级的行走能力评分，涵盖从没有活动能力到可以独立社区活动的行走能力。在一项对于 41 位神经系统疾病导致一

表 16-3　Perry 提出的移动能力分类

功能步行的种类

功能区别	生理学	有限制的家庭环境	无限制的家庭环境	最大限制的社区环境	最小限制的社区环境	社区环境
浴室	4.32[a]	11.78[a]	16.93[a]	16.96[b]	16.60[b]	17.89
卧室	3.39[a]	8.35[a]	12.68[a]	11.83[b]	11.25[b]	10.83
出 / 入口	1.80[a]	3.67[b]	5.47[a]	7.83[b]	7.24[b]	7.05
路边	−0.14[c]	1.94[b]	4.77[a]	7.04[b]	7.94[b]	8.40
食品杂货店	−0.06[b]	−0.37[b]	−0.01[a]	−0.03[b]	1.61[b]	1.58
购物中心，不拥挤	0.21[b]	0.74[b]	1.54[a]	1.34[b]	3.79[b]	2.89
购物中心，拥挤	0.30[c]	0.02[c]	0.05[c]	−0.22[a]	−2.10[a]	1.19
常量	−6.70	−33.51	−76.24	−88.13	−92.45	−101.47

注：[a] 问卷项在两步行组之间存在较强的影响。

[b] 问卷项在两步行组之间存在中等程度的影响。

[c] 问卷项在两步行组之间存在较弱的影响。

表 16-4　功能性步行分级

评分	描述
0	（不能步行）；完全无步行能力，即使在帮助下
1	（非功能性步行）：需要他人帮助的依赖性步行。患者需要 1 或 2 人持续辅助，和（或）仅能在家里或医院里治疗时在平行杠内步行
2	（家庭步行）：仅能在室内、平地步行，通常是熟悉的环境，如家里
3	（街区步行）：能在室内和室外不平的地面步行，偶尔能上下楼梯或台阶。可在街道步行有限的距离
4	（社区独立步行）：能在社区不同环境独立步行，可上下楼梯、台阶，跨越障碍物和去商店购物。患者可以行走很长的距离，甚至没有行走距离极限，因此他们能够去购买食物以及完成一些基本的琐碎家务事。然而，他们不被认为是正常步行者，因为他们步行时存在审美观上的不足，比如跛行
5	（正常步行）：步行能力完全正常，患者可以行走很长的距离，甚至没有行走距离极限，因此他们能够去购买食物以及完成一些基本的琐碎家务事

注：经许可引自 Viosca E, Martinez JL, Almagro PL, et al. Proposal and validation of a new functional ambulation classification scale for clinical use. Arch Phys Med Rehabil 2005, 86:1234–1238.

评估工具　16-7

Gillette 功能性步行测量

选择下列一项最能描述你孩子步行能力的答案（允许使用任何辅助器具）

1. 不能跨步。

2. 在另一个人的帮助下可跨几步，双脚不能完全负重；尚不能常规步行。

3. 治疗中可完成步行训练，步行距离小于典型室内距离。通常需要另一个人辅助。

4. 可完成室内距离步行，但前进缓慢。家中的活动通常不步行（主要在治疗中步行）。

5. 可步行超过 15 ～ 50 英尺（4.5 ～ 15m），但仅在室内或学校内（室内步行距离）。

6. 可室外步行超过 15 ～ 20 英尺（4.6 ～ 6m），但在社区或拥挤的地方步行通常使用轮椅或轻便的婴儿车。

7. 可在社区步行，但仅限在平整地面（无另一个人的帮助不能在路边、不平地面或楼梯步行）。

8. 可在社区路边或不平地面步行，但通常需要在最小帮助或监护情况下。

9. 可在社区路边或不平地面步行，但跑步、攀登和（或）上下楼梯困难或需要最小帮助。

10. 可在平整和不平地面步行、跑步和攀登。

引自 Novacheck TF, Stout JS, Tervo R. Reliability and validity of the Gillette Functional Assessment Questionnaire as an outcome measure in children with walking disabilities. J Pediatr Orthop 2000;20:76（Table 1），已获许可。

系列活动功能缺失的患儿（其中 83% 已经诊断为脑瘫）的研究中，此量表在患者及其照护人员的测试中具有优良的测试 – 再测试信度和良好的相关效度。此量表与功能独立测量（Wee FIM）的儿科版本有显著的相关性，与实验室测量的耗氧量有显著的负相关关系。

Patla 和 Shumway-Cook（1999）建议活动能力缺失的相应层级应该首先确认决定在不同环境下复杂性和难度的不同因素。包括 8 个方面的因素或者说"维度"，以便于在操作层面规范社区活动相关要求。包括距离和时间参数与周围环境条件（包括亮度和天气），地形因素（包括几何因素如路缘石和楼梯及物理因素如顺应性和摩擦力），外部的物理负荷，注意力、姿势转换（例如停止、开始、头旋转、改变方向）和交通水平（例如避免碰撞稳定和运动的人和物体）。

但是，社区环境中的功能性活动要求不仅仅是简单的安全步行的能力，还包括能够改变和调整步态使之适应运动中预期的和没有预期的干扰和挑战。运动失能不是由个体能够完成或者不能完成的任务数量决定的，而是由环境背景下的任务可以执行的范围决定的。

功能性步态测量的局限性

所有的功能性测量方式，不管是运动、平衡或者是一般的运动控制，最终只提供指标，但不提供如何获得表现的相关信息。因此，这些测试不能洞察需要治疗的潜在的功能障碍。但是，功能性测试是整体性能比较良好的指标，因此是主化的重要指数。

步态模式检查

数量测定例如步速提供客观的功能测试，但是不能描述性能的质量（例如步态偏离正常的模式），因此步态检查必须包括一个对步态模式的系统描述和能够完成运动内在要求的能力。在 ICF 分类系统中，评估基本的步态模式是测量运动的身体结构和功能组成部分。

观察性步态分析

步态分析（OGA）是临床实践中评估步态模式的最基本的措施（Krebs et al., 1985）。OGA 用来观察步态运动中的动力学模式。运动中的典型动力学模式观察用来鉴别主要步态缺陷。不管怎样，没有观察到的缺陷，如无力、协调性和痉挛状态只能从观察结果中推测并且需要以正确的测试推理。OGA 经常被用作评估工具（例如观察时间变量）和诊断工具（例如确定产生典型步态的起因）。使用 OGA 时，观察者不借助电子设备描述步态的特征。

有许多标准化的表格可以帮助临床医师构建他们的视觉步态分析方法。其中一个例子是在第十一章中描述的以表现为导向的移动评估的步态评估部分。其他视觉步态分析的例子有助于指导神经系统损伤患者的步态模式的临床检查。

Rancho Los Amigos 步态分析表格。步态分析表格由 Rancho Los Amigos 医院开发，详见于评估工具 16-8，是全面分析步态的方法（Perry, 1992; Perry & Burnfield, 2010）。此表是在 Perry 医师于 1992 年提出的步态分析框架的基础上提出的。图

16-1 展示此框架。步态被分为几部分，观察者聚焦于步行的某个时期（比如站立相和摆动相），思考每个时期可能会完成的功能性活动（例如负重、单腿站立、摆动腿向前迈进）和观察步行每个时相（如足跟着地、承重反应、支撑相中期等）每个大关节的运动（如踝、膝、骨盆和躯干）。

步态评价分级量表。步态评价分级量表（GARS）由 Wolfson 及其团队提出，详见于评估工具 16-9。此量表包括步态障碍 3 种类型的量化和记录。3 种类型包括一般类型，下肢类型和躯干、头、上肢类型。此量表具有高组间信度和敏感性。

解释 OGA：非典型步态的决定因素

系统观察和记录步态异常时理解和假设步态可能原因的第一步。为了理解异常步态可能的原因，Winter（1993）提出一个步态诊断图。见表 16-5，此表格包括 3 栏：第一栏列出观察到的步态异常，第二栏列出步态异常可能的原因，第三栏描述引起步态异常可能原因的生物力学或神经肌肉方面的证据。因此，通过观察步态，假设可能的原因，然后根据诊断性测试确定原因。临床医师可根据以上信息制订训练步态的合适方法。

观察步态分析的局限性

研究表明，即使在训练有素和经验丰富的临床医师中，大多数 OGA（observational gait analysis）的主要局限是可信度低（Krebs et al., 1985）。此外，详细的定性步态分析非常耗时，在繁忙的临床环境中往往是不切实际的。总而言之，缺乏强有力的证据表明大多数 OGA 表对经过治疗后的步态模式变化具有高灵敏度。

OGA 的替代方法是使用技术系统来量化运动模式、肌肉的激活模式以及在步态中所使用的力。然而，这项技术超出一般临床医师所能达到的能力。这种设备除了极其昂贵外，还需要相当长的时间和专门的技术知识才能使用。

步态分析是对几乎所有神经系统功能障碍患者进行运动控制评估的一部分。步态本身是复杂的，而且理解步态中的并发症更加困难。因此，临床医师拥有系统的、统一的方法来观察和分析步态是十分必要的。尽管有其局限性，OGA 表仍然提供一种系统观察步态的框架并因此成为步态检查中的重要组成部分。

请通过实践实验活动 16-2 来练习你的 OGA 技能。

428

429

评估工具 **16-7**

Rancho Los Amigos 步态分析表

步态分析：全身

RANCHO LOS AMIGOS MEDICAL CENTER
PHYSICAL THERAPY DEPARTMENT

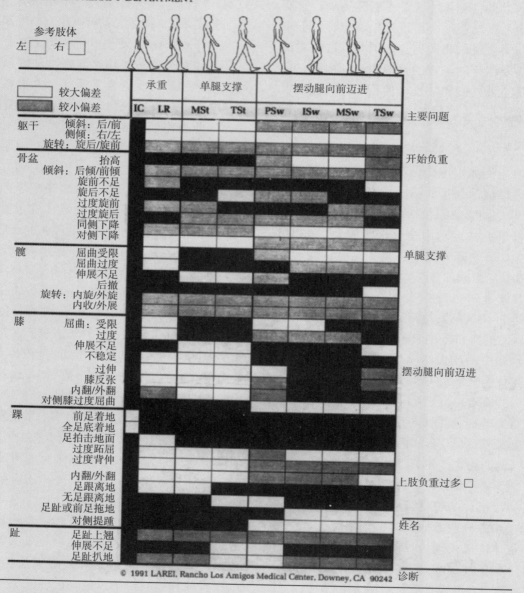

© 1991 LAREI, Rancho Los Amigos Medical Center, Downey, CA 90242

注：IC，首次触地；LR，承重反应；MSt，支撑相中期；TSt，支撑相末期；PSw，摆动相前期；ISw，摆动相初期；MSw，摆动相中期；TSw，摆动相末期。

经许可引自 Rancho Los Amigos Medical Center's Physical Therapy Department and Pathokinesiology Laboratory, Downey, California.

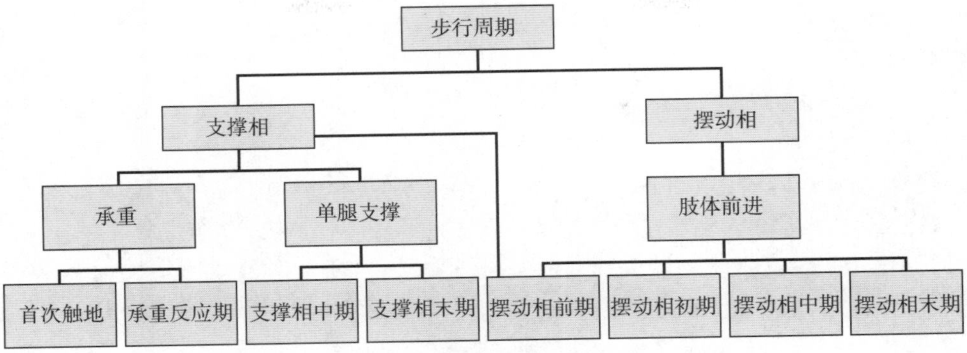

图 16-1　Perry 提出的步态分析概念框架（1992）

损伤程度检查

　　一项完整的检查包括识别出潜在的损害，这些损害可能限制移动功能和参与能力。对步态重要的是进行基础性系统体格检查，这通常被称为"静态评定"，因为它评估例如肌力、ROM 和被动状况的张力等因素时通常患者处于坐位或卧位。相反，"动态评定"在患者正在执行例如步态这样的功能性运动时对上述系统进行检查。第五章中讨论了潜在损伤的检查，在本章中将不再重复。

评估工具　16-9

步态评定分级量表

一般分类

1. 可变性——对迈步和手臂运动不一致和无节律所进行的测试。

0= 步行中肢体运动流畅和可预测。

1= 偶尔中断（步速改变），大约 < 25% 的时间。

2= 在 25% ~ 75% 的时间内肢体节律性不可预测。

3= 肢体运动无一致性和节律性。

2. 谨慎——犹豫、缓慢、推动力减弱，迈步和上肢摆动不充分。

0= 良好的前进动力，并且没有恐惧感

1= 推进时 HAT 重心轻度前移，但上下肢协调性依然良好。

2=HAT 位于前足上方，步行时下肢交替流畅度中度丧失。

3=HAT 位于站立相足后方，迈步迟疑。

3. 交织步行——一条不规则且摇摆不定的前进线。

0= 从正面观察为一条直线。

1= 与前进路线（最适线）有 1 处偏离。

2= 偏离前进路线 2 ~ 3 处。

3=4 处或 4 处以上偏离前进路线。

4. 摇摆步行——一种以支撑面过大为特征的步态，步行中躯干过度越过中线与侧弯。

0= 支撑面狭窄，且身体与足近乎垂直。

1= 双足内侧面轻微分开，头部和躯干明显可查的侧向运动。

2= 双足间距 3 ~ 4 英寸（7.6 ~ 10.2cm），躯干明显向对侧弯曲，头偏离超过同侧站立腿。

3= 头部和躯干明显摇摆偏离（头部侧向倾斜超过同侧站立足），进一步扩大支撑面。

5. 蹒跚——突然且不可预料的失去平衡。

0= 平衡能力正常

1= 侧倾 1 次

2= 侧倾 2 次

3= 侧倾 3 次及 3 次以上

下肢分类

1. 摆动时间百分比——由摆动相组成的步行周期损失百分比。

0= 站立相和摆动相的时间比大约为 3：2。

评估工具 16-9

步态评定分级量表（续）

1= 支撑相和摆动相的时间比为 1：1 或稍小。

2= 支撑相明显延长，但仍存在明显的摆动相。

3= 步行周期中几乎没有摆动相。

2. 足部接触——足跟着地先于足尖着地的程度。

0= 足跟着地形成非常明显的角度。

1= 勉强可见足跟先于足尖着地。

2= 全足底同时接触地面。

3= 足尖先于足跟着地。

3. 髋关节 ROM——步行周期中髋关节运动范围的减少程度。

0= 双支撑期大腿向后成明显的角度（10°）。

1= 从垂直方向向后几乎无可见角度。

2= 大腿与地面垂直。

3= 在最大向后偏移位时大腿与垂直线向前成角。

4. 膝关节 ROM——步行周期中膝关节运动范围的减少程度。

0= 摆动相膝关节从足跟着地（和支撑相末期）时完全伸展到屈曲近 90°（70°）。

1= 足跟着地期和支撑相末期膝关节微屈，摆动相中期膝关节屈曲更接近 45° 而不是 90°。

2= 相比于足跟着地期，支撑相末期膝关节有更明显的屈曲，摆动相足趾几乎不离开地面。

3= 摆动相足趾接触地面，站立时膝关节保持屈曲，摆动相膝关节角度变化 ≤ 45°。

躯干、头部和上肢分类

1. 肘关节伸展——肘关节活动范围下降的一种测量方法。

0= 前臂的最大偏移（约 20°），在向前的轨迹末端有明显最大屈曲。

1= 上肢最大后侧偏移量有 25% 的减少。

2= 肘关节角度几乎无变化。

3= 肘关节角度无明显变化（包括屈曲）。

2. 肩关节伸展——肩关节活动度减少的一种测量方法。

0= 上臂在躯干垂直轴上有明显向前（15°）和向后（20°）的运动。

1= 肩关节在垂直轴上有轻微屈曲。

2= 肩部仅在垂直轴上或在屈曲时略微向后。

3= 在整个运动过程中肩保持在垂直轴后。

3. 肩关节外展——肩关节外展活动度病理性增加的一种测量方法。

0= 肩部几乎平行于躯干。

1= 肩部相对一侧保持 5°～10° 外展。

2= 肩部相对一侧保持 10°～20° 外展。

3= 肩部相对一侧大于 20° 外展。

4. 上肢与下肢同步性——上肢和对侧下肢运动不同步的程度。

0= 上肢和对侧下肢在步行过程中同步性良好。

1= 上肢和对侧下肢在 25% 的时间内不同步。

2= 上肢和对侧下肢在 25%～50% 的时间内不同步。

3= 上肢和对侧下肢同步性很小或者没有。

5. 头部向前——头部相对于躯干的病理性前屈的测量方式。

0= 耳垂垂直与肩峰对齐。

1= 耳垂垂直投影在肩峰向前 1 英寸（约 2.5cm）的位置。

2= 耳垂垂直投影在肩峰向前 2 英寸（约 5cm）的位置。

3= 耳垂垂直投影在肩峰向前 3 英寸（约 7.5m）或更多的位置。

6. 肩部抬高——肩胛带高于正常水平的程度。

0= 肩峰明显低于下颌 1～2 英寸（2.5～5cm）的水平。

1= 肩峰略低于下颌。

2= 肩峰在下颌水平。

3= 肩峰在高于下颌的水平。

7. 上半部分躯干向前屈——躯干的脊柱后凸的测量方式。

0= 非常轻微的胸椎后凸，颈椎平直或几乎平直。

1= 出现颈椎屈曲，胸椎后凸更加明显。

2= 中段胸椎前凸明显。

3= 中段胸椎前凸非常明显。

注：COG，重心；HAT，头、手臂、躯干；ROM，关节活动范围。

经许可引自 Wolfson L, Whipple R, Amerman P, et al. Gait assessment in the elderly: a gait abnormality rating scale and its relation to falls. J Gerontol 1990, 45:M12-M19.

表 16-5　理解异常步态模式的 Winter 框架

观测到的异常	可能原因	生物力学和神经肌肉诊断证据
前足和足跟同时着地或平足接触地面	足跟触地时，足背伸活动低于正常运动 （a）摆动相末期跖屈活动过度活跃 （b）与踝关节范围相关的结构限制 （c）步长过短	足跟触地时胫骨前肌表面肌电低于正常或足背伸肌力矩低于正常力矩 （a）摆动相末期跖屈表面肌电高于正常情况 （b）背伸关节活动度下降 （c）看下一栏（a）（b）（c）和（d）
步长过短	（a）摆动前，蹬离地面的力量弱 （b）足趾弯曲时和早期摆动时髋屈肌力量弱 （c）在蹬离地面时，膝伸肌活动高于正常情况 （d）腿在摆动相末期过度减速	（a）蹬离地面时距屈力矩或所产生的力量或肌电信号低于正常情况 （b）在蹬离末期和摆动相早期，髋屈肌力量或此时所产生的力量或者肌电信号低于正常情况 （c）在支撑相末期，股四头肌肌电信号或膝伸肌力矩或能量吸收高于成长情况 （d）在摆动相末期，腘绳肌肌电信号或膝屈肌力矩或能量吸收高于正常情况
僵硬腿负重	（a）在支撑相早期踝关节、膝关节或髋关节的伸肌活动高于正常情况	（a）在支撑相早期，髋伸肌、膝伸肌、背伸肌的肌电活动或者力矩高于正常情况
站立相屈膝、僵硬	（a）在负重期髋伸肌和距屈肌活动高于正常情况，而膝伸肌活动低于正常情况 （b）过度踝背伸	（a）在支撑相早期和中期，髋伸肌和距屈肌肌电活动或力矩高于正常情况 （b）背伸肌过度活跃或者踝足矫形器背伸幅度过大
足蹬离地面时力量弱，并伴随可观察到的拖拽情况	（a）在蹬离地面时距屈肌活动弱 （b）在蹬离地面过程末期或者摆动相早期髋屈肌肌电信号正常或者高于正常情况	（a）蹬离地面时，距屈肌肌电信号或者其所产生的力矩或推力低于正常情况 （b）在蹬离地面过程末期或摆动相早期，髋屈肌肌电信号或其产生的力矩或力量正常或者低于正常情况
摆动相臀部伴或不伴下肢画圈	（a）摆动时髋关节、膝关节或踝关节屈肌活动不良 （b）摆动过程中伸肌协同活动过度	（a）在摆动相，胫骨前肌、髋屈肌或膝屈肌肌电信号低于正常情况 （b）在摆动相，髋伸肌或者膝伸肌肌电信号或者所产生的力矩高于正常情况
Trendelenburg 步态	（a）髋外展肌无力 （b）髋内收肌过度紧张	（a）髋外展肌肌电信号低于正常：臀中肌、臀小肌、阔筋膜张肌 （b）髋内收肌肌电信号高于正常：长收肌、大收肌、短收肌、股薄肌

注：经许可转载自 Winter DA. Knowledge base for diagnostic gait assessments. Med Prog Technol 1993, 19:72.

通过功能障碍可以预测步态表现吗

对如肌力、ROM 和痉挛这些因素所做的静态检查十分重要，然而这些因素并不总是能预测到神经病变患者的步态。Nadeau 等（1997）研究偏瘫患者的距屈力量与步态速度的关系。结果显示，偏瘫患者与对照组相比明显无力、慢；然而，距屈肌的肌力与步态表现没有显著的相关性。一些具有的良好距屈力量的患者以相对较慢的速度行走；与此相反，一些距屈力量下降的患者可以以相对较快的速度（超过 60m/min）行走。这些人使用替代的运动策略产生更快的步行速度，例如在摆动中增加使用髋屈肌以实现"拉起"动作作为代偿，替代终末相中减少的蹬离动作（Nadeau et al.，1997）。

实验活动 16-2

目标： 完成 1 种视觉步态分析。

步骤： 找一个合作者。选择本章介绍的一种或多种视觉步态分析方式。观察你的合作者，让他（她）以他（她）感觉舒适的步态速度行走，首先从矢状面观察，然后从冠状面观察。你可能想从矢状面和冠状面两个面上录下他（她）的几个步行周期。如果你有一个非典型步态模式的患者，你可能希望和他们一起重复这个任务。

任务： 完成你选择的步态分析。如果你使用了几种不同的形式，请考虑使用每个形式的简易性。你花了多长时间完成视觉步态分析？

虽然踝关节力量不能预测步态表现，但膝关节力量可能可以。Perry 和他的同事（1995）发现共同分析步态速度和膝关节伸展控制能力对预测偏瘫患者的移动能力是很可靠的。膝关节伸展能力强、步速为 16m/min 的患者，预测可以进行社区步行。相应的，中度和弱膝关节伸展的患者则分别需要达到至少 24 和 32m/min 的步行速度才能达到社区步行水平。这些患者需要应用其他机制来代偿膝关节控制的丧失以达到所需的步行速度。

虽然力量可能并不总是与步态参数相关，但是感觉却与之相关。在 Nadeau 等（1997）的研究中，感觉得分最低的患者往往是最慢的，这项结果支持其他人的发现（Brandstater et al.，1983；Lord et al.，1996；Perry et al.，1995）。

在脑卒中后偏瘫患者中，感知平衡能力（perceived balance ability）对步态速度也有显著影响。Liphart 和同事们（2015）报告称步态速度与感知平衡自我效能（perceived balance self-efficacy）密切相关。有趣的是，在 352 名参与者中，35% 的人感知能力（ABC 测试报告的）和实际平衡（由 BBS 表现所决定）有显著性差异（Liphart et al.，2015）。

因此，功能障碍和步态参数之间的关系是非常复杂的，并且取决于许多因素，包括功能障碍的类型和程度、个体的功能水平和感知能力以及其他系统的代偿能力。

测量移动性：我们真的需要所有的这些测试和措施吗

正如你所看到的，使用任务导向法的运动能力检查非常复杂。它使用一系列测试和措施来量化功能状态（ICF 框架中的能力）和残疾水平（ICF 框架中的表现），描述步态策略并记录潜在功能障碍。在卫生保健改革的当下，用来检查和治疗一个患者的时间正在迅速衰减，我们真的需要所有这些措施吗？是否真的需要测量功能性运动能力、进行视觉步态分析并检查潜在功能障碍？我们认为上述各项检查为给运动能力受限的患者建立康复计划这个过程提供重要的信息。

例如，对潜在功能障碍的静态评定决定影响步态和运动功能的其他方面的来源和限制。使用视觉步态分析的动态评定可以帮助临床医师在面对潜在损伤患者时，确定当前策略满足步态要求的程度。功能测量无论是单一的测量如步态速度，还是运用运动能力量表、记录功能水平等方法的多项测量，都有助于预测残疾。这些测量对于明确治疗的需求是重要的，并作为结果测量，量化随时间的变化和对干预的反应。因此，临床医师可以使用来自各级评估的信息来制订一个精心设计的、旨在最大化功能性活动状态的综合计划。

在讲解治疗方法之前，建议读者先浏览图 16-2 的案例分析并完成实验活动 16-3，在检查中应用任务导向法。

向治疗过渡

设定目标

像其他身体技能相关的目标设置一样，在运动再训练期间，临床医师需要建立客观的、可测量的和对患者有意义的长期目标和短期目标。

长期目标（结局）

长期目标或功能结果通常以功能表现和残疾程度来表述，它们通常反映患者可以行走的独立性水平和条件。以下是长期目标的例子：患者将能够独立地使用拐杖和矫形器在社区中行走至少 1000 英尺（约 305m）；患者可以独立地使用一根拐杖在她的家庭环境中行走 50 英尺（约 15m）；患者能独立利用单点拐杖上下楼梯、在倾斜和不平整的表面上行走；患者能够使用拐杖和矫形器

Genise T 是一名 53 岁的女性，因右侧肢体无力入院。MRI 显示缺血性脑卒中影响左室周围放射冠，延伸至内囊后支及外囊。她目前是脑卒中后 1 个月。请参考她的案例研究，其中包含脑卒中后 1 个月的潜在损伤和功能技能的检测。

转诊的原因：门诊治疗的持续性损害和脑卒中相关的功能限制。

病史：她有 2 型糖尿病、高血压和高脂血症病史，并接受药物治疗。在接受 4 天的紧急治疗后，她花了 2 周的时间康复，之后出院回家。

社会和工作史：Genise 和她的丈夫住在一个单层的房子里。脑卒中之前，她能完全独立地完成所有 ADLs 和 IADL。在脑卒中之前，她曾在教堂担任宗教领袖，进行创作和演奏音乐。

检查

Ⅰ.自我报告参与和跌落/平衡史

Genise 主要依靠她的轮椅在她的家和社区之间移动。她使用自己的手杖和足踝矫形器在自己家中散步。她在自理活动（梳妆、穿衣、洗漱等）方面是独立的，但她需要所有 IADL 方面的协助。她的主要社会支持是她的丈夫，然而她的母亲和姐姐住在附近，如果需要可以得到帮助。自从她回家以后，她已经跌倒过好几次；其中有几次是在她站立着倾斜身体去捡东西或者走路时跌倒。

Ⅱ.身体结构和功能障碍

A. 运动系统障碍

1. 主动、独立运动：当被要求移动她的右臂时，在屈肌的协同作用下，她的肘部和肩部有部分屈曲。在手臂支撑着以尽量减少重力的影响下，她仍然没有主动活动延伸到她局部麻痹的手臂上。当她试图伸展手和手腕，并不能激活伸肌，而且激发了屈肌协同致使手臂弯曲。当她被要求屈曲患侧下肢时，她屈髋屈膝，并且开始在屈肌协同模式下激活踝关节背屈肌。同样地，当她伸腿时，在伸肌协同作用模式下，跖屈肌也被激活。当被要求只活动足踝时，她无法进行足踝的分离运动，而是在一个整体的协同模式下激活踝关节背伸肌和足底屈肌。

2. 运动范围：她的肩关节和肘关节有全方位的运动，但她的手肘开始出现紧绷状态。手腕和手指弯曲。她的右侧脊柱侧屈活动范围受限。

3. 痉挛：肱二头肌、腕屈肌和踝关节跖屈肌的快速伸展表示痉挛的存在。她的肌张力分级是 3 级。

B. 感觉

Genise 患侧上、下肢都有轻触觉、两点辨别觉和本体感觉障碍，远端缺失大于近端损失。她没有视觉问题。

C. 认知

她没有认知功能障碍。

Ⅲ.运动控制

运动失调是导致 Genise 功能受限的一个重要因素。自从她回家以后，她已经跌倒过好几次；其中有几次是她站立着侧身去拿东西或者走路时。

A. 坐位

静态平衡：静态的坐姿相当好；她的重心稍微向左移动，但对她只有极小的影响。然而，当她的注意力转移到回答问题时，摆动就会增加。她能维持着眼睛独立稳定地坐着。当她的眼睛闭上时，她无法做到回到对称的垂直位置，表明垂直度的感知可能受损。

反应性平衡：坐位时她能够独立从所有方向的轻度失衡中恢复平衡。然而，由于她患侧的一面有很大的位移，她无法用她的手臂来支撑她自己，为了防止跌倒她需要辅助。

动态平衡：她在坐位上有良好的动态平衡，并且能够前伸超过 10 秒，并从地板上捡起东西，同时转动她的头和躯干而没有失去平衡。

B. 站立位

静态平衡：在 1 个月时，她站立位的静态平衡比 4 天时要好，但仍然严重受损。她只能维持几分钟的平衡，而且站姿不对称，重心偏向左边。请注意，当她分心时，她会左右摆动，需要帮助才能防止跌倒。当她闭上眼睛时静态平衡不会改变，这意味着她并不过度依赖视觉，并且能够使用前庭觉觉输入来控制姿势。

反应性平衡：她无法从失衡中恢复，需要通过向前或向后的方向代偿策略和协助来防止跌倒。前倾和放松测试的结果反映，Genise 与她健侧腿保持一致，但需要康复方面的帮助。请注意，当她使用患侧腿和健侧腿一起行走时，患侧膝关节会过伸来防止跌倒。

动态平衡：她很难在前倾时保持平衡，并且需要帮助才能完成任务。她说，当她站着俯身拉起裤腿时，她跌倒好几次。

Ⅳ.转移

床上的转移：她可以独立完成床上的转移，包括翻身，并移动到床的边缘。

运动：在 1 个月时，Genise 不需要手杖和踝足矫形器的协助就可以行走。她被认为是一个非功能性的、生理性的步行者，因为她在 10m 步行测试中的步行速度是 0.08m/s。不使用踝足矫形器（ankle-foot orthosis，AFO）时，她的步态特征是初始接触地面时足呈现内翻的状态，负重和站立时膝关节过伸，以及在支撑相末期中利用有限的髋关节伸展来进行支撑。她患侧的跖屈肌不能产生推动力，所以她利用屈髋来推动患侧肢体。在摆动相，她的屈膝减少，利用持续跖屈进行足部廓清。使用有阻止踝跖屈功能的 AFO，可以减少支撑相时的膝过伸和摆动相时的足廓清不足。她的步行速度不会因 AFO 而改变。在单一任务条件下，她用时 56 秒完成 TUG 测试，这表明她摔倒的风险增加了。当进行 TUG 测试的同时要求完成另一项任务时，她的时间就会增加到 69 秒，并且产生多个错误。

图 16-2　Genise T 脑卒中 1 个月后的病例报告

实验活动 16-3

目标： 基于步行的评估信息，将任务导向方法应用于 1 例偏瘫患者的运动功能检查并制订目标和治疗计划。

步骤： 阅读 Genise T 的案例研究图 16-2（或者使用一个真实的案例研究，如果你有一个神经学诊断的患者）。

任务： 根据你掌握的信息，回答以下问题。

1. 根据 Perry 步行分类系统，怎么来对 Genise 进行分类？

2. Genise 步态的哪些方面受到影响，进展、稳定还是适应？

3. 哪些障碍导致她的偏瘫步态模式？

以 32m/min 的速度行走 1/4 英里（约 0.4km）。

短期目标

运动再训练的短期目标可以表达如下。

1. 改善潜在障碍。减少髋屈曲挛缩 20°，减少膝屈曲挛缩 20°，减少踝跖屈挛缩 20°。

2. 改善步态模式。比如减少躯干前倾 20°，减少躯干前屈，从而改善步态中支撑相和摆动相的直立姿势。

3. 完成过渡性步行目标以达成长期目标。举例如下：①仅有备用辅助的情况下，将步行距离从 10 英尺（3m）增加至 25 英尺（7.6m）；②提高速度，仅有备用辅助的情况下，病人能够 45 秒内步行 200 英尺（约 61m）；③独立使用前轮助行架。

短期目标的治疗策略通常会旨在解决基础性损伤，提高步态策略质量。长期目标的治疗策略通常旨在提高步行的整体表现，例如增加步行的距离或移动的速度。通常，两者是相互关联的，就像当目标是改善运动模式的特定方面以增加步态的速度时。

435 根据患者的愿望和问题，确立全面和现实的目标，临床医师才能继续规划设计治疗方案来达到这些目标。

以任务为导向的运动训练方法

本章的其余部分讨论任务导向性运动功能再训练，主要强调运动训练。在运动技能再训练时，比如行走，虽然有相当多的证据支持任务的特殊

性，但是关于任务导向性运动训练的构成并没有一致的说法。特定任务的运动训练已被描述为在跑步机上行走，该行走方式伴有（或没有）体重支持（body weight support，BWSTT），或者替代性地使用机器人装置进行步行辅助。Western 和 Wolf（2009）在他们的评论中建议，为了使培训程序被认为是以任务为导向的，即专注于提高功能任务的表现，它必须能够达到如下要求。

1. 具有足够的挑战性，需要新的学习和投入注意力来解决运动问题。

2. 循序渐进及采用最适合患者能力和所处环境的训练。训练不能如此简单或重复以至于这些训练对患者没有挑战性，但也不能具有太大的挑战性以致患者无法学习和无法培养胜任感。

3. 能够调动患者主动参与。

以任务为导向的运动训练方法（如本书中所定义的）包括一系列逐步增加难度和围绕改善功能这一目标进行的治疗干预。我们的方法包括针对以下 3 个方面的治疗：①减少身体结构的潜在损伤和降低限制步态的功能；②改善步态模式，有效且高效地满足步态渐进性和稳定性的要求；③培养步态适应变化性任务和环境要求的能力，以最大限度地参与运动和尽量减少残疾的影响。虽然这种方法不使用步行技能训练，但它使用部分和整体实践相结合的方法来重新训练移动技能，包括运动。

正如在第二章中所讨论的，部分实践的过程是指将技能如行走分解成组成部分后再单独训练。局部训练总是与整体训练相结合，例如使用 BWSTT 和地面行走等策略来最大限度地提高行走能力。最后，我们相当重视在各种任务和环境下的运动训练（及其他移动技能），以便于提高功能适应不同情况的能力。

在功能障碍水平的干预

针对功能障碍的治疗目标是最大限度地利用感觉运动的方法提高移动功能。在重新训练行走的任务中，特别强调了因肌肉骨骼损伤而限制使用能够有效满足连续性、稳定性和适应性要求的方法。例如对进展目标有特定影响的损伤包括跖屈肌肌力不足，这限制支撑相末期的有力蹬伸，髋屈肌和（或）跖屈肌肌力的减弱限制支撑足推动身体前进的能力。髋屈肌肌力的低下也会影响

使用拉力策略提高摆动肢体的能力。对稳定性目标有影响的障碍包括踝关节、膝关节和髋关节伸肌无力，限制伸肌支撑力矩的产生，以及髋关节外展肌无力，这会影响中外侧稳定。

在 Genise 的治疗案例研究中，你可以看到针对她潜在功能障碍的治疗例子，包括瘫痪/肌力不足和关节活动范围受限。在进行步态再训练之前，治疗师通过对足部固有肌肉和跖屈肌的缓慢拉伸来减轻骨骼肌的紧张性。通过膝关节的屈曲和伸展进行缓慢牵拉。此外，治疗师将 Genise 的足放在大腿上，通过关节来提供足底刺激和增加压力，以此模拟肢体的负重。为了改善患侧肢体主动运动的代偿能力，治疗师快速牵拉踝关节背伸肌来使双侧髋、膝和踝自主屈曲。第二个治疗师通过施加阻力阻止健侧肢体屈曲，使用完全辅助帮助患侧肢体屈曲。步态模式组成部分的特定任务训练紧跟在功能障碍水平治疗之后，包括使用拉离策略来推动患侧肢体以及蹬离策略。

这个功能障碍水平训练的其他例子包括结合上肢和下肢运动训练的镜像视觉反馈（mirror visual feedback, MVF）的使用。MVF 是一种用于促进单侧运动损伤患者的功能恢复策略；它被认为是双侧训练的一种特殊形式，并且被认为运用了与双侧训练相类似的机制（参见 Cauraugh & Summers, 2005；Thieme et al., 2012 的评论）。脑卒中康复中的镜像治疗包括观察健侧肢体的运动，同时观察其镜面反射叠加在（未看见的）患侧肢体上，从而产生患侧肢体运动功能提高的视错觉。在 Genise 的治疗中，健侧肢体的主动运动与 MVF 相结合以促进患侧肢体的主动运动。在 MVF 之后的是患侧肢体的主动运动和主动–辅助运动，继而是步态的特定任务训练和其他功能性任务。

研究证据

改变障碍可以改善步态功能吗？尽管大多数临床医师使用治疗策略来治疗潜在的功能障碍，但这些类型的改进对于功能受限的有效程度还有待确定。例如研究人员发现，虽然治疗策略可以显著增加髋关节 ROM 和躯干力量，但在这些方面的提升并没有显著提高步态速度（Godges et al., 1993）。Judge 和他的同事（1993）报道，对老年人进行加强训练后其步态测量结果并没有显著变化。Krebs 等（1998）对 132 位有功能障碍的老年人进行测验，以检查中等强度的训练对步态的

影响。经过 6 个月的渐近抗阻训练，这些老年人的肌力提高 17.6%。虽然步行速度没有显著改变，稳定性［通过质心测量偏移和速度］却有明显提高（Krebs et al., 1998）。

Ouellette 和他的同事（2004）对脑卒中幸存者（自脑卒中后的平均时间为 32 个月）进行高强度的抗阻训练并发现这些个体在肌肉力量和肌肉最大功率上有显著改善。但是在采取以表现为基础的测量方法对步行距离（步行 6 分钟）和步速（习惯或最大步行速度）进行测量时，结果并没有改变。抗阻训练小组的参加者们在后期生活功能和辅助器具的使用方面表现出很大的进步。Flansbjer 等（2008）同样声称，在对 15 名慢性脑卒中患者进行每周 2 次连续 10 周、最大负荷的 80% 的渐进性抗阻训练后，肌肉力量有所提高，但肌张力并没有改变。虽然在随后 5 个月的随访中训练组和对照组之间有细微的差别，但是在干预刚刚停止后，下肢力量的改善与 TUG 的进步或脑卒中影响量表（他们的参与程度）的改善无关。相反，Dragert 和 Zehr（2013）的报告指出，高强度单方面力量训练慢性脑卒中患者的胫骨前肌可以显著改善肌力和肌电活动，这对于改善步态更加有效。作者认为，甚至在不能对患肢进行力量训练时，对非麻痹肢体进行高强度的训练，对于肌肉的恢复和步态的改善也是一种有效的方法（Dragert & Zehr, 2013）。

DeBolt 和 McCubbin（2004）研究基于家庭的抗阻训练项目对患有多发性硬化症的成人的力量、平衡和移动性的影响（详见第十一章对该研究的详细描述）。通过 TUG 测试，他们发现抗阻力量训练导致下肢力量的增加，但并没有改善灵活性。

Damiano 和他的同事（1998, 2010）在一系列研究中研究力量训练对儿童的身体功能的影响。这些研究表明，CP 的儿童在目标肌肉上的力量明显增强。然而，改进的强度对步态参数的影响是可变的。虽然有一些儿童步态模式得到改善，但是其他儿童的步态模式要么没有变化，要么稍差。作者认为，考虑到在 CP 中加强研究结果的可变性，需要方法来更好地识别最有可能从强化中获益的个体（Damiano et al., 2010）。

Dibble 和同事（2015, 2006）报道，在 PD 患者中进行力量抗阻训练结合灵活性训练、静态和动态平衡训练，每周 3 次，持续 19 周，肌肉力

436

量和运动功能有显著改善（采用功能步态评估和 6 分钟步行测试作为评估措施），但是对参与方面的评估结果没有影响（帕金森病调查问卷 –39）。虽然在用药和非用药状态下都有改善，但当运动和药物联合使用时效果最大。

为什么关于力量训练对步行速度影响的研究结果存在冲突？研究表明，下肢肌肉力量与步行速度之间存在非线性关系（Buchner et al.，1996），如图 16-3A 所示。该图显示腿部力量与一群老年受试者（平均年龄为 76 岁）正常步行速度之间的关系（Buchner et al.，1996）。腿部力量和步行速度之间的假设关系如图 16-3B 所示。由于步行不需要最大的力量，正常的步行速度可以保持在一定的力量能力范围内（在图 16-3B 中用 A 标记）。因此，一个已经以这种速度行走的患者不会因为力量变化而显示步态的进一步变化的观点被提出。相反，B 区域标示的力量范围对应的是力量下降会影响行走速度；因此，在力量上的变化会对步态速度产生影响。最后，标记为 C 的力量表示力

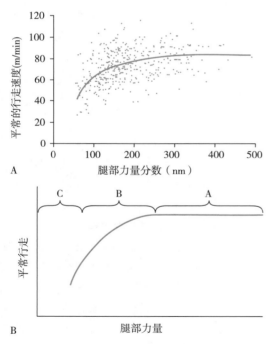

图 16-3　力量与步行速度之间的关系。A 表示老年人的腿部力量分数与平常步态速度的关系曲线，显示平均年龄 76 岁和平均体重为 71kg 老年人群的步行速度与力量的回归曲线。B 假设步态速度与力量之间的非线性关系预测力量变化对步态速度的影响。有关详细说明请参阅文字（经许可重绘自 Buchner DM，Larson EB，Wagner EH, et al. Evidence for a non-linear relationship between leg strength and gait speed. Age Ageing 1996, 25:387.）

量幅度不足，不再可能行走。

许多研究表明，在脑卒中后偏瘫步态患者中，增加常规的步态康复计划，采用视觉镜像反馈和非偏瘫肢体的运动训练比单纯的常规治疗在步态方面有更大的改善（Ji & Kim，2014；Sütbeyaz et al.，2007；参见 Thieme et al.，2012 的评论）。Ji 和同事（2014）的一项研究报道在有脑卒中的个体中，视觉镜像反馈结合功能性电刺激（functional electrical stimulation，FES）提高步态能力比单纯使用视觉镜像反馈更有效。由于对脑卒中患者使用镜像疗法的研究非常少，因此对于达到最佳效果所需的时间、频率没有广泛接受的一致意见。

综上所述，目前的研究表明，仅以消除残疾为目的的治疗可能不足以确保行走技能的恢复。为了优化运动恢复，还需要旨在改善步态策略和功能性能的干预措施。

策略水平的干预：改善步态模式

在策略水平上的再训练目标是帮助个体发展一种有效和高效的步态模式，以满足在步态前进、稳定和适应方面的最基本的要求。虽然许多步态再训练是在努力帮助个体恢复以前使用的"正常"步态模式，但面对永久性的感觉和运动障碍，这可能不是一个现实的目标。因此，判断一个个体的步态模式是否有效的一个更好的标准是问："面对当前的缺陷，他或她是否能有效地满足任务的要求？目前的损伤是否有可能改变？这将如何改变步态的策略？

运动训练的整体练习与部分练习

步态训练应该专注于整个行走模式的练习，还是步态循环的组成部分可以单独练习，也就是所谓的部分练习？在重新训练步态时，对于部分练习和整体练习的相对优点没有达成共识。正如第二章所综述的一样，运动学习研究表明将一项运动技能分解，并将部分练习与全任务练习结合起来是有效的。整个步态练习可以在地面上进行，不需要额外的设备。另外，整个步态训练可以涉及技术使用，如减重运动平台训练（BWSTT）或机器人设备。

一些研究人员提出仅仅采取整体练习，重点在于实现步态的高重复率，是运动训练的最重要的方面（Hornby et al.，2011 的评论）。然而，其

他研究表明，在脑卒中人群中，采用同样强度的力量训练项目与站立平衡活动相结合（包括步态策略的部分练习，将在下文讨论）在改善步态方面与在这类人群中使用 BWSTT 进行整体练习步态一样有效（Duncan et al.，2011）。因此，这里介绍的步态训练方法包括改善步态模式（部分任务练习）和整体任务练习的策略。

部分练习改善步态模式成分

姿势对齐和稳定性。治疗旨在改善姿势控制，包括改善姿势 HAT（头－臂－躯干）段的对齐，有效地生成站立时的伸肌支点力矩，改善内外侧稳定性控制（包括首次触地时脚的放置）以及改善单腿负重和双腿负重时的平衡。许多使用步态训练部分练习的活动旨在改善的步态稳定性成分（控制质心运动），这些活动往往被称为动态平衡训练。部分练习步态训练活动的例子可能在脑卒中病例研究的治疗中可见。最后，扩大支撑面的辅助设备是管理步态稳定性问题的另一种方法。

为了改善头部、上肢和躯干的垂直对齐和稳定性，可以徒手提示患者的肩关节处（图 16-4），并结合语言提示"向上看"。辅助设备如长杆（图 16-5）可用于在行走过程中促进躯干和臀部后伸。

姿势稳定性要求能够在身体不塌陷的情况下让站立肢体负重。对于在负重过程中没有足够的膝关节控制来防止塌陷的患者，治疗师可以使用徒手提示和帮助患者防止塌陷，而患者则需要在站立和步态训练时进行负重活动。此活动可以在 Genise 的治疗中看到。因为 Genise 在没有膝关节过伸的情况下偏瘫肢体负重是非常困难的，在她活动的过程中治疗师同时使用徒手提示和身体协助她控制她的膝关节，例如从坐位到站立位、站立位重心转移阶段以及在步行训练过程中。其他活动可以帮助患者学会用瘫痪侧肢体进行负重并练习相对于支撑面变化的质心控制，包括向更高的平面迈步，如凳子或贴好的报纸（图 16-6），重量从一侧肢体向另一侧肢体转移（图 16-7A），对角地向前和向后迈步（图 16-7B）。

在许多偏瘫患者中，如 Genise，在瘫痪侧肢体负重及支撑相中期时膝过伸是经常发生的事情并且可以通过利用限制足跖屈的 AFO 来控制（Montgomery，1987；Mulroy et al.，2003；Perry

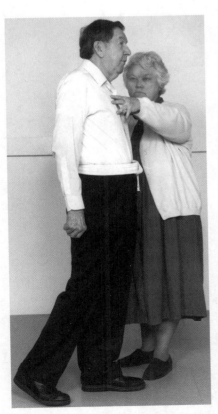

图 16-4　通过徒手提示帮助患者学习在步态中保持直立的躯干姿势

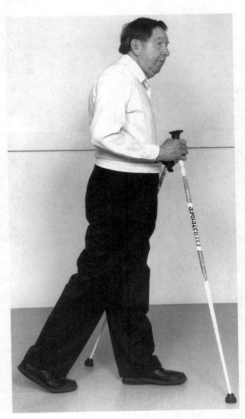

图 16-5　在步态训练期间，可以使用长杆促进 HAT 段的后伸

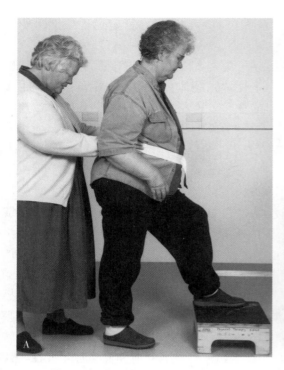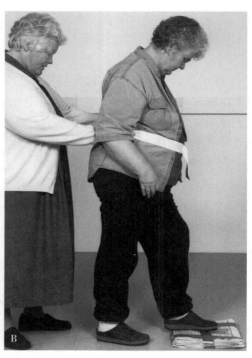

图 16-6　单腿站立时增加负重的活动，包括迈步到低矮的凳子（A）或叠放的报纸（B）上

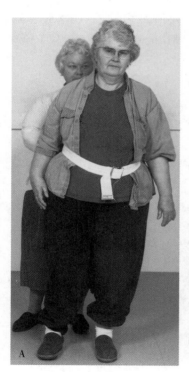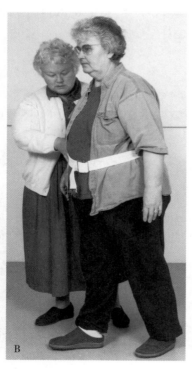

图 16-7　为了提高稳定性，患者练习在侧方的 COM 运动控制（A），在前后方向的 COM 运动控制（B），以及在对角线方向上的控制（未示出）

& Burnfield，2010；Rosenthal et al.，1975）。这种产生膝过伸影响的矫形器可以在 Genise 案例研究中看到。比较她走路时穿和没有穿 AFO 以限制跖屈和控制膝过伸时的步态。跖屈肌痉挛是膝关节过伸的主要原因，用来降低跖屈肌张力的技术已

经被推荐，包括个体进行踝背伸负重训练，从而对小腿三头肌进行缓慢的牵拉（Carr & Shepherd，1998；Montgomery，1987）。

从足触地早期到整个步行支撑相的足的位置是一个决定稳定性的主要因素。因此，改善踝和

足在触地初期和整个支撑相的运动和控制，可以显著提高稳定性。从足跟触地到平稳过渡到稳定地平放位置将促进前进和支撑面的稳定，对稳定非常重要。对影响足跟着地问题的治疗取决于潜在的原因。

在足跟初次触地时，限制足背伸以减少骨骼肌损伤是很重要的。这包括拉伸紧绷的跖屈肌和腘绳肌以便于膝关节伸展和踝关节背伸。采用肌筋膜松解术降低足内在肌和足底筋膜的紧张度以让足部承受重量，而且当小腿向前移动时允许足部运动。在 Genise 的治疗中，治疗师对患者采取这些治疗措施以让偏瘫肢体为进行任务导向性部分步态训练和整体步态训练做准备。

胫骨前肌无法被激活是导致神经损伤患者损害性足跟着地的常见原因。加强胫骨前肌力量训练以增加胫骨前肌产生力量对于确保胫骨前肌在应对下行传导信号时有能力产生力量是十分重要的。不幸的是，在肌肉的自主收缩过程中产生力量的能力不能确保在步态过程中肌肉能够自动地被募集。尽管如此，肌力训练至少现在对确保胫骨前肌产生力量是非常必要的。

将胫骨前肌的生物反馈和（或）电刺激与放置于患者鞋子内部的足部开关相结合已经被有效用于足跟着地时激活胫骨前肌（Basmajian et al., 1975；Damiano et al., 2013；Takebe et al., 1975；Waters et al., 1975）。其他研究已经证实在步行周期内进行计时功能性电刺激（FES）在脑卒中患者（Kim et al., 2012；Lee et al., 2014；Tan et al., 2014；Kafri & Laufer, 2015 的综述）和小儿脑瘫患者中（Damiano et al., 2013）对步态模式有积极作用。

为了确保患者应用足跟优先的足部着地模式，在摆动相末期通过徒手提示，促进肢端摆动时屈髋、伸膝和踝背伸。图 16-8 展示这种徒手提示法。在 Genise 的治疗中，治疗师应用手法提示来改善摆动肢体的轨迹和足部初始放置。在她进行地面步行训练的过程中，治疗师运用语言和手法提示来帮助 Genise 在运动到摆动相时屈曲瘫痪侧肢体。此外，手法指导还被应用于帮助患者实现平滑的摆动肢体轨迹和提升初始接触地面时的足位置。

通过增加步长来改善足位置，可以通过在地板上做网格来辅助，帮助患者在视觉上建立更好的足位置模式。这在图 16-9 中得到展示。网格两条边界线的距离可以根据患者期望的步长来定制（Jims, 1977）。

辅具的使用。辅具通过扩大支撑面和提供额外的抗重力支持来改善患者的姿势稳定性。提供

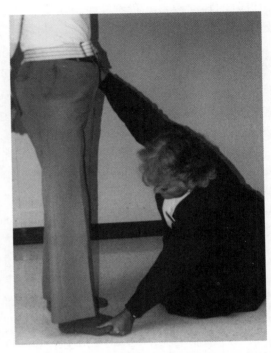

图 16-8　帮助患者完成足跟先于足部触地的模式。这个模式将会使身体通过具有良好的承重面的脚来平稳地运动，改善姿势控制和前行

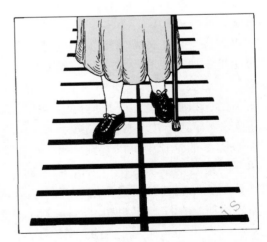

图 16-9　一个用地板网格来给予患者视觉指引以在步态过程中达到更好的足部放置的例子（重绘自 Jims C. Foot placement pattern, an aid in gait training: suggestions from the field. Phys Ther 1977, 57:286，经美国物理治疗协会许可。此材料受版权保护，任何进一步的复制或分发都需要得到 APTA 的书面许可）

支撑的辅具种类繁多，包括助行器（标准的或带轮的）、拐杖（四脚、三脚和单脚）和各种各样的拐杖（Bateni & Maki, 2005 的综述）。根据患者稳定性要求的变化和设备（如助行器、四脚或三脚拐、手杖等）提供的支持不同通常会设定一系列进阶的辅助设备。在给神经损伤患者开具辅具处方时需要考虑许多因素，包括躯体障碍的程度、认知受损及患者自身的动机和愿望（Allet et al., 2009；Schmitz, 1998）。此外，考虑使用多种辅具对步态技能以外的影响，如吸引注意力资源和在特定环境中、平衡状态下的潜在干扰源也很重要。

Wright 和 Kemp（1992）报道称患者所耗费的注意力取决于应用的辅具的种类和患者对辅具的熟练度。举例来说，带轮的助行器比普通的拾起助行器要耗费更少的注意力（Wright & Kemp, 1992）。因为有证据表明姿势和认知系统对注意力资源的竞争性需求会导致老年人的不稳定性（Shumway-Cook et al., 1997b）。在步态训练中，了解患者对辅助装置的注意力要求是一个需要考虑的重要因素。

此外，虽然辅具的确提升了许多患者的平衡和移动能力，但是辅具也可能通过绊倒患者或干扰平衡导致跌倒风险的增加。许多研究报道辅具使用不当、辅具使用训练不充分和使用非处方性辅具会导致跌倒（Bateni et al., 2004a, 2004b；Milczarek et al., 1993）。

前进。步行前进的需求取决于通过向心收缩产生的能量和通过离心收缩吸收的能量。损伤例如偏瘫和无力会限制前进所必需的能量的产生，然而如肌强直和肌缩短这些损伤可能会因为过度的能量吸收而导致无效步态的产生。

在 Genise 的治疗中可以看到，用于改善步态前进部分的策略是基于这样一项研究，即步态产生的能量是腓肠肌（在站立末期，有助于蹬离地面）和髋屈肌（在摆动相初期，同样有助于蹬离地面）组合产生的。如图 16-10 所示，也可见于 Genise 的治疗中，患者在腿部伸直姿势（例如伸髋配合跖屈）下练习有力的蹬离动作（跖屈肌向心收缩）。Genise 于托行肢体位站立，并练习瘫痪腿蹬离地面这个动作：在髋关节后伸和膝关节屈曲状态下上提足跟。这个动作与对角线转移她的体重至健侧腿相关。治疗师根据需要提供给法提

示和辅助以促进步态中的这个成分。

功能性电刺激（functional electrical stimulation，FES）可被用于促进步行时偏瘫肢体跖屈的激活（Awad et al., 2015）。以更快的速度步行，会增加偏瘫肢体在步行周期双下肢支持相位置向后。当患者以最快的速度在跑步机上行走时，结合跖屈肌 FES，已被证明能够有效促进步态中瘫痪侧跖屈动作的激活（Awad et al., 2013, 2014）。

为了提高髋屈肌参与能量生成以完成前进的能力，Genise 也在摆动相初期训练蹬离地面动作（夸大屈髋动作）。治疗师根据需要提供手法提示和腿部的支撑。其他的一些用于促进摆动相屈髋的活动被应用于临床治疗中，包括原地踏步和练习高步走——抬高膝关节至过度屈曲位（图 16-11）。如 Olney 等（1991, 1994）所示，步速的提升会引发步态摆动相初始阶段屈髋速度和幅度增大的趋势，促使膝为了达到足廓清（toe clearance）被动屈曲。

如前所述，为了降低足固有肌张力和紧张度

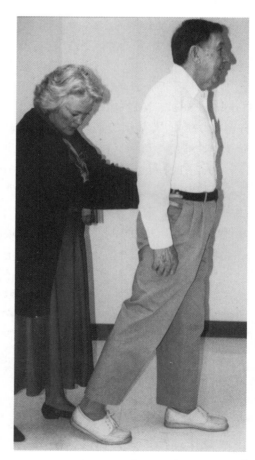

图 16-10　**患者练习在伸腿姿势下腓肠肌的有力蹬离动作（向心、收缩）**

和脑瘫患儿（Meyns et al., 2012）。改善上肢和下肢的协调，使角动量标准化，减少步态的能量消耗（Bruijn et al., 2008），由此影响步态中的前进元素。此外，改善过的上肢摆动对中间外侧稳定性也有影响，从而改变步态中的稳定性元素。主动增加手臂摆动幅度的指令可以改善脑卒中患者（Wagenaar et al., 1994；Ford et al., 2007a, 2007b）和帕金森病患者（Behrman et al., 1998；Bruijn et al., 2008）的步态。

扶手上的滑动手柄也被用来在跑步机上训练步态时增强手臂的摆动。此外，与固定扶手相比，滑动扶手可以增加下肢肌肉的活动，减少上肢的负重（Stephenson et al., 2009）。

研究证据。运动训练是否会改变脑卒中患者的潜在步态模式？肯定与否定的证据并存。Mulroy和同事们（2010）描述有脑卒中后偏瘫步态的受试者完成6周运动训练前后的步态参数变化。研究者对比高反应组（步态速度增加＞0.08m/s的受试者）和低反应组（步态速度增加＜0.08m/s的受试者）之间的步态特征。在干预后，与低反应组相比，高反应组在运动学、动力学以及肌肉活动模式方面有更明显的提高。与步态速度增加相关的变化包括增加站立末期髋后伸、屈髋力量和比目鱼肌EMG信号活动强度。这些研究结果表明对于脑卒中患者来说，提升步态速率的训练与共存的潜在的步态模式变化相关。

与之相反，Den Otter等（2006）发现在参加10周运动康复的脑卒中患者中，步态速度的改善与下肢肌肉活动时间模式的变化无关。尽管步态速度和功能有所改善，但肌肉协同活动持续时间、肌肉运动时序异常和步态不对称仍持续存在。作者得出结论，脑卒中后行走能力的恢复并不依赖肌肉活动时间协调性的正常化。由此可见，训练对异常步态潜在特征的影响程度尚不确定。

完整步态训练

正如前面所提到的，运动学习研究表明，步态的部分练习必须与整体任务练习相结合，即进行整个步行周期练习以达到有效的结果。在平地上，进行整体任务步态训练是大多数运动训练计划的核心。此外，整个步态训练还包括使用诸如BWSTT和机器人设备等技术。Genise运动训练计划在诊所和家中都占有很大的比例，包括使用辅助设备在地面行走。步态训练是借助她的AFO完

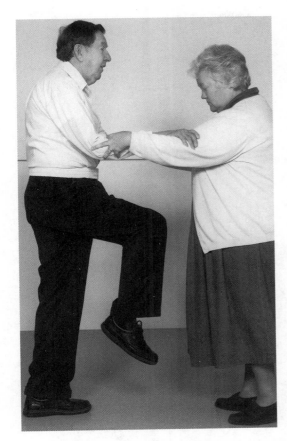

图 16-11　通过高步步态模式训练提升髋屈肌以推拉摆动腿

的训练会确保足部可以滚降（roll-off）、上提足跟和提踵。由于爪状趾而不能将体重转移至前足，可以通过应用特制的鞋垫使足趾伸展来治疗。

为了推进摆动腿，用足廓清支撑面，需要在摆动开始时激活蹬离时的距屈肌和髋屈肌，以足够的力量将大腿段向前拉伸，使膝关节被动屈曲。此外，使踝背伸的胫骨前肌激活对于达到足廓清（foot clearance）也十分重要。因此，足廓清消失可由以下问题导致：①足距屈肌、髋屈肌和（或）胫骨前肌无力；②踝距屈肌和（或）腘绳肌痉挛；③神经控制问题影响肌肉（如摆动相的胫骨前肌）的正常激活。因此，针对这些问题，结合摆动相的特定任务训练，提出了相应的处理方法。旨在提升摆动腿屈曲能力的额外建议已经在前文的姿势性支撑和稳定性部分进行了描述。

改善手臂摆动。新的证据表明，上肢和下肢的运动在移动类的任务中相互影响。因此，在步态康复中加入手臂运动，以影响肢体间的协调，被证明可以改善患者的步态，包括帕金森病患者（Behrman et al., 1998）、脑卒中患者（Dietz, 2011）

成的。在步态训练时，不穿戴 AFO 是为了强化踝关节肌肉的使用。在训练时，可以利用也可以不利用徒手提示或者语言提示辅助训练。在临床中，BWSTT 与治疗师提供徒手协助也用于增加跨步练习。

443 不幸的是，研究表明，一次步行练习可能不足以优化学习。虽然步态训练是在物理治疗中练习最多的活动（占 PT 整体训练时间的 40%），但是在每次 PT 训练时，患者的平均步态训练只有 300 ～ 800 步（Lang et al.,2007, 2009；Moore et al., 2010），这远远低于动物模型运动训练，每个阶段的重复步数从 1000 ～ 2000 步不等（Cha et al., 2007；De Leon et al., 1998）。根据这项研究，许多研究人员建议使用诸如 BWSTT 或机器人辅助的技术来加强步行练习。

研究证据。这项技术对运动恢复有多重要？我们有什么证据证明技术辅助的运动训练可以改善行走功能？技术辅助的运动训练优于其他形式的训练吗？

有或无减重支持的运动平板训练？减重支持跑步机训练（BWSTT）使用一种背带来提供部分减重支持，配合一个机动的运动平板，以促进整个步态模式的延伸练习。一个 BWSTT 系统的例子如图 16-12 所示。

关于 BWSTT 有效性的一些最早的训练研究是由 Hesse 和他的同事（1994, 1995, 1999）进行的。在一项研究中，他们将 7 名脑卒中后偏瘫患者在运动平板训练与使用神经促进疗法的效果进行比较。所有患者的步态都有显著改善，患者在研究结束时能够独立行走。步行速度、跨步、步长和步频在第一次跑步机训练期间都显著增加，但在神经促进疗法中却没有。作者总结得出，单独练习行走无效，必须与整个任务练习相结合。

多项研究证实 BWSTT 对脑卒中患者（Ada et al., 2003；Richards et al., 2004；Sullivan et al., 2002）和其他患者人群，包括帕金森病患者（Cakit et al., 2007；Miyai et al.，2002）、脑瘫患儿（Gates et al., 2012；Johnston et al., 2011；Richards et al., 1997）和年幼的唐氏综合征患儿的步态功能有积极影响（Ulrich et al., 2001）。

研究开始确定影响不同人群步态所需的特定剂量。在 Sullivan 的研究中，4 周的运动平板训练明显改善脑卒中患者的步态。在 12 例急性小脑卒

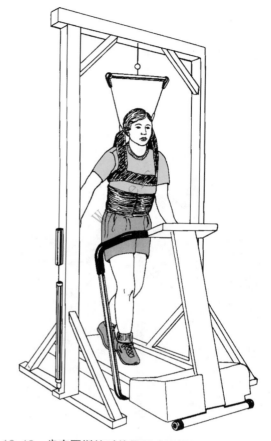

图 16-12　步态再训练时使用运动平板及悬吊系统来进行减重训练

中（Bultmann et al., 2014）患者中，一个为期 2 周的跑步机训练计划并不能有效改变共济失调步态。考虑到小脑异常患者运动学习障碍的事实，可能需要较长时间的训练来改善功能。在一个单独的案例研究中，为期 6 个月几乎每天（5 天 / 周）在跑步机上使用 BWS 联合地面步态训练的运动训练，对改善患有严重小脑性共济失调的 13 岁患儿的步行功能是一种有效的方法（Cernak et al., 2008）。需要进行进一步的研究，以确定改善小脑性共济失调患者的移动功能需要的移动训练剂量。

BWSTT 是否优于其他平衡和步态训练方法？一些研究表明情况并非如此（Duncan et al., 2011；Middleton et al., 2014；Richards et al., 2004）。脑卒中后运动体验应用（locomotor experience applied post-Stroke，LEAPS）试验是一种单盲、随机康复试验，以确定除了常规护理外，包括 BWSTT 在内的专业移动训练计划（locomotor training program，LTP）是否优于在家庭环境中提供的渐进式力量和平衡练习的物理治疗方案。在本研究中，408 名受试者（平均年龄为 62 岁）根据行走

障碍的严重程度分层（中度 0.4 ～＞ 8m/s 与严重
＜ 0.4m/s），随机分为三组：早期 LTP 包括脑卒
中 2 个月后开始 BWSTT；晚期 LTP 包括脑卒中
后 2 ～ 6 个月的常规护理和脑卒中 6 个月后开始
BWSTT；或者脑卒中后 2 个月开始一个家庭锻炼
计划（home exercise program，HEP），包括物理
治疗师指导的渐进式力量和平衡锻炼计划。干预
措施包括 36 次，每次 90 分钟，超过 12 ～ 16 周。
在脑卒中后 1 年，3 组所有的结果都是可比较的。
52% 的受试者的功能性行走有显著改善。6 个月
后，接受增强治疗（augmented therapy），即要么
是 BWSTT，要么是 HEP，两组患者除常规护理
外，治疗效果均优于只有常规护理组（Duncan et
al.，2011）。

这些研究的结果表明，尽管 BWSTT 不一定
优于同等强度的其他训练方式，但它可能是一种
有效改善各种患者步态的方法。Helbostad（2003）
认为，虽然 BWSTT 并不优于其他形式的治疗，
但它可能是不能行走的患者步行训练的唯一替代
方法，即使这些患者有步行辅具支持和他人辅助。

机器人辅助步行训练。机器人设备如 Lokomat
（Hocoma, Inc., Zurich, Switzerland）已经被开发
用于神经康复的自助化移动训练（Westlake &
Patten, 2009）。许多随机临床试验表明，机器人
辅助的运动训练有效提高脑卒中（Hidler et al.,
2009；Hornby et al., 2008；Schwartz et al., 2009；
Westlake & Patten; 2009）、帕金森病（Picelli et al.,
2012a,2012b）、脑 瘫（Meyer-Heim et al., 2009；
Wu et al., 2014）、多发性硬化（Lo & Triche, 2008；
Schwartz et al., 2012；Vaney et al., 2012）患者的步
态。然而，这些研究一致表明①对脑卒中（Hornby
et al., 2008）和脑瘫（Drużbicki et al ., 2013）患者
来说，机器人辅助训练并不优于物理治疗师辅助
的步态训练；②对帕金森病患者来说，机器人辅
助训练不优于相同强度的运动平板训练或物理治
疗师指导的平衡训练（Picelli et al., 2013, 2015）；
③对于多发性硬化症患者来说，机器人辅助训
练并不优于其他形式的治疗（Lo & Triche, 2008；
Schwartz et al., 2012；Vaney et al., 2012）。

对于神经病变患者在移动训练中使用复杂且
昂贵的技术是否合适仍存在重大争议。在 Dobkin
和 Duncan（2012）的研究中认为，由于研究没有
显示出 BWSTT 和机器人辅助的步行训练比类似

的渐进式地面训练的优势，这些技术不应该取代
常规临床实践中的地面行走训练。

适应训练：复杂的步行任务

一个综合性的 LTP 包括让患者在各种任务和
环境下练习行走，以适应在家庭和社区环境中可
能遇到的功能需求。随着患者学会在相对要求不
高的环境中（如水平面上）制订有效的策略以满
足运动的任务要求，训练需要被扩大到包括在更
复杂和更具挑战性的条件下获得功能性行走技能。
如前所述，这些活动通常被称为动态步行或复杂
的步行活动。

复杂的步行活动是为了改善行走过程中体位
控制的预判和反应。此外，任务被用来提高在感
官环境改变或执行其他任务时（如认知负荷的改
变）行走的能力。在表 16-6 中我们总结一种基于
Shumway-Cook 和其同事（Patla & Shumway-Cook,
1999；Shumway-Cook et al., 2002, 2003, 2005b）研
究确定的 8 个环境维度来描述动态步态活动的框
架。这张表列出 8 个维度、每个维度步行训练的
目标，以及一些适用于训练每个运动适应维度的
例子。在密度维度（避开静态和动态障碍）训
练的例子包括练习跨越不同高度的障碍（图 16-
13A）或在障碍物周围行走（图 16-13B）；体位维
度训练活动包括在转动头部时走一条直线（图 16-
14）；物理负荷维度训练包括在与外部物理负荷交
互时行走，例如携带一个物体（图 16-15A）或打
开一扇沉重的门（图 16-15B）。有什么证据表明
功能性步态任务中以任务为导向的训练能提高不
同患者群体的运动功能呢？

研究证据

有大量且广泛的研究测试神经系统疾病患者
移动能力训练的效果，这些疾病包括脑卒中、多
发性硬化（MS）、帕金森病（PD）、脑瘫（CP）
和创伤性脑损伤。以下回顾总结对脑卒中、MS 和
PD 三类疾病的研究。

脑卒中。许多研究测试脑卒中患者的任务导
向式移动训练。在 Salbach 等（2004）的研究中，
将 91 名脑卒中后 1 年内的患者随机分配至接受为
期 6 周的干预（每次 60 分钟，每周 3 次），这些
干预的目标为步行或上肢（upper extremity，UE）
功能。移动训练为 10 项渐进式功能训练任务，包
括在运动平板上步行、站起 - 步行至椅子坐下、

表 16-6　基于 Patla 和 Shumway-Cook 所提出的框架（1999），促进运动适应的环境维度和相关活动总结

维度	项目
距离	**目标：**增加舒适步行的距离，社区步行目标为 1200 英尺（约 366m） **活动：** ● 练习连续步行并逐渐增加步行距离
时间	**目标：**加快舒适和快速步行的速度，提高安全改变速度的能力。社区步行目标为舒适的步行速度 $\geq 0.45m/s$，有能力以 $\geq 0.8m/s$ 的速度步行 40 英尺（约 12m）（穿越街道） **活动：** ● 以舒适的步行速度练习连续步行，逐渐增加步行速度 ● 练习快速步行，逐渐增加步行速度 ● 练习安全加速和减速，短暂爆发快速步行 40～60 英尺
周围环境	**目标：**在不同的光线和天气状况下安全步行 **活动：** ● 练习在不同的光线水平条件和光线转换下步行（例如由明到暗、由暗到明） ● 练习在室外不同的光线和天气下步行
地形	**目标：**具备在地形特征变化时安全步行的能力 **活动：** ● 练习在不平坦的路面上步行、上下路沿和坡道 ● 练习上下楼梯
体力负荷	**目标：**有能力在身体有负荷的状况下步行，包括携带、推或拉重物 **活动：** ● 练习携带重物步行，并逐渐增加物体重量 ● 练习将携带重物分为 1～2 个包挎在手臂上（例如购物袋）或手提（例如有提手的塑料袋） ● 练习携带不同易碎度和可预测度的物体［例如纸杯和玻璃水杯（盛放不同量的水）、装着滚珠或鸡蛋的托盘］ ● 练习手动开 / 关不同重量的门 ● 练习步行中推 / 拉不同重量的重物
姿势过度	**目标：**有能力在姿势转换情况下安全步行 **活动：** ● 练习静态站立任务——站立位手向上、下和前方伸出；向前、后、侧方迈步；向上迈步（前方、侧方） ● 练习要求前摄性平衡控制的动态任务，例如步行中伴随姿势过度，包括步行时转头；改变方向；轴向转身；向前方、侧方、后方步行；在宽 / 窄的支撑面上步行；大 / 小步（长 / 短步）步行、停止和开始；坐 – 站起步行 ● 步行中练习恢复平衡，在速度变化的跑步机上步行，步行时对抗来自弹力管未知且变化的阻力，步行且能从徒手施加的轻微外部干扰中恢复平衡
注意力需求	**目标：**保持安全步行，同时增加执行手的或认知的任务。也包括能够在注意力易分散的嘈杂环境中步行和在陌生的环境中步行 **活动：** ● 练习步行同时增加执行第二任务——认知任务（见表 11-11 训练中可选取任务的例子） ● 练习在嘈杂、拥挤和注意力易分散的环境中（热闹的走廊、医院餐厅、大声播放使人分心音乐的治疗室及购物中心）步行 ● 练习在熟悉和不熟悉的环境中步行
障碍物密度和避免碰撞	**目标：**能够安全步行，同时避免与环境中的障碍物发生碰撞 **活动：** ● 练习越过、绕过或从下方避开静态障碍物，障碍物的高度、宽度和易碎度是变化的 ● 练习越过、绕过动态（移动）的障碍物 ● 避免碰撞练习需要在避开地面上的物体以及俯身躲避超过头顶的物体的条件下进行

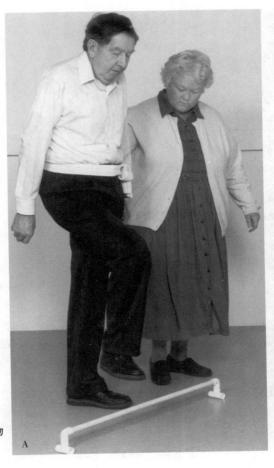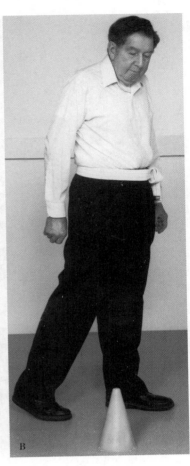

图 16-13 复杂步行任务再训练。练习跨越（A）和绕过（B）障碍物避免碰撞

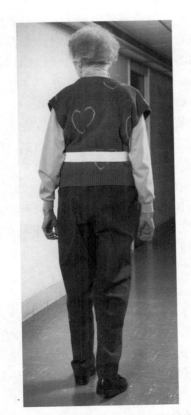

图 16-14 复杂步行任务再训练。直线步行时练习头部转动

对墙踢足球、走平衡板、上台阶、在有障碍物的路径上步行、携带物体步行、以最快的速度步行、倒走及上下楼梯。对照组为在坐位下练习上肢任务。结果显示在表 16-7 中。结果表明，与接受上肢训练的患者相比，参与步行干预的受试者在所有步行评估方面都得到改善，有中等严重程度步行问题的个体受益最大。

Mudge 及其同事（2009）发现，经过 12 次的循环移动训练（表 16-8），脑卒中患者在 6 分钟步行试验中显著进步，虽然在 3 个月后改善并未维持。Dean 和其同事（2000）也报道脑卒中后遗症期患者在接受 12 次（每周 3 次，持续 4 周）循环训练后步行功能获得改善。

Pang 和其同事（2005）报告一项基于多维群体的社区健身和运动锻炼方案，每次 1 小时，每周 3 次，持续 19 周。与接受坐位下锻炼的对照者相比，脑卒中后遗症期患者的 VO$_{2max}$（最大摄氧量）、6 分钟步行试验和患侧腿部肌肉力量及髋骨密度显著改善。

多发性硬化。多维运动计划结合任务导向性

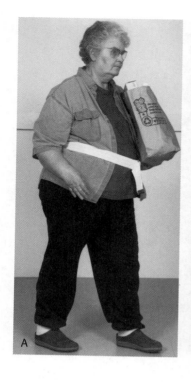
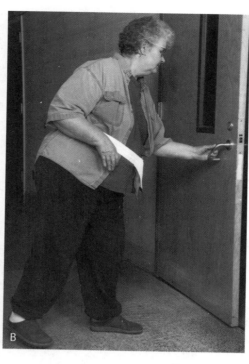

图 16-15　复杂步行任务再训练。步行训练时增加额外体力负荷，例如携带重物（A）或者打开沉重的门（B）

练习已表明能改善具有一系列障碍的多发性硬化患者的移动能力。Motl 及其同事（2012）研究多维运动计划对有多发性硬化与中度残疾［EDSS（扩展残疾状态量表）4～6］的患者移动能力的影响。该方案由接受过训练的专业人员提供每次 1 小时、每周 3 次连续 8 周的训练，包括有氧运动（例如下肢功率脚踏车、运动平板、椭圆机或坐位划船练习）、抗阻训练（例如使用阻力带下蹲、膝关节屈曲 / 伸展和踝关节背伸 / 跖屈）和任务导向性平衡与步行活动（例如单腿站立、画八字、台阶踏步和足跟到足尖步行）。与练习相关，有明显改善的移动能力的测量包括 TUG、25 英尺（约 7.6m）步行计时测试和多发性硬化步行量表 -12（Motl et al., 2012）。同样地，Kalron 等（2015）报道，在复发 - 缓解型 MS 患者中，为期 3 周的多维运动计划在步行测量方面有显著提高（10m 步行测试、TUG 和 2 分钟步行测试）；相对轻度步行残疾组，中度和重度组的改善最大。

帕金森病。许多研究已经证明多种训练策略对 PD 患者运动功能的积极影响。减重步行训练（BWSTT）和机器人辅助训练方面的证据已在前文中展示，此处不再赘述。Morris（2006）提供 PD 患者在不同疾病进展阶段的训练概述。在疾病的所有阶段都应在不同任务（直线步行、转身、避开障碍物等）和环境状况（例如不同的距离和地面条件）下进行重复性步行练习。

聚焦在步行各个方面的任务导向性运动训练结合口头提示已证明能改善 PD 患者的步行（Behrman et al., 1998；Lehman et al., 2005；Werner & Gentile, 2010）。例如在步行中增加步长（例如，想着或者迈一大步）或跨步长（"跨大步"）的指令可改善 PD 患者的步行功能（Farley & Koshland, 2005；Morris et al., 1996；Werner & Gentile, 2010），改善能维持 1 个月（Sidaway et al., 2006；Werner & Gentile, 2010）。

如前所述，步行练习与执行第二任务相结合也可以改善 PD 患者的步行功能（Bilney et al., 2003；Brauer & Morris, 2004）。这些研究表明，重复性运动任务练习可显著改善 PD 患者的步行功能，并且改善状况在训练结束后可能能够维持。

总之，这些研究测试步行相关重复性任务练习的效果。结果表明，多种神经系统疾病患者的运动功能都能获得显著改善。

虚拟现实

由于认识到将不断变化的任务和环境融入移动再训练中以促进步行适应的重要性，研究人员将平板运动训练与虚拟现实（VR）系统相结合，模拟障碍物和需要调整步行特征的其他任务（Roerdink & Beek, 2009；van Ooijen et al., 2015）。VR 系统可以将视觉图像向下投影到运动

表 16-7　脑卒中后平衡与活动性方面两种类型训练的效果

测量	运动活动训练（n=14）		上肢训练（n=47）		组间差异（95% CI）
	平均值 ± 标准差	范围	平均值 ± 标准差	范围	
6 分钟步行试验（m）					
之前	209±126	13 ～ 520	204±31	9 ～ 594	
之后	249±136	36 ～ 530	209±132	4 ～ 550	
改变	40±72	−61 ～ 381	5±66	−90 ～ 379	35（7 ～ 64）
舒适的步行速度（m/s）					
之前	0.64±0.33	0.10 ～ 1.41	0.61±0.37	0.08 ～ 1.90	
之后	0.78±0.40	0.10 ～ 1.58	0.64±0.37	0.01 ～ 1.29	
改变	0.14±0.18	−0.30 ～ 0.60	0.03±0.20	-0.68 ～ 0.46	0.11（0.03 ～ 0.19）
最大步行速度（m/s）					
之前	0.79±0.45	0.12 ～ 1.84	0.81±0.49	0.08 ～ 0.33	
之后	0.99±0.56	0.11 ～ 2.33	0.80±0.49	0.01 ～ 1.93	
改变	0.20±0.26	−0.24 ～ 1.16	−0.01±0.18	−0.68 ～ 0.30	0.21（0.12 ～ 0.30）
站立和步行计时（s）					
之前	24.4±18.8	7.9 ～ 88.9	25.5±21.7	7.0 ～ 100.0	
之后	23.2±20.6	6.3 ～ 93.7	27.1±27.1	7.3 ～ 154.4	
改变	−1.2±9.7	−22.3 ～ 51.7	1.7±13.5	−17.6 ～ 58.6	−2.9（−7.8 ～ 2.0）
Berg 平衡量表（/56）					
之前	42±11	21 ～ 56	40±13	5 ～ 56	
之后	44±11	11 ～ 56	41±13	10 ～ 55	
改变	2±6	−12 ～ 18	1±6	−12 ～ 12	[a]

注：[a] 秩和检验；P=0.854。

（经许可引自 Salbach NM, Mayo NE, Wood-Dauphinee S, et al. A task-oriented intervention enhances walking distance and speed in the first year post stroke: a randomized controlled trial. Clin Rehabil 2004;18:514.）

平板上或运动平板机前面的屏幕上。例如将视觉任务投影到跑步机上，如图 16-16 所示，包括视觉引导的迈步（对应一组不规则区域迈步目标的投影序列进行脚的摆位练习）（图 16-16A）、障碍躲避（躲避投射到跑步机履带表面的虚拟障碍）（图 16-16B 和 C）、加速和减速、走钢丝和其他功能性步行适应性游戏［踢交互目标，如球（图 16-16D）］或避免踩到障碍物。有什么证据支持在运动训练中使用如上所描述的 VR 系统呢？

研究证据。VR 练习方案使用计算机模拟的交互式环境来促进运动。研究人员测试使用 VR 结合运动平板及不结合运动平板的训练，发现通过这种训练可以改善青少年 CP 患者（Brien & Sveistrup，2011；van der Krogt et al.，2014）、创伤性脑损伤患者（Thornton et al.，2005）、社区生活的老年人（Bisson et al.，2007）和脑卒中患者（Lloréns et al.，2015；Navarro et al.，2013；Cho & Lee，2014）的功能性移动临床评估结果。

表 16-8	内容和渐进循环训练方案
训练站	进阶
1. 从坐到站	提高速度直至能完成 30 次，然后减小座椅高度
2. 自我摇晃	接近墙以提供支撑，从踝关节向前和向后开始摆动，通过增加幅度进阶，然后进阶至远离墙站立
3. 站立平衡	双足并拢站在双杠内，尝试尽可能长时间保持平衡。通过增加交叉双臂和上身转动进阶，进一步进阶至单腿站立
4. 上台阶	从较低台阶高度开始，通过增加台阶高度进阶
5. 平衡木	平衡木上迈步，双足交替行进。通过提高速度进阶，进一步实现转向
6. 站立位腘绳肌屈曲	增加重量和重复次数
7. 足尖足跟串联步行	沿地面上的一条直线步行，进阶到步行时提踵。通过提升速度、向前看和双臂交叉进一步进阶
8. 瑞士球下蹲	增加下蹲深度直至大腿与地面平行，增加保持时间以进阶。可以通过在手上附加重量来进一步进阶
9. 串联站立	开始时手扶在墙上保持平衡，直至步行时提踵。进一步站在房间中心，进一步双臂交叉
10. 提踵	从双侧提踵开始，提升速度。进阶单侧提踵，进阶至跳跃
11. 向后步行	从靠近墙以保持平衡开始，进阶至房屋中心。进阶至往返跑
12. 弓箭步	以扶着支撑开始，逐步增加弓箭步深度。增加次数，进阶至无支撑
13. 侧腿抬高	增加重量和重复次数
14. 原地踏步	以携带重物，无手部支撑，在小蹦床上踏步进阶
15. 障碍跑	通过增加速度，障碍物变化进阶

注：每站 2 分钟，以 5 分钟牵伸腿部主要肌群结束。

（经许可引自 Mudge S, Barber PA, Stott NS. Circuit-based rehabilitation improves gait endurance but not usual walking activity in chronic stroke: a randomized controlled trial. Arch Phys Med Rehabil 2009;90:1994:Appendix 1.）

Mirelman 及其同事（2011）开发了一套 VR 系统，该系统将跑步机与虚拟障碍物相结合，并研究其在帕金森病（PD）患者中的效果。20 名患者（平均年龄为 67 岁）接受 18 次（每周 3 次）有虚拟障碍物的运动平板渐进性强化训练。在单一任务和双重任务条件下训练使步行速度显著提高。此外，训练相关的改善能转化为在地面步行中处理障碍能力的提高。

VR 刚开始融入临床的住院康复和门诊服务中。McEwen 和其同事（2014）研究在传统脑卒中住院康复中增加基于虚拟现实练习方案的效果。受试者为 59 位正接受脑卒中康复服务的住院患者；一半患者被随机分配到基于 VR 的站立平衡训练（例如足球守门员、站立滑雪、挑战平衡和要求重心转移），而另一半（n=29）接受坐位下非

平衡相关的 VR 训练。两组受试者均有改善，并在 2 分钟步行试验和 TUG 试验结果中均达到最小临床重要差异，站立位接受 VR 训练组表现出更多改善。

Shema 等（2014）研究门诊照护单元中 VR 训练对非同源性患者步行失稳的治疗效果。60 名患者接受 15 次、每次 1 小时的 VR 步行训练（每周 3 次，持续 5 周）。VR 步行训练包括应对虚拟障碍时在运动平板上步行（图 16-17）。虚拟环境（virtual environment, VE）模拟室外场景中不同道路的障碍路径。通过模拟提供反馈，并包括使用即时视觉和听觉提示的执行信息（允许受试者看他们的脚步）、对称性和障碍清除。训练 5 周后，TUG 完成时间减少 10.3%，在 2 分钟步行测试中步行距离增加 9.5%，并且四方格迈步测试的表现

451

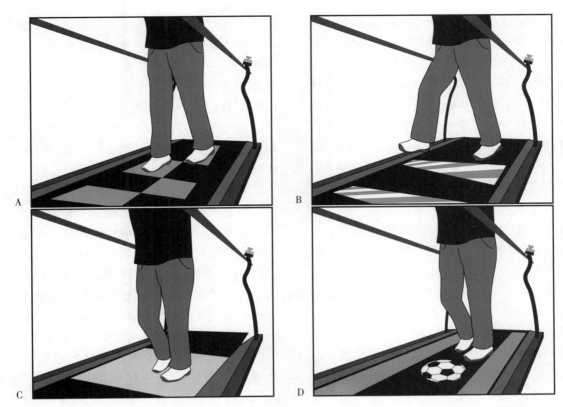

图 16-16　使用运动平板和虚拟物体投影系统进行步行适应性训练的方法。　用于步行适应性训练的任务包括（A）在视觉引导下跟着一组不规则大小的迈步目标序列步行；（B）规避障碍；（C）在前后向的移动步行区域中保持身体位置做加速和减速；（D）包含以上所有活动的功能和交互式步行适应性游戏（改编自 van Ooijen MW, Heeren A, Smulders K, et al. Improved gait adjustments after gait adaptability training are associated with reduced attentional demands in persons with stroke. Exp Brain Res 2015, 233:1008, Fig. 1.）

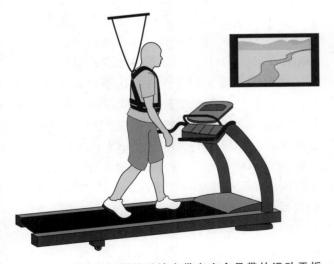

图 16-17　VR 步行训练系统由带有安全悬带的运动平板和一台生成虚拟现实模拟并呈现在屏幕上的计算机组成（引自 Shema SR, Brozgol M, Dorfman M, et al. Clinical experience using a 5-week treadmill training program with virtual reality to enhance gait in an ambulatory physical therapy service. Phys Ther 2014, 94:1322, Fig. 2）

提高 13%。

总之，此研究综述建议，VR 单独使用或结合跑步机训练可能是训练例如应对障碍等复杂步行技能的有效方法。训练结果表明，这种在 VR 下应对障碍能力改善转移到非训练条件中（例如在地面步行期间）。但对于它是否优于其他形式的训练尚无明确定论（Laver et al., 2015 for a Cochrane review of VR in stroke rehabilitation）。

双重任务移动训练

改善复杂步行任务的表现还涉及单一任务和双重任务条件下的移动训练。双重任务步行训练是在步行练习同时附加运动和认知任务。双重任务步行训练可以通过将集中注意力于步行任务、次要任务或在任务间交替的不同指令来实现。有什么证据证明这种训练对改善双重任务步行有效呢？

研究证据。正如第十一章所讨论的，Silsupadol

等（2006,2009a,2009b）提及有平衡障碍的老年人在 3 种状况（单一任务、指令优先级固定的双重任务及指令优先级变化的双重任务）下进行为期 4 周平衡和步行训练的结果。在 3 种训练中，平衡（BBS）和步行速度（10m 步行测试）均得到改善；然而，只有接受双重任务训练的受试者在双重任务条件下的步行速度才得到改善（Silsupadol et al.，2009a）。此外，在双重任务步行测量的改善方面，优先级可变的指令比优先级固定的指令更有效。

注意力集中是否会影响 PD 患者的训练效果呢？Landers 等（2015）将 49 名 PD 患者随机分配到为期 4 周的在 3 种不同注意力集中指令条件下（平衡训练＋外在注意力集中指令、平衡训练＋内在注意力集中指令及平衡训练＋无注意力集中指令）的双重平衡和步行训练任务中。对照组无任何训练。训练包括 10 分钟不扶扶手以挑战平衡的跑步机训练、10 分钟的障碍路径应对以及 10 分钟使用悬吊带在软质支撑面上进行平衡训练（双串联站立、窄支撑面站立、单腿站立、闭眼和外部干扰）。尽管步行速度没有改变，但所有 4 组（包括未训练对照组）的平衡能力表现评测均有改善。作者认为，无论怎样指导注意力集中，4 周的训练都不足以改善 PD 患者的平衡功能。

许多脑卒中患者在常规康复后，甚至出院后数月，都会持续存在步行相关的双重任务障碍（Cockburn et al.,2003；Dennis et al., 2009；Hyndman et al.,2006；Plummer-D'Amato et al., 2008, 2010；Plummer et al.,2013）。由于这些障碍的持续存在，许多研究者开始探索双重任务训练对脑卒中患者的效果。

Yang 和其同事（2007b）为脑卒中后遗症期患者制订了一套双重任务运动训练方案（步行时操控 1 或 2 个大小不同的球）。每次训练 30 分钟，每周 3 次，持续 4 周。与未接受任何干预的 12 名患者相比，接受双重任务训练的 13 名患者在单一任务和双重任务（携带托盘）步行中的步速、步频、跨步时间和跨步长显著提高。

在一份系列案例研究中，Plummer 等（2014）对 7 例脑卒中患者双重任务步行训练的可行性进行研究。步行训练是 30 分钟，每周 3 次，持续 4 周。此训练所运用的步行活动按照 Gentile 分类法整理，如表 16-9 所示；所采用的认知任务也记录

在此表中。训练结束后，7 名受试者中的 5 名在双重任务条件下的步速得以提高，为训练可以改善某些脑卒中患者的双重任务步行提供初步证据。有趣的是，在这个系列案例中，大多数受试者在训练后并没有表现出单一任务步行速度的提高。作者指出，这可能是由于在双重任务步行训练期间没有进行单一任务步行练习导致的（Plummer et al.，2014）。

在步行中训练反应性平衡

对意外干扰步行所引发的代偿反应（反应性平衡训练）的再训练策略包括突然改变患者在跑步机上步行时的速度；也可以让患者抗阻（使用弹力管）行进，然后突然释放阻力，在其向前行进的过程中施加一不可预知的干扰。让患者佩戴步行腰带（或者吊带系统）并且在动态步行任务中小心保护他们以防止跌倒是非常重要的。

研究证据。许多研究人员已经设计出在步行中减少滑倒的反应性平衡训练方法（Bhat & Pai,2008；Bhatt et al., 2006；Grabiner et al., 2012；Lockhart et al., 2005；Mansfeld et al., 2010；Pai et al., 2003；Pai et al., 2010；Parijat et al., 2012；Wang et al., 2011）。有很多方法都可以用来实现向前的扰动，包括在走道上配置钢铁滚轴或低摩擦系数的可移动平台（Bhatt et al.，2006；Marigold & Patla，2002）或如涂油的乙烯基地砖等低摩擦材料的路面（Brady et al.，2000）。这项令人鼓舞的研究展现了针对成人和老年人意外滑倒或跌倒进行康复训练的可行性和有效性（Pai et al.，2010；Parijat et al.，2012）。使用设备如跑步机或低摩擦活动平台的训练成果可转化到在不同条件下（如在地上步行时）防止意外滑倒或绊倒的能力的提升（Bhatt & Pai, 2009；Yang et al., 2013）。令人欣喜的是，防止滑倒的训练使老年人在日常生活中的跌倒概率减少一半（Pai et al.,2014）。最后，防止滑倒的步行训练效果可维持 6 个月（Bhatt et al., 2012）。

总之，这些研究为用任务导向的方法来改善各类患者的步行功能训练计划提供证据。关于干预持续时间和强度的研究结果各不相同。虽然其中一些是针对损伤水平的治疗（例如力量训练），但都包括针对功能性移动技巧的渐进式挑战性任务导向性练习。

表 16-9　双重任务步行训练的步行活动和认知任务概述

A

	可预测	不可预测
固定式	封闭式任务： （i）在平坦宽阔的空间步行 （ii）越过 / 绕过障碍物，障碍物高度与间隔距离相同 （iii）在狭窄的支撑面上步行	不同的固定式活动任务： （i）以不同间距环绕障碍物 （ii）越过不同高度的障碍物 （iii）在不同的地面条件下步行
移动式	一致活动任务： （i）在一人后方以一致的速度和方向向前 / 侧方 / 后方步行 （ii）在不同的明暗光线条件下步行	开放式任务： （i）在拥挤的走廊步行 （ii）在室外停车场步行 （iii）步行和应对移动障碍物

B

任务	描述
生成随机数字 / 字母	（i）随机说出 100 ~ 500 之间的数字（不重复或连续的） （ii）随机说出 1 ~ 100 之间的奇数（或偶数）（不重复或连续的） （iii）随机说出字母表的辅音（不重或连续的）
词汇联想	简单： （i）尽可能多地说出一个类别中的词汇（如动物、水果） （ii）说出反义词 困难： （i）尽可能多地说出以特定字母开头的单词 （ii）尽可能多地说出一个类别中的词汇（如城市）
工作记忆	简单： （i）背诵一组数字序列（3 或 4 个数字序列） （ii）背诵购物清单（3 或 4 件物品） 困难： （i）背诵一组数字序列（每个序列 5 个数字） （ii）背诵购物清单（5 件物品）
计算时间	简单： 在同一小时内给特定时间加减分钟数（如 3：15+5 分钟；1：30-15 分钟） 困难： 增加或减少特定时间的分钟数使之至另一小时（如 4：40 + 25 分钟； 1：15-30 分钟）
倒背	（i）倒背数字序列 （ii）一年中的月份 （iii）一周 7 天 （iv）倒序拼写（4 或 5 个字母的单词） （v）倒数（按 2、3、6、7、8 个数字间距；从 75 ~ 100 开始）

注：经许可改编自 Plummer P, Villalobos RM, Vayda MS, et al. Feasibility of dual-task gait training for community-dwelling adults after stroke: a case series. Stroke Res Treat 2014;2014:538602, Tables 1 & 2.

提高参与度并减少移动失能

任何形式的移动训练的最终目标都是提高参与。在 ICF 框架中，参与是指个体在生活环境中的融入程度。据报道，脑卒中后 6 个月在家居住的患者中一半以上参与减少，表现为社交、娱乐以及目的性活动的参与减少（Ashe et al., 2009；Mayo et al., 2002）。移动训练可以提高移动方面的参与能力吗？我们如何提高个体在日常生活中行走更多的能力呢？

不幸的是，我们对于损伤和功能性移动技巧（能力）的干预效果以及患者日常生活中的移动任务表现（参与）了解甚微。这是由于欠缺与参与相关的移动性方面的测量，以及实际上很少有研究将参与作为干预结果评测指标导致的。通常情况下，移动性干预会使用步行速度的变化作为主要结果指标，但这并不等同于在日常生活环境中功能的改善。Mudge 等（2009）在脑卒中后遗症期患者中发现，循环训练改善 6 分钟步行试验中的步行距离，但用 SAM 却发现每日平均步数没有变化。相比之下，Moore 及其同事（2010）的一项研究发现，在接受高强度运动训练（跑步机训练 45 分钟，平均每次 4000 步）6 个月后，脑卒中患者在治疗之外的日常步数有所提高。

Mayo 及其同事（2015）使用随机临床试验来观察基于社区结构的计划对脑卒中后遗症期患者在个人、家庭、社会和社区生活方面的参与的改善程度。The Getting on with the Rest of Your Life: Mission Possible© 项目是一组社区环境中包括基于练习和项目的活动，旨在促进学习、休闲和社会活动。经过 9 个月的干预后，45％的受试者每周参与有意义活动（并不局限于步行活动的增加）的时间增加 3 小时，而其中 39％的受试者增加 4～5 小时。参与有意义活动的时间增加与患者较高的自觉有意义角色满意度和步行速度改善有关。作者总结认为可能可以提高慢性期脑卒中患者的参与能力，但可能需要一个长期的社区参与训练计划。

总之，初步研究表明，移动性训练可能会提高在移动和其他领域的参与能力；然而，可能需要通过较高的训练强度和较长的训练时间才能产生对参与能力的影响。

其他移动技能的再训练

上下楼梯

向心控制不足的神经损伤患者的问题主要表现为上楼梯，而离心控制不足的患者主要表现为下楼梯。此外，感觉障碍会影响患者在摆动时地面廓清和足在下一步合理放置的能力。目前已出版的楼梯步行再训练策略主要集中于脑卒中患者的再训练上。

上楼梯时，指导患者健侧腿先上，根据需要给予徒手辅助以引导和控制患腿（Bobath, 1978；Davies, 1985；Voss et al., 1985），如图 16–18 所示。临床医师帮助患者控制膝关节以防止其在单腿站立相中"腿打软"，并协助膝关节和踝关节屈曲确保摆动腿的足部地面廓清。

下楼梯时，如图 16-19 所示，指导脑卒中患者患侧腿先下。治疗师根据需要辅助足的放置和膝关节控制，防止在健侧腿摆动相时患侧腿失去控制。

研究表明，楼梯的某些特征对于建立有效的

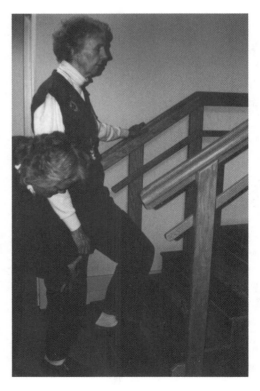

图 16–18 辅助楼梯步行，控制患肢单腿站立上楼梯

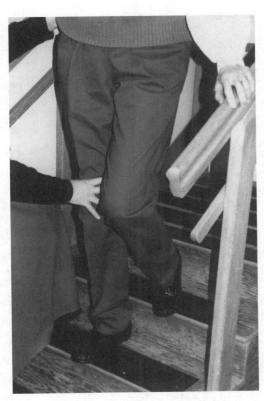

图 16-19　**在下楼梯时徒手辅助控制膝关节**

楼梯步行移动策略至关重要。因此，对于楼梯特征的强调，例如楼梯的边缘或阶梯的高度，并引导患者注意这些特征可能会增强建立有效的楼梯步行策略的能力。

转移和床上活动

当在训练如转移和床上活动等其他类型的移动技能时谨记，患者的学习过程并没有单一的正确策略。研究表明，健康的成人会采用多种方式执行任务，如从床上站起、从地面站起或者翻身。无神经损伤的个体会运用不同特征的运动模式去完成日常活动。事实上，完全相同的策略往往不会重复出现。相反，正常的成人似乎是去学习完成任务的规则。这意味着他们学习任务的本质或不变的要求，并发展出各种策略来实现这些要求。这表明，尽管神经损伤患者的损伤一直存在，但进行转移技能再训练的目标是帮助他或她发展出感觉和运动策略，以有效地满足任务需求。

患者在有神经损伤时需要学习移动和感觉的新规则，而不是学习使用"正常"的运动模式。对无神经损伤受试者的研究表明，不存在用于患者移动训练的单一模板。相反，是在医师的指导下，患者学习探索完成任务的其他可能。患者在任务需求和目前存在一系列障碍的前提下，去探索完成任务可能的极限。

从坐到站

站起对于移动功能至关重要，因此学习从坐位到站立位（及步行）的转移是移动训练的重要组成部分。任务导向式的转移训练方法，包括坐-站（sit-to-stand, STS），重点在于让患者在各种环境下能够完成这项功能任务。请记住第十二章中可以单独或组合使用的两种基本策略：惯性策略和力量控制策略。应该允许患者在执行转移任务时探索使用惯性的可能性，因为该策略是最有效的并且需要肌肉活动程度最少的。

教授惯性策略的基本要素包括鼓励患者迅速行动，但要安全，并避免动作中断。临床医师可以口头指导患者迅速行动，不停顿。一个适当的提示可能是"现在我们尝试再次站起来，但是这次我希望你快速行动，没有停顿"。可以在肩部用手的提示来掌控速度。躯干快速发力有困难的患者可以尝试在站起的过程中自由地摆动手臂，以增加身体上部的惯性。

在教授惯性策略时，临床医师应该意识到该策略对稳定性的严格要求，并对姿势控制差的患者给予充分保护以防止跌倒。如果患者重心（COM）没有充分向前转移，在超过足部之前就尝试利用躯干到腿的冲力垂直站起，就存在很大的向后跌倒的风险。这通常是偏瘫患者 STS 时的特征。相反，患者不能控制好水平方向的力对 COM 的影响时，在运动停止时存在很大的向前跌倒的风险。出现这种情况时，患者身体直立后 COM 在足部支撑面上继续加速向前，导致向前跌倒。这常常是小脑病变患者 STS 时的特征，他们很难控制运动时力量的大小。

与惯性策略相反，力量控制策略的特点是频繁的停顿。在采取力量控制策略时，教导患者将臀部向前移动至椅子边缘，躯干向前移动，使"鼻子越过足趾"，如图 16-20 所示。这会将 COM 引导至足部支撑面上，然后提示患者站起来。如果患者身体虚弱，难以从正常高度的座椅实现垂直站立，可以从升高的椅子上开始学习 STS，从而减少身体直起时对力量的要求（图 16-21）。随着患者能力的提高，可以降低座椅的高度。

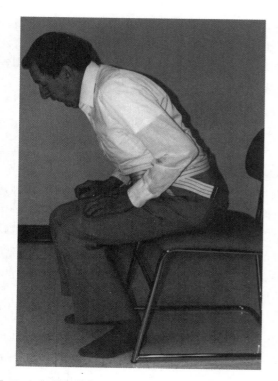

图 16-20 教导患者完成 STS 的力量控制策略，包括要求患者前移到椅子的边缘，向前倾斜身体，直到"鼻子越过脚趾"，然后站起

对于存在力量产生不对称的患者，尽可能地促进对称性运动很重要，因为对称的负重能够增加任务执行时的连续性和稳定性。只有在患者能够产生足够的力量来控制膝关节并防止患肢负重时身体跌倒，才有可能产生对称负重姿势。若不能完成，则需医师徒手控制膝关节，例如如图 16-22 及 Genise 的治疗视频中所示。当徒手辅助膝关节控制时，不应阻碍患者站起时膝关节向前的运动。

通常，患者学习坐下比站起更容易，因为离心收缩力量控制的习得快于向心收缩力量控制（Carr & Shepherd, 1998；Duncan & Badke, 1987）。当教导患者坐下时，治疗师要求患者练习屈膝为坐下做准备，这需要股四头肌的离心收缩来控制膝关节不出现过早坍塌。

研究证据。有什么证据可以证明神经系统疾病患者的 STS 表现可以通过训练来改善呢？Monger 和其同事们（2002）研究一项为期 3 周的以家庭为基础的任务导向训练计划（表 16-10 总结训练活动）对慢性期脑卒中患者（平均脑卒中后 2.6 年）STS 表现的影响。每天锻炼 20 分钟；此外，研究人员与每位患者配合进行每周 3 次的训练，以升高训练难度（降低座椅高度、增加阶梯高度、增加重复的次数和速度）。训练时给予体

454

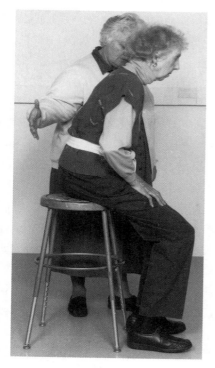

图 16-21 教导患者从升高的座椅上站起来，降低身体起立时对力量的需求并允许虚弱的患者完成任务

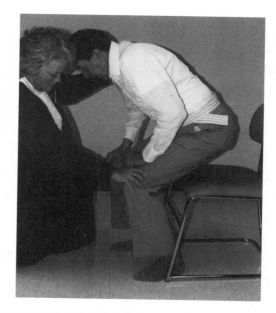

图 16-22 徒手控制膝关节辅助患者从坐位转移到站立位

表 16-10 坐 – 站训练的任务特异性活动

坐 – 站 – 坐	● 10 次（或中间不休息最多重复 10 次） ● 重复 3 次（共重复 30 次） ● 足后移，向前看，从髋部躯干向前摆动，然后身体重量均匀分布在双足后站起 ● 不使用手臂辅助
迈步	● 站立位，将患足放在高度 8cm 的木块上，另一腿迈上迈下： 　（a）将重心向前转移到患腿 　（b）将重心侧移放到患腿 ● 如有必要，练习靠近家具以稳定身体 ● 做 3 组，每组重复 10 次（或者不休息最多重复 10 次）
小腿拉伸	● 站立位，保持患腿膝关节伸直并手臂伸直置于墙壁上 ● 保持身体直立，以踝关节为中心向前移动躯干，并且保持足跟在地面上直至感觉到小腿肌肉被拉伸 ● 保持 2 分钟，放松，重复 10 次

重分配的口头指令和鼓励。6 名受试者中的 5 名在运动评估量表（movement assessment scale）的站起项目中得分提高，而所有 6 名受试者自行选择的步行速度（10m 步行测试）都得以提高。此外，实验室测量显示 STS 时垂直于地面的反作用力的峰值时序（非作用力大小）有所改善。握力未受训，无改变。

床上活动技能

床上活动技能的再训练包括改变在床上的体位（例如从仰卧位翻身至侧卧位或俯卧位）以及离开床面转移到座椅上或是直接站起等任务。如前所述，研究人员发现，正常的成人会使用各种与惯性相关的策略来实现床上移动技巧。相比之下，频繁启动和停顿的力量控制运动策略被神经损伤者频繁使用。

翻身。在正常年轻人中最常见的翻身方法包括前伸和抬高上肢、屈曲头部和躯干上半部，并抬起腿翻到一侧，然后过渡到俯卧位。但是，这种模式有很多变化。绝大多数健康的成人在肩和骨盆之间未出现旋转，这时许多医师认为这是翻身的固有特征。

至少有两种方法来训练患者翻身。第一种主要依靠身体产生的惯性，带动身体从仰卧位到俯卧位。动作是从头部和躯干屈曲开始，同时患者的上肢向身体上方伸出。此外，抬起腿并旋转到对侧腿上方，以辅助产生惯性，将身体翻转至侧卧位和俯卧位。相对惯性策略的另一种选择是力量控制（或两者结合）的策略。在这种方法中，

教患者屈曲一侧腿并将足底平放在床上。通过腿的向下压推动身体变换到侧卧位和俯卧位。头部和躯干的屈曲以及手臂向上伸出的运动可以辅助产生翻身的力量（Carr & Shepherd, 1998；Davies, 1985；Voss et al., 1985）。

从床上站起。对正常成人起床所使用模式的研究再次表明，完成起床动作的方式存在很大的变异性。尽管如此，惯性策略是最常使用的。例如运动开始于用上肢推动躯干屈曲，或是选择抓住床的一侧，通过拉和推转变至屈曲位，并立即将重量集中于一侧臀部，呈半坐位。患者没有停顿地继续翻身起床到站立。这个策略对稳定性有严格的要求，但是因为运动没有停滞，可以使用惯性来有效地移动身体。正如第十四章所述，有很多原因导致这种策略不适用于神经功能障碍患者。

另一种可供选择的策略是教导患者翻身至侧卧位（使用或不使用床栏）（图 16-23A），然后撑起至坐位（图 16-23B）。当患者能够维持稳定的对称坐位且足部能平放在地面上时，便可教导患者站起（图 16-23C）（Davies, 1985；Voss et al., 1985）。

变换任务和环境要求的重要性

与步行类似，患者必须学会如何在如 STS 和转移等不同的任务和环境需求下执行功能性任务。为了探索能够满足任务和环境改变的有效策略，会采用多种训练条件。例如图 16-24 所示，在学

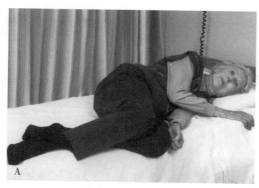

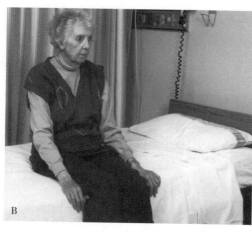
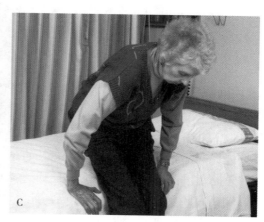

图 16-23 学习使用力量控制策略从床上起来，将运动分为 3 个阶段，即翻身到侧卧位（A），然后到坐位（B），最后从坐位到站立位（C）

习从坐位到站立位的过程中，患者可以练习从轮椅（图 16-24A）、从床上（图 16-24B），从没有扶手的椅子（图 16-24C）和从低矮的软椅（图 16-24D）上站起。此外，患者可以学习将 STS 植入其他各种任务中，例如站起和停止、站起步行或站起俯身。这种变化性会鼓励患者调整用于站起的策略以适应变化的任务和环境需求。

通常，作为治疗师，我们很快就会指导患者采用我们已知可有效满足任务需求的策略。患者却很少有时间去尝试能有效满足任务需求的多样
化解决方案。尝试探索这一概念在学习有效地达到任务目标的策略时对临床医师有很重要的意义。患者学习探索并寻找自己的解决方案，刚开始时可能表现不佳。患者的进步速度可能不如他们学习单一的解决方案时那么快。如果我们重视多种
解决方案对任务需求的重要性，那么短期和长期的治疗目标可能需要包括在多种条件下执行功能性任务的能力。

实验活动 16-4 为患者 Genise T 设计运动功

能再训练的治疗计划框架。回顾我们在图 16-2 中的案例分析以及从实验活动 16-3 获得的信息。完成实验活动 16-4 中的表格，确定作为目标的单一系统（第 1 列）、要练习的任务或活动（第 2 列）、练习所处的环境状况（第 3 列）和支持这方面治疗的研究证据（第 4 列）。

总结

1. 神经损伤后，尽管存在感觉、运动和认知障碍，但恢复移动技能的关键是学习满足任务对连续性、稳定性和适应性的需求。研究检查神经损伤个案的移动策略表明，没有可以或应当被用来满足这些需求的唯一正确的策略。

2. 再训练移动技能障碍患者前应做如下检查：①日常生活的移动技能（ICF 框架下的表现）；②功能性移动技能（ICF 框架下的能力）；③用于满足步行中连续性和稳定性要求的策略；④限制功能性移动技巧表现的潜在感觉、运动和认知障碍。

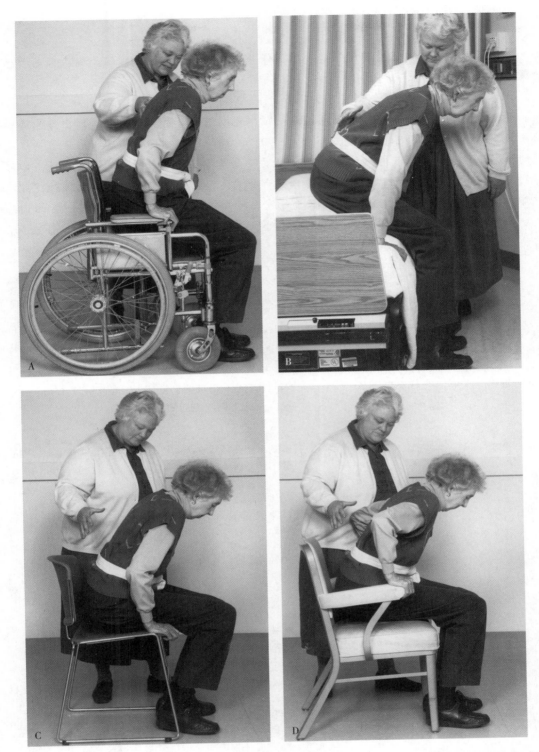

图 16-24　在学习 STS 任务时变化环境条件。 练习条件包括从轮椅（A）、从床（B）、从没有扶手的椅子（C）和从低软的座椅（D）站起

实验活动 16-4

目标： 对 Genise（或你自己选择的患者）采用任务导向方法进行运动训练。确认特定治疗干预支持临床决策的研究证据。

步骤： 重读图 16-2 介绍的案例研究和实验活动 16-3 的任务。

任务： 创建一张表，标识你将用于改善 Genise 的移动功能的各种治疗方法。列出作为目标的特定具体方法（第 1 列）、将要实施的任务或活动（第 2 列）、练习所在的环境状况（第 3 列）以及支持这方面治疗的研究证据（第 4 列）。例如由于瘫痪／肌力不足是导致她步行障碍的潜在问题，你可能决定对 Genise 进行渐进抗阻训练。所以，列表中选择的部分为运动：力量，任务是力量训练，可能选择的具体训练环境条件为 1RM 的 60% 的砝码。若干研究支持你将渐进抗阻训练纳入 Genise 的训练中，其中包括 Ada 等（2006）的 meta 分析。是否单一的力量训练足以确保步行的恢复？还有哪些移动性的其他方面需要训练？什么研究支持你的观点？

平衡的各个组成	任务或活动	环境条件	研究证据
运动：力量	渐进式抗阻训练	自由重量，1RM 的 60%	Ada et al.（2006）；Duncan et al.（2003）；Ouelette et al.（2004）
运动：步行模式，前进	步行－部分练习	对角线站立位髋部抬起 站立位瘫痪侧腿在后侧蹬离地面	Milot et al.（2008）；Olney et al.（1991,1994）
运动：步行模式	步行－完整任务训练	运动平台及减重支持 徒手和言语的提示	Ada et al.（2003）；Hesse et al.（1994, 1995,1999）；Sullivan et al.（2002）
运动：步行模式	步行－完整任务训练	对踝关节跖屈和背伸的 FES	Kesar et al.（2009）
运动：速度和距离	逐渐延长步行距离	在运动平台和地面上 变换距离和速度	Sullivan et al.（2002）
运动：步行模式，速度	步行	外侧楔形鞋垫	Chen et al.（2010）
运动：复杂的步行任务	在各种各样的任务和环境下步行	使用 8 种环境维度进行任务导向式的复杂步行训练 循环训练	Bassile et al.（2003）；Dean et al.（2000）；Duncan et al.（2003）；Mudge et al.（2009）；Salbach et al.（2004）
感觉：平衡的感觉输入系统	步行	在戴不透明眼镜的情况下睁眼、闭眼 坚硬、柔软的表面 铺盖地毯的表面	Bayouk et al.（2006）；Bonan et al.（2004）；Smania et al.（2008）
认知：双重任务平衡训练	步行 坐站训练	在双重任务、额外附加认知任务情况下练习	Silsupadol et al.（2009a and b）；Yang et al.（2007b）

注：RM（repetition max），最大重复量。

3. 可视化步行分析是帮助治疗师系统地分析人体步行模式的最常用的临床工具。

4. 任务导向的治疗方法（本书所定义的）注重帮助患者解决限制功能任务的特定障碍，制订有效满足任务的必要需求的策略，并学习如何适应和修改，以至于在各种各样的条件下仍可实施这些策略。

5. 有相当多的证据支持特定任务的移动性训练对提高神经系统疾病患者的功能性移动技巧的有效性。

6. 使用诸如 BWSTT 和机器人辅助步行训练等技术虽然能够有效改善运动功能，但没有证据表明其治疗效果优于其他形式的治疗。

实验活动任务参考答案

实验活动 16-1
将本实验的数据与表 16-1 所列的标准进行比较。

实验活动 16-2
如果你要分析异常的步行模式，请参阅表 16-5 并找出可能造成你所观察到的异常步行的原因。

实验活动 16-3
1. 脑卒中后 1 个月，Genise 的步行速度低于 0.4m/s，并且站立需要辅助才能确保她的安全。她无法步行 500m，此距离被认为是满足社区移动的基本要求。这些信息表明，在她康复的这一阶段，她是一个无功能（生理的）的步行者。

2. Genise 的瘫痪限制她满足步行稳定性和连续性要求的能力，以实现稳定步行。她产生向前力量的能力降低，这导致步速减慢。此外，她无法调整步行以适应变化的任务和环境需求，包括突然的平衡挑战（反应性平衡障碍）后无法恢复稳定性，以及在潜在的步行失稳挑战之前做出调整（前馈性平衡障碍）。她无法修改步高或步长，因此难以跨越障碍物。因为她必须使用助行器维持身体平衡，她无法携带包袋，因此在购物过程中一直需要辅助。

3. 参考表 16-5 来确定她可能存在的障碍与她的步行模式之间的关系。例如她在站立中期膝过伸可能是由于以下一种或多种原因导致的：她的距屈肌痉挛（或股四头肌）、踝关节 ROM 减少、膝关节伸肌肌力不足（代偿性的膝关节被动锁定）、伸肌群协同模式和（或）募集能力和选择性控制能力差。

实验活动 16-4
重要的是要记住，Genise 的步行训练没有唯一正确的训练方法。将步行的各个方面都纳入她的康复计划（例如连续性、稳定性和适应性）是至关重要的，并且纳入一系列的任务和特定环境可帮助她形成多种步行策略，以便于她能够在各种各样的任务和条件下安全步行。每个活动的具体顺序、持续时间和时间的选择可能会因治疗师不同而有所变化。

我们首先要确定在步行上 Genise 的主要关注点和目标。她希望增加她步行的速度和距离，以便于能够在她的家里和社区步行。她希望提高步行时的稳定性，特别是当环境对步行造成挑战时（例如跨越障碍）。

因此，我们步行训练的方法将侧重于改善背后的损伤（她的瘫痪 / 肌力不足和 ROM 下降）；改善能有效达到进阶、稳定性和适应性的运动模式；并在不同条件下练习功能性移动任务。

活动将以目标为导向，并且逐渐增加挑战性，从相对简单的挑战开始[例如在光线良好、坚硬平坦的路面上步行或从带有扶手的 17 英寸（约 43cm）高的座椅上站起]，随后到更复杂的挑战（例如改变速度，不规则地面，手有负荷，提高注意力要求，或者从低矮的椅子、没有扶手的椅子或摇椅上站起）。为了促进扩展性练习，我们将在跑步机上减重状态下进行移动性训练。我们还可能设计循环训练，设计不同训练站让她可以在单一任务和双重任务条件下练习复杂步行（关于设置训练站的思路请参见表 16-7 和表 16-9）。

我们将运动学习的原理融入她的训练中。最初，我们将让她以固定的方式练习功能任务（在转换至另一不同的任务之前，每个任务练习一段时间）。随着她的进步，我们将转向更加随机的练习模式（任务类型交替训练）并在练习较好的情况下改变她练习的特定环境（多变的练习）。当她重新获得平衡能力时，我们将改变训练时间及所提供外部反馈的程度。

有相当多的研究支持我们使用任务导向性方法治疗的临床决策。你能找到什么样的研究来支持你所使用的移动技巧的循证康复计划呢？

第四部分

够物、抓握和手部操作

> " 上肢功能是精细运动技能和粗大运动技能的基础，精细运动技能如抓握和操纵物体等，粗大运动技能如爬行、步行和恢复平衡等。"

正常的够物、抓握和手部操作

学习目标

通过学习本章，读者应该能够掌握以下内容。

1. 在国际功能、残疾和健康分类（ICF）的语境下讨论上肢功能，包括够物、抓握和手部操作。

2. 描述够物、抓握技能中眼－头－躯干－手协调的主要成分。

3. 讨论神经和骨骼肌肉系统对够物、抓握技能的作用，并预测这些系统损伤后可能会出现的技能障碍。

4. 探讨够物和抓握中运动控制的总体原则，包括神经系统调控运动的方式，以及够物和抓握的不同控制理论。

引言

上肢功能对于我们每天顺利地完成活动有多重要？花点时间回顾一下你今天早上醒来后第 1 小时内完成的活动，它们大概包含刷牙、梳头、穿衣时扣纽扣、使用勺子来搅拌咖啡或吃早餐。在我们回顾日常活动时会明显注意到，上肢功能作为精细运动技能的基础，对进食、穿衣和修饰等日常活动很重要。

此外，尽管我们可能没有意识到这一点，但上肢功能在爬行、行走、恢复平衡能力等粗大运动以及在无法恢复平衡的情况下保护身体免受伤害的能力上起着至关重要的作用。

由于上肢控制既参与精细运动也参与粗大运动，所以恢复上肢功能是运动控制再训练的一个重要方面。因此这也属于康复领域的大部分内容，包括作业治疗和物理治疗。

上肢功能在 ICF 框架中应处于什么位置呢？如图 17-1 所示，上肢功能包括够物、抓握和手部操作，会以多种形式融入 ICF 框架中。"搬运、运动（moving）和移交目标物品"是移动（mobility）范畴的子组件，属于活动和参与组件。上肢功能在活动和参与的其他范畴也很重要，包括自我照顾和家庭生活（尤其是做家务的能力）。

ICF 在身体结构和功能组件中对许多有助于上肢功能性活动的基础运动进行分类。部分运动如视觉引导运动和眼－手协调被认为是随意运动控制的一部分，属于神经肌肉骨骼和运动相关功能。最后，关联因素也会影响上肢功能，包括环境因素，如被提起或被搬运物体的特征。

上肢的控制像姿势控制和移动一样，有 3 个因素在感觉运动的处理中起作用：①个体的限制，包括年龄、任务经验和有无病理改变；②任务的类型（例如指向一个物体，然后抓握并徒手操作一个物体，或抓握并投掷一个物体）；③特殊环境的限制，包括被抓握物体的特性。

神经系统如何完成上肢控制的复杂过程？在

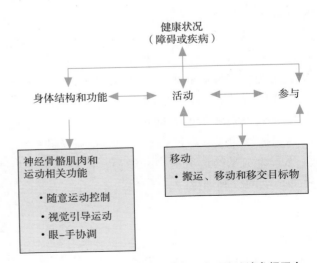

图 17-1　ICF 框架中的上肢功能，详细论述请参阅正文

回答这个问题之前，我们需要了解够物、抓握和徒手操作的基本要求，这将为探讨正常控制（本章涵盖）和神经病理改变对功能性抓握和徒手操作技能的影响（第十九章涵盖）提供一个框架。此外，它将为伴有上肢功能障碍的神经损伤患者提供临床处理的框架，将在第二十章介绍。

以下几点是上肢够物、抓握和徒手操作技能的关键要素：①锁定目标，也称为"视觉辨识"，它需要眼 – 头协调运动，这是引导手部运动的关键；②够物，不仅包括上肢和手在空间的移动，还有姿势性支持；③抓握，包括抓握的形成（去抓）、抓握（已抓住）和释放；④手中的操作技巧。

正如我们在前几章中提到的，运动控制的系统理论预测存在特定的神经和肌肉骨骼亚系统对够物、抓握和操作等成分的控制起作用。肌肉骨骼成分包括关节活动度、脊柱的灵活性、肌肉的特性以及身体相连节段间的生物力学关系。神经成分包括：①运动过程，包括眼睛、头、躯干和上肢运动的协调以及够物过程中上肢的移动与抓握之间的协调；②感觉过程，包括视觉、前庭觉和躯体感觉系统间的协调；③内在表达对感知到行动的映射很重要；④高级水平的处理过程是徒手操作功能的适应性和预见性所必需的。

此外，徒手操作的控制包括反射性动作和随意性动作，以及反馈和前馈处理。随意活动也遵循特定的心理生理原则[比如运动的编码指令是恒定不变的，运动反应时间（reaction time，RT）则随着要处理信息的增加而延长]（Ghez & Krakauer，2000）。

我们的讨论以回顾运动控制的一些基本原则开始，这些原则在够物过程中同样适用于眼、头和手的协调。接着我们开始讨论够物、抓握和徒手操作的成分，从视觉的角度开始，描述在目标定位过程中眼和头的共同运动。然后，我们讨论够物和抓握的成分，描述运动和感觉系统的作用，以及高级水平的适应能力。最后，我们回顾一些够物运动的控制理论。

运动控制的原则

运动的前馈与反馈控制

在第七和第十二章中关于姿势和运动的控制，我们强调在运动控制中反馈和前馈（预期）过程的重要性。有效的够物也包括反馈和前馈控制的过程。我们通过练习来提高我们够物的效率和准确性。因为我们可预测到任务的要求以及可能干扰上肢运动轨迹的障碍物，并且能够纠正每次干扰的影响。图 17-2A 所示的是一个反馈控制的举例。反馈控制包括来自感觉系统（通常是视觉或躯体感觉）的输入，将与代表这一系统预期状态（如手臂的位置）的参考信号相比较。感觉输入与参考信号之间的差异（误差信号）被用来修正系统的输出（例如控制手臂的肌肉，称为"执行器"）。例如在接球时其目的可能是维持手臂的位置，参考信号将指示相关肌肉收缩，来自本体感觉或视觉系统的感觉信息将提供手臂当前位置的反馈，手臂当前位置与期望位置之间的差异将被用来激活手臂肌肉以维持该位置。（Ghez & Krakauer，2000）。

前馈或预期性控制利用以前的经验来预测接收到的感觉信息将会引起的结果。这发生在反馈感受器被激活之前，并因此减少对反馈控制的依赖。例如当接球时（图 17-2B），我们利用关于球运动轨迹的视觉信息来预测将手移动到哪接住它。这激活了前馈控制器（从以前的经验中提取信息来不断地修正），控制器在正确的高度激活肌肉以接住球。在球碰到手后，反馈控制的过程也被应用以对球造成的手位置的改变做出反应（Ghez & Krakauer，2000）。

如图 17-3 所示，这两种机制对接球时所涉及的肌肉激活模式都起作用。前馈或预期性反应如箭头所示，它们发生在肱二头肌、肱三头肌和桡侧腕屈 / 伸肌。反馈控制包括在球碰到手约 50 毫秒后的一个短潜伏期反射，这在屈肌和伸肌中均存在。这些相同的过程构成眼、头和手向目标准确移动的基础，下面将讨论这些主题（Ghez & Krakauer，2000）。

预期状态

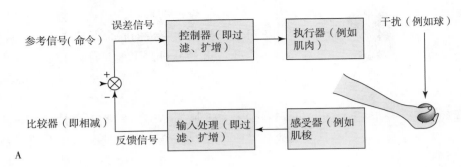

A

反馈控制：命令指定预期状态

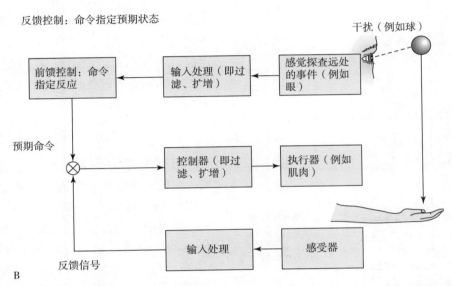

B

图 17-2　A. 反馈控制的路径。在反馈控制中，来自感觉系统的信号（标记为"感受器"，通常是视觉或躯体感觉感受器）被更高一级的中枢处理（输入），然后与代表身体某一部位预期状态（如手臂的位置）的参考信号做比较。感觉输入与参考信号之间的差异（误差信号）被用来修正系统的输出，包括控制器（如运动皮质）和执行器（如肌肉支配手臂）。B. 接球的前馈控制路径。来自距离感受器（如眼睛）的信息被处理（信号输入的过程）后，输入前馈控制器（回想起以前抛球的路径）来预测球的路径和最佳反应。然后预见性的指令被传送给控制器和执行器（和 A 路径中的反馈情形一样）。一旦球接触到手就会启动反馈控制且激活皮肤和肌肉的感受器（经许可引自 Ghez C, Krakauer J. The organization of movement. In: Kandel E, Schwartz J, Jessel T, eds. Principles of neuroscience, 4th ed. New York, NY: McGraw–Hill, 2000:655. ）

定位目标

眼 – 头 – 躯干协调

　　为了成功够取物体，我们首先必须在空间中定位这个物体。通常，视觉用于物体的定位并引导手的移动（来够物、抓握和徒手操控）。当目标在我们的中心视野内时，目标定位通常只涉及眼的运动；而当目标位于我们的周边视野时，眼和头都要运动。

　　上肢的够物运动是怎样与眼和头的运动相协调的呢？是首先移动我们的目光到物体上，然后是头的运动，最后是手的运动吗？运动学研究显示，当物体出现在外周视野，我们进行抓握时通常会按照以下运动次序：眼运动起始的潜伏期最短，所以它的运动甚至先于头开始。因为它们移动得非常快，它们首先移动到物体上，所以在头停止运动之前，眼睛会一直注视着目标（Jeannerod，1990）。EMG 研究显示，颈部肌肉通常要比控制眼球活动的肌群早激活 20～40 毫秒。然而，由于眼球的惯性比头部小，所以即使神经信号首先出现在颈部肌群，仍然是眼球先运动。

　　当需要头部运动来观察一个物体时，头运动的幅度通常只有距目标物距离的 60%～75%

468

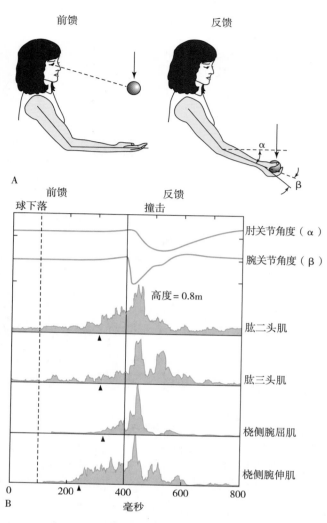

图 17-3 A. 前馈／反馈控制实验的实验条件。最初的输入是前馈（使用视觉），而最后的输入是反馈（使用上肢／手的躯体感觉输入）。球从不同的高度掉下。B. 肘、腕关节角度的变化以及肱二头肌、肱三头肌、桡侧腕屈肌、桡侧腕伸肌的肌肉反应（表面肌电检测）。箭头所示为预期性反应（前馈）。手碰到球后反馈反应发生（经许可引自 Ghez C, Krakauer J. The organization of movement. In: Kandel E, Schwartz J, Jessel T, eds. Principles of neuroscience, 4th ed. New York, NY: McGraw-Hill, 2000:656. ）

（Biguer et al.，1984；Gresty，1974）。然而，当需要完成非常精确的上肢运动时，这种行为会被改良。证据显示，训练有素的投掷者以非常精确的方式进行组合，使眼睛和头部的运动达到目标物的最大距离（Roll et al.，1986）。

够取位于远视野中的物体时，需要眼、头和躯干的联合运动。由于运动要求的这种特殊性，研究者们认为眼-头的协调性不由单一机制控制，而由几种不同的神经机制相互作用产生。这些可

以包括一种神经机制，它可以靠眼球的运动来定位较近的周边范围内的物体；第二种机制是通过控制眼-头的联合运动在较远的周边内定位物体；第三种机制可能是通过控制眼、头和躯干的联合运动在更远的周边内定位物体（Jeannerod，1990）。

这些信息对去理解和再训练一个伴有功能性抓握障碍的患者来说具有怎样的功能性的意义呢？部分患者的问题可能与需要视觉注意的眼-头运动的协调有关。因此，在再训练时，临床人员可以专注地分别训练不同的控制系统。例如临床人员可以从再训练眼球到位于中心视野内目标的运动开始，然后进展到再训练眼-头的运动能定位位于外周视野内的目标。最后，当患者学习在更远的周边内定位目标时，才能练习到需要眼、头和躯干运动的动作。

眼球运动和手运动之间的相互作用

有证据证实眼球和手的运动相互作用并且彼此影响。例如当伴随有眼球的运动时，手的运动更精确。此外，在平稳追踪的眼球运动过程中，如果手也跟随着目标物，则更容易获得目标物（Gauthier et al.，1988）。Vercher 和他的同事们（1996）发现，即使传入神经阻滞的受试者，当用手来跟随目标时，眼睛的平稳追踪就变得更容易，而延迟会减少。因此，他们认为是肢体运动带来的伴随放电或者传出信号对平稳追踪系统有帮助，而不是手运动的本体感觉反馈。

另有研究证实，眼部肌肉的本体感觉信号非常有助于我们在外部空间定位目标的能力。Gauthier 和他的同事们（1988）做了一个试验，在试验中他们干扰受试者一只眼睛的运动，因此当要求受试者指向一个放在正前方的目标时，他们出现向左 30°的偏移。研究者发现受试者不能精确地定位目标，而会伴有向左偏移 3°～4°。

够物与抓握

有趣的是，上肢运动控制的改变取决于任务的目标。例如当用上肢指向一个物体时，上肢的所有部分都会被作为一个整体来控制。但是当上肢够取和抓握一个物体时，由于上肢执行的是与传递相关的运动，手执行的是与抓握物体相关的运动，所以手的控制似乎是独立于上肢其他部分

469

第十七章　正常的够物、抓握和手部操作　455

的。如果这样的话，够物就可以分为两个分解成分——够取和抓握成分，它们可能被大脑不同的区域所支配。

在本章节中，我们将首先研究够物运动的运动学特征，以及根据任务和环境的不同其运动学改变的方式。然后我们将讨论特定的神经和骨骼肌肉系统对视觉观察、够物和抓握控制的作用。

够物与抓握的运动学

为了更好地理解任务和环境对够物和抓握运动方式的影响，学者们进行了一些研究。研究表明，由于目的和任务的限制条件不同而够物运动也不同，因而我们够物的适应能力是上肢功能的关键部分。

研究者们证实，够物运动持续时间和速度的变化取决于任务的目的。如果要求受试者去抓握一个物体，相比较要求他指向并且击打这一物体来说，够物的运动时间要长得多。同样，当准备抓握一个物体时，够物运动的加速相要比减速相短得多，但是如果要求受试者用示指去击中一个目标时，加速相要比减速相长，这使得受试者以一个相对快的速度击中目标（Marteniuk et al. 1987）。图17-4显示上肢抓握和指向运动中的速度－时间曲线。

此外，如果受试者抓握起目标物，然后把它

放进一个小盒子里，又或者把它扔掉，这两者的运动时间和速度曲线也是不同的。抓握扔掉比抓握放进（盒子）的运动时间要短。另外，抓握扔掉的运动加速相要比抓握放进（盒子）长。显然，对任务的限制条件和目的会影响运动的够物相。这一发现对于从事重新训练有够物和抓握问题的患者的临床人员是有启示的。由于够物和抓握问题的运动变化取决于任务性质，所以够物运动的训练需要在各种各样的任务中进行。例如这些任务包括在够物和指向中训练够物；够物和抓握；够物、抓握和扔出；够物、抓握和手部操作。

够物与抓握的神经控制

在猴和人类身上的研究显示，感觉系统和大脑皮质的3个区域对够物和抓握的控制起着关键性的作用。这些包括初级运动皮质、前运动皮质以及后顶叶区域。另外，小脑对这些技能的前馈和反馈控制也很重要。接下来的章节我们将讨论这些区域中的每个系统对够物和抓握的作用。

感觉系统

感觉信息在够物和抓握控制中的作用是什么？你可以通过回顾第三章来更好地理解神经系统不同层次的功能，我们通过神经系统通路帮助其规划并执行任务来完成特定的上肢功能任务。我们举了一个例子：你渴了，想从你面前的牛奶盒中倒一些牛奶到杯子里。

来自周围的感觉输入告诉你周围发生了什么、你所处的空间位置，以及你的关节彼此间的位置关系：它们给出你的身体在空间中的图像。来自视觉系统的感觉输入在目标导向性的够物中由两条平行的通路传导，一条与将要被够取的物体有关（感知和物体的识别），另一条与物体在外部空间中的位置（定位）以及与手部操作物体相关的动作系统有关。感知的通路从视觉皮质向颞叶皮质传导，而定位和动作的通路从视觉皮质向顶叶传导。

皮质中的更高级中枢接收到这一信息（可能是顶叶和前运动皮质）并且制订出与目标相关的动作计划：伸手够取牛奶盒。你制订一个具体的运动计划：你想要伸手够取你面前的玉米片盒子，这个计划被传到运动皮质，从而有特定的肌群参

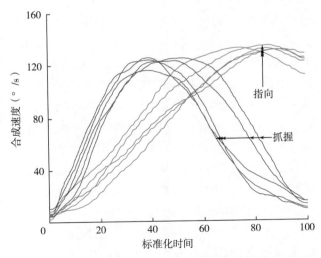

图17-4　许多个体试验中，同时完成指向运动和抓握运动时上肢的速度和时间（速度变化曲线图）。发现抓握运动的加速相要比减速相短，而指向运动则相反（经许可引自 Jeannerod M. The neural and behavioral organization of goal-directed movements, Oxford, UK: Clarendon Press, 1990:19.）

与。该计划也被传到小脑以及基底神经节，它们来调整计划使运动更加精细。

小脑将修正后的运动输出信号传送至运动皮质和脑干。随后，运动皮质和脑干的下行通路激活脊髓网络，脊髓运动神经元再激活肌肉，然后你伸手去拿牛奶。当你认为牛奶盒是空的但它其实很满时，脊髓反射通路会补偿那部分你没有想到的重量，并激活更多的运动神经元。然后，你的够取抓握到物体得到的感觉信号（结果）将被重新评估，此时小脑将修正运动输出以适应变重的牛奶盒。

通过以上描述，你会发现感觉信息在够物过程中起着很大作用。感觉信息常用于纠正运动本身执行过程中的错误，确保运动最后部分的准确性。此外，感觉信息在帮助制订运动计划的过程中也能预激活（前馈）。

在下一章节，我们将讨论研究探索特定的视觉通路在够物和抓握中所起的作用。

与视觉观察、够物和抓握相关的视觉通路

当我们移动眼睛来定位一个我们想要抓握的静态目标时，在移动的过程中，这个物体会在我们的视网膜上有连续的激活点。尽管通过视网膜输入的信号是连续移动的，但我们感知到的视觉环境却是稳定的。大脑如何处理将在视网膜水平形成的感觉刺激编码转换为用于控制够物和抓握运动的运动输出编码这一问题？眼、头和手运动之间的关系可以通过联想以指导手部运动为目的的视觉优化作用来进行充分理解（Crawford et al., 2004）。研究发现顶叶皮质内的神经元细胞利用意向性眼球运动的信息来不断更新视觉空间在大脑的表达，神经元细胞能够预测意向性眼球运动的视网膜成像结果，并且首先改变皮质的表达，然后眼球定位到物体。

因此，这些神经元产生一系列放电并输出到眼球的肌肉以及大脑的其他区域，这使得视觉世界在每次眼球运动与当前注视位置相协调后产生重新映射。研究表明（Duhamel et al., 1992a, 1992b），在眼球扫视发生前约80毫秒，外侧顶叶区域（lateral intraparietal area, LIP）中的这些发电的视觉细胞已经开始提高它们的放电率。

够物和抓握中涉及的两条视觉通路包括从视觉皮质到顶叶皮质的背侧传导通路，及从视觉皮质到颞叶的腹侧传导通路。研究表明（Goodale & Milner, 1992; Goodale et al., 1991），到顶叶的背侧传导通路提供够物运动所有时相的动作相关信息，包括物体的位置、结构和方位，但是到颞叶的传导通路为我们提供有意识的视觉感知经验。

Goodale 和 Milner（1992）提出背侧和腹侧的视觉通路在关于获取感知觉方面是不同的。例如一位伴有"腹侧通道"损伤的患者无法感知到物体的方位或尺寸，但她可以熟练地捡起物体。因此，这可能是背侧系统可以在没有够物感知意识的情况下处理了信息（Goodale & Milner, 1992）。

Haffenden 和 Goodale（1998）得出证据来支持在正常人体中知觉（腹侧通道）和动作（背侧通道）的视觉通路是分开的观点。在这个试验中，他们使用视觉错觉来分开对物体大小的知觉判断和准确够物的能力。他们使用 Ebbinghaus 错觉试验，在试验中，两个同样大小的目标圆圈分别被一组小的和一组大的圆圈所包围；受试者通常报告被小圆圈包围的圆比被大圆圈包围的圆圈要大。如果知觉和行动的控制是同一通路，那么知觉和抓握应该同样受错觉影响。

在这个试验中，要求受试者够取位于两组圆圈中心的其中一个圆盘（假设为背侧通道）（图17-5A）或徒手估计中心圆盘的大小（假设为腹侧通道）（图17-5B）。受试者在两种条件下都接受测试。在第一种试验条件下，尽管两个中心目标的大小是相同的，但受试者感知的大小是不同的，这是因为周围的圆圈尺寸不同。在第二种试验条件下（图17-5C），这两个圆盘的大小是不同的，但是周围的圆圈带来让它们看起来一样大的错觉。如图17-5C所示为第二种试验条件下的数据，抓握大小被缩放到真实尺寸，而不是看起来的大小。注意，与小圆盘相比，较大圆盘的最大抓握孔径明显更大（参见左侧直方图）。然而，当被要求估计两个目标圆盘的大小时，受试者将不同大小的圆盘报告为相同大小（参见右侧徒手估计目标大小的直方图）（Haffenden & Goodale, 1998）。

因此，颞叶皮质的腹侧传导通路似乎在物体的感知识别中起主要作用，而顶叶皮质的背侧传导通路介导视觉引导下指物活动所需的感觉运动转化（Goodale & Milner, 1992）。

这项研究有许多临床意义。它表明临床人员应该评估视觉引导下够物的两个组成部分：感知

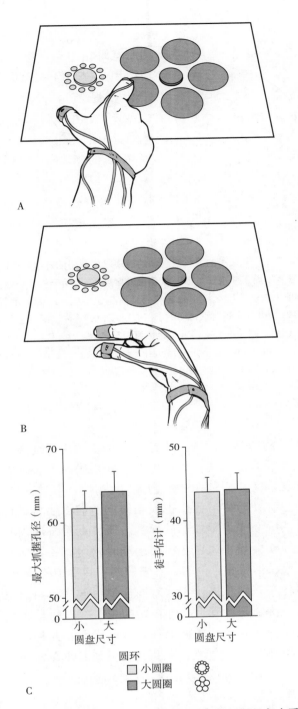

图 17-5　**够物和徒手估计的任务。**A.显示抓握任务中受试者的手在接近目标。B.显示徒手估计任务。C.显示试验中的最大抓握孔径（左侧直方图），受试者够取不同尺寸的圆盘，尽管它们被感知为相同大小。观察到抓握孔径被正确地缩放到目标尺寸。右侧直方图是受试者对两个目标圆盘的徒手估计，显示两个目标大小相同的错觉（经许可引自 Haffenden AM, Goodale MA. The effect of pictorial illusion on prehension and perception. J Cogn Neurosci 1998, 10:127, 128.）

和运动成分，因为它们属于不同的神经成分。明白要抓握对象的基本感知特征与改良抓握以适应这些特征的能力同样重要。此外，治疗应注重于运动的感知和动作成分的双重训练。

后顶叶皮质和感觉运动信息转换

值得注意的是，在背侧通路区域（后顶叶皮质，简称 PPC）中的大部分神经元都显示出与感觉和运动均有关的活动，因此这可能涉及在眼球朝向被抓握物体的运动及够物和抓握运动中感觉运动信息转换过程均有关联。例如 LIP 作为感觉运动处理区域或用于产生朝向物体的扫视运动。如在其他感觉处理区域中发现的那样，LIP 控制感觉注意力（需要在感觉运动图中找到特定对象）和眼球运动。该界面是参与够物的感觉和运动系统之间的共享边界。最强的眼球运动相关活动通常发现于顶下小叶，包括 Brodmann 第 7a 区和 LIP（Buneo & Andersen, 2005）。

还有证据表明 PPC 在上肢运动的计划和控制中起着相同的作用。这种活动在顶上小叶中最强，其中包括 Brodmann 第 5 区和顶叶到达区域（parietal reach region, PRR）。

大脑需要做怎样的运算才能做到准确的够物？首先，它需要确定手的位置和目标的位置。如图 17-6 所示，在此案例中的目标是用于打开门的门把手。大脑可以用以眼睛为中心的协调系统（用图 17-6 中的红色线表示）或者以躯干为中心的协调系统来确定这些位置（在图 17-6 中，灰色线表示右肩关节坐标，适用于右利手的人）。然后，大脑可以计算出运动误差（M），即手位置（H）和目标位置（T）之间的差值（Buneo & Andersen, 2006）。研究表明，PPC 中的一些神经元（PRR 中的那些神经元）在以眼睛为中心的协调中编码目标位置和当前的手位置，而其他 PPC 神经元在以肢体为中心的协调中编码与够物有关的变量。第三组神经元在以眼睛和肢体为中心的协调中编码这些变量。这表明它们可能在两个参考体系之间的空间信息转换方面起非常关键的作用（Buneo & Andersen, 2006）。

实际上，PPC 参与许多不同类型的感觉运动转换，包括以下：①运动计划或称为运动的"意

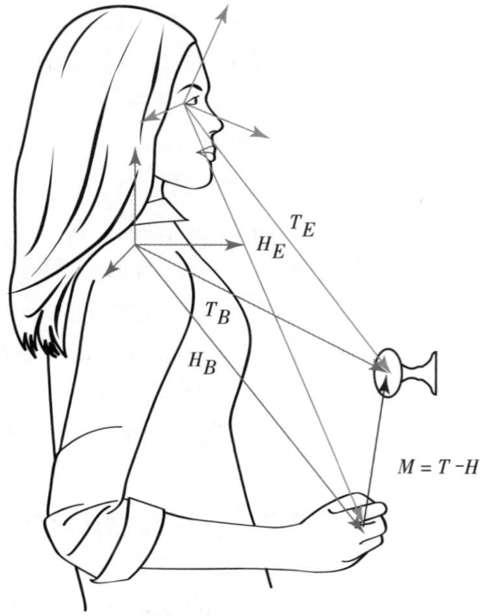

图 17-6 图示显示用于够取门把手的以眼睛为中心的图像（红色线表示目标和手，相对于当前的视觉固定位置编码）和以身体为中心的图像（灰色线表示目标和手，相对于当前的躯干固定位置编码）。运动误差（ M ）是手位置（ H ）和目标位置（ T ）之间的差值，用黑色箭头表示。 T ，目标的位置； H ，手的位置； B ，以身体为中心的坐标； E ，以眼睛为中心的坐标； M ，运动误差（经许可引自 Buneo CA, Andersen RA. The posterior parietal cortex: sensorimotor interface for the planning and online control of visually guided movements. Neuropsychologia 2006, 44:2594–2606. ）

向"（运动的目标和运动的类型，例如"我想拿起一杯牛奶"）。这还包括制订决策（不同意向之间的竞争）以及如何够取并抓握玻璃杯的具体细节。②内部模型的形成。③协调转变：作为实施运动计划过程的一部分（Andersen & Cui，2009）。

运动规划和意图图像

在人类中使用功能性磁共振成像（fMRI）和在其他灵长类动物中进行单体记录的研究表明，在 PPC 中存在与运动计划或意向相关的图像。如图 17-7 所示，LIP（外侧顶叶皮质）专门用于扫视计划；MIP（内侧顶叶也被称为顶叶到达区（PRR）专门用于计划够物；AIP（顶叶前部）专门用于计划抓握；MST（内侧颞叶上部）用于计划眼球的平稳追踪。如果将猴的 AIP 区域（抓握区域）进行可逆性抑制，则会在抓握之前出现手塑形障碍，这与 PPC 受损的人类的情况类似（Andersen & Buneo，2002）。

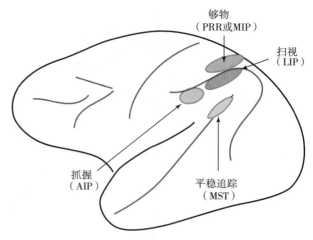

图 17-7 非人类的灵长类动物的后顶叶皮质中的意向区域图（涉及早期运动规划）。LIP（外侧顶叶区域）专门用于扫视规划，MIP（内侧顶叶区域）也被称为顶叶到达区域（PRR）用于够物，AIP（前顶叶区域）用于抓握以及 MST（内侧颞叶上部）区域用于眼球的平稳追踪（经许可引自 Andersen RA, Buneo CA. Intentional maps in posterior parietal cortex. Annu Rev Neurosci 2002, 25:199. ）

例如已经证实，伴有 PPC 损伤的患者会导致视神经共济失调，他们不仅在朝正确方向够物时存在障碍，而且在够向物体时手指或手方位的调节也存在障碍。他们也很难根据他们将要拾取目标的大小来调整他们的抓握。研究人员发现顶叶的损伤会损害患者在抓握运动时使用有关物体的大小、形状和方位的信息来控制手和手指的能力，即使在识别和描述物体时同样使用这些相同的信息。特别是伴有上顶叶损伤的患者存在将最大抓握孔径缩放到待抓握物体尺寸的障碍。此外，人类的 fMRI（功能性磁共振）研究显示，在精确抓握中，AIP 与前运动皮质、感觉运动皮质和后顶叶皮质的其他区域都是活跃的。

协调转换。当我们接收到感觉刺激时会作出反应，进而产生运动，这是一项非常复杂的技能，需要我们的大脑处理大量困难的计算任务。第一个必须要处理的任务是不同类型的感觉输入，这些感觉用于帮助我们知道身体及目标的空间位置，它们在不同的参考体系中进行编码。如图 17-8 所示，视觉信息在以眼睛为中心的坐标系中编码，听觉信息在以头为中心的坐标系中编码，躯体感觉信息（如触觉）在以身体为中心的坐标系中编码（Andersen & Buneo，2002）。中枢神经系统（central nervous system, CNS）需要以某种方式处理这些，因为这 3 个体系在指导运动中可能都需要。然后必须将所有的坐标框架转换成用于眼球、头部和上肢运动的肌肉协调，这些是运动的最终执行系统。如图 17-8 所示，神经系统在早期的计划过程中通过使用以眼睛为中心的坐标系作为常规的坐标系来解决这个问题。使用常规的坐标框架有助于眼 – 手协调，并且因为视觉是所有感觉中最准确的，这样也会提高运动精确度（Andersen & Buneo，2002）。

够物需要解决的下一个问题是将信息转换为以肢体为中心的坐标体系。证据表明，至少在某些情况下，这可以通过使用直接变换方案来解决，即使用眼睛定位的坐标体系从当前目标位置中减去当前手部位置（图 17-6），并创建肢体坐标体系中的运动矢量。研究人员发现，PPC 内的躯体感觉 – 运动皮质区域 Brodmann 分区中的 5 区的细胞在以眼睛为中心和以肢体为中心的坐标体系中编码目标的位置。转化过程似乎涉及神经元反应的简单增益变化（Andersen & Buneo，2002）。

部分够物和抓握涉及在视觉坐标体系中对感知的目标进行复杂且精细的转换，从而在以身体为中心的坐标体系中产生运动。训练够物和抓握的感知觉及动作成分有可能提高协调系统之间的转换。然而，这一假说还有待于研究证实。

视觉反馈在够物和抓握中的作用

视觉反馈在够物动作中的主要作用似乎和动作最终的准确性有关。有人提出一个假说，即在够物过程中，保持拇指相对腕关节位置的稳定性可能是与肢体末端所提供的精确的视觉反馈信息有关的一种策略（Wing & Frazer，1983）。

为了明确视觉反馈在够物中的作用，学者们进行在有或没有视觉参与下去够物有无差别的对比性研究。实验结果显示，有视觉反馈的够物比那些没有视觉反馈的够物显示出更长的持续时间。缺失视觉反馈不改变够物中的抓握成分（Jeannerod，1990）。

在视觉皮质功能缺失的情况下还能进行够物吗？一般来讲，人类视觉皮质的破坏会造成除了感知非常微弱的光照变化外的完全失明。然而，对视觉皮质受损的猴进行研究已经显示一些与视觉 – 运动控制相关的非常有趣的结果。虽然视力测试的结果显示这些猴是看不见的，但是它们仍然可以够到出现在或经过它们视野范围内的东西。有学者提出一种假设，他们认为中脑的上丘对这种残留的够物行为起作用（Humphrey & Weiskrantz，1969）。

自从在猴身上进行相关实验后，在人类身上的研究也证实这些结果。为了将对猴的研究推广到人类，研究者们使用一种新的、未曾在人类身上使用过的实验方案。在实验中，研究者们让有视觉皮质损伤的患者试着去指出他们"猜测"的目标物体所在的位置，而不是问他们是否能看到一个物体。实验结果显示，受试者不是随便指出物体位置的，他们所指的位置和目标物体的实际位置存在着显著的相关性。然而，当受试者在他们的盲区内够物时会表现出较大的持续性的误差。当目标物出现在中线 30°范围内时，受试者所指的位置总是超出实际位置；当目标物在中线 30°以外时，受试者则指不到目标的实际位置（Perenin & Jeannerod，1975；Weiskrantz et al.，1974）。

视觉控制下越过中线够物

当个体向身体对侧够物时，视觉处理过程会不会更复杂些呢？是的。研究者反复指出，跨越中线的够物动作（目标物在对侧半视野范围内）比够取身体同侧的目标物更慢、准确性更低。在这些研究中，与够及对侧（跨越中线）目标物相

474

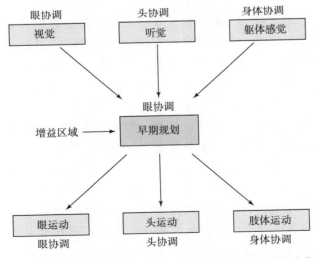

图 17-8　多感觉整合的模型以及在后顶叶皮质（PPC）内发生的眼、头和身体坐标信息转换。详细请参见正文（经许可引自 Andersen RA, Buneo CA. Intentional maps in posterior parietal cortex. Annu Rev Neurosci 2002, 25:207.）

比，够及同侧（不跨越中线）目标物完成的潜伏期更短、最大速度更快、动作完成更迅速而且准确性明显更高（Fisk & Goodale，1985）。

因此，即使是正常人群在向身体（肢体）对侧够取物体时也会表现出缓慢的状态，所以当我们给有够物障碍的患者进行评估时必须要记住这一点。此外，在设计训练方案时，最好从将目标物放在身体同侧开始，然后再进阶到将目标物放在身体对侧。

躯体感觉对够物的作用

躯体感觉输入对够物动作的完成是必需的吗？Taub 和 Berman（1968）指出，对猴实施神经阻滞技术后，2 周内只要视觉是可用的，它们就可以很好地完成够物和抓握动作。他们注意到猴最初的动作很笨拙，它们只能掠过地面上的物体；然后，它们表现为拇指不参与、只用四指抓握的原始抓握模式；伤后几个月，它们又重新学会原始的钳状抓握。

本章后面讨论的其他实验已表明，如果在传入神经阻滞之前已经学会拾取任务的猴，在传入神经阻滞后，即使当手臂的视觉被遮挡时，它们仍然可以完成相当准确的单关节拾取任务（Polit & Bizzi，1979）。这种情况下，即使它们不能看到或感知它们肢体的位置，在运动前改变猴上肢的位置也基本不会影响最终的准确性。因此，可以得出结论，猴可以利用中枢运动程序来完成原先掌握的够物任务，而且在做已经掌握良好的运动时，不需要运动觉就可以实现合理的准确性。

对四肢患有严重的外周感觉神经病变的患者进行实验，结论也是相似的。即使闭着眼睛，患者也能够完成各种各样的手部动作，如敲打和用手指在空中画画。但是，当要求患者闭着眼睛多次重复某个动作时，他们的表现会迅速变差。所以这提示我们，只要动作是简单的或不需要重复的，躯体感觉信息便不参与上肢运动的启动或执行。然而，如果患者要完成由多个关节协调运动的动作或重复某一动作，没有视觉反馈他们将无法修正躯体空间感觉中枢的表达，并且会表现出大量的动作"偏航"以及协调问题（Rothwell et al.，1982）。

这些实验表明，某些运动可以在没有躯体感觉反馈的条件下完成。然而大量的研究也表明感觉反馈对运动精细调节起着重要作用。

研究者们原先认为在够物过程主要是关节感受器控制位置觉。然而，近期更多的研究结果显示关节感受器活跃期主要在关节运动的终末端，而不是在中间位置。因此，关节感受器不可能在关节运动的中间活动范围发出肢体位置的信号（Jeannerod，1990）。

其他研究也已经开始为肌梭对位置觉发挥重要作用提供依据。实验中，研究者通过振动肌腱，有针对性地激活肌梭中的 Ia 类传入神经纤维。受试者会持续产生一种错觉，感觉关节在朝着肌肉被持续牵伸时的方向运动。例如当肱二头肌腱被振动时，则会产生肘关节伸展的错觉（Goodwin et al.，1972）。

皮肤感觉传入对位置觉也起着重要作用。手指的等张运动可强烈地激活手部无毛发区域的机械刺激感受器（Hulliger et al.，1979）。

有趣的是，对于瘫痪恢复期的患者，当肌肉完全瘫痪时，他们感觉不到肢体的重量。但是，当肢体开始重获运动能力时，他们感觉肢体好像被重物拉着往下坠。随着能够更轻松地运动以及肌力的增加，坠物感逐渐减轻。这可能归因于运动指令强度的内在知觉（Jeannerod，1990）。

躯体感觉对抓握活动的作用

皮肤的感觉输入对抓握力量的控制是必不可少的。如果物体是光滑的，皮肤的传入会察觉到滑动的信息，并激活通路，通过增加手指肌肉的活动来增加抓握的力量，同时增加肩、肘部的肌肉活动来降低手的加速度。在将手指麻醉以阻止皮肤反馈的实验中，受试者会通过增加抓握的力量以代偿信息的缺失，但即使受试者以前有过举起这个物体的经验，也会丧失抓握和负荷力之间的协调（Witney et al.，2004）。

另外，抓握力在握持 20 ～ 30 秒后会显著下降，并且 7/10 的受试者至少有过 1 次掉落物体的情况。即使是看着抓握的手，也不会出现对这种信息缺失的适应。也有报道称，多发性感觉神经病变患者（初级感觉输入的完全丧失）在抓握力的控制上有类似的困难，并且很少甚至没有表现出随时间变化而适应的能力。然而，那些中度感觉受损的患者却没有表现出这类问题（Augurelle et al.，2003；Monzee et al.，2003；Nowak et al.，2003；Witney et al.，2004）。

详细的研究表明，对这一控制起关键作用

的中枢神经区域包括躯体感觉皮质（SI）。抑制躯体感觉手指区域的研究显示，这一区域的失活与不协调的抓握、负荷力以及抓握力的增加有关（Brochier et al., 1999）。灵长类动物在执行拿起—握住的任务时，其躯体感觉皮质区的单细胞记录表明，快适应细胞在抓握一开始时活跃，慢适应细胞在握持相持续活跃，这两种细胞在物体滑动时都反应强烈。它们也接受来自大脑运动相关区域的输入，并且当传入信息突然发生不同于正常模式的变化时，可能在反应的激活上起一定作用（Salimi et al., 1999a, 1999b）。

视觉和躯体感觉对够物和抓握预期（前馈）控制的作用

预先激活的视觉和躯体感觉控制是所有够物动作的一个必不可少的成分，它们与上肢伸向目标的正确起始方向，以及上肢各节段间起始的协调有关。此外，将要被抓握的物体特征的视觉信息用来预先计划完成精细抓握要用的力。

有假设认为视觉和躯体感觉信息也被用来更新本体感觉和视觉躯体图像，以使够物运动的计划更加精确。为了确定更新的身体工作空间图像对够物运动精确性的影响，专家们做了一些实验来处理运动前手和目标位置的视觉信息。实验证实，受试者运动前看不到手时，在够取目标时会出现较大的误差。并由此得出结论，手的本体感觉本身并不足以适当地编码在够物空间中的手的位置。这就提示，为了使本体感觉图像和视觉图像相匹配，躯体感觉输入必须被视觉所校准（Jeannerod, 1990）。但目前还没有实验来证实本体感觉图像要多久被视觉输入更新 1 次才能保证运动的准确性。

运动系统

运动前区和初级运动皮质的参与

如上所述，在视觉对够物和抓握作用的部分中，后顶叶区与编码运动目标相关，如预期手形和朝向物体的方向。然后，信息被传送到运动前区和初级运动区（Castiello, 2005; Crawford et al., 2004）。尽管我们常常认为顶叶皮质与感觉相关，运动前区和初级运动区与执行运动相关，而在后顶叶和运动前区的活动中，两者既存在有趣的相似性，也有一定的区别。例如 AIP 抓握区域和运动区域的神经元一起参与和被抓握物体类型相关的抓握动作的编码（例如准确性与握力大小），但是 AIP 区域的神经元参与了整个动作过程，而运动前区的神经元只参与整个动作过程中的某一特定部分。除此之外，AIP 在视觉协调中编码目标物，而运动前区在身体协调中编码目标物（如图 17-8 下部分提到的眼的运动、头的运动和肢体运动）（Andersen & Buneo, 2002; Castiello, 2005）。

如下所述，两条单独的下行传导通路也与够物和抓握动作有关。

够物和抓握动作中两条独立的下行传导通路

在够物过程中，上肢移动手到达目标物与抓握物体的手指的预先构形是同时进行的。很多实验表明，对够物和抓握起作用的不同运动系统有各自的下行传导通路。

例如虽然新生儿的抓握动作形成发育较晚，但早期就可以观察到他们的够物动作。研究表明，1 周大的婴儿可以够物，并且可以截住移动的物体，开始去触摸它们，但这是在手完全张开的情况下做的动作，此时并没有抓握动作形成。抓握动作的形成在婴儿 10 ～ 22 周时才开始发育（Bruner & Koslowski, 1972）。

对猴来说，情况同样如此。现已证明，在 8 个月大时，抓握成分的出现与皮质脊髓束和运动神经元之间联系的成熟有关（Kuypers, 1962）。因此，成功的抓握需要完整的初级运动皮质和皮质脊髓束，如果这些区域中的任何一部分受到损伤，抓握时对单个手指的控制就会出现明显的问题。然而，此区域的损伤并不会影响用力抓握时手指之间的协同控制。有趣的是，在精细运动中如精细抓握动作运动皮质的神经元细胞是处于兴奋状态的，但在用力抓握时运动皮质的神经元细胞并不活跃（Castiello, 2005; Muir & Lemon, 1983）。

锥体束损伤的患儿尽管他们在整个够物动作中的转移传递成分是正常的，但是抓握成分有问题（Jeannerod, 1990）。这就表明，中脑和脑干的通路如红核和网状核可能控制与够物运动相关的近端肌肉，而锥体束通路与抓握运动的精细控制有关。

从初级运动皮质区传到脊髓的信息同时也被传送到小脑（中叶）。在抓握中，小脑对手运动控制的重要性已被证实：来自小脑的 93% 的传出神

476

经元在伸手够物和抓握时要比单纯抓握物体时更活跃（Castiello，2005；Gibson et al.，1994）。

　　在猴完成精细抓握和力量抓握任务相对比的实验中（图17-9）已经证实，初级运动皮质区的神经元只在执行精细抓握而不是力量抓握时才被激活。这提示，它们是与手内在肌相关的，而不是与前臂肌相关。这些神经元在肌肉激活以前有一个短潜伏期的脉冲（11毫秒），这表明它们与运动神经元池之间是通过单突触进行连接的（Lemon et al.，1986；Muir & Lemon，1983）。图17-9显示在用轻的力量和重的力量完成精细抓握以及力量抓握时，锥体束神经元的活动和前臂骨间肌的活动（抓握一个圆柱体）。注意，只有在精细抓握中两个施力水平的抓握时锥体束神经元才是兴奋的，在力量抓握时是不兴奋的。然而，前臂骨间肌在这3个任务中都显示出活动性。

骨骼肌肉系统的作用

　　够物也涉及骨骼肌肉系统和神经系统之间的复杂的相互作用。骨骼肌肉系统的成分包括关节活动度、脊柱的柔韧性、肌肉的特性以及身体相连节段间的生物力学关系。下面列出的关节活动类型对保证上肢正常的活动能力尤为重要：肩胛骨的旋转、良好合适的肱骨头运动、前臂的旋后能力、肩和肘关节屈曲100°～120°的能力、腕背伸至略超出中立位的能力，以及手部充分的灵活性以允许抓握和放开物体（Charness，1994）。

　　够物的运动方面包括适当的肌肉张力、肌肉力量和协调性。更具体来说，在上肢的够物动作中需要肌肉收缩以稳定肩胛骨、胸腔和肱骨头，同时也需要肩、肘和腕部的肌肉收缩以完成上肢的移动动作。

　　Kaminski 等（1995）的工作证明，在够取目标物时躯干、肩胛骨和上肢之间存在耦合运动。研究者们发现，躯干运动在上肢移动的过程中起着重要作用，可同时影响手部运动的速度和轨迹。在够取放置在前面的目标时，耦合运动的特异性证据已被证明。活动中躯干转向盂肱关节水平外展方向的对侧并且肩胛骨回缩以保持手部的直线运动。

　　对有神经功能障碍的患者来说，通常较难确

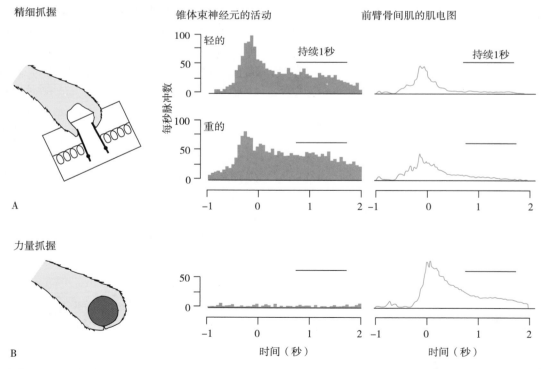

图 17-9　两个不同任务中锥体束神经元和前臂骨间肌的活动图（脉冲/秒）：（A）用轻的力量和大的力量完成精细抓握任务（上面两组曲线）和（B）力量抓握（最底下的曲线）。注意：这些神经元在精细抓握时活跃，在力量抓握时并不活跃（经许可引自 Muir RB, Lemon RM. Corticospinal neurons with a special role in precision grip. Brain Res 1983, 261:312-316.）

定到底是神经方面的问题还是骨骼肌方面的问题引起的上肢够物动作异常。即使当激活的模式正常时，影响系统惯性特点的运动控制问题也会导致协调障碍。例如僵硬度的增加将会改变头、上肢和（或）躯干的惯性特点，使运动的起始更困难。由此，我们可以明白运动的生物力学和神经控制机制之间存在重要的相互作用。

够物的姿势支持

正如在第七章中讨论的，姿势控制可定义为为保持稳定和定向的目的而控制身体在空间中的位置的能力，它对上肢功能有很强的影响。控制身体在空间中的位置的能力对能够移动身体的某一部分是至关重要的。这样，单侧或双侧上肢运动时才不会引起身体其他部位的不稳定。

研究证实，在进行双手任务时（如用一只手握住物体，并用另一只手举起它），预期性姿势调整的学习涉及一个关键的脑结构——小脑。对小脑损伤患者的任务效率的研究显示，在这项任务中，尽管已经学会的预期性姿势调整几乎是未受损的，但姿势调整的短期适应也是不可能的。而且，伴有小脑异常的患者是无法学会对以前没有训练过的任务做出预判性姿势调整。研究者得出结论：对这些反应的适应和新的预期性调整的获得是需要小脑参与的。他们也发现，伴有小脑损伤的患者表现出很差的时间性预期调整，相对于正常成人，他们的调整反应开始得更早（Diedrichsen et al.，2005）。

正如操作控制的任务依赖性一样，对姿势的要求也是根据任务的不同而变化的。例如坐位够物时的姿势需求要小于站立位够物，它可能只需要躯干肌肉的参与。相反的，站立位够物的姿势需求要大得多，要求双下肢和躯干更加广泛的肌肉活动以防止不稳。姿势的要求可以影响上肢运动的速度和准确性。当通过提供外界支持以减少姿势的要求时，由于先前的姿势稳定变得不再需要，所以上肢活动时速度会更快（Cordo & Nashner，1982）。

对于健康的年轻人，在坐位姿势下给躯干（如躯干中部）提供额外的支撑并不会改变够物时上肢和躯干的运动。然而，下一章中我们将会看到发育完好的及受损的够物与抓握动作，对于发育过程中的儿童和伴有神经病变的个体，给予躯干的额外支撑会显著改善够物动作。

帮助患者重新获得充分的姿势控制以满足够物任务固有姿势的要求，对于重新训练该任务是必需的。读者可以回顾第七至十一章，其中讨论了姿势的控制、它与够物的关系，以及有姿势障碍的患者重新训练的问题。

抓握

抓握模式的分类

抓握的模式依据要抓握物体的形状、大小和位置而变化（Johansson，1996）。1956年，Napier将人类的抓握运动分为力量抓握和精确抓握。他发现，对于几乎每一类型的物体都可单独使用精确或力量抓握，或者将两者联合使用。他也认为，不只是物体的形状或大小，还有目的性的活动本身也决定抓握的类型，如一个柱状物体可以用来写东西（精确抓握）或者用来敲打（力量抓握）（Castiello，2005；Jeannerod，1996；Napier，1956）。

从解剖结构上讲，两种抓握的不同在于拇指和其余手指的姿势不同。力量抓握时，拇指和手指的指腹朝向手掌，将力传递到物体上。力量抓握包括钩状抓握（握手提箱的把手）、球状抓握（握住垒球）和柱状抓握（拿着瓶子）。相反，精细抓握时，力量存在于拇指和其余四指之间。这两种抓握在操作技巧中的应用大相径庭：精细抓握可进行物体相对于手和物体在手中的运动，力量抓握却无法完成这些动作。

除了力量抓握和精细抓握这两种区别外，研究者们发现受试者习惯于根据先前的相关知识，将物体大致分为4类。这些分类涉及4种手型：戳、捏、握紧和攥。这些分类是根据抓握和操作物体时手部的运动模式不同而区分开来的。手形的区别也出现在抓握物体的手的预先构形过程中（Castiello，2005；Jeannerod，1996；Klatzky et al.，1987）

成功地抓握一个物体需要满足两个重要的条件。首先，手必须适应物体的形状、大小和用途。其次，手指的运动必须与上肢的移动在时间上很好地协同，才能在恰当的时刻靠近物体。不管靠近物体的时间过早或过晚，都不适合完成抓握（Jeannerod，1990）。有关抓握形成的大部分的研究是关于精确抓握的，将在接下来的部分进行讨论。

抓握模式的预期控制：精确抓握的形成

当向前去抓握一个物体时，抓握手形的形成发生在够物的移动过程中。图17-10显示够物过程中双手运动速度（图17-10A左）和抓握口径大小（图17-10A右）的改变。抓握手形的提前形成受视觉调控。影响预期手形形成的物体特性是什么？实验活动17-1可以帮助回答这个问题。

正如从实验活动17-1中所看到的，物体有两种不同的特性可以影响预先抓握手形的形成：固有特性，如物体的大小、形状和质地；外在特性，如物体所处的方位、离身体的距离和相对于身体的位置（Jeannerod，1984）。

牢记抓握的形成发生在移动相，并根据要抓握物体的特性预先出现。最大抓握口径的大小与物体的大小是相适应的。这种关系在图17-10B中已显示，让受试者伸手去拿一个2mm的小棒和一个55mm的圆柱体。物体大小每增加1cm，最大抓握口径随之增加0.77cm（Marteniuk et al.，1990）。当受试者改变抓握的口径时，几乎完全是靠手指运动，而拇指保持不动。当伸手去拿一个物体时，在上肢向前伸的过程中手指开始张开，抓握的口径迅速增加到最大而后减小并适合物体的尺寸。

受试者们对不同形状的物体显示出不同的手部形状。拇指和示指间的距离通常在最后缓慢靠近物体阶段最大。现已证实佩戴假手的成人在抓握相和移动相之间也有同样的关系（Fraser & Wing，1981）。显然，这种关系不是缘于神经因素的限制，但可能是够物动作的最有效的方式。

抓握和拿起任务

一天中人们拿起的物体的种类繁多，可能是一只很轻的钢笔，也可能是一只又重又滑的油瓶。神经系统能够调整精确的抓握以适应许多不同重量和表面特性的物体。这些能力的控制机制已被仔细研究过。现已证实，任何一个拿起任务都有分离的时相。这些时相与手部感受器的反应相关。

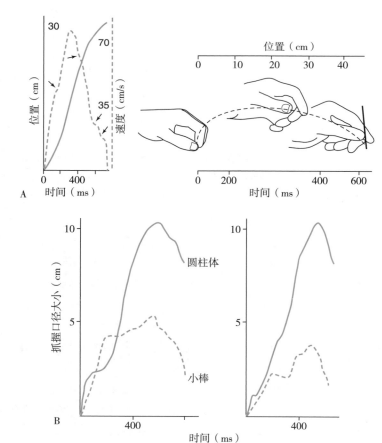

图17-10　够物移动相的特点。A. 左图示够物过程中手运动速度的变化（虚线）以及作为时间功能的位置变化（实线）；右图示够物过程中手运动变化的描绘，包括抓握中的手张开（源自 Brooks VB. The neural basis of motor control. New York, NY: Oxford University Press, 1986:133）。B. 两个不同的受试者在分别够取一个直径为2mm、长为10cm的小棒（虚线）和一个直径为55mm、长为10cm的圆柱体（实线）时，抓握口径大小相对于时间的变化。结果显示不同的抓握口径大小，但有相似的曲线形状（经许可引自 gJeannerod M. The neural and behavioral organization of goal-directed movements. Oxford: Clarendon Press, 1990:61.）

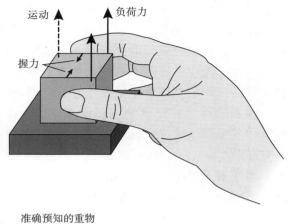

A

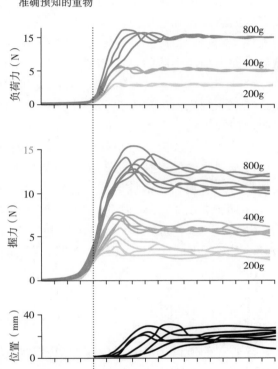

B

图 17-11　A. 受试者从桌子上拿起一个物体，物体上装有握力和负荷力探测器。B. 受试者事先知道物体的重量（200g、400g 或 800g），因此拿起物体所使用的力量大小恰到好处。如图所示，通过多次实验获得的三组曲线（负荷力、抓握力和物体位置）。注意：使用的握力与物体的重量成正比，因此物体才不至于滑脱（经许可引自 Kandel ER, et al. Principles of neural science. 5th ed. New York, NY: McGraw Hill, 2013. Fig. 33–14, p. 758.）

实验活动 17-1

目标：测试任务的特性是怎样影响够物及抓握运动的。

步骤：在此实验中每两人将配对工作。需要以下物品：一罐水，一个杯子，一枚 2 角 5 分的硬币，一支铅笔，一个木块及一只涂了油的塑料杯。实验第一步观察你的搭档在拿起和放下杯子、2 角 5 分的硬币、铅笔、木块及塑料杯时上肢和手的动作；接着将杯子直立放置在水罐旁，观察你的搭档如何取水和倒水的；最后将水倒回水罐并将杯子倒置在水罐旁边，再次观察你的搭档是如何够取和倒水的。

任务

1. 描述影响你如何够取和抓握不同物体的物体特性。

2. 在倒水实验中，改变杯子摆放的方向是如何影响拿起杯子的运动策略的？

3. 在够取物体时，手是否提前摆好形态为抓握做好准备？

4. 物体的特性是怎样影响预期手形的？

拿起任务的第一时相起始于手指和要被拿起的物体的接触，如图 17-11A 所示。一旦接触到物体，第二时相就开始了，伴随有抓握力和负荷力（手指上的负荷）的增加，如图 17-11B 所示负荷力和抓握力图表中的虚线。当负荷力超过物体的重量并开始移动时，第三时相开始，如图 17-11B 位置曲线图（最下方的黑色曲线），物品的位置从 0 开始向上移动。第四时相出现在拿起任务的最后阶段，此时物体接触桌子后，抓握力和负荷力迅速下降（未显示）（Johansson & Edin，1992）。图 17-11 中显示重量分别为 200g、400g 和 800g 物体的抓握力和物体位置的测量值。请注意：抓握力随着物体重量的增加而成比例地增加。

这种有组织的控制计划有很多优点。例如它使得拿起不同重量的物体时有很大的适应性。因此，负荷相的持续时间取决于物体自身的重量：越重的物体在被拿起之前需要更大的负荷力。这也确保在负荷相有恰当的抓握力。因为一个时相结束引发下一时相，所以这一计划也需要一定的感觉处理过程。

一旦物体被拿起，抓握力 - 负荷力的比例必须达到一定的水平以上才能确保安全抓握，否则物体会从手中滑脱。神经系统是怎样为抓握力和负荷力选择正确的参数呢？由于一个物体可能比另一个物体更光滑，所以即便是同样重量的物体，所需抓握的力可能也不相同。中枢神经系统（CNS）似乎会结合以往的经验以及在执行任务中的传入信息来选择正确的抓握参数。如果预期的参数与物品的实际属性不相符，指腹的感受器就会被激活。环层小体非常敏感，并且能够很容易地检测到物体已经比预期的提前运动了。此外，视觉和其他类型的皮肤信号在决定抓握参数的选择时也很重要（Johansson & Edin，1992）。

对于抓握力的预期控制，小脑也是一个关键的系统。在要求猴在模拟物体滑落的干扰中保持它们对物体的抓握的研究中发现，小脑束间核和有皮肤感受器输入的皮质神经元在干扰发生后的大约45毫秒被激活。多次重复试验后，随着抓握力的增加，小脑的神经元细胞也显示出预期活动的增加（Monzee & Smith，2004）。这表明小脑在组织预先反应时发挥了一定的作用。研究表明，初级运动区、运动前区和次级运动区没有这一类型的预先反应。对小脑损伤患者的研究证实这一发现，他们对抓握力的预期控制很差，尤其是与力的时相相关的控制差。相反的，偏瘫患者有预期抓握力的正常时相，但反应的幅度减小（Babin-Ratte et al.，1999；Boudreau & Smith，2001；Wiesendanger & Serrien，2001；Witney et al.，2004）。

够物和抓握的协调

尽管上面所讨论的神经生理学和发育学的研究表明，这两个成分（够物和抓握）是由不同的运动系统控制的，但为了功能上的有效性，它们彼此间必须相互协调。因此，手的移动必须与手指形状的形成相互协调以确保当手指接触到物体时够物动作的完成。

研究者们已经用运动学来判断够物成分和抓握成分间是否有恒定的关系。结果发现，最大抓握口径的发生时间相对于整个运动时间有一个固定的比例，它发生在75%～80%的运动时间中（Jeannerod，1984；Wallace et al.，1990）。这一比例在不同的运动时间、速度和不同的手指初始姿势中是不变的，即使是在病理条件下也保持不变。这是这两种成分功能性联系的有力证明（Jeannerod，1996）。

够物和抓握的协调性不变的特点通过一个成分受干扰对另一个成分的影响的实验进行研究。例如为了干扰移动（够物）成分，研究者们移开要抓握的物体，发现对够物的这一干扰影响抓握，因为在抓握口径的形成中有一个短暂的中断。除此之外，当物体的大小被改变以干扰抓握成分时，它同时也影响移动的成分。因此，在矫正这些干扰的过程中，这两种运动成分在运动学上是联合的（Paulignan et al.，1990）。尽管这两种运动成分是相互关联的，但它们似乎只是在时间上不严密地联合。因此，它们是功能上的结合，而不是固定的结构上的关系（Jeannerod，1996）。

在此研究基础上，我们能够假设上肢瘫痪并伴有痉挛的患者够物和抓握都将受到影响。基于神经生理学研究，我们预测患者Genise够物相的恢复要比抓握相更早、更完全（De Souza et al.，1980）。尽管这两种成分是分开控制的，但为了功能上的有效性，它们之间需要相互协调。因此，Genise既需要对这两种运动成分进行单独训练，也需要进行联合训练。例如就像在Genise的治疗中展示的一样，Genise可以借助滑板，从朝向物体移动上肢但并不做实际抓握动作开始训练够物成分。由于够物相也与任务有关，所以在不同类型的功能性任务环境内练习够物是很重要的，如够物和拾取，够取是为了准备进行抓握并上提或者说是为了抓住和移动。

Genise利用镜子进行视觉反馈训练，练习双手的抓握和松手训练，从而降低对控制够物能力的需求。在她康复过程中的这个阶段，即使有额外的帮助，她患侧手（麻痹侧手）也只能完成些许的抓握和释放。最终，随着功能的进步，她可能可以完成同时具有够物和抓握这两种成分的动作。

够物与抓握神经控制的一般性原理

到目前为止，我们已经描述了够物与抓握不同成分的生物力学与神经作用。然而，对于够物控制的另一个研究方法来自心理学领域。研究者们在这一领域着重描述够物的基本特征，并且基于这些特征创立够物的神经控制的原则与理论。

运动的不变特征：运动程序

在第一章我们提到，绝大多数动作都具有相

似的特点，即使是由不同的身体部位或肢体所产生的。因此，你可以用你的手指、你的左或右臂或是用口持笔去写一个单词，这个字会具有相似的特征，该特征被称为"运动等效性"。并且预测绝大多数运动是以抽象规则的方式在脑内表现的，可用于激活任何一组肌肉，并且不仅仅是表现在肌肉收缩或关节运动的水平上。

够物与抓握的反应时间

反应时间（RT）被定义为刺激与自主反应（通过肌肉的反应性激活或运动来测量）开始之间的这一段时间。随意运动比反射需要更多的处理时间，一个躯体感觉引起自主反应的最快反应时间需要 80 ～ 120 毫秒。因为视觉系统中突触处理的增加，以视觉启动的反应时间甚至更长，为 150 ～ 180 毫秒（Ghez & Krakauer，2000）。

反应时间（RT）根据在决定移动时需处理的信息量而发生变化。如果受试者事先知道所需的反应，RT 是最快的；并且随着选择的增加（不同提示表明要做出的不同动作）或更加复杂的任务，RT 会越来越慢。图 17-12A 显示 RT 是如何随着反应选择的增加而增加的，这被称为"选择性效应"。这使得研究者假设，运动的处理包含 3 个基本阶段：刺激鉴别、反应选择（随选择的数量而变化）以及反应处理（图 17-12B）。虽然假设运动的处理包括 3 个阶段，但也已经表明，运动特征（例如运动方向和运动范围）的并行处理可以发生，从而加速运动处理。如图 17-12C 所示，RT 随着学习而变得更快，如果一组受试者被给予 10 组 10 个试验（4 盏灯中有 1 盏灯亮起来时按下其按键），每组试验顺序重复，第二组给予完全随机的设置，第一种情况下 RT 大幅下降，但第二种情况下则没有（Ghez & Krakauer，2000）。

Fitts 定律

你能够直观地看到手臂运动的一些基本特征是手臂运动的精准性增加或运动距离的增加都会使运动时间变长。在 20 世纪 50 年代，Fitts 在下面的实验中对这些特征做了定量研究。他要求受试者尽可能快地在初始位置和目标位置之间来回移动一个指针，如图 17-13 所示。在这组实验中，他系统地改变运动距离（由图中的距离 A 表示）和目标的宽度（由图中的 W 表示）。对于特定的

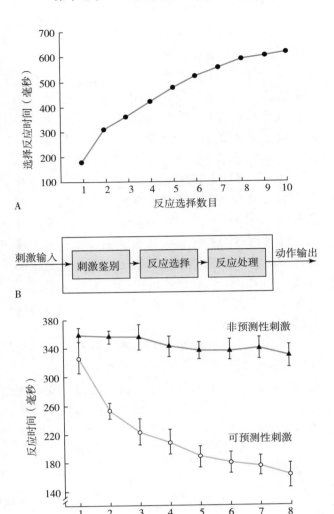

图 17-12　A. 比较反应时间（RT）和可用的反应选择的数量。注意，RT 随响应方案数量呈非线性增加。B. 刺激输入至运动输出的 3 个阶段的信息处理模式。C. 当对预测性和非预测性刺激进行对比时，连续数组试验中的 RT 对照（10 个试验/组）。在每个试验中，当 4 盏灯中的 1 盏亮时，受试者在灯光下按下按键。在可预测条件下，每组 10 个试验有相同的顺序。结果显示当给予可预测的刺激时 RT 会减少，但在连续数组不可预测（任意）刺激的试验中 RT 没有改变（经许可引自 Ghez C, Krakauer J. The organization of movement. In: Kandel E, Schwartz J, Jessel T, eds. Principles of neuroscience, 4th ed. New York, NY: McGraw-Hill, 2000:662. ）

距离，A 在连续实验中改变目标的宽度。图 17-13 中显示当要求受试者尽可能快地移动时，在 4 个不同的运动距离显示出不同目标宽度（从窄到宽）的运动时间。他发现可以创建一个简单的方程将运动时间与移动距离和目标宽度联系起来。这个等式已经被称为 Fitts 定律，如下所示。

$$MT=a+b \log_2 2D/W$$

a 和 b 是经验确定的常量，MT 是运动时间，D 是移动距离，W 是目标的宽度。$\log_2 2D/W$ 是图中 x 轴的标记，称为"难度指数"。因此，较窄的目标宽度和较长的距离可减慢任务的速度。运动时间随着难度指数呈线性增加，即任务越困难，运动时间越长（Fitts，1954；Keele，1981）。

由于这个方程式可将运动时间与运动精度和距离相关的技能用于许多不同的任务，这个方程已经被命名为 Fitts 定律。包括不连续的瞄准运动，移动目标物并将它们插入洞中，在屏幕上移动光标，在显微镜下小的手指运动，甚至是投掷飞镖。Fitts 定律已被证明可准确地描述从婴儿到老年人的所有年龄受试者的运动（Keele，1981；Rohanbaum，1991）。

怎样对个体和任务限制导致了这个运动相关的特殊定律呢？现已提出，运动时间随着距离和精准度的增加而增加，其原因部分是由于我们视

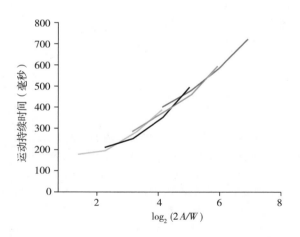

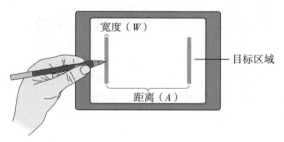

图 17-13　Fitts 定律示例。受试者在 2 个改变宽度（W）的目标物之间移动，并以不同的距离（A）将其分开。该图显示在 4 个不同距离上不同目标宽度的运动持续时间。它表明，在许多运动宽度和距离上，运动时间根据公式 $\log_2$（$2A/W$）呈线性改变，被称为难度指数（引自 Jeannerod M. The neural and behavioural organization of goal-directed movements. Oxford, UK: Clarendon Press, 1988.）

觉系统的限制。将我们对距离的视觉感知精确地转换成实际的运动是很困难的，因此当手接近目标时，需要时间来更新运动轨迹（Keele，1981）。实验活动 17-2 让你有机会探索 Fitts 定律和任务难度以及运动时间之间的关系。

神经系统是如何调控运动的？肌肉的协调、关节角度的协调，以及终点协调策略

在第一章中我们讨论运动控制的理论，我们提到 Bernstein 对系统理论的贡献。他提出一个给定的神经系统程序在不同的情景下将产生不同的结果，因为身体的反应将取决于四肢的初始位置以及类似于重力与惯性之类的外力。当身体的各部分共同运动时，神经系统也必须考虑它们相互之间产生的力。Bernstein 假设神经系统具有一个运动的中枢表现，其形式是"运动想象"，它代表了要实现的运动的形式，而不是在实现它所需的冲动。他认为本体感觉对于运动的最终完成很重要，不是反射触发的感觉上，而是因为它对运动的中枢性表达起作用。他还认为，控制任何一个包含多自由度的复杂运动的方式是以协同效应或者肌肉群，或者被限制成一个活动整体的多关节的方式组织的（Bernstein，1967）。

事实上，许多研究人员现在已经表明，手部运动是互相协作或通过协同结构来组织的。例如，当受试者被要求使用两只手指向两个单独的目标时，他们会同时移动他们的手，即使这两个指向任务在难度上差异很大（例如一个是距离近、体积大，另一个是距离远、体积小）。其他研究人员也注意到，当受试者使用双手向前够物并操纵目标物时，会表现为同样紧密的双手协调。因此，有人建议，相互独立的身体节段在执行共同任务时会在功能上产生联系（Jeannerod，1990；Kelso et al.，1979）。

神经系统如何控制复杂的手臂运动以高速而精确的方式够取目标物呢？这是一个复杂的问题，可以用不同的方式来解决。例如神经系统可以顺序激活单个肌肉以调控够物运动，这被称为"肌肉协调策略"。另外，也可通过对相关的关节角度协调从而对够物进行调控，也就是说调控肩、肘、腕的运动以够取目标物。这也就是意味着神经系统根据身体的内在协调来调控运动，通常以（不同的）关节角度来表示。最后，神经系统可以根

实验活动 17-2

目标： 考察在够物中任务难度的影响（Fitts 定律）。记住，Fitts 以目标的大小（W，目标的宽度）和移动的距离（D，目标的距离）定义任务的难度。因此，他通过下面的等式 $ID=\log_2(2D/W)$ 来量化任务难度（称为难度指数或者简单地称为 ID）。

步骤： 在此实验中，受试者将结对工作。用一支铅笔在不同宽度和距离的两个目标物间快速精确的敲打。目标是在 10 秒的时间内尽可能多地做出精确的敲打运动。精确是很重要的，记住在最难的任务中所犯的错误不应该超过在最简单的任务中的错误。如果错误的数量超过铅笔点数的 5%，那么实验就要重新做。

我们将使用任务难度的两种组合。在开始的最简单的任务中 $D=2cm$，$W=2cm$，解等式得出 $ID=1$；在最困难的任务中 $D=16cm$，$W=1cm$，得出 $ID=5$。

每个人在这两种任务条件下将完成 3 次测试（每次 10 秒）。当你是受试者时，你的搭档将计时每次测试并且计数和记录在每个目标上的打点数目。你的搭档在每次 10 秒的实验中应该告诉你"开始"和"结束"。每次测试间的休息间隔应该是计数和记录敲打所需要的时间。在 3 次测试后，你可以和搭档交换角色。制作一个表格，记录包含简单和困难任务的每次测试的敲打次数（共 3 次），计算平均值和标准差。对于每项任务，计算单个敲打运动的平均运动时间（以毫秒为单位）。将每次的敲打次数除以 10，你将会得到在 10 秒的实验中每秒的敲打次数。在表格中也记下这一值。接下来，取这个数的倒数（$1/x$，x 是敲打的平均数）。然后，将这个数乘以 1000，得出以毫秒为单位的平均运动时间。在表格中记录这一平均运动时间。

任务

1. 任务的难度对运动时间有什么影响？
2. 如果你试图在困难任务中保持与在简单一任务中一样的速度，那么这会怎样影响你的精确性？
3. 描述精确性和距离有相对低要求的功能性任务以及对精确性有相对高要求的功能性任务。
4. 任务难度的差异将会对患者的执行功能产生什么样的影响？

据空间中的外在坐标，用最终端点坐标来调控手臂运动（Hollerbach，1990）。

调控的水平也是以一个体系的方式进行的，例如在运动学和动力学水平上的调控。运动学水平的调控是围绕着几何学进行的，如关节角度的变化和终点的变化。动力学水平的调控将围绕力来进行，比如肌肉的激活和关节力矩。

一方面，很明显，我们需要使用一些终点坐标规划的变化来做一些类似于拿起一杯水之类的事情。如果我们仅使用内在坐标来规划运动，而不考虑物体在空间中的实际位置，相对于所需终点位置的运动精确性就可能会降低。但是，当神经系统根据终点坐标进行规划时，需要进行一个复杂的数学转化，称为"逆运动学转化"，它将终点坐标转换成关节角度坐标。然后，通过产生适当的肌肉活动模式来产生这个轨迹（Hollerbach，1990）。

还有学者提出，运动的规划是以关节角度坐标的形式进行的，这种形式具有不需要逆运动学转化的优点。这意味着神经系统对运动的组织简化了。但是，神经系统仍然需要进行逆动力学转化，将关节角度的坐标转化为运动所需的肌肉力矩与肌肉激活模式，以完成动作。

如果运动轨迹的规划按照肌肉活动类型进行，那么这种规划将具有简化逆运动学和逆动力学问题的优点。但正如我们已经提到的，肌肉激活模式与最终的关节位置只是间接相关。因此，以这种方式规划的运动可能会导致很大的不准确性（Hollerbach，1990）。

人们如何去回答"神经系统如何规划运动"这个问题呢？在 Hollerbach（1990）关于手臂运动规划研究的优秀综述中，他提到 Benstein（1967）实际上做了以下陈述，该陈述指导现代生理学家在他们的实验中探索对够物运动的控制："如果一个轨迹的空间形状不依赖肌肉系统或关节系统，那么运动规划必须与轨迹的拓扑结构密切相关，并且在很大程度上去除关节和肌肉的影响。"

因此，实验者已经开始在与够物相关的不同变量中寻找不变的特点。如果在不同的条件下能够发现不变量，那么可以被认为是神经系统利用这一变量来规划运动的证据。

现已证实，在手臂运动中，腕关节的路径不受运动速度和负荷（作用在手上的重量）的影响。此外，运动的速度曲线也不受运动速度或负荷的影响。这些发现支持神经系统使用运动学变量来规划运动的观点（Atkeson & Hollerbach，1985）。

请记住，有两种类型的运动学变量可用于运动的规划：关节角度坐标和终点坐标。如果神经系统在关节角度坐标中控制运动，那么手应该是以曲线形式移动，因为此运动与关节轴线相关，如图 17-14A 所示。然而，如果神经系统是通过体外空间或终点坐标来规划运动，那么手应该是沿直线移动（图 17-14B）（Hollerbach，1990；Rosenbaum，1991）。

为了回答这个问题，研究人员（Morasso，1981）要求受试者在一个二维空间（在表面上）指向不同的目标物（图 17-15A，$T_1 \sim T_6$），并记录他们手的运动轨迹（图 17-15B）。他们发现受试者倾向于以直线形式移动手时，手的速度的特征与手移动的距离具有相同的形状和比例。然而肘关节和肩关节却有着复杂的角度变化（图 17-15C）。即使要求受试者去画曲线时，他们也倾向于画一系列的直线亚单位。这些结果（手的直线路径以及相似的速度特征）支持这一概念，即中枢神经系统根据手和运动终点坐标来编程运动（Ghez & Krakauer，2000）。

其他研究人员已经进一步研究手臂运动控制，并且已经证实神经系统可以直接控制关节，也可以产生直线运动。这是通过改变关节运动的起始时间，使所有关节在同一时间停止来实现的。这一控制方法使运动几乎都在直线路径上。这说明即使当中枢神经系统利用关节角度坐标来编程运动时，也可发生直线轨迹。因此，尚不清楚中枢神经系统是否完全通过一种方式或另一种方式来调控运动（Hollerbach，1990）。

俄罗斯的研究者们已经证实，肘和腕关节是作为一个协作的整体来被控制的。当受试者被要求以一致的方式移动肘关节与腕关节时（共同屈曲），受试者可能轻松地完成这项任务，并且关节运动的开始和停止作为一个整体出现。当被要求不一致地去运动关节时（一个屈曲，另一个伸展），他们执行此任务相当困难，关节运动就不那么顺畅了。这是在关节基础上规划运动的另一证据（Kots & Syrovegin，1966）。

更多关于够物控制的附加理论将在接下来的部分中进行描述。第一组的理论倾向于假设神经系统在编程运动的距离，而第二组的理论则认为最终的定位是要编程的参数。

距离与定位编程理论

我们所说的编程距离相对于位置是什么意思呢？根据距离编程理论，当手臂运动去够取目标物时，人们在视觉上可感受到要移动的距离。然后，会激活一组特写的主动肌以驱使手臂到达离目标物合适的距离。在某一特定时刻，他们会放松主动肌并激活在关节上的拮抗肌以提供停止运动的制动力（Keele，1986）。

根据定位编程理论，神经系统编程一组相对肌群（原动肌与拮抗肌）张力（或刚度）的相对平衡。正如我们在之后的章节中所解释的一样，

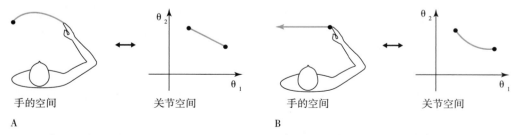

图 17-14   应用于规划上肢运动的不同变量。A. 如果运动是以关节角度坐标控制的，那么手的运动轨迹呈曲线状。B. 如果运动是以终点坐标进行控制的，关节空间则是弯曲的（需复合为复杂的肩肘运动）（经许可引自 Hollerbach JM. Planning of arm movements. In: Osherson DN, Kosslyn SM, Hollerbach JM, eds. Visual cognition and action: an invitation to cognitive science, vol. 2. Cambridge, MA: MIT Press, 1990:187. ）

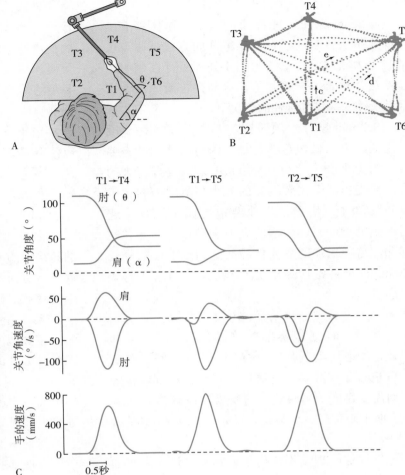

图 17-15 A. 受试者坐在平板前，抓握一个可以移动到 6 个位置中的任意一个的手柄。双关节手柄系统记录手的位置。B. 当移动至不同目标时，受试者手位置的路径。C. 肘关节与肩关节的角度和关节角速度，以及手在 3 个不同的目标物中移动时的速度。对这 3 条路径，肘关节和肩关节的关节角度是不同的，手的路径近似于直线，而手的速度曲线与目标物间的距离成正比，这表明运动的调控是以手作为参考的（经许可引自 Ghez C, Krakauer J. The organization of movement. In: Kandel E, Schwartz J, Jessel T, eds. Principles of neuroscience, 4th ed. New York, NY: McGraw-Hill, 2000:658. ）

根据这一理论，空间中的每个定位都对应一组相对肌肉之间的刚度关系。让我们首先了解一下距离编程理论。

距离理论

多重纠正理论。当视觉缺失时，手臂运动的准确性会降低已被反复证实。例如当要求受试者对一个目标进行不同持续时间的手臂运动时，190 毫秒或更短时间的手臂运动不会因为视力缺失而受到影响，而 260 毫秒或更长时间的运动会受视觉反馈缺失的影响（Keele & Posner，1968）。因此，运动轨迹的修正是建立在视觉反馈的基础上的，并且需要 200 ~ 250 毫秒的时间来不断更新运动轨迹。考虑一些运动时间必须发生在手臂利用视觉反馈充分靠近目标之前，所以可以说视觉处理时间稍短些。研究表明，受试者在运动过程中至少需要 135 毫秒来看着他们的手，才能够利用视觉来提高动作的准确性（Carlton，1981）。

在 20 世纪 60 年代，研究人员（Crossman & Goodeve，1983；Keele，1968）提出，瞄准运动由一系列子运动组成，每个子运动都可对视觉误差做出反应，并减少视觉误差。因此，在进行任何视觉校正之前的初始运动覆盖到目标的大部分距离，并且与最终的精确度无关。这一模式为 Fitts 定律预测常量 b，并且与 Fitts 和 Peterson 最初计算的几乎一致（Keele，1981）。但是，这个模式也存在一些问题。通常情况下，瞄准目标的运动只有 1 次校正时，（如果有的话），并且在进行校正它们没有恒定的持续时间或与目标距离的比例（Rosenbaum，1991）。

如何使用这个理论来解释通常发生在神经系统疾病患者身上的够物不精确的问题？多重纠正理论强调在移动过程中进行纠正以提高准确性时视觉反馈的重要性。因此，不准确的运动可能是视觉反馈缺失的结果。当利用多重纠正理论对患者进行再训练时，临床医师可以让患者做一些准确性高的缓慢的运动，并将患者的注意力集中到与手运动到目标位置相关的视觉提示上。

Schmidt脉冲可变性模型。另一个解释Fitts方程式中所见到的手臂运动特征的方法是假设包括产生力脉冲的运动初始期比处理进行控制的运动滞后期更重要。尤其是在运动太快而无法使用视觉反馈来提高准确性的情况下。

Schmidt进行一项研究，要求受试者在一段固定的距离内做快速的运动。因为高速运动需要很大的力来产生运动，所以这些运动需要很大的力。他指出，受试者误差的大小与所用力的大小成正比增加。因此，当他要求受试者进行快速而准确的运动时，所需的大力会导致力的变异性增加。这种增加的变异性导致运动准确性的降低（Schmidt et al.，1989）。这些运动特征在以下等式中描述。

$$We = a + bD / MT$$

其中，We是以标准差单位表示运动终点的变化，D是运动的距离，MT是运动时间。该等式与Fitts定律相似。它表明，仅仅考虑到越快的运动需要越多的力量这一事实就可以解释Fitts定律，而不必考虑运动精度的视觉反馈需求（Keele，1981）。

仅凭这一理论不能用于解释瞄准运动，正如我们上面所看到的，许多运动特别是持续时间超过250毫秒的运动确实需要使用视觉反馈来提高准确性。

尽管如此，这一理论对于参与手臂控制再训练的临床医师确实有意义。它表明在治疗期间练习不同幅度的快速运动的重要性。通过这种方式，患者学会适当地调控力量来完成快速而准确的运动。

混合模型：优化初始脉冲模型。前面的两种模型处理运动控制的两个极端：①在较慢运动进行的过程中使用视觉反馈以提高准确性；②非常快速的运动不容易利用视觉反馈，因此只能通过初始脉冲的幅度来控制。在试图去创建一种解释所有可能的瞄准运动整个范围的模式时，更多的最新研究提出一个混合模式，这种混合模式联合这两种模式的要素（Meyer et al.，1988）。这种混合模式被称为"优化初始脉冲模式"。

这一模式的研究者们假定受试者向一个目标移动，如果成功了，这是一次唯一的运动。然而，如果它不够准确（例如如果它没达到或超过目标），那么就会要求在正在进行的运动控制期间进行另一个涉及视觉反馈的运动。显然，受试者需要在快速运动和缓慢运动之间找到一种平衡，因为快速运动需要很大的初始力，而缓慢运动则需要足够缓慢地使进行的运动能够得到校正从而确保准确性。

结果发现，考虑这些问题的一个等式与Fitts定律很相似。

$$T = a + b\left[n\left(D/W\right)^{1/n}\right]$$

T是运动时间，D是距离，W是目标的宽度，n是够取目标的子运动数（Rosenbaum，1991）。

由于功能性活动需要各种不同的运动（快速的和缓慢的），准确性也各不相同，因此必须重新训练患者进行一系列运动的能力，使之在速度和准确度上都有所不同。

定位编程理论

正如以上我们提到的，神经系统可以通过以下两种方式编程手臂运动：距离编程或编程运动的终点位置（Feldman，1974；Keele，1981）。咖啡馆的门在弹簧上摆动的例子有时被用来解释位置编程的模型（Keele，1986）。图17-16A显示处于关闭状态的门。当一个弹簧的长度减少而另一个长度增加时，咖啡馆的门就会发生运动。当放开门时，弹簧之间的不平衡使门返回关闭的位置，此时弹簧处于静止长度。如果想让门一直开着，可以简单地将一个弹簧换成另一个刚度不同的弹簧，那么门将会处于一个新的静止位置（图17-16B）。

有人认为，关节上成对的原动肌/拮抗肌就像咖啡馆门上的弹簧。我们可以通过较高或较低的相对活动水平来改变这两块肌肉的相对刚度，从而来改变关节的位置。虽然对神经系统调控够物运动来讲，这听起来像一种不寻常的方式，但实验已证实这在许多情况下都会发生。

例如在猴身上进行的实验（Polit & Bizzi，1979）表明，许多动作可以通过位置而不是距离编程控制。在这些实验中，训练猴在打开上述目标的灯光时，肘部的运动可以达到不同的目标，如图17-17D所示。猴戴着阻断手臂视线的颈圈以消除视觉反馈。此外，在某些实验中，脊髓后根被切断，从而阻断手臂的运动觉反馈。猴的手臂运动准确性在有和没有视觉及运动觉反馈的情况下测量。研究人员发现，尽管失去了视觉和运动

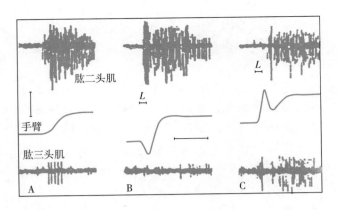

图 17-16 咖啡馆门模型。运动控制的质量 – 弹簧模型的简单解释。A. 当咖啡馆门处于静止状态，就像关节处于中立位，此时关节的拮抗肌与主动肌都处于初始长度。B. 当门的一个弹簧缩短，另一个弹簧被拉长时，门是打开的，类似于一块肌肉收缩而另一块肌肉放松时就会使关节屈曲

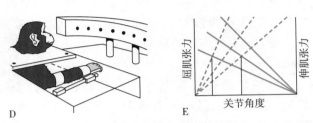

图 17-17 测试控制的质量 – 弹簧模型的实验设置。传入神经被阻滞的猴指向目标物，但不能看见它的手（看控制板 D）。A. 在控制实验中，猴屈曲手臂以移动目标物。实验显示肱二头肌、肱三头肌以及手臂位置的运动轨迹记录。值得注意的是，肱二头肌为主要活动肌，而肱三头肌几乎没有活动。B. 在目标物被照亮后、手开始移动前，手被运动转力矩移到离目标物更远的新位置。注意，肱二头肌是活跃的，而肱三头肌是静止的。C. 在目标物被照亮后、手开始移动前，手被运动转力矩移动至超过目标物的新位置。注意在此时，由于猴需要稍伸展手臂，因此肱三头肌也显示相当大的活动量。正如运动轨迹所示，即使看不到传入神经被阻滞的手受到干扰，猴也能够成功地指向目标。对于 A、B、C：时间校准，1 秒；垂直线，15°。L 表示时间以及施加负荷的持续时间。照亮目标的光在实际指向过程中打开。不同的实验前臂初始位置不同。E、A 图显示移动手臂到不同角度时的不同屈肌张力（虚线）和伸肌张力（实线）。这两条曲线在 x 轴上的交点显示由这两种联合张力所产生的最终关节角度（左侧垂直线 = 较大的屈曲角度，右侧垂直线 = 较大的伸展角度）（经许可引自 Brooks VB. The neural basis of motor control. New York, NY: Oxford University Press, 1986:138. ）

觉的反馈，它们的够物仍是正常的（图 17-17A）。

随后，研究人员对这只无传入神经的猴的手臂进行干扰，在目标灯亮起后、猴开始移动之前，将其手臂从原来的位置移开。请记住，猴在受到干扰时不能感觉到或看到手臂的位置。尽管如此，它们还是以适当的准确度够取到目标（图 17-17B 和 C）。如果猴用距离编程够物，这是不可能做到的。因为它们在肘关节的肌肉上应用一个固定力脉冲，将手臂移动到一个新的位置。由于手臂已经受到干扰，所以它们最终会将手移动到一个错误的地方。

能够解释这些结果的唯一方式是通过应用终点定位编程。在这种情况下，神经系统编程的是手臂主动肌和拮抗肌的刚度（或背景活动水平）。例如如果手臂最初处于屈曲位，那么在肘屈肌的背景活动水平较高而肘伸肌的背景活动水平则较低。
为了将手臂准确地移动到一个新的位置（增加的伸肘角度），背景活动水平（刚度）将被简单地改变，使肘屈肌的弹性常量处于一个较低的水平，而肘伸肌则处于一个较高的水平。图 17-17E 中以图形的形式显示这一点。一旦形成新的弹簧装置，那么不论肢体在哪儿受到干扰，就像咖啡馆的门一样，肢体将会摆动到其新的弹簧装置的位置。因此，猴不需要知道它的起始位置便可以到达正确的终点。

有趣的是，在这些实验中，当肩关节位置发生改变时，这些猴不能继续做出准确的动作。似乎如果没有来自视觉或手臂的躯体感觉反馈，它

们就不能更新关于肩关节位置变化的中枢性参照。这些改变会关闭肘关节的定位程序（Polit & Bizzi, 1979）。

Kelso 和 Holt（1980）在人类身上的研究工作产生相似的结果。在这项研究中，受试者的眼睛被蒙住，并且用一个压力袖带使他们的手指麻痹。在测试开始之前，他们被训练将手指移到空间中的某一特定位置，然后在手指运动的过程中给他

们的手指短暂的干扰。在手指完全失去知觉的情况下，有干扰和没有干扰的运动在终末端的误差几乎没有差别。

这些结果表明，相对于不同活动水平的主动肌与拮抗肌来说，神经系统能够编码身体节段在空间中的位置。这意味着什么呢？有人提出，这能够解释为什么我们可以数百次地完成一项技能（比如伸手拿杯子或扔球）而不重复同样的动作。根据经典的编程理论，一个人必须对每个动作的变化做出一个新的编程。但是根据质量－弹簧模型，一个人必须能够编程适当的肌肉活动比率，并使肢体能够恰当地移动到其最终的位置（Keele，1986）。

这些结果是否表明距离编程是错误的？不是的。最可能的是根据任务和环境的这两种策略都用于手臂的运动中。例如已有研究表明，当人类进行快速的肘关节屈曲运动时（Hallett et al.，1975），他们表现出三阶段的突发收缩：首先肱二头肌被激活，接着是肱三头肌（制动运动），然后又是肱二头肌。同样的模式在运动觉丧失的患者中也出现。然而，当受试者被要求移动得更慢和更平稳时，他们表现出连续的肱二头肌活动和没有肱三头肌活动。这使得许多研究人员认为，受试者在缓慢的运动中应用质量－弹性模型或定位编程，而联合应用距离编程和定位编程来实现更快速的运动。质量－弹性模型也有其局限性，该模式仅适用于单一关节、单一平面的运动。涉及许多关节的大多数运动是在三维空间中进行的，并且必须考虑到重力（Keele，1981）。

Ghez（1979）还提出手臂运动控制的脉冲进阶模型。在此模式中，力的初始脉冲后紧跟着的是力的进阶变化。他阐述，需要最初的脉冲成分来克服肌肉和肢体的机械特性所造成的限制。这再一次被认为是联合的距离／定位运动编程类型。

总之，研究表明，短于0.25秒的单关节运动时间太短而无法利用视觉反馈，而长于0.25秒的关节运动则在起始阶段会涉及视觉反馈。更缓慢的运动可能涉及定位编程，而更快的移动可能会涉及距离和定位的联合编程。

这一模型表明，调整主动肌和拮抗肌之间硬度的能力是重新训练精确手臂运动的一个重要部分。

够物与二次认知表现任务之间的相互干扰

在前面的章节中我们讨论在进行认知作业的同时，当注意力不足以有效地执行这两个任务时，同时进行姿势控制和步态任务时发生的干扰。此现象在够物任务中也被记录（Ghillery et al.，2013）。因为够取和操作物体通常与其他认知作业同时完成，它们之间具有相关性。一项研究使用双重任务范式测试精细抓握任务大多在程度上需要认知资源。第二任务是一个复杂的视觉搜索任务，同时伴随着计数。

结果表明，当人开始抓握物体时，在预负荷阶段会发生认知任务干扰初始力量的扩展。而当受试者持有一个物体时握力也会发生微调，这表明此部分任务需要注意力资源。作者认为，这种双重任务模式对研究神经康复患者的任务表现变化是有用的，因为提高再训练的自动性可以提高双重任务的表现（Ghillery et al.，2013）。

次要研究测试当注意力分散至够物任务与竞争刺激之间时，以目标导向为任务的够物运动的表现（Long & Wyatt，2014）。这两个任务包括一个指向外周目标的指向任务和一个在中心视觉中的可视字母搜索任务（受试者需要计算他们在试验期间在屏幕上看到特定字母闪烁的次数）。作者发现，在双重任务条件下，中央视觉搜索任务（错误增加的百分比）和外周指向任务的表现都受到影响。运动开始的时间变慢，而不是运动时间。这表明，在这项够物任务中，双重任务的成本与运动的调控（而不是执行）有关。

这些结果表明，够物若要达到像姿势和步态控制这样的表现，需要注意力资源，而运动和次级任务的复杂程度对青少年双重任务干扰的程度有影响。

总结

1. 从运动学角度来看，够物中协调的特点是眼、头的活动，以及手的动作顺序激活。然而，这些部位的肌肉反应是倾向于同步激活，而不是顺序激活。因此，惯性的特性在最终的运动特征中起着重要作用。

2. 够物和抓握代表的是受不同神经机制控制的两种不同的成分。因此，有运动控制问题的患者可能在一或两个方面有困难，这对再训练也会有影响。

3. 抓握成分的某些方面如抓握的力量，是基于人对被抓取物体的特征的感知，因此是预先调控的。

4. 视觉和躯体感觉的信息也被反应性地用以够物和抓握过程中错误的校正。

5.Fitts 定律表达运动时间、距离和准确度之间的关系，它表明当对准确度的要求增加时，运动的时间也会增加。

6. 关于够物的神经控制有两种理论：距离编程和定位理论。

7. 根据距离编程理论，当人们对一个目标做手臂运动时，他们会在视觉上感知到要通过的距离，然后他们会激活一组特定的主动肌将手臂推进到距目标物适当的距离。在某一特定点上，他们会抑制主动肌，激活关节上的拮抗肌，以提供制动力来停止运动。

8. 根据定位编程理论，神经系统编程两组相对的群肌（主动肌与拮抗肌）张力（或刚度）的相对平衡。根据这一理论，空间中的每个位置对应于一组相对肌肉间的硬度关系。

9. 可能的情况是根据任务和情景的不同，这两种策略都会用在手臂的运动中。

10. 双重任务研究表明，即使在年轻人中，够物与抓握也是一项需要集中注意力的任务。就如同姿势和步态，注意力需求随任务复杂度的不同而不同，包括主要的够物和抓握任务以及次要的认知任务。

实验活动任务参考答案

实验活动 17-1

1. 影响够物 / 抓握的特性包括物体的大小、形状和表面纹理（包括它的湿滑度），以及物体的方向、离身体的距离以及相对于身体的位置。

2. 手的定位与玻璃杯的定位是相对的（玻璃杯放在右边时，拇指朝上；玻璃杯口朝下放置时，拇指朝下，以使手 / 玻璃杯的定位与最终的直立位置一致）。

3. 几乎是从够物的开始就已摆好形态。

4. 对于较大的物体抓握口径要更宽些。

实验活动 17-2

1. 运动时间会更长。

2. 准确性会降低。

3. 对准确性 / 距离要求低的功能性工作：将一个咖啡杯放在旁边的架子上；高要求任务：在手臂长度范围内使用螺丝刀安装一个小螺钉。

4. 在对距离 / 准确性有高要求的任务中，准确性和运动时间都会下降。

第十八章

够物、抓握及操作：
贯穿于整个生命周期中的改变

学习目标

通过学习本章，读者应该能够掌握以下内容。

1. 讨论在生命各阶段中与够物和抓握技能相关的神经、骨骼肌肉系统发育和发展的变化。

2. 描述生长发育各阶段直到成年期在够物和操作技能方面发生的变化，以及随年龄增长而出现的活动功能减退，并讨论与这些技能改变相关的潜在各个子系统的变化。

引言

够物、抓握和操作技能的发展过程是复杂的，并且实际上会涉及许多行为的发展，每种行为都是随着时间的推移，伴随神经与骨骼肌肉系统不同部分的成熟和经验的积累而逐渐出现的。例如婴儿朝向目标物体移动手臂的能力先于抓握能力的发生。抓握能力在婴儿 4～5 个月大时出现，那时婴儿还没有能力用双手探索物体，而这种能力要到婴儿 1 岁时才会出现。因此，要经过生命的最初几年，包括够物、抓握、操作等手臂功能才能发育成熟。

本章探讨研究够物能力在婴儿、儿童中的发展过程以及老年人在够物能力方面发生的改变。我们首先讨论关于够物能力发展的一些早期假设，假设提出够物来自对原始反射的抑制，或来自将原始反射整合到随意运动中的结果（Twitchell，1970）。我们也讨论遗传和经验在新生儿够物活动出现中的相对作用。然后，我们回顾来自运动控制新理论的最新的研究，例如生态学和系统学方法。

够物行为发展的基本原则

够物行为发展过程中反射的作用

早期的够物能够被反射控制吗？这是一个多年来在发育学文献中一直争论的问题。早期关于够物发展的理论认为，反射为复杂的随意运动提供生理基础，如够物（Twitchell，1970）。根据这些理论，从反射到随意运动的转变是一个持续的过程，新生儿的反射逐渐被整合成一定范围内的复杂而协调的运动（McDonnell，1979）。眼－手协调发育的回顾性研究提到，早期的发育学理论家可能忽略关于够物发展的另一个可能性，即眼－手协调可能随着反射功能的成熟而出现，而不是由于反射功能的改变而出现（McDonnell，1979）。因此，类似于抓握反射这样的反射可能是分离于眼－手协调系统而单独发育并且可能成为不同功能的基础。

够物行为：是先天固有还是后天习得

引起研究人员兴趣的第二个问题是感觉和运动的整合作为眼－手协调的基础，在多大程度上是由遗传学预先决定的和（或）后天经验决定的。

如果眼－手协调的整合是完全由遗传预先决定的，这就意味着神经系统有一个现成的视觉空间地图和一个一一对应的操作空间区域。因此，只要看到一个物体，婴儿就会确切地知道朝哪里去够取。相反，如果眼－手协调完全由后天经验决定，则需要经验将视觉空间映射到运动空间，或学习将手臂空间协调转换为与物体的协调。

第一个假说意味着一旦用于视觉引导下的够物活动相关的神经系统的感觉和运动通路已成熟，

婴儿在几乎或根本没有经验的情况下就能精确地够取到物体。第二个假说认为婴儿在发育过程中需要一个学习期，在此期间婴儿通过反复试验，创造出覆盖运动地图的视觉图谱或感知规律，从而强化够物所需的运动地图或活动。

在 20 世纪 50 年代，Piage 对儿童发育方面的研究让他相信，尽管神经系统的成熟是行为出现的必要条件，但经验负责行为和感觉的协调。他认为，只有通过反复并同时观察和触摸一个物体，视觉和操作的印象才会被联系起来（Piage，1954）。

其他一些研究人员对这一概念给予进一步的支持，他们注意到新生儿在出生后的最初几周内同时表现出视觉和手的活动，但这些运动之间显然是无关的（White et al.，1964）。因此，在 20 世纪 60 年代，许多发育学领域的研究人员支持这一理论，即婴儿出生时视觉和手的控制系统是互不相关的。

在 20 世纪 70 年代，一组科学家（Bower et al.，1970a，1970b）提出有趣的证据，他们认为这些证据支持相反的观念：新生儿的眼睛和手之间有明显的协调性。他们报道称 7 ～ 14 天的婴儿在其视野内手臂可以清晰准确地指向目标物。他们认为，大部分够物发生在物体的 5°～10° 范围内，而在够取的 30% ～ 40% 范围内手相当接近目标物。他们还观察到，婴儿会被抓住目标物，其中哪些是可以被抓住的（小的物体），哪些不能被抓住（远距离的大物体），婴儿通常会够取第一种目标物而不是第二种。

许多研究者最初难以复制这些实验，因此得到的结果受到质疑（Dodwell et al.，1976）。然而，最近的研究表明，尽管够物行为似乎不像最初所指出的那样准确和协调，但新生儿眼 - 手协调的早期形式确实存在（Vinter，1990；von Hofsten，1982）。

1980 年，来自法国的两位研究人员 Amiel-Tison 和 Grenier 写了一篇令人惊奇的关于新生儿能力的文章。他们报道称，当给予新生儿姿势性的支撑，使头部稳定下来后，可以看到其他惊人的行为协调。报道称，婴儿手臂混乱的运动变得平静，似乎能够向前够向物体，如图 18-1 所示。他们的文章只是研究中的一个例子来支持婴儿天生具有某些先天能力或行为这个假说，这些能力或行为有时被称为"够物前行为"。这也表明，正如在独立移动功能的发展过程中，姿势控制是协调性够取发育中的一个限制性因素。

在 20 世纪 70 年代末和 80 年代，von Hofsten（1984，1993）开始探索新生儿眼 - 手协调的发育。他把婴儿放在婴儿椅上，在婴儿面前移动一个物体，如图 18-2 所示，并仔细记录他所观察到的够取次数和准确性。他指出，当婴儿使用视觉注视着物体时所做的手臂伸展运动数量是未注视物体时完成量的 2 倍，但够物动作并不是很准确。然而，在婴儿注视目标物时的够物发生在朝向目标平均方向为 32°，垂直方向为 25° 的范围内；而不注视目标时，那些没有固定的目标则仅在 52°～37°。虽然这些达到的动作不如先前假设的那样准确，但它们显然是针对目标的，因为它们比非视觉固定的动作要精确得多。这些结果说明视觉对运动有着显著的影响。Von Hofsten 指出，该系统工作也是从手到眼的。有几次婴儿不小心触碰物体，眼睛便会立刻转向物体。新生儿对手部运动也有本体感觉的控制，他们可以在没有视觉引导的情况下有目的性地完成指口动作。

Van der Meer 等（1995）记录新生婴儿仰卧时头偏向一侧时摆动手臂的动作。他们看到的是他们所面对的手臂，通过显示器看到对面的手臂或者没有手臂的影像。他们发现，婴儿会将较小

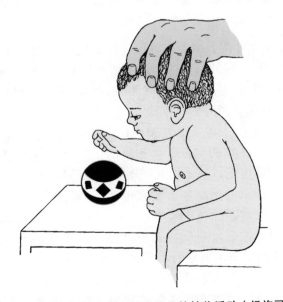

图 18-1　通过稳定头部来释放婴儿的够物活动（经许可改编自 Amiel-Tison C, Grenier A. Evaluation neurologique du nuveau-ne et du nourrisson. Paris, France: Masson, 1980:95.）

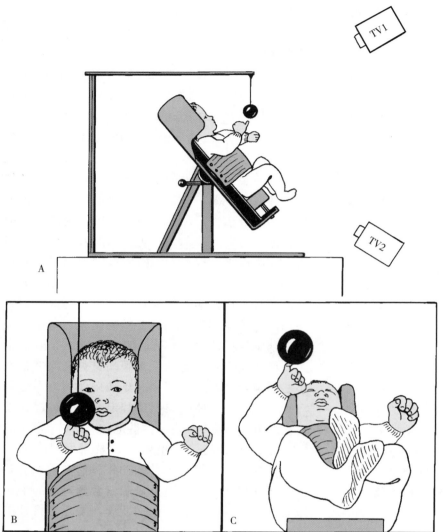

图 18-2　A. 实验设置用于研究新生儿的够取行为。将婴儿放置于一个婴儿座椅中（倾斜 50°），椅背和两侧的椅靠给予头部支撑，但允许上肢自由活动。B 和 C 为婴儿在触碰目标物时的轮廓图，分别取自 A 组中的两个摄像机（经许可引自 von Hofsten C. Eye - hand coordination in the newborn. Dev Psychol 1982, 18:452.）

的力量用在手腕上，以保持肢体向上移动，如果他们看不见的话，他们就不会这样做。这也表明，婴儿在出生后不久就对手臂运动有了视觉控制（Gordon，2001）。

　　因此，这项研究表明，在够物的某些方面，特别是在空间定位物体和移动手臂的能力，在出生时就可能以基本形式出现（够物前行为），而其他组成部分例如抓握则在出生后的第 1 年或更迟才会发展。此外，够物的出现受姿势控制发育的制约。这些发现支持一个假设，即至少够物的某些方面是与生俱来的。

　　在接下来的部分中，我们将追踪婴儿期和儿童期的够物与操作技能的发展，探索够物与操作行为各个方面的出现情况。我们已经看到，新生儿在空间中对物体的定位是可能的，而且在婴儿出生时也有能力以最基本的方式向目标移动手臂。

　　然而，正如你所见，更精确的够物及够物中的抓握成分要到 4～5 个月大时才会有所发展，捏握则要等到 9～13 个月。够物过程中更高的认知方面的发育要在大约 1 岁时才开始出现。在整个发育过程中，在视觉触发（或主动引导够物）和视觉引导（或反馈控制）之间似乎存在着反复转换。

目标定位——眼 - 头协调

　　为了够取目标物，婴儿必须首先在空间中找到目标物。如果目标物是移动的，这就要求婴儿可以稳定地注视移动的目标物，并且目光移动要与目标图像移动的速度相同。这可能包含独立的眼球运动或眼和头的联合运动，并且控制这些运动包括视觉的、前庭的和本体感觉的信息。婴儿是如何协调头和眼的动作以控制注视力的？要做到这一点，他们需要掌握两项任务：朝向特定目标移动眼球，并且稳定注视在目标上。这是通过眼球的扫视运动（将眼球移向目标）和平稳的目光追踪运动（将眼球稳定在注视目标上）相组合来完成的（von Hofsten，2003，2007）。

注视转移

扫视性眼球运动控制的发展要先于平稳的目光追踪运动。事实上，新生儿的扫视性运动是存在的，在这个年龄用扫视性眼球运动来追踪目标。凝视转移时婴儿需要将注意力从当前注视的固定目标上转移到一个新目标上，这种能力在出生时也已经存在了。然而，随着注意力的成熟，婴儿必须经历一段难以从目标离开的困难时期（称为"强迫性注意"）。在大约 4 个月大时，婴儿可以随意地切断注意力并探索新的目标物（von Hofsten，2003）。

追踪物体运动

新生儿存在有限的平稳追踪能力。研究显示，新生儿可以用平稳的眼球运动在广角（大约 16°或更大）的视觉空间随可见的目标物体缓慢移动（每秒 10°或更小）。但是对于小目标来说，眼睛运动变得不平稳（Aslin，1981）。Rosander 和 von Hofsten（2002）也观察到 1 个月大的婴儿追踪大的移动的垂直状栅栏样物体的目光比追踪小的物体更加平稳。但他们发现，当从记录中减去扫视成分时，剩下的平稳目光追踪在两种目标中并没有什么不同。这表明，眼球在追踪小目标时出现不平稳的原因是因为婴儿正在进行许多捕捉目标的扫视，以便于可以停留在小目标上，而对大的物体不需要这样做。von Hofsten（2003）提出，这是因为广角的垂直条纹模式允许眼球长时间注视目标，无论它们是否移动。

大约 6 周时，目光追踪能力开始快速改善（Shea & Aslin，1990）。此外，1 个月大的婴儿在追踪一个移动的刺激物（正弦曲线）时表现出明显的滞后（180 毫秒），滞后时间随着年龄的增长而减少。到大约 3 个月大时，婴儿大部分时间都可以盯在目标物上。到 5 个月大时，他们表现出预见性能力，因而他们的眼球运动能够领先于目标物的正弦运动（von Hofsten，2003，2007；von

Hofsten & Rosander，1996，1997）。

在早期平稳追踪的使用中是否包含头部运动？是的，甚至在 1 个月大的孩子身上就已经存在，并且至少在 5 个月内随着年龄的增长而增加。然而，滞后时间总是很长（250 毫秒）。尽管如此，婴儿仍然能够精确地协调头部和眼球的运动，以精确地跟踪移动目标。图 18-3 显示两个 2～5 个月大的婴儿的眼球和头部追踪能力。请注意，直到 5 个月时头部的运动才会充分显现。随着头部运动的增加，眼球运动的作用自然会降低。注意，即使考虑到头部运动的滞后，以及眼球与头部运动对注意的相对作用，以头和眼球运动相结合而形成的凝视几乎能够完全追踪目标物（Rosander & von Hofsten，2000；von Hofsten & Rosander，1997）。

Von Hofsten 和 Rosander 的研究结果支持这一观点，即同一系统负责平稳追踪大小不一的目标物。他们注意到 MT（内侧颞叶皮质）和 MST（内侧颞上回皮质）的视觉区域都参与平稳追踪，并且在 6.5 周后功能迅速改善。研究表明，平稳追踪系统的获得设置在额叶皮质，此区域会在这一时期迅速发展。平稳追踪的能力从 6.5 周增加到 15 周，与本研究结果一致（Rosander & von Hofsten，2002；von Hofsten，2003，2007；von Hofsten & Rosander，1997）。

494

够物的视觉通路发育

在第十七章中我们讨论了 Ebbinghaus 错觉。在这种错觉中，成人通常会错误地判断被小圆盘包绕着的中央圆盘的大小，而尽管有这种误解，但打开手的口径却适合物体的实际大小。我们认为腹侧与背侧视觉通路中的分步处理为这种现象提供感知和行动的基础。在一项关于感知和动作分离发展的研究中，Hanisch 等（2001）要求 5～12 岁的儿童估计在 Ebbinghaus（错觉）测试中中心圆盘的尺寸大小，并抓握这个圆盘。他们发现，当要求所有年龄的儿童在不抓握物体的情况下估计物体的大小时，他们通常会产生和成人一样的错觉。然而，当要求他们估计圆盘大小并抓握时，年龄较小（5～7 岁）的儿童的感觉判断是不可靠的，尽管成人在 80% 的测试中也表现出错觉效应。此外，幼儿在展开抓握动作时，会受到周围环境所造成的错觉的影响。当圆盘被较小

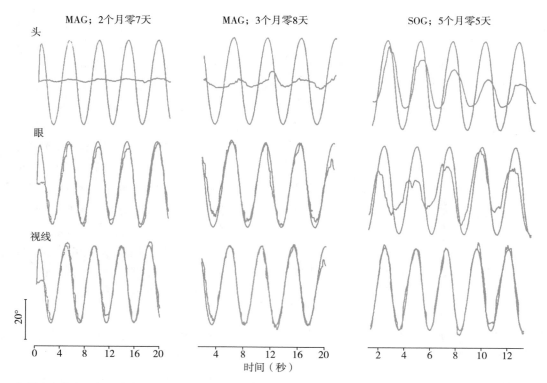

图 18-3　2 个月（左）、3 个月（中）和 5 个月（右）的婴儿追视正弦运动的例子。显示头（上）、眼（中间）和视线（下）的运动。注意，直到 5 个月时头部运动才充分显现。随着头部运动的增加，眼球运动的作用自然会下降。注意，注视是头和眼球的联合运动，几乎能够完美地追踪目标物，即使考虑到头部运动的滞后，利用眼球与头部运动之间的相关作用一样能够达到完全注视（MAG、SOG 指个别受试者代码）（引自 von Hofsten C, Rosander K. Development of smooth-pursuit tracking in young infants. Vision Res 1997, 13:1803. ）

的圆盘围绕时，尽管他们认为中间的圆盘看起来更大，他们也会用较小的抓握口径抓住同样大小的圆盘。年龄较小的儿童在抓握过程中也有最大的安全余量，他们打开的抓握口径比所需的要大。研究人员得出结论，在儿童早期和中期，腹背侧视觉通路在功能上可能没被分离，因为儿童在感觉、视觉运动任务中同时使用这两个视觉处理通路。

眼 – 头 – 手协调的发育

在第十七章中，我们提到当成人够物时，眼、头和手是协调的，因此眼睛先动，然后是头部，最后是手臂。那么眼、头和手的协调在儿童时代是如何发展的？

2 个月时，当婴儿获得控制颈部肌肉的能力时，头 – 手臂运动的结合就会变得非常强（von Hofsten，1984，1993）。在接下来的 2 个月中，头和手臂运动的分离会增加，这使得眼 – 头 – 手的协调更加灵活。在大约 4 个月时，婴儿开始获得

躯干姿势的稳定性，因此他们在够物运动中有更稳定的基础。在本章的后面，我们讨论躯干姿势控制的发育对够物运动发育的作用。

因此，很多发育的变化集中在大约 4 个月大时，所有这些都是实现成功够物所必需的。这支持这样一个观点，即够物成功的结果并不是由于单一系统的成熟，而是建立在多种成熟系统的基础之上（Bertenthal & von Hofsten，1998；von Hofsten，1984，1993）。

够物与抓握

运动成分

早期发育

在婴儿出生后的第 1 年，婴儿在够物和抓握运动能力方面有了一些明显的转变。如前所述，在婴儿出生时就可以观察到基本的"预够物运动"。直到大约 2 个月大时，当婴儿伸出手臂时，

手同时张开，因此很难抓住一个物体。在大约 2 个月大时，够物的第一次运动转变出现了（von Hofsten, 1984）。在这个年龄段（约 7 周），够物动作的数量大大减少，而且当上肢前伸够向目标物时手会握成拳头来代替之前持续的张开手。Von Hofsten（1984）假设，够物动作在这个年龄段减少与皮质脊髓通路发育相关的抑制有关；他提出，包括整个上肢的伸展与屈曲的协同运动还没有与脑干通路同步。

在这短短的 1 ～ 2 周后，握拳够物的比例再次下降，手臂变得更加实用，因此只有在婴儿注视一个目标物时，才会有意张开双手为去抓握或够取目标物做准备。因此，有意识的够物开始出现，伸肌协同模式被打破，所以当手臂伸开够向所期望的目标物时，手指才会屈曲（von Hofsten, 1984，1993）。

在大约 4 个月时，婴儿进入一个新的发展阶段，涉及整合最新发展的够物技能。4 个月大时的够物通常由几步组成（通常称为"运动单元"），而最终接近目标物时的方法是绕弯和笨拙的。在接下来的 2 个月中，够物的路径变直，而且够物的运动单元减少，同时伴随着够物第一部分变得更长、更有力。随着年龄的增长，够物的最大运动单位会更接近够物的开始阶段。研究显示，在 2 岁时，75% 的试验显示出一个具有单一峰值的速度分布图（von Hofsten, 1984，1991，1993）。

最近，研究人员对 2 个月的婴儿至 3 岁的儿童进行纵向研究。图 18-4 显示一个婴儿在 4 个不同发育阶段，在够物时手在矢状面上的运动轨迹。如你所见，婴儿在早期的够物呈曲线状，然后在 2 岁时会变得更直。这被定义为"直线度比率"，即在出现够物行为时比率大约为 2，到了 2 ～ 3 岁时比率降低到 1.3 ～ 1.4，直线度仍低于成人（成人的直线度比率为 1）。在此过程中，运动的平稳性增加（或抖动减少）。另外，在发育过程中，手的最快够物速度发生接近够物的开始阶段，直线比率从最早发生够物年龄阶段的 0.35 ～ 0.5 移至 2 ～ 3 岁时的 0.2 ～ 0.4。但是，在这段时间内够物的平均速度并没有增加。

实验室研究已经开始采用动态系统来探索够物的发展。在一项研究中，对 3 周至 1 岁的婴儿够物发展转换的问题进行探索（Thelen et al., 1993，1996）。Thelen 与同事注意到，4 个婴儿在不同的年龄段进入够物的转换时期，并且有着不同的活动水平与各自偏好的运动模式。他们认为，学习够物的过程是一个发现内在动力（自身身体的机会和限制条件）与将手［使用本体感觉和（或）视觉提示］够向玩具（使用视觉提示）之间相匹配的过程。他们认为，婴儿选择执行够物的模式是灵活的，与动力学资源及任务需求相关，而不是预先存在的运动程序。

例如够物一旦发生，每个婴儿都有其内在的动力学特征，包括首选的姿势、动作和能量水平。他们注意到其中的 2 个婴儿的能量水平较高，并以很大的协同阶段性收缩以使肌肉获得能量，通常是节律性收缩。动作看起来像是双向的摇摆运

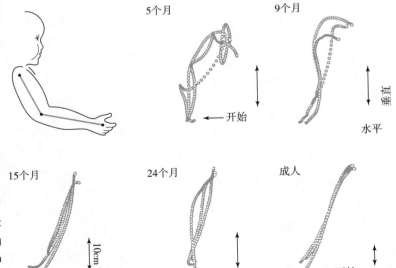

图 18-4　记录婴儿在 4 个不同年龄阶段时在矢状面上手运动的轨迹。每个年龄阶段有 3 种不同的够物。我们注意到运动是朝着平滑的终点运动发展的。连续点之间的时间间隔为 10 毫秒（经许可引自 Konczak J, Dichgans J. The development toward stereotypic arm kinematics during reaching in the first 3 years of life. Exp Brain Res 1997, 117:348.）

动（描述起来像有限定性的循环钟摆）。

当他们伸手够向玩具时，他们通过降低摆动幅度和肌肉协同收缩以稳定上肢将这些摆动转化为任务特异性运动（可描述为注意点）。

另外2个婴儿比较安静，因此他们需要举起手臂来对抗重力并向前移动。这些动作缓慢而持续，肢体间的顺应性较好，未被来自相关节段的自主运动力所干扰。作者推断，平滑的轨迹和关节的联合运动是由于特定水平的用力和上肢的稳定性或顺应性的结果（Thelen et al., 1993）。

他们还指出，在够物出现的前几周婴儿获得稳定的头部控制。够物活动的发生涉及斜方肌和三角肌肌肉模式的重组，起到稳定头部和肩部的作用，从而为够物和达到目的提供一个稳定的基础（Thelen & Spencer, 1998）。

作者认为他们的结果支持运动控制的质量－弹性（或平衡点）模型，其中手的运动轨迹、关节角度和肌肉收缩模式并不是预先明确计划的。相反，中枢神经系统（CNS）为相关运动关节的肌肉设置新的弹性系数，以使关节达到理想的位置（Hogan et al., 1987）。

Konczak及其同事（1995，1997）对9名4～15个月大的婴儿进行的纵向研究显示，手的运动轨迹形成有两个发展阶段：第一阶段从16～24周，提高较快，包括运动时间和运动单位数量的减少。接下来是第二阶段（28～64周），涉及感觉运动系统的细微调整，在这一阶段中终点运动方面有更多的细微改变。他们指出，早期够物并没有因为肌肉缺少产生足够力矩水平的能力而受限。这说明，就姿势和运动的发展而言，肌力并不是够物发生的速度限制因素。然而，随着时间的推移，屈肌力矩的产生明显增加，成熟的够物只使用成人样的屈肌力矩。因此，成熟的够物者如成人会利用运动本身以及重力的优势来伸展手臂。

另外，随着年龄的增长，肌肉和运动峰力矩的相对时序显示出向成人模式的系统发展。他们认为，近端关节力矩产生的控制问题可以解释早期够物中见到的节段性手的通路。他们总结关节间协调稳定模式的发展不是简单地调节力矩幅度，还要调整力产生的正确时序和系统对反应力的使用（Konczak et al., 1995, 1997）。正如Thelen和其他同事一样，他们也注意到每个婴儿纵向发展

的差异性，这表明每个婴儿都有策略来调整作为协调运动基础的内力和外力。

Berthier和Keen（2006）在对12名婴儿从出生到20个月大的不同时期出现够物的纵向研究中发现，随着发育的发展，够物速度逐渐减慢并且运动中的不稳快速减少［与Konczak与其同事对够物发展的第二阶段的描述大体相似，1997（见上文）］。婴儿开始学习够物主要使用肩部肌肉来伸手够向目标物。在够物动作出现后肘关节的使用逐渐增加，并且在大约6个月大时达到一个稳定状态。Konczak等（1995）与Thelen等（1996）观察到肘关节的使用增加与学习的快速或活跃阶段是一致的。够物的发展变化支持Bernstein（1967）的假设，即在技能发展的早期有一个固定的肢体自由度，随着技能的获得，这些自由度的角度会逐渐释放（Berthier & Keen, 2006; Konczak & Dichgans, 1997; Thelen et al., 1996）。因此，可能会有一定数量的发育上的变化构成这种进展，其中包括躯干的姿势控制。

早期的够取通常是两侧同时进行的，镜像运动与双侧肢体的无差异性运动构成婴儿早期够物行为的典型特征。到6个月大时，单侧够物开始占主导性地位。有人认为，早期的镜像运动可能是由于左右半球的交叉性皮质脊髓投射，这种投射会在发育过程中减少（Gordon, 2001）。

研究者认为，皮质脊髓束的发育有助于独立手指运动的出现。然而，也有可能皮质脊髓束的成熟取决于手和手指的使用。事实上，动物研究表明，皮质脊髓束发育正常模式的形成取决于出生后早期感觉运动皮质的神经活动，而阻断这种活动会导致不能产生正常的运动（Martin, 1999, 2000）。这表明，在够物发展的早期可能存在一个关键时期，在这个时期操作活动的实践形成了皮质脊髓回路的发展（Gordon, 2001）。

Von Hofsten（2007）强调了这一问题，他指出，新生儿的神经发育起点不是由感觉刺激触发的一组反射，而是由婴儿激活的一系列动作系统。这就创造了一个动态系统，在这个系统中，神经系统的发育和动作的发展通过活动和婴儿的经验对彼此产生影响。他指出，婴儿在出生时就具有一些内在的技能，包括通过视觉控制他们在空间中的手臂，并且这些技能为感觉运动和认知系统提供可靠的输入。这使得婴儿能够探索命令和动

作之间的关系，以及不同的感觉方式（视觉、躯体感觉等）之间的关系，并发现他们行为的所有可能性以及他们的行动受到环境限制的方式。我们必须记住，所有这些行动的一个关键驱动力是探索和与社会的互动。

这项研究的临床意义在于帮助有发育障碍的儿童积极探索他们的环境，并开始与他人的社会互动，这是很重要的。这些是神经系统恢复的关键因素。

够物姿势控制的发育。正如你在第七和第八章中记得的，达成够物精准性的一个关键因素就是姿势控制。在对 2.5 ~ 8 个月大的婴儿的纵向研究

中，对坐姿下婴儿姿势控制的发育与够物的关系进行研究（Rachwani et al., 2015）。如图 18-5A 所示，婴儿坐位，胸椎或骨盆给予支撑，将一个玩具放在婴儿面前一臂长的地方。当婴儿够向玩具时，记录其躯干动作的运动学、手臂够取的轨迹以及成功率。表 18-1 显示婴儿够物的成功率，而图 18-5B 和 C 显示婴儿在可以保持坐位前 3 ~ 4 个月至出现独立坐位后 2 个月内在够物过程中躯干角度的变化及够物轨迹直线度的变化。注意在表 18-1 中，在坐位出现前 4 个月到前 1 个月，在胸椎支撑下进行够物的成功率大大高于与对骨盆进行支撑的够物。从这一点上看，成功率等同于

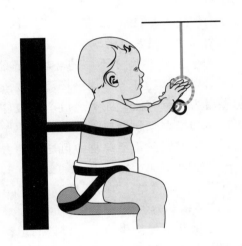

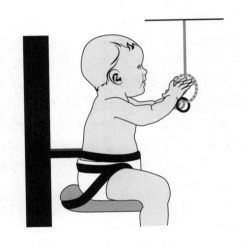

A. 胸椎支撑，测试躯干的上半部分

骨盆支撑，测试躯干的上、下区域

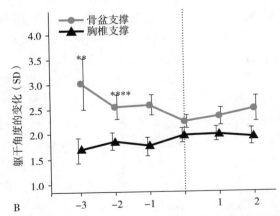

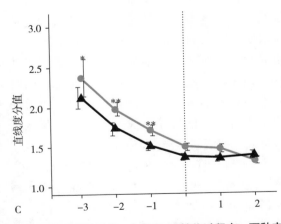

图 18-5　A. 在够物任务中，在躯干的胸椎阶段与或骨盆阶段对婴儿进行姿势支撑的影像。B 和 C. 在够物过程中，两种支撑条件下躯干角度的变化（B）以及婴儿在出现坐位前 3 ~ 4 个月（−3 ~ −1）至出现独立坐位后 2 个月的够物轨迹直线度的变化（C）。垂直虚线表示独立坐位的开始（* $P < 0.05$，* $P < 0.01$）。骨盆支撑：圆圈和红线。胸椎支撑：三角形及黑色线条。注意，当胸椎支撑躯干时躯干的变异性与够物直线度分值在出现坐位的前几个月就已经有改善（引自 Rachwani J, Santamaria V, Saavedra S, et al. The development of trunk control and its relation to reaching in infancy: a longitudinal study. Front Hum Neurosci. 2015;9:94. Doi: 10.3389/fnhum.2015.00094. Ecollection 2015, Fig. 4, p 8.）

表 18-1　胸椎支撑或骨盆支撑时婴儿够物的成功率

	−4 个月	−3 个月	−2 个月	−1 个月	出现坐位	1 个月	2 个月
成功率/婴儿：胸椎支撑	40%（n=7）	67%（n=9）	96%（n=10）	100%（n=10）	100%（n=10）	100%（n=9）	100%（n=7）
成功率/婴儿：骨盆支撑	18%（n=3）	47%（n=8）	86%（n=10）	100%（n=10）	100%（n=10）	100%（n=9）	100%（n=7）

100%。图 18-5B 显示，只有骨盆支撑时（红线与圆圈），婴儿在够物运动中显示出高度变化的躯干角度，这在出现坐位的前几个月逐渐减少。然而通过坐位出现时，胸椎支撑躯干的角度变化很小。图 18-5C 显示，相对于骨盆支撑，胸椎支撑下的手臂运动轨迹直线度在独立坐位形成的前几个月显著降低，在出现够物动作后，这两个阶段支撑水平的直线度评分没有变化。这些结果支持先前的研究，说明姿势控制特别是躯干控制是幼儿成功够物和表现效率的关键限制因素。这一结果也支持这样的概念，即在坐位平衡的基础上躯干控制的发育以自上而下的顺序对连续的躯干进行顺序性、节段性的控制（Rachwani et al.，2015；Saavedra et al.，2012）。

儿童期的发育

Schneiberg 等（2002）做了一个研究，对 4 ~ 11 岁儿童够物过程中协调能力的发展情况做进一步的调查。他们要求儿童在坐位伸出优势的手臂去够取并抓住放在他们前面的圆锥体。从放置在手臂、头部和躯干上的标记物上获得的运动学数据表明，年幼的儿童使用不成熟的够物模式，其特点是可变性增加。随着年龄增长，手的运动轨迹变得越来越平稳，变异性也越来越小，同时关节间的协调也越来越一致。最后，躯干的移动和变化也随着年龄增长而降低。8 ~ 10 岁的儿童表现出与成人相似的变异性。

另一项对于 4 ~ 12 岁儿童的研究（Kuhtz-Buschbeck et al.，1998）检查其够物和抓握柱状体时的运动学和协调性。在这个年龄范围内，够物手的运动持续时间和标准化峰值空间速度没有显著变化。然而，作者发现手的路径变得更直了，并且手的路径和抓握之间形成的协调改善了，在 12 岁时已经能够产生可预知的平滑的运动轨迹。他们指出，年龄较小的儿童抓握时手张开的幅度比年龄较大的儿童大，也就是说前者使用更高的安全界限。此外，随着发育儿童视觉控制的使用也有所减少。因此，在够物的过程中，如果没有物体的视觉信息，只有年龄最大的孩子才能在抓握中打开适合目标大小的恰当尺寸。作者得出结论，操作技术控制的发育要持续到 10 ~ 12 岁。

够物中力适应性的发育

为了能够在许多不同的环境中准确地够物，儿童需要在够物任务和周围环境的要求下学会去调整用力。有人假定人类通过产生肢体动力学的内在运动模型来学会在不同的环境中做出够物运动。为了确定在儿童够物中可逆性动力学模型的渐进性时间过程，Konczak 等（2000）提出一种新的可逆动力学模型（2003）研究儿童（4 ~ 11 岁）在适应手臂动力学变化时的运动特征。

受试儿童保持坐位，前臂被固定在一个连接到力矩马达的装置上。要求儿童在有不同外界阻力的情况下做前臂目标指向性运动。研究人员发现，所有儿童在面对阻力变化做出反应时，都会表现出对前一种情况的后遗效应，这表明他们的神经控制系统并没有迅速适应阻力的变化。然而，他们发现随着年龄增长，适应所需的深度次数有所减少，尽管在 11 岁时还没有达到成人水平。在这些条件下，年龄最小的儿童对阻力变化的代偿表现得最困难，在这些条件下的够物前臂的运动轨迹最不准确及最不稳定。这些发现表明儿童肢体动力学的神经表现并不精确，也不稳定。研究人员认为，这种不稳定可能是儿童在执行许多运动任务时表现出高运动可变性的原因。

感觉成分

视觉触发与视觉引导够物

早期发育。 如第十七章所述，成人够物动作分为两个不同的阶段：转运阶段和抓握阶段。推论认为，够物始于视觉触发，也就是说目标的视觉定位用于启动动作。因此，物体的定位由视觉确定，而手臂的位置由本体感觉确定。相反，够物的最后一部分被视为视觉引导。如此看来，手臂的位置由视觉依据目标来确定，通过精准调控来确保够物的准确性（Paillard，1982）。

似乎新生儿能够很好地使用视觉触发模式，因为他们可以朝着目标做够物动作（von Hofsten，1982）。但是，他们似乎并不能熟练使用视觉引导模式，因为他们在够物动作中一直非常不准确。视觉引导够物需要手朝物体移动时同时兼顾手和物体的能力，也需要有预见可能出现的错误的能力。

研究表明，视觉引导够物模式出现在出生后的第 4 ～ 5 个月，就像躯干控制和手臂协调一样也会逐步改善（McDonnell，1979；von Hofsten，1984）。

为了研究婴儿视觉引导够物的发育，研究人员为婴儿戴上一种棱镜镜片的特殊眼镜，它可以让婴儿在够到小玩具时出现明显的目标位置偏移（McDonnell，1979）。到 5 个半月，当婴儿的手进入视野中时，他 / 她能够感知到手的位置和目标位置之间的差异并修正轨迹。这表明到 5 个半月时，大多数婴儿的视觉引导够物已经很明显。

视觉引导够物，抑或是基于视觉信息引导下修正轨迹的能力在 7 个月左右时达到峰值，随后逐步被弹道式够物所取代，然而婴儿仍然可以在需要时使用视觉引导。弹道式够物中运动的修正是在够物末期，而不是在够物过程中。一旦动作完成，手和目标之间的位置误差将用于修正手在空间中的位置。

儿童期发育。 为明确儿童在够物运动中使用视觉反馈是否存在持续的发育性变化，对 4 ～ 11 岁的儿童进行研究，要求这些儿童在利用或不利用视觉反馈的情况下进行运动。Hay（1978）已经证实 4 ～ 11 岁的儿童使用视觉信息存在有趣的变化。4 及 6 岁的儿童能够不利用视觉反馈非常准确地完成动作。图 18–6 展示 4 ～ 11 岁的儿童及成人在没有反馈的情况下完成动作时的误差（注意到尽管 5 岁的儿童似乎比成人更准确，但这些组间并无显著性差异）。然而，7 岁时这种能力突然下降，在没有视觉反馈时够物动作的误差增加。随后准确性再次增加，在 10 ～ 11 岁时达到成人

水平。如我们在下一节所描述的，这种准确性的降低反映 7 岁时对视觉反馈依赖性的增加。这是一项支持 7 岁是够物发育过渡阶段的假说的研究（Dellen & Kalverboer，1984；Hay，1990）。

其他研究分析 5 ～ 11 岁的儿童在没有视觉反馈时够物运动的运动学，也证实了这一假说。图 18 ～ 7 表明 5 岁时产生主要的弹道运动，在运动的末期急剧减速（顶部标有 1 的深红色图条）。这一运动模式在 7 岁时明显减少。在这个年龄，斜坡 – 台阶（ramp-and-step）运动模式增加（顶部标有 3 的浅色图条）。同时，在运动的最后伴有平稳减速的弹道模式在 9 岁前逐步增加（顶部标有 2 的条状图条）。根据假说，这可能是由于 7 岁儿童使用本体感觉反馈控制的增加，随着年龄增加，逐渐只在运动的最后阶段使用反馈控制，而这可能是运动抑制系统效率提高的结果（Hay，1979）。

为了进一步研究视觉反馈在儿童够物动作中的发育性变化，开展了一些实验，要求 5 ～ 11 岁的儿童在戴着棱镜镜片时完成够物动作，这将会使物体的图像发生幻象偏移。这些实验与之前描述的类似，都是观察视觉反馈在新生儿及婴儿够物运动中的使用。如图 18-8 的上图所示，当儿童做够物动作时，手的运动学轨迹是一条曲线，而

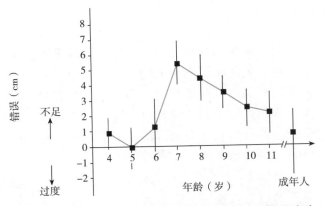

图 18-6　图示为在没有视觉反馈时，4 到 11 岁的儿童在指向错误方面与成人的对比。观察到在 7 岁时出现了大的错误，表明此阶段够物依赖于视觉反馈。这种情况会随着年龄的增长逐渐减少，因为儿童会将反馈限制在够物的返回阶段。（经许可引自 Hay L. Developmental changes in eye - hand coordination behaviors: preprogramming versus feedback control. In: Bard C, Fleury M, Hay L, eds. Development of eye - hand coordination across the lifespan. Columbia, SC: University of South Carolina Press, 1990:228.）

500

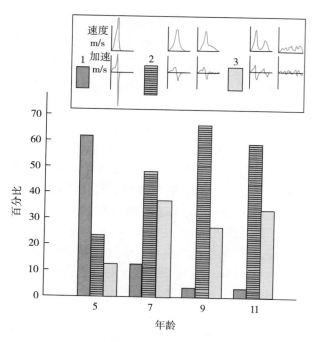

图 18-7　在 5 ~ 11 岁的儿童中观察到 3 种不同的够物运动模式的时间百分比。1. 具有急剧加速 / 减速的弹道模式；2. 平稳减速的弹道模式；3. 斜坡 - 台阶模式。观察到 5 岁时使用最高级的弹道模式，而 7 岁的儿童使用高级的斜坡 - 台阶模式，表明对视觉的依赖性增加。9 ~ 11 岁的儿童使用最高水平的弹道模式，且能平稳减速，表明在运动末期主要使用视觉反馈。（经许可引自 Hay L. Developmental changes in eye - hand coordination behaviors: preprogramming versus feedback control. In: Bard C, Fleury M, Hay L, eds. Development of eye - hand coordination across the lifespan. Columbia, SC: University of South Carolina Press, 1990:231. ）

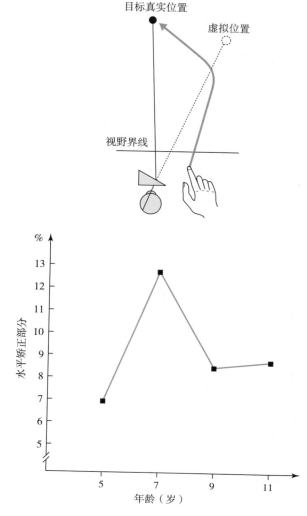

图 18-8　上图为戴着棱镜镜片的儿童的够物运动图示，目标的真实位置在视觉上发生移动。下图为 5、7、9 和 11 岁儿童的够物矫正轨迹。观察到 7 岁儿童比其他年龄的儿童提早很多出现够物运动的矫正，表明视觉反馈的使用增加（ Hay L. Spatial-temporal analysis of movements in children: motor programs versus feedback in the development of reaching. J Mot Behav 1979, 11:196, 198 ）

不是朝向物体的直线。以上现象的出现是因为棱镜镜片使视觉图像发生移动，从而使手从一个不正确的起始路径开始移动，当手进入视野时，基于手和物体位置的视觉信息，路径得到矫正。视觉矫正路径的长度表示运动中使用的视觉反馈量（Hay，1979）。

从图 18-8 的下图可以看出，5 岁的儿童在运动后期进行轨迹矫正。事实上，大多数儿童在到达实际目标前并未进行矫正，这提示他们很少使用视觉反馈。因此，在这个年龄组中，视觉控制主要发生在够物运动之后，而不是运动中。这与这个年龄组固定的运动模式有关。

7 岁组的儿童比其他任何一组更早地修正动作，这说明他们很好地使用了视觉反馈。尽管这

增加够物动作的灵活性，但同时增加了运动时间的可变性，在没有视觉反馈的情况下准确性下降。

9 岁和 11 岁的儿童表现出中等水平的运动轨迹矫正，表明在运动轨迹的最后阶段向视觉控制偏移。因此，在 5 ~ 9 岁似乎有一个重构，即在够物运动中从主要为前馈或预激活到反馈控制主导，最后到整合前馈和反馈控制，从而在 9 岁时达到快速、准确的动作。

抓握发育

手定位的出现

在新生儿期，婴儿表现为反射性抓握模式。当这些模式转变为有效抓握模式时会发生怎样的过渡性变化？为了回答这个问题，研究人员录制婴儿在出生后 5 个月内手和手指的自发性运动视频。他们发现，在此期间手和手指的自发性运动从以握拳姿势为主导逐渐变为几乎连续的随意运动，最后变为自主定向的抓握运动。他们发现，在 2～3 个月大时可以观察到主动抓握动作（Wallace & Whishaw，2003）。

研究人员发现在出生后的前 5 个月有 4 种抓握模式，分别定义为集团抓握、伴有多种手指姿势的预精确抓握、包括钳形抓握在内的精密抓握和自主定向抓握。他们提出，婴儿出生后 5 个月内就存在大范围的独立手指运动和抓握模式，这提示在婴儿的相对较早期锥体束的一些直接联系就具有功能了。他们还提出"手的婴儿式混乱运动（hand babbling）"，定义为开始的随意无目的运动，然后发展为自主定位的运动，这是精细够物出现的准备过程中的一部分（Wallace & Whishaw，2003）。

婴儿什么时候开始调整他们的手来适应物体的位置和形状？为了回答这个问题，研究人员在婴儿面前放置水平或垂直且颜色鲜艳的杆状物，记录他们够物运动的特征，如图 18-9 所示。当婴儿首次开始抓握物体前，已经对手定向（矢状面或水平面，取决于物体方位）进行预调整，这早在 4 个半月到 5 个月龄时发生（von Hofsten & Fazel-Zandy，1984）。然而，随着年龄增长，手对物体方位的调整变得更加精确。手的调整通常在够物运动之前或早期发生，然而也可能发生在接近物体的阶段。婴儿也可以使用预控制来抓握旋转杆，他们通过准备一个与导向的杆状物方位一致的手的位置来抓住它（von Hofsten，2007）。

为了顺利抓握一个物体，婴儿必须恰当地调整好接触并抓握物体的时机。如果抓握得太晚，物体就会脱手；如果抓握得太早，物体就会碰到指节。由于在触觉反馈控制下，除非触及物体，否则手是不会进行抓握的，在这种情况下要进行动作预备就需要视觉控制的参与（von Hofsten & Fazel-Zandy，1984）。

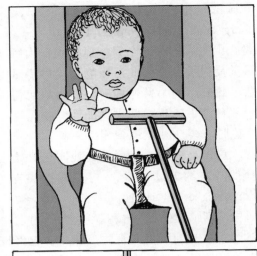
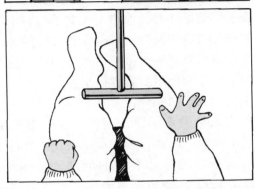

图 18-9　摄像机从两个方向拍摄婴儿在抓握水平方向杆时的图片。观察到婴儿使用正确的手定位来抓握杆（引自 von Hofsten C, Fazel-Zandy S. Development of visually guided hand orientation in reaching. J Exp Child Psychol 1984, 38:210.）

在将 5、6、9 和 13 月龄儿童够物的运动学与成人进行比较的实验中，显示早在 5～6 月龄时婴儿已可以视觉控制够物，并能在预期接触到物体前手开始抓握。此外，9 及 13 月龄的婴儿可以根据物体的尺寸来确定手的张开（程度），但年龄更小的组不能。最后，13 月龄的婴儿可以比年龄小于他们的组在距离物体更远时开始抓握，抓握的时机与成人相似。然而，13 月龄的婴儿够物中的抓握部分仍然不如成人成熟，因为他们还不能将启动手抓握动作与目标抓握物体的大小相关联（von Hofsten & Ronnqvist，1988）。

指尖捏的发育

抓握物体有两种不同的方式：一种是用力抓握，使用手掌和四指的掌侧面，同时辅以拇指加强这种抓握；另一种是精确抓握，发生在拇指和其余四指的指腹之间。精确抓握需要手指独立活动，这也是精确和熟练操控物体的先决条件（Forssberg et al.，1991；Napier，1956）。

婴儿出生后的头几个月，抓握动作由触觉和本体感觉反射控制。因此，当物体接触手掌时手指屈曲。此外，当手臂弯曲时，作为屈肌协同动作的一部分，手指也屈曲。功能性够物出现在大约4月龄时，婴儿独立地使用手掌抓握。随着持续发育，首先是拇指，然后是其他四指开始可以独立控制，大约10月龄时，可完成指尖捏（对指）（Forssberg et al.，1991）。

研究表明，猿的够物和抓握技巧的发育性变化与运动系统的解剖发育高度相关。已经证实控制猿手臂的运动神经通路与控制手指和手精细运动的神经通路不同，这两个通路发育的时间不同。手臂控制似乎主要由脑干水平调控，发育得比手和手指控制更早；后者似乎由皮质水平调控（Kuypers，1962，1964）。

研究人员发现，婴儿期的猴在发育初期就能表现出手臂朝向物体的运动，但在3个月之前不会出现独立的手指和手的运动（Lawrence & Hopkins，1972）。也有研究表明，随着锥体束的发育，在9～13个月大时，婴儿能够控制手指的分离动作，从而产生更难的抓握技巧，如指尖捏（von Hofsten，1984，2007）。

一些实验追踪8个月到15岁的人类婴儿和儿童精确抓握的发育和精确化过程。第十七章中提到，当要求一个成人提起物体时，一旦他或她的手指触及物体，皮肤感受器就会激活中枢程序反应，该反应包括增加握力和负荷力，旨在提起物体而不会让它从手指滑落。在成人中，这两种力量总是同步协调，以防止滑落和避免过度挤压物体（Forssberg et al.，1991）。

在人类婴儿中没有发现这种抓握和负载力的同步协调。事实上，直到5岁时，儿童在增加握力时会将物体推入桌子，这表明两种力量之间存在协调障碍。在这些儿童中，在负载力增加之前，握力必须非常高。另外，婴儿在提物动作中不同阶段的耗时和排序会长很多。例如与成人相比，婴儿10月龄时拇指和示指对指时间是成人的3倍，3岁时是成人的2倍。幼儿在正确完成抓握物体前，通常拇指和示指会接触物体数次。此外，任何手指都可能会第一个接触物体（Forssberg et al.，1991）。

在一个相似的研究中（Pare & Dugas，1999），从2～9岁儿童精确抓握的成熟过程中发现发育的里程碑。对于2岁儿童的抓握，提物过程中的垂直加速度峰值与握力峰值呈负相关。3岁时，提物过程的中加速度峰值和握力峰值呈正相关，且其相关性一直持续加强到9岁。4岁时，儿童用对称模式控制提物运动的加速度和减速度，并且用单一的爆发握力来抓握目标，这说明他们在抓握中开始使用前馈控制策略。为了自己探索儿童在改善抓握不同类型物体时的控制时间，完成实验活动18-1。

儿童什么时候开始在抓握及提起时使用前馈控制

在Pare和Dugas（1999）的研究中发现，2岁以下儿童的握力和负荷力并不是同步水平增长的，而是有一个顺序性的力的激活，握力的增加先于负荷力的增加。试验显示力是逐渐增加的，这说明利用了反馈策略，因为力不是按等级跳跃性增加的。在另一个研究中，Forssberg与同事（1992）对精细抓握的前馈控制发育做了更深入的调查。探索前一次的提物经验对目前估计用力大小的影响。他们发现在精细抓握提物中，在第2年出现等长收缩力的前馈控制。那些18月龄以下的幼儿在提起不同重量时力的产生没有或有很小的不同，而18月龄以上的儿童显示出这种能力。这种前馈控制是逐渐发展的，在1～4岁出现较大的变化，在4～11岁渐进性变化减慢，在大约11岁时够物达到成人水平。

Forssberg与其同事（1995）还注意到年幼儿童的握力-负荷力比例较高，特别是在抓握非滑性物体（砂纸）的试验中，这表明他们使用很大的安全范围来抗滑，这也说明他们对摩擦状况的适应能力不成熟。在出生后的前5年，安全范围逐渐减小，同时伴随握力易变性的减少和对当前条件更好的适应性。

他们发现18月龄的儿童在同一类型表面的物体出现在一系列试验中时，他们能根据物体表面的情况来调整握力，但当物体出现不可预知的改变时便会失败，他们提出这表明对摩擦形成感觉运动记忆的能力较差。这些记忆能力随年龄逐渐增加。年龄大的儿童仅仅需要几次上提，成人仅需要1次上提便能适时调整他们的力以便于和新

目标： 调查任务特性如何影响不同年龄儿童的够物 - 抓握运动。

步骤： 本次实验你需要在你的小区里从以下 4 个年龄组中：8～12 个月、12～18 个月、2～3 岁、4～6 岁选择至少两个年龄组，然后找到对应年龄的儿童并观察他们完成接下来的任务。当你和这些儿童相处时需要随身携带以下物品（你可以准备多个尺寸的物品，这样每位儿童都将得到合适尺寸的物品）：两个小塑料杯（一个装水，另一个是空的），一块小积木（小方块形），一支蜡笔（或一个狭长的物品），一个表面涂了油的小塑料杯或圆柱体。实验的第一部分是观察儿童在拿起空的塑料杯、积木、蜡笔、装水的塑料杯及涂了油的塑料杯时上肢和手的动作。对年长些的儿童，依次放置两个杯子（一个有水，另一个没有），让他倒一杯水给你。然后将空杯倒过来并放到有水杯子的旁边，再试一次。

任务

1. 描述不同年龄组的儿童如何够物及抓握不同的物体。

2. 在够物过程中，手有没有在准备抓握时开始改变形状？物体的特征如何影响手形的预改变？

3. 对年长些的儿童来说，杯子方向的改变如何影响手的定位？他们可否通过改变手的方向来避免他们倒水时步骤的复杂化？

4. 将儿童的数据与你自己或实验活动 17-1 中其他成人的够物 / 抓握特点进行比较。你的结果同意 von Hofsten 和 Forssberg 等关于手形预改变和取物中的发育性改变吗？

平面的摩擦力相协调。

握力的适应

握力适应性的一个方面就是在一次提物过程中物体开始出现滑脱时，能平稳增加或减小握力的能力。为了研究握力适应性的发展，Blank 等（2000）让 3～6 岁的儿童在捏握一个小圆柱体的感测器时，利用视觉反馈增加或减小等长收缩力的大小，在追踪力的准确性时发现有明显的发育性变化，4 岁以下儿童因力的变化是"跳跃和等待"的而有过度用力的倾向。年长的儿童只有在提物用力减速缓慢时才会产生过度用力的情况。相反的，成人在各种条件下追踪目标的变化时，会出现少量的用力不足，这提示他们采用持续"追随"策略。这些结果说明握力适应性上有发育策略的变化，从前馈策略和间断使用感觉运动反馈，到同时综合使用反馈和前馈性处理过程，5～6 岁是关键的转变时期。

学习够到和抓握移动物体（捕捉）

此外还进行了多项研究，以确定婴儿够到和抓握移动物体能力的出现，这可以被认为是捕捉行为的原始形式。研究人员指出，当婴儿可以成功够到静止目标时，他们也可以成功够到移动目标。18 周的婴儿可以捕捉到以 30cm/s 速度移动的目标。15 周龄的婴儿可以拦截目标，但还不能抓住目标。这些结果表明，婴儿能够预测目标下一刻的位置，因为他们必须提前开始够物动作，以便于在其运动路径上加以拦截。有人提出，婴儿并不会自动地够向每个经过的目标。相反，他们似乎能够提前发觉他们是否有一定的机会够到目标（von Hofsten & Lindhagen，1979）。

认知组成

对象探索能力的出现

婴儿什么时候开始根据被抓握对象的特征来改变他们的操作活动？在出生后的第 1 年，婴儿的活动倾向于使用嘴巴、挥手、摇晃或撞击。倾向于撞击坚硬的对象，倾向于挤压或摩擦海绵状对象（Gibson & Walker，1984）。在 6、9 和 12 月龄儿童的研究中显示，嘴的活动随年龄增加而减少。同时，旋转物体、在手之间转移物体、观察和用手指指物体的活动增加（Corbetta & Mounoud，1990；Ruff，1984）。

在 1 岁左右，婴儿开始理解如何使用物体，但即使在 1 岁以前，如果一些功能性联系对精确度要求很低，他们是可以发现的。因此，婴儿在使用勺子进食前会先用其进行敲打或摇晃。婴儿会先建立起勺子和手、勺子和嘴以及勺子和盘子之间的联系作为分解动作，然后将它们组合成进食的动作，即勺子先在盘子中盛上食物，然后向事先已经张开的嘴移动（Connolly，1979）。

如果在幼儿很小时给他们抓握勺子（出生后的第1年），他们倾向于忽略勺柄的方向，使用偏爱手去抓握，即使这会形成一种别扭的抓握。然而，在他们出生后的第2年，他们开始理解这项活动并选用合适的手、高效的抓握方式去抓握勺柄（McCarty et al.，1999）。

在14～16月龄时，婴儿发育出以形状和大小来作为重量的指标，从而适应物体重量的能力。在16～19月龄时，婴儿开始理解某些物体有文化意义上的结合，比如杯碟上的杯子。最后，在第2年年末，他们开始出现具有象征意义的行为，如假装吃或喝（Corbetta & Mounoud，1990）。

1岁以后，婴儿开始发育出需要更精确的运动和更紧密的物体间联系的技巧，例如将一个物体放到另一个物体中。在13～15月龄，婴儿开始将2个立方体堆叠在一起；在18月龄时，3个立方体；在21月龄时，5个立方体；在23～24月龄时，6个立方体。这表明婴儿正在逐渐形成协调的够物和控制，所以他们可以小心地将物体放上去并移下来（Bayley，1969；Corbetta & Mounoud，1990）。用手来操作物体，作为手最复杂的技能之一，需要多年的发育。这是形成吃饭、书写、穿衣、刷牙这些日常生活活动的保障（Gordon，2001）。

一项用来调查操作能力开始时间的研究，鼓励婴儿将各种形状的细长物体轻松地插入合适的孔中。18月龄以下的婴儿理解这项任务，非常努力地去尝试，但对如何做这件事几乎没有概念，他们只是将物体压在孔上而不考虑方向。然而，22月龄的儿童却能在将它们移动到孔时系统地水平放置。26月龄的幼儿在到达孔前将物体转向，以便于它们的方向合适。作者指出，单纯的反馈策略（18月龄的儿童使用）不能胜任这项任务，婴儿需要发育和掌握各种技能，包括运动能力。对物体以及合适它的孔之间的空间联系的感知，以及在心中对物体进行旋转的认知（Örnkloo & von Hofsten，2006；von Hofsten，2007）。

注意力需求：双重任务条件下的上肢功能

在前面关于发育的章节中，我们已经讨论干扰是如何随着儿童成熟而变化的，这种干扰发生在认知活动与姿势和步态活动同时进行时。这种现象也证实够物活动的发育及其相关性，因为够物活动及操作物体通常与其他认知活动同时进行。

一项研究调查570名5～17岁的儿童在单一任务和双重任务条件下完成追踪任务和认知任务（数字序列回忆任务）的能力。已证实年龄较大的儿童认知能力较好（与前额叶的成熟有关），所以可以预期他们在双重任务过程中的消耗减少。结果显示，所有受试者在双重任务条件下的追踪任务中表现下降，且年长的儿童在追踪任务中的表现比年幼的儿童好。然而，年幼的群体在追踪任务和数字回忆任务的双重任务中消耗较年长的群体明显变长。图18-10显示他们研究的总体结果。y轴显示组合的双重任务消耗值μ，通过在双重任务与单一任务条件下将每个任务中表现降低比例结合起来（称为双重任务协调）而得出。μ表示每个年龄组的得分，得分接近100表示双重任

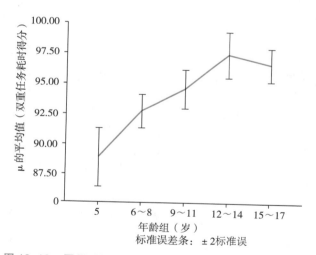

图18-10　图显示5～17岁儿童在同时完成徒手追踪和回忆数字任务的双重任务时的耗时。y轴显示双重任务的消耗μ，通过在双重任务和单一任务条件下，将每个任务中表现降低比例结合起来（称为双重任务协调）而得出。每个年龄组都对应一个μ得分，得分接近100提示双重任务消耗非常少。观察到最小的年龄组表现出较高的双重任务耗时，这将随年龄的增长而逐渐降低，在15岁左右达到稳定水平（经许可改编自 Sebastian MV, HernandezGil L. Do 5-year-old children perform dual-task coordination better than AD patients? J Atten Disord 2013, Nov 14. DOI: 10.1177/1087054713510738. [Epub ahead of print], Figure 2, P.6.）

务耗时非常少。观察到最小的年龄组显示出更高的双重任务耗时，随着年龄增加，这种耗时逐渐减少，在 15 岁左右达到上限。这表明追踪技能的双重任务耗时在年幼的儿童中最高，在 15 岁时达到成人水平。

经验在眼 – 手协调发育中的作用

请记住，在人类中，够物行为有两个方面：视觉触发部分和视觉引导部分。在猫身上也可以观察到眼 – 肢体协调的这两个方面。关于眼 – 肢体协调这两个方面发育的研究表明，产生运动的视觉反馈经验对视觉引导部分的发育至关重要（Hein & Held，1967）。

在这些试验中，猫出生后的 4 周内一直生活在黑暗中，允许它们每天在正常的环境中自由活动 6 小时。但在这 6 小时中，为了防止它们看到自身的肢体和躯干，将为它们戴上重量很轻且不透明的项圈。如图 18–11A 所示。在一天中的剩余时间内，它们仍然待在黑暗的环境中。这样处理 12 天后，测试这些动物的视觉触发和视觉引导放置反应的存在。测试是这样完成的：在猫的前面放一个有连续性的平面（因为不需要精确性，只需要视觉触发放置），对比在猫的前面放一个齿状的非连续性平面（需要视觉引导放置来触碰到齿状分叉）。所有猫都展现出视觉触发放置反应，它们在这一试验中均自动向连续平面伸出前爪。但对比齿状的平面的放置反应，它们并没有表现出概率更大的触碰（图 18–11B）。然而，去除项圈后，这些动物只需要在正常的环境中适应 18 小时后即可表现出视觉引导放置。如此可得出结论：视觉触发的伸爪发育不需要视觉，但视觉引导下的伸爪需要持续观察肢体（Hein & Held，1967）。

研究者的疑问是，对视觉引导行为而言，哪种环境的联系是重要的？被动联系已经足够，还是必须主动？为了回答这个问题，他们测试 10 对猫。每对猫中的一只猫拉着一个吊舱在圆形笼子中自由行走，另一只猫被放在吊舱中被动地在笼子中被拉着走。如图 18–12 所示。如此，两只猫都有相似的视觉反馈和运动引导。但对于行走的猫而言，引导是主动的；对于被拉着走的猫来说，引导是被动的。

这些猫每天戴着装置 3 小时。试验结束时，

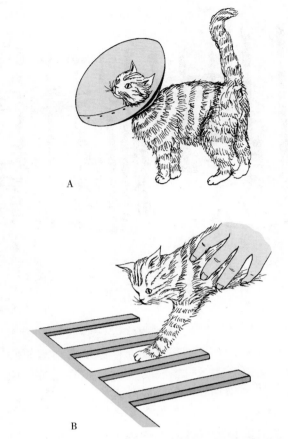

图 18–11　A. 在早期发育中，给幼猫戴上试验用的项圈以阻止它们看到自己的四肢。B. 使用叉齿状装置来测试视觉引导够物（经许可引自 Hein A, Held R. Dissociation of the visual placing response into elicited and guided components. Science 1967, 158:391.）

主动行走的猫表现出正常的视觉引导放置反应以及对视觉悬崖测试的正常反应（在这一测试中，正常的猫不会走过虚幻的悬崖），但被动的猫不能。因此，研究者认为，自主运动对于视觉引导行为的发育是必要的。然而，在正常的环境下 48 小时后再做 1 次测试，被动组的猫表现出正常的视觉引导爪放置（Held & Hein，1963）。

反应性时间够物任务

对反应性时间任务中的发育性变化已进行大量研究。普遍认为，对于简单一任务的反应时间会随着儿童的成熟变快。最大的变化发生在 8 ～ 9 岁，之后的变化会变慢，直到 16 ～ 17 岁时反应时间达到成人水平。然而，在反应性时间任务中，当要求儿童在反应性时间任务中去做一部分更复

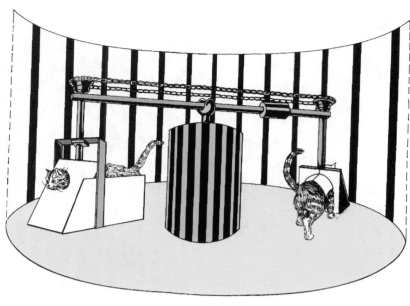

图18-12　在实验装置中，一只猫主动拉着另外一只被动待在吊舱中的猫（引自Held R, Hein A. Movement-produced stimulation in the development of visually guided behavior. J Comp Physiol Psychol 1963, 56:873.）

杂的动作时，这些发育性变化因任务而异。例如在一项要求2～8岁儿童进行目标指向动作的研究中，观察到在2～5岁时反应时间降低，之后反应时间趋于稳定（Brown et al., 1986；Favilla, 2005；Hay, 1990）。

在大多数反应性时间任务中，运动时间作为年龄的功能之一也会变化。如第十七章所述，运动时间取决于任务要求的精度和距离。完成动作的策略也很多样，这取决于动作是否需要精确停止。如果需要精确停止，则个体必须使用拮抗肌来控制制动作用。如果运动在触碰目标后能自动停止，则不需要激活拮抗肌。

研究分析6～10岁儿童的运动时间显示，不论是任何类型的运动，运动时间都随着年龄增加而减少。正如所料，需要精确停止的运动在所有年龄段都较慢。然而，这两种类型的运动在速度上的差别，6岁时是8～10岁时的3倍。据推测，这可能是由于6岁儿童在调节拮抗肌系统进行制动方面存在经验上的困难（Hay et al., 1986）。

在对6～9岁儿童进行的一项略有不同的横断面研究中（在此期间，纵向测试了另外一名儿童），要求受试者尽可能快速、准确地够到视觉目标，从而尽量减少运动开始后的视觉反馈矫正。结果显示反应时间在6～7岁下降。准确度在7岁时暂时下降，随后在8岁时增加。到9岁时，准确度和反应时间大约达到成人水平。所有年龄组的运动时间都相似。这项研究与早期研究（运动时间不随年龄变化而变化，反应时间在9岁时

基本达到成人水平）的差异可能与试验条件相关，包括最小化视觉反馈校正（Favilla, 2005）。

Fitts 定律

如第十七章所述，Fitts 定律表明运动时间、幅度及准确度之间的特定关系（参见图17-12的试验图表）。该试验的难度与所要求的准确度和幅度相关，且如以下方程式所示。

$$ID = \log_2 2D / W$$

其中，D 指运动距离，W 指目标宽度，ID 指难度指数（Fitts, 1954）。

测试 Fitts 定律对儿童适用程度的研究发现，运动时间随年龄而下降。这种下降通常是一种线性变化，除了出现在7岁左右的倒退（回顾我们的视觉控制够物章节可知，这个时间段以视觉引导够物为主导）。在姿势控制发育章节中也存在类似的倒退，正如在4～6岁之间，姿势反应潜伏期增加。一项5～9岁儿童的研究表明，这种运动时间的发育性降低和倒退与生物力学因素的任何变化无关，例如上肢骨骼的生长（Kerr, 1975；Rey, 1968；Shumway-Cook & Woollacott, 1985a）。

使用 Fitts 定律，我们可以绘制运动时间作为不同年龄组的困难指数的函数。这种关系如图18-13所示。y 轴的截距线反映运动系统的总体效率，而线的斜率反映运动系统每秒可以处理的信息量。几乎所有的研究都表明，y 轴截距随着年龄的增长而降低，表明效率提高了（注意：如图18-13所示，5岁和11岁的 y 轴截距的不同）。然

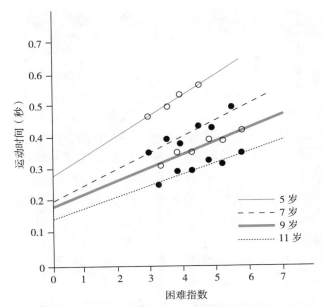

图 18-13　图显示 4 个年龄组儿童的运动时间与任务难度指数之间的关系。y 轴的线截距反映运动系统的总效率，而线的斜率反映运动系统每秒可以处理的信息量。几乎所有的研究都表明，y 轴截距随着年龄的增长而减少，提示效率提高了（经许可引自 Hay L. Developmental changes in eye‑hand coordination behaviors: preprogramming versus feedback control. In: Bard C, Fleury M, Hay L, eds. Development of eye-hand coordination across the lifespan. Columbia, SC: University of South Carolina Press, 1990:227. ）

而，在斜率上年龄相关性提高似乎取决于试验的复杂性，这似乎在非连续性运动中比连续性运动表现得更明显（Hay，1990；Sugden，1980）。

为了探索年龄对儿童完成交互拍打任务能力的影响以及 Fitts 定律如何应用于儿童的这些运动中，请完成实验活动 18-2。

综上所述，够物、抓握及控制是伴随发育逐步出现的，并以多系统的变化为特征。随着这些技能的出现和精细化，我们观察到时间、协调及用于够物及抓握时力量调整的变化。我们目前集中观察在够物、抓握及控制中与年龄相关的变化。

老年人的改变

我们在前几章中已经提到，在姿势控制和运动技能方面的年龄相关变化，这些技能随着年龄的变化有明显改变。这些变化可以分为：①时间相关性改变，例如姿势反应中启动反应时间的延长或降低运动中的运动速度；②协调因素，与运

动或肌肉激活模式相关；③在姿势和运动技能中使用反馈和前馈控制的变化。我们会发现，这些相同因素对我们能够观察够物和抓握技能的年龄相关变化相当重要。

够物：随年龄的变化

够物时间随年龄的变化

一篇观察够物速度的年龄相关性改变的研究综述中显示，随着年龄增长，非连续性够物运动显示出 30% ～ 90% 的运动速度下降，这取决于相比较的年龄段所完成的任务。例如一项观察非连续性上肢运动速度变化的研究显示，在 50 ～ 90 岁运动速度降低 32%。而另一项研究显示，20 ～ 69 岁的受试者进行重复轻点试验比较，运动速度降低了 90%（Welford，1982；Williams，1990）。

在身体的不同系统中，哪些年龄相关的改变可能导致够物运动变慢？导致减慢的系统可能包括：①感觉和知觉系统，例如视觉系统探查目标的能力；②中枢处理系统；③运动系统；④唤醒和激活系统（Welford，1982）。有关可能导致这些变化的个体感觉、运动和认知子系统变化的综述请参阅第九章。

Weford 做了一个试验，来确定老年人中枢机制的变化是否会导致够物运动变慢。在这些试验中，根据运动速度和幅度的改变而制作不规则的正弦通道，目标在其中从一边到另一边连续往返运动。要求受试者保持指物棒（他们可以使用一个把手）指着目标并跟随它们移动。他发现，随着目标速度的增加，受试者跟随目标越来越不容易，直到完全跟不上。

然而，老年人和年轻人之间存在差异。如图 18-14 所示，老年人跟随运动的能力比年轻人下降得快。Welford（1977）猜测老年人完成试验的限制不是由于运动系统的问题造成的，因为如果他们不跟随目标可以移动得更快。他推断也不是感觉的限制，因为老年人可以轻易地看到目标。因此，他得出结论是因为中枢处理能力的限制，也就是说老年人有能力匹配目标和指物棒，并迅速对目标方向的变化做出反应。这意味着做出实际运动所花费的时间比做出下一动作决定的时间慢了一些。

够物协调性随年龄的变化

对老年人完成快速指向运动的运动轨迹分析

实验活动 18-2

目标：调查年龄对儿童完成交互轻点任务能力的影响。请注意，Fitts 通过术语来定义活动难度：目标尺寸（W，指目标宽度），移动距离（D，指目标间距）。他通过以下方程式来量化活动难度（也称为"难度指数"或简称 ID）：$ID = \log_2 2D/W$。

步骤：本次实验请在你的社区中从 5、7、9 和 11 岁这 4 个年龄中找至少 2 个年龄的儿童，并观察他们完成接下来的任务。当你和每个儿童相处时，请随身携带 1 支铅笔和 6 张纸，单个活动中每 3 个实验需要 1 张纸。这些纸上需要提前标记好有合适大小和间距的目标（如下）。嘱儿童快速且准确地轻点有不同宽度和间距的两个目标。目的是在 10 秒内尽可能多地完成准确的轻点运动。准确性很重要，提醒儿童即使在最难的任务中也不应该比最简单的任务出现更多的错误。如果错误次数超过 5% 的铅笔点，试验需要重新做。

两种任务难度将组合在一起。第一个且最简单的任务 $D=2cm$，$W=2cm$，代入方程式求得 ID。也就是 $\log_2$（2×2）$/2$，算出 $\log_2 2$ 的对数，为 1。最难的任务 $D=16cm$，$W=1cm$，也就是 $\log_2$（2×16）$/1$，得 5。

每个儿童将在两种任务情境中分别完成 3 次实验（10 秒 / 次）。你需要为每个试验计时，并记录每个目标上点的数目。在每次 10 秒试验中，你需要使用秒表，并口头告诉受试儿童开始和结束的时间。试验间隔的休息时间用来数数和记录点数。

任务：为每位儿童制作一个表格，用来分别记录在不同难易程度任务中 3 次试验的点数。计算平均值和标准差。在每个任务中，计算每次轻点任务中的平均运动时间（精确到毫秒）。即通过将每个数字除以 10，这样就得到在每个 10 秒试验中的每秒次数。这个数字也记录在表格中。下一步，算出这个数的倒数（$1/x$，x 为平均轻点数）。然后，将这个数乘以 1000，得到以毫秒为单位的平均运动时间。这个数字也对应每位儿童记录到表格中。对于不同年龄组的儿童来说，任务困难度对运动时间有什么影响？随着年龄增长，儿童的表现有何变化？比较你的结果与班上其他人的，你是否发现 7 岁儿童的运动时间比其他年幼或年长的儿童退化（变慢）？

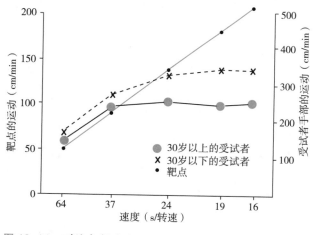

图 18-14 对比年轻人和老年人跟随非预期且运动速度不同的目标。发现老年人在跟随高速运动目标时存在更多的问题（经许可改编自 Welford AT. Motor skills and aging. In: Mortimer JA, Pirozzolo FJ, Maletta GJ, eds. The aging motor system. New York, NY: Praeger, 1982:159.）

后表明，与年轻人相比，他们花费更多的时间在目标接近和减速阶段（Fradet et al.，2008）。这是为了确保够物准确性的感觉处理期。一些研究已经对目标接近阶段导致减速的可能因素进行探究。Pohl 等（1996）做了一项研究，用来比较平均年龄为 25 岁的年轻人和平均年龄为 71 岁的老年人之间完成不同准确度的要求（8cm 对比 2cm 宽的目标，间距为 37cm）。他们发现老年人表现出更明显的运动调整、更长的绝对调整时间和在两个目标之间移动时更长的换向时间。作者认为，在到达目标的运动速度和准确性方面，年轻人使用更多的实时和前馈处理，而老年人更依赖较慢的反馈处理。

其他研究人员认为，在够物动作的减速阶段增加的附加运动不一定与校正调整有关，也可能是随着年龄增加，在够物动作最后的低运动速度导致速度的波动。年轻人在移动速度较低时也会增加附加运动，但是观察到老年人的速度波动明显多于年轻人。这可能是由于老年人的运动单位减少，导致产生稳定肌力的能力下降，特别是在低力量水平时（Fradet et al., 2008）。

另外在年轻人与老年人的动作运动学的对比研究中，有一项试验需要以相似的运动速度向5、10及20mm的目标划直线（使用数字图表）（Morgan et al., 1994）。老年人在试验中表现出类似的整体准确性，但再次表现出更多的犹豫和附加动作，这意味着依赖视觉指导的可能性增加。作者的结论是，这表明运动协调存在中枢不足。另一项研究观察到老年人在运动过程中产生力量的变化，并在他们的运动轨迹中显示出相似的不连续性（Vrtunski & Patterson, 1985）。有趣的是，附加动作的增加是正常婴儿早期够物模式的特征（von Hofsten, 1993）。就像老年人一样，婴儿的这些附加动作通常与更多的依赖视觉反馈有关（Hay, 1979）。

已经证实，在够物试验中手的稳定性随年龄增加而减少（Williams, 1990）。在50～90岁年龄组中，要求这些老年人把针插进不同直径（0.32～1.27cm）的狭孔中，他们的稳定性下降了77%。非利手比利手的稳定性退化得更快。

根据文献，如果要求受试者重复相同的简单动作，例如使用一支铅笔在两个目标之间轻点或完成一项简单的反应性时间任务，似乎够物动作的完成速度很少随年龄增加而变化（Welford, 1977, 1982）。在这种情况下，减速幅度可能只有16%。但如果通过使目标变小，使用连续性目标或使用选择反应性时间任务，则任务的复杂性增加，则减速范围可以从86%变化到276%。为观察老年人在多种条件下相互运动模式的变化以及Fitts定律如何应用于他们的运动模式，请完成实验活动18-3。

表18-2给出的例子说明随着任务的复杂性增加，老年人在完成够物运动中速度减慢的差异。完成涉及符号转换（使用代码将刺激与反应联系起来）或空间换位（例如左侧的光线提示够到右侧）的任务时减速最明显。虽然在许多反应性时间任务中已经发现这种速度的下降，但一项研究也显示，当不要求老年人在这样的任务中考虑精确度时，他们的够物速度不会降低（Williamson et

实验活动 18-3

目标：调查年龄对完成交互轻点任务能力的影响。

步骤：在你的社区中找一位更年长的老年人（70岁或更年长），重复实验活动18-2的步骤。

任务

1. 重复实验活动18-2中的任务，在问题上做以下改变：从实验活动18-2中，相比你自己或其他年轻人的运动时间，对这位老年人而言，实验的困难程度对运动时间有什么影响？

2. 在（老年人）的动作中，你是否注意到任何附加的运动或犹豫？你认为老年人的健康水平会影响任务的完成吗？

al., 1993）。

在复杂的反应性时间任务中，速度减慢的首要原因是在完成的第一阶段，即观察到信号并将其与动作联系起来的时间，而不是在第二阶段完成该动作的时间（Welford, 1977, 1982）。当在第二阶段执行动作时，如果任务更有连续性，则可能会与第一阶段有些重叠。例如一个人可以在做出第一反应的同时处理与下一个信号有关的信息。这种类型的任务对老年人来说似乎更困难，这可能是因为他们需要更多的时间来关注他们的反应，因此难以同时处理其他信号（Welford, 1982）。

例如，在一个对比老年人（63～76岁）和年轻人（19～29岁）的试验中，让他们朝两个在同一方向上的目标点中的其中一个尽可能快地移动（Rabbitt & Rogers, 1965）。年轻的受试者可以重叠选择目标点的时间与起始的运动时间，但老年受试者不能完成这一过程。尽管没有关于观察时间随年龄增长而增加的证据，但老年人似乎不太能控制观察时间。

缺少这种控制的原因可能是什么？据推测，当一项任务的结果是确定的时候，对观察时间的控制就会发生。因此，如果有可能出现错误，将更可能需要观察。此外，当运动子单位被协调为更高级的执行单位时，控制观察时间是可能的（Welford, 1982）。然而，要做到这一点通常需

表 18-2　作为复杂性活动的一项功能，在完成够物运动中的年龄相关性减慢

任务	年龄组对比	百分增长率 [a]
在发光和发声时简单的接压和释放按键	20 秒对比 60 秒	16
Welford 列出的 11 项研究的平均值		
10 个选项（Birren et al.，1962）		
a. 直接关系	18 ～ 33 岁对比 65 ～ 71 岁	27
b. 使用数字代码，5 项研究的平均值		50
c. 使用口头代码，2 项研究的平均值		45
d. 使用颜色代码		94
e. 部分使用颜色代码，部分使用数字代码	25 ～ 34 岁对比 65 ～ 72 岁	86
10 个选项（Kay，1954，1955）		− 13（无失误）
a. 反应键上方的信号灯		26（− 43）
b. 距按键 3 英尺的信号灯		46（− 19）
c. 如 b，但是信号灯的排列使最左边的灯能响应最右边的键，以此类推		56（＋ 138）
d. 使用数字代码		299（＋ 464）
e.d 和 b 困难度的组合		

注：[a] 失误百分率的变化在圆括号中显示

（经许可引自 Welford AT. Motor skills and aging. In: Mortimer JA, Pirozzolo FJ, Maletta GJ, eds. The aging motor system. New York, NY: Praeger, 1982:163.）

要受试者在完成任务时将运动子单元整合为工作记忆。

一项研究在老年人（60 ～ 81 岁）和年轻人（17 ～ 28 岁）间进行对比来测试这种能力。要求受试者去完成两种序列的关键点按压试验，一种有一些子单位（12、12、12 等），另一种更复杂（1234、32、1234 等）。研究者发现老年人比年轻人慢，尤其是在第二种序列时（Rabbitt & Birren，1967）。

抓握：随年龄的变化

老年人需要面对的问题之一是手灵活性的下降，这在一些如系鞋带、扣纽扣的活动中表现明显。例如 70 岁的老年人操作一个小物体时需要的时间会增加 25% ～ 40%。这种年龄相关性变化已通过试验证实，这些试验类似于在儿童中开展的试验，前面已有描述，即测量抓握和提起物体时指尖所用力的大小。图 18-15 是测量老年人抓握力的常用试验仪器。我们知道老年人的触觉会下降，这可能影响他们判断他们能抓多重物体的能力（Agnew et al.，1982；Cole，1991；Keogh et al.，2006）。

Cole 及其同事的研究表明，老年人（平均年龄为 81 岁）所用的抓握力平均是年轻人的 2 倍，部分老年人使用的力比年轻人高许多倍。图 18-16 是记录抓握力的举例，年轻人和老年人做对比，在他们第三次试验中拿起一个粗糙的物体（用砂纸覆盖）和他们第一和第二次拿起光滑的物体（用人造丝覆盖）对照，发现老年人比年轻人使用更大的握力，并且对光滑的物体需要花费更长的时间来适应他们最后的抓握力。增加的力部分是由于皮肤光滑度的增加。此外，老年人提升安全系数来防止物体滑落。老年人和年轻人相比较，试验期间抓握力的变量也更高，指尖力的方向不是垂直一致的。据推测，这可能会导致老年人在精细抓握中的不灵活性（Cole，1991，2006；Cole et al.，1999）。

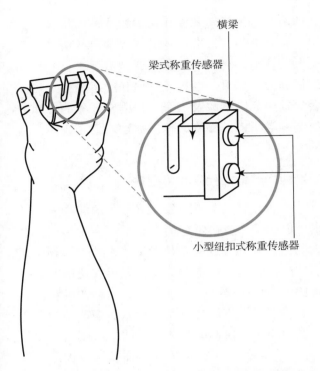

图 18-15　在指捏任务中用于记录手指力的实验装置。放大的区域显示的是用于测量指力的称重传感器的位置（经许可引自 Keogh J, Morrison S, Barrett R. Age-related differences in inter-digit coupling during finger pinching. Eur J Appl Physiol 2006, 97:79.）

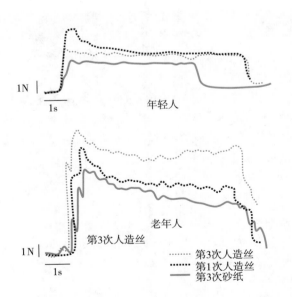

图 18-16　当上提粗糙表面（砂纸）和光滑表面（人造丝）上的物体时，年轻受试者和老年受试者的抓握力轨迹显示典型的抓握力模式。轨迹显示第 3 次提升砂纸表面物体，随后是第 1 次和第 3 次人造丝表面物体的提升试验。N= 牛顿（经许可引自 Cole KJ. Grasp force control in older adults. J Motor Behav 1991, 23:255.）

感觉和运动导致抓握受损

感觉和运动系统对老年人抓握受损有哪些相关性影响？已开展试验来检验这种安全系数的增加是否是由于触觉下降抑或是编码皮肤-物体摩擦特性的能力降低（Cole & Rotella, 2001；Cole et al., 1998, 1999）。结果表明，在 60 岁后，皮肤传入功能下降导致安全系数增加。研究人员指出，老年人对新表面的握力调整会比年轻人延迟大约 100 毫秒。他们还发现，当抓握的手柄被突然抽出时，对比年轻人，老年人（平均年龄为 78 岁）引起反应所需的力增加 2 倍，反应延迟，需要更大的指尖力。以前的研究表明，摩擦是通过快速适应的传入神经产生局部信号，这种能力随年龄增加而减少，因此这可以解释力量调整的延迟。

在一个分开设置的试验中，Cole 等（1998）推测，如果年龄相关的触觉改变是手灵活性下降的原因，那么与年轻人相比，老年人在黑暗中完成一项抓握-上提测试时可能产生不相称的增加。结果显示，在黑暗条件下，年轻人（平均年龄为 45 岁）和老年人（平均年龄为 74 岁）组在可视和黑暗环境下，所增加的比例是 2.1 : 2.3。作者的结论为这些结果不能支持这一假说，即随着年龄增加而手的灵活性下降主要取决于触觉信息的可用性改变。

在另外的试验中，Kinoshita 和 Francis（1996）尝试探讨上提和抓握不同表面质地［光滑（丝绸）和粗糙（砂纸）］物体的过程中，精确抓握力的控制是否存在年龄相关性的改变。他们在抓握和上提试验中对比两组老年人（69～79 岁和 80～93 岁）和一组年轻人（18～32 岁）完成的情况。他们发现在上提过程中，老年人（尤其是 81～93 岁年龄组）与年轻人相比，抓握力比率曲线的波动增加且使用力的时间更长。他们也注意到在老年人中，上一个平面的经验对下一个平面的完成帮助很小。作者的结论是，这说明随着年龄增长，产生控制力的能力降低。正如前面提到的，他们发现老年人的手指更容易打滑，所以使用比年轻人更大的抓握力来提升安全系数。总的结果表明，精确抓握的控制能力随年龄增长而下降。

这种在上提物体过程中力的控制力随年龄而降低的情况被认为与运动单位控制减少有关。例如老年人表现出平均运动单位力、运动单位力变化和运动单位激活率的调控均增加。此外，老年人在抓握时表现出手指力量输出之间的耦合减少（Keogh et al.，2006）。

老年人提物效率降低的一个可能原因是年龄的增长削弱视觉-运动联系的学习能力，这种能力用于在抓握相似物体时给予合适的指尖力。Cole 和 Rotella（2002）在一个抓握和上提试验中，使用视觉颜色标记物体的质地（砂纸对比醋酸酯人造丝）或重量（200g 对比 400g），测试年轻人（平均年龄为 22 岁）和老年人（平均年龄为 77 岁）控制指尖力的能力。在视觉提示的条件下，根据重量和光滑度的不同，用颜色为代码标记将被提起的物体。在没有视觉提示的条件下，这些物体的变化在试验过程中是不可预知的。当物体的质地被视觉标记时，年轻人的握力变小 24%。然而在对视觉提示的反应中，虽然老年人在提物前能准确表述出他们表面的颜色，但他们的握力并没有什么不同。在事前有关于物体重量的提示下，提物过程中也发现相似的结果（老年人不用提示信息），虽然在拿起 200g 的物体时老年人和年轻人都使用接近 2N 的抓握力。

研究人员推断，老年人无法在出现色彩提示时调整对物体的抓握力，这并不是因为在抓握物体时的整体失能或不愿意使用低握力，而是因为老龄化影响对目标的视觉识别和学习能力，随之用指尖力上提物体的效率就会降低。对比这些结果，老年人和年轻人的握力在上提物体前便受影响，这说明在抓握和上提试验中影响力预控制的内部因素不止 1 个（Cole & Rotella，2002）。

够物-抓握的适应性：随年龄的变化

老年人是不是更难适应物体非预期的大小变化？为了解答这一问题，Bennett 和 Castiello（1995）比较老年人（60～70 岁）和年轻人（20～26 岁）在够物-抓握活动中因物体大小干扰而反映出的运动轨迹。在大多数试验中（80%），受试者接触及抓握直径或小（0.7cm）或大（8.0cm）的发光圆筒。在 20 个试验中，在够物动作启动时进行视觉干扰（从其中一个圆筒切换到另一个），这需要从精确抓握转换成力量抓握，反之亦然。

虽然老年组成功地适应这些变化，但他们使用更保守的策略，包括更长的接近物体的时间，

并使用标准的转运和操作协调模式。而年轻人则用一种新的模式，减少各成分间的时间协调。研究人员认为，在操作任务中遇到需要进行非预期的抓握力变化时，老年人更僵化的运动模式可能会导致更高的事故发生率。为明确任务的性质如何影响老年人的够物、抓握运动，请完成实验活动 18-4。

够物能力递减的代偿和可逆性

尽管在试验条件下发现老年人的够物表现减退，但在工作或日常生活中通常不会观察到。这表明他们可以通过很多代偿策略来改善够物-抓握技能，从而保留这种能力。老年人使用的这些代偿策略似乎是一些无意识的、自动的过程。例如老年人可以在这些活动中投入更多的精力。在工作的场所，他们减少休息时间，从而更持续地工作。他们还可以提前为一些需要速度和准确度的活动做准备，从而在活动中加入前置程序。在很多活动中，他们可能还会交替使用速度和准确度。最后，也证实老年人在执行感觉鉴别任务时会对反应性时间信号设定更高的标准（Welford，1982）。

实验活动 18-4

目标：调查任务特性如何影响老年人的够物-抓握运动。

步骤：你将在本次实验中重复实验活动 18-1，但这一次你需要在你的社区中找到一位老年人（70 岁或更年长），并观察他完成与实验活动 18-1 中一样的活动。

任务

1. 描述这位老年人是如何够物及抓握不同物体的。

2. 够物的过程中，他的手是否在准备抓握时已经开始塑形？物体的特性如何影响手的预塑形？

3. 对比这位老年人与实验活动 18-1 中的年轻人在够物-抓握特征方面的数据。根据你的结果，你是否同意 Cole（1991）关于改变物体的表面特性从而轻松改变上提力的能力的结论？

老龄化过程中够物技能的改变可否通过练习或训练来弥补？可以的，这可以通过训练，在障碍层面（肌力训练）及功能层面（眼－手协调的技能训练）发生。Keogh 等（2007）对比两组老年人，均为 70～80 岁，一组进行上肢肌力训练（每周 2 次，持续 6 周），另一组为对照组，对比他们的指尖力控制表现。研究人员发现肌力训练组在肌力下降、目标错误率及指尖力增加方面明显高于对照组，这表明上肢肌力在完成高水平的精准抓握任务中的重要性。

另外，已有报道，老年人的眼－手协调技能通过训练可以明显改善（Falduto & Baron，1986）。复合性任务的改善最为明显。有趣的是，老年人在反应时间任务中，通过训练改善的程度比年轻人更多（Jordan & Rabbitt，1977）。这可能是因为年轻人在开始学习这项任务时的功能水平本来就接近他们的最高水平。但是，训练并不能消除在这些任务活动中的年龄差别。

训练还能改善老年人在视觉灵敏度、信号检测和听觉辨别这些与眼－手协调任务有关的感知过程方面的表现。此外，即使在眼－手协调任务训练结束 1 个月后，训练的效果仍然很高。一项名为"空间跋涉"的研究对比年轻人（19～27 岁）和老年人（62～73 岁）在任务中关于手的精细运动、信号检测、记忆扫描、视觉辨别和预设时间方面的表现。受试者在 2～5 个月内完成 51 次，每次 1 小时的训练。训练结束 1 个月后，表现水平仅有小幅下降（Welford，1982）。

在另一项研究中，老年人（47～83 岁）通过玩视频游戏训练眼－手协调技能，这些游戏涉及对手的运动速度及方向改变时做出快速决定。7 周后，任务得分提高 3 倍。此外，训练由视频游戏转换为一些需要受试者快速做出运动反应决定的反应性时间任务（Clark et al.，1987）。

改善随老龄化出现的认知障碍和操作：双重任务消耗

与年轻人相比，许多老年人在同时完成两项任务时会出现额外的减慢和错误，这是因为注意力被分散到两项任务中。运动训练能改善在双重任务条件下的这种减退吗？为了回答这个问题，研究者让年轻人和老年人完成 100 次运动训练试验，并在试验前后让他们同时完成通过精确抓握追踪正弦波力学轨迹和工作记忆两项任务。结果显示，运动训练对两组的力量追踪能力均有提升。年轻人组在训练前后的表现均好于老年人组，但老年人组在长期训练后达到年轻人组在训练前的水平。有趣的是，这项训练并不能防止老年人从单一任务转换到双重任务条件下的运动表现下降。然而，老年人在训练后的认知任务表现有所改善（Voelcker-Rehage & Alberts，2005，2007）。

大多数研究表明，老年人学习到的似乎没有年轻人多，但至少他们可以像年轻人一样保留学习到的技能。然而，对比年轻人，似乎运动训练并不能完全消除老年人在双重任务中观察到的表现退化。另外，年轻受试者与老年受试者通过训练的提高方式类似，只是老年人学习得更慢。老年受试者眼－手协调技能的学习速度较慢可能是由于信息需要更长时间才能记录在长期记忆中（Welford，1982）。

这意味着在教导老年人眼－手协调技能方面的最佳策略是什么？由于在长期记忆中录入信息所需的时间随着年龄增长而延长，因此学习需要耐心。否则，在长期记忆中需要时间录入信息时还要处理额外信息，这将直接干扰记忆程序。

在教导手－眼技能时，将口令转换为执行动作时有时会有一些问题。为了避免这种情况，我们可以使用示范，但此时示范的节奏需要由学习者来控制。因此，在训练中使用慢动作，可自主控制节奏的视频可能会有帮助（Welford，1982）。

主动抉择也是任何年龄段学习的重要因素。一项成人的迷宫研究表明，如果路径选择正确，学习将更快，但受试者必须主动做出选择。这有助于所有年龄段的受试者，但对老年人的帮助尤其明显（Wright，1957）。

也有研究表明，60～69 岁及 80～100 岁的老年人在学习追踪转动任务中，接受心理及身体混合训练的效果与单独进行身体训练的效果一样好（Surberg，1976）。

因此，老年人在眼－手协调任务的学习中可以采用一种发现式学习模式，这包括自主控制节奏、主动学习、及身体和心理训练相结合（Welford，1982）。

在发育过程中，成熟的够物和抓握行为的特征是反应时间缩短、抓握和提物时安全系数缩小，以及在够物动作中附加动作减少，这些导致更顺畅的运动轨迹。同样，随着年龄增长，够物和抓握能力下降的特征是反应时间延长、安全范围增加，以及够物动作中的附加动作数量增加。在整个生命周期中，多种因素可能会导致这些特征变化，包括神经和骨骼肌肉系统的原发性退化及用于代偿这些退化的继发性策略。

了解与年龄相关的够取、抓握及操作的变化的案例分析方法

Bonnie B 是一位 90 岁的女性，因多次跌倒导致平衡及步行障碍。Bonnie 与其他老年人一样存在够物、抓握及操作能力的年龄相关性变化，这导致她出现上肢功能障碍。在参与方面，Bonnie 的日常生活活动受限且需要每周 3 次的居家健康支持来帮助她购物、烹饪、打扫和洗衣。Bonnie 无法在不使用助行器时完成站立和步行，搬运物体的能力受限，因此她在购物时也需要协助。

Bonnie 的功能性动作都变得缓慢，当她在够取目标或捡起一些小物件时终点精确度下降。当 Bonnie 同时完成多项任务时，够物和抓握问题会更严重。研究人员发现，够物、抓握和操作包括时间相关性变化都与年龄变化相关，例如反应变慢及动作时间延长、协调因素与多关节运动和肌肉激活模式的变化及反馈和前馈控制使用的变化。此外，像 Bonnie 这样的老年人会表现出速度波动，这是因为运动单位的减少影响产生和协调肌力的能力，尤其是在精准抓握时。在老年人中，合理分配注意力的能力下降会降低双重任务条件下的上肢功能。研究人员发现，许多像 Bonnie 这样的老年人在任务及环境中出现非预期性变化时调整够物－抓握力的能力下降，这导致他们在操作任务中更高的事故发生率（Bennett & Castiello，1995）。

Bonnie 展示与年龄相关的手灵活性的下降，影响执行诸如书写、系鞋带、扣纽扣等任务的能力。她的动作都很缓慢，准确度降低，增加执行日常任务的时间。

像大多数老人一样，Bonnie 在运动、感觉和认知系统方面存在年龄相关性改变，因此多个方面的障碍导致她的功能受限及参与受限。运动障碍包括关节活动度受限及上肢肌力下降。她的多关节协调能力下降影响她够物及抓握时的协调性。

Bonnie 的多个感觉系统退化。她的视力存在年龄相关性改变，包括对比敏感度的降低、对深度感知的问题及视力下降。她也有躯体感觉的改变，包括振动觉、本体感觉和轻触觉减退。手躯体感觉下降导致她在做抓握－上提活动时调整指尖力的能力下降。Bonnie 的前庭功能也下降了，这与她的梅尼埃病（Ménière disease）病史有关。最后，Bonnie 存在认知障碍，包括短时记忆问题和轻度受损的执行功能，这导致上肢功能受损。

Bonnie 的平衡受损是上肢功能下降的重要原因。除了站立时姿势稳定性控制下降外，Bonnie 存在明显的预期姿势控制障碍，这使得她在完成许多上肢活动时难以保持稳定，例如够物、上提和俯身拾取地板上的物体。此外，反应性平衡控制障碍限制了她在完成这些活动时恢复稳定及避免跌倒的能力。

训练最可能改善 Bonnie 的上肢功能。研究人员发现训练尽管无法消除许多够物－抓握技能的年龄相关性改变，但可以减少这种改变（Clark et al.，1987；Falduto & Baron，1986；Keogh et al.，2007；Voelcker-Rehage & Alberts，2007）。

总结

1.1 周大的婴儿表现出预够物行为，他们会朝面前的物体做够取动作。对婴儿来说，这种够物并不精准，也无法抓握物体，这是因为伸肌共同运动模式限制了上肢和手的运动。即当上肢伸展时，手指会张开。但够物明显是朝向物体的，因为这些够物动作比在眼睛没有注视物体时的上肢运动更精细。

2. 大约 2 个月大时，伸肌共同运动模式被打破，因此当上肢伸展时手指可以屈曲。在这个阶段，随着婴儿可以控制颈部的肌肉，头－手的运动变得协调起来。

3. 大约 4 个月大时，婴儿开始获得躯干的稳定性，并伴随着头－上肢－手共同运动的渐进性分离。这些变化允许功能性够物－抓握行为的出现。

4. 躯干稳定性的持续发育是帮助婴儿完成成功且精准抓握的关键因素。

5. 4 个月以后，够物变得更加精准，表现在够物路径的直线化和够物动作的简洁化。

6. 在新生儿中视觉触发够物占主导，在大约

5 个月时改变为视觉引导够物，在 1 岁时尽管视觉引导够物依然存在，但会回到视觉触发够物。

7. 大约 5 个月时可以完成成功够物，此时手的定位发育开始出现。

8. 指尖抓握在 9 ～ 10 个月大时发育，并伴随着锥体束的发育。

9. 反应时间随着年龄增长表现出渐进性缩短，急剧改变持续至 8 ～ 9 岁，随后缩短速度减缓，一直持续到 16 ～ 17 岁。

10. 4 ～ 6 岁的儿童以视觉触发（前馈）运动为主导，很少使用视觉反馈。7 ～ 8 岁时视觉反馈占主导，这使得在黑暗中够物能力很差，但在可视环境下准确度更高。9 ～ 11 岁时将对反馈和前馈运动进行整合。

11. 在 5 ～ 15 岁，儿童会逐步提高他们在双重任务环境有效执行操作任务的能力。

12. 老年人会表现出够物运动的缓慢，这主要是由于中枢处理变慢了。在越复杂的活动中，够物动作完成得越缓慢。

13. 缓慢的部分原因可能是无法对运动进行抑制监控，这可能是因为不确定运动的准确性，或者无法将运动的子单元整合成工作记忆集束。

14. 老年人在完成抓握 – 举起任务时的效率不如年轻人，他们使用更大的握力（更大的安全范围），并表现出更大的抓握 – 举起力量的可变性，并且需要更长的时间达到握力峰值。

15. 在够物运动中，大多数年龄相关性减退都可以通过训练来提升。训练结束后至少 1 个月内训练效果依然明显，并且训练效果也会延伸至其他够物任务中。

实验活动任务参考答案

实验活动 18–1

1. 手在够到物体前会合拢。

2. 手形和定位如下。

8 ～ 12 个月：在 8 个月大时，儿童可能会对任何物体都使用手掌抓握，但在 9 ～ 10 个月大时会对积木（如果足够小的话）和蜡笔转换为指尖捏。9 个月大时手的打开与否与物体的大小有关。无法适应物体摩擦力的突然改变（光滑的玻璃杯）。

12 ～ 18 个月：对积木和蜡笔使用指尖捏，对玻璃杯使用手掌抓握，手根据物体的大小而打开。他们对目标物体开始抓握的距离较 8 ～ 12 个月时更远。无法适应物体摩擦力的变化。

2 ～ 3 岁：与 12 ～ 18 个月相比，上肢运动较年幼群体更平稳。在积木试验中，可以适应未预料的摩擦力的变化，但不能适应突然的变化（光滑的玻璃杯）。

4 ～ 6 岁：使用指尖捏、平稳的上肢运动，仅在少量训练性试验后即可适应摩擦力的变化（光滑的玻璃杯）。可能可以定位手至倒置的玻璃杯，及定位手来完成单一的流畅运动。

3. 由学生的观测数据决定。

4. 由学生的观测数据决定。

实验活动 18–2

随着年龄增长，完成任务的运动时间缩短。任务难度的提升可使运动时间延长，更年幼的儿童比年长的儿童延长得更多。与其他年龄段的儿童相比，7 岁的儿童在运动中可能会出现轻度的延长。

实验活动 18–3

1. 根据老年人的年龄和健康状况，你可能会发现随着任务难度的提升，老年人增加的运动时间比年轻人更多。

2. 同上，你可以发现，一个高龄老年人或健康状况不好的老年人可能比一个健康的老年人或年轻人的活动水平更低。

实验活动 18–4

1. 健康的老年人可能有希望像年轻人一样抓握。年龄过大或不健康的老年人在够物时可能表现出缓慢、犹豫，并导致够物过程中活动成分的增加和活动轨迹平稳性的降低。

2. 由学生的观测数据决定。

3. 大多数健康且体能较好的老年人可能表现出与年轻人相似的结果。

4. 由学生的观测数据决定。

516

第十九章

异常够物、抓握及操作

学习目标

通过学习本章，读者应该能够掌握以下内容。

1. 在 ICF 框架内描述够物、抓握及操作问题。

2. 讨论中枢神经系统病变对够物和抓握的影响。

3. 讨论感觉障碍对够物和抓握的影响。

4. 比较脑卒中后偏瘫、帕金森病、小脑病变、多发性硬化和脑瘫患者的够物和抓握障碍。

引言

正常的上肢功能包括够物、抓握和操作物体的能力，是进食、穿衣、修饰和书写等精细运动技巧的基础。上肢功能受限会严重影响日常生活活动的独立性，并会增加健康和其他相关事宜的花费。在多发性硬化患者中，上肢功能是疾病相关费用的最佳预测指标（Koch et al., 2014）。例如上肢功能受损会增加雇佣护理员、改造居家环境、改装汽车等支出。在大多数残疾人中，上肢功能受损与长期护理支出显著相关。

除了精细运动技能外，上肢功能在粗大运动技能中扮演着重要角色，例如爬行、行走、维持平衡、跌倒时的保护反应等。由于上肢控制与精细运动技能和粗大运动技能相互影响，促进上肢功能的发育和恢复是运动控制障碍患者康复治疗的重要方面，涉及多个康复亚专业，如作业治疗和物理治疗。

本书的姿势控制章节讨论上肢功能在平衡维持中的重要性。本章节侧重于神经系统疾病患者够物、抓握和操作的相关问题。在第十七章中，我们在 ICF 框架内分析了正常的上肢功能。在本章中，我们仍旧使用 ICF 框架来理解中枢神经系

统病变造成的够物、抓握和操作问题。上肢功能障碍，特别是携带、移动和处理物品的能力受限，被视为 ICF 框架中的活动限制和参与限制。然而，在上肢控制关键因素的问题中，如手眼协调和视觉引导的手臂和手的运动被认为是身体功能的损伤，因此被分类在身体结构和功能部分中。

在本章中，我们首先回顾与上肢控制的关键因素有关的问题，结合影响关键因素的感觉、运动和认知问题进行讨论，包括：①靶目标定位，涉及眼、头、躯干的协调运动；②够物，涉及上肢和手的空间位置移动和姿势维持；③抓握，包括抓握的启动、抓住、释放；④手部的操作技巧。然后我们采用案例研究的方法，探讨神经系统特定病变患者存在的上肢问题类型。

靶目标定位障碍

操作功能的一个关键是定位目标并在触及目标前保持对目标的注视。根据任务的不同，目标定位需要眼、头、躯干的组合运动，具体取决于目标离中线多远。因此，影响眼、头、躯干和手部协调运动的神经病变会影响在空间中定位目标或物体的能力。此外，注视维持障碍可能由以下原因引起：①动眼系统病变所致的视觉驱动的眼球运动障碍；②前庭系统的损害，这会破坏前庭眼反射运动控制，影响头－眼协调；③由于小脑损伤，前庭眼反射不能适应任务需求的变化（Martin et al., 1993）。所有这些问题都会影响患者在头部运动时稳定注视目标的能力。然而，在本章中，我们主要关注与视觉驱动的眼球运动相关的问题，这些问题会影响对靶目标定位和够物的能力。此外，我们回顾那些任务导向下的头－眼、手－眼协调运动和整合运动问题的研究，例如指

向目标或够物。

视觉缺陷和目标定位

影响视觉信号处理的中枢神经系统病变将损害空间目标定位的能力。脑卒中后的视野缺损如同侧偏盲限制了患者在视野缺损侧的物体定位能力，影响损伤半球对侧的够物和抓握（Jeannerod，1990）。超过50％的痉挛性偏瘫型脑瘫患儿存在同侧偏盲症，许多人通过调整头部位置进行代偿以改善视敏度和双眼视力（Porro et al.，2005；Prayson & Hanahoe，2004）。

受损视野侧的靶目标定位能力能通过训练得到改善吗？答案可能是肯定的。当个体出现在正常视野区或受损视野区时，要求（由于半球切除术造成）偏盲的受试者指出靶目标。由于在受损视野区看不到目标物，受试者被要求"猜测"它在哪里。虽然受试者最初以这种方式够物的能力很差，但这种能力很快得到明显提高，这表明在这个受试人群中，目标定位能力通过训练得到改善（Zihl & Werth，1984）。

视觉忽略和视觉缺失，现在通常被称为半侧注意力缺陷，通常是右脑半球受损的结果。视觉忽略者表现为对脑损伤对侧区的自身和外部空间的严重知觉障碍，而视觉缺失表现为在双侧刺激的情况下无法察觉到脑损伤对侧区的刺激。尚不清楚视觉忽略和视觉缺失是否与感觉、注意或其他因素有关。目前强调将这些归为半侧注意力缺陷，将问题集中在注意过程上，认为这是造成忽略的主要原因，但有此问题的患者未必都属于这种情况。

在视觉忽略和视觉缺失中，目标的相对位置似乎会影响患者检测空间物体或目标的能力。Smania等（1998）对伴有视觉忽略或视觉缺失的右侧大脑损伤者进行视觉注意空间分布检查。在患者左侧或右侧视野内，沿眼球水平子午线10°、20°、30°或40°共4个位置出现一闪光点后，要求患者在电脑屏幕坐标图上指出闪光点的空间位置。结果发现无论视觉忽略还是视觉缺失，都将影响患者定位左侧视野内的靶目标。另外发现，定位障碍程度与靶目标偏心度的大小有关。这项研究提示，伴随左侧视觉忽略的右脑半球损伤，由于左侧视觉定位障碍将导致患者在抓取放置于身体左侧的物体时存在困难。靶目标的偏心度越

大，患者够物的困难就越大。

顶叶病变患者也会出现作为视觉探查行为或够物行为组成部分的眼球运动问题。这些问题包括凝视困难（Balint综合征）、视觉共济失调、扫视反应时间减慢伴随扫视阶梯状分解（Balint，1909；Waters et al.，1978）。

视觉缺陷也影响够物和抓握动作的计划和执行。对健康年轻人的研究显示，将视野缩小至11°时，周边视野范围的下降会同时影响够物和抓握动作的计划和执行（González-Alvarez，et al.，2007）。双眼视力下降患者的够物动作明显慢于视力正常者，特别是在够物动作的终末阶段。其特点是动作完成时间延长、动作速度不稳定、接触目标物的过程中动作不协调。此外，在抓握动作阶段，视觉信息减少导致对躯体感觉输入的依赖性增加，在触及目标物后，抓握调整次数增加（Melmoth et al.，2009）。

最后，视觉系统问题会在感知方面影响对目标物的识别和定位。在第十七章中，我们讨论涉及够物和抓握的两条视觉通路。一条通路为从视觉感受器到顶叶皮质的背侧通路，此通路可为够物过程的各个阶段提供关键的视觉信息。另一条通路为从视觉皮质到颞叶的腹侧通路，提供意识性视觉感知（Goodale & Milner，1992；Goodale et al.，1991）。因此，腹侧通路损伤者对目标物所处的方向或维度没有意识性知觉，但是在拿起目标物时可表现出高超的技巧。而对于背侧通路损伤者而言，是真的看不到东西。

眼－头－手协调问题

在第十七章和第十八章中我们知道一些目标定位任务仅需要眼部运动，另一些则需要头－眼的运动配合，还有一些需要眼、头和躯干的运动配合，这取决于目标在空间中的偏心率。因此，研究人员推断头－眼协调不是由单一机制控制的，而是由几种不同神经机制的相互作用产生（Jeannerod，1990）。

影响够物能力的眼－头－手协调运动问题见于诸多神经系统疾病报道中，包括脑瘫（Saavedra et al.，2009）、发育协调障碍（Wilmut et al.，2006）、脑卒中和小脑疾病（van Donkelaar & Lee，1994）。Saavedra等（2009）将10名6～16岁的

519

脑瘫患儿坐位够物时的眼－头－手协调运动情况与正常儿童做比较。他们在不同程度的外部姿势支持状态下，将眼和手一起或分离地运动。脑瘫患儿的眼－头－手分离运动能力下降，提示眼－头－手不恰当的配合影响脑瘫患儿的够物和抓握。有趣的是，为脑瘫患儿提供外部姿势支持不影响眼－头运动，但确实影响手部动作的启动和执行。这与其他关于提供躯干额外姿势支撑会对够物和抓物产生影响的研究结果一致，这将在本章的姿势控制部分中更详细地讨论。

Van Donkelaar 和 Lee（1994）研究小脑病变患者眼和手运动之间的相互作用。他们比较两个任务中正常人与小脑疾病患者的眼－手运动的表现：①用手跟踪移动目标；②利用点戳动作拦截目标。正如预测，与正常人相比，小脑损伤患者视追踪启动较慢、手部运动更加不准确、手运动多变。手部运动变化大量增加发生在追踪目标的每次眼球校正运动（眼球扫视）前后。有趣的是，限制对于手的注视，增加的手部运动变化将会减少。如图 19-1A 所示，一个正常人在 3 种视觉条件下手部速度没有变化：正常视觉状态、视觉凝视状态、视觉受限状态（无法看见自己的手）。相比之下，图 19-1B 表明，在不受限制的视觉条件下（正常视觉状态），小脑损伤患者的手部速度最大，而当视觉凝视或受限时手部速度会降低。作者的结论是，眼和手部运动系统之间存在相互作用。此外，在小脑疾病患者中，对一个系统的输出产生影响的问题会对另一个系统的输出也产生影响，因此手部运动的不准确性会引起眼部运动不准确；反之亦然。在我们的小脑疾病案例研究中，可以看到 John 在伸手够物和抓握时的眼－手－头协调困难。

520　够物和抓握问题

正如我们前面提到的，够物与抓握的神经机制不同。因此，中枢神经系统疾病患者可能无法够物但可以抓握，相反也可能可以够物但无法抓握。然而，对于大多数神经损伤者来说，够物和抓握都受到影响，提示控制上肢功能的多系统功能障碍。将这两者加以区分，可以更容易地分析每个问题。然而，由于它们之间是密切协调和同步的，影响够物的病理变化往往也会影响抓握。

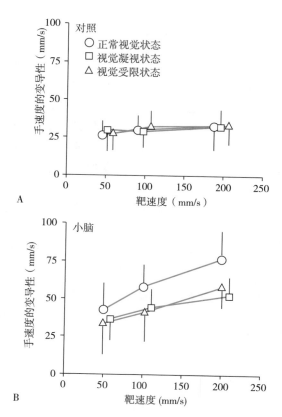

图 19-1　比较正常人（A）和小脑损伤患者（B）分别在以下 3 种状态进行追踪物体时手运动速度的变化情况：正常视觉状态（normal）、视觉凝视状态（fixation）及无法看见自己手的视觉受限状态（restricted vision）（重绘自 van Donkelaar P, Lee RG. Interactions between the eye and hand motor systems: disruptions due to cerebellar dysfunction. J Neurophysiol 1994;72:1679，已获许可）

够物障碍

在正常够物过程中，涉及多关节的运动轨迹趋向于平直并且具有钟形速率分布特点（Hogan et al., 1987）。相反，神经病理损害患者的够物运动轨迹常表现为丧失肌肉和关节间的协调性。这种运动协调性的破坏会影响运动的时间和轨迹。许多类型的功能障碍可以破坏够物运动的时间和精确度，包括运动功能障碍，例如肌张力异常、无力、关节活动受限和多关节间协调受损。除了运动障碍外，包括外周和中枢问题引起的感觉障碍都会影响够物，这会在之后的章节中讨论。最后，姿势控制问题可能会影响够物动作的时间和顺序。

运动方面的问题

运动时间异常。研究显示，多数神经病理损害会使患者够物和抓握运动时间延迟。例如相当数量的研究显示，与正常人比较，脑卒中患者的够物运动速度减慢、准确性降低、协调性差（Beer et al.，2000；Cirstea et al.，2003；Dewald & Beer，2001；Levin，1996；Reisman & Scholz，2003）。此外，对不同任务要求的适应能力也在脑卒中后受损。脑卒中患者难以控制够物动作的幅度，往往越过目标或不能触及目标（Van Vliet & Sheridan，2009）。由于同时存在痉挛和瘫痪，在脑卒中慢性期患者 Jean 的案例研究中，她上肢的伸展和够物都非常困难。

同样，脑瘫患儿也难以进行协调的够物动作来指向或抓住物体（Mackey et al.，2006；Petrarca et al.，2009；Ronnqvist & Rosblad，2007；Saavedra et al.，2009；Verrel et al.，2008）。脑瘫患儿够物的特点是反应时间较慢（Petrarca et al.，2009；Saavedra et al.，2009；Van Thiel et al.，2000；Utley & Sugden，1998）、运动时间较慢、多余动作增加（Chang et al.，2005；Mutsaarts et al.，2006；Saavedra et al.，2009；Van Der Heide et al.，2005）。此外，脑瘫患儿与正常发育的儿童相比，用于够物的肌肉活动的基本模式更多变（Zaino & McCoy，2008）。在偏瘫患儿中，患侧上肢与非患侧上肢之间的差异更为明显（Hung et al.，2004；Mackey et al.，2006；Ronnqvist & Rosblad，2007；Steenbergen et al.，1998）。例如与使用非患侧上肢相比，痉挛性偏瘫性脑瘫儿童使用患侧上肢去够物时的躯干运动更多（Ricken et al.，2005）。成年脑卒中偏瘫患者的研究结果与之相似，与正常成人相比，偏瘫患者在够物时躯干运动增加（van Der Heide et al.，2004；Van Thiel & Steenbergen，2001）

有趣的是，一些研究人员已经发现尽管存在运动障碍，脑瘫患儿甚至能够对快速移动的目标完成准确的触及和抓握。这些研究人员发现，患儿们在目标移动之前就能很好地预测并瞄准目标，提示患儿能够通过预测和提前准备来弥补运动缺陷造成的运动减慢（Forsstrom & Von Hofsten，1982；Ricken et al.，2005）。

运动时间延迟也是小脑功能障碍患者够物的特点之一（Rand et al.，2000；Van Donkelaar & Lee，1994）。Van Donkelaar 和 Lee（1994）发现，当向移动的目标进行够物动作时，患者的反应时间和肢体运动时间都会延长。他们认为，时间的

延长可能是由于患者需要更多的时间来确定目标速度。在小脑病变患者 John（脊髓小脑变性）的案例中可以看到上肢够物动作异常。

够物时间延迟也可见于帕金森病患者（Bertram et al.，2005；Kelly et al.，2002；Negrotti et al.，2005；Wang et al.，2006）。Kelly 等（2002）研究药物（左旋多巴）和外部提示对 9 名帕金森病患者（服药和停药）和 9 名年龄相匹配对照者的随机够物动作的影响。研究要求受试者在不同运动速度和动作准确性的规定下，分别在无提示（自发）或有提示（发光触发）的条件下去触及目标物。结果显示，与对照组相比，无论在何种条件下，帕金森病患者的够物时间显著减慢。左旋多巴和提示都增加帕金森病患者的运动速度，但两者的作用并非叠加。当自发够物时，左旋多巴增加运动速度比有提示时更显著，并且以舒适的速度够物比快速够物的准确度更高。在一项相关的研究中，研究人员观察左旋多巴对够物运动过程中肌肉活动能力（即促进原动肌和抑制拮抗肌的能力）调节的影响（Kelly & Bastian，2005）。与既往报道一致，药物可以改善帕金森病患者的够物速度、促进原动肌运动，但并不能改善抑制拮抗肌的能力。相反，左旋多巴使原动肌和拮抗肌的活动均增加。因此当药物改善患者的运动速度时，并未改善随意够物时的肌肉调节能力。在 Mike 的案例研究中可观察到药物对上肢功能的影响。

因此，时间障碍包括反应延迟和运动时间延长在内的够物运动时间异常是各种中枢神经疾病患者的共同特征。引起运动时间延长的一个因素是多关节运动协调性异常。

关节间协调问题。正常情况下，肘关节和肩关节角度改变流畅、速度同步、运动轨迹平直，以使够物运动达到平稳。儿童在形成够物动作的最初几年中，协调性逐渐发育（Konczak et al.，1995，1997）。相比之下，许多研究报道，在中枢神经系统病患中，够物运动的特征是多关节不协调导致运动轨迹异常。

Bastian 等（1996，2000，2002）研究小脑损伤成人患者的运动轨迹，发现其特征是存在辨距不良和分离运动障碍（一个时段移动一个关节）的问题。图 19-2 比较正常成人和小脑疾病患者的运动轨迹。在图 19-2A 和 B 中，正常成人的手腕

521

运动轨迹在要求慢速准确完成动作（图 19-2A）和要求快速准确完成动作（图 19-2B）的够物运动过程中都是平直流畅的。此外，比较指尖（空心圆）与靶目标（实心圆）间的位置时发现，这些动作相当准确。小脑疾病患者情况正相反，其腕关节的运动轨迹和手指指向精确性见图 19-2C（要求慢速准确完成动作）和图 19-2D（要求快速准确完成动作）所示。发现无论慢速运动还是快速运动，腕关节运动轨迹均受到影响。初始为垂直运动受损（主要与肩屈曲有关），继而在够物的后半部分表现为水平运动受损（与肘伸展有关）。正常人在 73 毫秒内发起肩肘运动，小脑病患在肘伸直前肩屈曲大约需要 296 毫秒。另外，辨距过短发生在缓慢运动中，而辨距过大出现在快速运动中（Bastian et al.，1996）。

Bastian 等设想，造成多关节协调障碍的原因与多关节运动时小脑在参与和控制各关节交互作用力矩时的影响有关。其中交互作用力矩是指某一关节（如肘关节）作用于另一关节（如肩关节）的运动效应。为此他们研究当允许肩关节自由活动时（图 19-3A）与肩关节受限时（图 19-

3D）完成屈肘指向任务的过程中（图 19-3），肩肘间的多关节协调。8 名小脑病患和 8 名年龄相仿的正常人接受测评。正常人（图 19-3B 和 E）在任一情况下都没有出现终点错误。而小脑病患在允许肩关节自由活动的状态下产生很大的终点误差（每个人的试验数据在图 19-3C 中显示为数字），但在肩关节受限的状态下终点误差相对较少（图 19-3F）。当限制肩关节活动，仅进行肘关节活动时，肘关节运动接近正常。相反，当多关节运动与肩屈曲过度及无法有效控制关节间的交互作用力矩有关时，将导致较明显的终点错误（Bastian，2002）。在脊髓小脑变性患者 John 的案例研究中，可以观察到小脑病变对于够物过程中节段间协调运动的影响。

已有一些帕金森病患者上肢多关节间协调运动障碍的研究报道（Bertram et al.，2005；Teulings et al.，2002；Wang et al.，2006；Wiesendanger & Serrien，2001）。Tuelings 等（2002）使用书写类任务来研究帕金森病患者的上肢控制。他们发现，帕金森病患者的许多精细运动控制问题（如手写类任务所示）是由于协调腕和手指运动能力的降

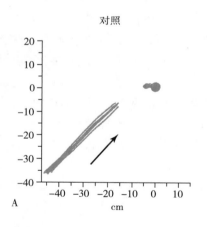

对照

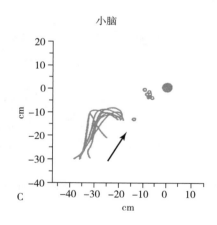

小脑

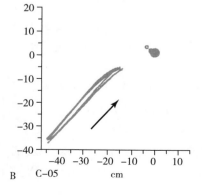

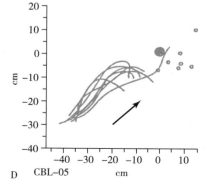

图 19-2 正常人（A、B）和小脑疾患（C、D）慢速准确够物（A、C）和快速准确够物（B、D）时腕关节运动轨迹的比较。箭头指示移动的方向。实心圆为靶目标所处的位置。空心圆为运动终末示指所处的位置。C-05：正常受试者代码；CBL-05：小脑疾病受试者代码（经许可重绘自 Bastian AJ, Martin TA, Keating JG, et al. Cerebellar ataxia: abnormal control of interaction torques across multiple joints. J Neurophysiol 1996;76:497.）

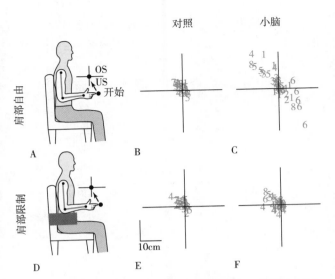

对照　　　小脑

肩部自由

OS
US
开始

A　　　B　　　C

肩部限制

10cm

D　　　E　　　F

图 19-3　允许肩关节自由活动（A）和限制肩关节活动（D）两种状态下完成屈肘指向任务时，肩肘关节间协调情况的试验方法。正常人（B、E）不论肩关节受限与否，都很少发生终点误差。小脑病患在允许肩关节自由活动时终点误差大（C），在限制肩关节活动时终点误差小（F）。图中的数字代表了来自受试者的多次试验的数据。OS：超过；US：未及。（经许可引自 Bastian AJ. Cerebellar limb ataxia: abnormal control of self-generated and external forces. Ann NY Acad Sci 2002;978:18.）

低，以及屈腕控制能力的降低造成的。研究还发现，在需要躯干运动以辅助够物时，帕金森病患者存在手臂、手、躯干运动协调困难（Bertram et al.，2005；Wang et al.，2006）。

　　Bertram 等（2005）对帕金森病患者与年龄相仿的健康对照者进行多节段间协调检查，要求受试者在手臂所及范围之外分别够取装满水的有盖和无盖玻璃杯。上述任务要求手臂和躯干的协调运动。研究发现够取有盖玻璃杯时，帕金森病患者的运动时间与正常人相近；但够取无盖玻璃杯时，帕金森病患者的运动时间明显慢于正常人。并发现两者够取无盖玻璃杯时的运动策略不同。与正常人相比，帕金森病患者的躯干前倾运动较少。这个结果提示帕金森病患者在特定任务下的够物和抓握过程中，运动策略发生改变。在 Mike 的案例研究的上肢部分可以看到任务和药物对帕金森病患者够物和抓握的影响。

　　不同的研究者都报告了偏瘫性脑瘫患儿的关节间协调缺陷。Ricken 等（2005）在研究触碰静止或移动的小球时，发现患侧肢体的肘、肩和躯干之间的协调模式呈现更大的变异性和分节运动。

患儿倾向于更多的躯干运动，可能是为了代偿肩肘运动偏差。其他研究也提供存在明显的分节运动的证据，认为患侧肢体的够物模式是运动单位募集增加的一种表现（Chang et al.，2005；van der Heide et al.，2005）。

　　也有关于发育协调障碍（developmental coordination disorder, DCD）儿童够物和抓握过程中协调问题的报道。Astill 和 Utley（2008）研究 10 名 DCD 儿童在抓握任务过程中的够物和抓握的运动学，发现在够物时启动缓慢、移动时间延长，运动过程中抓握期出现较早且易变。作者建议在够物和抓握时，DCD 儿童使用分解策略来简化抓握任务（Astill & Utley，2008）。

　　分离运动缺失、协同运动异常、联合反应。协同运动异常和分离运动困难等异常运动模式常见于脑卒中患者。协同运动指分离运动不充分，形成整个肢体的固定运动模式（Twitchell，1951）。以往，临床将脑卒中后的运动恢复总结为出现协同运动和脱离协同运动的过程，最佳的恢复是指重获单关节的分离运动（Brunnstrom，1966；Twitchell，1951）。

　　但研究发现，上肢各节段间的固定关系，即肩肘间的正常协同运动是正常人上肢的一个特征。此处的术语协同运动指"一起行动"，是正常肢体运动的一个特征（Micera et al.，2005）。Micera 及其同事认为，与单关节运动控制相比，正常协同运动是更高级的多关节间的运动控制法则，是中枢神经系统将多关节作为一个整体加以控制以减少变量数。

　　Micera 及其同事在偏瘫者和健康对照者的 12 种不同的够物运动中检查上肢关节间的协同运动。在不同够物运动时进行上肢运动学分析，特别检查肩肘角速度的协同关系。肩肘运动轨迹在健康对照者中非常一致（强协同运动耦合现象），但在偏瘫者中差异明显。在脑卒中偏瘫患者中，够物运动过程中的肩肘运动正常协同耦合受到破坏。

　　Levin（1996）运用指向性运动研究 10 名脑卒中偏瘫患者和 6 名正常人的上肢运动控制情况，以确定上肢功能受限和异常协同运动及痉挛等障碍间的关系。要求受试者坐在水平桌面前，分别完成对于正前方 200mm 和 400mm、同侧、对侧的 4 个靶目标的够物任务（图 19-4）。这些目标设定目的如下：①要求完成脱离异常协同运动的活

523

图 19-4　脑卒中偏瘫患者在水平面上进行够物运动时目标位置（黑圆点）示意图（经许可引自 Levin MF. Interjoint coordination during pointing movements is disrupted in spastic hemiparesis. Brain 1996;119:283. ）

524

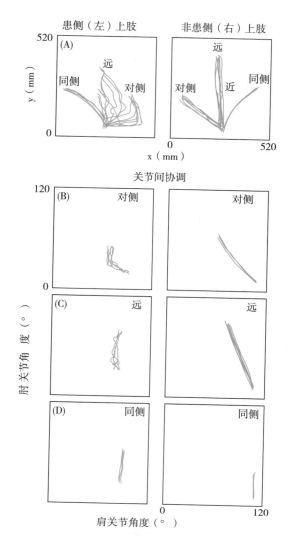

图 19-5　比较一例存在严重痉挛的偏瘫患者患侧上肢（图左列）和非患侧上肢（图右列）在对侧、远侧、近侧、同侧目标够取过程中终点轨迹的空间协调性（A）和关节间协调性（肩肘）（B、C、D）方面的差别（经许可重绘自 Levin MF. Interjoint coordination during pointing movements is disrupted in spastic hemiparesis. Brain 1996;119:285. ）

动以靠近同侧靶目标（如肩水平外展和肘伸展的组合运动）；②要求完成伸肌协同运动以靠近对侧靶目标（如肩内收和肘伸）；③要求同时进行屈伸肌协同运动以使手臂向前运动靠近近处和远处正前方的靶目标。使用运动学参数进行够取 4 个靶目标时的指腕肘肩的关节协调性研究。并对受试者用改良 Ashworth 量表进行痉挛评估，用 Fugl-Meyer 量表进行感觉运动功能评估。

　　研究发现，所有偏瘫患者患侧上肢的运动时间较非患侧明显延长、运动幅度缩小（图 19-5A）。分节运动、变异性增加以及关节间协调运动障碍是患侧上肢运动轨迹的特点。图 19-5B 所示为其中一名偏瘫患者患侧上肢与健侧上肢分别够取 4 个靶目标时，关节间协调运动的比较。如图 19-5B 所示，右侧图显示健侧上肢的运动轨迹平滑且连续，肩肘的运动协调性良好。

　　相反，患侧上肢无法产生平滑的终点轨迹（左图），向健侧目标的运动是分节且不协调的。分节运动是肩肘运动之间缺乏协调的结果，这与对小脑病患的研究发现类似。关节间的不协调使得肩肘主动活动范围受限，导致测距过短的近距离运动达不到靶目标。

　　在进行伸肌协同运动和脱离协同运动的活动时（分别够取不同的靶目标），患者的协调异常很明显。运动异常不仅是由于病理性协同运动，痉挛的严重程度与运动时间和运动范围都有关，但与关节间协调无关。作者认为脑卒中后无论损伤位置有何不同，中枢神经系统都可能无法确定肌

肉和节段间的最佳设置关系，无法实施平稳协调的够物运动（Levin，1996）。在脑卒中患者 Jean 和 Genise 的案例研究中，我们观察到屈肌协同作用是上肢的主要运动模式。两人都存在严重的瘫痪和痉挛，限制上肢在屈肌协同运动模式之外的自主运动的能力。

　　已有许多关于够物过程中上肢协同运动的研究，同时也有些着重针对单关节或躯干节段的孤立运动的研究，即"分离性"运动研究（Zackowski et al.，2004）。分离运动能力障碍将导致关节产生过多无目的的活动（Beer et al.，2000；

Lang & Schieber，2004）。研究表明偏瘫患者患侧肢体的肩肘扭矩之间存在异常耦合，这与脑卒中后上肢运动的异常协同运动密切相关（Dewald et al.，1999）。这种扭矩异常耦合使得脑卒中患者难以同时进行屈肩与伸肘。在关于 Genise 的案例研究中，从脑卒中急性期起就对其上肢功能的恢复情况进行追踪，是一个肩屈曲时存在上肢关节异常耦合的例子。

Zackowski 等（2004）研究慢性偏瘫患者在够物过程中上肢分离运动的情况。在其研究中对 18 名慢性偏瘫患者及 18 名年龄和性别相仿的正常对照人群进行向上够物测试（要求肩肘关节屈曲）和伸出（需要肩关节屈曲和肘关节伸展）。另外，还观察受试者其他 3 种上肢独立运动的情况，具体为肩部分离运动（屈肩时其他部位保持伸位）、

肘部分离运动（屈肘时肩腕无连带运动）、腕部分离运动（伸腕时肩肘无连带运动）。本研究还对患者的力量（手持式测力计）、痉挛（改良 Ashworth 量表测量对于被动活动的反应）和触觉单丝测试进行触觉测试。

结果显示偏瘫患者的够物均异常，而伸出够物较向上够物表现更差。此外，肩肘腕的分离运动能力显著受损。图 19-6 显示异常分离运动，并将偏瘫者（图 19-6B 和 C 列）肩（上排图）、肘（中图）、腕（下排图）的分离运动与对照组（图 19-6A 列）进行比较。对照组肩关节可屈曲 73°，同时腕和肘的组合运动小于 8°，其分离指数为 0.97。对照组肘和腕的分离运动也都表现良好。与此相反，两位偏瘫患者均存在分离运动困难，与 8 号患者（图 19-6C）相比，4 号患者（图 19-6B）

525

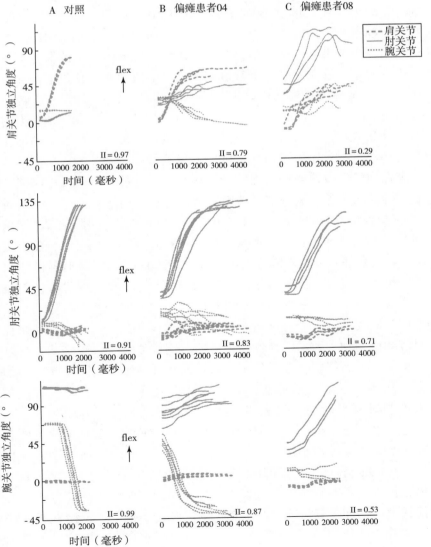

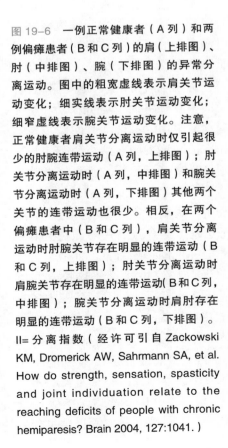

图 19-6 一例正常健康者（A 列）和两例偏瘫患者（B 和 C 列）的肩（上排图）、肘（中排图）、腕（下排图）的异常分离运动。图中的粗宽虚线表示肩关节运动变化；细实线表示肘关节运动变化；细窄虚线表示腕关节运动变化。注意，正常健康者肩关节分离运动时仅引起很少的肘腕连带运动（A 列，上排图）；肘关节分离运动时（A 列，中排图）和腕关节分离运动时（A 列，下排图）其他两个关节的连带运动也很少。相反，在两个偏瘫患者中（B 和 C 列），肩关节分离运动时肘腕关节存在明显的连带运动（B 和 C 列，上排图）；肘关节分离运动时肩腕关节存在明显的连带运动(B 和 C 列，中排图)；腕关节分离运动时肩肘存在明显的连带运动（B 和 C 列，下排图）。II= 分离指数（经许可引自 Zackowski KM, Dromerick AW, Sahrmann SA, et al. How do strength, sensation, spasticity and joint individuation relate to the reaching deficits of people with chronic hemiparesis? Brain 2004, 127:1041. ）

的分离运动受损程度较轻。4 号患者的肩关节屈曲 70° 时，肘关节屈曲 15°、腕关节伸展 20°，其分离指数为 0.79。类似的现象也出现在其肘和腕的分离运动过程中。对于严重偏瘫者（8 号患者），肩关节屈曲 40° 时，肘屈曲 65°、腕伸展 20°，分离指数为 0.29。

最后，研究者采用回归分析来判断何种复合损伤最能解释够物轨迹和终点误差等够物缺陷问题，并发现分离运动受损可解释大部分够物缺陷问题。当力量和痉挛不能完全解释够物问题时，还应考虑感觉缺陷问题。力量可以解释够物速度的差异。他们得出结论，分离运动缺陷是影响脑卒中患者够物障碍的主要原因。

Zackowski 等研究未发现肌力弱是导致够物轨迹和运动终点错误的主要原因。而 McCrea 等（2005）认为，瘫痪上肢肌力不足导致对上肢肌肉的进一步代偿激活，从而出现脑卒中后够物运动的异常轨迹。他们以 20 例脑卒中患者和 10 例年龄相仿的健康对照者为研究对象，观察向前够物运动中肌肉的募集模式。他们假设，瘫痪上肢的肌肉在矢状面够物时被最大限度地激活（即饱和状态），因此需要代偿性募集其他肌肉，从而导致运动轨迹偏移。

结果表明，脑卒中患者的健侧上肢肌肉募集和运动轨迹与对照组相似，但包括三角肌前束和中束在内的所有瘫痪侧肌肉的活动均增加。这种肌肉活动模式导致肩外展、关节间节段运动和间接手部运动。表明瘫痪侧上肢在向前够物过程中，因为肌肉无法产生足够的力量，为了顺利完成任务，导致额外肌肉的募集（McCrea et al.，2005）。

McCrea 和 Zackowski 等对偏瘫肢体够物过程中额外和非典型的肌肉激活进行研究。发现脑卒中后运动的另一个特征是整体协同运动（联合反应）或运动扩散，即当偏瘫患者的健侧肢体主动运动时，患侧肢体会产生不随意运动。神经影像学表明，运动皮质的双侧兴奋和经胼胝体纤维抑制对侧半球的作用丧失，会导致整体协同运动（联合反应）的产生（Meyer et al.，1995；Schnitzler et al.，1996）。

Hwang 等（2005）使用表面肌电图（EMG）描记技术来观察脑卒中后偏瘫患者非瘫痪侧上肢前屈运动期间，其瘫痪上肢运动扩散的特征。他们选择 20 例脑卒中偏瘫患者，根据病情严重程

度分为两组，并有 20 名健康者作为对照。结果显示，脑卒中后偏瘫患者的非瘫痪侧肢体肌肉激活与瘫痪侧肢体的广泛激活（整体协同运动——联合反应）有关。有趣的是，整体异常协同运动（联合反应）的增加与进一步的运动恢复有关。虽然健康对照组也存在一定程度的整体协同运动（主要为屈肘肌），但与另两组脑卒中患者相比，肌肉募集模式明显不同（脑卒中患者主要为肩内收肌）。脑卒中后偏瘫患者的上肢功能康复中，常会利用非瘫痪肢体的运动来激发瘫痪肢体的联合反应。在第二十章的讨论中，有一段关于患者 Genise 的讨论，患者为脑卒中急性期，在其非患侧上肢进行自主运动时，结合镜像视觉反馈来促进偏瘫肢体肌肉活动的募集。

够物过程中姿势支持的异常。正如第十七章和第十八章所讨论的，影响够物过程中速度和准确度的一个关键因素是姿势控制。Tsang 等（2013）研究 15 名脑卒中偏瘫患者（平均年龄为 58 岁，平均病程为 7 年），观察姿势稳定对眼 – 手协调的影响。要求受试者分别在坐位和站立位下，先后使用健侧和患侧肢体的示指，以尽可能快的速度触摸与肩同高的显示屏上的移动目标。

他们发现，尽管两者的准确性相似，但瘫痪侧上肢的反应时间和运动时间均慢于非瘫痪侧上肢。此外，当用瘫痪侧肢体执行任务时，站立时的反应时间（而非准确性）慢于坐位，但运动时间略快。另外，在站立位下，与非瘫痪侧相比，当使用瘫痪侧上肢执行任务时，姿势摆动（整体摆动和前后位摆动）更明显。运动时间减少与够物时前倾的增加有关，这表明在站立位下，脑卒中患者使用前倾策略来接近目标，以代偿上肢运动障碍。

既往研究表明，限制坐位下够物任务中脑卒中受试者的躯干运动，会导致肩关节、肘关节和腕关节运动的增加（Michaelsen et al.，2001）。

在对脑瘫患儿的研究中探讨姿势控制与够物的关系，特别是身体不同部位得到外部支撑时对坐位下够物的影响（Santamaria，2015）。在本研究中，采用"躯干控制节段性评估法"（缩写为"SATCo"，属于一种节段性躯干控制的临床测评方法）来对患儿进行测评。受试对象的年龄范围在 2～15 岁（可按 GMFCS 的 3～5 级进行归类），根据他们坐位下的姿势控制测评结果分为

3 组（轻度、中度、重度）。轻度组可以充分进行坐位下躯干控制，不需要任何外部支持。中度组需要在腰部给予躯干支撑以维持坐姿。重度组需要在背部提供支持以维持坐姿。要求患儿在腋窝水平、肋中段水平、骨盆水平的外部支撑下进行够物。中度组的够物运动更有效（运动时间、路径长度、路径直线度都明显减少），与骨盆水平的外部支撑相比，在腋窝水平和肋中段水平外部支撑时患儿的姿势控制更好。重度组仅在腋窝水平外部支撑时才在姿势控制方面有所改善。坐位下能够充分进行躯干控制的轻度组，不论在哪一种外部支撑时，其姿势控制和够物均未见差异。图19-7 中比较 3 组患儿在 3 个不同外部支撑水平时的够物运动直线度。与骨盆水平的外部支撑相比，中度组在腋窝水平和肋中段水平的外部支撑时直线度评分明显改善（数字越接近 1，直线度越好）。重度组患儿在腋窝外部支撑时表现更好，但未达到统计学显著水平。本研究认为，给予中度和重度躯干稳定障碍脑瘫患儿以特定位置的外部支撑，可改善坐位姿势控制和够物表现。在重度脑瘫患儿 Malachi 的案例研究中，可以看到躯干外部支撑对于上肢功能的影响。

总之，这项研究强调姿势控制对成人和儿童中枢神经系统疾病患者的上肢功能的重要性，以及诸如够物能力减退等上肢功能异常可能会影响坐姿和站姿的稳定维持策略。

感觉方面的问题

根据任务和环境的变化来进行够物运动的适应性调整是正常上肢运动控制能力的重要组成部分。感觉信息对于运动适应至关重要，并且用于纠正上肢运动过程中的错误，确保肢体终端运动的准确性。因此，对周围和中枢感觉系统的干扰会扰乱够物运动的时间和准确性，并限制够物运动对于任务和环境变化的适应能力。

视觉缺陷对视觉导向够物的影响。够物过程中，视觉反馈功能与最终达到的准确性有关。有假设认为，够物过程中保持拇指和腕关节的位置稳定是提供肢体末端视觉反馈信息策略的重要部分（Wing & Frazer，1983）。

人类后顶叶区任一侧的病变均可引起明显的眼–手协调障碍或视觉共济失调。视觉共济失调指在无广泛的运动、视觉、躯体感觉缺陷的情况下，患者不能够取身外物体（Jeannerod，1990）。视觉共济失调患者虽具有描述物体的能力，但仍存在够物和抓物障碍。相反，双侧枕颞皮质病变患者虽然对形状的知觉受损（视觉失认），也无法描述物体，但仍具备够物和抓握的能力（Rossetti et al.，2005）。

1909 年 Balint 首先用术语视觉定向障碍来描述视觉共济失调。他指出患者可以用左手正常够物，但当被要求用右手够物时，在最终碰到物体之前，在各个方向均会发生错误。他发现，出现上述问题与手视觉控制有关。因为如果要求患者先用左手指向物体，那么他就可以用右手准确够物。尸体解剖发现患者存在包括双侧大脑角回和前枕叶在内的后颅部位脑损伤（Jeannerod，1990）。

这些个体也存在特异性的运动组织功能障碍问题。据推测，这一问题与程序化视觉导向目标运动有关。已有研究显示，够物的减速运动阶段比健手明显延长，并具有许多小的峰值。另外，这些患者还存在抓握形成的问题。图19-8 显示一个视觉共济失调患者健手够物（A）、受累手视觉反馈够物（B）和受累手无视觉反馈够物（C）。需注意，即使在视觉反馈下，受累手直到够物的最后时刻才开始收拢手指，而且手指在终末阶段的

528

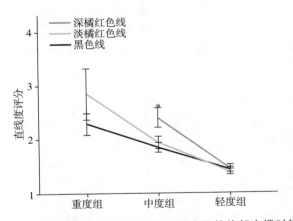

图 19-7　3 组脑瘫患儿，在 3 个不同水平的外部支撑时够物直线度的比较。与骨盆水平的外部支撑（深红色线）相比，中度组在腋窝水平（黑色线）和肋中段水平（淡红色线）的外部支撑时直线度评分明显改善（数字越接近 1，直线度越好）。重度组患儿在腋窝外部支撑时表现更好（引自 Santamaria V. The effect of different levels of external trunk support on postural and reaching control in children with cerebral palsy. Ph.D. Dissertation, University of Oregon, 2015, 242 pages; 3700446. ProQuest; http://gradworks.umi.com/37/00/3700446.html）

张开幅度很大。没有视觉反馈，抓握的手形则无法形成（Jeannerod，1990）。因此，结果提示，视觉共济失调是由于根据物体形状调整手指姿势的眼手协调机制的特殊问题（Jeannerod，1990）。

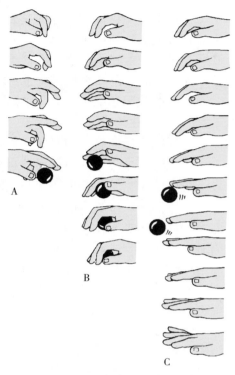

图 19-8　一例视觉共济失调患者的手抓握模式 A. 健侧手取物。B. 视觉反馈帮助下患手取物。C. 无视觉反馈下患手取物（经许可引自 Jeannerod M. The neural and behavioral organization of goal-directed movements. Oxford, UK: Oxford University Press, 1990:225. ）

Rossetti 等（2005）对视觉共济失调患者够物中的视觉运动问题进行描述。在试验中，他们观察视觉共济失调患者在一致和非一致条件下的够物情况。一致条件指在够物前和隐藏一段时间后放在同一位置。非一致条件指物体先放在一个位置，隐藏一段时间后，在患者够物前放在另一位置。结果如图 19-9 所示，健康对照组在两种条件下，均可平稳有效够物（图 19-9A），而视觉共济失调患者（图 19-9B、C）在两种情况下均存在够物功能受损。在非一致条件下，患者最初朝向记忆的位置够物，而非朝向物体的实际位置。作者认为，视觉共济失调患者在够物时更多地依赖记忆信息（慢认知控制），而非实时的视觉信息（快视觉运动控制）（Rossetti et al.，2005）。

躯体感觉缺陷对够物的影响。躯体感觉输入对于够物运动的产生是否必不可少呢？如前所述，19 世纪末 Sherrington 研究显示，阻断脊髓一侧感觉传入的猴将停止使用受累肢体。他认为感觉反馈对于运动控制至关重要。相反，有研究者阻断动物肢体的感觉输入，动物仍可恢复运动功能。虽然起初动作笨拙，但只要视觉反馈存在，运动功能在 2 周内就有所改善（Taub & Berman，1968）。

有趣的是，动物的运动恢复最初仅能在地板上推动物体。然后，四指可进行微抓、夹钳运动（Taub，1976）。已有研究认为，当发生单侧感觉传入阻断时，可能导致动物不使用损伤侧肢体，

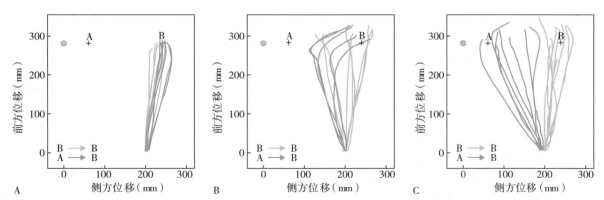

图 19-9　一例健康对照者（A）和两例视觉共济失调患者（B、C）分别在一致条件（深色线）和非一致条件（淡色线）时的够物轨迹。A. 为健康对照者无论在一致条件（靶物体在隐藏前后均放于 B 点）还是非一致条件（靶物体于隐藏前放在 A 点，隐藏后放在 B 点），均可平稳、有效够物的运动轨迹。B、C. 为视觉共济失调患者在上述两种条件下均存在够物轨迹异常的情况。在非一致条件下，患者一开始并未朝向物体的实际位置（B 点）进行够物，而朝向原先记忆的位置（A 点）够物（经许可引自 Rossetti Y, Revol P, McIntosh R, et al. Visually guided reaching: bilateral posterior parietal lesions cause a switch from fast visuomotor to slow cognitive control. Neuropsychologia 2005, 43:171. ）

甚至出现损伤侧手臂抑制现象（Taub，1976）。研究发现单侧感觉阻断的动物和双侧感觉阻断的动物，如果它们非受累肢体制动固定时，受累肢体可恢复协调运动，这一事实支持"习得性失用"的假说（Jeannerod，1990）。上述研究的结果构成第二十章讨论的上肢功能强制性运动疗法的基础。

第十七章中的猴传入阻断实验表明，在进行单关节动作时，即使看不到手，它们也可以相对准确完成够物动作。在够物过程中，即使够物前改变前臂位置对其准确性也无显著影响。因此研究者认为，单关节运动依赖肌肉激活水平的变化，而这一水平的变化在运动开始前已经程序化，所以这些运动不需反馈即可达到准确运动的目的（Polit & Bizzi，1979）。

此外，关于人类病理性感觉传入阻断的实验结果也与猴子的实验结果一致（Rothwell et al.，1982）。一例患者出现严重的周围感觉神经病变，丧失双侧手臂和腿部感觉，双手轻触觉、振动觉和温度觉也完全缺失。试验显示，尽管存在这些问题，但患者即使在不看的情况下，仍可执行很多运动任务。例如患者可以轻拍、做快速交替的屈伸运动、用腕和手指在空中画图（Jeannerod，

1990；Rothwell et al.，1982）。

同时，此患者在拇指屈伸运动过程中的 EMG 检测结果与正常人相似。患者在视觉参与下也能学习拇指新的位置，然后在无视觉参与的情况下可重复那些位置，这表明其具备运动学习的能力。然而，在闭眼条件下要求患者进行多次重复运动时，运动表现迅速下降。

在另一项关于周围感觉神经病变的研究显示，只要运动不是太快，患者可以进行腕部的反复屈伸运动，并且 EMG 正常。然而，在一定位置上，EMG 暴发间歇趋于消失。有假说认为，这是由于这些患者的原动肌和拮抗肌共同收缩水平较高所致（Sanes et al.，1985）。另外，只要患者存在视觉反馈，其感觉传入阻断的肢体也能保持稳定的姿势。但是如果没有视觉反馈，就会产生很大的错误，肢体会漂移至初始位置，如图 19-10 所示（Sanes et al.，1985）。 Sainburg 等（1993，1995）的研究结果支持这一结论。他们对本体感觉传入阻断患者和正常人的切面包手势进行比较，这项任务需要关节运动方向的急剧反转。他们发现，在没有视觉反馈的情况下，正常人在反转时利用互转力矩进行肩肘同步运动。然而，患者在肩肘

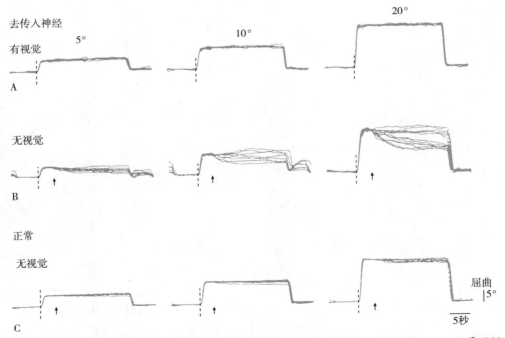

图 19-10　一例周围感觉神经病患腕关节位置的记录。要求患者对抗弹性载荷旋转腕关节至 5°、10° 和 20°。A. 视觉参与下患者可顺利完成任务。B. 去除与位置保持相关的视觉线索时（向上箭头所示处），患者腕关节的位置设负荷方向向后漂移。C. 即使去除视觉线索，正常对照者的腕关节位置也能保持良好（经许可重绘自 Sanes JN, Mauritz KH, Dalakas MC, et al. Motor control in humans with large-fiber sensory neuropathy. Hum Neurobiol 1985, 4:101.）

反转时出现同步错误，导致运动轨迹发生较大的错误。由此认为，如果没有本体感觉，控制关节间平滑协调所需的相互作用力矩的能力就会降低。在视觉参与情况下，运动表现会显著改善。

这些信息告诉我们运动反馈在够物过程中扮演什么角色？运动启动和进行似乎不需要运动觉反馈，但运动觉反馈对多关节准确够物仍非常重要。针对外周感觉神经受损患者的研究发现，仅在使用单关节或能够使用视力进行代偿时，患者才能进行准确运动。而在日常活动运动时存在明显的障碍（Sanes et al.，1985）。

认知的影响

许多类型的认知问题都可能影响神经疾病患者的够物和抓握。以下部分着重说明注意力产生的影响，特别是双重任务对神经疾病患者的够物和抓握的影响。

Houwink 等（2013）使用双重任务模式来评估轻、中度脑卒中患者和正常对照者的上肢自动化运动控制。受试者单独进行手部划圈运动、在手部划圈的同时结合听觉的 Stroop 任务。可在肘、腕处给予手臂支撑，也可不给予支撑。不论是否给予支撑，轻度脑卒中受试者和正常对照者都不

存在双重任务干扰。相反，在无支持的情况下，中度脑卒中受试者的瘫痪侧上肢与非瘫痪侧上肢相比，表现出明显的双重任务干扰，这表明自主运动能力降低。有趣的是，当给予瘫痪侧肢体肘关节、腕部以支撑时，双重任务干扰的影响就被消除。研究者认为，中度脑卒中后瘫痪侧肢体的自主运动较差，需要更多的注意力，而不是使用非瘫痪侧肢体，这可能造成瘫痪侧肢体的习得性失用。另外，提供抗重力支撑会减少瘫痪侧肢体运动控制的注意力负荷强度。

Pohl 等（2011）也研究 19 名脑卒中偏瘫患者的二次任务对手部运动的影响。受试者在单一任务和双重任务条件下（步行和说话任务），用瘫痪侧和非瘫痪侧上肢进行手部节律性运动（用拇指或其他手指按压小按钮或用手掌握住音乐振动器）。与 Houwink 等的研究结果相反，Pohl 没有发现受试者的瘫痪侧上肢进行双重任务时需要付出的更多。如图 19-11A 所示，当受试者使用瘫痪侧肢体时，手部运动速率在 3 种情况下都是相同的（图 19-11A 左侧的直方图）。因此，在步行和说话时，用瘫痪侧肢体进行手部运动并没有增加患者的付出。相反，非瘫痪侧肢体在进行双重任务时

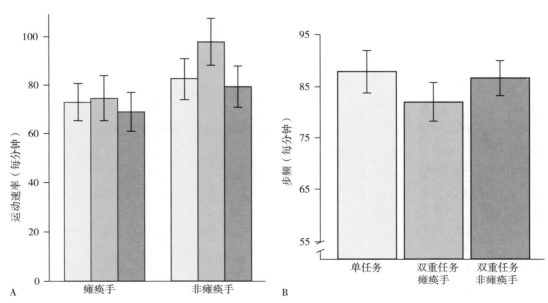

图 19-11　次级任务对脑卒中后偏瘫患者手部运动的影响。A. 双重任务消耗在图中以手部运动速度的变化显示，进行非瘫痪侧手部运动时（右侧图形，下有"非瘫痪侧"的标注）手部运动速率变化的较多，而瘫痪侧手部运动（左侧图形，下有"瘫痪侧"的标注）在 3 种情况下移动速率是相同的。B. 与单一任务条件（左侧直方图）相比，当在双重任务下使用瘫痪侧肢体进行手部运动时（中间直方图）对步行的影响较大（步频降低），但进行非瘫痪侧手部运动时（最右边的直方图）步频没有变化（引自 Pohl PS, Kemper S, Siengsukon CF, et al. Dualtask demands of hand movements for adults with stroke: A Pilot Study. Top Stroke Rehabil 2011, 18:Fig. 1, page 242, Fig. 2, page 243）

需要付出更多（图 19-11A，右侧的直方图，下有"非瘫痪侧"标注）。在步行任务（不用说话）中，非瘫痪侧手部运动速率增加。如图 19-11B 所示，步行的同时进行瘫痪侧手部运动时步频减小（中间直方图），步行的同时进行非瘫痪侧手部运动时（最右边的深粉色直方图）步频无变化。无论是瘫痪侧还是非瘫痪侧手部运动时，都不影响语速（数据未显示）（Pohl et al.，2011）

　　这些研究结果表明，脑卒中后，双重任务对上肢功能的影响取决于许多因素，包括脑卒中的严重程度、要求执行的各类特定任务组合、以瘫痪侧上肢还是非瘫痪侧上肢来执行任务、提供的支撑程度。

　　在帕金森病患者中，双重任务干扰已被证明会影响包括书写（Broeder et al.，2014）、灵活性（Proud & Morris，2010）、抓握力控制（Pradhan et al.，2010，2011）在内的许多上肢任务。Pradhan 等（2011）研究药物对帕金森病患者在执行精确抓握和力量抓握任务时注意力需求的影响。在单独或结合听觉的 Stroop 任务进行的精确度和力量抓握试验期间，使用仪器化的旋盖装置来检查力的控制。受试者在用药和不用药的情况下分别进行测试。与单一任务条件相比，帕金森病患者在双重任务时的握力控制准确性显著下降（包括力量和精确度）。此外，与不用药相比，受试者在用药时双重任务下听觉的 Stroop 任务中的抓握响应延迟更明显。这表明即使用药时，对于力量和精确性抓握任务的控制也需要注意力参与。

　　为了理解帕金森病患中双重任务表现的神经相关性，Wu 和 Hallett（2008）研究 15 名帕金森病患者和 14 名正常健康对照者在执行简单双重任务和复杂双重任务前后的 fMRI 表现。虽然 15 名帕金森病患者中有 12 名学会正确执行简单一任务，但只有 3 名可以正确执行复杂任务。fMRI 表明两组在所有任务中都激活相似的大脑区域，其中双重任务中双侧楔前叶的激活增加。虽然激活的脑区相似，但与对照组相比，帕金森病患者的兴奋性更高。重要的是，训练可以减少帕金森病患者执行双重任务的脑部能耗，并改善其表现。

　　Lang 和 Bastion（2002）研究双重任务训练对小脑损伤患者和正常人自主运动的影响。受试者在单项任务和双重任务下（同时执行听觉警戒任务），在站立位进行上肢 8 字运动。在受试者执行此运动任务时或同时结合听觉任务时，记录其错误情况。结果表明，与正常人相比，训练对小脑损伤患者的运动表现改善有限。此外，在双重任务时，小脑损伤患者的上肢运动表现降低至训练前的水平，而正常人没有下降。作者得出结论，上肢运动任务活动会分散注意力，小脑对于上肢自发运动的形成至关重要（Lang & Bastian，2002）

　　一些研究显示，多发性硬化患者执行上肢任务时，在运动控制方面表现出明显的异常［更大的力量变化和过多的运动（非自主运动）］。但是其在执行上肢任务时，可同时执行认知任务（Stoquart-Elsankari et al.，2010；Ternes et al.，2014）。在 Ternes 等（2014）的研究中，多发性硬化患者在执行双重任务时，虽然可完成运动任务，但认知任务的表现变差（数字跨度测试）。这表明他们可能将运动任务的执行放在更优先的位置。

　　总之，这些研究表明，中枢神经系统病患的上肢功能对注意力有更高的要求。在进行上肢任务与其他任务同时执行的双重任务时，相比正常人而言，部分而非所有中枢神经系统病患存在双重任务干扰。在脑卒中患者中，使用瘫痪侧肢体的同时配合集中更多的注意力可能会改善习得性失用。此外，对某些中枢神经系统病患而言，药物治疗和训练对改善双重任务的效果可能很有限。

抓握问题

　　在各种日常生活活动中，如喝水、吃饭、扣紧衬衫扣子等，手部适当的抓握能力是必不可少的。多项研究报告指出，在各种各样的中枢神经系统病变患者身上都有抓握的缺陷，特别是对"抓握 - 提举"的控制（Weisendanger & Serrien，2004）。例如许多研究人员描述的脑卒中后抓握能力的问题，包括手部及手指运动缓慢和不精细、手指力量的不协调、单个手指的控制能力下降（Hermsdorfer et al.，2003；Lang & Schieber，2004；van Vliet & Sheridan，2007）。不足为奇的是，手部抓握问题的受限情况多取决于脑卒中的严重程度。例如在轻度瘫痪的个案中，根据物体的大小选择不同抓握方式的能力得到保留，然而时间控制问题仍然存在，包括动作缓慢、较长的减速时间，以及过早地打开最大手形（Michaelsen et al.，2009）。

　　由于皮质脊髓的大部分输入都到达远端上

部的运动神经元池中，并且据报道，脑卒中后瘫痪侧远端的肌肉功能与近端相比常常更严重（Colebatch & Gandevia，1989）。这就产生了一种假说，即脑卒中后依靠远端肢体的抓握会比那些依靠近端肢体运动的人受到更大的影响。与这一假说相反，Lang 等（2005）发现在急性偏瘫患者中，远端肢体执行功能活动的能力与近端肢体相比并没有受到更多的影响。

通过研究脑卒中后够物和抓握功能的恢复情况，有研究人员指出，够物和抓握功能恢复主要发生在发病后的 90 天内，从 90 天到 1 年的时间之间几乎没有变化。随着时间推移，够物和抓握动作的速度和准确性均有所提高。相比之下，效率不足并没有得到改善，这点在抓握上表现的比够物更加明显（Lang et al.，2006）。

够物和抓握障碍可能会随着病变侧的功能而变化，因为大脑半球功能特化似乎有助于区分脑卒中后的够物和抓握障碍。Tretriluxana 和他的同事们（2008，2009）研究半球专门化在抓握成形的视觉运动转换中的作用以及脑卒中后个体的运输和抓握之间的协调。在左、右侧偏瘫的患者中对照评估抓握成形的组成，包括打开手掌速度的变化和根据物体三维尺寸决定手掌张开大小等抓握预判行为的改变。两组之间有明显的差异。右脑卒中患者的动作时间延长，左脑卒中患者却不受影响。此外，左脑卒中组主要障碍为抓握预判，相比而言右脑卒中组抓握预判开始恢复的更早，但是缺乏协调性。作者认为，左脑主要控制抓握预判的视觉运动转换，而右脑功能与转移 – 抓握协调有关（Tretriluxana et al.，2009）。

帕金森病患者的动作迟缓症状使其够物和抓握功能减缓，减缓程度取决于任务（Majsak et al.，2008；Rand et al.，2006，2009）。Majsak 等（2008）报告，当帕金森病患者够取静止的物体时出现速度减慢，但是其运动时间与够取移动物体时相当（Majsak et al.，2008）。此外，随着疾病的发展，抓握功能受到的影响似乎大于够物功能受到的影响。抓握功能的特点是手的开合速度较慢，最大张开口径变小，张开到最大口径的时间较长（Majsak et al.，2008）。与未受损的个体相比，张开手掌时机和比例的不确定性增加（Alberts et al.，2000）。

有趣的是，即使在疾病晚期，帕金森病患

者仍然能够根据物体的特点调整够物和抓握方式（Negrotti et al.，2005；Weiss et al.，2009）。像左旋多巴这样的药物，可以从运动学方面改善够物功能，对于抓握的改善则不明显（Negrotti et al.，2005；Schettino et al.，2006）。这导致一种假设，帕金森病患者可能在任务中使用缓慢的够取作为策略的一部分去补偿抓握部分的不足（Negrotti et al.，2005）。

Iyengar 和他的同事（2009）研究多发性硬化症患者在执行两项任务时抓握力的调节：将一个装有仪器的物体举起放置在架子上和将该物体举到嘴边模仿饮水动作。结果表明，患有多发性硬化症的患者在执行两项任务时，所使用双手握力的峰值大于未患病的对照组。作者认为多发性硬化症患者使用过大的握力可能导致疲劳和骨骼肌肉过度使用损伤。

有几项研究报告称，患有轻度多发性硬化症的患者（扩展残疾状态量表得分＜ 5 分）对负重和握力的控制能力受损，导致抓握物体时过度用力（Krishnan et al.，2008；Marwaha et al.，2006）。与非患病个体相比，轻度多发性硬化症患者表现出较差的任务表现（根据能力产生适当的特定任务的负载力）和受损的力量协调（由抓握力和负荷力耦合的受损决定）（Krishnan & Jaric，2008）。

许多研究检查脑性瘫痪和其他发育迟缓儿童的够物和抓握行为（Cole et al.，1998；Eliasson et al.，1991；Jeannerod，1986；Kearney & Gentile，2003；Mackey et al.，2006；Petrarca et al.，2009；Ronnqvist & Rosblad，2007；Saavedra et al.，2009；Verrel et al.，2008）。在一些轻度障碍的病例中，直到大约 40 周后，患儿开始钳状抓握和摆弄物体时才会被发现偏瘫（Jeannerod，1990）。一名 23 个月大的儿童只有当其正常的手被固定时才会使用瘫痪侧手，即使是这样，该儿童抓握物体仍非常困难。如图 19-12 所示，取自影像记录，显示一个儿童用正常手（图 19-12A）和偏瘫手（图 19-12B）在有视觉反馈的情况下，从木桩板上伸手触碰一个木桩。注意，非偏瘫手没有预判物体的形状，而是一种手指伸展 / 屈曲模式。此外，手与物体接触导致手指在物体周围闭合。偏瘫手（图 19-12B）在整个运动过程中成夸张的张开状，也没有预判。在与物体接触后，手有一个非常轻微的闭合，进行非常笨拙的抓握（Jeannerod，

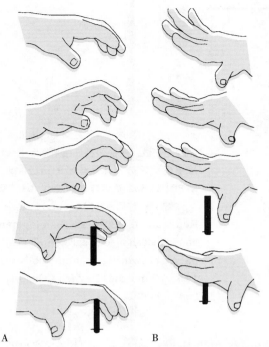

图 19-12　取自一名 23 个月大的脑瘫儿童分别使用健侧手（A）和患侧手（B）从木桩板上取木桩的录像（引自 Jeannerod M. The neural and behavioral organization of goal-directed movements. Oxford: Oxford University Press, 1990:72，已获许可）

1990）。这种类型的抓握障碍可以在 Malachi，患有严重 CP 的儿童的案例研究的上肢部分中看到。

　　另一名 5 岁的儿童瘫痪侧手则表现出更正常的够物和抓握动作。作者认为，更正常的运动模式可能是多年的康复训练的结果（Jeannerod，1990）。图 19-13 描述该儿童的正常手（图 19-

13A）和偏瘫手（图 19-13B、C、D）的运动轨迹。注意，偏瘫手够物时只有抓握形成的模式受到影响。手指形态是不正常的，示指以夸张的方式扩张，然后在接触物体之前稍微弯曲。由于这些问题，在抓握过程中物体有时会掉落（Jeannerod，1990）。

　　Hanna 和同事们（2003）检查 51 名脑瘫儿童（29 名男孩和 22 名女孩，平均年龄为 36 个月）的手功能（Peabody 精细运动评分）和上肢运动功能（上肢技能质量评定量表，QUEST）（DeMatteo et al.，1992）变化，观察持续 10 个月，计 4 次。结果表明，手功能变化与整体上肢功能不同。图 19-14 将脑瘫患儿在不同年龄段的 Peabody 精细运动评分进行比较。在 16 个月大时，儿童的平均手功能得分为 101.9 分，且平均每个月增加 2.36 分。在年龄较大的儿童中，这种平均改善速度较慢，且个体间的差异增加。与手部功能的测量结果相比，使用 QUEST 评分测量的结果显示各个年龄阶段的上肢运动功能有明显的个体间差异。

　　有学者从脑干水平和顶叶皮质水平的躯体感觉通路受损对患者的够物和抓握功能进行实验。在脑干水平病变的个体中，病灶同侧的手受到影响。当视觉反馈存在时，抓握形态是正常的，如图 19-15A 所示，只是所用的时间比正常情况下长。然而，在没有视觉反馈的情况下，抓握动作发生极大的变化（图 19-15B 和 C），无手指抓紧或未完全抓紧。在没有视觉反馈时，图 19-15B 中的手完全没有抓握的形成，图 19-15C 中的手抓握

图 19-13　取自一名经过多年的康复治疗的 5 岁偏瘫患儿分别用健侧手（A）和患手（B、C、D）取物的录像（经许可重绘自 Jeannerod M. The neural and behavioral organization of goal-directed movements. Oxford, UK: Oxford University Press, 1990:73. ）

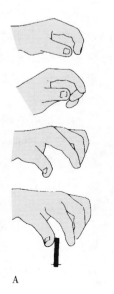

A

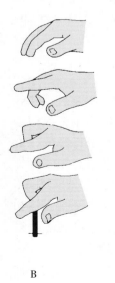

B

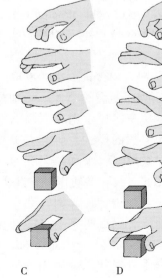

C　　　　　D

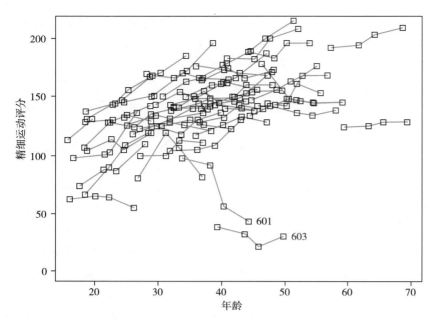

图 19-14　长达 10 个月对 CP 患儿手部功能的变化进行 4 次研究。结果显示 Peabody 精细运动评分与儿童年龄的函数关系。数字 601 和 603 显示非典型变化儿童的研究个体数（经许可引自 Hanna SE, Law MC, Rosenbaum PL, et al. Development of hand function among children with cerebral palsy: growth curve analysis for ages 16 to 70 months. Dev Med Child Neurol 2003;45:449.）

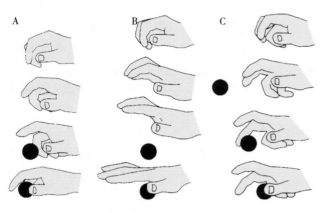

图 19-15　取自一个脑干水平躯体感觉通路受损患者的抓握模式的影像记录。图 A 显示有视觉反馈时抓握是正常的。图 B、C 分别显示在没有视觉反馈时抓握没有出现或不完整（经许可重绘自 Jeannerod M. The neural and behavioral organization of goal-directed movements. Oxford, UK: Oxford University Press, 1990:205.）

动作不完整（Jeannerod，1990）。

对顶叶受损的个体，特别是在中央后回和缘上回有病变，显示出与周围感觉损伤患者相似的够物和抓握的模式。研究人员在一份详细的研究报告中发现，一个顶叶病变的患者在有视觉反馈的情况下，做许多动作时并非优先选择使用右手。如果缺乏视觉调控，她的动作会非常笨拙。例如除非她能看到或听到手指的动作，否则她无法维持重复的敲击动作（Jeannerod，1990）。

周围神经传入障碍患者只要有视觉反馈，他们就能正常地抓握。而在一个有顶叶损伤的个体中，即使有视觉反馈，也会影响抓握的形成（Jeannerod，1990）。图 19-16A 显示健侧手在够物时抓握的情况，而图 9-16B 和 C 则分别显示视觉反馈有和无时患侧手的抓握情况。该个体使用患侧手进行够物时，在有视觉反馈的情况下会用整个手掌进行抓握，在没有视觉反馈时只是转移的初始阶段是正常的，而且手似乎"在物体上方徘徊，没有抓住"（Jeannerod，1990）。因此，感觉信息的丢失会导致抓紧和提举力量异常，以及控制手精细运动的问题。

精确抓握与提举中的问题

正如第十七章中讨论的，在抓握和提举物体的任务中，力量的产生和调节能力是非常重要的一个方面。在准确抓握并提举物体时，手指的触觉显得尤为重要，其作用主要是调节抓握和提举时所需要的力的幅度。如果抓握得太紧，则不能操作物体；如果抓得太松，物体则会掉下来。在准确的抓握中，抓握和提举所需要的力是同时产生的，非常依赖皮肤的感觉输入。

在各种神经系统病变患者中已报道精确抓握和提举任务中所需力量调节的损害。例如在帕金森病患者中，抓握提举力量的启动和产生顺序破坏被报道。帕金森病患者的抓握力量要比健康人群的大，力量发展的要慢（Rand et al.，2009；Weiss et al.，2009）。尽管存在这些缺陷，但帕金森病患者可以使抓握力量适应负荷情况（Weiss et

535

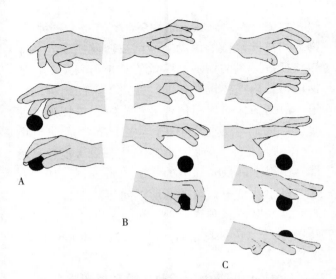

图 19-16 绘制顶叶受损时的独特的抓握模式。A. 健侧手，视觉反馈。B. 患侧手，借助视觉反馈。C. 患侧手，不借助视觉反馈（经许可重绘自 Jeannerod M. The neural and behavioral organization of goal-directed movements. Oxford, UK: Oxford University Press, 1990:208.）

al., 2009）。Ingvarsson 及其同事（1997）报道，帕金森病受试者在不吃药的情况下，抓握和提举动作的有关力量会出现频繁的震颤和波动。当受试者在吃药的情况下，震颤的幅度会下降，这说明振动是由震颤运动在力的轨迹上叠加所致。

Fellows 等（1998）设计了一个实验，16 名帕金森病患者为实验组，12 名年龄相仿的非损伤受试者为对照组，研究他们的力量进展情况。试验对象分别在提醒和没有提醒物体重量改变的情况下执行抓握和提举任务。在以下 4 种情况下抓握和提举任务的结果如图 19-17 显示：期望和提举轻负荷（用"轻"标注）；期望和提举重负荷（用"重"标注）；期望重负荷，提举轻负荷（用"无负荷"标注）；期望轻负荷，提举重负荷（用"负荷"标注）。帕金森病受试者与非损伤受试者一样，在提举不是预测负荷的物体时会使用之前所用的抓握力量参数。所有小组在抓握时都能针对新负荷进行抓握力量的调节。但是在所有情况下，帕金森病受试者与非损伤受试者相比，产生抓握力量所需的时间明显要长些。另外，在运动的提举时相，帕金森病受试者显示出更大的抓握力量，这说明他们具有更高的安全系数。除此之外，他们也有能力调节抓握力量去适应物体重量的变化。

脑卒中后精细抓握力量控制受损也已被报道（Buckingham et al., 2015；Dispa et al., 2014；Eidemmuller et al., 2014；Raghavan et al., 2006）。Seo 及其同事报道，偏瘫型个体中轻瘫手的抓握力量的发展明显受到损害。在 55% 的受试者中，不管是抓握的尺寸、抓握力量的水平，还是抓握的稳定性、力量的控制均受到损害（Seo et al., 2010）。

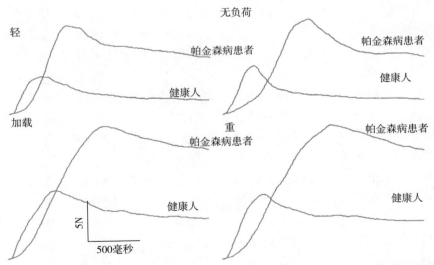

图 19-17 PD 和年龄匹配的非受损个体通过以下 4 种条件进行的 5 次实验的平均抓握力曲线：期望并拿起轻负荷，用"轻"标注；期望并拿起重负荷，用"重"标注；期望重负荷，拿起轻负荷，用"减负"标注；期望轻负荷，拿起重负荷，用"加载"标注。正如预期的那样，无论是 PD 患者还是对照组的受试者，重负荷的握力峰值比轻负荷的高（通过比较"轻"与"重"的图线）。在所有情况下，PD 产生的握力值比健康个体的更高（经许可重绘自 Fellows SJ, Noth J, Schwarz M. Precision grip and Parkinson's disease. Brain 1998;121:1776.）

536

脑瘫儿童也表现出过度的和震颤的抓握力量（Eliasson et al., 1991）。Eliasson 等也发现，与典型发育的儿童对照，脑瘫儿童不能同时协调抓握和提举的力量，但是顺序是一致的。作者提示，过度的抓握力量是建立防滑落高安全系数的一种方式，也可能是来代偿不稳定的运动力量输出。这种类型的安全界限在有力量控制震颤的老年人和 5 岁以下的典型发育儿童中也有报道。

其他导致抓握和提举任务中力量调节受到损害的因素是什么呢？一些研究显示主要原因是感觉缺损。

感觉缺损与精细抓握。躯体感觉缺损是如何影响精细抓握的？脑卒中后躯体感觉的减弱除导致力量产生的减少外，还会降低手的功能（Blennerhassett et al., 2007；Robertson & Jones, 1994）。脑卒中后的偏瘫个体中，躯体感觉的减弱，尤其是摩擦辨别能力减弱会影响精细抓握的实效性和力量的调整（Blennerhassett et al., 2007）。另外，躯体感觉（压力觉的敏感性和两点辨别觉）的减弱明显影响抓握和提举力量的调整。然而，在物体识别测试如 Jebsen-Taylor 测试中，手部力量调整能力的下降并不能作为预测手部在功能性操作实验中表现的指标（Robertson & Jones, 1994）。

前顶叶的损伤会导致躯体感觉的缺损，从而限制精细抓握和手操作能力（Jeannerod, 1996）。Pause 等（1989）提到由于中枢神经损伤而出现的运动损害，如触觉失用。后顶叶损伤会导致空间方向迷失、伸手功能损害，尤其是根据物体的大小和结构塑造手形状的功能损害。在没有视觉反馈时肢体感觉缺损会更加严重（Jeannerod, 1996）。后顶叶的损害会导致视觉和肢体本体感觉的失联，所以肢体和物体在空间的位置不再吻合。所以，后顶叶在组织目标定位动作中非常重要。Sakata 等（1985）指出，这个区域的神经元能够整合与目标定位动作有关的视觉和动作信号，因此可连接物体性质相关的信息和运动指令。有关目标定位动作的神经基础信息详见第三和第十七章。

精细抓握前馈的损伤。正如第十七章和第十八章讨论的一样，精细抓握的发展和操作取决于可用的触觉信息（来自慢速和快速适应性传入纤维）、传导质地信息和重量有关的信息（来自肌梭和触觉纤维）（Johasson, 1996）。在提举过程中，物体和皮肤轻微的滑动会激活皮肤感受器，从而导致抓握力量的增加。感觉信息是用来反映物质物理特性内在体现变化的。在接下来的提举动作中，根据物体的内在体现会预先组织抓握提举的力量。因此，力量的比例是根据感觉运动记忆（物体的内在体现）和当前的感觉信息（视觉和触觉）在提举前预先完成的（Gordon et al., 1997）。正如第十八章中讨论的，前馈随年龄发育，手指的前馈（捏力和垂直提举）6 ～ 8 岁时已达到成人的水平（Forssberg et al., 1992；Gordon et al., 1992）。

Gordon 和 Duff（1999a）研究痉挛性脑瘫儿童的预期抓握、提举力量。他们发现，脑瘫儿童在前几次抓握、提举任务试验中最先受损的是他们预测力量的能力。然而，他们最终会根据物体的质感和重量运用预期负荷控制，但需要在对物体的训练之后。

Duff 和 Gordon（2003）也调查抓握训练对正在学习抓握新物体的偏瘫性脑瘫儿童预期抓握的影响。在研究中，18 名脑瘫儿童练习提举 3 种不同重量的新物体，使用固定的或随机的物体训练 27 次。脑瘫儿童能够对新物体形成并记住其内在体现，用于预期抓握控制。与年龄相仿的典型发育儿童相比，脑瘫儿童的前馈并没有那样好区分。他们也报道在用两种练习方式进行新抓握任务时，记忆力是相当的，固定组的练习效果是最好的。这使得作者得出结论：偏瘫性脑瘫儿童在学习抓握新物体时练习的数量比练习的类型更重要。

什么是脑瘫儿童根据提举物体的重量调整所需力量的能力损伤的基础呢？Gordon 和 Duff（1999a）报道在脑瘫儿童中痉挛程度和前馈之间无明显联系。就目前而言，说明痉挛不是损害抓握提举功能的主要因素。另外，他们发现没有受到影响手的感觉信息可以改善受影响手在接下来操作时预期衡量力量的能力（Gordon et al., 1999a）。这两个发现说明感觉缺损可以解释许多与精细抓握提举有关的问题。

Elisson 和 Gordon 假定感觉缺损是损害脑瘫儿童精细抓握的主要因素。他们发现这些儿童在抓握时手指等长收缩力量的触觉调整受到损害，支持这一假设。他们表示脑瘫儿童不能在初始体验中获得关于物体特性内在表现的足够多的信息。

实际上，他们可能需要相当多的练习去形成精确的物体内在特质。

脑卒中后偏瘫患者也存在精细抓握前馈控制的损害（Buckingham et al.，2015；Dispa et al.，2014；Eidenmuller et al.，2014；Rahavan et al.，2006）。Eidenmuller 和 Colleagues（2014）对比左侧偏瘫组、右侧偏瘫组和年龄相仿的对照组在提举日常使用物体时预期的抓握力量。结果显示左侧大脑损伤（右侧偏瘫）患者会出现抓握力量前馈损害，而右侧大脑损伤（左侧偏瘫）患者没有。说明在提举日常物体时左侧大脑参与预期抓握力量的衡量。Buckingham 及其同事（2015）报道两组受试者，左侧大脑损伤受试者和右侧大脑损伤受试者的预期抓握力量均损害。Raghavan 等（2016）报道右侧偏瘫患者（左侧大脑损害）瘫痪手抓握力量前馈控制功能受损。有意思的是，当受试者练习非瘫痪侧手的精细抓握力量时，瘫痪侧手的预期抓握力量控制会改善。作者建议在右侧偏瘫患者康复训练时，训练左侧（非影响侧）先于右侧（影响侧）可能改善控制抓握行为的能力。

适应障碍。日常生活能力要求我们持续改变和适应不断变化的够物和抓握条件。需要捡起和操作不同大小、形状、重量的物体。这需要调整改变条件的能力，而这是可以通过练习做到的。小脑损伤降低人们通过反复训练调整新负荷的能力（Bastian，2002；Lang & Bastian，1999，2001）。Bastian 和其同事使用抓握任务来检查新负荷适应能力。实验设计如图 19-18A 所示。受试者抓住垂直坠落的球。适应能力大小由冲击后位移距离来决定，适应率是一个新球出现后冲击位移变化的快慢来定义。图 19-18 比较对照组受试者（B）与小脑病变人群（C）间的冲击后位移。受试者最先抓握轻球（左侧图）、然后抓握适合的重球（中间）、最后再抓握轻球（右侧）。可以从中间图看到，当我们在轻球冲击训练后学习抓握重球，有小脑病变的受试者比非损伤受试者适应更慢。对照组受试者（平均 1.6 次）比小脑病变受试者（平均 24.6 次试验）适应更快。另外，当轻球再次被引入，对照组受试者有较大的变化（右侧图第一次大的冲击后位移）。但是有小脑病变的受试者则没有，这个结果支持小脑在通过训练来适应变化任务能力中具有非常重要的作用的这一假设。

关于手部操作的问题 538

在非受损个体中，手抓握和手操作复杂的相互作用与手指联系在一起，以便于分离运动（HagerRoss & Schieber，2000；Schieber，1995）和力量协调（Scholz et al.，2002）。而机械耦合可能造成典型个体手指独立性受限（Lang & Schieber，2004）。皮质下脑卒中后，成人在手指个性化表现出更多的缺陷（Raghaven，2007），可能是由于皮质神经环的中断所致。相比之下，患有唐氏综合征（Down Syndrome, DS）的个体表现出不太复杂的手指间协调模式，在这种模式中单个手指的力量是不可独立调整的。当然，手指之

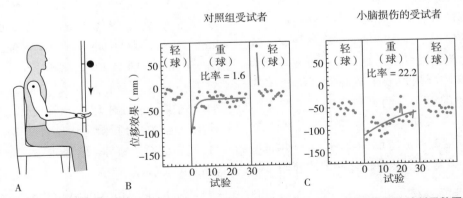

图 19-18 适应捕捉任务的实验设置。受试者坐下并抓住一个垂直下落的球（A），将冲击后的位移值绘制函数图。对照组受试者（B）最初捕获一个轻球（左图），然后在第二次试验中捕捉一个重球（中图）。当重新引入轻球（右图）时，该受试者受第一次试验影响，显示出较大的位移改变。相反，患有小脑损伤的个体（C）需要 22 次试验来适应重球（中图），并且在重新引入轻球时（右图）并没有受到第一次试验的影响（引自 Bastian AJ. Cerebellar limb ataxia: abnormal control of self-generated and external forces. Ann NY Acad Sci 2002, 978:23, 24.）

间的力量控制是相互联系的，但是可以通过练习来修改（Latash et al.，2002）。

Carpinella 和他的同事（2014）在进行手臂研究动作测试（第二十章中讨论的上肢功能的临床测量）时，用惯性传感器比较 21 名多发性硬化患者（MS）和 12 名非受损志愿者的任务表现和运动的亚阶段（到达、操作、转运、释放和返回）。与非受损对照者相比，多发性硬化患者（MS）在执行所有任务时速度明显减慢（平均任务持续时间增加 70%）、不流畅。任务表现不佳主要是由于动作操作阶段出现问题（Carpinella et al.，2014）。

释物障碍

Gordon 和他的同事们（1997）研究在服药和不服药期间，帕金森病患者释物过程中与任务依赖的问题。结果表明，患者完成抓握和释放物品的动作质量取决于任务的难度。帕金森病患者抓握和负载力间的协调与非受损成人在以偏爱的速度替换和释放物品时近似。相反，当被指示要尽快行动时，与未受损的成人相比，释放速度要慢得多（Gordon et al.，1997）。这些发现与 Kunesch 和他的同事们（1995）发现的帕金森病患者等张力释放物品时的障碍是一致的。在我们的帕金森病患者 Mike 的案例研究中，上肢释放功能明显受损。

Eliasson 和 Gordon（2000）对 8～14 岁的偏瘫性脑瘫患儿进行物体释放的调查。研究人员发现，与对照组相比，这些儿童倾向于突然更换物体，他们用更长的时间从手指接触中释放物体。在后续研究中（Gordon et al.，2003），任务的速度（自我设定和尽可能快）和精度要求（稳定和不稳定的释放面）都被改变了。作者发现，在速度和准确性要求较高的情况下，新物体的替换和释放的时间协调的损害比正常发育的儿童有较大差异。作者发现，当对速度和准确性要求较高时，新物体的替换和释放在时间协调上的障碍更大，与发育正常的儿童相比有显著性差异。有趣的是，在受影响较小的手中也发现释放方面的障碍。在 Malachi 的案例研究中可以看到上肢对物体释放的障碍。

肢体间联带运动和双侧任务

据报道，包括脑卒中、CP 和 MS 在内的多数神经系统疾病患者在进行双手任务时表现受损。

据报道，MS 患者在进行双手任务时抓握负载力存在控制障碍（Gorniaket et al.，2014）。

研究人员观察偏瘫患者瘫痪侧和非瘫痪侧联带运动在双手够物任务中的影响，与单手情况下对比，来确定偏瘫患者在双手条件下是否有改善（Gosser & Rice，2015；Harriset et al.，2005；Rose & Winstein，2004；Utley & Sugden，1998；Wu et al.，2008）。Rose 和 Winstein（2004）比较脑血管意外后偏瘫患者的单手和双手运动，发现在双手够物时，受影响较小的肢体延长运动时间，使得双手同时接触目标。当双手情况与单手情况相比较时，受影响较小的肢体的峰值速度下降，而患肢的峰值速度增加。

Gosser 和 Rice（2015）的相似结果表明，在脑卒中患者中，在双手情况下未受损的肢体调整其运动与效率较低的瘫痪侧肢体的运动相适应。单、双手任务的肢体运动参数差异无显著性，但未受损肢体在双手任务中的效率低于单手任务。作者认为，脑卒中后，在对称的双手任务中，当与受损的肢体结合时，未受损上肢的运动效率可能受到不利影响。因此，轻微的任务依赖性运动障碍在未受损肢体中可能是明显的。

Metrot 等（2013）调查脑卒中后标准康复治疗前 3 个月单、双手够物任务的恢复情况。从脑卒中后 3 周开始，12 名轻到中度偏瘫患者接受标准康复计划 [9 名男性，年龄为（65.6±9.7）岁]，接受 8 项运动学评估 [每周 1 次，为期 6 周（第 0～6 周），随访时间为 3 个月]。实验装置如图 19-19A 所示。受试者以自行选择的速度握住直径为 5cm 的球，在 3 种情况下将球移动到 20cm 外的目标上：单侧非瘫痪侧肢体（unimanual with the nonparetic limb，UN）、单侧瘫痪侧肢体（unimanual with the paretic limb，UP）和双侧肢体运动（BN/BP）。在双手任务时，受试者被要求同时启动上肢的运动，并用双手握住球。一条皮带防止代偿性躯干移动。运动学分析测量运动时间（movement time，MT）和运动段特征，包括速度峰值数（number of velocity peaks，NVP）、最大到达速度（V_{max}）和运动轨迹的方向（directness of the trajectory，DT）。

结果（图 19-19B、C）表明，与单手够物相比，双手够物的速度更慢，存在更多的分段运动。在恢复方面，平均在 8 次训练中，两臂的运动变得更平稳、更快、更稳定。此外，无论是单手还是双手，运动特征都是相似的。然而，在初始阶段（康复的前3周），双侧肢体同时做够物运动时并不对称，之后两只手的运动学方式逐渐变得相似。作者认为，这种运动的改善可能是自我恢复（在前4周恢复能力最大）（Krakauer，2006）和与实践相关神经可塑性相结合（Metrot et al.，2013）。

　　最后，类似于成人脑卒中后偏瘫的发现，

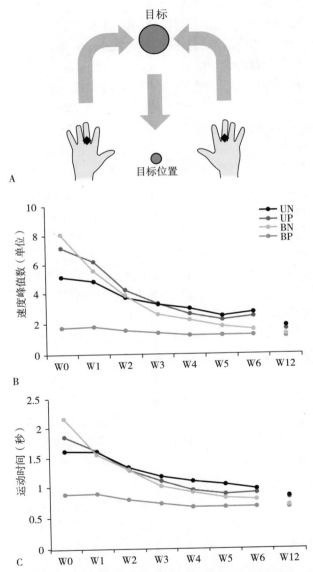

图 19-19　A. 检查脑卒中后双手灵活性恢复的实验设置。B和C. 非患侧手单侧任务（UN，黑色）、患侧手单侧任务（UP，灰色）、非瘫痪侧双手任务（BN，淡粉色）及瘫痪侧双手任务（BP，深粉色）的速度峰值数（B）和运动时间（C）。速度峰值数（B）和运动时间（C）的变化在标准康复方案进行3周后趋于平稳（引自 Metrot J, Mottet D, Hauret I, et al. Changes in bimanual coordination during the first 6 weeks after moderate hemiparetic stroke. Neurorehabil Neural Repair 2013, 27:251-259.）

Utley 和 Sugden（1998）报告说，在患有脑瘫的儿童的双手够物中，受影响的肢体速度加快，受影响较轻的肢体速度减慢，导致肢体间更大的耦合。

　　有趣的是，速度可以改善双手任务的协调性。Hung 等（2004）检查偏瘫性脑瘫儿童（平均13岁）和10岁正常发育的儿童在双手任务中正常手和瘫痪侧手间的协调情况。儿童被要求用一只手向前伸打开抽屉，然后用对侧的手打开抽屉内的电灯开关。偏瘫性脑瘫患儿比发育正常的儿童更慢、更不协调。然而，当被要求尽快完成任务时，速度越快越促进双侧肢体的协调。

非瘫痪侧肢体的够物和抓握

　　传统上，研究人员一致认为一侧脑损伤导致对侧肢体功能障碍。然而，正如本章的许多研究中所指出的，研究人员还发现非瘫痪侧或健侧肢体进行运动时存在细微的功能缺陷（Giulliani et al.，1993；Gordon et al.，1999；Haaland et al.，2004；Nowak et al.，2007；Quaney et al.，2005；Sunderland，2000）。例如一项对非偏瘫肢体运动问题的研究表明，虚弱是影响偏瘫患者双侧肢体出现够物问题的因素之一（Giulliani et al.，1993）。其他研究发现单侧半球病变所引起的非患侧肢体的够物问题可能涉及其他因素。

　　Gordon 等（1999）让偏瘫性脑瘫患儿通过对物品的操作来研究双手指尖压力协调性，他们发现在非患侧手的抓握和提举动作的顺序上有细微的缺陷。Sunderland（2000）研究24例急性脑卒中患者非患侧手的灵巧性和失用性，所有患者在肢体灵巧和失用的测试中开始均表现出不足，但大多数在脑卒中后6个月恢复正常。7人（均为左半球损伤）非患侧手的灵巧和失能的问题持续存在。

　　脑瘫患儿和成人偏瘫患者出现双侧手功能损害的情况时并不奇怪，考虑到皮质脊髓侧束纤维中有10%～30%的传导纤维不交叉。这些资料为一侧大脑半球受损引起双侧手功能障碍提供解剖物质基础。

失用症

　　在前面的章节中，我们对异常够物和抓握的讨论均涉及功能检查中的每个组成成分：视觉注意、够物、抓握、操控和释放。然而，在进行简单的日常任务中，上肢的使用不仅仅是这些组件的简单相加，它要求将这些因素整合到一个行动计划中，行动计划说明行动的概念内容，以及它的层次和顺序组织（Poizner et al.，1990）。左侧大脑皮质包括专门用于高级指令运动程序或形成行动计划的构成（Schwartz et al.，1991）。

研究人员研究这些运动程序的方法是通过分析左侧半球损伤患者所犯的错误类型。由这个特殊的左半球功能障碍引起的疾病称为失用症。广泛研究的一种失用症是概念性失用，也称为额叶性失用（Luria，1966）或额叶执行障碍（Wilkins et al.，1987）。这是一种运动性紊乱，不能归因于虚弱、协调障碍、感觉丧失、语言理解障碍或对命令的不注意。

要理解这种障碍，首先要了解一下当一个未受损的成人决定完成一项任务时发生的事情是很有帮助的。第一步是形成执行任务的意图，然后制订行动计划。行动计划的关键作用是使目标特异化，连同将所需的运动等级和序列整合以达到最终目的。注意力被行动计划所激活是所有目的性行为的一个整合特征。据推测，额叶性失用中注意力障碍的核心是运动计划上下形成减弱，即无法维持完成行动计划的意图（Schwartz et al.，1991）。

因为行为的意图是不能持续的，所以不相关的对象对行动计划产生强烈的影响，这导致许多行为错误。研究人员已经开始设计相应的系统，用于编码行动计划内基于分等级组织行动单位概念的执行错误。这些研究列举日常生活中常见的错误，包括用黄油涂抹热咖啡、前后或者内外反穿衣服、拿着空杯子喝水，以及在诸如饮食、剃须、刷牙或梳头时，用叉子食用谷类食物，将牙膏挤在剃须刀上，用牙刷刷洗上唇和下颌，食用牙膏，甚至将手臂除臭剂涂在衬衫上等（Schwartz et al.，1991）。在一篇经典的论文中，Luria（1966）描述一个患有额叶失用症患者的行为，他会点一支蜡烛，然后将蜡烛放进他的嘴里，进行吸烟的习惯性动作。

在有无失用症的情况下，Haaland 和他的同事（Wetter et al.，2005）用 Jebsen-Taylor 手功能测试法对左右半球损伤、伴有失用和无失用的成人进行灵活性的比较。右半球和左半球损伤时，其灵活性障碍是相似的；然而，合并左半球损伤和有

失用症的患者比左半球损伤无失用症的患者表现出更大的障碍。

了解上肢功能障碍的案例分析方法

Jean J 和 Genise T：脑血管意外后的够物和抓握问题

脑卒中后上肢损伤很常见，85％处于急性期的患者表现出上肢功能缺陷，而40％的慢性脑卒中患者仍然存在这些损伤（Parker et al.，1986）。但是问题的类型取决于病变的位置。在 Jean J 病例中，我们的患者在脑卒中5年后，其右侧偏瘫手臂的够取和抓握运动特点是运动速度降低及由于异常肌肉活动模式导致的运动轨迹缺乏平滑性和协调性（Alt Murphy et al.，2011）。手臂协调运动缺陷在她的病变对侧的肢体最明显，并伴有痉挛、肌肉无力和刻板运动模式。从她的案例研究上肢部分可以看出，Jean 的右上肢功能非常有限。当 Jean 使用她受影响的手臂够物时，运动轨迹被阶段化，由于关节间协调受损而增加变异性。由于伸展手指的能力有限，她的抓握能力非常差，并且由于调节力量的能力受到损伤，她表现出力量的波动。

脑卒中后，Genise 的右上肢立刻完全瘫痪。从她的案例研究中可以看出，脑卒中后4天，Genise 的运动能力在改善，尽管运动仅限于部分肘部和手指弯曲，这是在屈曲共同运动作用下形成的。在脑卒中后1个月，她的偏瘫仍然非常严重，痉挛增加。她的偏瘫手臂募集肌肉的能力有所提高，但运动仍然局限于屈曲共同运动模式，无法在肘部、腕部或手指处募集伸肌。在脑卒中后6个月，上肢随意运动持续改善，但屈曲共同运动模式仍占主导地位。她的瘫痪肢体肘部和手腕处自主伸展才刚刚开始出现。

许多脑卒中患者存在视野问题，尽管 Jean 和 Genise 并非如此，例如视野缺陷（同位偏盲）和单侧忽略（视觉忽视和消失），这些视力问题会影响够物和抓握对侧视野物体的能力。Jean 和 Genise 均存在躯体感觉系统中的其他感觉障碍，这显著损害够物、抓握和操作。

Jean 有一些并发症妨碍她早期恢复上肢功能，包括她偏瘫手臂的疼痛和肿胀。大约15％的脑卒

541

中患者也有肩手综合征，包括运动时疼痛及肩部和手部的运动范围缩小。在严重的情况下，休息时也会疼痛。如果肩手综合征的时间长，则可能导致"冷冻"肩。关于脑卒中后肩部疼痛的根本原因没有一致意见，在治疗方法上也没有一致意见（Cailliet，1980；Davies，1985；Partridge et al.，1990；Roy，1988）。

Mike M：帕金森病的够物和抓握问题

运动迟缓或运动减慢是帕金森病的典型症状，并对 Mike 的上肢功能产生重大影响。从他的案例研究上肢部分可以看出，对于他这个年龄的个体来说，动作比预期的要慢。然而，他的够物和抓握障碍与任务有关。例如当他执行快速精准的动作时，与力量调节相关的够物障碍最为明显。相反，在简单的运动任务中，或者在速度和准确性并不重要的慢速运动中，他显现出对够物和抓握更好的控制。

Mike 以他喜欢的速度或当动作幅度很小时，其够物和抓握动作受限减小。此外，他在够物和抓握过程中适应外界干扰的能力比调整自我产生的干扰所受的损害要更小。然而，在所有任务中，他表现出协调多个关节的能力下降。另外，震颤还会导致力量轨迹中断。Mike 使用更长的时间增加握力，并在抬高物体时使用过多的力量以确保其不会滑落。然而，令人惊讶的是，Mike 保留了调整力量以匹配物体重量变化的能力。最后，他在放开物体时遇到困难。

药物对 Mike 的上肢功能有很大的影响。他的案例研究比较他在使用和不使用药物治疗时的够物、抓握和操作。他服用的药物提高他的够物能力，但没有提高抓握能力。在药物治疗中，他的运动速度会增加，在自主运动和需要增加准确性的运动中最明显。他的震颤严重干扰他的上肢功能，尤其是当他的药效消退时。

John C：小脑病变的够物和抓握问题

小脑损伤导致辨距不良，其特征是方向、幅度、速度和力量的偏差。从他的案例研究上肢部分可以看出，John 有共济失调。因此在够物和抓握任务中，他的运动速度较慢且不太准确，并且运动轨迹的变化增加。当够物或指向目标时，他要么低于（如果他缓慢移动），要么超过（如果他快速移动）目标。另外，他的运动是分段的（运动分解），多个关节的运动按顺序进行，而不是同步进行。当 John 够取一个静止的物体时，眼睛和手的动作都是不准确的。另外，当够取移动的物体时，他无法与目标速度相匹配，因此在够物或跟踪时表现不准确。

Thomas：脑瘫的够物和抓握问题

除影响姿势控制和运动功能的下肢问题外，我们 7 岁的痉挛性双瘫患儿 Thomas 患有上肢功能障碍。对于脑瘫患儿，手功能水平取决于许多因素，包括运动障碍的严重程度如瘫痪、痉挛和协调障碍，以及感觉缺损的程度（Ohata et al.，2008）。Brændvik 等（2010）报道称，腕关节和肘关节旋后活动范围有限连同肘关节、前臂和握力力量下降，解释偏瘫或双瘫儿童双侧活动中双手实际使用差异的 74%。

我们从 Thomas 看到什么样的够物和抓握问题？从他的案例中可以看出，在够物和抓握的过程中他的运动时间延长。Thomas 很难够取到一个移动的目标，因为当他改变够物的轨迹时，他会很快失去平衡。在够物期间，他的预测性抓握很差。此外，他的握力和负荷力不协调。当提起物体时，他使用过大的握力以补偿较差的运动控制。Thomas 在第一次学习执行需要精确抓握的任务时有困难。然而，随着实践，他执行精确抓握任务的能力得到显著改善，因为他会逐渐形成更好地对物体的内部表征的控制。

正如其他脑瘫患儿，感觉障碍和运动障碍都会影响 Thomas 的够物、抓握和操作。神经肌肉损伤包括无力、痉挛、协同异常、肌肉失衡和协调障碍。感觉问题包括受损的立体感、两点辨别觉和位置觉。

Malachi：严重肌张力障碍/痉挛性脑瘫的够物和抓握问题

他的案例研究中的姿势控制和上肢部分都表明，Malachi 执行够物、抓握和操作任务的能力随外部躯干支持的数量变化。没有支持时，Malachi 基本上没有能力去够取或抓握和操作物体。另外，由于头部控制不佳，他的视觉定位和跟踪物体的能力有限。有了支持，头部控制和上肢功能显著改善。因为他严重依赖，所以当提供完全的躯干支撑（支撑在肩部水平）时上肢功能最好；然而，即使有这种水平的支持，头部控制也是间断性的。

Sue：多发性硬化症的够物和抓握问题

Sue 是位 66 岁的女性，患有中、重度复发－缓解型多发性硬化症，主要影响她的下肢。Sue 在日常生活中的所有活动都是独立的，并且报告说她的上肢任务困难很小。她的上肢力量和运动范围都正常，并且她的协调测试中只显示终点位置的准确性有轻微问题。从她的案例研究上肢部分可以看出，她在九孔插板测试中的表现仅略低于同龄女性的预期水平。因此，Sue 的上肢功能大部分是完整的。

总结

1. 够物、抓握和操作问题是大多数神经系统病变患者的常见问题。

2. 这些问题的原因很复杂，因为神经基质之间的许多相互作用影响够物、抓握和操作技能。

3. 够物和抓握的关键方面是能够定位目标，并在够物时保持对目标的注视。影响目标定位和注视稳定的问题包括：①由于动眼系统的损伤，视觉驱动的眼球运动受到干扰；②前庭系统受损，这会干扰前庭眼球反射对头部运动的控制；③由于小脑损伤，无法使前庭眼球反射适应任务需求的变化。

4. 由于眼睛和手部运动系统之间的相互作用，影响目标定位的视觉缺陷似乎也对手部运动功能有影响。

5. 关节间协调受损在许多类型的神经病变中很常见，并且影响够物和抓握的运动时间和轨迹。另外，大多数具有神经系统病变的个体表现出运动时间延迟。

6. 感觉障碍也会影响够物、抓握和操作。感觉损伤可以影响力量的调节，在持续的抓握和上举任务中，对被举物体的滑脱做出反应。此外，感觉障碍会影响内部表现的形成，这对于随后上举中的力量调节是重要的。

7. 认知障碍，特别是注意力的损伤在大多数中枢神经系统病变患者中都有报道。与非损伤个体相比，上肢任务需要增加神经系统病变患者的注意力，当与其他注意力要求高的任务结合执行时会产生双重任务干扰。双重任务干扰的程度取决于中枢神经系统病变的位置和严重程度，以及正在执行的任务的具体组合。实践和药物对双重任务干扰的影响在不同的患者群体中是不同的。

8. 每侧半球在控制目标导向的随意运动方面都有专门的作用。右半球似乎在处理视觉反馈中起作用，以进行运动调整，从而影响对准确度高要求的任务的瞄准运动控制。相反，左半球似乎在运动规划的某些方面发挥作用，包括运动阶段的具体时间和顺序，特别是涉及够物运动的轨迹组成部分。

9. 传统上，研究人员认为单侧脑损伤病变表现在对侧肢体。现在，研究人员还发现一些微小的缺陷影响非瘫痪侧的够物能力。

10. 左半球损伤可能导致失用，这是一种运动执行障碍，不能由无力、不协调、感觉丧失、语言理解能力差或对命令的忽视来解释。这种障碍的核心可能是行动计划自上而下的制订过程被削弱了（即无法维持完成行动计划的意图）。因此，不相关的对象对行动计划产生强烈的影响，导致表现差错。

第二十章

够物、抓握和操作障碍患者的临床管理

学习目标

通过学习本章，读者应该能够掌握以下内容。

1. 探讨 ICF（国际功能、残疾和健康分类）和系统框架在抓握功能障碍评估和治疗中的临床意义。

2. 探讨评估抓握功能的临床试验和方法，并考虑这些试验应用于神经系统损伤人群时的心理测量特性的证据。

3. 描述一个可以提高功能性抓握，涵盖够物、抓握和操作技巧的任务导向性方法。

4. 回顾神经系统损伤人群进行抓握训练的最佳实践的证据。

引言

够物、抓握和操作障碍会影响个体参与生活角色和每天的日常生活活动。因此，在神经系统损伤患者的康复过程中，他们是康复医师的主要干预重点。然而，康复过程中的时间限制会影响评估的次数和干预措施的实施。因此，必须认真考虑每次评估获得的管理时间和信息。同样重要的是，康复过程中要密切评估治疗措施，从中找出引起患者发生变化的有效因素（Whyte & Hart, 2003）。本章的宗旨是通过回顾性研究，指导读者在处理因神经系统病变造成的抓握功能障碍患者时，如何选择合适的评估方法和制订治疗策略。

本书通篇所讲的任务导向性方法，其概念框架基于国际功能、残疾和健康分类及其系统架构。抓握是多个方面的，因此够物、抓握和操作功能障碍的评估和干预措施可整合到 ICF 的所有层面。例如力量、关节活动范围和感觉自然属于身体结构和功能的范畴。灵活性和日常生活活动（ADLs）的评估常常被归类为功能活动层面。最后，如玩纸牌或打高尔夫等涉及够物、抓握和操作的娱乐活动往往被划分为社会参与方面的内容。循证实践建立在 ICF 及其系统架构的基础之上，实施过程中要求医师在 ICF 的各个层面选择敏感的结果评估方法和使用有效的治疗策略。此外，改变功能评估和治疗时所处的环境（如感觉状态和认知符合）也是 ICF 和系统框架的重要部分。

在本章中，我们参考一些在其他章节中已经介绍过的案例分析，举例说明贯穿始终的观点。Jean 是我们的一个患者，6 年前左侧大脑半球卒中，目前仍遗留有日常生活活动障碍和右上肢功能障碍。她可以完成上肢的分离运动，但动作无力且不协调。Genise 是一位大脑中动脉源性的脑卒中患者，目前处于康复的急性期。Tim 是我们的第三个案例，年龄为 4.5 岁的男孩，接受正规的学前教育，由关注其精细运动技巧的老师带来就诊。Tim 于妊娠 28 周时早产。他习惯用右手操作精细运动，使用拇指横向抓握画笔。存在图形跟踪困难，抄写字母和数字时经常出现颠倒字母和字体大小用错。系安全带、鞋带和完成其他手工时也存在困难。最后一个案例为 Malachi，3.7 岁的男孩，是一位严重的手足徐动型脑瘫患儿。具体表现为痉挛性运动障碍、四肢受累、躯干肌张力下降而双下肢痉挛的混合型脑瘫（手足徐动和肌张力障碍）。双侧腕部肌张力降低，但可完成全关节活动范围运动。主要治疗目标是提高躯干控制能力，以支撑上肢完成功能性动作。

本章节的前半部分主要讲述上肢功能的检查。我们回顾测试方法的心理学特性，并探讨在应用于康复时哪些测试是最好的。本章的后半部分运用任务导向性方法审视干预方法，旨在：①改善制约上肢功能恢复的潜在缺陷；②发现有效的治疗策略和可以单手或双手操作的功能性任务的动作成分；③提高功能能力，包括通过改变完成功能性任务的操作方法来适应不断变化的任务和环境需求，以增加在日常生活和生命角色中的参与。

上肢功能检查方法

上肢功能的全面评估是从够物、抓握和操作障碍对个体参与日常生活活动能力的影响开始的。功能性评估是运用各种测试和方法来判定个体在其实际生活环境（在 ICF 框架内的表现）或标准（临床）环境（在 ICF 框架内的能力）中的能力。检查也涵盖对完成抓握功能的基础性动作成分的策略评估，包括视觉、够物、抓握、操作和释放。最后，身体结构和功能方面的损害也会制约功能性活动技巧的完成，同样需要进行检查。

以下部分总结各种各样的标准化测试方法，临床医师对成人或儿童的上肢功能进行评估时均可使用。读者也可以通过网络获取相应的信息。很多情况下，在 ICF 框架内对测试进行分类困难重重，而且经常引起争议。很多测试包含的一些项目在 ICF 框架内可以认为是"活动"（如个体完成的任务），而另一些项目则与参与相关（如社会层面的功能）。当在标准的临床环境下完成测试时，它测试的是 ICF 概念中的"能力"，然而测试结果却不能反映个体在自己所处环境中的实际表现（ICF 概念中的表现）。本书中，当一项测试评估的是个体在自己所处环境中的真实行为时（通过自述或观察），可将其视为参与（表现）类测试法。如果测试是在临床（标准化）环境中实施的，可将其视为活动（能力）类测试法。我们认识到，并不是所有人都同意这种分类方法，而且许多人可能不同意具体的测试或措施的分类方式。然而，我们认为，建立一个统一的架构对描述这些测试方法还是很重要的。

抓握对参与影响的检查

基于同患者和家属首次面谈时获得的主观、客观信息，可以了解到抓握功能障碍对患者参与的影响。抓握控制困难对患者扮演社会角色（如学生和家庭妇女）的能力造成很大影响，建议检查时应首先被考虑，因为社会角色所蕴含的重要性（Trombly，1993）。

与医学和社会信息一起，首次访谈时应有针对性地收集关于患者现存症状以及患者或家属最关心的问题方面的信息。通过访谈，任何造成完成任务和功能活动困难，以及患者对参与能力满意程度和自觉造成困难的原因方面的信息均可获得。由于可能影响治疗结果，与任务完成有关的家庭和文化价值观方面的信息也应该进行调查。当孩子准备去上学时由于时间的限制可能会选择到学校系鞋带而不是在家，这主要取决于家长对于孩子独立性的要求。访谈还能让医师对患者的认知状态有整体的了解，并帮助医师构建正式检查的优先顺序。

参与能力的评测

大部分用于评估参与能力的测试都属于自评量表，根据个体或监护人提供的信息确定上肢功能对受试者扮演社会角色和完成日常生活活动的影响程度。参与受限可通过直接观察患者在家庭或社区生活环境中独立完成任务的情况进行确认。然而，直接观察法不仅耗时，在临床评定环境下也较难实施。为方便观察患者完成日常生活活动时的表现，很多临床机构已经建立可以模拟居家（或社区）的环境。

成人和儿童的测评。以下是几个通用于成人和儿童的评测方法。

生活习惯的评估。生活习惯评估量表（life habits, LIFE-H）是一个自评量表，从 12 个方面评估日常生活活动和社会参与的习惯（Fougeyrollas et al.，1998；Noreau et al.，2004）。量表有完整版（包含 242 项）和简化版（包含 77 项）两种。两种量表中的第一种，完成情况项目评分从 0 ～ 9 分，0 分代表无法完成，9 分代表可独立完成或不适用。第二种量表评估患者对日常生活活动和社会角色的满意度，项目评分从 1 ～ 5 分，1 分表示非常不满意，5 分表示非常满意。LIFE-H 量表在评估儿童（Noreau et al.，2007）和老年人（Desrosiers et al.，2004）参与方面已经被证实是有效的。量表总分和日常生活活动评分的测试者间信度优异，并且对于社会参与来说是足够的，这可能与它被测试的环境有关（Noreau et al.，2004，2007）。儿童简化版量表共有 62 项，对一组偏瘫性脑瘫患儿的研究显示，儿童简化版量表具有较好的信度（Sakzewski et al.，2007b）。有报道显示，应用于轻度脑卒中患者时，该量表存在天花板效应（Rochette et al.，2007）。由此可见，该量表可能更适用于评估中至重度损伤的脑卒中患者。

加拿大作业表现量表。许多检查参与的量表并非只针对上肢功能。加拿大作业表现量表（Canadian Occupational Performance measure，COPM）（Carswell et al.，2004；Law et al.，1998）是一个基于结构性访谈的结果评估量表，并获得在自我护理、生产能力和休闲活动方面的确定问题领域的表现和满意度（Law et al.，2005）。两次评估结果之间的差异超过2分时，说明有临床意义（Law et al.，1998）。应用于神经性损伤的儿童（Brandao et al.，2014；Cusick et al.，2007；Ferre et al.，2015）和成人（Karhula et al.，2013）患者时，加拿大作业表现量表在确定患者的主要问题和评定治疗效果方面具有良好的信度和效度。作为疗效评估量表，在涉及参与的情景活动训练的结果评估研究中，加拿大作业表现量表被使用的越来越频繁（Combs et al.，2010；Graham et al.，2010；Law et al.，2015）。此工具量表对于大多数案例研究都是有用的。对于Genise这个案例，当她出院回家之后，这项评估将会更加有用。

社区整合调查问卷。社区整合调查问卷（Community Integration Questionnaire，CIQ）包含15项，以自评或访谈的形式评估家庭融合、社会融合和生产力等因素（Kaplan，2001）。最初，该问卷是专门为评估中到重度脑外伤（TBI）患者而设计的（Willer et al.，1993）。由于社区整合调查问卷尚未在其他神经损伤患者群体中进行过测试，所以美国物理治疗师协会神经科EDGE小组建议可针对脑外伤患者在门诊或社区康复中使用。

目标实现量表。最初，目标实现量表（Goal Attainment Scale，GAS）应用于心理健康领域（Kiresuk & Sherman，1968）。现在，该量表也被用于评估其他群体个体化目标的改变。评估步骤如下：①首先确定3～5个目标；②权衡目标的重要性和完成难度。预期结果按5分制打分：−2=远低于预期；−1=略低于预期；0=患者接受既定的治疗计划后实现预期目标；+1=略高于预期；+2=比预期好得多。目标实现量表已经被应用于成人（Quinn et al.，2014）和儿童（Bloom et al.，2010），在治疗时帮助建立和监测个体化目标。这个测试在我们所有的案例研究中都非常有用，可用于评测患者自我感觉治疗措施对目标的影响情况。

脑卒中影响量表。脑卒中影响量表（Stroke Impact Scale，SIS）（Duncan et al.，2002）是一个患者自评量表，共有59项，分别从力量、手功能、转移能力、日常生活活动、情感、记忆、交流和社会参与8个方面评估成人脑卒中患者的功能。在量表的每一部分，患者都将脑卒中对自己的影响按5分制进行打分。Lin等（2010）发现手功能和ADL/IADL方面的最小临床差异值（Minimal Clinical Important Difference，MCID）分别为17.8和5.9。美国物理治疗师协会脑卒中EDGE小组强烈推荐将该量表应用于亚急性期和慢性期脑卒中患者康复中，因此将该量表用于Jean的评估时会很有帮助。

儿童的测评。儿童评估量表的数量在不断增加。本书第六章中介绍两个评估儿童参与的量表，适用于6～21岁，分别为儿童参与和兴趣的评估（the children's assessment of participation and enjoyment，CAPE）及儿童活动偏好（the preferences for activities of children，PAC）量表（King et al.，2004；Law et al.，2005）。儿童日常生活参与评定量表（the child engagementin daily life measure）（Chiarello et al.，2014）是一个新的用于评估社会参与的量表，具有较高的信度和效度。这3个量表都适用于对Tim和Malachi进行评估。

在功能活动中检查理解

许多成人和儿童的功能检查标准化测试都包含上肢功能的检查。挑选出来的工具还包括参与度的测量。下面的列表总结一些标准化的评估工具。

成人和儿童功能量表

一种被最广泛使用的基本量表是功能独立性测量（FIM）（Keith et al.，1987）。FIM是一种运动和认知评估，该量表使用7分的等级分类对18个项目进行评分，得分范围从18～126不等（Keith et al.，1987）。一项meta分析发现FIM的可靠性是可以接受的（Ottenbacher et al.，1996）。对于脑卒中人群，MCID占FIM总分的22分；运动评分为17分，认知评分为3分（Beninato et al.，2006）。WeeFIM由成人FIM改编，应用于儿童

[Braun & Granger，1991；儿童功能独立测试指南（guide for the functional independence measure for children），1993]。该测试可以通过访谈或观察来使用（Sperle et al.，1997）。对于婴儿和 6 个月～7 岁的儿童可以使用该标准（Msall et al.，1994）。WeeFIM 已经被证明对于残疾和无残疾儿童是可靠和有效的（Chen et al.，2005；Msall et al.，1996；Ottenbacher et al.，1997；Park et al.，2013；Tur et al.，2009），并随着时间推移对变化做出反应（Ottenbacher 等，2000）。WeeFIM 0-3 设备现在适用于 0～3 岁的存在生理、认知或发育障碍的儿童（Niewczyk & Granger，2010）。FIM 对那些像 Genise 这样的急性脑卒中患者以及像 Jean 这样的慢性脑卒中患者是有用的。WeeFIM 适用于 Malachi 的评估。

标准化工具 ADL 量表通过检查患者打电话、旅行、购物、准备膳食、料理家务和理财等与环境交互作用技巧的能力进行上肢高水平功能的评估。例如运动处理技巧评估量表（Assessment of Motor and Process Skills，AMPS）（Fisher，1994）就是通过大体观察来确定患者功能表现的缺陷，检查其存在的原因。间距量表具有良好的信度和效度。最近发现 AMPS 是对 4～15 岁有轻度残疾和没有轻度残疾的儿童是有效的测试（Gantschnig et al.，2013）。AMPS 将有助于评估 Jean 和 Tim 的功能。

儿科 - 特异性功能测试。儿童残疾评价量表（the pediatric evaluation of disability inventory，PEDI）（Haley et al.，1992）是为 6 个月至 7.5 岁的儿童制订的标准，该量表可以评估儿童独立完成任务和在辅助下完成任务的技巧。该项目通过 3 个独立的量表（功能技巧、照料者的帮助和需要改良的功能）进行测量，评估的领域包括自我照料、活动能力和社会功能。PEDI 已经在标准形式（Nichols 和 Case-Smith，1996）和计算机自适应测试（PEDI-computer adaptive testing，PEDI-CAT）的形式中建立可靠性和有效性（Dumas et al.，2012）。PEDI 或 PEDICAT 对 Malachi 有用。

学校功能评估量表（the school funotional assessment）（Costner et al.，1998）是规范的评估从幼儿园到六年级儿童（评估工具 20-1）的评估量表。该量表的设计目的是识别与上学所需功能任务有关的行为表现和限制情况。分成 3 个独立

的部分：参与、任务支持和活动表现。第三部分包括体力和认知 / 行为表现，根据任务完成的程度不同评为 1～4 分。第三部分是关于上肢功能表现的最有用的测试。SFA 已经具备有效性和可靠性（Davies et al.，2004）。初始评估时间为 1.5～2 小时（Sakzewski et al.，2007）。一旦 Tim 进入幼儿园，这个工具将是适合的。

上肢使用的量和质

运动效能测试表（the motor activity log，MAL）用来对脑卒中后的偏瘫上肢进行定性和定量评估（Taub & Wolf，1997）。MAL 合并两个独立的 Likert 量表，范围从 1～5，并根据观察或访谈来测量受影响肢体的使用情况和程度。MAL 可以记录基线和渐进性地使用肢体进行相关的、个性化的日常任务，就像脑卒中后的成人（Blanton & Wolf，1999；Rand & Eng，2015）和偏瘫性脑瘫患者（Charles et al.，2001）所做的那样。该日志已被证明是可靠和有效的（Uswatte et al.，2006），并被强烈推荐用于脑卒中亚急性和慢性期患者的康复 [神经病学部门（neurology section）APTA，2015]。

儿童 MAL（the Pediatric MAL，PMAL）是对 7 个月至 8 岁儿童原始 MAL 的修改（DeLuca et al.，2003，2006；Taub et al.，2004）。这份父母报告的措施包括 22 项任务，要求对总体的单边和双边上肢运动进行细分。基于 Rasch 运用的一个 3 分等级量表（Wallen et al.，2009）分析，PMAL 被发现具有很强的心理测量属性，包括结构效度和信度（评估工具 20-2）。MAL 适用于 Jean 和 Genise，PMAL 对偏瘫儿童有用。

惯性传感器（加速度计和陀螺仪）允许临床医师和研究人员在不改变一个人的日常习惯的情况下，量化日常工作中手臂的使用数量（Lang et al.，2007）。在脑卒中急性或慢性期成人的上臂使用中，基于手腕或手的加速度计被发现是可靠和有效的（Gebruers et al.，2014；Urbin et al.，2015；Uswatte et al.，2005，2006）。惯性传感器已被用于评估多发性硬化症患者（Carpinella et al.，2014）、偏瘫儿童（Howcroft et al.，2011）和有脑瘫风险的婴儿（Gravem et al.，2013；Heinze et al.，2010）。利用惯性传感器从 Jean 和 Genise 身上收集到的信息，可以为受影响程度较高和影响较低的手臂使用量提供有效信息。此外，在 Malachi 进

评估工具　20-1

学校功能评估量表[a]

适应能力的评估共分三部分：
1. 参与
2. 任务辅助
3. 活动表现
   a. 体能活动
   b. 认知/行为活动

例如活动表现——体能活动
1. 旅行
2. 保持和变换体位
3. 娱乐活动
4. 材料的使用
5. 家居清洁
6. 饮食
7. 个人卫生
8. 穿衣
9. 上下楼梯
10. 书写
11. 电脑和家电的使用

活动表现的分级标准
1. 不能完成
2. 部分完成
3. 能完成但存在问题

4. 能连贯完成

穿衣任务

1. 脱帽	1	2	3	4
2. 脱前开襟的上衣（如外套）	1	2	3	4
3. 戴帽	1	2	3	4
4. 穿前开襟的上衣（如外套）	1	2	3	4
5. 将裤子从腰间脱至膝，并从膝拉至腰间（如如厕）	1	2	3	4
6. 用拉链（不包括拉链对合）	1	2	3	4
7. 脱套头上衣（如运动衫）	1	2	3	4
8. 脱鞋/靴子	1	2	3	4
9. 将衣服挂起（在衣架上）	1	2	3	4
10. 穿套头上衣（如毛衣）	1	2	3	4
11. 穿脱袜子	1	2	3	4
12. 穿鞋（不包括系鞋带）	1	2	3	4
13. 系鞋带或搭扣	1	2	3	4
14. 对上和拉开拉链	1	2	3	4
15. 一对一扣排扣	1	2	3	4
16. 系皮带	1	2	3	4
17. 扣小纽扣（< 2.54cm）	1	2	3	4

注：[a] 经许可引自 Costner W, Deeney T, Haltiwanger J, Haley S. School Function Assessment（SFA）. San Antonio, TX: The Psychological Corporation of Harcourt Brace & Co., 1998.

评估工具　20-2

儿童运动效能测试表[a]

　　该量表用于评估脑卒中偏瘫患者或偏瘫性脑瘫患儿父母的自行评估。

　　说明：我将开始读一系列作业活动的名称。希望你能使用面前的量表对你孩子（或你本人）在每项活动中患侧手参与的程度进行评分。根据1年前和1周前使用患侧手进行这一系列活动的情况分别评分2次。

　　使用的频率
　　0= 在尝试任务时，完全不使用或很少使用患侧手。
　　1= 有时在尝试任务时使用患侧手。
　　2= 在大多数或所有尝试任务的场合使用患侧手。

　　使用的表现
　　0= 运动很不好：不使用患侧手；患侧手没有帮助或有一些用途（移动缓慢或困难），但需要另一只手的一些帮助。

　　1= 能按目标指示使用患侧手，但患侧手运动缓慢或只在付出努力后方能完成。

　　2= 患侧手完成的活动几乎与正常相同，但其运动速度或精确性较差。

　　活动实例
1. 打开门/柜子
2. 停止或滚动球
3. 携带物体从一个地方到另一个地方
4. 把胳膊穿过衣服的袖子
5. 坐在椅子上拿起一个大的物品
6. 用患侧手进食吃爆米花、薯片等零食
7. 脱掉鞋子或袜子

注：[a] 经许可引自 Wallen M, Bundy A, Pont K, et al. Psychometric prop-erties of the Pediatric Motor Activity Log for children with cerebral palsy. Dev Med Child Neurol 2009;51:200-208.

行躯体的分段训练之前和之后利用惯性传感器来量化上肢控制的改进是适当的。

单手和双手的功能

下面列出的工具是成人和（或）儿童可以使用的工具。

上肢动作研究检查。上肢动作研究检查量表（action research arm test，ARAT）。如评估工具 20-3 所示，上臂动作研究检查量表被开发用于检查有神经功能障碍的成人，包括脑卒中后患者（Lyle，1981）。ARAT 有 4 个分量表：①抓力；②握力；③对指捏；④大幅度活动。19 个测试项目按 4 点顺序评分：0 = 不能完成测试的任何部分；1 = 完成部分测试；2 = 可以完成测试，但所需的时间异常长或有很大的难度；3 = 可以正常完成测试。人们发现，ARAT 与 Fugl-Meyer 评估的上肢部分相关（r = 0.94）（De Weerdt & harrison，1985）。在一项对比研究中，人们发现，在参与强制使用治疗模式改善上肢功能的脑卒中慢性期人群中，这种方法比 Fugl-Meyer 评估（FMA）更有反应性（van der Lee et al.，2001）。ARAT 对于 Jean 将是一项有用的测试，也可以在 Genise 恢复前臂功能时使用。ARAT 由 APTA 神经学部门的脑卒中 EDGE 特别工作组（Stroke EDGE Task Force of the APTA Neurology Section）推荐。

辅助手部评估。Krumlinde-Sundholm 和 Eliasson（2003）介绍标准化的、标准参考的辅助手部评估（assisting hand assessment，AHA）。AHA 适用于确定具有单侧残疾的儿童的受影响肢体参与双手任务的程度（Krumlinde-Sundholm et al.，2005）。如今，AHA 的版本实施因年龄的不同而有所不同。最初的 AHA 是为 18 个月的婴儿到 12 岁的儿童设计的，它从录像带上按 4 分制给 22 个项目打分。基于 Rasch 的分析发现 AHA 具有信度、构造效度和内部一致性，并且发现在干预后对变化的影响很敏感（Holmefur et al.，2009；Krumlinde-Sundholm et al.，2007）。Mini-AHA 与 AHA 相似，它对 6 ～ 18 个月的单侧 CP 患儿进行标准化的评估（Greaves et al.，2013）。婴儿的手部评估（the hand assessment of infants，HAI）是对 2 ～ 8 个月大的婴儿进行的一种单手或双手评估（Krumlinde-Sundholm et al.，2015）。最近开发的两种 AHA 的版本是：① Ad-AHA Strok 适用于成人脑卒中后和青少年脑损伤后的偏瘫；② AHA-

ABI 适用于脑外伤儿童。AHA 对 Malachi 很有用。Ad-AHA Stroke 对 Jean 和 Genise 来说可能是有用的。

Chedoke 上肢和手部活动量表。上肢和手部活动量表（Chedoke Upper Limband Hand Activity Inventory，CAHAI）旨在评估脑卒中后手臂和手的功能恢复（Barreca et al.，2004，2006）。如评估工具 20-4 所示，该量表包含 13 项功能任务，这些任务需要计时完成。测试的项目可以降低难度，但仍然可以得分。患者的评分如下：1= 需要全面协助和（或）上肢弱，执行 25% 以下的任务；2= 需要最大程度的帮助，和（或）上肢较弱的部分完成 25% ～ 49% 的任务（没有手臂或手操作的迹象，只有稳定）；3= 需要适度的帮助和（或）较弱的上肢执行 50% ～ 74% 的任务（开始显示手臂或手操作的迹象）；4= 需要最小的帮助（轻触），较弱的上肢完成 75% 以上的任务；5= 需要监督、哄骗或暗示；6 = 要求使用辅助设备，要求完成任务的时间超过合理时间，或存在安全隐患；7= 完成任务的完全独立性。CAHAI（CAHAI-9 和 CAHAI-13）与 ARAT（r =0.93，脑卒中后 1 个月；r =0.95，脑卒中后 3 个月）相关，但发现对临床重要的变化更为敏感（Barreca et al.，2006）。CAHAI 还与 Fugl-Meyer 评分（r = 0.95）和 FIM（r = 0.79）相关（Gowland et al.，1993）。该评估工具对 Jean 和 Genise 是有用的。

Jebsen-Taylor 手功能测试（Jebsen-Taylor hand function test，JHFT）。Jebsen-Taylor 手功能测试（JHFT）旨在模拟许多 ADL 任务常见的手功能（Jebsen et al.，1969）。它包含 7 个定时测试如书写、翻卡片、捡小物品、模拟进食、堆棋子、捡轻罐和捡重罐（图 20-1），并要求双手都要接受测试（非优势手第一个测试）。检查耗时 10 ～ 15 分钟。它建立成人（Jebsen et al.，1969）和儿童（Taylor et al.，1973）的规范数据。除显示实践效果（Stern，1992）的书写和进食测试外，JHFT 通常具有出色的重复测试的可靠性。在我们所有的病例中，JHFT 将有助于评估单手功能。

手工作业能力分类方案。手工作业能力分类方案（Manual Abilities Classifcation Scheme，MACS）是为 4 ～ 18 岁的儿童设计的，使用脑瘫来量化在日常活动中典型的手部使用情况（Eliasson et al.，2005b）。工具（评估工具 20-5）评价儿童的手工

评估工具 20-3

上肢动作研究检查量表[a]

评分： 共分 4 个分量表，19 个检查项目，每项评分为 0～3 分，总分为 57 分。若受试者通过某个分量表的第一项测试内容，就获得该分量表的最高得分，不必进行该分量表的其他测试内容。若受试者未通过某个分量表的第一和第二项测试内容，则得分为 0 分，不必进行该分量表的其他测试内容。否则，受试者需要完成分量表的所有测试项目。

评分标准

0= 不能完成任何检查动作

1= 能完成部分检查动作

2= 能完成检查动作，但所需的时间过长或仍存在较大的困难

3= 能正常完成检查动作

分量表

抓： 试图抓起以下不同大小的物体。

1. 直径为 10cm 的方木块（若得分 =3，则总分为 18，直接进行握物量表的测试）

2. 直径为 2.5cm 的方木块（若得分 =0，则总分为 0，直接进行握物量表的测试）

3. 直径为 5cm 的方木块

4. 直径为 7.5cm 的方木块

5. 直径为 7.5cm 的球（板球）

6. 大小为 10cm×2.5cm×1cm 的石块

握： 试图完成以下指示。

1. 将玻璃杯内的水倒入另一玻璃杯（若得分 =3，则总分为 12，直接进行捏物量表的测试）

2. 捡起直径为 2.25cm 的玻璃试管（若得分 =0，则总分为 0，直接进行捏物量表的测试）

3. 捡起 1cm×16cm 的玻璃试管

4. 将直径为 3.5cm 的垫圈放置于螺钉上

捏： 试图完成以下指示：

1. 用环指和拇指转动 6mm 大小的球（若得分 =3，则总分为 18，直接进行粗大运动量表测试）

2. 用示指和拇指捏起 1.5cm 大小的玻璃球（若得分 =0，则总分为 0，直接进行粗大运动量表测试）

3. 用中指和拇指转动球

4. 用示指和拇指转动球

5. 用环指和拇指捏起玻璃球

6. 用中指和拇指捏起玻璃球

粗大运动： 试图完成以下指示。

1. 将手放于头后

2. 将手放于头上

3. 用手触嘴

注：[a] 重印自 Lyle RC. A performance test for assessment of upper limb function in physical rehabilitation treatment and research. Int J Rehabil Res 1981;4:483-492.

能力有 5 个等级的分类，从 I 级（很容易和成功地处理事物）到 V 级（严重限制处理事物的能力和执行简单的活动）。MACS 已被证明是可靠和有效的（Eliasson et al.，2006）。MACS 的分类方案可用于识别服务需求和评估纵向改良的需要。分类方案还用于识别和分类研究参与者（Sakzewski et al.，2015）。有学者发现功能和参与 MACS 水平相关（Lee et al.，2015）。从 MACS 中的发现将有助于对 Malachi 的典型手部使用进行分类。

手工作业能力测量。 手工作业能力测量（the manual ability measure，MAM-16）是一个以任务为导向、以患者为中心的预后评估量表（Chen et al.，2005）。该量表由两部分组成的工具使用自评报告来评估单手和双手功能。第一部分统计描述部分，第二部分评估 16 项任务的功能（评估工具 20-6）。使用 Rasch 分析（Wright & Masters，1982），MAM-16 被发现具有良好的有效性和可靠性。MAM-16 可以作为一种筛选工具来评估手部自我感知的功能，也可以与其他手功能评估量表联用（Rallon & Chen，2008）。MAM-16 对 Jean 或 Genise 有用。

Wolf 运动功能测试（Wolf motor function test，

评估工具 20-4

Chedoke 上肢和手活动量表

该评估工具用于测量成人脑卒中后上肢和手功能的变化。

等级：

1. 失用（上肢肌力＜25%）

2. 最大辅助（上肢肌力＝25%～49%）

3. 中等辅助（肌力＝50%～74%）

4. 少量辅助（肌力＞75%）

5. 监督

6. 有条件的独立（设备）

7. 完全独立（及时、安全）

影响肢体评分的亚测试：

1. 开启带盖的咖啡 ＿＿＿ 夹盖 ＿＿＿ 手持盖子 ＿＿＿

2. 打报警电话 ＿＿＿ 拿听筒 ＿＿＿ 拨电话号码 ＿＿＿

3. 用尺子画一条线 ＿＿＿ 手持尺子 ＿＿＿ 手持钢笔 ＿＿＿

4. 在牙刷上挤牙膏 ＿＿＿ 手持牙膏 ＿＿＿ 手持牙刷

5. 切割中等稠度的泥 ＿＿＿ 手持刀 ＿＿＿ 手持叉子 ＿＿＿

6. 倒一杯水 ＿＿＿ 手持玻璃水杯 ＿＿＿ 手持大水罐 ＿＿＿

7. 拧干毛巾 ＿＿＿

8. 清洁一副眼镜 ＿＿＿ 手持眼镜 ＿＿＿ 擦拭镜片 ＿＿＿

9. 拉上拉链 ＿＿＿ 手持拉链 ＿＿＿ 手持拉链拉头 ＿＿＿

10. 扣5个纽扣 ＿＿＿

11. 用毛巾擦背 ＿＿＿ 够毛巾 ＿＿＿ 抓住毛巾的一端 ＿＿＿

12. 在桌子上放容器 ＿＿＿

13. 扛袋子上楼梯 ＿＿＿

注：经许可重印自 Barreca S, Gowland CK, Stratford P, et al. Development of the Chedoke Arm and Hand Activity Inventory: theoretical constructs, item generation, and selection. Top Stroke Rehabil 2004;11（4）:31–42.

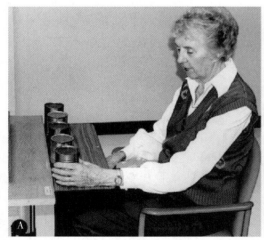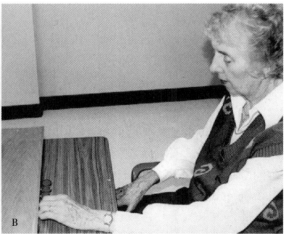

图 20–1 Jebsen–Taylor 手功能测试。如图所示为7个同步检查的分量表中的2项：A. 举起空罐头罐；B. 叠放棋子

评估工具 20-5

成人能力分级量表（MACS）[a]

该量表用于 4～18 岁的脑瘫患儿，治疗师通过观察患儿完成日常手工任务的情况，进行 5 个等级的排序分类。

等级 I，能容易地操作物体。

在动作完成的速度和精确性方面受限，仅限于手工任务而非日常生活活动。

等级 II：能操作大多数物体，但完成任务的质量和（或）速度稍受限。

任务同等级 I，但完成任务的质量和速度较差，某些任务应避免或完成存在困难；能保持 ADL 独立。

等级 III：操作物体存在困难，需要帮助准备和（或）修改活动。

能独立计划或适应；动作的完成可能是缓慢的或存在质量和数量的限制。

等级 IV：在调整的情况下，可以操作有限的简单物品。

在完成所有活动时都需要连续帮助、部分辅助或适应性装置，但仍存在困难。

等级 V：不能操作物体，甚至完成简单动作时都存在严重受限。

要求完全帮助；仅能完成如按按钮等简单的动作任务。

注：[a] 经许可引自 Eliasson AC, Krumlinde-Sundholm L, Rosblad B, etal. The Manual Ability Classification System（MACS）for children with cere-bral palsy: scale development and evidence of validity and reliability. Dev Med Child Neurol 2006;48:549-554.

评估工具 20-6

手工作业能力检查量表（MAM-16）

根据完成下列作业活动的难易程度从评分标准中选择答案。

评分标准：

4= 容易；3= 有点难；2= 非常难；1= 不能完成；0= 几乎从未做过。

有点难：与受伤或患病前比较，完成活动的时间稍长，或完成活动时感觉不舒服或非常疲劳；但通常都可完成该项活动。

非常难：如果不是绝对需要，通常愿意让其他人替代完成该项活动。

几乎从未做过：不是因为不能完成该项活动，而是从未进行过尝试。

___ 1. 进食三明治。
___ 2. 提起半满的水罐。
___ 3. 使用勺或叉。
___ 4. 用刀在盆中切肉。
___ 5. 将牙膏挤到牙刷上。
___ 6. 刷牙。
___ 7. 拧毛巾。
___ 8. 拉开夹克衫的拉链。
___ 9. 扣上衣上的纽扣。
___ 10. 打电话。
___ 11. 转动钥匙打开门。
___ 12. 打开一个以前打开过的广口罐子。
___ 13. 打开一个具有安全保护阀的药瓶。
___ 14. 数钱（包括纸币和硬币）。
___ 15. 从皮夹中取出身份证、信用卡、纸币等物。
___ 16. 写下 3～4 句易辨认的句子。

注：经许可引自 Chen CC, Granger CV, Peimer CA, et al. Manual Ability Measure（MAM-16）: a preliminary report on a new patient-centered and task-oriented outcome measure of hand function. JHand Surg Br 2005;30:207-216.

WMFT）。Wolf 运动功能测试（Wolf et al.，2001）是对成人脑卒中后上肢的标准化评估。该测试量化 15 个计时任务和 2 项力量评估。这些任务的安排顺序依据复杂性从肢体近端到肢体远端（Wolf et al.，2001）（参见评估工具 20–7）。WMFT-time 被发现具有较高的评分者内部的可靠性和内部一致性、重复检验的可信度高和足够的稳定性（Morris et al.，2001；Wolf et al.，2001）。Wolf 运动功能

评估工具 20-7

Wolf 运动功能检查量表（WMFT）[a]

计时开始尽快完成下列任务，评分基于记录的任务执行的最长时间，完成每项任务的最长时间为 120 秒，并基于下面的功能能力量表（WMFT-FAS）。

任务

1. 前臂放于桌上（侧面）：受试者肩外展试图将前臂置于桌上。

2. 前臂触盒（侧面）：受试者肩外展试图将前臂置于盒子上。

3. 伸肘（侧面）：受试者在桌面上伸肘到桌对面。

4. 用力伸肘（侧面）：受试者伸肘试图通过腕背将沙包推至桌对面。

5. 手放于桌上（正面）：受试者试图将患侧手置于桌上。

6. 手触盒（正面）：受试者试图将手置于盒子上。

7. 取回物体（正面）：受试者试图通过屈肘和屈腕将 0.45kg 重物拖过桌面。

8. 举罐子（正面）：受试者试图举起罐子、采用圆柱状抓握将罐子送至嘴边。

9. 拿笔（正面）：受试者试图采用三指抓握拿起铅笔。

10. 捡回形针（正面）：受试者试图采用夹捏的方法捡起回形针。

11. 叠棋子（正面）：受试者试图将棋子叠放在中间的棋子上。

12. 翻牌（正面）：使用夹捏动作，患者试图将牌翻过来。

13. 转动钥匙开锁（正面）：使用夹捏动作，患者将钥匙插入锁眼后，全范围左右旋转。

14. 叠毛巾（正面）：受试者抓住毛巾，将其纵向折叠，用受试手再次对折。

15. 捡篮子（站立）：受试者通过抓握动作捡起篮子，并放置于旁边桌子上。

WMFT-FAS 6 分顺序评定量表

0—被测试的上肢没有尝试参与测试。

1—被测试的上肢没有功能性的参与但试图参与。在单侧任务中，未被测试的上肢有可能帮助被测试的上肢。

2—被测试的上肢存在功能性参与，但需要未测试上肢辅助做小调整或位置改变，或需要 2 次以上尝试才能完成，或完成非常缓慢。在双侧任务中，被测试的上肢只能作为辅助。

3—被测试的上肢存在功能性参与，但运动在某种程度上受到协同作用的影响，或执行缓慢或需要努力才能完成。

4—被测试的上肢存在功能性参与；运动接近正常[b]，但稍慢；可能缺乏精确性、精细协调性或流畅性。

5—被测试的上肢存在功能性参与；运动看起来是正常的。

注：[a] 重印自增刊 Duff SV, He J, Nelsen MA, etal. Inter-rater reliability of the Wolf Motor Function Test-Functional Ability Scale: Why it Matters. Neurorehabil Neural Repair 2014 Oct 16. pii: 1545968314553030. [Epub ahead of print]，已获许可。

[b] 当比较受影响的手臂和受影响较小的手臂的表现时，这儿有一些指导原则，具体如下。

● "正常"对一些个体来说可能涉及的似乎是一种补偿性的运动策略。

● 试图梳理出哪些是补偿性的（与脑卒中相关的缺陷），而不是先前存在的替代运动模式，这对个体来说是"正常的"。前者将被降级，而后者不会。

测试－功能能力量表（WMFT-functional ability scale，WMFT FAS）检查 6 点等级的视频捕捉的运动质量，0 分（未尝试使用受影响的肢体）到 5 分（正常），最高评分为 75 分（15 项任务）。WMFT-FAS 也被证明具有较高的测试者内部的可靠性（Duff et al.，2015；Morris et al.，2001）。WMFT-FAS 与 WMFT time 的结合可以提供对神经恢复机制的更深入的了解。对 Jean 来说这个工具是最有用的。你可以看到 Jean 在她的案例研究中上肢部分进行 Wolf 运动功能测试。

书写。书写等特殊的功能任务的分析往往被认为是可信的。在儿童和成人书写过程中观察到的不正常行为可能包括握笔或握铅笔不稳（如 Malachi 的案例研究中上肢部分所示）、腕关节稳定性差或书写过程中无法固定纸张。正式的测试通常测试总体的可读性、书写速度、铅笔管理以及特定的子组件，如近点和远点誊写。成人的书写评估可以通过 JTHF 测试（Jebsen et al.，1969）或成人笔迹评估电池（handwriting assessment battery for adults）（Faddy et al.，2008）来进行评估。在用于儿童书写的许多工具中（Feder & Majnemer，2003），儿童书写评估工具（Evaluation Tool of Children's Handwritting，ETCH）（Amundson，1995）是最全面的。ECTH 原稿和 ETCH 手写体版本都被发现具有很好的评分者间的信度和内容效度（Duff & Goyan，2010；Feder & Majnemer，2003）。为了确认其他因素的影响，任何形式的测试都应该结合运动策略和资源分析，如注意力、视觉技巧或手部力量。左侧单瘫 CP 患儿的书写参数与速度、灵巧度、双侧的协调、视觉和空间感知、视觉运动组织等诸多因素相关（Bumin & Kavek，2010）。

有些书写问题，比如从黑板上抄写或抄写小字，可能需要转介给专业人士，例如验光师。由于儿童正式考试和课堂表现之间存在差异（Sudsawad et al.，2001），除回顾正式考试的结果外，从老师那里获得意见也很重要。对于 Jean 或 Genise 由于神经系统疾病（Yancosek & Mullineaux，2011）导致的优势手转换的个体来说，正式评估书写的笔迹可能是有用的。当 Tim 进入幼儿园时，对他的书写进行评估也是有益的。

策略水平的检查
即使患者可以独自成功地完成一项功能性任务，但是患者本身的动作策略也可能存在问题，从而限制患者在一系列条件下的表现。战略层面的检查涉及抓握的关键要素，包括视觉注视、够物和抓握的形成、抓握、操作和释物。即使患者个人有足够的资源（例如力量），上述任何一个方面的缺陷都能极大地限制功能。对于治疗师来说重要的是需要记住，对于单侧神经损伤（如脑卒中）患者，评估应该同时包括同侧和对侧肢体，因为同侧肢体也经常出现控制问题（Poole et al，2009；Schaefer et al.，2009；Tretriluxana et al.，2009）。治疗师应该评估患者适应任务和环境变化的能力（Wu et al.，1994，1998）。在我们的所有案例中，如下文所述，评估动作策略是有用的。

视觉协调。需要对 3 个组成部分进行头－眼协调评估（Herdman et al.，2001；Jeannerod，1990；Shumway-Cook & Horak，1990）。首先，在中心视野和（或）周边视野中，患者定位和保持稳定注视固定或移动目标的能力用一个 3 分的尺度标准进行检查和评分：完好无损、受损或不能。评估时要求患者保持头部不动，只移动眼睛。研究人员对固定目标的跳跃眼动和用于跟踪移动目标的平稳跟踪眼动进行测试。这种类型的测试可以在 John 的案例研究中看到。此外，图 20-2 显示某患者眼球在扫视位于近周边的固定靶目标。记录患者是否存在视力模糊或视物不稳、头晕或恶心等主观感觉。在脑卒中后，许多患者如 Genise 对左侧视野中的靶目标进行眼球的精确运动和追踪移动物体均存在困难。

接着，检查患者对位于远周边的靶目标进行定位和保持稳定注视的能力（图 20-3），并按照上文描述进行评分。要求患者先用眼定位靶目标，并在头部移动时保持眼球稳定注视靶目标。最后，检查定位远周边视野的靶目标所必需的患者头－眼－躯干活动的能力。开始患者坐位检查；如果患者有能力，头－眼协调也可以在站立和行走时进行测试（Shumway-Cook & Horak，1990）。

够物和抓握。够物和抓握行为存在不同特点的现象说明患者在计划和预期控制方面存在问题。握物的形成或手形的形成通常开始于够物（运输）预期物体的大小、外形以及手指张开和合拢（Jeannerod，1986）（图 20-4）。够物－抓握能力的运动学测量提供了很好的信息，但在临床上并不实用。因此，可以通过使用惯性传感器（见下文）

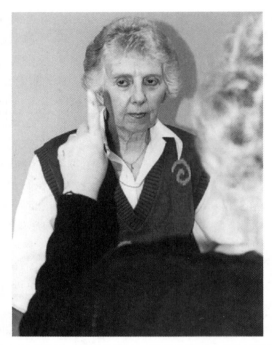

图 20-2 检查头 – 眼协调能力。图示为该患者对位于近周边视野的固定靶目标具有眼球扫视进行定位并保持稳定注视的能力

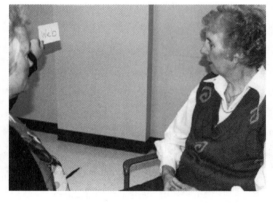

图 20-3 检查头 – 眼协调能力。图示为该患者对位于远周边视野的固定靶目标具有进行头 – 眼协调定位注视的能力

和（或）使用秒表对动作进行计时，简单地对够物 – 抓握的行为进行检查。录像带可以帮助临床医师通过重复观看他感兴趣的部分来分析运动的组成。惯性传感器可以计算运动参数。秒表可以记录运动的时间特征，如运动总时间（接触物体的起始时间）或手指伸展到最大限度的时间。

不同的工作环境包含指物或够物 – 抓握行为的任务要求个人能使用一定范围的运动策略。为评估患者策略的所有组成成分，在上肢的可及范围内或者工作空间的最远端（需要躯干运动），都

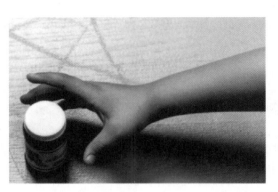

图 20-4 取物时根据对物体大小和形状的估计而形成手的不同构形

应将靶目标或物体放置于够物手臂的同侧或对侧。在测试过程中，重要的是要记住速度 – 准确度的权衡或 Fitts 定律（Fitts，1954）。如果要求高精确度（取易碎或不稳定的靶目标），患者通常在够物的最后阶段都会放慢速度。

在发育不良或功能受损患者身上常可看到两个问题：运动时间的延长和无效的手轨道。抓握形成的问题包括：①够物时手成形障碍，导致在靶目标周围闭合错误（例如虎口先于手指接触物体）；②手指闭合过早导致不稳定的物体抓点；③因伸指力量弱等功能障碍导致取不同形状和大小的物体时手指打开不充分。因此，观察患者的够物轨迹、手的定位、手指相对于拇指的形状是非常重要的。特别是患者一旦确定手打开最大时运动轨迹的起点，然后开始为接触物体做合拢准备，观察是否能在整个运动过程中是否保持拇指的稳定位置，以利于够物 – 抓握的参考。

在够物 – 抓握运动时，不仅应分析躯干作为姿势稳定器的作用（Harbourne & Kamm，2015；Massion，1992），而且还应分析在手部转移的终末端阶段的作用。如 Kaminski 和他的同事（1995）所示，当接触到预先放置的目标时，通过垂直外展盂肱关节、回撤肩胛骨来控制躯干旋转以保持手的直线运动（图 20-5）。Levin 和他的同事（2002）通过研究前伸过程中的躯干运动，发现躯干在偏瘫的成人中发挥更大的作用，并且躯干比对照组在前伸过程中使用得更早。基于躯干运动的重要性，应该在够物 – 抓握任务期间进行分析，特别是够取放置在工作空间末端的物体时。对够取不同位置物体的躯干活动进行全面评价，应从侧方、后方和前方等不同角度进行全面观察。置于头上方的摄像机可以帮助捕获躯干和上肢的

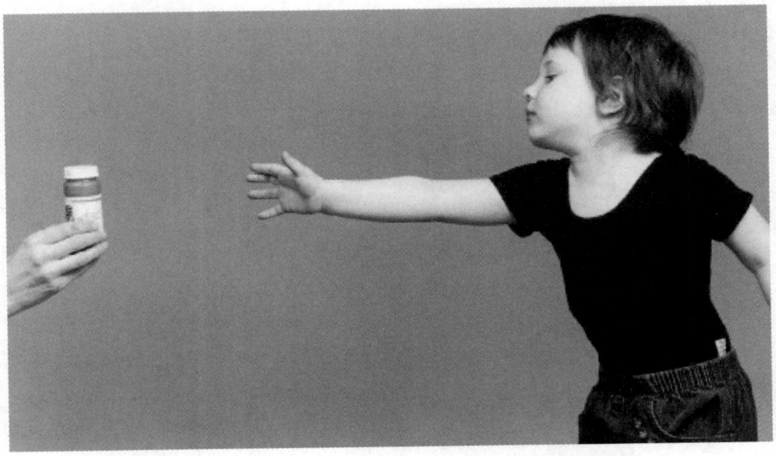

图 20-5 图示为够取前方靶目标时，综合躯干、与盂肱关节、肩胛骨的联合活动的重要性

协调运动。

抓握的预期控制。识别相关物体的特征（如纹理、重量）为抓握做准备。我们利用先前形成的初步印象和身体意识来预计抓握的动作和力量。如果预期用力程度定标受损，则必须等待感官反馈后再修订指尖的用力程度，该反应通常滞后，可能导致物体滑落或受挤压，除非使用补偿策略。

预期控制受损的迹象包括以下几点：①因手指张开不充分反复撞击物体（口径估计不足）；②虎口代替手指接触物体（手指闭合滞后）；③抓握后挤压轻重量物体（握持力量过大）；④将重物从桌面上提起困难（低估负荷率）。如果有一个或多个征象是明显的，那么临床医师就能确定预期控制受损的原因（如感觉丧失引起的内在印象歪曲）。

因为预期抓握的形成和最终的对象接触都需依赖精确识别物体的位置和属性，因此应记住检查患者使用视觉信息的能力。抓握不准确与视觉保持不稳有关。

抓握的稳定性。抓握模式随靶目标的形态不同而变化。通过 Sollerman（1984）抓握和提举测试，或通过观察录像片段可以很容易地确定一个人的抓握模式。这 9 个测试项目需要使用各种各样的模式，比如使用球状抓握开瓶盖、三指加持旋开牙膏盖等每次完成动作后，检查者会按 1 ～ 4 分的标准对抓握模式进行分级。该测试有利于建立基线水平和评价进步情况。

许多任务如书写都需要维持抓握器具或工具的姿势。由于偏瘫或肌张力障碍（作家的抽筋）而导致的虚弱可能导致笨拙的握力姿势和有限的持续书写任务的耐力，因此需要仔细检查。图

20-6（Schneck & Henderson，1990）显示 10 种铅笔和蜡笔的握法，通常是在发育过程中观察到的。这些抓握的姿势可以作为分析儿童和成人握笔时的指导。虽然 4 岁以下的儿童使用不同的抓握力模式，但在年龄大于 6.6 岁的儿童中最常用的是动态三指握姿（图 20-6J）和侧三指握姿（图 20-6I）。Bergmann（1990）发现 88% 的成人使用动态三指握姿，9% 使用侧三指握姿。

患有神经功能障碍的成人和儿童如上肢偏瘫，通常会表现出笨拙的握笔，可能有效，也可能无效。一旦确定一致的抓握模式，就可以通过近点和远点的誊写来确定它在编写过程中的效率。

控制和释放。一旦完成够物动作后，就要保持物体稳定或进行操作处理。稳定需要持续的等长收缩来防止物体滑动。操作指的是物体在空间中的运动，或者参照另一个物体（Corbetta & Mounoud，1990）。它包括几种类型的任务，如使用工具（如铅笔、剪刀）、穿衣（扣扣子）、吃东西（使用刀）或处理金钱（Swanson et al.，1978）。这些操作技能的表现需要参照与对象相关的各种手部动作，包括推、拉、抖、摔、转移和释放。

在控制和释放物体的过程中，神经系统受损的患者存在抓握力调节障碍（Duff & Gordon，2003；Muratori et al.，2006，2008；Nowak et al.，2002；Quinn et al.，2001；Raghavan et al.，2006）。通常使用小型力传感器来测量稳定物体的指尖力调节。然而，这种实验室评估是昂贵的，不可能在临床应用。要在临床上检验指尖力调节而不使用力传感器，需要对不同大小、形状、重量和质地的物体在抓取、提升和释放过程中的任务表现进行敏锐的观察（图 20-7）。例如患者可能被要

556

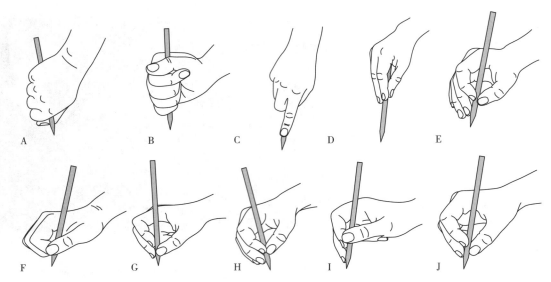

图 20-6　通常在儿童发育期可观察到的 10 种抓握铅笔或蜡笔的不同方式（经许可重绘自 Schneck CM, Henderson A. Descriptive analysis of the developmental progression of grip position for pencil and crayon control in nondysfunctional children. Am J Occup Ther 1990, 44:895. ）

557　求抓提物体、抓扔物体或抓放物体到小洞内（进入不同的物体）。观察患者是否存在能调节抓握模式至适应对象属性的变化。特别是了解是否有证据表明在预期力的尺度上出现错误，例如对不同重量的物体的过度挤压（握力）、当举起重物 / 大物体时滑倒或者在连续的提举物体时用力过度等预期定标存在错误的证据。此外，个体通过手腕、手指和拇指伸展自主控制释放较大物体的程度如何？使用什么释放模式（例如手腕弯曲以延伸手指）？个体是否可以将一个物体放在另一个物体上或者分级释放？还可以观察功能性任务、灵巧性测试或手持物操作测试，因为这些组件中有许多需要可变的远端运动。

　　Jean 为我们的脑卒中患者，在规划指尖的力量时经常出错，当她试图抬起物体时，物体经常从她的手中滑落。举个例子，她通常在拿起纸杯时用力过猛，导致杯子边缘受压，内部液体溢出。这表明负荷力和抓握的预期程度存在明显的错误。

　　研究人员开发一项测试来检验一个人操作不稳定物体的能力，该测试被命名为力量灵活性测试（strength-dextericy test）或 SD 测试（Valero-Cuevas et al.，2003）。压缩一个细长和顺从的弹簧这项工作需要控制指尖力的方向和大小，目的是压缩弹簧而不使其弯曲。用微型测压元件（ELB4-10，测量专业，Hampton，VA）安装弹簧，可以获得动态压缩力。在 3 次最大试验（Dayanidhi et al.，2013）

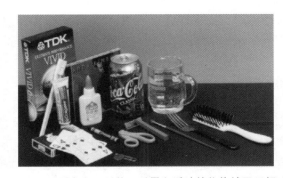

图 20-7　不同大小、形状、重量和质地的物体被用于粗略估计患者可采用的抓握模式，即参与形成预期抓握、持物时调节指尖抓握力的能力

中，利用平均持续握力（约 5 秒）计算出以克力（gmf）为单位的灵活性指数（弹簧弯曲趋势）。SD 测试用于评估 CP 患儿（Vollmer et al.，2010）和帕金森病患者的灵活性（Lawrence et al.，2014）。需要进一步的工作将这个工具带入临床实践。

　　手部操作。手部操作是指抓取物体后，用一只手对其进行调整的过程（Exner，1989；Pehoski，1995）。如图 20-8 所示，手部操作的元素包括：①平移，将物体从指尖传递至手掌和手背，如拾起一枚硬币并将其移动到掌心；②转移，定义为调整手指远端指骨间关节附近的物体的位置，拇指相对（例如移动一支笔，使其靠近笔尖，以便于书写）；③旋转（简单的或复杂的），包括旋转然后稳定一个物体（例如转动一个勺子，使它在被捡起后可以使用）。

由于精细运动协调和书写之间有强烈的联系（Case-Smith，1996；Cornhill & Case-Smith，1996），评价持物控制能力可了解患者动作的灵巧性和存在的书写问题，并作为一种记录改进的方法。快速检查患者平移、转移和旋转等的方法包括：①放置铅笔于患者掌心，要求患者将笔调整至握笔位；②将硬币放于患者掌心，要求患者用手指将硬币投入自动售货机内。

由 Exner 和同事设计的手中持物检查量表（Breslin & Exner，1999）客观地检验持物控制的所有 3 个组成部分，发现其内容和形式均具有效性（Breslin & Exner，1999），但并没有广泛分布。手中持物的测试（Case-Smith，1996；Pont et al.，2008）采用九孔柱测试来评估 3～6 岁儿童的稳定性和旋转。手中持物的测试最近被证明是可靠和有效的（Pont et al.，2008）。

灵活性和精细运动试验

手的灵活性通常表现在使用较小力量熟练操作物体上（Valero-Cuevas，2003），灵活度因年龄和诊断而异。对于单侧功能障碍患者，临床医生应评估患者受影响侧以及非受影响侧的功能情况。目前，对于不同年龄和临床人群的手灵活性和操作技能的常用测试有很多，包括九孔柱测试（Nine-hole peg Test，NHPT）（Mathiowetz et al.，1985；Oxford et al.，2003；Poole et al.，2005）、普度钉板测试（Mathiowetz et al.，1986；Tiffin，1968）、明尼苏达协调性动作测试（Desrosiies et al.，1997；Surrey et al.，2003）及盒子和木块测试（Desrosiers et al.，1994；Platz et al.，2005；Mathiowetz et al.，1985）。功能灵活性测验（Functional Dexterity Test，FDT）（Aaron et al.，2003）是一个定时的钉板测试，具有一个三爪卡盘捏，要求用手操作移位和旋转这两个动作。FDT 被证实在测试 – 再测试（ICC = 0.95）和内建器（ICC = 0.91）两个方面可靠性很好，在成人（Satorio et al.，2013）和小儿（Gogola et al.，2013）中应用的价值很大。FDT 试验有助于评估所有情况下的性能，由于钉子较大，所以不同技能水平的人均容易操作。对神经系统疾病的从业人群来说，美国物理治疗协会 EDGE 工作组推荐 NHPT、盒子和木块测试作为神经疾患人群的灵活性测试。在关于多发性硬化患者 Sue 的案例的上肢部分，你可以看到她在 NHPT 评估试验中的表现。

精细运动发育评估。精细运动发育评估通常用于评估抓握能力。常用的婴儿和儿童标准化测验包括 Peabody 精细运动量表第 2 版（Peabody fine motor scale-second edition）（适 合 于 0～5

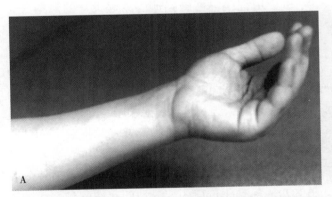
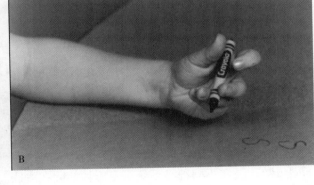
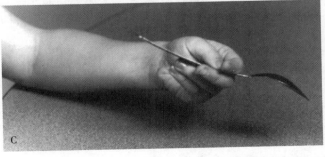

图 20-8　持物控制的要素包括：A 平移；B 转移；C 旋转（简单或复杂）

岁）（Pooio & FeWess，2000；van Hartingsveldt et al.，2005）、Gesell 婴幼儿发展量表（Gesell developmental schedules）（适合于0～2.5岁）（Gesell et al.，1940）、Bayley 婴幼儿发育量表（Bayley scale of infant develepmental）（适合于0～30个月）（Bayle，1969）和 Erhardt 抓握发育评估（Erhardt develepmental prehension assessment）（0～6岁）（Erhardt，1984）。Bruininks-Oseretsky 试验第2版的运动能力测试（Bruinink-Oseretsky test of moter proficiency-second edition，BOT-2）的精细运动部分（BOT-2）（Bruininkes & Bruinin，2005）包含单手和双手的项目，适用于4.5～14.5岁的儿童。最后，儿童运动协调能力成套评估工具第2版（movement ABC-2）是一种广泛使用的测试运动协调功能的测量工具，包括手部灵活性和球技能部分（Henderson & Sugden，2007），适用于3～16岁的儿童。这个评估工具将适用于 Tim。

双侧协调性

双侧或双手的任务可以是对称的，即两侧肢体执行相同的动作；也可以是不对称的，即一侧肢体固定一个物体，而另一侧肢体对其进行动作。常用的评估对称性的任务包括投球、抓球和折叠毛巾。许多 ADL 任务是不对称的，因此可以用于评估，比如用一只手拿牙刷，用另一只手将牙膏挤到牙刷上。一些标准的评估工具如第2版的布鲁金斯 – 奥塞尔茨基试验（BOT-2）包含专门用于测试儿童的双侧协调能力的特定项目（Bruininks & Bruininks，2005）。

通过使用秒表，可以很容易地检查双侧任务测试的效率。然而，为了更好地量化双侧的协调性，最好的是录像或运动学分析。Wiesendanger 和其同事（Kazennikov et al.，2002）设计了一个巧妙的测试不对称双手操作技巧的方法，称为"抽屉拉动"任务，它结合录像或运动学分析来检查不同年龄阶段和不同神经系统病变群体的人在双侧任务中的表现（Hung et al.，2004，2010；Serrien & Wiesendanger，2000；Serrien et al.，2001）。对于我们的脑卒中患者 Jean 和 Genise 来说，评估他们的双侧任务是很重要的。Tim 和 Malachi 同样如此。

潜在障碍的评估

评估的第三部分确定了限制或加强特定任务活动的个体表现和战略规划的因素。在 ICF 框架中，这些因素体现了身体结构和功能的评估。第五章概述了损伤的评估。本节复习这些特征以更好地够物、抓握和操作。

感知与认知

与上肢控制障碍有关的内容包括选择性注意、视觉忽略、计划、测序、失用 / 运动障碍和视觉感知等方面。任何一环节出现问题都会严重影响手和手臂的功能。例如研究表明，在左脑损伤的脑卒中成人患者（Jax et al.，2013）和发育协调障碍儿童（Goyen et al.，2011）中，失用症和测序中的缺陷可能显著影响手和上肢功能。请参阅第五章进行全面复习。

骨骼肌肉和神经肌肉因素

个体的运动能力可能受到关节运动、虚弱，或无法在有或无痉挛的情况下进行分离运动的限制。为了清楚地了解肌肉骨骼损伤，重要的是评估 Jean 和 Genise 的下面的所有区域及评估 Tim 选择的项目。

关节活动范围。美国手治疗师协会已经建立旨在提高 ROM 测量的可信度的程序指南（Adams et al.，1992）。影响测量信度的因素包括角度仪（或尺子）的大小和放置方法、测量过程中被动用力的大小以及记录的方法。传统的测量手腕和前臂 ROM 的方法已被证明是可靠的（Flowers et al.，2001；LaStayo & Wheeler，1994）。一款新型智能手机应用程序根据磁强计的原理设计的测角仪正与手持测角仪进行比较（Johnson et al.，2015）。

手指复合屈曲程度通过测量指尖与近端掌横纹间的距离来表示，手指钩状抓握屈曲过度可以测量指尖和远端掌横纹的距离来表示（Gilliam & Barstow，1997）。拇指掌指关节的对掌程度通过测量拇指掌侧指骨间关节和第三掌指关节间的距离来表示。可作为大多数成人的标准化数据（美国整形外科医师学会，1965；Gilliam & Barstow，1997）。标准化价值的变异性的存在依赖个体的诊断或年龄（Chaparro et al.，2000）。在我们所有的案例中评估 ROM 都是很重要的。

肌力。具备足够的肌力（强度）对上肢的运动和功能非常重要。然而，如前几章所述，在神经损伤患者中使用力量测试是有争议的。评估力量的主要方法是使用测力仪和徒手肌力评定。手持式握力器提供一种测量大肌肉的肌力、握力和捏力的客观测量指标（Wadsworth & Krishman，

1987）。例如如图 20-9 所示的是握力计为了适应不同个体的手宽进行调整（Jamar Dynamometer, Asimow Engineering, Los Angeles）（Bektol, 1954; Fess, 1992）。美国手治疗师协会推荐使用校准过的握力计，同时保持一个 90°屈肘的静态位置，前臂和手腕处于中立状态，记录 3 次试验的平均值，用千克或磅来表示（Fess, 1987, 1992）。当绘制力量图时，所有 5 个手指的位置若放在第二或第三手槽位置时产生最大的力量。虽然握力通常是在静态状态下测量的，但动态握力测量，即手腕和前臂允许移动到不同的位置，可以更好地测量握力（LaStayo & Hartzeel, 1999）。

在握力弱或无法握住手柄的情况下，可使用球状握力计或卷起 5cm 并充气至 5mmHg 的血压袖带来测量握力。血压计水银柱所示毫米汞柱值的变化为握力值（Fess, 1990）。捏力可以用电子捏力计评估（Pinch Gauge, B & L Engineering, Santa Fe Springs, CA）（FESS, 1990）。通常，使用捏力计进行 3 种捏力的测试。如图 20-10 所示：A. 指尖对捏（拇指尖到示指尖相对），B. 三指夹捏（拇指指腹到示指及中指指尖），C. 侧捏（拇指指腹至示指侧面）。通常这两种测量方法与标准数据（Mathiowetz et al., 1983, 1986）或基线测量进行比较。

在不同的诊断和不同的年龄间存在变异性（Desrosiers et al., 1995; Hughes et al., 1999a, 1999b; Jansen et al., 2008; Lee-Valkov et al., 2003; Surrey et al., 2001; Yim et al., 2003）。在神经病变人群中，捏力与精细运动技能可能更紧密相关，而不是握力（Chen et al., 2007）。除 Jein 和 Genise 外，根据学校任务和 ADL 的需要来评估 Tim 的握力和捏力是很重要的。

运动状态。FMA- 上肢部分用于评价脑卒中后的运动功能恢复情况（Fugl-Meyer et al., 1975; Gladstone et al., 2002）。请参阅第五章的测试具体细节和心理评估情况。最近在第二阶段试验中使用的 FMA- 上肢部分标准化评分和训练方法提高准确性并减少变异性（See et al., 2013）。FMA- 上肢部分可以在我们的急性脑卒中患者 Genise 的病例研究中看到。

痉挛状态。改良的 Ashworth 测量痉挛分级为

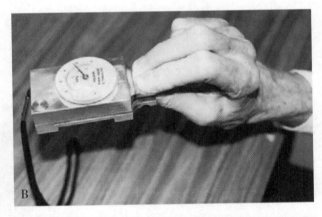

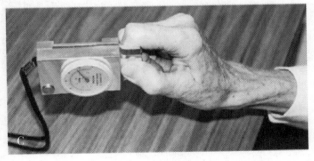

图 20-10　使用捏力计进行手指精确捏力的测试通常进行上述 3 种捏力方式的测试：A. 指尖对捏；B. 三指捏；C. 侧捏

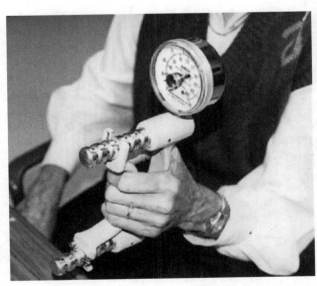

图 20-9　Jamar 握力计是测试手指抓握能力的客观检查

为 0 ～ 4 级（Bohannon & Smith，1987），它具有较高的测试者间的可信度。有关该量表的更多细节，请参考第五章。脑卒中后上肢痉挛的临床检查案例可以在我们的急性脑卒中患者 Genise 的病例研究的损伤部分看到。

水肿。上肢水肿会影响许多神经系统损伤患者，其主要是由于作用于静脉／淋巴系统的泵机制主动不足和正常组织生理受到破坏导致的（Zarro，1986）。因为水肿会使手腕和手变大，主动运动会受到严重限制，导致失用综合征。脑卒中后水肿已被发现与手臂和手功能障碍有关（Boomkamp Koppen et al.，2005）。

水肿可通过在解剖标志处测量肢体／手的周长，或用体积测量来评估（Waters et al.，1978）。当测量肢体被浸入后，用容器测量被溢出的水的容量。这种方法被认为具有较高的可靠性（Farrell et al.，2003）。因为在优势手和非优势手的体积存在差异，临床医师不应该比较偏瘫患者患侧手和健侧手的体积，患侧手应与其自身不同时间的体积相比（Waters et al.，1978）。因为坐位时的体积比站立位时小，所以测量的体位应该始终保持一致的测试体位。

敏感性。上肢敏感性测试主要集中在手和指尖上，因此了解那些影响到上肢控制的损伤十分重要（参见图 20-11 和图 20-12 以及我们的案例研究的损害部分）。对第五章进行全面复习。测试和规范的详细描述也可在美国手治疗师协会（American Society of Hand Therapist，ASHT）的评价手册（Stone，1992）和 BellKrotoski（2011）写的章节中获得。

疼痛。疼痛与不愉快的感觉和情绪有关，是影响上肢功能恢复的另一主要原因（Aras et al.，2004；Merskey et al.，1986）。通过病史、访谈、问卷、身体图表或疼痛分级量表获得患者的主观疼痛信息（Maurer & Jezek，1992）。McGill 疼痛调查问卷（Melzack，1975）使用描述性语言来表示疼痛的性质和程度。身体图表允许患者形象地描述疼痛的部位和类型。视觉模拟量表（Visual Analog Scale，VAS）和面部疼痛分级量表（Faces Pain Rating Scale，FPS）（Wang & Baker，1988）预测性好，在成人（Price et al.，1983）和儿童（Jedlinsky et al.，1999）中的共存可靠性高。面部、腿、活动、哭声、安慰性（Face, Legs, Activity, Cry, Consolability，FLACC）行为量表是一种测量疼痛的量表，用于 2 个月至 7 岁的婴幼儿的评估（Merkel et al.，2002）。5 分钟观察患者在五个类别的情况，每项的得分在 0 ～ 2，最高分为 10 分。FLACC 量表也被证实用于评估认知障碍儿童的疼痛是有效的（Malviya et al.，2006；Voepel Lewis et al.，2002）。

总之，在检查上肢控制能力时，有必要检查其在 ICF 上的表现，包括：①活动和参与，包括评估患者在标准化的环境如医院（评估 ICF 中的能力部分）和实际环境中能力的测试（评估 ICF 中的性能部分）；②完成上肢功能的关键步骤的策略；③潜在障碍（ICF 中的身体结构和功能）。由于可能的评估范围很广，所以关注那些似乎限制与执行生命角色及参与社会和社区活动相关的功能的领域非常重要。表 20-1 和 20-2 总结 Jean 和 Tim 的评估情况，简表强调评估功能的关键内容，

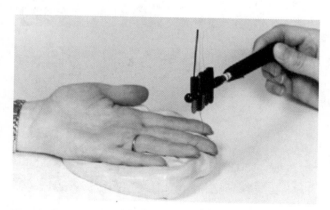

图 20-11 使用 Weinstein 纤维单丝增强感觉测试方法进行触压觉的检查

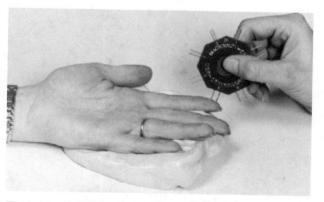

图 20-12 使用商用测试仪 DiskCriminator 圆盘进行两点辨别觉的测试

表 20-1 Jean 的功能评价概况

功能（能力和表现）	对策	身体结构的损伤
1. 社会参与频率记录 2. 自我照顾的独立水平：穿衣、梳妆、沐浴、如厕 3. 独立烹调和进食的能力	支持运动： ● 头－眼协调 ● 抓握预判 ● 可用的抓取模式 ● 指尖的力量分级 ● 手操作能力	● 认知能力：简易心理状态检查 ● 视觉感知（MVPT） ● 骨骼肌肉：ROM、肌力 ● 分离的手指运动 ● 患侧上肢的痉挛分级程度 ● 患侧上肢的敏感性 ● 患侧上肢的水肿状况 ● 持续抓握和休息时的疼痛
4. 使用辅助装置行走的能力		
5. 独立书写的能力	● 铅笔夹 ● 无辅助设备的近和远复制效率	

注：MVPT（motor-free visual test），运动视觉感自测试。

表 20-2 Tim 的功能评价概况

功能（能力和表现）	对策	损伤（身体结构和功能）
1. 在课堂活动中社会化和游戏互动频率的记录，在课间休息时执行任务 2. 自我照顾的独立程度：穿/脱外套，系/解开鞋带、洗手、如厕 3. 处理材料的独立性：铅笔、剪刀、胶水、胶带等	操作技术： ● 理解常用的模式 ● 抓铅笔 ● 手中持物操作技巧 ● 抓握效率（任务持续时间）	● 认知：对于 ABC 字母和数字的视觉/听觉记忆、视觉感知 ● 知觉：VMI（Beery & Butenica，1997），TVPS-R（Gardner，1996） ● 骨骼肌肉：手指和拇指的力量及分离运动，核心肌群肌力 ● 双手的敏感性 ● 手长时间使用后的疼痛（耐力）
4. 书写的独立水平	● 远、近复制的效率（任务持续时间） ● 保持纸张稳定的方法	

注：VMI（Viswal-Motor Integration），视觉－运动整合；TVPs-R（Test of Visual Peroeptual Skills, Revised），修订视觉感知测试。

包括参与、基础成分和损伤。

评价：解读检查结果

以任务为导向的方法再训练神经功能障碍患者的上肢控制能力，首先是确定患者的强项和弱项，包括修改（预防）损伤、增加实现功能的策略，以及促进功能的能力［参与活动的频率和独立性（参与）］。对环境因素和个体因素的了解，对治疗的选定影响非常重要。个体因素（年龄、性别、种族、教育程度、个体兴趣和愿望、自我评价和预后期望）都能影响目标的设定、治疗策略的选择和对干预的反应。环境因素（社会支持、可用技术和其他因素）也同样影响治疗。

长期目标

如在第六章所述，长期目标应该是客观的和量化的，他们应该以参与自我保健、工作或休闲活动的方式来表达，以满足角色的期望。例如为 Jean 设定的长期目标可以是"Jean 将能够独立准备一份早饭（为了实现家庭主妇的角色）。Tim 的长期目标可以是"Tim 将能够独立地、高效地穿上户外服装休息（以实现学生的角色）"。

短期目标

短期目标也应该是客观的和量化的。针对解

决功能损害和关键运动策略恢复，包括运动计划、运动序列以及使任务适应变化环境的能力。此外，还包括在独立完成功能性任务的过渡步骤。表20-3和表20-4说明在我们的两个案例研究中，问题的识别是如何形成目标和治疗计划的。这些例子不能说包括所有的，但理念是相近的。

患者个体目标

在以患者为中心的实践期，临床医师更倾向于患者或其家属设定的目标。客观设定上述目标可使用加拿大作业表现检查量表（COPM）（Carswell et al.，2004；Donovan et al.，2005；Kaiser et al.，2005；Law et al.，2005），上文已介绍。GAS（Kiresuk & Sherman，1968）也可以使用（Bloom et al.，2010；Quinn et al.，2014）。使用COPM或GAS量表可以帮助临床医师直接对患者或其家属的目标进行干预，并客观地评估治疗结果。

以任务为导向的康复治疗

以任务为导向的干预方法侧重于所有缺陷暴露的水平。例如在Jean的案例中，在一个情景内的干预可以包括加强她的手腕和手指伸肌（损伤水平），以不同的抓握方式抓和放各种物品（策略），并练习包含所有特征的任务（功能活动），例如在真正的厨房环境中从台面上抓取塑料眼镜（参与）。这项任务可以通过在模拟厨房中卸载洗碗机或清洗柜台来练习，如果一个人在做家庭卫生保健工作，这项任务也可以在患者的家中进行。潜在的障碍、策略和手功能之间的关系可能是依赖任务的（Gordon & Duff，1999b；Urbin et al.，2015）。因此，如果不考虑患者典型表现的环境，干预有可能着重于与功能活动和参与生活角色无关的障碍或策略。

表 20-3　Jean 存在的问题、目标以及解决方法

水平	问题	远期目标	近期目标	方法
1. 功能（能力和表现）	1. Jean 不能为自己和她丈夫做饭 2. Jean 自己不能拿住厨房餐具 3. Jean 不能完成自我修饰	1. Jean 能用炊具独立准备两个人的三餐 2. Jean 能够自己梳洗准备招待客人和外出	1. Jean 独立准备一个人简单的 3 个步骤的用餐 2. Jean 能独立或通过辅助器具使用厨具、梳子、牙刷和牙膏	1. 提供书写步骤说明 2. 建模，特异性任务练习，内部/外部变量的反馈 3. 改造工具，比如在梳具、牙具的手柄加上泡沫以允许她能够用粗大抓握或侧捏
2. 策略	1. Jean 只能用患侧手进行粗大抓握 2. Jean 在接触物体后才闭合手指（预期控制力差）		1. Jean 通过粗大抓握及其他抓捏形式来抓握不同大小和形状的物体 2. Jean 通过张开和部分闭合手准备接触物体	1. 练习接触各种大小的物体，要求粗大抓握，逐渐诱导侧捏 2. 在够物过程中提供不同的语言提示，打开然后闭合手指，为接触物体做准备 3. 回放录像练习，并提前通过活动进行讨论
3. 残损（身体结构和功能）	1. Jean 存在视觉和听力记忆缺陷 2. Jean 不能完成 2 个步骤以上的任务 3. Jean 不能完全分离拇指和手指运动 4. Jean 伸腕和伸指肌力弱 5. Jean 手指和拇指掌侧的灵敏度受损		1. Jean 能说出准备一顿饭的 3 个步骤 2. Jean 能独立阅读食物准备的程序 3. Jean 能够独立拇指内收完成侧捏 4. Jean 能增加主动伸腕至 25°，以及伸掌指关节至 −10° 5. Jean 通过触觉和本体感觉鉴别物体	1. 在特定任务的练习之前，对准备食物的顺序进行口头演练 2. 回放录像会议，讨论在执行过程中采取的步骤 3. 将拇指放在一个小物体的侧面按压上 4. 生物反馈或功能性电刺激和抗阻的装备，如 1～3 磅重的重物、治疗泥和 Velcro 板（手指伸展）、生物识别训练装备 5. 将熟悉的小物件放在桌子上，让她闭眼练习识别它们

表 20-4　Tim 存在的问题、目标以及解决方法

水平	问题	远期目标	近期目标	方法
1. 功能	1. Tim 花太多的时间穿衣服和靴子，在课间休息时限制他和朋友们的玩耍时间 2. Tim 需要适度的帮助来完成需要使用剪刀的艺术项目	1. Tim 能独立地穿上他的户外装备，有效地参加全程的休息活动 2. Tim 能够独立地使用剪刀完成艺术项目	1. Tim 将通过每周减少 25% 的任务时间来提高他穿上外套和靴子的效率 2. Tim 会追踪一个圆圈，把它剪掉，然后把它贴在纸上，就像在说明书中描述的那样	1a. 治疗师 / 同侪示范 1b. 定时专项练习穿脱外套和扣扣子 1c. 内在可变的 / 外在 1d. 纽扣挂钩或大靴子 2. 采用手指打开剪刀，增加稳定性 3. 采用不同的语言反馈进行同侪示范
2. 策略	1. Tim 在解决运动问题方面有困难，比如学习如何拉新夹克拉链。 2. Tim 的操作技巧是有限的		1. Tim 将在 2 个月内使用一系列的解决方案来拉上和打开外套扣子 2. Tim 能把一支铅笔在他的指腹间移动，在 1 个月内用一只手写字和擦除	1a. 老师 / 同侪示范 1b. 特定任务的练习，不同类型的夹克的不同紧固件 1c. 对所使用的解决方案的可变内在 / 外在反馈 2. 特定任务的练习，用一只手移动不同的书写工具
3. 残损	Tim 的手内肌力弱，影响手捏力 / 握力		Tim 在 2 个月内增加 1/2 磅 (约 1.1kg) 的捏力 (侧捏、三指捏)	1. 在学校和家中进行治疗泥训练 2. 用乐高积木搭建物体

潜在损伤的干预

改善上肢控制的干预措施可以直接解决损伤问题，或者通过启动系统来为实践做好准备。第五章介绍旨在改变感觉和运动损伤的治疗策略。在本节或在其他章节介绍的主要方法包括运动和视觉表象、感觉辨别、软组织松动术、被动活动 (passive range of motion，PROM)、行为观察和经颅磁刺激 (transcranial magnetic stimulation，TMS)。

心理因素

冷漠和自信心不足对康复过程有显著影响 (Mayo et al.，2009)。这些话题是对神经病变群体干预研究的焦点 (Block et al.，2010；McEwen et al.，2014；Skidmore et al.，2015)。Skidmore 和他的同事 (2015) 展示一个项目"战略培训"，最近证明对于脑卒中后长期抑郁的患者来说是一个潜在有效的干预方法。个人目标的设定、计划、自我监督，尤其是解决问题的策略似乎是可用的。

认知与知觉

认知和感知障碍可以显著地限制功能运动，是神经损伤患者缺乏进展的主要因素 (Asplund & Bernspang，1989；Cumming et al.，2013；Sea et al.，1993；Titus et al.，1991；Warburg，1994)。然而，研究表明，尽管存在认知障碍，脑卒中后的上肢功能仍可能恢复 (Skidmore et al.，2012)。参见表 5-3，回顾感知和认知障碍。最近的研究证据表明，在任务导向方法中结合认知训练具有较好的疗效，例如将脑卒中后患者的认知训练结合到日常职能表现 (Cognitive Orientation to daily Occupational Performance，CO-OP) 计划中去 (McEwen et al.，2014)。

注意力和单侧忽视。为了提高患者对物体特征的识别能力，可以鼓励患者通过视觉和触觉感受物体，将他们的注意力吸引到相关物体的特征上，这些特征被用来正确地塑造他们的手，并扩大指尖的力量。在患者抓握物体前，可以询问他们对物体基本特征的看法。例如临床医师可能会问："你认为这个物体是重的还是轻的？""滑还是不滑？""你能把你手再张大点保护住这个物体吗？"

脑卒中患者存在单侧忽略 (忽略身体的一侧或自身以外的空间)，临床医师可将靶目标放于患者倾向于忽略的位置，要求患者寻找该物体来促

进患者向这个区域的活动。塑形或镜像训练也可用于促进患侧上肢的运动，通过患者用影响较小的上肢完成运动在镜子中的反应或通过观察另一个人。

研究证据。最近的系统回顾随机对照试验调查认知康复对空间忽略和其他因素的有效性（Bowen et al.，2013）。调查结果是不能确定的，有待于进一步的研究证明。然而，有证据表明，行为观察可能对单侧忽略的个体训练上肢的应用是有效的。

研究表明，感知觉再训练对运动控制是重要的（Desanghere & Marotta，2008）。知觉训练可以通过激活镜像神经元系统来实现。在运动前区、顶叶皮质以及在初级运动皮质（M1）中发现的镜像神经元，在运动过程中和动作观察中都很活跃（Bonaiuto & Arbib，2010；Dushanova & Donoghue，2010）。因此，动作观察会引起足够的镜像神经元活动来帮助预测观察到的运动方向和轨迹。临床医师可以利用镜像神经元系统来促进神经系统病变患者的主动活动，例如脑卒中患者（Garrison et al.，2010；Brunner et al.，2014）。基于镜像的动作观察训练已经被发现可以增加亚急性脑卒中患者的神经反应（Brunner et al.，2014），并改善慢性脑卒中患者（Harmsen et al.，2013）的够物运动时间。有趣的是，在脑卒中后1个月内进行的随机对照试验中，发现动作观察对运动行为的改变表现的益处较小（Cowles et al.，2013）。基于这一证据，使用动作观察训练（或视觉镜像反馈训练）对 Jean 和 Genise 两人可能是有效的。

解决问题和失用症。学习解决运动问题是发展和恢复运动技能的重要一步（Adolph，1994）。为增强患者解决问题的能力，临床医师可要求其演示"如何用叉子叉住土豆"或者口述解决问题的方法。如果患者不存在认知知觉受损，应用模仿代偿的治疗对策有效。如果患者存在空间关系障碍等认知觉受损问题，需要对任务进行模仿，应用语言或动作暗示以启动或引导患者进行适合的运动。提供动作辅导的治疗师（或帮助者）即成为运动问题解决方法的一部分。因此，任何手法辅助应紧接患者独立计划和完成运动的任务实践之后给予。

研究证据。需要患者解决运动问题的治疗方法可以引起更多的运动学习。一个是使用机器人训练的脑卒中患者，另一个是运用移动设备训练的婴儿。Patton 和他的同事（2005）对 18 名脑卒中患者使用机器人训练。患者训练按顺时针或逆时针方向与其速度成比例，垂直运动方向推动机械臂。通过可测量的后遗效应，所有受试者都显示适应推动的证据。然而，后遗效应与临床障碍的测量没有关联。有趣的是，当训练的作用放大最初的错误时，观察到改善情况，这表明错误改进的治疗促进学习。

由 Rovee-Collier 和 Sullivan（1980）引入的移动结合强化范式通过将移动设备的运动与婴幼儿踢腿或手臂运动联合起来（设备与婴幼儿肢体相连），从而应用于婴幼儿。Sargent 等（2014）研究移动范式在足月儿和早产儿中增加选择性腿部动作的效果。在典型的婴儿发育（Wantanabe & Taga，2009）中，使用移动范式训练 3 个月的婴儿的效果也得到验证，但需要对婴儿上肢运动疾病的风险进行进一步的评估。

改善骨骼肌和神经肌肉系统特性的训练

目前已有很多扩大关节活动范围、增强肌力、缓解肌痉挛和促进分离运动的方法。例如被动和主动训练、筋膜松解术（Manheim & Lavett，1989）、Feldenkrais 方法（Apel，1992）、太极（Hogan，2005；Venglar，2005）、瑜伽（Schmid et al.，2014）及其他相关的治疗方法（Wanning，1993）等都可增加上肢控制重要组织结构的使用。参加诸如太极此类的娱乐活动不仅可提高躯体功能，也可改善认知技巧（Hogan，2005）。

手法技术。很多资料详细描述通过动用躯干和上肢组织增加神经功能障碍患者的运动功能的治疗方法（Bobath，1970；Boehme，1988；Carr & Shepard，1992；1998；Davies，1985；Duncan & Badke，1987；Voss et al.，1985）。主动活动之前应先进行被动牵伸技术，以改善关节挛缩。例如，偏瘫患者通常习惯将患侧上肢放于屈曲的模式，手和腕部的屈肌紧张性的发展限制主动运动的发展和恢复。因此，治疗时，在远端屈肌被动拉伸后，临床医师可以要求患者尝试打开手触摸或抓住（取决于技能）放置在桌面可及范围和工作空间远端的固定物体，以促进肘部伸展。

支具。石膏模型、支具和矫形器等是针对骨骼肌肉挛缩和手臂、手组织结构等短缩的治疗方法（Cannon，1985；Cruickshank & O'Neill，1990；

Cusick & Sussman，1982；Fess et al.，2005；Lindholm，1985；Malick，1980；Neuhaus et al.，1981；Smith & Harris，1985；Yasukawa，1992）。通过支具低负荷持续牵伸关节和肌肉的方法，已被证实能增加肌肉肌原纤维的数量，使关节囊、韧带等非收缩性组织发生改变（Blanchard et al.，1985；Tardieu et al.，1988）。

使用矫形器，最大限度地减少关节活动受限的程度，以便于手进行功能活动。但肌肉松弛或手运动丧失时，应将关节固定于发生挛缩对今后功能影响最小的位置。如拇指部分外展、手指掌指关节屈曲、指骨间关节伸直的内在肌增强位置（图 20-13A）可确保韧带紧张、关节位置适当。如果患者腕关节过度的屈曲影响手的主动抓握，就有必要使用半柔性支具（图 20-13B），使腕关节处于允许手指完成主动活动的位置，防止腕关节过度屈曲影响抓握功能。Doucet 和 Mettler（2013）发现定制的动态渐进式矫形器可增加腕关节的被动活动度，减少慢性脑卒中伴随上肢高张力的患者被动活动的阻力。尽管手部的支具可提供支持和预防挛缩，但应注意使非受累的关节可

自由活动，可预防制动引起的继发性损害。在脑卒中后的 1 个月，Genise 的手指和手腕屈肌开始紧张，考虑使用手部支具来预防更多的功能损害是很重要的。

增强运动和反馈

可以使用各种方法来增强运动，并提供反馈以减少损伤和加强刺激信号。这些方法包括机器人训练、生物反馈、电刺激、经颅磁刺激（transcranial motor stimulation, TMS）和感觉再教育。这些方法可用于启动运动神经元系统，用于运动准备或用于增强其他训练项目的效果（Gillick et al.，2014；Pomeroy et al.，2011；Stoykov & Madhavan，2015）。Jean 和 Genise 可能会受益于下面所介绍的一种或多种方法。

机器人训练。为了增加治疗师提供的被动 /主动训练，研究人员继续探索机器人训练的使用（Kwakkel et al.，2008；Mehrholz et al.，2008）。许多研究发现，机器人疗法的效果与传统疗法的效果相当。Hogan 和其同事（Stein et al.，2004）比较一个为期 6 周的机器人训练（每周 3 次），以渐进性抗阻练习（progressive resistive exercise,

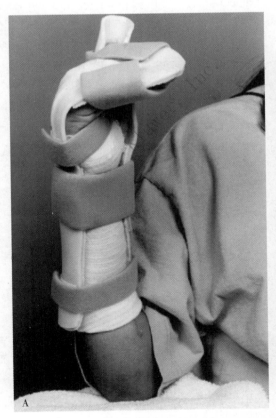

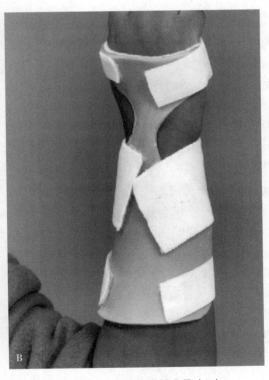

图 20-13　**影响手和腕位置的支具，包括内在肌增强位置支具（A）和腕半柔性支具（B）**

PRE）对照主动辅助训练组（active assistive，AA）的训练功能和运动恢复。来自 46 个个体的研究结果显示，Fugl-Meyer 得分和最大力量都有所改善。虽然 PRE 组和 AA 组没有区别，但是基于 Fugl-Meyer 评分，治疗前有较好的运动控制的个体在机器人 PRE 训练的基础上取得最大的进步。

Reinkensmeyer 和他的同事（2009）研究脑卒中后运动恢复的基础。研究人员发现，4～5 周的机器人训练或非机器人训练可以提高力量、速度和协调性。最近的一项单盲 RCT（McCabe et al.，2014）比较 3 个训练项目的效果，选取重度障碍患者在脑卒中后的 12 周，5 小时 / 天，5 天 / 周：①机器人训练与运动学习；②功能性电刺激（FES）＋运动学习；③单独运动学习。Wolf 和他的同事（2015）在一个家庭训练项目（home exercise program，HEP）中，在 99 名患有偏瘫的成人中单独进行一项单盲的、多个方面的 RCT 比较。这两组人都在 "ARAT""WMFT" 和 "Fugl-Meyer" 评估中得到改善。这两项研究的结果显示，各组之间没有显著性差异，表明这 3 种方法在改进功能上都是有效的。

最近的研究表明，在机器人治疗后，上肢的表现有更大的改善。在一项对 16 名 CP 儿童的研究中，Gilliaux 等（2015）比较两个不同的 8 周的项目，提供 5 天 / 周的治疗。一个项目采用传统疗法，另一个项目则联合传统治疗和机器人辅助的治疗。研究结果表明，基于运动学分析和 Box-Block 测试，运动流畅度和灵巧性显著提高。Hseih 和他的同事（2012）研究 4 周高强度对照低强度机器人训练与控制治疗的效果。高强度的训练需要更多的重复。结果表明，与其他两种治疗方法相比，高强度机器人训练在 Fugl-Meyer 量表上有显著的改善。

Reinkensmeyer 等（2012）在为期 2 个月 24 次的治疗中将传统疗法与机器人训练（提供的运动辅助少于最佳表现的需求）进行比较。尽管两组的 Fugl-Meyer 评分都有改善，但在 3 个月的跟踪调查中，机器人训练的小组增加握力，并在 Box-Block 测试上有所改进，而对照组则没有。因此如果机器人治疗提供的运动辅助比确保充分的努力所需要的要少一些（Reinkensmeyer et al.，2012），并且使用强度较大（Hseih et al.，2012），那么机器人治疗可能是最有益的。Genise 为我们

的急性脑卒中患者，有严重的肢体瘫痪，而且瘫痪的肢体几乎没有任何自主的动作，他可能会受益于机器人治疗促进上肢的运动。

生物反馈和神经肌肉电刺激。生物反馈和神经肌肉电刺激（neuromuscular electrical stimulation，NMES）或功能性电刺激（FES）可以增加和提高功能减退的上肢运动。电刺激可以通过表面、经皮或植入电极来提供。由于治疗时间的长短取决于功能障碍的性质，临床判断必须指导生物反馈和 NMES 的安排。研究的积极成果支持将生物反馈和 NMES 整合到与成人和儿童的上肢活动的发展和恢复有关的临床实践中。

一些研究已经证实 NMES 对改善上肢功能的作用。Alon 和同事（2003）使用一种家庭使用的自我管理的 NMES 项目来改善 77 名慢性脑卒中患者的手部功能。在训练结束后，依据 Jebsen-Taylor 的手功能测试、Box-Block 测试，以及九孔钉测试，受试者在灵活测试中使用的时间表现出明显的减少。此外，在训练后报告痉挛和疼痛的减少。

Doucet 和 Griffin（2013）研究高频率（40Hz）和低频率（20Hz）的 NMES 对高功能（high functioning，HF）和低功能（low functioning，LF）慢性脑卒中成人的影响。该计划为期 1 个月，每周 4 次。只有高功能的受试者结果有显著的改善。接受高频 NMES 的高功能受试者力量有改善，而那些接受低频 NMES 的个体则提高了灵敏度和耐力。Knutson 等（2012）在 17 名脑卒中后的成人中比较一个为期 6 周的对侧控制 FES（CCFES）项目和循环 NMES 项目改善上肢功能障碍和表现。受试者在健侧手上戴一只手套，以控制患侧手的打开。结果表明，CCFES 组对 Fugl-Meyer、Box-Block 测试、手臂运动能力测试有改进。在 CCFES 组，手指的伸展也显著增加。

Sullivan 与 Hedman（2004）研究 18 周的居家感觉强度电刺激（sensory amplitude electrical stimulation，SES）和 NMES 在成人脑卒中后的上肢应用。前 6 周的训练包括 2 小时的掌侧前臂 SES（刚好在感知水平上）及在抓握和举起铝罐时 15 分钟的左侧腕伸肌 NMES。NMES 的振幅是根据需要提起罐的刺激量自行调整的。从 6～18 周，SES 治疗继续进行，但 NMES 刺激点被移到手指伸肌上，因为这个实验对象可以激活手腕

伸肌，获得更大的抓握空间。18周后，受试者在
"ARAT"和"STREAM"测试中显著进步，并报
告说他现在可以系上扣子、用刀叉并系上简单的
钓鱼结。作者承认，许多因素促成这些改进，并
建议进行进一步的研究来判断 SES 和 NMES 的影
响。

　　将 NMES 与其他治疗方式相结合已被证明
是有效的。Scheker 和他的同事（1999）将每天
1 小时 FES（用于肱三头肌和手腕 / 指伸肌）与
动态支具（辅助掌指关节伸展，肱二头肌强化旋
后）联合用于单侧脑瘫的儿童，发现痉挛降低和
手部功能改善。Wright 和 Granat（2000）将30分
钟的 FES 用于单侧脑瘫儿童的腕伸肌（平均年
龄为 10 岁），应用 6 周时间，发现主动的手腕伸
展和手部功能得到改善，并能在 6 周的随访中保
持。Ozer 等（2006）发现，在单侧脑瘫的儿童中
联合使用 NMES 和肘 / 腕 / 手动态支具（Ultraflex,
Pottstown, PA）可改善 Melbourne 单侧肢体功能
评估、增强握力，并根据 Zancolli 的分类改善手 /
腕的姿势评估。联合项目的效果可持续到治疗后 2
个月。

　　一项为期 3 周的训练项目应用 NMES 结合腕
矫形器（HANDS），可以在治疗后和随访 3 个月
后改善 20 名慢性脑卒中成人的上肢运动功能和减
少痉挛。最近的一项试点研究调查一套 NMES 和
机器人的综合系统在手部功能和慢性脑卒中成人
跟踪方面的益处（Rong et al.，2015）。经过 20 个
疗程后，研究显示，Fugl-Meyer 评估、ARAT 和
WMFT 的得分都有所提高。改良 Ashworth 量表显
示痉挛减少。临床证实，联合使用 NMES 或 FES
和矫形器或机器人训练可能是最有益的。

　　皮质刺激。外部 TMS 通过植入电极的方
法或经颅直流电刺激（transcranial direct current
stimulation，tDCS）、皮质刺激对手臂和手部运动
恢复的效果已被证实。皮质刺激可以用来启动神
经系统，也可以与基于实践的方法结合使用。脑
皮质植入刺激已被用于检查脑卒中后手臂功能的
恢复（Huang et al.，2009）。这项训练研究 6 个月
的随访，通过对比上肢的 Fugl-Meyer 得分和 Box-
Block 测试，显示出显著性差异。如果与任务导向
训练相结合，脑卒中后皮质刺激的益处会得到增
强（Bravi & Stoykov, 2007）。

　　对 10 名患者进行的一项初步试验研究 tDCS

与机器人疗法相结合的益处，发现少数患者有显
著改善，而大多数患者几乎没有变化（Hesse et
al.，2007）。作者的结论是，这些技术是安全的，
但需要进一步检查。Giacobe 等（2013）研究对慢
性脑卒中患者在 20 分钟的机器人训练之前、期间
或之后提供 tDCS 的益处。当 tDCS 在机器人训练
之前进行时，运动表现（速度和平滑度）得到最
大改善。

　　理论上，低频 rTMS（≤ 1Hz）被提供给非损
害半球，以提供抑制作用，来减少大脑半球之间
的抑制作用对损害半球的影响。Gillick 等（2014）
研究低频率、重复 TMS 联合 CIMT（下文所述）
的好处，以改善单侧脑瘫儿童的手功能。结果显
示，在低频 rTMS/CIMT 训练后，AHA 得分有显
著的提高。Tretriluxana 等（2013）研究在脑卒
中后成人患侧手臂够物 - 抓握的恢复中低频重复
TMS（rTMS）的应用对未损伤半球的抑制作用。
2 天的治疗证明 rTMS 改善偏瘫患者够物 - 抓握
功能的可行性。随着这一领域的研究的不断发展，
TMS 和其他治疗方法相结合的项目的好处预计将
继续得到改善。

感觉再教育

　　目前尚不明了周围和中枢神经损伤后功能性
感觉提高的潜力有多大。感觉再训练是否能教育
患者最大限度地利用残存的功能？还是真的改变
感觉的生理基础？进行感觉功能训练和再训练的
研究者报道，感觉功能的提高不仅与训练有关，
还取决于患者的主观动机。愿意使用受影响肢体
的患者能够更好地恢复肢体功能。

　　在感官训练中遵循的安全指导原则是使用
Semmes–Weinstein 单纤维丝测试患者的实际感觉
水平（详见第五章感觉功能测试的讨论部分）。如
患者不能识别 4.83 这一压力级别，即被判定为感
觉缺失或保护性感觉严重受损。该类患者的治疗
为着重教育患者保护患肢防止伤害性刺激（Brand,
1980）。表 20-5 总结保护手臂和手受伤的一系列
方法。根据感觉功能（一旦保护感觉恢复或压觉
高于 4.83 这一压力级别），即可进行移动和静止轻
触觉的辨别和定位觉训练。当患者学会感知固定
和移动触觉时，感觉再教育的重点就转为实体觉
（如区别物体的大小和形状、对物体进行识别）。

　　感觉再教育的主要内容就是利用注意力、学
习和记忆力等高级皮质功能促进感觉的识别和定

位（Dellon et al.，1974）。感觉再训练通常在睁眼和闭眼两种情况下进行。例如众所周知，移动刺激比静止刺激更容易被识别，因此教育患者用手指出移动刺激的位置，以增加感觉识别的可能性。可用视觉来代偿触觉的缺失，因此教育患者够物或抓握物体时注视自己的手（Bell-Krotoski et al.，1993）。

感官刺激也可能是增强运动功能的有效方法。Rosen 和 Lundborg（2003）在一个个案研究中用触觉信号的形式来使用人工敏感性，以替代正中神经和尺神经损伤后的敏感性缺失。具体来说，他们把麦克风放在传感器手套的尖端，在物体操作过程中获取摩擦信息。6 和 12 个月的功能结果显示，这种手术干预的表现水平比以往更高。Lundborg 和他的同事（2005）使用功能性磁共振成像技术进行验证，使用传感器手套进行振动输入训练的标准成人能够整合所提供的音频触觉信息。作者证明，训练有素的受试者比未受过训练的成人表现出更强的躯体感觉皮质激活。在健康的成人中，振动反馈已经被证明可以改善运动的表现（Bark et al.，2015）。进一步的研究振动性反馈训练对神经系统的益处是有必要的。对感觉再教育的需求取决于最初和随后的感觉评估的结果。

水肿和疼痛

减轻手部水肿可以使用以下一种或多种策略：加压（使用弹力手套）、冰敷、将肢体举至高于心脏的高度、主动肌肉收缩泵效应等。测量肢体

表 20-5　保护手臂和手免受损伤的参考方法总结

1. 避免暴露于温度过高和锐利的物体
2. 在抓住工具或物体时不要过度用力
3. 通过小手柄分散力量，避免局部压力增加
4. 避免长时间进行需要不同抓握方式的任务
5. 通过不断更换工具来改变抓握方式，使组织休息
6. 观察皮肤受压的征象
7. 迅速处理水疱和裂伤，并小心避免感染
8. 保持日常的皮肤护理，包括浸泡和油按摩，以维持最佳的皮肤状况

注：引自 Brand PW. Management of sensory loss in the extremities. In: Omer E, Spinner M, eds. Management of peripheral nerve problems. Philadelphia, PA: Saunders, 1980:862–872.

的体积或围度变化来验证上述方法的有效性。水肿减轻后主动运动增加，有助于减轻疼痛。其他减轻疼痛的方法包括使用热、冷或经皮神经刺激（transcutaneous electrical nerve stimulation，TENS）（Mannheimer & Lampe，1984）。根据疼痛的特点决定 TENS 的治疗时间是在训练后、休息时或主动活动期间。

感觉运动的干预策略

一种以任务为导向的再培训方法不仅仅是解决功能任务的障碍限制，还涉及参与社会角色的问题。然而，可使用上文所提及的上肢控制发育对策来减轻潜在的功能损害。若功能损害持续存在且先前使用的策略无法恢复时，则需要在感觉和运动治疗方面对患者进行指导，这些策略在执行上肢控制的关键部分是有效的。

使用真实而非模拟的作业任务可以很容易获得手运动平滑轨迹、预期抓握动作组成等运动的关键要素（Wu et al.，1998）。研究表明，够物和抓握等运动关键要素的发育由运动本身的特性和背景决定，因此对运动关键要素进行再训练时，必须尽可能考虑患者所执行目的任务的背景。下面所有的感觉运动策略对我们所有的案例都是有用的。花在培训不同项目上的时间会根据现有的技能水平而变化。

眼 – 头的协调性

训练或再训练眼 – 头的协调性是上肢控制的重要组成部分，对定位和注视靶目标或所抓的物体非常重要。定位和注视物体存在问题时，将影响够物时的准确性和精确度。由于眼睛、头部和躯干的运动控制机制各不相同，需进行单独和综合训练。 570

物理治疗师 Susan Herdman 和医学博士 David Zee（Herdman et al.，2001；Zee，1985）提出针对前庭功能障碍患者的眼 – 头协调性和稳定注视能力的再训练方法（Herdman et al.，2001；Zee，1985）。这些训练方法已成功用于再训练中枢神经系统疾病患者的眼 – 头协调问题（Herdman et al.，2001；Zee，1985）。

这种方法在表 20-6 中进行回顾，开始保持头静止不动，再训练患者扫视和眼球平稳追踪运动的练习。渐进训练是进行与头运动定位外周靶目标相协调的眼球运动练习。训练还要求随头移动 571

表 20-6　保持头部静止不动，再训练患者扫视和眼球平稳追踪运动的练习

阶段 I　眼的训练

A.　改善视觉追踪的训练（平稳追踪）

1. 舒适坐位，不要移动头部

2. 在你面前一臂距离手持其上写着文字材料的小目标（约 5cm×5cm，如火柴纸板盖大小）

3. 保持头部静止

4. 成 45° 角从一侧至另一侧缓慢移动手臂，移动时视线尽量集中于字

5. 移动手臂至左侧，然后右侧，最后中间。休息 3 秒，重复 5 次

6. 成 30° 角上、下移动手臂，先移动手臂向上，然后向下，最后中间。休息 3 秒，重复 5 次

B.　改善凝视再定向的训练（扫视）

1. 舒适坐位，不要移动头部

2. 双手各持一小目标（5cm×5cm），置于面前约 30.5cm

3. 仅将眼睛从一目标移向另一目标

4. 先移向右侧，然后左侧；停止和休息

5. 重复 5 次

6. 于面前中线垂直方向上、下各持一目标；头部不动，仅将眼睛从两个目标间移动

7. 上、下移动眼睛；停止和休息

8. 重复 5 次

阶段 II　头部训练

A.　物体静止，头部移动

1. 左右运动：面前约一臂距离手持如火柴纸板等小目标；视线集中于目标上的文字，缓慢移动头部，先移向右侧，然后左侧，最后中间；休息，重复 5 次

2. 上、下运动：与水平运动相似，但在视线集中于面前目标时，头部上、下移动；向上、向下移动头部，然后中间；停止和休息；重复 5 次

3. 随着练习进展，可以越来越快地移动头部直至看不清字；重复使用固定于约 2m 远的墙壁上的目标

4. 闭眼练习步骤 1 和 2，并且如眼睛睁开那样在内心中注视目标

阶段 III　头 – 眼协调训练

A.　移动眼和头部至固定物体

1. 左右运动：两手各持一小目标（约 5cm×5cm），在面前约 90cm 远；首先移动眼睛和头部至一目标，然后移向另一目标；每次移动时尽量看清字；看左侧、右侧，然后休息；重复 5 次

2. 上、下运动：于面前中线垂直方向上、下各持一目标，相距约 90cm；移动眼和头先看一目标，然后看另一目标；每次移动时尽量看清字；看上、下，然后休息；重复 5 次

3. 重复步骤 1 和 2：随着练习进展，可以越来越快地移动头部直至看不清字；重复使用固定于约 2m 远的墙壁上的目标

B.　同向一起移动眼、头和物体

1. 水平运动：手持含字小目标（约 5cm×5cm，如纸板火柴盖），距离面前约一臂远；一起水平移动手臂和头；当缓慢水平移动时（约 45°），尽量看清字；向左移动，向右移动，然后中间；休息，重复 5 次

2. 上、下运动：手持一含字小目标（约 5cm×5cm，如纸板火柴盖），距离面前约一臂远；一起上下移动手臂和头；当缓慢上下移动时（约 30°），尽量看清字；向上移动，向下移动，然后中间；休息，重复 5 次

3. 重复步骤 1 和 2：随着练习进展，可以越来越快地移动头部直至看不清字；重复使用固定于约 2m 远的墙壁上的目标

注：经许可引自 Zee DS. Vertigo. In: Johnson RT, ed. Current therapy in neurological diseases. St. Louis, MO: C.V. Mosby, 1985:8–13.

时，对移动物体保持稳定注视。最后，学习定位远距离靶目标时，进行眼、头、躯干运动的练习。分别在坐位、站立位和行走时进行训练（Herdman et al.，2001；Zee，1985）。

关于中枢神经损伤患者视知觉训练/再训练的研究才刚开始。同侧偏盲等视野缺损治疗策略训练患者有意识地进行扫视缺损视野区域的练习（见本章或其他章节关于视觉忽略的治疗方法）。

够物和抓握

够物-抓握运动要求手臂在各个方向移动的能力。包括手靠近所抓的物体，形成合适的抓握力，固定和持物，将物体移动到一个新的位置。

易化主动运动。针对先天或后天瘫痪的患者中，对上肢运动的训练或控制再训练，通常始于易化患者主动运动的治疗策略。已有研究提出包括上肢功能转移时手臂运动控制的训练或再训练在内的手臂功能渐进活动再训练的练习方法（Bobath，1970；Boehme，1988；Carr & Shepard，1986；Davies，1985；Duncan & Badke，1987；Voss et al.，1985）。其中大部分的建议直接针对仰卧位、坐位和站立位时关节分离运动的控制练习。这些训练基于激活分离肌肉收缩练习可转换为功能作业活动的假设。如手臂活动主动控制的再训练练习通常始于仰卧位时的屈肩伸肘活动（图20-14A）。该位置时患者抗重力主动移动手臂所需的力量最小。但将单独所学的任务转变为与环境相适应的任务能力难度较大，因此仍需对上述建议进

行进一步的验证。

当靶目标包括上肢主动活动时，使任务更具意图性，通常比单独运动更能保证患者的成功完成。应按抓握能力和训练目标的不同而设定不同的靶目标。如丧失抓握能力的患者仅能用整只手瞄准图像，或完成击倒木块、推球等作业活动。随着抓握的改进，任务的复杂性和所使用的物体的类型可以被扩展。

如患者的力量较弱时，最好应在去重力状态下完成运动。如坐位进行肩水平外展肘伸直运动时，要求用手背敲击一系列的纸板块，开始时手臂下的桌面提供支撑，逐渐进行手臂无支撑的活动。在Genise的治疗中可以看到其他尽量减少重力影响的治疗方法，可在瘫痪侧肢体训练够物时使用。

某些情况下重力可协助患者完成运动。如图20-14B所示，当仰卧的患者被要求用手触摸自己的鼻子（或肩或头部）时，重力即可协助患者完成屈肘动作，同时激活肱三头肌离心收缩（可配合NMES治疗），减缓手下降的速度。当分离控制改善时，可进行传送运动（如敲击下垂的球或从同侧肩上取下来小布袋、扔向足部）（可联合NMES治疗）。这些活动可激活肱三头肌离心收缩和向心收缩。

再训练够物的任务依赖性特征。将靶目标递送的动作随任务的不同而异，结构干预很重要，这样患者就能学会调整手臂和手在空间中以一种

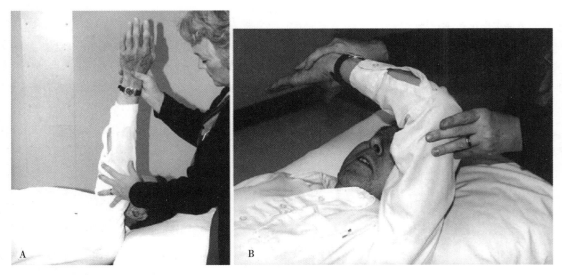

图20-14 **上肢主动辅助运动训练。**仰卧位时可通过重力辅助运动完成。在此病例中，要求患者用手触鼻，重力可辅助完成屈肘动作，此时肱三头肌离心收缩减缓手降落的速度

任务依赖的方式移动手臂的动作。以下是在研究过程中，基于上肢任务中传送特点研究进行的训练和再训练够物的潜在方法。与本章中提出的其他建议一样，这些建议需要通过研究来验证。

1. 瞄准、够物和抓握、抓握和操作物品等运动传输时相的特点各不相同，因此针对不同任务的训练应特异化。

2. 为了帮助患者在运动开始前熟练地扫描相关的线索，临床医师可以提供目标位置和被抓住的物体的特征线索。最初，让患者练习较慢的动作，将注意力吸引到与手部运动有关的视觉提示（特别是拇指位置与目标位置的关系）是有利于训练的。

3. 研究表明，在没有视觉反馈的情况下，到达空间新位置的能力非常重要。不靠视觉，仅凭本体感觉提供的信息就能调节关节周围主动肌和拮抗肌的用力程度（参考第十六章的定位治疗）。为提高上述能力，人们可能会把患者放在一张桌子旁，让他或她视觉定位目标物，但不允许看自己的手。够物的精确程度将为临床提供患者仅凭本体感觉信息调节主动肌和拮抗肌用力的结果信息。

4. 为易化够物时的力量调节，临床医师可以要求患者缓慢够物后，快速将靶目标放于工作空间的不同距离和位置。使用该训练方法，能使患者学会在慢速和快速运动时正确用力，以提高运动的精确程度。

5. 为减少成年脑卒中患者患肢够物的代偿动作，增大够物范围和加快速度，建议在够物和抓握训练时限制躯干的活动（Michaelsen et al. 2006; Thielman et al., 2008, 2013）。

6. 如前面所述，模仿或心理预演（由治疗师自行发起或用语言进行）可以利用镜像神经元系统来增强运动策略（Garrison et al., 2010）。在主动运动之前，这些策略可能会使处理和准备时间更长。

语言和听觉线索。Fasoli 和他的同事（2002）研究语言指令对脑卒中患者的功能性够物的影响。他们发现，那些接受外部关注或任务相关指令的人的到达时间较短，并且在所有 3 个任务中显示出更高的峰值速度，而不是那些接受内部关注或运动相关指令的团队。帕金森病（PD）患者利用视觉信息增强运动的效果已经得到很好的证明；人们对听觉的提示影响了解得较少。Nowak 和

他的同事（2005）利用听觉信号或刺激丘脑底核（subthalamic nucleus，SN）来训练帕金森病患者调整抓握任务。他们发现，听觉信号的使用比 SN 刺激更有效地改善运动障碍。有趣的是，SN 的刺激使实验对象在自我调节和外部控制的情况下使用过度的抓力。需要更多的研究来探索不同时期的语言和听觉提示在神经系统治疗过程中所产生的影响。

姿势训练。限制躯干运动对够物和抓握能力的影响是什么？Michaelsen 和他的同事（2004，2006）进行的两项研究，以及 Thielman 和他的同事（2004，2008，2013）的研究在患有慢性脑卒中的个体中调查限制躯干对上肢恢复的影响。Michaelsen 和 Levin（2004）让受试者在一天的时间里进行 60 次的够物抓握训练。受试者被随机分为躯干限制组（trunk-restrained，TR）组或对照组，并要求在到够物不要移动躯干。结果表明，在训练后，TR 组较对照组使用较少的躯干运动。虽然在这两组中肘部的伸展增加，但在 TR 组中它的保持率更大。作者使用一个时间协调指数（Temporal Coordination Index，TCI）来检查关节间的协调。TCI 是指在整个运动过程中，在每个时刻（与时间相应的相位角）的肘和肩相位角（速度与角度）之间的差异。TCI 的多个小峰值提供时间协调中断的证据。TCI 振幅（TCI 与时间相对应）被发现与在 Fugl-Meyer 量表上测量的性能相关联。

一项后续研究（Michaelsen et al., 2006）涉及一项双盲、随机对照试验，将 TR 与对照组进行比较。这个受监督的家庭项目有 30 名患者每周进行 3 次，持续 5 周。基线、即时和 1 个月的随访结果在上肢的 Fugl-Meyer 测试、上肢表现评估（the Upper-Extremity Performance Assessment，TEMPA）、等长肌力测试、手的灵活性（Box-Block 测试）和达到运动学方面进行比较。后续结果表明，基于 Fugl-Meyer 和 TEMPA 测试，TR 训练总体上比对照组更有进步，特别是那些中度偏瘫患者。在随访中，运动结果也显示，在中度偏瘫患者中，躯干移位和肘部伸展的减少幅度更大。相反，对照组显示躯干代偿移动的增加和肘部伸展的减少。这些研究表明，旨在减少躯干代偿策略的治疗可能会使上肢达到更好的够物策略和后来的功能。

Thielman 和他的同事（2008）在 12 个 4 周

的疗程中，对 11 名脑卒中后的成人进行任务相关性训练（taskrelated training，TRT）和阻力练习（resistive exercise，RE）的比较。在训练期间，两组人员的躯干都受到限制。结果测量方法包括 Fugl-Meyer、WMFT，以及对单侧、中线和对侧目标的运动够取。研究结果表明，在训练后，TRT 组的手运动轨迹更直，而 RE 组则不然。而且，TRT 和 RE 两组的躯干屈曲均下降，但在 TRT 组的所有受试者中仅在中线和对侧目标物的情况下手臂的屈曲程度有所增加。在训练后，两组的 Fugl-Meyer 得分都有所提高（一种潜在的障碍测量），但是在 Wolf 运动功能测试（一种功能活动的测量）上没有任何变化。在一项为期 1 年的随访研究中，接受 TRT 的小组保持更直的手运动轨迹，并且在够物过程中花费的时间较少（Thielman et al.，2013）。

适应性的体位。 适应性座椅是一种经常使用的干预措施，旨在通过增强体位控制来改善上肢功能。坐位治疗方案是基于以下 3 种假设：①适合的坐位将降低异常的肌肉张力；②改善肌肉张力能够改善体位的稳定性；③增强体位的稳定性将能增强上肢的控制能力（Kluzik et al.，1990；McPherson et al.，1991；Shellenkens et al.，1983；Waksvik & Levy，1979）。几项研究已经检查改变座位的角度对脑瘫儿童和正常儿童手臂动作的影响。其中一项研究显示，椅背 90° 时脑瘫儿童上肢的运动速度更快（Nwaobi et al，1983），而大多数运动学研究并没有发现坐位姿势与即刻够物运动间存在差异（McPherson et al，1991；Seeger et al，1984）。上述结果不足以得出改变坐位姿势能否对够物动作产生长期影响的结论。

再训练够物和抓握的提前控制。提前计划运动轨迹和用力程度非常重要，而学会预期控制则很困难。因此在借助或不借助准备线索进行反馈的情况下，鼓励患者通过增加潜在应变能力，提高在不同位置抓握和操作多种物体的机会来提高患者的预期控制能力。

如何帮助错误估计靶目标位置和大小的患者呢？首先应检查患者的视力、手部感觉等相关要素。我们依靠感官反馈来发展和加强我们对物体属性和距离的内在特征，我们用它来预测在物体操作过程中的抓握力和持物用力程度。若视力或手部感觉缺损，就应增加患者感觉反馈等潜在

应变能力。通过对潜在改善的预估，应进行视觉和（或）感觉再教育技术（如上）。当手部感觉恢复或潜在应变能力较差时，允许患者加强训练或教授代偿技巧。经过长期的实践，预期控制发育低下或受损时，加强训练能明显改善患者的能力（Dawson et al.，2010；Duff & Gordon，2003）。肢体间的转移可以改善偏瘫成人和儿童预期力的比例（Gordon et al.，1999；Raghavan et al.，2006）。

抓握和操作

对瘫痪和运动控制障碍患者进行抓握功能训练和再训练，通常始于用力抓握动作的建立（Erhardt，1982）。用力抓握时要求固定腕关节，同时屈曲手指进行圆柱状抓握。先训练用力抓握的原因在于进行精细抓握的手指分离动作受限。其次用力抓握在拿住 / 操作可动辅具中起重要作用。

再训练抓握力量时，用不同大小的圆柱形物体对患者进行屈指拇对掌塑形。掌握上述动作后，在垂直和水平面练习用力抓握以鼓励前臂和手腕进行不同定位（图 20-15）。粗大抓握的再训练继而能促进患者完成精细抓握（联系皮质运动神经元，随后只允许手指做分离动作）。精细抓握的模式包括侧捏（拇指与示指侧面相对）、三指夹捏（拇指与示中指相对）、对捏（示指与拇指相对、指尖对指尖、指腹对指腹）（Erhardt，1994）。图 20-16 描画一位偏瘫性脑瘫患儿正试图完成对捏动作。

研究已显示抓握动作的很多要素在接触物体前已设计好。因此，手定向、形状、力量等特性由以往抓握物体的经验来确定，与识别靶物体相关线索的能力相关（Fisk，1990；Forssberg et al.，1991；Jeannerod，1986；Westling & Johansson，1984）。抓握不牢物体滑落或抓握过度挤压物体等抓握控制错误与抓握力量分级、指间用力程度受损有关，但难于判定上述错误究竟是否是由肌力过弱引起还是由识别靶物体性状能力受损、使用不当所致。

影响熟练抓握和操作的要素包括：①手内在肌和外在肌的控制力；②决定预期手塑形和用力程度知觉线索的辨别力；③抓握力和指间力量的精确分级。因此，再训练抓握控制时应强调肌力、协调能力以及对任务的认知方面。抗阻捏橡皮泥训练是增强手内在肌力量的好方法。此外，其他活动，如用塑料绳系硬纸板也可能很有

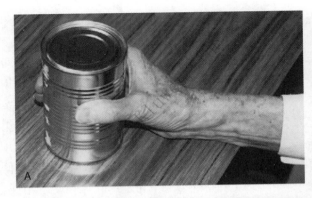
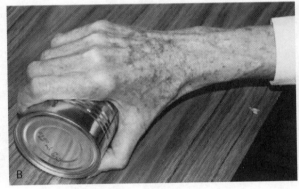
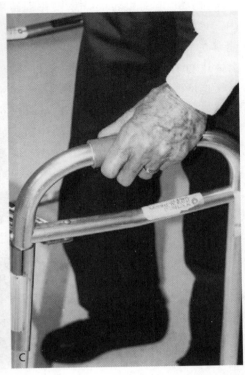

图 20-15　抓握力量再训练。抓握力量训练用于：A. 垂直方向捡物；B. 水平方向捡物；C. 握住用于步行的辅具

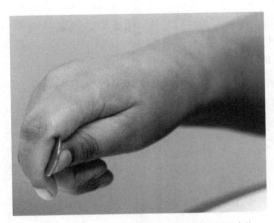

图 20-16　偏瘫性脑瘫患儿试图完成对捏动作

用。通过点眼药水选择滴水滴的数量，或者不挤压杯身拿放塑料杯或纸杯等活动都可用于训练患者的指尖控制力。为充分恢复上肢的控制能力，必须学会通过实践操作根据任务随时修正抓握策略。

语境干扰。为了研究语境干扰对学习的影响，研究人员将实践分成封闭的、随机的（上下文干扰）和混合的时间表。在 24 个对肢体产生影响的脑卒中患者中，Hanlon 进行了重现运动顺序的 5 个步骤的保留测试。患者以一种受阻的或随机的方式进行一项任务，或者被放置在一个对照组中。研究结果显示，在第一和第二次保留测试中，随机练习组有更大的进步，支持语境干扰对这一人群学习的积极影响。

Duff 和 Gordon（2003）研究在单侧脑瘫儿童中封闭与随机练习对提高手部抓握预期力的影响效果。在获取过程中观察到被封闭一组的表现更好，在这两种形式的练习中，他们发现有类似的直接和延迟的保留。他们假定孩子们可能需要更多地练习时间来更好地确定哪个方案更胜一筹。Cauraugh 和 Kim（2003）进行的一项研究发现，在 FES 过程中，封闭的和随机的练习都能有效地提高手的功能。

手指分离和手精细操作。许多有神经功能缺损的人已经失去或从未有完整的皮质 - 神经系统机制（Rothwell, 1994），因此限制手指的分离（独立的手指和拇指的运动），很难用一只手操作物体。手动移动物体的能力或手操作是手功能的一个重要特征。如果他们用手指和（或）有辅具的手指展示基本的"抓手，并至少展示一些手指动作（Exner & Henderson, 1995），那么他们就可以进行手操作训练。

偏瘫或精细运动迟滞患者的持物操作训练应分级别进行。开始使用摩擦力大、多点接触面的物体进行简单的持物操作，继而使用接触点小、易滑落的物体进行有难度的持物操作。所持物体的大小和形状也应随训练环境和训练师所给提示的情况不同而异。例如有的儿童开始就可以进行使物体在手中旋转的训练，而有的儿童开始只能进行物体从手指向掌心传递的训练。通常感觉再训练和内在肌肌力增强训练与手中持物操作训练同时进行。

使用硬币等小物体进行手中持物 3 种主要操作形式（平移、旋转和移位）的训练是患者治疗期间的重点（Exner，1990）。如要求患儿每次捡起一枚 1 分的硬币，将硬币转移至手掌，放于手尺侧；或者也可每次将一枚硬币放于患儿手掌中，要求患儿将硬币平移至指尖后，移位于拇指与示指指腹。旋转和移位的训练可通过将铅笔放于患儿手掌中，要求患儿旋转调整铅笔的位置为拇指、示指和中指三指指腹中间。鼓励手的尺桡侧在进行任务训练时担当不同的角色，手尺侧半为力量侧起稳定作用、手桡侧半为技巧侧进行持物操作。具体的任务如拇、示指滚捏橡皮泥时要求环、小指勾持小物体，或示、中指用力扳动喷雾瓶触发器时要求环、小指勾持小物体。

由于高度重复的、密集的手部使用和不正常的学习导致有手部肌张力障碍的患者失去运动控制（Byl，2003）。在躯体感觉皮质中发现往常的单个手指的改变。例如在有肌张力障碍的音乐家中，手指之间展示的距离减少，并且经常开始混淆（Elbert et al.，1998），导致无法定位轻触觉或者将手指分开。对这一群体的感官和运动训练的项目已经在研究一种促进改进的方法。Zeuner 和他的同事（2005）对 10 名有手部肌张力障碍的患者进行为期 4 周的运动训练计划，以增加手指个体化，重点是减少不参与特定任务的手指的异常运动。在训练之后，在 Fahn 肌张力障碍量表上有更好的手写和改进的趋势。然而，在脑电图和 TMS 上没有发现皮质兴奋性的变化。

Thielbar 等（2014）研究一项为期 6 周的针对手指运动个性化的培训项目，该项目使用的是成人慢性脑卒中患者激活虚拟键盘（activated virtual keypad，AVK）。研究结果表明，虽然 AVK 组和对照组都得到改善，但只有 AVK 组的手指个性化评估得到改善。这项研究显示技术驱动程序的优势，促进手指的个性化和相关的手功能。

释物

对物体进行操作时，不但要求患者能用手抓握住物体，还要能将物体从手中释放。大多数神经损伤患者都能通过集团屈曲的模式完成用力抓握动作。虽然采用该模式能成功抓住物体，但由于患者在不借助另一只手帮助时不能主动伸展手指释放所持物体（Lang et al.，2009），因此患者就需要通过屈曲腕关节、被动伸展手指来完成释放动作（Boehme，1988；Erhardt，1982）。即使患者能主动释物，该过程也是不充分的。Gordon 及其同事（Eliasson & Gordon，2000；Gordon et al.，2003）研究发现，偏瘫性脑瘫患儿虽能成功释物，但通常动作唐突，动作的递减性很小。在治疗时重视释物过程，能增强患者的抓握能力。可能有必要在治疗中添加 NMES，以启动释放的动作。

作业治疗师 Rhoda Erhardt 曾发表一篇有关释物发育程序多个方面评估的报道（Erhardt，1982）。该程序已作为神经系统损伤患者进行释物训练或再训练治疗计划的基础（Boehne，1988）。并建议，首先进行外部稳定释物的学习，继而进行学习无外部稳定的释物。该方法是通过观察学习释物的正常儿童先学会稳定释物，后学会不稳定释物（Boehme，1988）。患者应练习使用腕中立位伸指模式释物，而不是依靠屈腕产生腱固定效应来完成释物动作。当腕关节的稳定性和释物能力提高后，就可进行将物体放入容器内和堆积物体的训练。

训练近端和远端功能：是否一个优先于另一个

研究人员和临床医师都关注的一个问题是，在诸如抓握和操作等远端功能之前，是否必须对近端功能如够物进行训练。躯干和上肢近端神经肌肉系统的发育先于远端（Kuypers，1981）。这种发育特征很可能有助于婴儿早期的躯干和近端肌肉激活（Berthier et al.，1999）。然而，由于对身体近端部分的控制并不是远端手功能的必要前提，这两者在治疗中可以同时进行，而不需要按顺序进行（Harbourne & Kamm，2015）。从本质上说，进行手功能的训练不需要等待近端控制。

有可能的是，中枢神经系统的某些区域可以

替代受伤区域（见第四章；Merzenich & Jenkins，1993；Merzenich et al., 1983b）。近端功能涉及运输相和（或）肩部的稳定性，可以很容易地替代选择性的神经通路。相比之下，皮质运动神经损伤或皮质脊髓束损伤（corticospinal tract，CST）通常会导致手部精确运动的严重丧失，因为其他替代的途径并不容易获得（Rothwell，1994）。因此，拇指和手指的分离运动和精确握力的恢复在 CST 损伤后可能是有限的（Lang & Schieber，2004；Raghavan et al.，2005）。

功能水平的干预

任务导向性治疗方法要求将功能障碍的改善和提高的上肢技巧关键要素拓展至完成功能活动的能力方面。以任务为导向的治疗方法的重要部分是在不断变化的环境和任务需求下的功能活动

的特异性训练。Dunn 和他的同事（1994）为训练设计一个治疗框架"人类行为生态学"（ecdogy of human performance, EHP），即考虑患者的背景影响。该模型源于生态学理论，或人与环境之间的相互作用，影响个人的行为表现能力。这个框架被讨论并应用到我们的案例 Jean 的研究中，见评估工具 20-8。

将熟悉的或令人愉快的任务整合到治疗实践环境中，有助于成人和儿童的许多功能的恢复。在他们的评论中，Ma 和 Trombly（2002）报告说，实施干预措施后认知功能在更大程度上得到改善，这些策略包括将个人熟悉的或愉快的功能任务或活动整合一起。例如许多家务活动，如洗衣服综合上肢和简单的认知 / 知觉技能。在清洗之前对衣服进行分类，需要对其颜色和质地进行分类和鉴定。将衣服装进洗衣机 / 烘干机，然后将它们折叠

评估工具　20-8

Dunn 人类行为生态学框架

这一框架考虑个体、环境和个体任务能力间的相互作用。该量表可用于作为家庭主妇的 Jean 进行上肢控制能力的再训练。治疗中应用的活动依赖干预目标和患者的恢复状态。注意列出的采用不同活动的例子。

目标	解释	活动举例
建立 / 恢复（修复）	改善患者的技巧和经验	采用增强指屈肌和腕伸肌力量的任务 / 训练。随着力量增加，Jean 能在双手任务中扩展使用患侧手（例如当用健侧手搅拌碗内容物时，可用患侧手持碗）
改变	选择力所能及的内容，将患者置于不同的环境中	Jean 在自家餐桌上，通过使用患手持物、健侧手有目的地放置物品的方式，帮助进行就餐准备
适应	改变内容和（或）任务的某些方面，来让患者实施任务	Jean 可用患侧手抓起大手柄的工具（如当健侧手持碗时，患侧手可搅拌碗内容物）
预防	根据预测的能力障碍改变事件过程	因 Jean 的受累上肢易疲劳和平衡力差，所以坐在餐桌旁时通过肘支持进行就餐准备
创造	提供丰富的内容和任务经验来增强能力	Jean 为家人准备午餐需要患手或双手使用水壶、平锅、碟子和餐具。将这些物品从餐柜的最初位置转移到取物需要的位置，以适应躯体活动和平衡需要

注：经许可引自 Dunn W, Brown C, McGuigan A. The ecology of human performance: a framework for considering the effect of context. Am J Occup Ther 1994, 48:595–607.

起来，综合双手的协调运动、稳定躯干以及激活相关肌群的近端和远端运动。成人可能很有动力去做 ADLs，但儿童通常需要将练习融入游戏中让日常生活更有乐趣。

578 特定任务训练

特定任务训练的好处已经被各种各样的神经病变人群认可。Thielman 和他的同事（2004）对照两个为期 4 周的训练项目对慢性脑卒中患者（脑卒中后 6 个月）的影响。根据运动评估量表，受试者被随机分配到低水平或高水平两个治疗组中的一个。其中一个项目涉及 TRT，而另一个项目 PRE 则以治疗管训练形式进行，其运动平面和距离与 TRT 活动相似。低水平组的运动结果显示，TRT 后身体同侧目标够物的过程中，以及 PRE 后身体正中和对侧目标够物的过程中，躯干的使用增加。通过 TRT，只有在低水平组中伸手的轨迹才会变直，这意味着更好的关节内协调。高水平小组的研究显示，在接受前 PRE 训练后的变化最大，受试者显示出较少的代偿性运动和躯干使用，这意味着在接触范围内取得进步。因此，对 TRT 组低水平受试者的训练有助于改善关节间的协调运动，而 PRE 训练组则减少高水平组的代偿策略。正如在一项为期 1 年的姿势训练跟踪研究中所述，进行 TRT 的过程中保持较直的手路径，在够物过程中减少减速的时间（Thielman et al.，2013）。

Winstein 和其同事（2004）对照两种治疗脑卒中上肢的方案：功能任务实践（functional task practice，FT）和标准力量训练（strength training，ST）的即刻和长期好处。作者根据 Orpington 预后量表对 64 名患者进行分类，然后随机地将其分配给 3 个治疗组中的 1 个。所有受试者都参加 4～6 周的住院和门诊项目，而 FT 组和 ST 组则在 SC 的基础上再接受 20 小时的超标准化治疗。表现能力的评估包括 Fugl-Meyer 量表、等长肌力测试以及瘫痪侧上肢功能性测试（Functional Test of the Hemiparetic Upper Extremity，FTHUE）。在不太严重的患者中，FT 组和 ST 组进行治疗后，Fugl-Meyer 得分、等长肌力测试以及 FTHUE 的即刻测试结果都得到最大的改善。然而，6 个月的时间，FT 组在等长肌力测试中的改善远远超过 ST 组。Winstein 和他的同事得出的结论与 Duncan 等（2003）的结论相似——在脑卒中后急性期的上肢

康复过程中，任务的特异性和脑卒中的严重程度都是重要的因素。

最近，成人脑卒中后第三阶段的多点研究已经完成，与那些接受剂量相当的常规治疗或标准常规治疗（Winstein et al.，2014）的患者对比，参与加速技巧获得方案（Accelerated Skill Acquisition Program，ASAP）的患者是否在手臂和手的恢复中有更大的改善。初步调查结果表明，在基于二次措施的训练中，提高的比率对于 ASAP 组的受试者来说更大。然而，在长期随访中，主要的测量方法即 WMFT-time 并没有区别。对这项工作的进一步分析正在进行中。

综合训练。神经系统的薄弱会限制特定任务实践取得的成果。Patten 和他的同事（2013）进行一项交叉研究，对照功能任务特定实践（functional task-specific practice，FTP）与 FTP 的综合方案和强化训练在脑卒中后成人中的应用。除肌肉力量的增加外，作者发现综合方案组较大的 WMFT-FAS 得分变化及 UE-FMA 和 FIM 的重要差异最小。综合方案包含 ASAP 方案的原则对 Jean 和 Genise 是有利的。

程序化功能任务。增加任务程序化最有效的方法为模式化和口头/内心预演（McCullagh et al.，1989）。如 Jean 在备餐方面存在步骤排序的困难。在为期 1 周的治疗期间，治疗师始终用语言暗示患者来建立做三明治、泡茶等多步骤程序模型。当 Jean 准备重复同一任务前，先要求其用语言描述任务程序（陈述式或直接学习），然后想象自己是如何完成的（心理预演）。具体训练时，治疗师可根据任务需要（言语或手法）指导患者。继而，不借助口语或文字提示，让患者按照纸上所列的程序（列出完整的愿景）进行训练。

Tim 的程序问题可能集中在课堂上的美工课。在这种情况下，只有当儿童能够过滤掉不相关的线索，并且只关注那些对正确完成任务排序的线索，与其匹配的模型才有效（Exner & Henderson，1995；Vygotsky，1978）。Tim 不能完成任务程序的原因很大［视觉受损、对语言提示/肢体演示时不能集中注意力和（或）结构性失用或其他］。

若任务程序化匹配模型无效时，在进行任务前，就像 Jean 一样，Tim 就需要他人用视觉模型和语言进行提示（Vygotsky，1978）。如在完成美工作品时，先展示成品，然后用语言描述是如何

一步步完成的。若不能给予正确反应时，治疗师口头进行干预，复习正确步骤。一旦完成上述计划，就可建立任务程序化的模型。通过口头重复任务程序或教授其他学生完成相同任务的方法对患者进行加强训练。

在虚拟情景中练习功能活动。虚拟环境已被用于促进不同神经病变人群中功能任务的学习。虚拟现实（virtual reality，VR）单独使用或与其他疗法结合在一起，可以帮助患有神经系统疾病的成人和儿童的运动恢复（Broeren et al.，2004；Connelly et al.，2009；Eng et al.，2007；Golomb et al.，2010；Holden et al.，2001；Levin et al.，2015；Qiu et al.，2009；Tsoupikova et al.，2015）。

研究证据。Holden 和其同事（2001）对 4 名 3～18 岁的脑部外伤患者通过虚拟世界的任务训练了在现实世界的任务。在训练过程中，受试者模仿屏幕上"老师"握持一个"真的"杯子（训练 1 小时，每周 3 次，总共 16 次）。在 4 名受试者中，其中 3 人训练后的浇注运动轨迹更平滑、更直、更准确。两个实验对象演示将浇注轨迹转移到工作空间的一个新部分。Tsoupikova 等（2015）利用虚拟现实技术，为 6 名患有慢性偏瘫的成人提供重复的任务练习。所有受试者都通过训练提高他们在虚拟现实任务上的表现，但是在 18 个疗程之后，侧捏的肌力是唯一的测量结果。

Golomb 和其同事（2010）进行一项初步研究，针对 3 名单侧脑瘫儿童进行远程监控，以研究一项居家视频游戏程序的好处。所有受试者进行每周 5 天，持续 3 个月的训练。为了监测使用情况，所有受试者都在患侧手戴上传感器手套。研究结果表明，所有实验对象都提高 ROM、手和手臂的功能，以及桡骨的骨密度，并在治疗后扩展激活的空间范围。Qiu 和他的同事（2009）对 2 名脑瘫儿童进行一项虚拟现实技术结合机器人训练的试点研究。2 名儿童均参与临床基础训练，每周 3 次，持续 3 周。2 名受试者都提高在结果测量方面的表现，包括 Melbourne 单侧上肢评估、主动 ROM、握力和捏力，以及在虚拟现实任务中手臂的运动（平滑度、手路径长度和持续时间）。

Housman 和其同事（2009）将一个基于计算机的虚拟现实系统与一个机器人设备结合在一起，将其好处与 28 名患有慢性脑卒中的成人的桌面锻炼计划相比较。研究结果表明，所有研究对象的 Fugl-Meyer 量表、主动够物活动范围和运动活动日志得到改善，并在训练后效果保持 6 个月。然而，对实验组来说，在 6 个月的时间内，Fugl-Meyer 量表的改进更大。由于虚拟现实技术的好处，人们已经开发出可负担得起的家庭项目，并正在推广（King et al.，2010）。

使用虚拟现实技术和健身游戏进行康复，有可能增加治疗的参与度。一项对 37 个试验进行的系统回顾，证明虚拟现实和游戏改善脑卒中后成人的上肢功能和 ADL 功能（Laver et al.，2015）。需要进一步的研究来验证虚拟现实干预的有效性和效率（Brunner et al.，2014；Proffit & Lange，2015）。

优势训练和再训练。双侧上肢完成的任务可以是对称的，也可以是非对称的。进行扔球或折叠大毛巾等对称性任务时，双侧肢体和手试图完成相同的功能。进行非对称性任务时，一侧肢体和手固定物体，另一侧肢体和手对物体完成操作。例如切洋葱时，非优势手固定洋葱，优势手拿刀切。一般认为非优势固定肢体起控制阻力的作用，而优势肢体则在够物或操作物体时起控制肢体运动轨迹的作用（Sainburg，2005）。未发育形成优势手的儿童或丧失优势肢体控制力的成人脑卒中患者都可从优势训练或再训练中获益。

康复治疗策略应对健侧手和患侧手都进行重点训练。如前面所述，一般认为优势肢体专门控制运动轨迹（够物），而非优势肢体则专门控制位置或阻力（Sainburg，2002）。所以，右利手患者左侧大脑半球脑卒中后，右侧优势肢体受影响，通常则需担当非优势肢体的角色，而非优势的左侧肢体则必须担当优势肢体的角色。重要的是，已习惯多年完成非对称性双侧肢体任务的方式也得重新训练。为了促进再训练，治疗师设计允许右侧肢体固定物体控制阻力，对左侧肢体控制运动轨迹的作业活动进行训练（Sainburg & Duff，2006）。示例任务包括以下：①右手拿杯，用左手从水罐中倒水；②右手固定纸，用左手画图；③用左手将圆饼切成两半。今后的研究应致力于开发能增加发育和神经损伤后优势肢体和非优势肢体功能的最佳治疗方法。

损伤同侧肢体训练。尽管许多研究已经对患有脑卒中的成人或患有单侧脑瘫的儿童的患侧肢

580 体进行了检查，但由于其功能的重要性，研究人员现在正在仔细研究健侧肢体。Pohl 和 Winstein（1999）研究 10 名已经脑卒中的右利手患者和 10 个年龄匹配的对照组患者够物练习的效果。方案改变目标物的宽度和距离，从而产生一个简单的和复杂的目标任务。在练习后，已经脑卒中的受试者比对照组慢；然而，在这两种情况下，所有受试者的运动时间都更快。只有在简单的条件下，够物的峰值速度才会增加。作者的结论是，在健侧肢体中，运动表现可以随着练习的提高而改善，并建议进一步研究，以确定这些变化是否可推广。

在 12 名与职业相关的手部肌张力障碍患者中，Byl 和 Mckenzie（2000）研究旨在减少症状和增加功能的临床和家庭治疗的效果。所有受试者都被要求在研究期间停止执行目标任务。临床治疗包括：①有和没有生物反馈的感觉训练；②无压力的手部使用、镜像的、心理预演和心理技巧练习，旨在阻止异常的运动和促进特有的手的运动控制。家庭计划试图缓解神经紧张，改善姿势，促进放松，提升有氧运动能力。3～6 个月的随访显示功能水平的改善，包括对 ADLs 的独立性；12 名受试者中有 11 人重返工作岗位。显示运动控制、运动精确性、感觉辨别和身体表现的改善。因此，感觉和运动程序确实能促进那些有手部肌张力障碍的个体的康复。

书写训练。对于那些技能未充分开发的儿童或患有神经系统疾病的儿童或成人，可能需要进行书写训练。适应性书写工具或矫形器可能是帮助有神经功能障碍的成人或儿童最大限度地发挥作用的必要条件，以帮助他们保持对写作工具的持续控制。尽管操作编写工具可能会很笨拙，但是表现通常会随着练习而改善。

对于那些书写能力不发达的儿童来说，精心设计的书写体和草书体书写训练方案可成功用于患者上学治疗或教室课程。两个方案是 Benbow 的 "Loop and Other Groups"（1991） 和 Olsen 的 "Handwriting Without Tears"（1998）。Benbow 训练方案从运动功能学角度出发，通过创造性地将成群的字母进行节段分组及进行后续练习，教授草书体书写。安心地指导和充裕时间的训练是该方法取得成功的关键。Olsen 训练方案则强调多感觉体验，并以灰色方块和简单的线条结构为特色，以视觉引导印刷和草书。铅笔握笔器或其他书写工具都能辅助功能（图 20-17A 和 B）。

书写是一项功能任务，它具有可读性等子元素，可以有效地单独处理。Case-Smith（2002）比较一项为期 1 年的职业治疗干预的效果，与对 29 名 7～10 岁的书写能力很差的学生不进行干预相比较。干预主要涉及视觉运动技能和手写练习。581 她发现，干预组的易读性提高 14.2%，而未治疗组

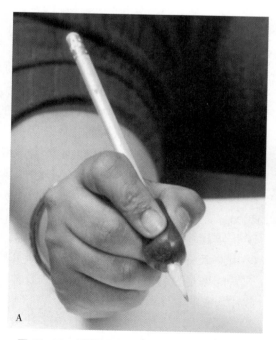
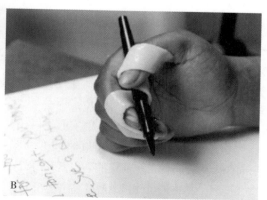

图 20-17 　辅具如铅笔抓握器（A）和定制的用于书写的工具（B）（Bobbie Ciocco 设计，OTR/L）

的改善率为 5.8%。尽管在手工操作和视觉感知测试上的得分显著增加，但手写速度并没有增加。

在另一项研究中，Sudsawad 和他的同事（2002）研究动觉训练对一年级学生的书写表现的影响。这个为期 4 周的项目将 45 名学生分成 3 组：动觉训练、笔迹练习和不治疗。虽然在所有的分组中，书写易读性都有一个主观的提高，但是标准化的评估并没有显示出改善。作者认为，这项研究可能时间太短，标准化评估可能并没有对相关变量的变化产生影响。比较这两项研究，似乎需要更长的治疗时间来显示笔迹的变化。

增加手臂和手使用频率的干预措施

有几种治疗方法可以提高手臂和手的使用频率，这通常会对 ADL 任务的参与频率和独立性产生积极的影响。这些方法包括限制性诱导运动疗法（CIMT）、双侧训练、肢体间转移和联合项目。

限制性诱导运动疗法。CIMT 是一种集中练习的形式，旨在通过限制健侧肢体，并强制性反复使用患侧肢体，从而改善偏瘫患者的功能。CIMT 的功效在成人脑卒中康复中已被研究（see Dromerick et al.，2009；Taub et al.，1993；Takebayashi et al.，2015；Wolf et al.，1989，2006），同样在有 TBI 的个体（Karman et al.，2003）和有单侧脑瘫的儿童（Eliasson et al.，2005a；Gordon et al.，2005；Pierce et al.，2002；Taub et al.，2004）也被研究。CIMT 目前正应用于单侧脑瘫风险的婴儿的检查（Eliasson et al.，2014）。神经的变化在 CIMT 之后很明显（Sawaki et al.，2008）。然而，成人运动学研究表明，CIMT 的改进主要是由于补偿策略，而不是减少功能障碍或改善运动控制（Kitago et al.，2013）。

研究证据。Wolf 和他的同事（1989）对有过脑卒中偏瘫或颅脑损伤的 25 名成人在醒着时戴着肩固定带来限制健侧手臂进行 14 天的研究。在随访中，研究人员发现，在干预后的 1 年内，患侧肢体的任务执行速度在很多功能任务中都提高了。Taub 和他的同事（1993）将针对慢性脑卒中偏瘫患者的 CIMT（治疗组）与注意力对照组（对照组）进行比较。治疗组在醒着的时间限制健侧肢体 14 天。14 天中的 10 个工作日，治疗组每天花 6 小时练习患侧肢体的上肢功能（比如吃饭、书写、扫地），而指示对照组将注意力集中在患侧肢体和接受安慰剂与 ROM 训练。结果表明，与对照组相比，运动能力和 ADL 技能在干预后显著改善；这些改进在干预后的 1～2 年中得以维持。

Wolf 和他的同事（2006）对 CIMT 进行一项多点研究，名为"激发试验"，以比较在脑卒中后 3～9 个月为期 2 周的 CIMT 与常规护理对比对上肢功能的影响。在训练结束后的 1 和 2 年的研究结果显示，CIMT 组的改进与对照组相比在 Wolf 运动功能测试及运动活动日志的使用量方面有很大的改善。此外，在训练后，在 CIMT 组中，自我感觉手功能困难来自脑卒中影响量表的分数比对照组低。在另一项分析中，Alberts 和他的同事（2004）发现，在 CIMT 组中，手功能的改进比对照组更大，因为更精确的握力增强对力的控制，以及在精细抓握任务中降低力率的变化。

在脑卒中后的 52 名成人中，有研究将脑卒中康复早期 CIMT 的益处与传统疗法进行对比（Dromerick et al.，2009）。结果显示在住院治疗期间，CIMT 和传统疗法同样有益。然而，在 3 个月的时间内，CIMT 组的运动改善程度较低，这表明早期接受高剂量的治疗未必有益。另一个随机对照研究对 47 个脑卒中后 3 周的成人接受 CIMT 的益处与常规治疗进行对比（Thrane et al.，2014）。尽管在 6 个月的跟踪调查中，进行 CIMT 后，WMFT-time 和九孔钉的测试分数明显更好，但在任何指标上都没有显著的组别差异。

CIMT 已被发现对偏瘫型脑瘫患儿有效（Eliasson et al.，2005；Gordon et al.，2005，2006，2007；Taub et al.，2004）。Gordon 和他的同事（2005）调整 CIMT 项目，用于 4～14 岁的偏瘫型脑瘫患儿。调整的方案包括戴着肩固定带限制健侧肢体，每天 6 小时，连续 10 天。在 2～3 个儿童的小组中进行塑形活动和重复练习，以允许社会化和鼓励，另外干预者与儿童的比例是 1：1。所强调的联合运动是基于缺陷和改进潜力的。对成人计划的修改能被儿童很好地接纳。研究结果显示，在灵活性和协调能力方面有进步，并且患侧肢体使用的数量和质量也有所提高。在一年的跟踪研究中，在同一组儿童中发现进一步改善结果的方法（Charles & Gordon，2007）。

研究证据。Page 和 Levine（2003）使用 CIMT 研究了 3 位伴有习得性失用病史的创伤性脑损伤（TBI）个体的功能改善。他们的方案包括在频繁使用的情况下限制健侧肢体，每天 5 小时，每周

5 天，持续 10 周，并且所有的塑形活动都是以物理治疗和作业治疗为背景制订的。经过治疗，实验对象都表现出基于 MAL 量表测试受限侧肢体使用量及动作质量的改善、基于 ARAT 评估功能性的提升，以及基于 WMFT 评分任务完成时间的减少和任务表现的提高。这个实验为使用 CIMT 加强创伤性颅脑损伤患者的患肢使用和功能提供基本的理论支持。Pierce 和他的同事（2003）让 17 名慢性脑卒中和 1 名亚急性脑卒中患者参与家庭 CIMT 治疗，并接受 7 次门诊作业和物理治疗，每组 1 小时，持续 2～3 周。在后续随访中，WMFT 总共 17 项测试，其中 12 项的完成时间都减少了。这个结果预示着改进的 CIMT 治疗可能对功能恢复有积极作用，而且也非常容易在医疗机构外使用。

研究已经考察旨在减少损伤和增强感觉与运动功能的干预措施的效果。Byl 和她的同事（2003）研究 21 名脑卒中后病情稳定的患者的治疗效果。这个为期 8 周的项目（4 周的感觉和 4 周的运动训练）需要在健侧肢体戴上手套进行，并以可参与的、分级的、重复的感觉和运动活动为形式。结果显示，功能独立性、精细运动功能、感觉辨别能力和肌肉骨骼表现均有 20% 的改善。

双侧训练。同时进行的双侧训练鼓励肢体间的协调运动和偏瘫肢体的活动（Cauraugh et al.，2005；Charles & Gordon，2006；Hung et al.，2004；Luft et al.，2004；McCombe-Waller & Whitall，2004；Mudie & Matyas，2000，2001；Van Delden et al.，2015；Whitall et al.，2000）。双侧训练可以包括一个对称的任务组合（例如两侧肢体执行相同的动作）和不对称的任务组合（例如一侧肢体固定一个物体或物品而另一侧肢体执行一个动作）。Gordon 和他的同事们开发了一套对偏瘫性脑瘫患儿进行的双侧肢体系统训练项目。手－臂双侧训练（Hand–Arm Bilateral Training，HABIT）项目侧重于提供结构化的、逐步的、更多需要使用双手的有挑战性的功能活动训练（Charles & Gordon，2006）。表 20-7 总结在这个项目中使用的一些任务。随着性能的提高，任务难度也会根据速度、准确性或者任务对手－臂技能灵活程度的需求被分级（例如从需要肢体稳定的活动转移到需要肢体操作的活动）。儿童每天练习任务 6 小时，持续 10 天，类似于强制运动治疗的模式。在这些双侧任务的实践中，孩子们被要求以与正常发育的孩子的非优势肢体相同的模式使用患侧肢体。这个项目兼顾部分和全面训练，并且被设计成具有足够强度来诱导运动皮质的神经可塑性变化。这一训练方法的研究结果支持双侧训练的好处，包括提高灵巧度、手和手臂功能，以及提升患侧手臂和手的使用量（Charles & Gordon，2006）。

研究证据。我们有什么证据可以证明，在诸如脑卒中或脑瘫这样的患者群体中，双侧训练优于单侧训练？McCombe-Waller 和 Whitall（2004）使用单侧和双侧轻拍的精细运动控制任务，测量 6 周伴随有节奏的听觉线索进行的双侧训练，每周进行 3 次。每天的训练包括 20 分钟（4 个 5 分钟）的双侧同相和反相推／拉的 T 形手柄，在坐位时用节拍器来调节。结果显示，患侧手的训练效果不显著，而健侧手控制有改善。作者的结论是双侧手臂训练可能对肢体间的相互作用有积极的影响。Mudie 和 Matyas（2000）报告通过 3 个够物－抓握活动，从 12 个采用多基线设计的单例对照试验（脑卒中后偏瘫患者）获得的数据。与单侧运动训练或使用健侧手臂来引导患侧手臂相比，所有 12 例患者在同时进行双侧训练后，患侧的手臂均有显著改善。这些改善只体现在特定的任务训练中，甚至在训练结束后的 6 个月都保持良好。作者认为，在脑卒中后，未受损的大脑半球可能为恢复神经网络工作提供适当的神经反应模板。该模板可在双侧同步等长运动表现中不再受跨皮质通信的抑制。

尽管双侧训练研究报告了积极的效果，但一些研究显示常规治疗和双侧训练（Desrosiers et al. 2005）或双侧与单侧训练（Gordon et al. 2008；van Delden et al. 2015）在功能结果上几乎没有差异。

限制性诱导运动疗法——双侧训练。在儿童和成人中进行 CIMT 与双侧训练以及各种训练组合的对照研究。在一项研究中，64 名患有偏瘫性脑瘫的儿童的平均年龄为 10 岁，被随机分配到为期 3 周的 CIMT 或双侧训练项目中（Sakzewski et al.，2011）。研究结果表明，这两组都在 COPM 的自我选择目标上有改进，基于 SFA 的功能有所提高，基于 LIFE-H 和 CAPE 的参与有所增加。在另一项研究中（Facchin et al.，2011），有 105 名患有偏瘫性脑瘫的儿童被随机分到为期 10 周的改良的 CIMT 组或双侧训练组，每天 3 小时，7 天／周；

表 20-7 双侧活动

活动分类	重复性任务训练	整体任务训练	手在运动中的作用类型	分级约束
操作性游戏和任务	在双侧对称性任务中精确抓握	精确抓握，腕背伸和前臂旋后	稳定，操作，主动/被动辅助，对称和非对称运动	改变任务的空间和时间限制，对称性任务频率增加的任务在固定的时间内完成
卡牌游戏	在对称性双侧任务中手腕主动旋后	抓握，手腕稳定和旋后	稳定，操作，主动/被动，对称和非对称动作	改变任务的空间和时间限制，对称性任务频率增加的任务在固定的时间内完成
视频游戏	分指运动	分指运动	操作，主动辅助，对称动作	改变任务的时间限制
功能性任务	所有运动	精准抓握，腕伸展和旋后	稳定，操作，主动/被动辅助，对称和非对称动作	稳定，操作，主动/被动，对称和非对称动作
粗大运动	肩膀、上肢运动、肩前屈外展和肘-腕伸展	肩膀，上肢运动，肩前屈外展和肘-腕伸展	稳定，操作，主动/被动辅助，对称和非对称动作	稳定，操作，主动/被动，对称和非对称动作
艺术与手工艺	在双侧对称性任务中手腕和手指伸展	精准抓握，腕伸展和旋后	稳定，操作，主动/被动，对称和非对称动作	稳定，操作，主动/被动，对称和非对称动作

注：经许可引自 Charles J, Gordon AM. Development of hand-arm bimanual intensive training (HABIT) for improving bimanual coordination in children with hemiplegic cerebral palsy. Dev Med Child Neurol 2006;48:933, Table 1.

或每周 2 次，每次 1 小时的标准治疗组（standard treatment，ST）。研究结果表明，基于 QUEST 和 Besta 量表，两组的患侧肢体都有明显的改善，而 ST 组则没有。年轻的双侧训练组在 ADLs 功能和自发的双侧游戏中表现出更大的变化，而改良的 CIMT 在抓握功能方面表现出更大的变化。另一个随机对照试验将儿童 CIMT 治疗与 47 名患有偏瘫的儿童进行的为期 4 周 80 小时的强化性双侧训练相对照（Deppe et al.，2013）。根据 Melbourne 单侧上肢功能评估量表（Randall et al.，2001），儿童 CIMT 引起患侧肢体更大的分离运动功能，这两者都引起基于 AHA 的自发日常使用的增加。

Cauraugh 和其同事（2005）比较 3 组中单侧和双侧训练的效果：①耦合的双侧组（健侧肢体同时进行手腕/手指运动，并对患侧肢体的手腕和伸指进行电刺激）；②单侧组（患侧手腕/手指电刺激）；③对照组。该计划包括每周 4 天的 90 分钟训练，持续 2 周。训练后的运动学结果显示，

在双侧够物中，双侧训练组的峰值速度增加、减速时间缩短，而单侧组在单侧够物期间提高峰值速度，在双侧够物期间产生较长的减速时间。此外，研究结果支持这样一种假设，即双侧肢体的远端关节训练比单侧训练能更好地转移到近端关节。

脑卒中后，当大脑皮质快速重组，而新的运动控制网络正在形成时，双侧方法在恢复的早期阶段是适用的。因此，强制性运动疗法确保新的网络的使用是合适的，从而可避免习得性失用。需要进一步的研究来确定这种类型的训练效果。

肢体间转移。直觉上，治疗师训练患者先用健侧肢体完成任务是为了促进更频繁地使用患侧肢体。该方法能否有效提高偏瘫肢体的运动功能可能与患者损伤的左右侧以及进行的任务有关。

在目标平面的够物任务中，视觉运动学习和吸引力条件的肢体间转移在典型的年轻成人已经被发现（Criscimagna-Hemminger et al.，2003；Malfait & Ostry，2004；Sainburg & Wang，2002；

Wang & Sainburg，2004a，2004b，2006a，2006b）。然而，转移的具体细节取决于工作的空间位置和利手习惯。研究已经开始支持肢体间转移作为一种方法来提高那些单侧控制障碍的人的理解能力的有效性。

正如前面介绍的，在偏瘫的成人和儿童进行抓握和操作的过程中，肢体间转移也已经被发现可以提高预期力（Dawson et al.，2010；Gordon et al.，1999；Raghavan et al.，2006）。Gordon 和他的同事（1999，2008）发现，若偏瘫性脑瘫患儿先用健侧手后用患侧手提举物体时，可表现出对举物过程中指尖用力程度进行预期定标的证据。有趣的是，在后来的研究中，作者还发现手从参与到非参与的肢体间转移的预期。在第一次提举中，他们假定这是由于无法将感觉信息与所涉及的手的运动指令整合在一起的结果。

Camus 和他的同事们（2009）研究典型的年轻人的肢体间转移的神经生理机制，在一个连续的捏力任务中，利用经颅磁刺激显示从左到右的初级运动皮质（M1）的变化。所有实验对象都是右利手，只用右手练习这个任务。练习后，测量左手执行任务的能力。作者发现，训练的右手和未训练的左手其任务的速度和准确性都得到提高。

这些变化是由左 M1 的募集曲线增加而产生的，并减少经颅磁刺激对左、右脑 M1 的短期抑制。

实验活动 20-1 将帮助你练习以任务为导向的方法来治疗一名上肢有问题的患者。在这个实验中，你将为我们的慢性脑卒中患者 Jean 开发一个治疗方案，识别支持你治疗选择的研究证据。

提高参与

由于适应环境条件变化而产生适应性的功能活动，这种能力对于改善参与活动能力是至关重要的，因此应控制和修改功能任务的实施环境。随着活动能力的提高，这种生活角色（家庭作业、学生）的能力提高，并且参与能力会提高。

总结

1. 上肢控制再训练对于大多数康复领域都很重要，包括物理治疗和作业治疗。虽然这两个治疗领域都注重训练上肢的控制能力，但物理治疗更倾向于关注上肢功能的姿势和移动方面，而作业治疗则倾向于 ADL 方面，包括掌握技能的恢复。

2. 评估上肢功能的任务导向性方法要求进行

实验活动 20-1

目标：利用任务导向性方法重新训练脑卒中后偏瘫患者的够物、抓握和操作能力。针对特殊治疗干预方法寻找支持临床决策的研究证据。

步骤：重新阅读表 20-1 中的案例分析，复习功能障碍、策略和损伤列表。

任务：创建一个表格，确定你将用于改善 Jean 的手功能的各种治疗方法。列出特定的个人目标（第 1 列）、需实践的任务或活动（第 2 列）、需实践的环境 – 心理条件（第 3 列）、支持治疗的研究证据（第 4 列）。例如，你可以选择和 Jean 一起用治疗橡皮泥做训练，因为无力是她手功能受限的潜在障碍。表格中列出的组成部分是运动：手的使用频率，任务是集中练习的，你所选择的特定环境状况可能是符合强制性运动疗法情景的。几项研究支持你决定对 Jean 使用强制性运动疗法，包括 Wolf 和同事的激发试验。仅增加频率是否足以确保手功能的恢复？你还会训练手功能的其他方面吗？什么研究支持你的决定？

上肢功能的各个组成成分	任务或活动	环境条件	研究证据
运动：患侧手使用频率	集中练习——塑形任务	强制性运动疗法——每周 3 次门诊治疗	Pierce et al.（2003），Taub et al.（1993），Wolf et al.（2006，2008）

以下一系列检查：①功能，包括能力（标准化环境中的行为）和表现（真实的情景中参与）；②策略或功能的定性组成部分，包括眼 - 头协调、转移、抓取以及释放和操作；③基本的感觉、运动和认知障碍，包括 ROM、力量、感觉、水肿和疼痛。

3. 临床研究开始支持使用任务导向性训练的方法来治疗神经疾病，并与其他疗法相结合。然而，目前临床实践中对研究结果的整合程度还没有得到真正的落实。但尚未进行将研究成果与临床实践相整合程度的研究。

4. 制订上肢运动控制再训练计划时，需要对患者的问题进行全面的确认，包括功能和策略上的限制，以及限制功能的特殊障碍。据此，制订近期和远期治疗目标、为达到上述治疗目标所需采用的治疗方法。

5. 再训练上肢运动控制能力的任务导向性方法能减轻功能障碍，最大限度地恢复患者残存的功能。再训练的治疗原则为：①尽可能减轻感觉、运动和认知功能障碍；②针对上肢运动控制的各个关键要素进行训练；③在不同环境下训练完成功能任务的能力。

6. 研究建议，近端肢体的控制训练并不一定早于远端手功能训练。上肢远近端节段的支配控制是独立的，所以训练不应分先后，而应同时进行。

7. 手功能包括抓握、释物、持物以及按物体特性调整抓握方式的能力。手的形状、力量等抓握因素由所持物体物理特性的内在表征决定。因此，再训练手功能时，对任务的运动和认知方面都应给予关注。

8. 感觉再训练着重于保护觉或辨别觉的训练。尚不明了感觉再训练是否能教育患者利用残存的感觉功能以及是否可通过改变感觉生理学基础来产生疗效。但可肯定的是，受损感觉的恢复能力与患者的主观动机以及训练有关。研究已发现，愿意使用患肢的患者功能恢复更佳。

9. 限制上肢功能恢复的原因可能与患者在健肢可用的情况下不愿使用患肢有关。双侧训练、单侧训练、肢体间转移训练是促进患肢单独或有计划程序化使用的有效治疗方法。需要进一步研究来决定哪种训练方法对恢复上肢功能效果最佳。在任务执行过程中，肢体扮演不同角色的合作双边训练可能是增加功能的有用方法，但也需要更多的研究。

10. 手的优势性在单侧和双侧手技巧康复中起重要作用。研究认为，优势手有利于够物或运动轨迹的控制，非优势手有利于位置或阻力的控制。进行训练时应充分考虑其对上肢技巧产生的影响。针对发育或损伤造成肢体间不对称运动技巧的提高，需要进一步研究决定治疗方法。

实验活动任务参考答案

实验活动 20-1

重要的是要记住，对于 Jean，没有一种单一的、正确的方法来训练上肢的功能。在她的康复计划中，手臂和手部运动控制的所有方面都是必要的，有一系列的任务和条件可以帮助她制订各种各样的策略，这样她就能在各种各样的任务中掌握和操作各种各样的物体。每个活动的具体顺序、持续时间和时间可能因治疗师而异。

我们首先确定 Jean 的主要关注点，并帮助她识别与手功能相关的个性化的治疗目标。她十分关注她能够用双手进行 ADLs（刷牙、做饭等）而不会掉东西，也不需要配偶的帮助。她对自己使用健侧手的能力很有信心，但有一些活动，如刷牙或拿厨房用具等仍可能困难。

因此，我们训练手功能的方法将集中于改善潜在的障碍（她的弱点和敏感缺陷），以及在环境中进行功能性 ADLs 训练。

我们将努力把参与和运动学习的原则融入她的项目中。首先，我们将让她参加一个 CIMT 项目，每周 3 次，以增加她患侧手的使用。随着患侧手使用频率的提高，我们将转向肢体间转移任务，她首先用健侧手抓握和举起物体，然后再用受影响较重的手举起物体。这个目标的物理性质将是变化的。同时，我们将尝试通过应用抗阻泡沫逐渐进阶至治疗橡皮泥来进行手指练习以加强她的手功能。我们将通过触觉识别和认知训练，改善她的手的分辨和记忆力。最后为了提高她对 ADLs 任务的参与程度和排序能力，我们将在简易治疗性厨房中实施简单的三步厨房任务。

研究支持我们的临床决策，这种治疗的途径正在稳步增加。下表列举一些例子，你还能找到哪些研究作为康复计划的证据来改善手功能呢？

上肢功能的各个组成成分	任务或活动	环境条件	研究证据
认知：目标设定	访谈	环境依赖	Combs et al.（2010），Dunn et al.（1994），Graham et al.（2010），Law et al.（2015），Quinn et al.（2014）
运动：远端肌肉组织激活	放置和握持，远端主动活动	通过镜像训练对健侧手进行观察，然后患侧手模仿或握住健侧手	Brunner et al.（2014），Harmsen et al.（2013）
运动：患侧手使用频率增加	集体可塑性训练	限制性运动治疗。在门诊或 ASAP 训练中心，每周 3 次	Pierce et al.（2003），Taub et al.（1993），Wolf et al.（2006，2008），Winstein et al.（2014）
运动：预期力量释放	持续抓握和上举物体	肢体间的转换。首先用健侧手上举各种物体，然后再用患侧手	Camus et al.（2009），Dawson et al.（2010），Raghavan et al.（2006），Winstein et al.（2014）
运动：腕关节和手指伸展活动与力量	抓握前手腕和手指伸展来用于手的重塑	NMES 用于腕和手指／拇指伸肌的训练结合大小不同的物体的抓握和释放活动	Doucet and Griffin（2013），Fujiwara et al.（2009），Hara et al.（2008），Knutson et al.（2012），Lang et al.（2009）
运动：持续抓握	抓握器具	在梳妆台进行妨碍和自由练习	Trombly and Ma（2002），Dunn et al.（1994）
认知和感觉：记忆和触觉辨别	触觉辨别任务和目标辨别任务	眼睛睁开、闭上，放置 5 个触摸的质感不一样的物体并一一触摸；首先睁开眼睛识别物体，然后把它放在盒子里，再通过伸手触摸区分出来	Byl et al.（2003），Decker（2010）
认知：记忆和排序	简单的三步备餐步骤	泡一杯茶，一开始给出书面指导，逐渐走向独立	Dunn et al.（1994），McEwen et al.（2014），Skidmore et al.（2012），Trombly and Ma（2002）

A

Aaron DH, Stegink Jansen CW. Development of the Functional Dexterity Test (FDT): construction, validity, reliability, and normative data. J Hand Ther 2003;16:12–21.

Aartolahti E, Häkkinen A, Lönnroos E, et al. Relationship between functional vision and balance and mobility performance in community-dwelling older adults. Aging Clin Exp Res 2013;25(5):545–552.

Abbruzzese G, Berardelli A. Sensorimotor integration in movement disorders. Mov Disord 2003;18:231–240.

Abrams TW, Kandel ER. Is contiguity detection in classical conditioning a system or a cellular property? Learning in Aplysia suggests a possible molecular site. Trends Neurosci 1988;11:128–135.

Ada L, Dean CM, Hall JM, et al. A treadmill and overground walking program improves walking in persons residing the community after stroke: a placebo controlled randomized trial. Arch Phys Med Rehabil 2003;84:1486–1491.

Ada L, Dorsch S, Canning CG. Strengthening interventions increase strength and improve activity after stroke: a systematic review. Aust J Physiother 2006;52:241–248.

Adams LS, Greene LW, Topoozian E. Range of motion. In: Casanova JS, ed. Clinical assessment recommendations, 2nd ed. Chicago, IL: American Society of Hand Therapists, 1992:55–70.

Adkin AL, Bloem BR, Allum JH. Trunk sway measurements during stance and gait tasks in Parkinson's disease. Gait Posture 2005;22:240–249.

Adolph KE. Learning to solve the problem of moving: exploration, experience, and control. Paper presented at The Annual Conference in The Movement Sciences: Development of Skill in Infancy and Early Childhood, Teacher's College, Columbia University, New York, 1994.

Adolph KE, Berger SE. Motor development. In: Damon W, Lerner R, series eds.; Kuhn D, Siegler RS, vol. eds. Handbook of child psychology, vol. 2. Cognition, perception, and language, 6th ed. New York: Wiley, 2006:161–213.

Adolph KE, Cole WG, Komati M, et al. How do you learn to walk? Thousands of steps and dozens of falls per day. Psychol Sci 2012;23(11):1387–1394.

Agnew PJ, Dip OT, Maas F. Hand function related to age and sex. Arch Phys Med Rehabil 1982;63:269–271.

Ahmed S, Mayo NE, Higgins J, et al. The Stroke Rehabilitation Assessment of Movement (STREAM): a comparison with other measures used to evaluate the effects of stroke and rehabilitation. Phys Ther 2003;83:617–660.

Alberts JL, Butler AJ, Wolf SL. The effects of constraint-induced therapy on precision grip: a preliminary study. Neurorehabil Neural Repair 2004;18:250–258.

Alberts JL, Saling M, Adler CH, et al. Disruptions in the reach-to-grasp actions of Parkinson's patients. Exp Brain Res 2000;134:353–362.

Alexander GE, Crutcher MD. Functional architecture of basal ganglia circuits: neural substrates of parallel processing. Trends Neurosci 1990;13:266–271.

Alexander NB, Mollo JM, Giordani B, et al. Maintenance of balance, gait patterns and obstacle clearance in Alzheimer's disease. Neurology 1995;45:908–914.

Alexander NB, Schultz AB, Warwick DN. Rising from a chair: effect of age and functional ability on performance biomechanics. J Gerontol 1991;46:M91–M98.

Allet L, Leemann B, Guyen E, et al. Effect of different walking aids on walking capacity of patients with poststroke hemiparesis. Arch Phys Med Rehabil 2009;90:1408–1413.

Allison L. Balance disorders. In: Umphred DA, ed. Neurological rehabilitation. St. Louis, MO: Mosby Year Book, 1995:802–837.

Allum JHJ, Honegger F, Schicks H. The influence of a bilateral vestibular deficit on postural synergies. J Vestib Res 1994;4:49–70.

Allum JHJ, Pfaltz CR. Visual and vestibular contributions to pitch sway stabilization in the ankle muscles of normals and patients with bilateral peripheral vestibular deficits. Exp Brain Res 1985;58:82–94.

Almli RB, Finger S. Toward a definition of recovery of function. In: Le Vere TE, Almli RB, Stein DG, eds. Brain injury and recovery: theoretical and controversial issues. New York: Plenum, 1988:1–4.

Alon G, Sunnerhagen KS, Geurts AC, et al. A home-based self-administered stimulation program to improve selected hand functions in chronic stroke. Neurorehabilitation 2003;18:215–225.

Alt Murphy M, Willen C, Sunnerhagen KS. Kinematic variables quantifying upper-extremity performance after stroke during reaching and drinking from a glass. Neurorehabil Neural Repair 2011;25:71–80.

Alzghoul MB, Gerrard D, Watkins BA, et al. Ectopic expression of IGF-I and Shh by skeletal muscle inhibits disuse-mediated skeletal muscle atrophy and bone osteopenia in vivo. FASEB J 2004;18:221–223.

Amaral D. The anatomical organization of the central nervous system. In: Kandel ER, Schwartz JH, Jessell TM, eds. Principles of neural science, 4th ed. New York: McGraw-Hill, 2000:317–336.

American Physical Therapy Association. Guide to physical therapy practice, 3.0. Alexandria, VA: APTA, 2014. Retrieved from http://guidetoptpractice.apta.org/

American Physical Therapy Association. Guide to physical therapist practice 3.0. Alexandria, VA: APTA, 2015. Retrieved from http://guidetoptpractice.apta.org/content/current

American Society of Orthopedic Surgeons. Joint motion: method of measuring and recording. Chicago, IL: American Academy of Orthopedic Surgeons, 1965.

Amiel-Tison C, Grenier A. Evaluation neurologique du nouveau-né et du nourrisson. [Neurological evaluation of the human infant.] New York: Masson, 1980:81–102.

Amundsen LR, ed. Muscle strength testing: instrumented and non-instrumented systems. New York: Churchill Livingstone, 1990:123–150.

Amundson S. Evaluation Tool of Children's Handwriting (ETCH). Morganville, NJ: ETCH Administration, 1995.

Anacker SL, DiFabio RP. Influence of sensory inputs on standing balance in community dwelling elders with a recent history of falling. Phys Ther 1992;72:575–584.

Andersen RA. The role of the inferior parietal lobule in spatial perception and visual-motor integration. In: Mountcastle VB, Plum F, Geiger SR, eds. Higher functions of the brain, part 2: the nervous system, vol. 5, Handbook of physiology, section 1. Bethesda, MD: American Physiological Association, 1987:483–518.

Andersen RA, Buneo CA. Intentional maps in posterior parietal cortex. Annu Rev Neurosci 2002;25:189–220.

Andersen RA, Cui H. Intention, action planning, and decision making in parietal-frontal circuits. Neuron 2009;63:568–583.

Andersson G, Hagman J, Talianzadeh R, et al. Effect of cognitive load on postural control. Brain Res Bull 2002;58:135–139.

Anderson JB, Sinkjaer T. Stretch reflex variations during gait. In: Pedotti A, Ferrarin M, Quintern J, Riener R, eds. Neuroprosthetics. Berlin, Germany: Springer, 1996:45–50.

Anderson JL, Terzis G, Kryger A. Increase in the degree of coexpression of myosin heavy chain isoforms in skeletal muscle fibers of the very old. Muscle Nerve 1999;22:449–454.

Andersson G, Magnusson M. Neck vibration causes short-latency electromyographic activation of lower leg muscles in postural reactions of the standing human. Acta Otolaryngol 2002;122:284–288.

Andrews AW, Bohannon RW. Distribution of muscle strength impairments following stroke. Clin Rehabil 2000;14:79–87.

Andrews AW. Hand-held dynamometry for measuring muscle strength. J Hum Muscle Perform 1991;1:35–50.

Aniansson A, Grimby F, Gedberg A. Muscle function in old age. Scand J Rehabil Med 1978;6(Suppl):43–49.

Aniansson A, Hedberg M, Henning G, et al. Muscle morphology, enzymatic activity and muscle strength in elderly men: a follow up study. Muscle Nerve 1986;9:585–591.

Antal A, Nitsche MA, Kincses TZ, et al. Facilitation of visuo-motor learning by transcranial direct current stimulation of the motor and extrastriate visual areas in humans. Eur J Neurosci 2004;19(10):2888–2892.

Apel U. The Feldenkrais method: awareness through movement. WHO Reg Publ Eur Ser 1992;44:324–327.

Aras MD, Gokkaya NK, Comert D, et al. Shoulder pain in hemiplegia: results from a national rehabilitation hospital in Turkey. Am J Phys Med Rehabil 2004;83:713–719.

Arce FI, Katz N, Sugarman H. The scaling of postural adjustments during bimanual load-lifting in traumatic brain-injured adults. Hum Mov Sci 2004;22:749–768.

Arshavsky Yu I, Berkinblit MB, Fukson OI, et al. Recordings of neurones of the dorsal spinocerebellar tract during evoked locomotion. Brain Res 1972a;43:272–275.

Arshavsky Yu I, Berkinblit MB, Gelfand IM, et al. Activity of the neurones of the ventral spino-cerebellar tract during locomotion. Biophysics 1972b;17:926–935.

Aruin AS, Almeida LH. Organization of a simple two joint synergy in individuals with Down syndrome. Am J Ment Retard 1996;101:256–268.

Aruin AS, Rao N. Ankle-Foot orthoses: proprioceptive inputs and balance implications. J Prosthet Ortho 2010;22(4 Suppl):34–37.

Arutyunyan GH, Gurfinkel VS, Mirskii ML. Organization of movements on execution by man of an exact postural task. Biophysics 1969;14:1162–1167.

Asai H, Fujiwara K, Tachino K. Limiting factor for moveable range of the center of foot pressure in backward direction. In: Taguchi K, Igarashi M, Mori S, eds. Vestibular and neural front. Amsterdam, The Netherlands: Elsevier Science BV, 1994:525–528.

Asanuma H, Keller A. Neuronal mechanisms of motor learning in mammals. Neuroreport 1991;2:217–224.

Ashburn A, Hyndman D, Pickering R, et al. Predicting people with stroke at risk of falls. Age Ageing 2008;37:270–276.

Ashburn A, Stack E, Pickering RM, et al. A community dwelling sample of people with Parkinson's disease: characteristics of fallers and non-fallers. Age Ageing 2001;30:47–52.

Ashe MC, Miller WC, Eng JJ, et al. Older adults, chronic disease and leisure-time physical activity. Gerontology 2009;55:64–72.

Ashmead DH, Hill EW, Talor CR. Obstacle perception by congenitally blind children. Percept Psychophys 1989;46:425–433.

Aslin RN. Development of smooth pursuit in human infants. In: Fisher DF, Monty RA, Senders JW, eds. Eye movements: cognition and visual perception. Hillsdale, NJ: Erlbaum, 1981.

Asplund K, Bernspång B. Perceptual impairment. [Article in Swedish]. Nord Med 1989;104:276–277.

Assaiante C, Amblard B. An ontogenetic model for the sensorimotor organization of balance control in humans. Hum Mov Sci 1995;14:13–43.

Assaiante C, Mallau S, Viel S, et al. Development of postural control in healthy children: a functional approach. Neural Plast 2005;12:109–118.

Assaiante C, Woollacott M, Amblard B. Development of postural adjustment during gait initiation: kinematic and EMG analysis. J Motor Behav 2000;32:211–226.

Astill S, Utley A. Coupling of the reach and grasp phase during catching in children with developmental coordination disorder. J Motor Behav 2008;40:315–323.

Atkeson CG, Hollerbach JM. Kinematic features of unrestrained vertical arm movements. J Neurosci 1985;5:2318–2330.

Augurelle AS, Smith AM, Lejeune T, Thonnard JL. Importance of cutaneous feedback in maintaining a secure grip during manipulation of hand-held objects. J Neurophysiol 2003;89:665–671.

Au-Yeung SS, Hui-Chan CW. Predicting recovery of dextrous hand function in acute stroke. Disabil Rehabil 2009;31:394–401.

Au-Yeung SS, Wang J, Chen Y, et al. Transcranial direct current stimulation to primary motor area improves hand dexterity and selective attention in chronic stroke. Am J Phys Med Rehabil 2014;93(12):1057–1064.

Awad LN, Binder-Macleod SA, Pohlig RT, et al. Paretic propulsion and trailing limb angle are key determinants of long-distance walking function after stroke. Neurorehabil Neural Repair 2015;29:499–508. pii: 1545968314554625. [Epub ahead of print].

Awad LN, Kesar TM, Reisman D, et al. Effects of repeated treadmill testing and electrical stimulation on post-stroke gait kinematics. Gait Posture 2013;37:67–71.

Awad LN, Reisman DS, Kesar TM, et al. Targeting paretic propulsion to improve poststroke walking function: a preliminary study. Arch Phys Med Rehabil 2014;95:840–848.

Ayres AJ. Sensory integration and learning disorders. Los Angeles, CA: Western Psychological Services, 1972.

B

Baars BJ. How does a stream of consciousness that is relatively simple, serial, and limited in capacity emerge from a brain that is largely unconscious, complex, and massively parallel? In: Marsh E, ed. Ciba Symposium on Experimental and Theoretical Foundations of Consciousness (#174). London, UK: Wiley Interscience, 1993.

Babin-Ratte S, Sirigu A, Gilles M, et al. Impaired anticipatory finger grip-force adjustments in a case of cerebellar degeneration. Exp Brain Res 1999;128:81–85.

Bach-y-Rita P, Balliet R. Recovery from stroke. In: Duncan P, Badke MB, eds. Stroke rehabilitation: the recovery of motor control. Chicago, IL: Year Book, 1987:79–107.

Badell-Ribera A. Cerebral palsy: postural-locomotor prognosis in spastic diplegia. Arch Phys Med Rehabil 1985;66:614–619.

Badke MB, DiFabio RP. Balance deficits in patients with hemiplegia: considerations for assessment and treatment. In: Duncan P, ed. Balance: proceedings of the APTA Forum. Alexandria, VA: American Physical Therapy Association, 1990:73–78.

Baer HR, Wolf SL. Modified Emory Functional Ambulation Profile: an outcome measure for the rehabilitation of poststroke gait dysfunction. Stroke 2001;32:973–979.

Baert I, Freeman J, Smedal T, Dalgas U, et al. Responsiveness and clinically meaningful improvement, according to disability level, of five walking measures after rehabilitation in multiple sclerosis: a European multicenter study. Neurorehabil Neural Repair 2014;28(7):621–631.

Bailey CH, Chen M. Morphological basis of long-term habituation and sensitization in Aplysia. Science 1983;220(4592):91–93.

Bailey CH, Kandel ER. Synaptic growth and the persistence of long-term memory: a molecular perspective. In: Gazzaniga,

MS, ed. The cognitive neurosciences, 3rd ed. Cambridge, MA: MIT Press, 2004.

Bair WN, Kiemel T, Jeka JJ, et al. Development of multisensory reweighting for posture control in children. Exp Brain Res 2007;183:435–446.

Baker PS, Bodner EV, Allman RM. Measuring life space mobility in community-dwelling older adults. J Am Geriatr Soc 2003;51:1610–1614.

Baker MP, Hudson JE, Wolf SL. A "feedback" cane to improve the hemiplegic patient's gait. Phys Ther 1979;59:170–171.

Bakker M, Verstappen CCP, Bloem BB, et al. Recent advances in functional neuroimaging of gait. J Neural Transm 2007;114:1323–1331.

Balint R. Seelenhamung des "Schauens," optische Ataxie, raumlische Storung des Aufmersamkeit. Monatshr Psychiatr Neurol 1909;25:51–81.

Ballard CG, Shaw F, Lowery K, et al. The prevalence, assessment and associations of falls in dementia with Lewy bodies and Alzheimer's disease. Dement Geriatr Cogn Disord 1999;10(2):97–103.

Baloh RW. Dizziness, hearing loss and tinnitus: the essentials of neurotology. Philadelphia, PA: FA Davis, 1984.

Balzini L, Vannucchi L, Benvenuti F, et al. Clinical characteristics of flexed posture in elderly women. J Am Geriatr Soc 2003;51:1419–1426.

Barclay R, Jacquie Ripat J, Mayo N. Factors describing community ambulation after stroke: a mixed methods study. Clin Rehabil 2015;29:509–521. pii: 0269215514546769.

Barclay-Goddard RE, Stevenson TJ, Poluha W, et al. Force platform feedback for standing balance training after stroke. Cochrane Database Syst Rev 2004;(4):CD004129.

Bark K, Hyman E, Tan F, et al. Effects of vibrotactile feedback on human learning of arm motions. IEEE Trans Neural Syst Rehabil Eng 2015;23(1):51–63.

Barnes MR, Crutchfield CA, Heriza CB. The neurophysiological basis of patient treatment. vol. II: Reflexes in motor development. Morgantown, WV: Stokesville, 1978.

Barra J, Marquer A, Joassin R, et al. Humans use internal models to construct and update a sense of verticality. Brain 2010;133:3552–3563.

Barra J, Oujamaa L, Chauvineau V, et al. Asymmetric standing posture after stroke is related to a biased egocentric coordinate system. Neurology 2009;72:1582–1587.

Barreca S, Gowland CK, Stratford P, et al. Development of the Chedoke Arm and Hand Activity Inventory: theoretical constructs, item generation, and selection. Top Stroke Rehabil 2004;11(4):31–42.

Barreca SR, Stratford PW, Masters LM, et al. Comparing 2 versions of the Chedoke Arm and Hand Activity Inventory with the Action Research Arm Test. Phys Ther 2006;86:245–253.

Barrett RS, Cronin NJ, Lichtwark GA, et al. Adaptive recovery responses to repeated forward loss of balance in older adults. J Biomech. 2012;45(1):183–187.

Barthelemy D, Nielsen JB. Corticospinal contribution to arm muscle activity during human walking. J Physiol 2010;588:967–979.

Bartlett D, Birmingham T. Validity and reliability of a pediatric reach test. Pediatr Phys Ther 2003;15:84–92.

Bartolic A, Pirtosek Z, Rozman J, et al. Postural stability of Parkinson's disease patients is improved by decreasing rigidity. Eur J Neurol 2005;12:156–159.

Basford JR, Chou LS, Kaufman KR, et al. An assessment of gait and balance deficits after traumatic brain injury. Arch Phys Med Rehabil 2003;84:343–349.

Basler H, Luckmann J, Wolf U, et al. Fear-avoidance beliefs, physical activity, and disability in elderly individuals with chronic low back pain and healthy controls. Clin J Pain 2008;24:604–610.

Basmajian JV, De Luca CJ. Muscles alive: their functions revealed by electromyography, 5th ed. Baltimore, MD: Lippincott Williams & Wilkins, 1985.

Basmajian JV, Kukulka CG, Narayan MD, et al. Biofeedback treatment of foot-drop after stroke compared with standard rehabilitation technique: effects on voluntary control and strength. Arch Phys Med Rehabil 1975;56:231–236.

Bassile CC, Dean C, Boden-Albala B, et al. Obstacle training programme for individuals post stroke: feasibility study. Clin Rehabil 2003;17:130–136.

Bastian AJ. Cerebellar limb ataxia: abnormal control of self generated and external forces. Ann N Y Acad Sci 2002;978:16–27.

Bastian AJ, Martin TA, Keating JG, et al. Cerebellar ataxia: abnormal control of interaction torques across multiple joints. J Neurophysiol 1996;76:492–509.

Bastian AJ, Zackowski KM, Thach WT. Cerebellar ataxia: torque deficiency or torque mismatch between joints? J Neurophysiol 2000;83:3019–3030.

Bateni H, Heung E, Zettel J, et al. Can use of walkers or canes impede lateral compensatory stepping movements? Gait Posture 2004a;20:74–83.

Bateni H, Maki BE. Assistive devices for balance and mobility: benefits, demands, and adverse consequences. Arch Phys Med Rehabil 2005;86:134–145.

Bateni H, Zecevic A, McIlroy WE, et al. Resolving conflicts in task demands during balance recovery: does holding an object inhibit compensatory grasping? Eve Brain Res 2004b;157:49–58.

Bates D, Pruess K, Souney P, et al. Serious falls in hospitalized patients; correlates and resource utilization. Am J Med 1995;99:137–143.

Bayley N. Bayley scales of infant development. San Antonio, TX: The Psychological Corporation, 1969.

Bayouk JF, Boucher JP, Leroux A. Balance training following stroke: effects of task-oriented exercises with and without altered sensory input. Int J Rehabil Res 2006;29:51–59.

Bean JF, Kiely DK, Herman S, et al. The relationship between leg power and physical performance in mobility-limited older people. J Am Geriatr Soc 2002;50:461–467.

Bean JF, Leveille SG, Kiely DK, et al. A comparison of leg power and leg strength within the InCHIANTI study: which influences mobility more? J Gerontol Med Sci 2003;58A:728–733.

Beauchet O, Dubost V, Herrmann FR, et al. Stride-to-stride variability while backward counting among healthy young adults. J Neuroeng Rehabil 2005;2:26.

Bechly KE, Carender WJ, Myles JD, et al. Determining the preferred modality for real-time biofeedback during balance training. Gait Posture 2013;37:391–396.

Bechtol CO. Grip test use of dynamometer with adjustable hand spacing. JAMA 1954;36:820–824.

Beer RF, Dewald JP, Rymer WZ. Deficits in the coordination of multijoint arm movements in patients with hemiparesis: evidence for disturbed control of limb dynamics. Exp Brain Res 2000;131:305–319.

Behrman AL, Teitelbaum P, Cauraugh JH. Verbal instructional sets to normalise the temporal and spatial gait variables in Parkinson's disease. J Neurol Neurosurg Psychiatry 1998;65:580–582.

Beilock SL, Carr TH, MacMahon C, et al. When paying attention becomes counterproductive: impact of divided versus skill-focused attention on novice and experienced performance of sensorimotor skills. J Exp Psychol Appl 2002;8:6–16.

Beldarrain MG, Gafman J, deVelasco IR, et al. Prefrontal lesions impair the implicit and explicit learning of sequences on visualmotor tasks. Exp Brain Res 2002;142:529–538.

Belen'kii VY, Gurfinkel VS, Paltsev YI. Elements of control of voluntary movements. Biofizika 1967;12:135–141.

Bell Krotoski JA. Sensibility testing: history, instrumentation, and clinical procedures. In: Skirven AL, Osterman JM, Fedorcyzk PC, et al., eds. Rehabilitation of the hand and upper extremity, 6th ed. Philadelphia, PA: Elsevier Mosby, 2011:132–151.

Bell-Krotoski J, Weinstein S, Weinstein C. Testing sensibility, including touch-pressure, two-point discrimination, point localization, and vibration. J Hand Ther 1993;2:114–123.

Benaim C, Pérennou DA, Villy J, et al. Validation of a standardized assessment of postural control in stroke patients: the Postural Assessment Scale for Stroke Patients (PASS). Stroke 1999;30:1862–1868.

Benbow M. Loops and other groups: a kinesthetic writing system, instructor's manual. Randolph, NJ: OT Ideas, 1991.

Benda BJ, Riley PO, Krebs DE. Biomechanical relationship between center of gravity and center of pressure during standing. IEEE Trans Rehabil Eng 1994;2:3–10.

Beninato M, Gill-Body KM, et al. Determination of the minimal clinically important difference in the FIM instrument in patients with stroke. Arch Phys Med Rehabil 2006;87(1):32–39.

Bennett KM, Castiello U. Reorganization of prehension components following perturbation of object size. Psychol Aging 1995;10:204–214.

Bensoussan L, Viton JM, Schieppati M, et al. Changes in postural control in hemiplegic patients after stroke performing a dual task. Arch Phys Med Rehabil 2007;88:1009–1015.

Bentzel K. Evaluation of sensation. In: Trombly CA, ed. Occupational therapy for physical dysfunction, 4th ed. Baltimore, MD: Lippincott Williams & Wilkins, 1995.

Berardelli A, Sabra AF, Hallett M. Physiological mechanisms of rigidity in Parkinson's disease. J Neurol Neurosurg Psychiatry 1983;46:45–53.

Berg K. Measuring balance in the elderly: validation of an instrument. Dissertation. Montreal: McGill University, 1993.

Berg K, Wood-Dauphinee S, Williams J, et al. Measuring balance in the elderly: preliminary development of an instrument. Physiother Can 1989;41:304–308.

Berg K, Wood-Dauphinee SL, Williams JT. Measuring balance in the elderly: validation of an instrument. Can J Public Health 1992;83:S9–S11.

Berger SE, Adolph KE. Learning and development in infant locomotion. Prog Brain Res 2007;164:237–255.

Berger W, Altenmueller E, Dietz V. Normal and impaired development of children's gait. Hum Neurobiol 1984a;3:163–170.

Berger W, Horstmann GA, Dietz VL. Tension development and muscle activation in the leg during gait in spastic hemiparesis: the independence of muscle hypertonia and exaggerated stretch reflexes. J Neurol Neurosurg Psychiatry 1984b;47:1029–1033.

Berger W, Quintern J, Dietz V. Stance and gait perturbations in children: developmental aspects of compensatory mechanisms. Electroencephalogr Clin Neurophysiol 1985;61:385–395.

Bergmann K. Incidence of atypical pencil grasps among nondysfunctional adults. Am J Occup Ther 1990;44:736–740.

Bernard-Demanze L, Vuillerme N, Ferry M, et al. Can tactile plantar stimulation improve postural control of persons with superficial plantar sensory deficit? Aging Clin Exp Res 2009;21:62–68.

Bernstein N. The coordination and regulation of movement. London, UK: Pergamon, 1967.

Bertenthal B, von Hofsten C. Eye, head and trunk control: the foundation of manual development. Neurosci Biobehav Rev 1998;22:515–520.

Bertenthal BI, Rose JL, Bai DL. Perception-action coupling in the development of visual control of posture. J Exp Psychol 1997;23:1631–1643.

Bertera EM, Bertera RL. Fear of falling and activity avoidance in a national sample of older adults in the United States. Health Soc Work 2008;33:54–62.

Berthier NE, Keen R. Development of reaching in infancy. Exp Brain Res 2006;169:507–518.

Berthier NE, Clifton RK, McCall DD, et al. Proximodistal structure of early reaching in human infants. Exp Brain Res 1999;127:259–269.

Berthoz A, Pozzo T. Head and body coordination during locomotion and complex movements. In: Swinnen SP, Heuer H, Massion J, et al., eds. Interlimb coordination: neural, dynamical and cognitive constraints. San Diego, CA: Academic, 1994:147–165.

Bertram CP, Lemay M, Stelmach GE. The effect of Parkinson's disease on the control of multi-segmental coordination. Brain Cogn 2005;57:16–20.

Beuter A, Hernández R, Rigal R, et al. Postural sway and effect of levodopa in early Parkinson's disease. Can J Neurol Sci 2008;35:65–68.

Bhatt T, Pai YC. Immediate and latent inter-limb transfer of gait stability adaptation following repeated exposure to slips. J Mot Behav 2008;40:380–390.

Bhatt T, Pai YC. Generalization of gait adaptation for fall prevention: from moveable platform to slippery floor. J Neurophysiol 2009;101:948–957.

Bhatt H, Pieruccini-Faria F, Almeida QJ. Dynamics of turning sharpness influences freezing of gait in Parkinson's disease. Parkinsonism Relat Disord 2013;19:181–185.

Bhatt T, Wening JD, Pai YC. Adaptive control of gait stability in reducing slip-related backward loss of balance. Exp Brain Res 2006;170:61–73.

Bhatt T, Yang F, Pai Y-C. Learning to resist gait-slip falls: long-term retention in community-dwelling older adults. Arch Phys Med Rehabil 2012;93:557–564.

Biernaskie J, Chernenko G, Corbett D. Efficacy of rehabilitative experience declines with time after focal ischemic brain injury. J Neurosci 2004;24(5):1245–1254.

Biguer B, Prablanc C, Jeannerod M. The contribution of coordinated eye and head movements in hand pointing accuracy. Exp Brain Res 1984;55:462–469.

Bilney BE, Morris ME, Denisenko S. Physiotherapy for people with movement disorders arising from basal ganglia dysfunction. N Z J Physiotherapy 2003;31:94–100.

Bilodeau EA, Bilodeau IM, Schumsky DA. Some effects of introducing and withdrawing knowledge of results early and late in practice. J Exp Psychol 1959;58:142–144.

Binkofski F, Dohle C, Posse S, et al. Human anterior intraparietal area subserves prehension. Neurology 1998;50:1253–1259.

Birren JE, Cunningham W. Research on the psychology of aging: principles, concepts and theory. In: Birren JE, Schaie KW, eds. Handbook of the psychology of aging, 2nd ed. New York: Van Nostrand Reinhold, 1985:3–34.

Birren JE, Riegel KF, Morrison DF. Age differences in response speed as a function of controlled variations of stimulus conditions: evidence of a general speed factor. Gerontologia 1962;6:1–18.

Bisdorff AR, Wolsley CJ, Anastasopoulos D, et al. The perception of body vertically (subjective postural vertical) in peripheral and central vestibular disorders. Brain 1996;119:1523–1534.

Bishop B. Neurophysiology of motor responses evoked by vibratory stimulation. Phys Ther 1974;54:1273–1282.

Bishop M, Brunt D, Pathare N, et al. Changes in distal muscle timing may contribute to slowness during sit to stand in Parkinsons disease. Clin Biomech (Bristol, Avon) 2005;20(1):112–117.

Bisson E, Contant B, Sveistrup H, et al. Functional balance and dual-task reaction times in older adults are improved by virtual reality and biofeedback training. Cyberpsychol Behav 2007;10:16–23.

Bjorklund A. Long distance axonal growth in the adult central nervous system. J Neurol 1994;241:S33–S35.

Black P, Markowitz RS, Cianci SN. Recovery of motor function after lesions in motor cortex of monkeys. Ciba Found Symp 1975;34:65–83.

Black FO, Nashner LM. Postural control in four classes of vestibular abnormalities. In: Igarashi M, Black FO, eds. Vestibular and visual control of posture and locomotor equilibrium. Basel, Switzerland: Karger, 1985:271–281.

Black FO, Nashner LM. Postural disturbance in patients with benign paroxysmal positional nystagmus. Ann Otol Rhinol Laryngol 1984a;93(6 Pt 1):595–599.

Black FO, Nashner LM. Vestibulo-spinal control differs in patients with reduced versus distorted vestibular function. Acta Otolaryngol (Stockh) Suppl 1984b;406:110–114.

Black FO, Shupert C, Horak FB, et al. Abnormal postural control associated with peripheral vestibular disorders. In: Pompeiano O, Allum J, eds. Vestibulospinal control of posture and movement. Progress in brain research, vol. 76. Amsterdam, The Netherlands: Elsevier Science, 1988:263–275.

Black K, Zafonte R, Millis S, et al. Sitting balance following brain injury: does it predict outcome? Brain Inj 2000;14:141–152.

Blanchard O, Cohen-Solal L, Tardieu C, et al. Tendon adaptation to different long term stresses and collagen reticulation in soleus muscle. Connect Tissue Res 1985;13(3):261–267.

Blank R, Heizer W, von Voss H. Development of externally guided grip force modulation in man. Neurosci Lett 2000;286:187–190.

Blanton S, Wolf AL. An application of upper-extremity constraint-induced movement therapy in a patient with subacute stroke. Phys Ther 1999;79:847–853.

Bleck EE. Locomotor prognosis in cerebral palsy. Dev Med Child Neurol 1975;17:18–25.

Blennerhassett JM, Dite W, Ramage ER, et al. Changes in balance and walking from stroke rehabilitation to the community: a follow-up observational study. Arch Phys Med Rehabil 2012;93:1782–1787.

Blennerhassett JM, Matyas TA, Carey LM. Impaired discrimination of surface friction contributes to pinch grip deficit after stroke. Neurorehabil Neural Repair 2007;21:263–272.

Bleyenheuft C, Bleyenheuft Y, Hanson P, et al. Treatment of genu recurvatum in hemiparetic adult patients: a systematic literature review. Ann Phys Rehabil Med 2010;53:189–199.

Bliem BR, Grimbergen YA, Cramer M, et al. Prospective assessment of falls in Parkinson's disease. J Neurol 2001;248:950–958.

Blin O, Ferrandez AM, Pailhous J, et al. Dopa-sensitive and dopa-resistant gait parameters in Parkinson's disease. J Neurol Sci 1991;103:51–54.

Blin O, Ferrandez AM, Serratrice G. Quantitative analysis of gait in Parkinson patients: increased variability of stride length. J Neurosci 1990;98:91–97.

Bliss TVP, Lomo T. Long-lasting potentiation of synaptic transmission in the dentate area of the anaesthetized rabbit following stimulation of the perforant path. J Physiol (Lond) 1973;232:331–356.

Block P, Vanner EA, Keys CB, et al. Project Shake-It-Up: using health promotion, capacity building and a disability studies framework to increase self-efficacy. Disabil Rehabil 2010;32(9):741–754.

Bloem BR, Beckley DJ, van Dijk JG. Are automatic postural responses in patients with Parkinson's disease abnormal due to their stooped posture? Exp Brain Res 1999;124:481–488.

Bloem BR, Grimbergen YA, van Dijk JG, et al. The "posture second" strategy: a review of wrong priorities in Parkinson's disase. J Neurol Sci 2006;248:196–204.

Bloem BR, Grimbergen YA, Cramer M, et al. "Stops Walking When Talking" does not predict falls in Parkinson's disease. Ann Neurol 2000;48:268.

Bloom R, Przekop A, Sanger TD. Prolonged electromyogram biofeedback improves upper extremity function in children with cerebral palsy. J Child Neurol 2010;25(12);1480–1484.

Bobath B. Abnormal postural reflex activity caused by brain lesions. London, UK: Heinemann, 1965.

Bobath B. Adult hemiplegia: evaluation and treatment. London, UK: William Heinemann Medical Books, 1978.

Bobath B. Adult hemiplegia: evaluation and treatment, 3rd ed. London, UK: Heinemann, 1990.

Bobath B, Bobath K. Motor development in different types of cerebral palsy. London, UK: Heinemann, 1975.

Bobath K, Bobath B. The neurodevelopmental treatment. In: Scrutton D, ed. Management of the motor disorders of cerebral palsy. Clinics in Developmental Medicine, no. 90. London, UK: Heinemann, 1984.

Boehme R. Improving upper body control. Tucson, AZ: Therapy Skill Builders, 1988.

Boenig DD. Evaluation of a clinical method of gait analysis. Phys Ther 1977;7:795–798.

Bohannon RW. Hand-held compared with isokinetic dynamometry for measurement of static knee extension torque (parallel reliability of dynamometers). Clin Phys Physiol Meas 1990;11:217–222.

Bohannon RW. Comfortable and maximum walking speed of adults aged 20–79 years: reference values and determinants. Age Ageing 1997;26:15–19.

Bohannon RW, Andrews AW. Correlation of knee extensor muscle torque and spasticity with gait speed in patients with stroke. Arch Phys Med Rehabil 1990;71:330–333.

Bohannon RW, Smith MB. Interrater reliability of a modified Ashworth scale of muscle spasticity. Phys Ther 1987;67(2):206–207.

Bohannon RW, Walsh S. Nature, reliability, and predictive value of muscle performance measures in patients with hemiparesis following stroke. Arch Phys Med Rehabil 1992;73:721–725.

Bonaiuto J, Arbib MA. Extending the mirror neuron system model, II: what did I just do? A new role for mirror neurons. Biol Cybern 2010;102(4):341–359.

Bonan IV, Colle FM, Guichard JP, et al. Reliance on visual information after stroke. Part I. Balance on dynamic posturography. Arch Phys Med Rehabil 2004;85:268–273.

Bonan IV, Guettard E, Leman MC, et al. Subjective visual vertical perception relates to balance in acute stroke. Arch Phys Med Rehabil 2006;87:642–646.

Boomkamp-Koppen HG, Visser-Meily JM, Post MW, et al. Poststroke hand swelling and oedema: prevalence and relationship with impairment and disability. Clin Rehabil 2005;19:552–559.

Boonyong S, Siu KC, van Donkelaar P, et al. Development of postural control during gait in typically developing children: the effects of dual-task conditions. Gait Posture 2012;35(3):428–434.

Bortz WM IV, Bortz WM II. How fast do we age? Exercise performance over time as a biomarker. J Gerontol A Biol Sci Med Sci 1996;51:M223–M225.

Boudreau MJ, Smith AM. Activity in rostral motor cortex in response to predictable force-pulse perturbations in a precision grip task. J Neurophysiol 2001;86:1079–1085.

Bovend'Eerdt TJ, Newman M, Barker K, et al. The effects of stretching in spasticity: a systematic review. Arch Phys Med Rehabil 2008;89:1395–13406.

Bowden MG, Balasubramanian CK, Neptune RR, et al. Anterior- posterior ground reaction forces as a measure of paretic leg contribution in hemiparetic walking. Stroke 2006;37:872–876.

Bowden MG, Behrman AL, Neptune RR, et al. Locomotor rehabilitation of individuals with chronic stroke: difference between responders and nonresponders. Arch Phys Med Rehabil 2013;94:856–862.

Bowen A, Wenman R, Mickelborough J, et al. Dual-task effects of talking while walking on velocity and balance following a stroke. Age Ageing 2001;30:319–323.

Bower TGR, Broughton JM, Moore MK. The coordination of visual and tactual input in infants. Percept Psychophys 1970a;8:51–53.

Bower TGR, Broughton JM, Moore MK. Demonstration of intention in the reaching behavior of neonate humans. Nature 1970b;228:679–681.

Bowler JV, Wade JP, Jones BE, et al. Contribution of diaschisis to the clinical deficit in human cerebral infarction. Stroke 1995;26:1000–1006.

Boyd LA, Winstein CJ. Implicit motor sequence learning in humans following unilateral stroke: the impact of practice and explicit knowledge. Neurosci Lett 2001;298:65–69.

Boyd LA, Winstein CJ. Impact of explicit information on implicit motor sequence learning following middle cerebral artery stroke. Phys Ther 2003;83:976–989.

Brach JS, Berlin JE, Van Swearingen JM, et al. Too much or too little step width variability is associated with a fall history in older persons who walk at or near normal gait speed. J Neuroeng Rehabil 2005;2:21.

Bradley NS, Bekoff A. Development of locomotion: animal models. In: Woollacott MH, Shumway-Cook A, eds. Development of posture and gait across the lifespan. Columbia: University of South Carolina, 1989:48–73.

Bradley NS, Smith JL. Neuromuscular patterns of stereotypic hindlimb behaviors in the first two postnatal months. I. Stepping in normal kittens. Dev Brain Res 1988;38:37–52.

Brady RA, Pavol MJ, Owings TM, et al. Foot displacement but not velocity predicts the outcome of a slip induced in young subjects while walking. J Biomech 2000;33:803–808.

Brændvik SM, Elvrum AK, Vereijken B, et al. Relationship between neuromuscular body functions and upper extremity activity in children with cerebral palsy. Dev Med Child Neurol 2010;52:29–34.

Brand PW. Management of sensory loss in the extremities. In: Omer E, Spinner M, eds. Management of peripheral nerve problems. Philadelphia, PA: Saunders, 1980:862–872.

Brandão MB, Oliveira RH, Mancini MC. Functional priorities reported by parents of children with cerebral palsy: contribution to the pediatric rehabilitation process. Braz J Phys Ther 2014;18(6):563–571.

Brandstater M, deBruin H, Gowland C, et al. Hemiplegic gait: analysis of temporal variables. Arch Phys Med Rehabil 1983;64:583–587.

Brandt T, Daroff RB. The multisensory physiological and pathological vertigo syndromes. Ann Neurol 1979;7:195–197.

Brandt T, Wenzel D, Dichgans J. Die Entwicklung der visuellen Stabilisation des aufrechten Standes bein Kind: Ein Refezeichen in der Kinderneurologie (Visual stabilization of free stance in infants: a sign of maturity). Arch Psychiatr Nervenkr 1976;223:1–13.

Brashear A, Zafonte R, Corcoran M, et al. Inter- and intrarater reliability of the Ashworth scale and the disability assessment scale in patients with upper limb post stroke spasticity. Arch Phys Med Rehabil 2002;83:1349–1354.

Brauer S, Morris ME. Effects of dual task interference on postural control, movement and physical activity in healthy older people and those with movement disorders. In: Morris ME, Schoo A, eds. Optimizing exercise and physical activity in older people. London, UK: Butterworth Heinemann, 2004:2672–2687.

Brauer SG, Broome A, Stone C, et al. Simplest tasks have greatest dual task interference with balance in brain injured adults. Hum Mov Sci 2004;23:489–502.

Brauer SG, Woollacott M, Shumway-Cook A. The influence of a concurrent cognitive task on the compensatory stepping response to a perturbations in balance-impaired and healthy elders. Gait Posture 2002;15:83–93.

Brauer SG, Woollacott M, Shumway-Cook A. The interacting effects of cognitive demand and recovery of postural stability in balance-impaired elderly. J Gerontol Med Sci 2001;56:489–496.

Braun JJ, Meyer PM, Meyer DR. Sparing of a brightness habit in rats following visual decortication. J Comp Physiol Psychol 1986;61:79–82.

Braun S, Granger CV. A practical approach to functional assessment in pediatrics. Occup Ther Pract 1991;2:46–51.

Bravi L, Stoykov ME. New directions in occupational therapy: implementation of the task-oriented approach in conjunction with cortical stimulation after stroke. Top Stroke Rehabil 2007;14(6):68–73.

Breniere Y, Bril B. Development of postural control of gravity forces in children during the first 5 years of walking. Exp Brain Res 1998;121:255–262.

Breniere Y, Do MC, Sanchez J. A biomechanical study of the gait initiation process. J Biophys Med Nucl 1981;5:197–205.

Breniere Y, Do MC. When and how does steady state gait movement induced from upright posture begin? J Biomech 1986;19:1035–1040.

Breslin DM, Exner CE. Construct validity of the In-Hand Manipulation Test: a discriminant analysis with children without disability and children with spastic diplegia. Am J Occup Ther 1999;53:381–386.

Brien M, Sveistrup H. An intensive virtual reality program improves functional balance and mobility of adolescents with cerebral palsy. Pediatr Phys Ther 2011;23:258–266.

Bril B, Breniere Y. Posture and independent locomotion in childhood: learning to walk or learning dynamic postural control? In: Savelsbergh GJP, ed. The development of coordination in infancy. Amsterdam, The Netherlands: North-Holland, 1993:337–358.

Brochier T, Boudreau MJ, Pare M, et al. The effects of muscimol inactivation of small regions of motor and somatosensory cortex on independent finger movements and force control in the precision grip. Exp Brain Res 1999;128:31–40.

Brod M, Mendelsohn GA, Roberts B. Patients' experiences of Parkinson's disease. J Gerontol B Psychol Sci Soc Sci 1998;53:213–222.

Broderick MP, Newell KM. Coordination patterns in ball bouncing as a function of skill. J Motor Behav 1999;31:165–189.

Broeder S, Nackaerts E, Nieuwboer A, et al. The effects of dual tasking on handwriting in patients with Parkinson's disease. Neuroscience 2014;263:193–202.

Broekmans T, Gijbels D, Eijnde BO, et al. The relationship between upper leg muscle strength and walking capacity in persons with multiple sclerosis. Mult Scler 2013;19:112–119.

Broeks JG, Lankhorst GJ, Rumping K, et al. The long term outcome of arm function after stroke: results of a follow-up study. Disabil Rehabil 1999;21:357–364.

Broeren J, Rydmark M, Sunnerhagen KS. Virtual reality and haptics as a training device for movement rehabilitation after stroke: a single-case study. Arch Phys Med Rehabil 2004;85:1247–1250.

Brogren E, Forssberg H, Hadders-Algra M. Influence of two different sitting positions on postural adjustments in children with spastic diplegia. Dev Med Child Neurol 2001;43:534–546.

Brogren E, Hadders-Algra M, Forssberg H. Postural control in children with spastic diplegia: muscle activity during perturbations to sitting. Dev Med Child Neurol 1996;38:379–388.

Brogren E, Hadders-Algra M, Forssberg H. Postural control in sitting children with cerebral palsy. Neurosci Biobehav Rev 1998;22:591–596.

Bronstein AM, Guerraz M. Visual-vestibular control of posture and gait: physiological mechanisms and disorders. Curr Opin Neurol 1999;12:5–11.

Brooks VB. The neural basis of motor control. New York: Oxford University Press, 1986.

Brooks DC. The pixelated brain. 2011. Retrieved from www.pixelatedbrain.com

Brown TG. The intrinsic factors in the act of progression in the mammal. Proc R Soc Lond B 1911;84:308–319.

Brown JK. Science and spasticity. Dev Med Child Neurol 1993;35:471–472.

Brown DM, Cullers CM, McMonigal LL, et al. The use of neuromuscular electrical stimulation for facilitation of task-oriented exercise in the upper extremity to achieve functional improvement in an individual with chronic post-stroke hemiparesis: a case study. Neurol Rep 2000;24:198–199.

Brown M, Dijkers M, Gordon WA, et al. Participation objective, participation subjective: a measure of participation combining outsider and insider perspectives. J Head Trauma Rehabil 2004;19:459–481.

Brown LA, McKenzie NC, Doan JB. Age-dependent differences in the attentional demands of obstacle negotiation. J Gerontol 2005;60A:924–927.

Brown JV, Sepehr MM, Ettlinger G, et al. The accuracy of aimed movements to visual targets during development: the role of visual information. J Exp Child Psychol 1986;41:443–460.

Brown LA, Shumway-Cook A, Woollacott MH. Attentional demands and postural recovery: the effects of aging. J Gerontol 1999;54A:M165–M171.

Brown LA, Sleik RJ, Winder TR. Attentional demands for static postural control after stroke. Arch Phys Med Rehabil 2002;83:1732–1735.

Bruce MF. The relation of tactile thresholds to histology in the fingers of the elderly. J Neurol Neurosurg Psychiatry 1980;43:730.

Bruijn SM, Meijer OG, van Dieën JH, et al. Coordination of leg swing, thorax rotations, and pelvis rotations during gait: the organisation of total body angular momentum. Gait Posture 2008;27:455–462.

Bruininks RH, Bruininks BD. Bruininks-Oseretsky test of motor proficiency, 2nd ed. Circle Pines, MN: American Guidance Service, 2005.

Bruininks RH. Bruininks-Oseretsky Test of motor proficiency. Circle Pines, MN: American Guidance Service, 1978.

Bruner JS, Koslowski B. Visually pre-adapted constituents of manipulatory action. Perception 1972;1:3–14.

Brunner IC, Skouen JS, Ersland L, et al. Plasticity and response to action observation: a longitudinal FMRI study of potential mirror neurons in patients with subacute stroke. Neurorehabil Neural Repair 2014;28(9):874–884.

Brunner I, Skouen JS, Hofstad H, et al. Virtual reality training for upper extremity in subacute stroke (VIRTUES): study protocol for a randomized controlled multicenter trial. BMC Neurol 2014;14(1):186.

Brunnstrom S. Motor testing procedures in hemiplegia: based on sequential recovery stages. Phys Ther 1966;46:357–375.

Brunnstrom S. Movement therapy in hemiplegia: a neurophysiological approach. New York: Harper & Row, 1970.

Brunt D, VanderLinden DW, Behrman AL. The relation between limb loading and control parameters of gait initiation in persons with stroke. Arch Phys Med Rehabil 1995;76:627–634.

Buchner DM, DeLateur BJ. The importance of skeletal muscle strength to physical function in older adults. Ann Behav Med 1991;13:1–12.

Buchner DM, Larson EB. Falls and fractures in patients with Alzheimer-type dementia. JAMA 1987;257:1492–1495.

Buchner DM, Larson EB, Wagner EH, et al. Evidence for a non-linear relationship between leg strength and gait speed. Age Ageing 1996;25:386–391.

Buckingham G, Bieńkiewicz M, Rohrbach N, et al. The impact of unilateral brain damage on weight perception, sensorimotor anticipation, and fingertip force adaptation. Vision Res 2015;115(Pt B):231–237. pii: S0042-6989(15)00046-2. doi: 10.1016/j.visres.2015.02.005.

Bullinger A. Cognitive elaboration of sensorimotor behaviour. In: Butterworth G, ed. Infancy and epistemology: an evaluation of Piaget's theory. London, UK: Harvester, 1981:173–199.

Bullinger A, Jouen F. Sensibilite du champ de detection peripherique aux variations posturales chez le bebe. Arch Psychol 1983;51:41–48.

Bultmann U, Pierscianek D, Gizewski ER, et al. Functional recovery and rehabilitation of postural impairment and gait ataxia in patients with acute cerebellar stroke. Gait Posture 2014;39:563–569.

Bumin G, Kavak ST. An investigation of the afactors affecting handwriting skill in children with hemiplegic cerebral palsy. Disabil Rehabil 2010;32:692–703.

Bunday KL, Bronstein AM. Locomotor adaptation and aftereffects in patients with reduced somatosensory input due to peripheral neuropathy. J Neurophysiol 2009;102:3119–3128.

Buneo CA, Andersen RA. The posterior parietal cortex: sensorimotor interface for the planning and online control of visually guided movements. Neuropsychologia 2006;44:2594–2606.

Burger M, Louw QA. The predicting validity of general movements—a systematic review. Eur J Paediatric Neurol 2009;13:408–420.

Burgess PR, Clark FJ. Characteristics of knee-joint receptors in the cat. J Physiol Lond 1969;203:317–325.

Burke JL, Prewett MS, Gray AA, et al. Comparing the effects of visual-auditory and visual-tactile feedback on user performance: a meta-analysis. In: ICMI'06 Proceedings of the 8th International Conference on Multimodal Interfaces, Banff, Canada, 2006.

Bürkle A, Brabeck C, Diefenbach J, et al. The emerging role of poly(ADP-ribose) polymerase-1 in longevity. Int J Biochem Cell Biol 2005;37(5):1043–1053.

Burridge JH, Wood DE, Hermens HJ, et al. Theoretical and methodological considerations in the measurement of spasticity. Disabil Rehabil 2005;27:69–80.

Burtner PA, Woollacott MH, Craft GL, et al. The capacity to adapt to changing balance threats: a comparison of children with cerebral palsy and typically developing children. Dev Neurorehabil 2007;10:249–260.

Burtner PA, Woollacott MH, Qualls C. Stance balance control with orthoses in a select group of children with and without spasticity. Dev Med Child 1999;41:748–757.

Bütefisch C, Khurana V, Kopylev L, et al. Enhancing encoding of a motor memory in the primary motor cortex by cortical stimulation. J Neurophysiol 2004;91:2110–2116.

Butland RJA, Pang J, Gross ER, et al. Two-, six-, and 12-minute walking tests in respiratory disease. BMJ 1982;284:1607–1608.

Butler PB. A preliminary report on the effectiveness of trunk targeting in achieving independent sitting balance in children with cerebral palsy. Clin Rehabil 1998;12:281–293.

Butler PB, Saavedra S, Sofranac M, et al. Refinement, reliability, and validity of the segmental assessment of trunk control. Pediatr Phys Ther 2010;22:246–257.

Butterworth G, Cicchetti D. Visual calibration of posture in normal and motor retarded Down's syndrome infants. Perception 1978;7:513–525.

Butterworth G, Hicks L. Visual proprioception and postural stability in infancy: a developmental study. Perception 1977;6:255–262.

Butterworth G, Pope M. Origine et fonction de la proprioception visuelle chez l'enfant. In: de Schonen S, ed. Le developpement dans la premiere année. Paris, UK: Presses Universitaires de France, 1983:107–128.

Byl N, Roderick J, Mohamed O, et al. Effectiveness of sensory and motor rehabilitation of the upper limb following the principles of the upper limb following the principles of neuroplasticity: patients stable poststroke. Neurorehabil Neural Repair 2003;17(3):176–191.

Byl NN, McKenzie A. Treatment effectiveness for patients with a history of repetitive hand use and focal hand dystonia: a planned, prospective follow-up study. J Hand Ther 2000;13:289–301.

C

Cahill BM, Carr JH, Adams R. Intersegmental co-ordination in sit-to-stand: an age cross-sectional study. Physiother Res Int 1999;4:12–27.

Cailliet R. The shoulder in hemiplegia. Philadelphia, PA: FA Davis, 1980.

Cakit BD, Saracoglu M, Genc H, et al. The effects of incremental speed-dependent treadmill training on postural instability and fear of falling in Parkinson's disease. Clin Rehabil 2007;21:698–705.

Cakrt O, Chovanec M, Funda T, et al. Exercise with visual feedback improves postural stability after vestibular schwannoma surgery. Eur Arch Otorhinolaryngol 2010;267(9):1355–1360.

Cakrt O, Vyhnálek M, Slabý K, et al. Balance rehabilitation therapy by tongue electrotactile biofeedback in patients with degenerative cerebellar disease. NeuroRehabilitation. 2012;31(4):429–434. doi: 10.3233/NRE-2012-00813.

Cameron DM, Bohannon RW, Garrett GE, et al. Physical impairments related to kinetic energy during sit-to-stand and curb-climbing following stroke. Clin Biomech (Bristol, Avon) 2003;18(4):332–340.

Cameron M, Horak FB, Herndon RR, et al. Imbalance in multiple sclerosis: a result of slowed spinal somatosensory conduction. Somatosens Motor Res 2008;25:113–122.

Camicioli R, Howieson D, Lehman S. Talking while walking: the effects of a dual task on aging and Alzheimer's disease. Neurology 1997;48:955–958.

Camicioli R, Licis L. Motor impairment predicts falls in specialized Alzheimer care units. Alzheimer Dis Assoc Disord 2004;18:214–218.

Campanini I, Merlo A, Damiano B. A method to differentiate the causes of stiff-knee gait in stroke patients. Gait Posture 2013;38:165–169.

Campbell SK. Measurement of motor performance in cerebral palsy. In: Forssberg H, Hirschfeld H, eds. Movement disorders in children. Basel, Switzerland: Karger, 1991:264–271.

Campbell SK. Are models of disability useful in real cases? Pediatric case examples realized in research, clinical practice, and education. Phys Ther 2006;86:881–887.

Campbell AJ, Borrie MJ, Spears GF. Risk factors for falls in a community-based prospective study of people 70 years and older. J Gerontol 1989;44:M112–M117.

Campbell SK, Kolobe THA, Osten ET, et al. Construct validity of the Test of Infant Motor Performance. Phys Ther 1995;75:585–596.

Campbell AJ, Reinken J, Allen BC, et al. Falls in old age: a study of frequency and related clinical factors. Age Ageing 1981;10:264–279.

Campbell AJ, Robertson MC. Rethinking individual and community fall prevention strategies: a meta-regression comparing single and multifactorial interventions. Age Ageing 2007;36(6):656–662.

Campbell C, Rowse J, Ciol MA, et al. The effect of attentional demands on the Timed Up and Go Test in older adults with and without Parkinson's disease. Neurol Rep 2003;3:2–7.

Camus M, Ragert P, Vandermeeren Y, et al. Mechanisms controlling motor output to a tranfer hand after learning a sequential pinch force skill with the opposite hand. Clin Neurophysiol 2009;120:1859–1865.

Cannon N. Manual of hand splinting. New York: Churchill Livingstone, 1985.

Cantin JF, McFadyen BJ, Doyon J, et al. Can measures of cognitive function predict locomotor behavior in complex environments following a traumatic brain injury? Brain Inj 2007;21:327–334.

Carey L, Matyas T, Oke L. Sensory loss in stroke patients: effective training of tactile and proprioceptive discrimination. Arch Phys Med Rehabil 1993;74:602–611.

Carlsoo A. The initiation of walking. Acta Anat 1966;65:1–9.

Carlton LG. Processing visual feedback information for movement control. J Exp Psychol Hum Percept 1981;7:1019–1030.

Carpenter MG, Allum JHJ, Adkin AL, et al. Postural abnormalities to multidirectional stance perturbations in Parkinson's disease. J Neurol Neurosurg Psychiatry 2004;75:1245–1254.

Carpinella I, Cattaneo D, Ferrarin M. Quantitative assessment of upper limb motor function in Multiple Sclerosis using an instrumented Action Research Arm Test. J Neuroeng Rehabil 2014;11:67

Carr JH, Shepherd RB. Motor relearning programme for stroke, 2nd ed. Rockville, MD: Aspen, 1992.

Carr JH, Shepherd RB. Neurologic rehabilitation: optimizing motor performance. Oxford, UK: Butterworth and Heinemann, 1998.

Carr JH, Shepherd RB, Nordholm L, et al. Investigation of a new motor assessment scale for stroke patients. Phys Ther 1985;65:175–180.

Carswell A, McColl MA, Baptiste S, et al. The Canadian occupational performance measure: a research and clinical literature review. Can J Occup Ther 2004;71(4):210–222.

Case-Smith J. Fine motor outcomes in preschool children who receive occupational

therapy services. Am J Occup Ther 1996;50(1):52–61.

Case-Smith J. Effectiveness of school-based occupational therapy intervention on handwriting. Am J Occup Ther 2002;56(1):17–25.

Cass SP, Borello-France D, Furman JM. Functional outcome of vestibular rehabilitation in patients with abnormal sensory organization testing. Am J Otol 1996;17:581–594.

Castiello U. The neuroscience of grasping. Nat Rev Neurosci 2005;6:726–736.

Catalano JF, Kleiner BM. Distant transfer and practice variability. Percept Mot Skills 1984;58:851–856.

Catena RD, van Donkelaar P, Chou LS. Altered balance control following concussion is better detected with an attention test during gait. Gait Posture 2007;25:406–411.

Catena RD, van Donkelaar P, Chou LS. Different gait tasks distinguish immediate vs. long-term effects of concussion on balance control. J Neuroeng Rehabil 2009;7:25–30.

Cattaneo D, DeNuzzo C, Fascia T, et al. Risks of falls in subjects with multiple sclerosis. Arch Phys Med Rehabil 2002;83:864–867.

Cattaneo D, Jonsdottir J. Sensory impairments in quiet standing in subjects with multiple sclerosis. Mult Scler 2009;15:59–67.

Cattaneo D, Jonsdottir J, Zocchi M, et al. Effects of balance exercises on people with multiple sclerosis: a pilot study. Clin Rehabil 2007;21:771–781.

Cauraugh JH, Kim SB. Stroke motor recovery: active neuromuscular stimulation and repetitive practice schedules. J Neurol Neurosurg Psychiatry 2003;74:1562–1566.

Cauraugh JH, Summers JJ. Neural plasticity and bilateral movements: a rehabilitation approach for chronic stroke. Prog Neurobiol 2005;75:309–320.

Cauraugh JH, Kim SB, Duley A. Coupled bilateral movements and active neuromuscular stimulation: intralimb transfer evidence during bimanual aiming. Neurosci Lett 2005;382(1–2):39–44.

Cavanagh PR, Gregor RJ. Knee joint torques during the swing phase of normal treadmill walking. J Biomech 1975;8:337–344.

Cernak K, Stevens V, Price R, et al. Locomotor training using body-weight support on a treadmill in conjunction with ongoing physical therapy in a child with severe cerebellar ataxia. Phys Ther 2008;88:88–97.

Cha J, et al. Locomotor ability in spinal rats is dependent on the amount of activity imposed on the hindlimbs during treadmill training. J Neurotrauma 2007;24:1000–1012.

Cham R, Redfern MS. Changes in gait when anticipating slippery floors. Gait Posture 2002;15:159–171.

Chambers AJ, Cham R. Slip-related muscle activation patterns in the stance leg during walking. Gait Posture 2007;25:565–572.

Chandler JM, Duncan PW, Studenski SA. Balance performance on the postural stress test: comparison of young adults, healthy elderly, and fallers. Phys Ther 1990;70:410–415.

Chandler JM, Hadley EC. Exercise to improve physiologic and functional performance in old age. In: Studenski S. Clinics in geriatric medicine: gait and balance disorders, vol. 12. Philadelphia, PA: Saunders, 1996:761–784.

Chandler LS, Skillen M, Swanson MW. Movement assessment of infants, a manual. Rolling Bay, WA: Authors, 1980.

Chang HA, Krebs DE. Dynamic balance control in elders: gait initiation assessment as a screening tool. Arch Phys Med Rehabil 1999;80:490–494.

Chang JJ, Wu TI, Wu WL, et al. Kinematical measure for spastic reaching in children with cerebral palsy. Clin Biomech (Bristol, Avon) 2005;20:381–388.

Chaparro A, Rogers M, Fernandez J, et al. Range of motion of the wrist: implications for designing computer input devices for the elderly. Disabil Rehabil 2000;22:633–637.

Chapman SB, McKinnon L. Discussion of developmental plasticity: factors affecting cognitive outcome after pediatric traumatic brain injury. J Commun Disord 2000;33:333–344.

Charles J, Gordon AM. Develoment of hand-arm bimanual intensive training (HABIT) for improving bimanual coordination in children with hemiplegic cerbral palsy. Dev Med Child Neurol 2006;48:931–936.

Charles JR, Gordon AM. A repeated course of constraint-induced movement therapy results in further improvement. Dev Med Child Neurol 2007;49:770–773.

Charles J, Lavinder G, Gordon A. Effects of constraint-induced therapy on hand function in children with hemiplegic cerebral palsy. Pediatr Phys Ther 2001;13:68–76.

Charness AL. Management of the upper extremity in the patient with hemiplegia. Course syllabus for the Annual Meeting of the Washington Physical Therapy Association, 1994.

Chemerinski E, Robinson RG, Kosier JT. Improved recovery in activities of daily living associated with remission of post-stroke depression. Stroke 2001;32:113–117.

Chen HC. Factors underlying balance restoration after tripping: biomechanical model analyses. Doctoral dissertation, University of Michigan, 1993.

Chen H, Ashton-Miller JA, Alexander NB, et al. Stepping over obstacles: gait patterns of healthy young and old adults. J Gerontol 1991;46:M196–M203.

Chen CC, Bode RK, Granger CV, et al. Psychometric properties and developmental differences in children's ADL item hierarchy: a study of the WeeFIM instrument. Am J Phys Med Rehabil 2005;84(9):671–679.

Chen CL, Chen HC, Tang SF, et al. Gait performance with compensatory adaptations in stroke patients with different degrees of motor recovery. Am J Phys Med Rehabil 2003;82:925–935.

Chen KL, Chou YT, Yu WH, et al. A prospective study of the responsiveness of the original and the short form Berg Balance Scale in people with stroke. Clin Rehabil 2015;29:468–476. pii: 0269215514549032.

Chen R, Cohen LG, Hallett M. Nervous system reorganization following injury. Neuroscience 2002;4:761–773.

Chen CC, Granger CV, Peimer CA, et al. Manual Ability Measure (MAM-16): a preliminary report on a new patient-centered and task-oriented outcome measure of hand function. J Hand Surg Br 2005;30:207–216.

Chen CC, Kasven N, Karpatkin HI, et al. Hand strength and perceived manual ability among patients with multiple sclerosis. Arch Phys Med Rehabil 2007;88:794–797.

Chen CH, Lin KH, Lu TW, et al. Immediate effect of lateral-wedged insole on stance and ambulation after stroke. Am J Phys Med Rehabil 2010;89:48–55.

Chen G, Patten C. Joint moment work during the stance to swing transition in hemiparetic subjects. J Biomech 2008;41:877–883.

Chen HC, Schultz AB, Ashton-Miller JA, et al. Stepping over obstacles: dividing attention impairs performance of old more than young adults. J Gerontol 1996;51(3):M116–M122.

Chen H, Zhang SM, Schwarzschild MA, et al. Physical activity and the risk of Parkinson disease. Neurology 2005;64:664–669.

Cheng PT, Chen CL, Wang CM, et al. Leg muscle activation patterns of sit-to-stand movement in stroke patients. Am J Phys Med Rehabil 2004;83:10–16.

Cheng PT, Liaw MY, Wong MK, et al. The sit-to-stand movement in stroke patients and its correlation with falling. Arch Phys Med Rehabil 1998;79:1043–1046.

Cherng RJ, Su FC, Chen JJ, et al. Performance of static standing balance in children with spastic diplegic cerebral palsy under altered sensory environments. Am J Phys Med Rehabil 1999;78:336–343.

Chiarello LA, Palisano RJ, Wescott McCoy S, et al. Child engagement in daily life: a measure of participation for young children with cerebral palsy. Disabil Rehabil 2014;36(21):1804–1816.

Chisari C, Venturi M, Bertolucci F, et al. Benefits of an intensive task-oriented circuit training in Multiple Sclerosis patients with mild disability. NeuroRehabilitation 2014;35(3):509–518.

Cho KH, Lee WH. Effect of treadmill training based real-world video recording on balance and gait in chronic stroke patients: a randomized controlled trial. Gait Posture 2014;39:523–528.

Cho B, Scarpace D, Alexander NB. Tests of stepping as indicators of mobility, balance and fall risk in balance-impaired older adults. J Am Geriatr Soc 2004;52:1168–1173.

Chong R, Horak F, Woollacott M. Parkinson's disease impairs the ability to change set quickly. J Neurol Sci 2000;175:57–70.

Chong RKY, Horak FB, Frank J, et al. Sensory organization for balance: specific deficits in Alzheimer's but not in Parkinson's disease. J Gerontol A Biol Sci Med Sci 1999;54:M122–M128.

Chou C, Chien C, Hsueh I, et al. Developing a short form of the Berg Balance Scale for people with stroke. Phys Ther 2006;86:195–204.

Chou L-S, Kaufman KR, Brey RH, et al. Motion of the whole body's center of mass when stepping over obstacles of different heights. Gait Posture 2001;13:17–26.

Chou L-S, Kaufman KR, Hahn ME, et al. Medio-lateral motion of the center of mass during obstacle crossing distinguishes elderly patients with imbalance. Gait Posture 2003;18:125–133.

Chou LS, Kaufman KR, Walker-Rabatin AE, et al. Dynamic instability during obstacle crossing following traumatic brain injury. Gait Posture 2004;20:245–254.

Chou P, Lee S. Turning deficits in people with Parkinson's disease. Tzu Chi Medical J 2013;25:200–202.

Cirstea MC, Mitnitski AB, Feldman AG, et al. Interjoint coordination dynamics during reaching in stroke. Exp Brain Res 2003;151:289–300.

Clark J, Lanphear A, Riddick C. The effects of videogame playing on the response selection processing of elderly adults. J Gerontol 1987;42:82–85.

Clark JE, Whitall J. Changing patterns of locomotion: from walking to skipping. In: Woollacott MH, Shumway-Cook A, eds. Development of posture and gait across the lifespan. Columbia: University of South Carolina, 1989:128–151.

Claverie P, Alexandre F, Nichol J, et al. L'activité tonique reflexe du nourisson. Pediatrie 1973;28:661–679.

Cockburn J, Haggard P, Cock J, et al. Changing patterns of cognitive-motor interference (CMI) over time during recovery from stroke. Clin Rehabil 2003;17:167–173.

Cohen LG, Bandinelli S, Findlay TW, et al. Motor reorganization after upper limb amputation in man: a study with focal magnetic stimulation. Brain 1991;114:615–627.

Cohen H, Blatchly CA, Gombash LL. A study of the clinical test of sensory interaction and balance. Phys Ther 1993;73:346–351.

Cole KJ. Grasp force control in older adults. J Mot Behav 1991;23:251–258.

Cole KJ. Age-related directional bias of fingertip force. Exp Brain Res 2006;175:285–291.

Cole KJ, Rotella DL, Harper JG. Mechanisms for age-related changes of fingertip forces during precision gripping and lifting in adults. J Neurosci 1999;19:3228–3247.

Cole KJ, Rotella DL, Harper JG. Tactile impairments cannot explain the effect of age on a grasp and lift task. Exp Brain Res 1998;121:263–269.

Cole KJ, Rotella DL. Old age affects fingertip forces when restraining an unpredictably loaded object. Exp Brain Res 2001;136:535–542.

Cole KJ, Rotella DL. Old age impairs the use of arbitrary visual cues for predictive control of fingertip forces during grasp. Exp Brain Res 2002;143:35–41.

Colebatch JG, Gandevia SC. The distribution of muscular weakness in upper motor neuron lesions affecting the arm. Brain 1989;112:749–763.

Collignon O, Davare M, De Volder AG, et al. Time-course of posterior parietal and occipital cortex contribution to sound localization. J Cogn Neurosci 2008;20:1454–1463.

Collignon O, Voss P, Lassonde M, et al. Cross-modal plasticity for the spatial processing of sounds in visually deprived subjects. Exp Brain Res 2009;192:343–358.

Collins SH, Adamczyk PG, Kuo AD. Dynamic arm swinging in human walking. Proc R Soc Biomech 2009;276:3679–3688.

Colman RJ, Anderson RM, Johnson SC, et al. Caloric restriction delays disease onset and mortality in rhesus monkeys. Science 2009;325(5937):201–204.

Colon-Emeric CS, Sloane R, Hawkes WG, et al. The risk of subsequent hip fracture in community-dwelling men and male veterans with hip fracture. Am J Med 2000;109:324–326.

Combs SA, Kelly SP, Barton R, et al. Effects of an intensive, task-specific rehabilitation program for individuals with chronic stroke: a case series. Disabil Rehabil 2010;32:669–678.

Connolly KJ. The development of competence in motor skills. In: Nadeau CH, Halliwell WR, Newell KM, et al., eds. Psychology of motor behavior and sport. Champaign, IL: Human Kinetics, 1979:229–250.

Connelly L, Stoykov ME, Jia Y, et al. Use of a pneumatic glove for hand rehabilitation following stroke. Conf Proc IEEE Eng Med Biol Soc 2009;2009:2434–2437.

Cook T, Cozzens B. Human solutions for locomotion: 3. The initiation of gait. In: Herman RM, Grillner S, Stein PSG, et al., eds. Neural control of locomotion. New York: Plenum, 1976:65–76.

Cooper A, Alghamdi GA, Alghamdi MA, et al. The relationship of lower limb muscle strength and knee joint hyperextension during the stance phase of gait in hemiparetic stroke patients. Physiother Res Int 2012;17:150–156.

Coote S, Finlayson M, Sosnoff JJ. Level of mobility limitations and falls status in persons with multiple sclerosis. Arch Phys Med Rehabil 2014;95:862–866.

Coppin AK, Shumway-Cook A, Saczynski JS, et al. Association of executive function and performance of dual-task physical tests among older adults: analyses from the InChianti study. Age Ageing 2006;35:619–624.

Corbetta D, Mounoud P. Early development of grasping and manipulation. In: Bard C, Fleury M, Hay L, eds. Development of eye-hand coordination across the lifespan. Columbia: University of South Carolina Press, 1990:188–213.

Corbetta M, Shulman GL. Spatial neglect and attention networks. Annu Rev Neurosci 2011;34:569–599.

Cordo P, Nashner L. Properties of postural adjustments associated with rapid arm movements. J Neurophysiol 1982;47:287–302.

Cornhill H, Case-Smith J. Factors that relate to good and poor handwriting. Am J Occup Ther 1996;50:732–729.

Costner W, Deeney T, Haltiwanger J, et al. School Function Assessment (SFA). San Antonio, TX: The Psychological Corporation of Harcourt Brace & Co., 1998.

Cote L, Crutcher MD. The basal ganglia. In: Kandel E, Schwartz JH, Jessell TM, eds. Principles of neuroscience, 3rd ed. New York: Elsevier, 1991.

Cowles T, Clark A, Mares K, et al. Observation-to-imitate plus practice could add little to physical therapybenefits within 31 days of stroke: translational randomized controlled trial. Neurorehabil Neural Repair 2013;27(2):173–182.

Craik R. Changes in locomotion in the aging adult. In: Woollacott MH, Shumway-Cook A, eds. Development of posture and gait across the lifespan. Columbia: University of South Carolina, 1989:176–201.

Craik RL. Recovery processes: maximizing function. In: Contemporary management of motor control problems. Proceedings of the II Step Conference. Alexandria, VA: American Physical Therapy Association, 1992:165–173.

Craik RL, Cozzens BA, Freedman W. The role of sensory conflict on stair descent performance in humans. Exp Brain Res 1982;45:399–409.

Crawford JD, Medendorp WP, Marotta JJ. Spatial transformations for eye-hand coordination. J Neurophysiol 2004;92:10–19.

Creath R, Kiemel T, Horak F, et al. A unified view of quiet and perturbed stance: simultaneous co-existing excitable modes. Neurosci Lett 2005;377:75–80.

Crenna P, Inverno M. Objective detection of pathophysiological factors contributing to gait disturbance in supraspinal lesions. In: Fedrizzi E, Avanzini G, Crenna P, eds. Motor development in children. New York: Libbey, 1994:103–118.

Crenna P. Spasticity and "spastic" gait in children with cerebral palsy. Neurosci Biobehav Rev 1998;22:571–578.

Criscimagna-Hemminger SE, Donchin O, Gazzaniga MS, et al. Learned dynamics of reaching movements generalize from dominant to nondominant arm. J Neurophysiol 2003;89:168–176.

Crisostomo EA, Duncan PW, Propst MA, et al. Evidence that amphetamine with physical therapy promotes recovery of motor function in stroke patients. Ann Neurol 1988;23:94–97.

Crossman ERFW, Goodeve PJ. Feedback control of hand-movement and Fitts' law. Q J Exp Psychol 1983;35A:251–278.

Crow JL, Harmeling-van der Wel BC. Hierarchical properties of the motor function sections of the Fugl-Meyer Assessment Scale for people after stroke: a retrospective study. Phys Ther 2008;88:1554–1567.

Crowe TK, Dietz JC, Richardson PK, et al. Interrater reliability of the pediatric clinical test of sensory interaction for balance. Phys Occup Ther Pediatr 1990;10:1–27.

Cruickshank DA, O'Neill DL. Upper extremity inhibitive casting in a boy with spastic quadriplegia. Am J Occup Ther 1990;6:552–555.

Cruz TH, Dhaher YY. Impaired lower limb muscle synergies post-stroke. Conf Proc IEEE Eng Med Biol Soc 2009;2009:3956–3959.

Cumming TB, Marshall RS, Lazar RM. Stroke, cognitive deficits, and rehabilitation: still an incomplete picture. Int J Stroke 2013;8(1):38–45.

Cuoco A, Callahan DM, Sayers S, et al. Impact of muscle power and force on gait speed in disabled older men and women. J Gerontol A Biol Sci Med Sci 2004;59:1200–1206.

Cupps C, Plescia MG, Houser C. The Landau reaction: a clinical and electromyographic analysis. Dev Med Child Neurol 1976;18:41–53.

Curtis DJ. PhD thesis: head and trunk postural control in moderate to severe cerebral palsy: a segmental approach to analysis and treatment. Faculty of Health and Medical Sciences, University of Copenhagen, Copenhagen, Denmark, Submitted February 2014.

Curtis DJ, Hansen L, Luun M, et al. Measuring postural sway in sitting: a new segmental approach. J Mot Behav 2015;47:427–435.

Cusick A, Lannin NA, Lowe K. Adapting the Canadian Occupational Performance Measure for use in a paediatric clinical trial. Disabil Rehabil 2007;30(29):761–766.

Cusick B, Sussman MD. Short leg casts: their role in the management of cerebral palsy. Phys Occup Ther Pediatr 1982;2:93–110.

Cyarto EV, Myers AM, Tudor-Locke C. Pedometer accuracy in nursing home and community-dwelling older adults. Med Sci Sports Exerc 2004;36:205–209.

D

Daley K, Mayo N, Wood-Dauphinee S. Reliability of scores on the Stroke Rehabilitation Assessment of Movement (STREAM). Phys Ther 1999;79(1):8–19.

Damiano DL, Abel MF. Functional outcomes of strength training in spastic cerebral palsy. Arch Phys Med Rehabil 1998;79:119–125.

Damiano DL, Arnold AS, Steele KM, et al. Can strength training predictably improve gait kinematics? a pilot study on the effects of hip and knee extensor strengthening on lower-extremity alignment in cerebral palsy. Phys Ther 2010;90:269–279.

Damiano DL, Prosser LA, Curatalo LA, et al. Muscle plasticity and ankle control after repetitive use of a functional electrical stimulation device for foot drop in cerebral palsy. Neurorehabil Neural Repair 2013;27:200–207.

Damiano DL, Quinlivan JM, Owen BF, et al. What does the Ashworth scale really measure and are instrumented measures more valid and precise? Dev Med Child Neurol 2002;44:112–118.

Danilov YP, Tyler ME, Skinner KL, et al. Efficacy of electrotactile vestibular substitution in patients with bilateral vestibular and central balance loss. Conf Proc IEEE Eng Med Biol Soc 2006;(Suppl):6605–6609.

Dannenbaum R, Dykes R. Sensory loss in the hand after sensory stroke: therapeutic rationale. Arch Phys Med Rehabil 1988;69:833–839.

Dargent-Molina P, Favier F, Grandjean H. Fall-related factors and risk of hip fracture: the EPIDOS prospective study. Lancet 1996;348:145–149.

Darrah J, Loomis J, Manns P, et al. Role of conceptual models in a physical therapy curriculum: application of an integrated model of theory, research, and clinical practice. Physiother Theory Pract 2006;22:239–250.

Das P, McCollum G. Invariant structure in locomotion. Neuroscience 1988;25:1023–1034.

Davies P. Aging and Alzheimer's disease: new light on old problems. Presented at the Annual Meeting of the Neuroscience Society, New Orleans, 1987.

Davies PL, Soon PL, Young M, et al. Validity and reliability of the school function assessment in elementary school students with disabilities. Phys Occup Ther Pediatr 2004;24(3):23–43.

Davies PM. Steps to follow. New York: Springer Verlag, 1985.

Davis JR, Carpenter MG, Tschanz R, et al. Trunk sway reductions in young and older adults using multi-modal biofeedback. Gait Posture 2010;31(4):465–472.

Dawson AM, Buxbaum LJ, Duff SV. The impact of left hemisphere stroke on force control with familiar and novel objects: neuroanatomic substrates and relationship to apraxia. Brain Res 2010;1317:124–136.

Day BL, Steiger MJ, Thompson PD, et al. Effect of vision and stance width on human body motion when standing: implications for afferent control of lateral sway. J Physiol 1993;469:479–499.

Dayanidhi S, Hedberg Å, Valero-Cuevas FJ, et al. Developmental improvements in dynamic control of fingertip forces last throughout childhood and into adolescence. J Neurophysiol 2013;110:1583–1592.

De Haan B, Karnath H-O, Driver J. Mechanisms and anatomy of unilateral extinction after brain injury. Neuropsychologia 2012;50:1045–1053.

de Haart M, Geurts AC, Huidekoper SC, et al. Recovery of standing balance in postacute stroke patients: a rehabilitation cohort study. Arch Phys Med Rehabil 2004;85:886–895.

de Lima-Pardini AC, Boari Coelho DB, Silva MB, et al. Aging increases flexibility of postural reactive responses based on constraints imposed by a manual task. Front Aging Neurosci 2014;3:327.

De Souza LH, Hewer RL, Miller S. Assessment of recovery of arm control in hemiplegic stroke patients. 1. Arm function tests. Int Rehabil Med 1980;2:3–9.

De Quervain IA, Simon SR, Leurgans S, et al. Gait pattern in the early recovery period after stroke. J Bone Joint Surg Am 1996;78:1506–1514.

De Vries JIP, Visser GHA, Prechtl HFR. The emergence of fetal behavior: 1. Qualitative aspects. Early Hum Dev 1982;7:301–322.

De Weerdt W, Harrison MA. Measuring recovery of arm-hand function in stroke patients: a comparison of the Brunnstrom-Fugl-Meyer test and the Action Research Arm test. Physiother Canada 1985;37:65–70.

Dean CM, Richards CL, Malouin F. Task-related circuit training improves performance of locomotor tasks in chronic stroke: a randomized, controlled pilot trial. Arch Phys Med Rehabil 2000;81:409–417.

Dean CM, Richards CL, Malouin F. Walking speed over 10 meters overestimates locomotor capacity after stroke. Clin Rehabil 2001;15:415–421.

Debaere F, Swinnen SP, Beatse E, et al. Brain areas involved in interlimb coordination: a distributed network. Neuroimage 2001;14:947–958.

DeBolt LS, McCubbin JA. The effects of home-based resistance exercise on balance, power and mobility in adult with multiple sclerosis. Arch Phys Med Rehabil 2004;85:290–297.

Decety J, Sjoholm H, Ryding E, et al. The cerebellum participates in mental activity: tomographic measurements of regional cerebral blood flow. Brain Res 1990;535:313–317.

Decker SL. Tactile measures in the structure of intelligence. Can J Exp Psychol 2010;64(1):53–59.

DeFabio R, Badke MB. Relationship of sensory organization to balance function in patients with hemiplegia. Phys Ther 1990;70:542–560.

Dehaene S, Changeux J-P. Neural mechanisms for access to consciousness. In: Gazzaniga MS, ed. The cognitive neurosciences III. Cambridge, MA: MIT Press, 2004:1145–1157.

DeJersey MC. Report on a sensory programme for patients with sensory deficits. Aust J Phyiother 1979;25:165–170.

DeKleijn A. Experimental physiology of the labyrinth. J Laryngol Otol 1923;38:646–663.

Del Rey P, Whitehurst M, Wood J. Effects of experience and contextual interference on learning and transfer. Percept Mot Skills 1983;56:581–582.

Delacour J. Neurobiology of consciousness: an overview. Behav Brain Res 1997;85:127–141.

Deliagina TG, Zelenin PV, Orlovsky GN. Physiological and circuit mechanisms of postural control. Curr Opin Neurobiol 2012;22:646–652.

Dellen TV, Kalverboer AF. Single movement control and information processing, a developmental study. Behav Brain Res 1984;12:237–238.

Dellon A, Kallman C. Evaluation of functional sensation in the hand. J Hand Surg 1983;8:865–870.

Dellon AL, Curtis RM, Edgerton MT. Reeducation of sensation in the hand following nerve injury. Plast Reconstr Surg 1974;53:297–305.

DeLong M. The basal ganglia. In: Kandel ER, Schwartz JH, Jessell TM, eds. Principles of neural science, 4th ed. New York: Elsevier, 2000: 853–867.

DeLuca S, Echols K, Landesman Ramey S, et al. Pediatric constraint-induced movement therapy for a young child with cerebral palsy: two episodes of care. Phys Ther 2003;83:1003–1013.

DeLuca SC, Echols K, Law C, et al. Intensive pediatric constraint-induced therapy for children with cerebral palsy:randomized, controlled, crossover trial. J Child Neurol 2006;21:931–938.

Delval A, Tard C, Defebvre L. Why we should study gait initiation in Parkinson's disease. Neurophysiol Clin 2014;44:69–76.

DeMatteo C, Law M, Russell D, et al. Quality of upper extremity skill test. Ontario, Canada: Neurodevelopmental Clinical Research Unit, 1992.

Den Otter AR, Geurts ACH, Mulder T, et al. Gait recovery is not associated with changes in the temporal patterning of muscle activity during treadmill walking in patients with post stroke hemiparesis. Clin Neurophysiol 2006;117:4–15.

Dennis A, Dawes H, Elsworth C. Fast walking under cognitive-motor interference conditions in chronic stroke. Brain Res 2009;1287:104–110.

Denommé LT, Mandalfino P, Cinelli ME. Strategies used by individuals with multiple sclerosis and with mild disability to maintain dynamic stability during a steering task. Exp Brain Res 2014;232:1811–1822.

Deppe W, Thuemmler K, Fleischer J, et al. Modified constraint-induced movement therapy versus intensive bimanual training for children with hemiplegia—a randomized controlled trial. Clin Rehabil 2013;27(10):909–920.

Desanghere L, Marotta JJ. The specificity of learned associations in visuomotor and perceptual processing. Exp Brain Res 2008;187:595–601.

Deshpande N, Metter E, Lauretani F, et al. Activity restriction induced by fear of falling and objective and subjective measures of physical function: a prospective cohort study. J Am Geriatr Soc 2008;56:615–620.

Desrosiers J, Bourbonnais D, Corriveau H, et al. Effectiveness of unilateral and symmetrical bilateral task training for arm during the subacute phase after stroke: a randomized controlled trial. Clin Rehabil 2005;19:581–593.

Desrosiers J, Bravo G, Gerbert R, et al. Validation of the box and block test as a measure of dexterity of elderly: reliability, validity and norms study. Arch Phys Med Rehabil 1994;75:751–755.

Desrosiers J, Bravo G, Hebert R, et al. Normative data for grip strength of elderly men and women. Am J Occup Ther 1995;49:637–644.

Desrosiers J, Noreau L, Robichaud L, et al. Validity of the assessment of life habits in older adults. J Rehabil Med 2004;36:177–182.

Desrosiers J, Noreau L, Rochette A, et al. Predictors of handicap situations following post-stroke rehabilitation. Disabil Rehabil 2002;24:774–785.

Desrosiers J, Rochette A, Hebert R, et al. The Minnesota Manual Dexterity Test: reliability, validity and reference values studies with healthy elderly people. Can J Occup Ther 1997;64:270–276.

Deuschl G, Bain P, Brin M. Consensus statement of the Movement Disorder Society on tremor. Mov Disord 1998;13:2–23.

Devita P, Hortobagyi T. Age causes a redistribution of joint torques and powers during gait. J Appl Physiol 2000;88:1804–1811.

Dewald JP, Beer RF, Given JD, et al. Reorganization of flexion reflexes in the upper extremity of hemiparetic subjects. Muscle Nerve 1999;22:1209–1221.

Dewald JP, Beer RF. Abnormal joint torque patterns in the paretic upper limb of subjects with hemiparesis. Muscle Nerve 2001;24:273–283.

Dibble LE, Foreman KB, Addison O, et al. Exercise and medication effects on persons with Parkinson disease across the domains of disability: a randomized clinical trial. J Neuro Phys Ther 2015;39:85–92.

Dibble LE, Hale TF, Marcus RL, et al. High intensity resistance training amplifies muscle hypertrophy and functional gains I npersonw with Parkinsons disease. Mov Disord 2006;21:1444–1452.

Dibble LE, Lange M. Predicting falls in individuals with Parkinson disease: a reconsideration of clinical balance measures. J Neurol Phys Ther 2006;30:60–67.

Dichgans J, Fetter M. Compartmentalized cerebellar functions upon the stabilization of body posture. Rev Neurol (Paris) 1993;149:654–664.

Dicken DC, Rose DJ. Sensory organization abilities during upright stance in late onset Alzheimer's-type dementia. Exp Aging Res 2004;30:373–390.

Dickstein R, Peterka RJ, Horak FB. Effects of light fingertip touch on postural responses in subjects with diabetic neuropathy. J Neurol Neurosurg Psychiatry 2003;74:620–626.

Dickstein R, Shefi S, Marcovitz E, et al. Anticipatory postural adjustments in selected trunk muscles in post stroke hemiparetic patients. Arch Phys Med Rehabil 2004;85:261–267.

Dickstein R, Shupert CL, Horak FB. Fingertip touch improves postural stability in patients with peripheral neuropathy. Gait Posture 2001;14:238–247.

Diedrichsen J, Verstynen T, Lehman S, et al. Cerebellar involvement in anticipating the consequences of self-produced actions during bimanual movements. J Neurophysiol 2005;93:801–812.

Diener HC, Dichgans J, Bacher M, et al. Quantification of postural sway in normals and patients with cerebellar diseases. Electroencephalogr Clin Neurophysiol 1984a;57:134–142.

Diener HC, Dichgans J, Bruzek W, et al. Stabilization of human posture during induced oscillations of the body. Exp Brain Res 1982;45:126–132.

Diener HC, Dichgans J, Guschlbauer B, et al. The significance of proprioception on postural stabilization as assessed by ischemia. Brain Res 1984b;296:103–109.

Dierick F, Lefebvre C, van den Hecke A, et al. Development of displacement of centre of mass during independent walking in children. Dev Med Child Neurol 2004;46:533–539.

Dietz V. Locomotor recovery after spinal cord injury. Trends Neurosci 1997;20:346–347.

Dietz V. Quadrupedal coordination of bipedal gait: implications for movement disorders. J Neurol 2011;258:1406–1412.

Dietz V, Fouad K, Bastiaanse CM. Neuronal coordination of arm and leg movements during human locomotion. Eur J Neurosci 2001;14(11):1906–1914.

Dietz V, Gollhofer A, Kleiber M, et al. Regulation of bipedal stance: dependency on "load" receptors. Exp Brain Res 1992;89(1):229–231.

Dietz V, Ketelsen UP, Berger W, et al. Motor unit involvement in spastic paresis: relationship between leg muscle activation and histochemistry. J Neurol Sci 1986;75:89–103.

Dietz V, Michel J. Locomotion in Parkinson's disease: neuronal coupling of upper and lower limbs. Brain 2008;131:3421–3431.

Dietz V, Schmidtbleicher D, Noth J. Neuronal mechanisms of human locomotion. J Neurophysiol 1979;42:1212–1222.

Dietz V, Schubert M, Discher M, et al. Influence of visuoproprioceptive mismatch on postural adjustments. Gait Posture 1994;2:147–155.

Dietz V, Trippel M, Horstmann GA. Significance of proprioceptive and vestibulo-spinal reflexes in the control of stance and gait. In: Patla AE, ed. Adaptability of human gait. Amsterdam, The Netherlands: Elsevier, 1991;37–52.

DiFabio FP, Badke MB, Duncan PW. Adapting human postural reflexes following a localized cerebrovascular lesion: analysis of bilateral long latency responses. Brain Res 1986;363:257–264.

DiFabio R, Badke MB. Relationship of sensory organization to balance function in patients with hemiplegia. Phys Ther 1990;70:543–552.

DiFabio RP, Badke MB. Stance duration under sensory conflict conditions in patients with hemiplegia. Arch Phys Med Rehabil 1991;72:292–295.

Dimitrova D, Horak FB, Nutt JG. Postural muscle responses to multidirectional translations in patients with Parkinson's disease. J Neurophysiol 2004a;91:489–501.

Dimitrova D, Nutt J, Horak FB. Abnormal force patterns for multidirectional postural responses in patients with Parkinson's disease. Exp Brain Res 2004b;156:183–195.

Dion L, Malouin F, McFadyen B, et al. Assessing mobility and locomotor coordination after stroke with the rise-to-walk task. Neurorehabil Neural Repair 2003;17:83–92.

Dispa D, Thonnard JL, Bleyenheuft Y. Impaired predictive and reactive control of precision grip in chronic stroke patients. Int J Rehabil Res 2014;37:130–137.

Divani AA, Vazquez G, Barrett AM, et al. Risk factors associated with injury attributable to falling among elderly population with history of stroke. Stroke 2009;40:3286–3292.

Dobkin BH. Neurologic rehabilitation. Philadelphia, PA: FA Davis, 1996.

Dobkin BH, Duncan PW. Should body weight-supported treadmill training and robotic-assistive steppers for locomotor training trot back to the starting gate? Neurorehabil Neural Repair 2012;26:308–317.

Dobrossy MD, Dunnett SB. The influence of environment and experience on neural grafts. Nat Rev Neuroscience 2001;2:871–879.

Dobson F, Morris ME, Baker R, et al. Gait classification in children with cerebral palsy: a systematic review. Gait Posture 2007;25:140–152.

Dodd KJ, Taylor NF, Damiano DL. A systematic review of the effectiveness of strength-training programs for people with cerebral palsy. Arch Phys Med Rehabil 2002;83:1157–1164.

Dodwell PC, Muir D, Difranco D. Responses of infants to visual presented objects. Science 1976;194:209–211.

Dombovy ML, Duncan P, Badke MB. Stroke rehabilitation: the recovery of motor control. Chicago, IL: Year Book, 1987.

Donker SF, Roerdink M, Greven AJ, et al. Regularity of center-of-pressure trajectories depends on the amount of attention invested in postural control. Exp Brain Res 2007;181:1–11.

Donoghue D, Stokes EK. How much change is true change? The minimum detectable change of the Berg Balance Scale in elderly people. J Rehabil Med 2009;41:343–346.

Donoghue JP. Plasticity of adult sensorimotor representations. Curr Opin Neurobiol 1995;5:749–754.

Donovan JM, VanLeit BJ, Crowe TK, et al. Occupational goals of mothers of children with disabilities: influence of temporal, social, and emotional contexts. Am J Occup Ther 2005;59:249–261.

Doucet BM, Griffin L. High-versus low-frequency stimulation effects on fine motor control in chronic hemiplegia: a pilot study. Top Stroke Rehabil 2013;20:299–307.

Doucet BM, Mettler JA. Effects of a dynamic progressive orthotic intervention for chronic hemiplegia: a case series. J Hand Ther 2013;26(2):139–146.

Doumas M, Smolders C, Krampe RT. Task prioritization in aging: effects of sensory information on concurrent posture and memory performance. Exp Brain Res 2008;187:275–281.

Dowling JE. The retina: an approachable part of the brain. Cambridge, MA: Belknap, 1987.

Dozza M, Chiari L, Horak FB. Audio-biofeedback improves balance in patients with bilateral vestibular loss. Arch Phys Med Rehabil 2005;86(7):1401–1403.

Dragert K, Zehr EP. High-intensity unilateral dorsiflexor resistance training results in bilateral neuromuscular plasticity after stroke. Exp Brain Res 2013;225:93–104.

Drillis R. The influence of aging on the kinematics of gait: the geriatric amputee. Washington, DC: National Academy of Science, National Research Council, 1961. Publication 919.

Dromerick AW, Lang CE, Birkenmeier RL, et al. Very early constraint-induced movement during stroke rehabilitation. Neurology 2009;73:195–201.

Drużbicki M, Rusek W, Snela S, et al. Functional effects of robotic-assisted locomotor treadmill therapy in children with cerebral palsy. J Rehabil Med 2013;45(4):358–363.

Dubost V, Beauchet O, Manckoundia P, et al. Decreased trunk angular displacement during sitting down: an early feature of aging. Phys Ther 2005;85:404–412.

Duff S, Goyen TA. Reliability and validity of the Evaluation Tool of Children's Handwriting-Cursive (ETCH-C) using the general scoring criteria. Am J Occup Ther 2010;64(1):37–46.

Duff SV, Gordon AM. Learning of grasp control in children with hemiparetic cerebral palsy. Dev Med Child Neurol 2003;45:746–757.

Duff SV, He J, Nelsen MA, et al. Inter-rater reliability of the Wolf Motor Function Test-Functional Ability Scale: why it matters. Neurorehabil Neural Repair 2015;29:436–443. pii: 1545968314553030.

Duffy CJ, Wurtz RH. Medial superior temporal area neurons respond to speed patterns in optic flow. J Neurosci 1997;17:2839–2851.

Duhamel JR, Colby CL, Goldberg ME. The updating of the representation of visual space in parietal cortex by intended eye movements. Science 1992a;255:90–92.

Duhamel JR, Goldberg ME, Fitzgibbon EJ, et al. Saccadic dysmetria in a patient with a right frontoparietal lesion. Brain 1992b;115:1387–1402.

Dumas HM, Fragala-Pinkham MA, Haley SM, et al. Computer adaptive test performance in children with and without disabilities: prospective field study of the PEDI-CAT. Disabil Rehabil 2012;34(5):393–401.

Duncan P, Badke MB. Stroke rehabilitation: the recovery of motor control. Chicago, IL: Year Book, 1987.

Duncan J, Bundesen C, Olson A, et al. Systematic analysis of deficits in visual attention. J Exp Psychol Gen 1999;128:450–478.

Duncan PW, Chandler J, Studenski S, et al. How do physiological components of balance affect mobility in elderly men? Arch Phys Med Rehabil 1993;74:1343–1349.

Duncan PW, Lai SM, Tyler D, et al. Evaluation of proxy responses to the stroke impact study. Stroke 2002;33:2593–2599.

Duncan PW, Propst M, Nelson SG. Reliability of the Fugl-Meyer assessment of sensorimotor recovery following cerebrovascular accident. Phys Ther 1983;63:1606–1610.

Duncan P, Richards L, Wallace D, et al. A randomized, controlled pilot study of a home-based exercise program for individuals with mild and moderate stroke. Stroke 1998;29:2055–2060.

Duncan P, Studenski S, Chandler J, et al. Functional reach: a new clinical measure of balance. J Gerontol 1990;45:M192–M197.

Duncan P, Studenski S, Richards L, et al. Randomized clinical trial of therapeutic exercise in subacute stroke. Stroke 2003;34:2173–2180.

Duncan PW, Sullivan KJ, Behrman AL, et al.; LEAPS Investigative Team. Body-weight-supported treadmill rehabilitation after stroke. N Engl J Med 2011;364(21):2026–2036.

Dunn W, Brown C, McGuigan A. The ecology of human performance: a framework for considering the effect of contex. Am J Occup Ther 1994;48:595–607.

Duong TT, Englander J, Wright J, et al. Relationship between strength, balance and swallowing deficits and outcome after traumatic brain injury: a multicenter analysis. Arch Phys Med Rehabil 2004;85:1291–1297.

Dushanova J, Donoghue J. Neurons in primary motor cortex engaged during action observation. Eur J Neurosci 2010;31:386–398.

Dyer JO, Maupas E, de Andrade Melo S, et al. Changes in activation timing of knee and ankle extensors during gait are related to changes in heteronymous spinal pathways after stroke. J NeuroEngineering Rehabil 2014;11:148–165.

E

Earhart GM, Bastian AJ. Selection and coordination of human locomotor forms following cerebellar damage. J Neurophysiol 2001;85:759–769.

Ebersbach G, Dimitrijevic MR, Poewe W. Influence of concurrent tasks on gait: a dual-task approach. Percept Mot Skills 1995;81:107–113.

Edwards AS. Body sway and vision. J Exp Psychol 1946;36:526–535.

Edwards JM, Elliott D, Lee TD. Contextual interference effects during skill acquisition and transfer in Down's syndrome adolescents. Adapt Phys Activ Q 1986;3:250–258.

Eichhorn J, Orner J, Rickard K, et al. Aging effects on dual-task methodology using walking and verbal reaction time. Issues Aging 1998;21:8–12.

Eidenmüller S, Randerath J, Goldenberg G, et al. The impact of unilateral brain damage on anticipatory grip force scaling when lifting everyday objects. Neuropsychologia 2014;61:222–234.

Einkauf DK, Gohdes ML, Jensen GM, et al. Changes in spinal mobility with increasing age in women. Phys Ther 1987;67:370–375.

Einspieler C, Prechtl HFR. Prechtl's assessment of general movements: a diagnostic tool of the functional assessment of the young nervous system. Ment Retard Dev Disabil Res Rev 2005;11:61–67.

Elbert T, Candia V, Altenmuller E, et al. Alteration of digital representations in somatosensory cortex in focal hand dystonia. Neuroreport 1998;9:3571–3575.

Elble RJ, Cousins R, Leffler K, et al. Gait initiation by patients with lower-half parkinsonism. Brain 1996;119:1705–1706.

Elble RJ, Leffler K. Pushing and pulling with the upper extremities while standing: the effects of mild Alzheimer's dementia and Parkinson's disease. Mov Disord 2000;15:255–268.

Eliasson AC, Gordon AM. Impaired force coordination during object release in children with hemiplegic cerebral palsy. Dev Med Child Neurol 2000;42:228–234.

Eliasson AC, Gordon AM, Forssberg H. Basic coordination of manipulative forces in children with cerebral palsy. Dev Med Child Neurol 1991;134:126–154.

Eliasson A-C, Krumlinde-Sundholm L, Rösblad B, et al. The Manual Ability Classification System (MACS) for children with cerebral palsy: scale development and evidence of validity and reliability. Dev Med Child Neurol 2006;48:549–554.

Elliason AC, Krumlinde-Sundholm L, Shaw K, et al. Effects of constraint-induced movement therapy in young children with hemiplegic cerebral palsy: an adapted model. Dev Med Child Neurol 2005a;47:266–275.

Eliason AC, Rösblad B, Beckung E, et al. Development and reliability of a system to classify hand function in children with cerebral palsy. Manual Ability Classification System (MACS). Workshop presented at the American Academy for Cerebral Palsy and Developmental Medicine, Orlando, FL, 2005b.

Eng JJ, Winter DA. Kinetic analysis of the lower limbs during walking: what information can be gained from a three-dimensional model? J Biomech 1995;28:753–758.

Eng JJ, Winter DA, Patla AE. Intralimb dynamics simplify reactive control strategies during locomotion. J Biomech 1997;30:581–588.

Eng JJ, Winter DA, Patla AE. Strategies for recovery from a trip in early and late swing during human walking. Exp Brain Res 1994;102:339–349.

Eng K, Siekierka E, Pyk P, et al. Interactive visuo-motor therapy system for stroke rehabilitation. Med Biol Eng Comput 2007;45:901–907.

Enoka R. Neuromechanics of human movement, 3rd ed. Champaign, IL: Human Kinetics, 2002.

Era P, Schroll M, Ytting H, et al. Postural balance and its sensory-motor correlates in 75-year-old men and women: a cross-national comparative study. J Gerontol Med Sci 1996;51A:53–63.

Erhardt RP. Developmental hand dysfunction: theory, assessment and treatment. Tucson, AZ: Therapy Skill Builders, 1982.

Erhardt RP. Erhardt developmental prehension assessment (EDPA), 2nd ed. Tuscon, AZ: Therapy Skill Builders, 1994.

Evarts EV. Relation of pyramidal tract activity to force exerted during voluntary movement. J Neurophysiol 1968;31:14–27.

Exner CE. Development of hand functions. In: Pratt PN, Allen AS, eds. Occupational therapy for children. St. Louis, MO: CV Mosby, 1989.

Exner C. In-hand manipulation skills in normal young children: a pilot study. Occup Ther Pract 1990;1(4):63–72.

Exner CE. Content validity of the In-Hand Manipulation Test. Am J Occup Ther 1993;47:505–513.

Exner CE, Henderson A. Cognition and motor skill. In: Henderson A, Pehoski C, eds. Hand function in the child: foundations for remediation. Philadelphia, PA: Mosby, 1995.

Eyring EJ, Murray WR. The effect of joint position on the pressure of intra-articular effusion. J Bone Joint Surg Am 1964;46:1235–1241.

F

Facchin P, Rosa-Rizzotto M, Visonà Dalla Pozza L, et al.; GIPCI Study Group. Multisite trial comparing the efficacy of constraint-induced movement therapy with that of bimanual intensive training in children with hemiplegic cerebral palsy: postintervention results. Am J Phys Med Rehabil 2011;90:539–553.

Faddy K, McCluskey A, Lannin NA. Interrater reliability of a new handwriting assessment battery for adults. Am J Occup Ther 2008;62(5):595–599.

Fahn S. An open trial of high-dosage antioxidants in early Parkinson's disease. Am J Clin Nutr 1991;53(1 Suppl):380S–382S.

Fahn S. The freezing phenomenon in parkinsonism. Adv Neurol 1995;67:53–63.

Fahn S, Marsden CD, Caine DB. Classification and investigation of dystonia. In: Marsden CD, Fahn S, eds. Movement disorders 2. London, UK: Butterworth, 1987.

Fait P, McFadyen BJ, Swaine B, Cantin JF. Alterations to locomotor navigation in complex environment at 7 and 30 days following a concussion in an elite athlete. Brain Inj 2009;23:362–369.

Falduto L, Baron A. Age-related effects of practice and task complexity on card sorting. J Gerontol 1986;41:659–661.

Fan J, McCandliss BD, Sommer T, et al. Testing the efficiency and independence of attentional networks. J Cogn Neurosci 2002;14;340–347.

Faria CD, Teixeira-Salmela LF, Nadeau S. Effects of the direction of turning on the timed up & go test with stroke subjects. Top Stroke Rehabil 2009;16:196–206.

Farin E, Fleitz A, Frey C. Psychometric properties of an International Classification of Functioning, Disability and Health (ICF)-oriented, adaptive questionnaire for the assessment of mobility, self-care and domestic life. J Rehabil Med 2007;39:537–546.

Farley CT, Ferris DP. Biomechanics of walking and running: center of mass movements to muscle action. Exerc Sport Sci Rev 1998;26:253–285.

Farley BG, Koshland GF. Training BIG to move faster: the application of the speed-amplitude relation as a rehabilitation strategy for people with Parkinson's disease. Exp Brain Res 2005;167:462–467.

Farrell K, Johnson A, Duncan H, et al. The intertester and intratester reliability of hand volumetrics. J Hand Ther 2003;16(4):292–299.

Fasoli SE, Trombly CA, Tickle-Degnen L, et al. Effect of instructions on functional reach in persons with and without cerebrovascular accident. Am J Occup Ther 2002;56:380–390.

Faulkner KA, Redfern MS, Cauley JA, et al. Multitasking: association between poorer performance and a history of recurrent falls. J Am Geriatr Soc 2007;55:570–576.

Favilla M. Reaching movements in children: accuracy and reaction time development. Exp Brain Res 2005;21:1–4.

Feder KP, Majnemer A. Children's handwriting evaluation tools and their psychometric properties. Phys Occup Ther Pediatr. 2003;23:65-84.

Feeney DM, Baron JC. Diaschisis. Stroke 1986;17:817–830.

Feeney DM. Pharmacological modulation of recovery after brain injury: a reconsideration of diaschisis. J Neurol Rehabil 1991;5:113–128.

Feeney DM, Gonzalez A, Law WA. Amphetamine restores locomotor function after motor cortex injury in the rat. Proc West Pharmacol Soc 1981;24:15–17.

Feeney DM, Gonzalez A, Law WA. Amphetamine haloperidol and experience interact to affect the rate of recovery after motor cortex injury. Science 1982;217:855–857.

Feeney DM, Sutton RL. Pharmacology for recovery of function after brain injury. Crit Rev Neurobiol 1987;3:135–185.

Feigin L, Sharon B, Czaczkes B, et al. Sitting equilibrium 2 weeks after stroke can predict walking ability after 6 months. Gerontology 1996;42:348–353.

Feldman AG. Change in the length of the muscle as a consequence of a shift in equilibrium in the muscle-load system. Biofizika 1974;19:534–538.

Feldman AB, Haley SM, Coryell J. Concurrent and construct validity of the Pediatric Evaluation of Disability Inventory. Phys Ther 1990;70:602–610.

Fellows SJ, Noth J, Schwarz M. Precision grip and Parkinson's disease. Brain 1998;121:1171–1184.

Fentress JC. Development of grooming in mice with amputated forelimbs. Science 1973;179:704.

Ferber S, Karnath HO. How to assess spatial neglect—line bisection or cancellation tasks? J Clin Exp Neuropsychol 2001;23:599–607.

Ferber-Viart C, Ionescu E, Morlet T, et al. Balance in healthy individuals assessed with Equitest: maturation and normative data for children and young adults. Int J Pediatr Otorhinolaryngol 2007;71:1041–1046.

Fernie GR, Gryfe CI, Holliday PJ, et al. The relationship of postural sway in standing: the incidence of falls in geriatric subjects. Age Ageing 1982;11:11–16.

Ferre CL, Brandão MB, Hung YC, et al. Feasibility of caregiver-directed home-based hand-arm bimanual intensive training: a brief report. Dev Neurorehabil. 2015;18(1):69–74.

Ferris DP, Louie M, Farley CT. Running in the real world: adjusting leg stiffness for different surfaces. Proc Biol Sci 1998;265:989–994.

Fess EE. A method for checking Jamar dynamometer calibration. J Hand Ther 1987;1:28–32.

Fess EE. Assessment of the upper extremity: instrumentation criteria. Occup Ther Pract 1990;1:1–11.

Fess EE. Grip strength. In: Casanova JS, ed. Clinical assessment recommendations, 2nd ed. Chicago, IL: American Society of Hand Therapists, 1992:41–45.

Fess EE, Gettle K, Phillips C, et al. Hand and upper extremity splinting principles and methods, 3rd ed. St. Louis, MO: Elsevier/Mosby, 2005.

Fetter M. Vestibular system disorders. In: Herdman S, ed. Vestibular rehabilitation, 2nd ed. Philadelphia, PA: FA Davis, 2000:91–102.

Fiatarone MA, Marks EC, Ryan ND, et al. High-intensity strength training in nonagenarians: effects on skeletal muscle. JAMA 1990;263:3029–3034.

Fiatarone MA, O'Neill EF, Ryan ND, et al. Exercise training and nutritional supplementation for physical frailty in very elderly people. N Engl J Med 1994;330:1769–1775.

Fiez, JA, Petersen SE, Cheney, MK, et al. Impaired non-motor learning and error detection associated with cerebellar damage. Brain 1992;115:155–178.

Finlayson ML, Peterson EW, Cho CC. Risk factors for falling among people aged 45 to 90 years with multiple sclerosis. Arch Phys Med Rehabil 2006;87:1274–1279.

Finley FR, Cody KA, Finizie RV. Locomotion patterns in elderly women. Arch Phys Med Rehabil 1969;50:140–146.

Finley FR, Cody KA. Locomotive characteristics of urban pedestrians. Arch Phys Med Rehabil 1970;51:423–426.

Fisher AG. Assessment of motor and process skills manual. Fort Collins, CO: Colorado State University, 1994.

Fishkind M, Haley SM. Independent sitting development and the emergence of associated motor components. Phys Ther 1986;66:1509–1514.

Fisk JD. Sensory and motor integration in the control of reaching. In: Bard C, Fleury M, Hay L, eds. Developmental of eye-hand coordination across the lifespan. Columbia: University of South Carolina Press, 1990:75–98.

Fisk JD, Goodale MA. The organization of eye and limb movements during unrestricted reaching to targets in contralateral and ipsilateral visual space. Exp Brain Res 1985;60:159–178.

Fitts PM. The information capacity of the human motor system in controlling the amplitude of movement. J Exp Psychol 1954;47:381–391.

Fitts PM, Posner MI. Human performance. Belmont, CA: Brooks/Cole, 1967.

Fitts PM. Perceptual-motor skill learning. In: Melton AW, ed. Categories of human learning, New York: Academic Press, 1964:243–285.

Flansbjer U, Miller M, Downham D, et al. Progressive resistance training after stroke: effects on muscle strength, muscle tone, gait performance and perceived participation. J Rehabil Med 2008;40:42–48.

Floel A, Cohen LG. Translational studies in neurorehabilitation: from bench to bedside. Cogn Behav Neurol 2006;19(1):1–10.

Florence SL, Kaas JH. Large-scale reorganization at multiple levels of the somatosensory pathway follows therapeutic amputation of the hand in monkeys. J Neurosci 1995;15:8083–8095.

Flowers KR, Stephens-Chisar J, LaStayo P, Galante BL. Intrarater reliability of a new method and instrumentation for measuring passive supination and pronation: a preliminary study. J Hand Ther 2001;14(1):30–35.

Floyer-Lea A, Matthews PM. Changing brain networks for visuomotor control with increased movement automaticity. J Neurophysiol 2004;92:2405–2412.

Foerster O. The motor cortex in man in the light of Hughlings Jackson's Doctrines. In: Payton OD, Hirt S, Newman, R, eds. Scientific bases for neurophysiologic approaches to therapeutic exercise. Philadelphia, PA: FA Davis, 1977:13–18.

Folio RM, Fewell RR. Peabody Developmental Motor Scales. Allen, TX: DLM Teaching Resources, 1983.

Folio MR, Fewell RR. Peabody developmental motor scales examiner's manual, 2nd ed. Austin, TX: Pro-Ed, 2000.

Ford MP, Wagenaar RC, Newell KM. Phase manipulation and walking in stroke. J Neurol Phys Ther 2007a;31:85–91.

Ford MP, Wagenaar RC, Newell KM. The effects of auditory rhythms and instruction on walking patterns in individuals post stroke. Gait Posture 2007b;26:150–155.

Ford-Smith CD, VanSant AF. Age differences in movement patterns used to rise from a bed in subjects in the third through fifth decades of age. Phys Ther 1993;73:300–309.

Forssberg H, Hirschfeld H. Postural adjustments in sitting humans following external perturbations: muscle activity and kinematics. Exp Brain Res 1994;97(3):515–527.

Forssberg H, Kinoshita H, Eliasson AC, et al. Development of human precision grip. II. Anticipatory control of isometric forces targeted for object's weight. Exp Brain Res 1992;90:393–398.

Forssberg H, Eliasson AC, Kinoshita H, et al. Development of human precision grip. I. Basic coordination of forces. Exp Brain Res 1991;85:451–457.

Forssberg H, Eliasson AC, Kinoshita H, et al. Development of human precision grip. IV. Tactile adaptation of isometric finger forces to the frictional condition. Exp Brain Res 1995;104:323–330.

Forssberg H, Grillner S, Rossignol S. Phase dependent reflex reversal during walking in chronic spinal cats. Brain Res 1975;85:103–107.

Forssberg H, Grillner S, Rossignol S. Phasic gain control of reflexes from the dorsum of the paw during spinal locomotion. Brain Res 1977;132:121–139.

Forssberg H, Nashner L. Ontogenetic development of postural control in man: adaptation to altered support and visual conditions during stance. J Neurosci 1982;2:545–552.

Forssberg H. Motor learning: a neurophysiological review. In: Berg K, Eriksson B, eds. Children and exercise, vol. 9. Baltimore, MD: University Park Press, 1980:13–22.

Forssberg H. Ontogeny of human locomotor control: I. Infant stepping, supported locomotion, and transition to independent locomotion. Exp Brain Res 1985;57:480–493.

Forsstrom A, von Hofsten C. Visually directed reaching in children with motor impairments. Dev Med Child Neurol 1982;24:653–661.

Forster A, Young J. Incidence and consequences of falls due to stroke: a systematic inquiry. BMJ 1995;311:83–86.

Foster E, Sveistrup H, Woollacott MH. Transitions in visual proprioception: a cross-sectional developmental study of the effect of visual flow on postural control. J Motor Behav 1996;28:101–112.

Foudriat BA, Di Fabio RP, Anderson JH. Sensory organization of balance responses in children 3–6 years of age: a normative study with diagnostic implications. Int J Pediatr Otorhinolaryngol 1993;27:255–271.

Fougeyrollas P, Noreau L, Bergeron H, et al. Social consequences of long term impairments and disabilities: conceptual approach and assessment of handicap. Int J Rehabil Res 1998;21:127–141.

Fox MD, Delp SL. Contributions of muscles and passive dynamics to swing initiation over a range of walking speeds. J Biomech 2010;43:1450–1455.

Fradet L, Lee G, Dounskaia N. Origins of submovements in movements of eldelry adults. J Neuroeng Rehabil 2008;5:28.

Franchignoni F, Horak F, Godi M, et al. Using psychometric techniques to improve the Balance Evaluation System's Test: the mini-BESTest. J Rehabil Med 2010;42:323–331.

Franjoine MR, Gunther JS, Taylor MJ. Pediatric balance scale: a modified version of the Berg balance scale for the school-age child with mild to moderate motor impairment. Pediatr Phys Ther 2003;15:114–128.

Frank JS, Patla AE, Brown JE. Characteristics of postural control accompanying voluntary arm movement in the elderly. Soc Neurosci Abstr 1987;13:335.

Frascarelli M, Mastrogregori L, Conforti L. Initial motor unit recruitment in patients with spastic hemiplegia. Electromyogr Clin Neurophysiol 1998;38:267–271.

Fraser C, Wing A. A case study of reaching by a user of a manually-operated artificial hand. Prosthet Orthot Int 1981;5:151–156.

Fredericks CM, Saladin LK. Clinical presentations in disorders of motor function. In: Fredericks CM, Saladin LK, eds. Pathophysiology of the motor systems: principles and clinical presentations. Philadelphia, PA: FA Davis, 1996.

Friel KM, Nudo RJ. Recovery of motor function after focal cortical injury in primates: compensatory movement patterns used during rehabilitative training. Somatosens Motor Res 1998;15:173–189.

Fries JF. Successful aging: an emerging paradigm of gerontology. Clin Geriatr Med 2002;18:371–382.

Fries W, Danek A, Scheidtmann K, et al. Motor recovery following capsular stroke: role of descending pathways from multiple motor areas. Brain 1993;116:369–382.

Frontera WR, Hughes VA, Fielding RA, et al. Aging of skeletal muscle: a 12 yr longitudinal study. J Appl Physiol 2000;88:1321–1326.

Fugl-Meyer AR, Jääskö L, Leyman I, et al. The post-stroke hemiplegic patient 1. A method for evaluation of physical performance. Scand J Rehabil Med 1975;7:13–31.

Fujiwara T, Kasashima Y, Honaga K, et al. Motor improvement and corticospinal modulation induced by hybrid assistive neuromuscular dynamic stimulation (HANDS) therapy in patients with chronic stroke. Neurorehabil Neuroal Repair 2009;23(2):125–132.

Fukuyama H, Ouchi Y, Matsuzaki S, et al. Brain functional activity during gait in normal subjects: a SPECT study. Neurosci Lett 1997;228:183–186.

Fuster JM. The prefrontal cortex: anatomy, physiology and neuropsychology of the frontal lobe, 2nd ed. New York: Raven, 1989.

G

Gabell A, Nayak USL. The effect of age on variability in gait. J Gerontol 1984;39:662–666.

Gabell A, Simons MA, Nayak USL. Falls in the healthy elderly: predisposing causes. Ergonomics 1985;28:965–975.

Gage JR. Gait analysis. An essential tool in the treatment of cerebral palsy. Clin Orthop Relat Res 1993;288:126–134.

Gage, WH, Zabjek KF, Hill SW, et al. Parallels in control of voluntary and perturbation-evoked reach-to-grasp movements: EMG and kinematics. Exp Brain Res 2007;181:627–637.

Gagnon I, Swaine B, Forget R. Exploring the comparability of the Sensory Organization Test and the Pediatric Clinical Test of Sensory Interaction for Balance in children. Phys Occup Ther Pediatr 2006;26:23–41.

Gagnon I, Swaine B, Friedman D, et al. Children show decreased dynamic balance after mild traumatic brain injury. Arch Phys Med Rehabil 2004;85:444–452.

Gahery Y, Massion J. Coordination between posture and movement. Trends Neurosci 1981;4:199–202.

Gallahue DL. Understanding motor development: infants, children, adolescents. Indianapolis, IN: Benchmark, 1989.

Galletly R, Brauer SG. Does the type of concurrent task affect preferred and cued gait in people with Parkinson's disease? Aust J Physiother 2005;51:175–180.

Galli M, Cimolin V, Crivellini M, et al. Quantification of upper limb motion during gait in children with hemiplegic cerebral palsy. J Dev Phys Disabil 2011;24:1–8.

Galna B, Peters A, Murphy AT, et al. Obstacle crossing deficits in older adults: a systematic review. Gait Posture 2009;30:270–275.

Gan SM, Tung LC, Tang YH, et al. Psychometric properties of functional balance assessment in children with cerebral palsy. Neurorehabil Neural Repair 2008;22:745–753.

Gandolfi M, Geroin C, Picelli A, et al. Robot-assisted vs. sensory integration training in treating gait and balance dysfunctions in patients with multiple sclerosis: a randomized controlled trial. Front Hum Neurosci 2014;8:318.

Gantschnig BE, Page J, Nilsson I, et al. Detecting differences in activities of daily living between children with and without mild disabilities. Am J Occup Ther 2013;67(3):319–327.

Gardner MF. Test of visual-perceptual skills (n-m) revised. Hydesville, CA: Ann Arbor Publishers, 1996.

Gardner EP, Johnson KO. Touch. In: Kandel ER, Schwartz JH, Jessell TM, et al., eds. Principles of neural science. vol. E. New York: McGraw-Hill, 2013a:498–529.

Gardner EP, Johnson KO. The somatosensory system: receptors and central pathways. In: Kandel ER, Schwartz JH, Jessell TM, et al., eds. Principles of neural science. vol. E. New York: McGraw-Hill, 2013b:473–497.

Gardner EP, Kandel ER. Touch. In: Kandel ER, Schwartz JH, Jessell TM, eds. Principles of neural science, 4th ed. New York: McGraw-Hill, 2000:451–471.

Gardner EP, Martin JH, Jessell TM. The bodily senses. In: Kandel ER, Schwartz JH, Jessell TM, eds. Principles of neural science, 4th ed. New York: McGraw-Hill, 2000:430–450.

Garland SJ, Willems DA, Ivanova TD, et al. Recovery of standing balance and functional mobility after stroke. Arch Phys Med Rehabil 2003;84:1753–1759.

Garraghty PE, Hanes DP, Florence SL, et al. Pattern of peripheral deafferentation predicts reorganizational limits in adult primate somatosensory cortex. Somatosens Motor Res 1994;11:109–117.

Garrison KA, Winstein CJ, Aziz-Zadeh L. The mirror neuron system: a neural substrate for methods in stroke rehabilitation. Neurorehabil Neural Repair 2010;24:404–412.

Gates PE, Banks D, Johnston TE, et al. Randomized controlled trial assessing participation and quality of life in a supported speed treadmill training exercise program vs. a strengthening program for children with cerebral palsy. J Pediatr Rehabil Med 2012;5(2):75–88.

Gatev P, Thomas S, Lou JS, et al. Effects of diminished and conflicting sensory information on balance in patients with cerebellar deficits. Mov Disord 1996;11:654–664.

Gatts SK, Woollacott MH. How Tai Chi improves balance: biomechanics of recovery to a walking slip in impaired seniors. Gait Posture 2007;25:205–214.

Gatts SK, Woollacott MH. Neural mechanisms underlying balance improvement with short term Tai Chi training. Aging Clin Exp Res 2006;18:7–19.

Gauthier GM, Vercher JL, Ivaldi FM, et al. Oculo-manual tracking of visual targets: control learning, coordination control and coordination model. Exp Brain Res 1988;73:127–137.

Gebruers N, Truijen S, Engelborghs S, et al. Prediction of upper limb recovery, general disability, and rehabilitation status by activity measurements assessed by accelerometers or the fugl-meyer score in acute stroke. Am J Phys Med Rehabil 2014;93:245–252.

Gehlsen GM, Whaley MH. Falls in the elderly: part I, gait. Arch Phys Med Rehabil 1990;71:735–738.

Geldhof E, Cardon G, Bourdeaudhuij ID, et al. Static and dynamic standing balance: test-retest reliability and reference values in 9 to 10 year old children. Eur J Pediatr 2006;165:779–786.

Genthon N, Rougier P, Gissot AS, et al. Contribution of each lower limb to upright standing in stroke patients. Stroke 2008;39:1793–1799.

Gentile A. Skill acquisition: action movement, and neuromotor processes. In: Carr J, Shepherd R, Gentile AM. Movement organization and delayed alternation behavior of monkeys following selective ablation of frontal cortex. Acta Neurobiol Exp (Wars) 1972;32(2):277–304.

Georgiou N, Iansek R, Bradshaw JL, et al. An evaluation of the role of internal cues in the pathogenesis of Parkinsonian hypokinesia. Brain 1993;116:1575–1587.

Georgopoulos AP, Kalaska JF, Caminiti R, et al. On the relations between the direction of two-dimensional arm movements and cell discharge in primate motor cortex. J Neurosci 1982;2:1527–1537.

Gesell A. The ontogenesis of infant behavior. In: Carmichael L, ed. Manual of child psychology. New York: Wiley, 1946:335–373.

Gesell A. Behavior patterns of fetal-infant and child. In: Hooker D, Kare C, eds. Genetics and inheritance of neuropsychiatric patterns. Res Publ Assoc Res Nerv Ment Dis 1954;33:114–126.

Gesell A, Amatruda CS. Developmental diagnosis, 2nd ed. New York: Paul B. Hoeber, 1947.

Gesell A, Halverson HM, Thompson H, et al. The first five years of life. New York: Harper & Row, 1940.

Geurts AC, de Haart M, van Nes IJ, et al. A review of standing balance recovery from stroke. Gait Posture 2005;22:267–281.

Ghez C, Krakauer J. The organization of movement. In: Kandel E, Schwartz J, Jessel T, eds. Principles of neuroscience, 4th ed. New York: McGraw-Hill, 2000:653–673.

Ghez C, Thatch WT. The cerebellum. In: Kandel E, Schwartz J, Jessel T, eds. Principles of neuroscience, 4th ed. New York: McGraw-Hill, 2000:832–852.

Ghez C. Contributions of central programs to rapid limb movement in the cat. In: Asanuma H, Wilson VJ, eds. Integration in the nervous system. Tokyo, Japan: Igaku-Shoin, 1979:305–320.

Ghez C. The cerebellum. In: Kandel E, Schwartz JH, Jessell TM, eds. Principles of neuroscience, 3rd ed. New York: Elsevier, 1991:633.

Giacobbe V, Krebs HI, Volpe BT, et al. Transcranial direct current stimulation (tDCS) and robotic practice in chronic stroke: the dimension of timing. NeuroRehabilitation 2013;33(1):49–56.

Gibson JJ. The senses considered as perceptual systems. Boston, MA: Houghton Mifflin, 1966.

Gibson AR, Horn KM, Van Kan PLE. Grasping cerebellar function. In: Bennett KMB, Castiello U, eds. Insights into the reach to grasp movement. Amsterdam, The Netherlands: Elsevier, 1994:129–150.

Gibson E, Walker AS. Development of knowledge of visual-tactual affordance of substance. Child Dev 1984;55:453–460.

Giladi N, Kao R, Fahn S. Freezing phenomenon in patients with parkinsonian syndromes. Mov Disord 1997;12:302–305.

Gilbert PFC, Thatch WT. Purkinje cell activity during motor learning. Brain Res 1977;128:309–328.

Gilchrist AL, Cowan N, Naveh-Benjamin M. Working memory capacity for spoken sentences decreases with adult aging: recall of fewer, but not smaller chunks in older adults. Memory 2008;16:773–787.

Gill-Body KM, Popat RA, Parker SW, et al. Rehabilitation of balance in two patients with cerebellar dysfunction. Phys Ther 1997;77:534–552.

Gillespie LD, Robertson MC, Gillespie WJ, et al. Interventions for preventing falls in older people living in the community Cochrane Database Syst Rev 2009;(2):CD007146.

Gilliam J, Barstow IK. Joint range of motion. In: Van Deusen J, Brunt D, eds. Assessment in occupational and physical therapy. Philadelphia, PA: Saunders, 1997:49–77.

Gilliaux M, Renders A, Dispa D, et al. Upper limb robot-assisted therapy in cerebral palsy: a single-blind randomized controlled trial. Neurorehabil Neural Repair 2015;29(2):183–192.

Gillick B, Krach LE, Feyma T, et al. Primed low-frequency repetitive transcranial magnetic stimulation and constraint-induced movement therapy in pediatric hemiparesis: a randomized trial. Dev Med Child Neurol 2014;56(1):44–52.

Gilman S. The spinocerebellar ataxias. Clin Neuropharmacol 2000;23:296–303.

Giuliani CA. Dorsal rhizotomy for children with cerebral palsy: support for concepts of motor control. Phys Ther 1991;71:248–259.

Gladstone DJ, Danells CJ, Black SE. The Fugl-Meyer assessment of motor recovery after stroke: a critical review of its measurement properties. Neurorehabil Neural Repair 2002;16:232–240.

Glaister BC, Bernatz GC, Klute GK, et al. Video task analysis of turning during activities of daily living. Gait Posture 2007;25:289–294.

Godges JJ, MacRae PG, Engelke KA. Effects of exercise on hip range of motion, trunk muscle performance and gait economy. Phys Ther 1993;73:468–477.

Gordon J, ed. Movement science: foundations for physical therapy in rehabilitation. Rockville, MD: Aspen, 1987.

Gogola GR, Velleman PF, Zu S, et al. Hand dexterity in children: administration and normative values of the functional dexterity test. J Hand Surg Am 2013;38(12):2426–2431.

Goldberg ME, Hudspeth AJ. The vestibular system. In: Kandel ER, Schwartz JH, Jessell TM, eds. Principles of neural science, 4th ed. New York: McGraw-Hill, 2000:801–815.

Goldstein LB, Davis JN. Physician prescribing patterns after ischemic stroke. Neurology 1988;38:1806–1809.

Goldstein LB. Basic and clinical studies of pharmacologic effects on recovery from brain injury. J Neural Transplant Plast 1993;4:175–192.

Goldstein LB. Neuropharmacology of TBI-induced plasticity. Brain Injury 2003;17:685–694.

Goldstein LB. Pharmacology of recovery after stroke. Stroke 1990;21(Suppl III):139–142.

Gollhofer A, Schmidtbleicher D, Quintem J, et al. Compensatory movements following gait perturbations: changes in cinematic and muscular activation patterns. Int J Sports Med 1986;7:325–329.

Golomb MR, McDonald BC, Warden SJ, et al. In-home virtual reality videogame telerehabilitation in adolescents with hemiplegic cerebral palsy. 2010;9:1e1–8e1.

Gomes MM, Barela JA. Postural control in Down syndrome: the use of somatosensory and visual information to attenuate body sway. Motor Control 2007;11:224–234.

Gonshor A, Melville-Jones G. Short-term adaptive changes in the human vestibulo-ocular reflex arc. J Physiol (Lond) 1976;256:361–379.

González-Alvarez C, Subramanian A, Pardhans S. Reaching and grasping with restricted peripheral vision. Ophthalmic Physiol Opt 2007;27:265–274.

Goodale MA, Milner AD, Jakobson LS, et al. A neurological dissociation between perceiving objects and grasping them. Nature 1991;349:154–156.

Goodale MA, Milner AD. Separate visual pathways for perception and action. Trends Neurosci 1992;15:20–25.

Goode SL. The contextual interference effect in learning an open motor skill. Unpublished doctoral dissertation. Baton Rouge, LA: Louisiana State University, 1986.

Goodwin RD, Devanand DP. Stroke, depression, and functional health outcomes among adults in the community. J Geriatric Psychiatry Neurol 2008;21:41–46.

Goodwin GM, McCloskey DI, Matthews PBC. The contribution of muscle afferents to kinaesthesia shown by vibration induced illusions of movement and by the effects of paralysing joint afferents. Brain 1972;95:705–748.

Goodworth AD, Mellodge P, Peterka RJ. Stance width changes how sensory feedback is used for multi-segmental balance control. J Neurophysiol 2014;112:525–542.

Gordon J. Assumptions underlying physical therapy intervention: theoretical and historical perspectives. In: Carr JH, Shepherd RB, Gordon J, et al., eds. Movement sciences: foundations for physical therapy in rehabilitation. Rockville, MD: Aspen, 1987:1–30.

Gordon J. Motor control workshop for physical therapists, Umea, Sweden, June 1997.

Gordon AM. Development of hand motor control: handbook of brain and behavior in human development. Boston, MA: Kluwer, 2001:513–537.

Gordon AM, Charles J, Duff SV. Fingertip forces during object manipulation in children with hemiplegic cerebral palsy. II. Bilateral coordination. Dev Med Child Neurol 1999;41:176–185.

Gordon AM, Charles J, Wolf SL. Methods of constraint-induced movement therapy for children with hemiplegic cerebral palsy: development of a child-friendly intervention for improving upper-extremity function. Arch Phys Med Rehabil 2005;86(4):837–844.

Gordon AM, Charles J, Steenbergen B. Fingertip force planning during grasp is disrupted by impaired sensorimotor integration in children with hemiplegic cerebral palsy. Pediatr Res 2006;60:587–591.

Gordon AM, Chinnan A, Gill S, et al. Both constraint-induced movement therapy and bimanual training lead to improved performance of upper extremity function in children with hemiplegia. Dev Med Child Neurol 2008;50:957–958.

Gordon AM, Duff SV. Fingertip forces during object manipulation in children with hemiplegic cerebral palsy. I. Anticipatory scaling. Dev Med Child Neurol 1999a;41:166–175.

Gordon AM, Duff SV. Relationships between clinical measures and fine manipulative control in children with hemiplegic cerebral palsy. Dev Med Child Neurol 1999b;41:586–591.

Gordon J, Ghez C. Muscle receptors and spinal reflexes: the stretch reflex. In: Kandel E, Schwartz JH, Jessell TM, eds. Principles of neuroscience, 3rd ed. New York: Elsevier, 1991:564–580.

Gordon AM, Forssberg H, Johansson RS, et al. Development of human precision grip. III. Integration of visual size cues during the programming of isometric forces. Exp Brain Res 1992;90:399–403.

Gordon AM, Ingvarsson PE, Forssberg H. Anticipatory control of manipulative forces in Parkinson's disease. Exp Neurol 1997;145:477–488.

Gordon AM, Lewis S, Eliasson AC, et al. Object release under varying task constraints in children with hemiplegic cerebral palsy. Dev Med Child Neurol 2003;45:240–248.

Gormley ME, O'Brien CF, Yablon SA. A clinical overview of treatment decisions in the management of spasticity. Muscle Nerve Suppl 1997;6:S14–S20.

Gorniak SL, Plow M, McDaniel C, et al. Impaired object handling during bimanual task performance in multiple sclerosis. Mult Scler Int 2014;2014:450420.

Gosser SM, Rice MS. Efficiency of unimanual and bimanual reach in persons with and without stroke. Top Stroke Rehabil 2015;22:56–62.

Gottschall J, Kram R. Energy cost and muscular activity required for propulsion during walking. J Appl Physiol 2003;94:1766–1772.

Gowland C, deBruin H, Basmajian JV, et al. Agonist and antagonist activity during voluntary upper-limb movement in patients with stroke. Phys Ther 1992;72:624–633.

Gowland C, Stratford P, Ward M, et al. Measuring physical impairment and disability wit the Chedoke-McMaster Stroke Assessment. Stroke 1993;24:58–63.

Goyen TA, Lui K, Hummell J. Sensorimotor skills associated with motor dysfunction in children born extremely preterm. Early Hum Dev 2011;87(7):489–493.

Grabiner MD, Bareither ML, Gatts S, et al. Task-specific training reduces trip-related fall risk in women. Med Sci Sports Exerc 2012;44:2410–2414.

Graci V, Elliott DB, Buckley JG. Peripheral visual cues affect minimum-foot-clearance during overground locomotion. Gait Posture 2009;30:370–374.

Graci V, Elliott DB, Buckley JG. Utility of peripheral visual cues in planning and controlling adaptive gait. Optom Vis Sci 2010;87:21–27.

Gracies JM. Pathophysiology of spastic paresis. I: paresis and soft tissue changes. Muscle Nerve 2005a;31:535–551.

Gracies JM. Pathophysiology of spastic paresis. II: emergence of muscle overactivity. Muscle Nerve 2005b;31:552–571.

Graham F, Rodger S, Ziviani J. Enabling occupational performance of children through coaching parents: three case reports. Phys Occup Ther Pediatr 2010;30(1):4–15.

Grasso R, Assaiante C, Prevost P, et al. Development of anticipatory orienting strategies during locomotor task in children. Neurosci Biobehav Rev 1998;22:533–539.

Gray DB, Hollingsworth HH, Stark SL, et al. Participation Survey/mobility: psychometric properties of a measure of participation for people with mobility impairments and limitations. Arch Phys Med Rehabil 2006;87:189–197.

Gray P, Hildebrand K. Fall risk factors in Parkinson's disease. J Neurosci Nurs 2000;32:222–228.

Greaves S, Imms C, Dodd K, et al. Development of the Mini-Assisting Hand Assessment: evidence for content and internal scale validity. Dev Med Child Neurol 2013;55:1030–1037.

Green LN, Williams K. Differences in developmental movement patterns used by active vs sedentary middle-aged adults coming from a supine position to erect stance. Phys Ther 1992;72:560–568.

Gregson JM, Leathley M, Moor AP, et al. Reliability of the Tone Assessment Scale and the Modified Ashworth Scale as clinical tools for assessing poststroke spasticity. Arch Phys Med Rehabil 1999;80:1013–1016.

Gresty MA. Coordination of head and eye movements to fixate continuous and intermittent targets. Vision Res 1974;14:395–403.

Grillner S. Locomotion in the spinal cat. In: Stein RB, Pearson KG, Smith RS, et al., eds. Control of posture and locomotion. New York: Plenum, 1973:515–535.

Grillner S. Control of locomotion in bipeds, tetrapods, and fish. In: Brooks VB, ed. Handbook of physiology: the nervous system, vol. 2. Motor control. Baltimore, MD: Lippincott Williams & Wilkins, 1981:1179–1236.

Grillner S, Deliagnina T, Ekebuerg O, et al. Neural networks that co-ordinate locomotion and body orientation in lamprey. Trends Neurosci 1995;18:270–280.

Grillner S, Rossignol S. On the initiation of the swing phase of locomotion in chronic spinal cats. Brain Res 1978;146:269–277.

Grillner S, Zangger P. On the central generation of locomotion in the low spinal cat. Exp Brain Res 1979;34:241–261.

Gronley JK, Perry J. Gait analysis techniques: Rancho Los Amigos Hospital gait laboratory. Phys Ther 1984;64:1831–1837.

Grossman GE, Leigh RJ. Instability of gaze during locomotion in patients with deficient vestibular function. Ann Neurol 1990;27:528–532.

Guadagnoli MA, Lee TD. Challenge point: a framework for conceptualizing the effects of various practice conditions in motor learning. J Motor Behav 2004;36:212–224.

Guarrera-Bowlby PL, Gentile AM. Form and variability during sit-to-stand transitions: children versus adults. J Motor Behav 2004;36:104–114.

Guccione AA. Physical therapy diagnosis and the relationship between impairments and function. Phys Ther 1991;71:499–504.

Guide for the Functional Independence Measure for Children (WeeFIM) of the Uniform Data System for Medical Rehabilitation. Version 4.0. Buffalo, NY: State University of New York at Buffalo, 1993.

Guillery E, Mouraux A, Thonnard JL. Cognitive-motor interference while grasping, lifting and holding objects. PLoS One 2013;8(11):e80125. doi: 10.1371/journal. pone.0080125. eCollection 2013.

Guralnik JM, Simonsick EM, Ferrucci L, et al. A short physical performance battery assessing lower extremity function: association with self-reported disability and prediction of mortality and nursing home admission. J Gerontol A Biol Sci Med Sci 1994;49:M85–M94.

Gurfinkel VS, Levik YS. Sensory complexes and sensorimotor integration. Fiziolog Cheloveka 1978;5:399–414.

Gurfinkel VS, Levick YS. Perceptual and automatic aspects of the postural body scheme. In: Paillard J, ed. Brain and space. New York: Oxford Science, 1991.

Gurfinkel VS, Lipshits MI, Popov KE. Is the stretch reflex the main mechanism in the system of regulation of the vertical posture of man? Biophysics 1974;19:761–766.

H

Haaland KY, Prestopnik JL, Knight RT, et al. Hemispheric asymmetries for kinematic and positional aspects of reaching. Brain 2004;127(Pt 5):1145–1158.

Hadders-Algra M, Gramsberg A. Discussion on the clinical relevance of activity-dependent plasticity after an insult to the developing brain. Neurosci Biobehav Rev 2007;31:1213–1219.

Hadders-Algra, M, Brogren E, Forssberg H. Training affects the development of postural adjustments in sitting infants. J Physiology 1996;493:289–298.

Haffenden AM, Goodale MA. The effect of pictorial illusion on prehension and perception. J Cogn Neurosci 1998;10:122–136.

Häger-Ross C, Schieber MH. Quantifying the independence of human finger movements: comparisons of digits, hands, and movement frequencies. J Neurosci 2000;20:8542–8550.

Haggerty S, Jiang LT, Galecki A, et al. Effects of biofeedback on secondary task response time and postural stability in older adults. Gait Posture 2012;35(4):523–528.

Hahn ME, Chou L-S. Can motion of individual body segments identify dynamic instability in the elderly? Clin Biomech (Bristol, Avon) 2003;18:737–744.

Hahn ME, Chou L-S. Age-related reduction in sagittal plane center of mass motion during obstacle crossing. J Biomech 2004;37:837–844.

Haley SM, Coster WJ, Ludlow LH, et al. Pediatric evaluation of disability inventory (PEDI). Boston, MA: New England Medical Center Hospitals, 1992.

Haley SM, Jette AM, Coster WJ, et al. Late life function and disability instrument. II. Development and evaluation of the disability component. J Gerontol A Biol Sci Med Sci 2002;57A:M217–M222.

Hall CD, Herdman SJ. Reliability of clinical measures used to assess patients with peripheral vestibular disorders J Neurol Phys Ther 2006;30:74–81.

Hall KM, Bushnik T, Lakisic-Kazazic B, et al. Assessing traumatic brain injury outcome measures for long-term follow-up of community-based individuals. Arch Phys Med Rehabil 2001;82:367–374.

Hallemans A, Beccu S, Van Loock K, et al. Visual deprivation leads to gait adaptations that are age- and context-specific: I. Step-time parameters. Gait Posture 2009a;30(1):55–59.

Hallemans A, Beccu S, Van Loock K, et al. Visual deprivation leads to gait adaptations that are age- and context-specific: II. Kinematic parameters. Gait Posture 2009b;30(3):307–311.

Hallemans A, Dhanis L, De Clercq D, et al. Changes in mechanical control of movement during the first 5 months of independent walking: a longitudinal study. J Motor Behav 2007;39:227–233.

Hallett M. Physiology of basal ganglia disorders: an overview. Can J Neurol Sci 1993;20:177–183.

Hallett M. Overview of human tremor physiology. Mov Disord 1998;13:43–48.

Hallett M. Transcranial magnetic stimulation and the human brain. Nature 2000;406:147–150.

Hallett M, Shahani BT, Young RR. EMG analysis of stereotyped voluntary movements in man. J Neurol Neurosurg Psychiatry 1975;38:1154–1162.

Hammer A, Nilsagard Y, Wallquist M. Balance training in stroke patients—a systematic review of randomized, controlled trials. Adv Physiother 2008;10:163–172.

Hanakawa T, Katsumi Y, Fukuyama H, et al. Mechanisms underlying gait disturbance in Parkinson's disease: a single photon emission computed tomography study. Brain 1999;122:1271–1282.

Hanisch C, Konczak J, Dohle C. The effect of the Ebbinghaus illusion on grasping behaviour of children. Exp Brain Res 2001;137:237–245.

Hanlon RE. Motor learning following unilateral stroke. Arch Phys Med Rehabil 1996;77:811–815.

Hanna SE, Law MC, Rosenbaum PL, et al. Development of hand function among children with cerebral palsy: growth curve analysis for ages 16 to 70 months. Dev Med Child Neurol 2003;45:448–455.

Hara Y, Ogawa S, Tsujiuchi K, et al. A home-based rehabilitation program for the hemiplegic upper extremity by power-assisted functional electrical stimulation. Disabil Rehabil 2008;30(4):296–304.

Harada T, Goto F, Kanzaki S, et al. Vibrotactile neurofeedback for vestibular rehabilitation in patients with presbyvertigo. J Vestibul Res 2010;20(3–4):242–243.

Harbourne R, Kamm K. Upper extremity function: what's posture got to do with it? J Hand Ther 2015;28:106–112.

Harbourne RT, Deffeyes JE, DeJong SL. Nonlinear variables can assist in identifying postural control deficits in infants. J Sport Exerc Psychol 2007;29(Suppl):S9.

Harbourne RT, Giuliani C, MacNeela, J. A kinematic and electromyographic analysis of the development of sitting posture in infants. Dev Psychobiol 1993;26:51–64.

Harbourne RT, Stergiou N. Nonlinear analysis of the development of sitting postural control. Dev Psychobiol 2003;42:368–377.

Harbourne R, Stergiou N. Movement variability and the use of nonlinear tools: principles to guide physical therapist practice. Phys Ther 2009;89:267–282.

Hardy SE, Perera S, Roumani YF, et al. Improvement in usual gait speed predicts better survival in older adults. J Am Geriatr Soc 2007;55:1727–1734.

Haridas C, Zehr EP. Coordinated interlimb compensatory responses to electrical stimulation of cutaneous nerves in the hand and foot during walking. J Neurophysiol 2003;90(5):2850–2861.

Haridas C, Zehr EP, Misiaszek JE. Postural uncertainty leads to dynamic control of cutaneous reflexes from the foot during human walking. Brain Res 2005;1062:48–62.

Harley C, Boyd JE, Cockburn J, et al. Disruption of sitting balance after stroke: influence of spoken output. J Neurol Neurosurg Psychiatry 2006;77:674–676.

Harmsen WJ, Bussmann JB, Selles RW, et al. A mirror therapy-based action observation protocol to improve motor learning after stroke. Neurorehabil Neural Repair 2015;29:509–516. pii: 1545968314558598.

Harris JE, Eng JJ, Marigold DS, et al. Relationship of balance and mobility to fall incidence in people with chronic stroke. Phys Ther 2005;85:150–158.

Hase K, Stein RB. Turning strategies during human walking. J Neurophysiol 1999;81:2914–2922.

Hass G, Diener HC, Bacher M, et al. Development of postural control in children: short-, medium-, and long-latency EMG responses of leg muscles after perturbation of stance. Exp Brain Res 1986;64:127–132.

Hass G, Diener HC. Development of stance control in children. In: Amblard B, Berthoz A, Clarac F, eds. Development, adaptation and modulation of posture and gait. Amsterdam, The Netherlands: Elsevier, 1988:49–58.

Hauer K, Lamb SE, Jorstad EC, et al. Systematic review of definitions and methods of measuring falls in randomised controlled fall prevention trials. Age Ageing 2006;35:5–10.

Hauer K, Pfisterer M, Weber C, et al. Cognitive impairment decreased postural control during dual tasks in geriatric patients with a history of severe falls. J Am Geriatr Soc 2003;51:1638–1644.

Haugh AB, Pandyan AD, Johnson GR. A systematic review of the Tardieu Scale for the measurement of spasticity. Dis Rehabil 2006;28:899–907.

Hausdorff JM, Cudkowicz ME, Firtion R, et al. Gait variability and basal ganglia disorders: stride-to-stride variations of gait cycle timing in Parkinson's disease and Huntington's disease. Mov Disord 1998;13:428–437.

Hausdorff JM, Edelberg HK, Mitchell SL, et al. Increased gait unsteadiness in community-dwelling elderly fallers. Arch Phys Med Rehabil 1997;78:278–283.

Hausdorff JM, Rios DA, Edelberg HK. Gait variability and fall risk in community-living older adults: a 1-year prospective study. Arch Phys Med Rehabil 2001;82:1050–1056.

Hausdorff JM. Gait dynamics, fractals and falls: finding meaning in the stride-to-stride fluctuations of human walking. Hum Mov Sci 2007;26:555–589.

Hay L. Accuracy of children on an open-loop pointing task. Percept Motor Skills 1978;47:1079–1082.

Hay L. Spatial-temporal analysis of movements in children: motor programs versus feedback in the development of reaching. J Motor Behav 1979;11:189–200.

Hay L. Developmental changes in eye-hand coordination behaviors: Preprogramming versus feedback control. In: Bard C, Fleury M, Hay L, eds. Development of eye-hand coordination across the lifespan. Columbia: University of South Carolina Press, 1990:217–244.

Hay L, Bard C, Fleury M. Visuo-manual coordination from 6 to 10: specification, control and evaluation of direction and amplitude parameters of movement. In: Wade MG, Whiting HTA, eds. Motor development in children: aspects of coordination and control. Dordrecht, The Netherlands: Martinus Nijhoff, 1986.

Hayes KC, Riach CL. Preparatory postural adjustments and postural sway in young children. In: Woollacott MH, Shumway-Cook A, eds. Development of posture and gait across the life span. Columbia: University of South Carolina, 1989:97–127.

Hedberg A, Carlberg EB, Forssberg H, et al. Development of postural adjustments in sitting position during the first half year of life. Dev Med Child Neurol 2005;47:312–320.

Hedberg A, Forssberg H, Hadders-Algra M. Postural adjustments due to external perturbations during sitting in 1-month-old infants: evidence for the innate origin of direction specificity. Exp Brain Res 2004;157:10–17.

Hein A, Held R. Dissociation of the visual placing response into elicited and guided components. Science 1967;158:390–392.

Heinz F, Hesels K, Breitbach-Faller B, et al. Movement analysis by accelerometry of newborns and infants for the early detection of movement disorders due to infantile cerebral palsy. Med Biol Eng Comput 2010;48:765–772.

Heitmann DK, Gossman MR, Shaddeau SA, et al. Balance performance and step width in non-institutionalized elderly female fallers and nonfallers. Phys Ther 1989;69:923–931.

Helbostad JL. Treadmill training and/or body weight support may not improve walking ability following stroke: commentary. Aust J Physiol 2003;49:278.

Held JM. Recovery of function after brain damage: theoretical implications for therapeutic intervention. In: Carr JH, Shepherd RB, Gordon J, et al., eds. Movement sciences: foundations for physical therapy in rehabilitation. Rockville, MD: Aspen, 1987:155–177.

Held JM. Environmental enrichment enhances sparing and recovery of function following brain damage. Neurol Rep 1998;22:74–78.

Held JM, Gordon F, Gentile AM. Environmental influences on locomotor recovery following cortical lesions in rats. Behav Neurosci 1985;99:678–690.

Held R, Hein A. Movement-produced stimulation in the development of visually guided behavior. J Comp Physiol Psychol 1963;56:872–876.

Hellstrom K, Lindmark B, Wahlberg B, et al. Self-efficacy in relation to impairments and activities of daily living disability in elderly patients with stroke: a prospective investigation. J Rehabil Med 2003;35:202–207.

Henderson SE, Sugden DA. Movement Assessment Battery for Children (Movement ABC), 2nd ed. Upper Saddle River, NJ: Pearson, 2007.

Henry SM, Fung J, Horak FB. EMG responses to maintain stance during multidirectional surface translations. J Neurophysiol 1998;80:1939–1950.

Herdman SJ, ed. Vestibular rehabilitation, 3rd ed. Philadelphia, PA: FA Davis, 2007.

Herdman SJ, Schubert MC, Tusa RJ. Role of central preprogramming in dynamic visual acuity with vestibular loss. Arch Otolaryngol Head Neck Surg 2001;127:1205–1210.

Herman R, Cook T, Cozzens B, et al. Control of postural reactions in man: the initiation of gait. In: Stein RB, Pearson KG, Smith RS, et al., eds. Control of posture and locomotion. New York: Plenum, 1973:363–388.

Herman R. Augmented sensory feedback in control of limb movement. In: Fields WS, ed. Neural organization and its relevance to prosthetics. New York: Intercontinental Medical Book, 1973.

Herman S, Grillner R, Ralston HJ, et al., eds. Neural control of locomotion. New York: Plenum, 1976:675–705.

Herman T, Inbar-Borovsky N, Brozgol M, et al. The Dynamic Gait Index in healthy older adults: the role of stair climbing, fear of falling and gender. Gait Posture 2009;29:237–241.

Hermsdörfer J, Blankenfeld H, Goldenberg G. The dependence of ipsilesional aiming deficits on task demands, lesioned hemisphere, and apraxia. Neuropsychologia 2003;41:1628–1643.

Hermsdorfer J, Laimgruber K, Kerkhoff G, et al. Effects of unilateral brain damage on grip selection, coordination, and kinematics of ipsilesional prehension. Exp Brain Res 1999;128(1–2):41–51.

Hess JA, Woollacott M. Effect of high-intensity strength-training on functional measures of balance ability in balance-impaired older adults. J Manipulative Physiol Ther 2005;28:582–590.

Hess JA, Woollacott M, Shivitz N. Ankle force and rate of force production increase following high intensity strength training in frail older adults. Aging Clin Exp Res 2006;18:107–115.

Hesse S, Bertelt C, Jahnke MT, et al. Treadmill training with partial body weight support compared with physiotherapy in non ambulatory hemiparetic patients. Stroke 1995;26:976–981.

Hesse S, Bertelt C, Schaffrin A, et al. Restoration of gait in non ambulatory hemiparetic patients by treadmill training with partial weight support. Arch Phys Med Rehabil 1994;75:1087–1093.

Hesse S, Konrad M, Uhlenbroch D. Treadmill walking with partial body weight support versus floor walking in hemiparetic subjects. Arch Phys Med Rehabil 1999;80:421–427.

Hesse S, Reiter F, Jahnke M, et al. Asymmetry of gait initiation in hemiparetic stroke subjects. Arch Phys Med Rehabil 1997;78:719–724.

Hesse S, Werner C, Schonhardt EM, et al. Combined transcranial direct current stimulation and robot-assisted arm training in subacute stroke patients: a pilot study. Restor Neurol Neurosci 2007;25(1):9–15.

Hidler J, Nichols D, Pelliccio M, et al. Multicenter randomized clinical trial evaluating the effectiveness of the Lokomat in subacute stroke. Neurorehabil Neural Repair 2009;23:5–13.

Higgens JR, Spaeth RA. Relationship between consistency of movement and environmental conditions. Quest 1979;17:65.

Higginson JS, Zajac FE, Neptune RR, et al. Effect of equinus foot placement and intrinsic muscle response on knee extension during stance. Gait Posture 2006;23:32–36.

Hijmans JM, Geertzen JH, Dijkstra PU, et al. A systematic review of the effects of shoes and other ankle or foot appliances on balance in older people and people with peripheral nervous system disorders. Gait Posture 2007;25:316–323.

Hill K, Ellis P, Bernhardt J, et al. Balance and mobility outcomes for stroke patients: a comprehensive audit. Aust J Physiother 1997;43:173–180.

Hird JS, Landers DM, Thomas JR, et al. Physical practice is superior to mental practice in enhancing cognitive and motor task performance. J Sport Exerc Psychol 1991;13:281–293.

Hirschfeld H. On the integration of posture, locomotion and voluntary movement in humans: normal and impaired development. Dissertation. Karolinska Institute, Stockholm, 1992.

Hirschfeld H, Forssberg, H. Epigenetic development of postural responses for sitting during infancy. Exp Brain Res 1994;97:528–540.

Hodges PW, Gurfinkel VS, Brumagne S, et al. Coexistence of stability and mobility in postural control: evidence from postural compensation for respiration. Exp Brain Res 2002;144:293–302.

Hoehn MM, Yahr MD. Parkinsonism: onset, progression and mortality. Neurology 1967;17:433–450.

Hoffer MM, Feiwell E, Perry R, et al. Functional ambulation in patients with myelomeningocele. J Bone Joint Surg Am 1973;55:137–148.

Hogan M. Physical and cognitive activity and exercise for older adults: a review. Int J Aging Hum Dev 2005;60:95–126.

Hogan N, Bizzi E, Mussa-Ivaldi FA, et al. Controlling multijoint motor behavior. Exerc Sport Sci Rev 1987;15:15–90.

Hohtari-Kivimaki U, Salminen M, Vahlberg T, et al. Short Berg Balance Scale—correlation to static and dynamic balance and applicability among the aged. Aging Clin Exp Res 2012;24:42–46.

Holbein MA, Redfern MS. Functional stability limits while holding loads in various positions. Int J Ind Ergon 1997;19:387–395.

Holden MK, Dettwiler A, Dyar T, et al. Retraining movement in patients with acquired brain injury using a virtual environment. Stud Health Technol Inform 2001;81:192–198.

Holden MK, Gill KM, Magliozzi MR, et al. Clinical gait assessment in the neurologically impaired: reliability and meaningfulness. Phys Ther 1984;64:35–40.

Hollands KL, Agnihotri D, Tyson SF. Effects of dual task on turning ability in stroke survivors and older adults. Gait Posture 2014;40:564–569.

Hollands KL, Hollands MA, Zietz D, et al. Kinematics of turning 180 degrees during the timed up and go in stroke survivors with and without falls history. Neurorehabil Neural Repair 2010;24:358–367.

Hollerbach JM. Planning of arm movements. In: Osherson DN, Kosslyn SM, Hollerbach JM, eds. Visual cognition and action: an invitation to cognitive science, vol. 2. Cambridge, MA: MIT Press, 1990:183–211.

Holmefur M, Aarts P, Hoare B, et al. Test-retest and alternate forms reliability of the assisting hand assessment. J Rehabil Med 2009;41(11):886–891.

Honeycutt CF, Nardelli P, Cope TC, et al. Muscle spindle responses to horizontal support surface perturbation in the anesthetized cat: insights into the role of autogenic feedback in whole body postural control. J Neurophysiol 2012;108(5):1253–1261.

Honeycutt CF, Nichols TR. Disruption of cutaneous feedback alters magnitude but not direction of muscle responses to postural perturbations in the decerebrate cat. Exp Brain Res 2010;203:765–771.

Hong M, Earhart GM. Effects of medication on turning deficits in individuals with Parkinson's disease. J Neurol Phys Ther 2010;34:11–16.

Horak FB. Comparison of cerebellar and vestibular loss on scaling of postural responses. In: Brandt T, Paulus IO, Bles W, et al., eds. Disorders of posture and gait. Stuttgart, Germany: George Thieme Verlag, 1990:370–373.

Horak FB. Adaptation of automatic postural responses. In: Bloedel JR, Ebner TJ, Wise SP, eds. The acquisition of motor behavior in vertebrates. Cambridge, MA: MIT Press, 1996:57–85.

Horak F, Diener HC, Nashner LM. Influence of central set on human postural responses. J Neurophysiol 1989a;62:841–853.

Horak F, Diener HC. Cerebellar control of postural scaling and central set in stance. J Neurophysiol 1994;72:479–493.

Horak F, Jones-Rycewicz C, Black FO, et al. Effects of vestibular rehabilitation on dizziness and imbalance. Otolaryngol Head Neck Surg 1992;106:175–180.

Horak F, Nashner L. Central programming of postural movements: adaptation to altered support surface configurations. J Neurophysiol 1986;55:1369–1381.

Horak F, Shumway-Cook A, Black FO. Are vestibular deficits responsible for developmental disorders in children? Insights Otolaryngol 1988;3:2.

Horak F, Shumway-Cook A. Clinical implications of postural control research. In: Duncan P, ed. Balance: proceedings of the APTA Forum. Alexandria, VA: American Physical Therapy Association, 1990:105–111.

Horak F, Shupert C, Mirka A. Components of postural dyscontrol in the elderly: a review. Neurobiol Aging 1989;10:727–745.

Horak F, Shupert C. The role of the vestibular system in postural control. In: Herdman S, ed. Vestibular rehabilitation. New York: Davis, 1994:22–46.

Horak F. Assumptions underlying motor control for neurologic rehabilitation. In: Contemporary management of motor control problems. Proceedings of the II Step Conference. Alexandria, VA: American Physical Therapy Association, 1991:11–27.

Horak F. Clinical measurement of postural control in adults. Phys Ther 1987;67:1881–1885.

Horak FB, Anderson M, Esselman P, et al. The effects of movement velocity, mass displaced and task certainty on associated postural adjustments made by normal and hemiplegic individuals. J Neurol Neurosurg Psychiatry 1984;47:1020–1028.

Horak FB, Dimitrova D, Nutt JG. Directional-specific postural instability in subjects with Parkinson's disease. Exp Neurol 2005;193:504–521.

Horak FB, Hlavacka F. Somatosensory loss increases vestibulospinal sensitivity. J Neurophsyiol 2001;86:575–585.

Horak FB, Macpherson JM. Postural orientation and equilibrium. In: Shepard J, Rowell L, eds. Handbook of physiology, section 12. Exercise: regulation and integration of multiple systems. New York, Oxford University, 1996:255–292.

Horak FB, Nashner LM, Diener HC. Postural strategies associated with somatosensory and vestibular loss. Exp Brain Res 1990;82:167–177.

Horak FB, Nutt JG, Nashner LM. Postural inflexibility in parkinsonian subjects. J Neurol Sci 1992;111:46–58.

Horak FB, Shupert CL, Dietz V, et al. Vestibular and somatosensory contributions to responses to head and body displacements in stance. Exp Brain Res 1994;100:93–106.

Horak FB, Wrisley DM, Frank J. The Balance Evaluation Systems test (BESTest) to differentiate balance deficits. Phys Ther 2009;89:484–498.

Hore J, Wild B, Diener HC. Cerebellar dysmetria at the elbow, wrist, and fingers. J Neurophysiol 1991;65:563–571.

Hornby TG, Campbell DD, Kahn JH, et al. Enhanced gait-related improvements after therapist- versus robotic-assisted locomotor training in subjects with chronic stroke: a randomized controlled study. Stroke 2008;39:1786–1792.

Hornby TG, Straube DS, Kinnaird CR, et al. Importance of specificity, amount, and intensity of locomotor training to improve ambulatory function in patients poststroke. Top Stroke Rehabil 2011;18(4):293–307.

Horowitz L, Sharby N. Development of prone extension postures in healthy infants. Phys Ther 1988;68:32–39.

Housman SJ, Scott KM, Reinkensmeyer DJ. A randomized controlled trial of gravity-supported, computer-enhanced arm exercise for individuals with severe hemiparesis. Neurorehabil Neural Repair 2009;23(6):505–514.

Houwink A, Steenbergen B, Prange GB, et al. Upper-limb motor control in patients after stroke: attentional demands and the potential beneficial effects of arm support. Hum Mov Sci 2013;32:377–387.

Hovda DA, Feeney DM. Haloperidol blocks amphetamine induced recovery of binocular depth perception after bilateral visual cortex ablation in the cat. Proc West Pharmacol Soc 1985;28:209–211.

Howcroft J, Fehlings D, Zabjek K, et al. Wearable wrist activity monitor as an indicator of functional hand use in children with cerebral palsy. Dev Med Child Neurol 2011;53:1024–1029.

Howe TE, Rochester L, Jackson A, et al. Exercise for improving balance in older people. Cochrane Database Syst Rev 2007;(4):CD004963.

Howes D, Boller F. Simple reaction time: evidence for focal impairment from lesions of the right hemisphere. Brain 1975;98:317–332.

Hoy MG, Zernicke RF. Modulation of limb dynamics in the swing phase of locomotion. J Biomech 1985;18:49–60.

Hoy MG, Zernicke RF. The role of intersegmental dynamics during rapid limb oscillations. J Biomech 1986;19:867–877.

Hoy MG, Zernicke RF, Smith JL. Contrasting roles of inertial and muscle moments at knee and ankle during paw-shake response. J Neurophysiol 1985;54:1282–1294.

Hoyle G. Muscles and their neural control. New York: Wiley, 1983.

Hsieh Y, Hsueh I, Chou Y, et al. Development and validation of a short form of the Fugl-Meyer Motor Scale in patients with stroke. Stroke 2007;38:3052–3054.

Hsieh YW, Wu CY, Lin KC, et al. Dose–response relationship of robot-assisted stroke motor rehabilitation: the impact of initial motor status. Stroke 2012;43:2729–2734.

Hu M, Woollacott M. Multisensory training of standing balance in older adults. 1. Postural stability and one-leg stance balance. J Gerontol 1994a;49:M52–M61.

Hu M, Woollacott M. Multisensory training of standing balance in older adults. 2. Kinetic and electromyographic postural responses. J Gerontol 1994b;49:M62–M71.

Huang H, Fetters L, Hale J, et al. Bound for success: a systematic review of constraint-induced movement therapy in children with cerebral palsy supports improved arm and hand use. Phys Ther 2009;89(11):1126–1141.

Huang X, Mahoney JM, Lewis MM, et al. Both coordination and symmetry of arm swing are reduced in Parkinson's disease. Gait Posture 2012;35:373–377.

Hubel DH, Wiesel TN. Receptive fields of single neurones in the cat's striate cortex. J. Physiol Lond 1959;148:574–591.

Hubel DH. Eye, brain and vision. New York: Scientific American, 1988.

Hudson CC, Krebs DE. Frontal plane dynamic stability and coordination in subjects with cerebellar degeneration. Exp Brain Res 2000;132:103–113.

Hughes RE, Johnson ME, O'Driscoll SW, et al. Age-related changes in normal isometric shoulder strength. Am J Sports Med 1999a;27:651–657.

Hughes RE, Johnson ME, O'Driscoll SW, et al. Normative values of agonist-antagonist shoulder strength ratios of adults aged 20 to 78 years. Arch Phys Med Rehabil 1999b;80:1324–1326.

Hughes VA, Frontera WR, Wood M, et al. Longitudinal muscle strength changes in older adults: influence of muscle mass, physical activity and health. J Gerontol Biol Sci 2001;56A:B209–B217.

Hugon M, Massion J, Wiesendanger M. Anticipatory postural changes induced by active unloading and comparison with passive unloading in man. Pflugers Arch 1982;393:292–296.

Huijbregts MPJ, Myers AM, Kay TM, et al. Systematic outcome measurement in clinical practice: challenges experienced by physiotherapists. Physiother Can 2002;54:25–36.

Huisinga JM, Filipi ML, Schmid KK, et al. Is there a relationship between fatigue questionnaires and gait mechanics in persons with multiple sclerosis? Arch Phys Med Rehabil 2011;92:1594–1601.

Hulliger M, Nordh E, Thelin AE, et al. The responses of afferent fibers from the glabrous skin of the hand during voluntary finger movements in man. J Physiol 1979;291:233–249.

Humm JL, Kozlowski DA, Bland ST, et al. Progressive expansion of brain injury by extreme behavior pressure: is glutamate involved? Exp Neurol 1999;157:349–358.

Hummel F, Celnik P, Giraux P, et al. Effects of non-invasive cortical stimulation on skilled motor function in chronic stroke. Brain 2005;128:490–499.

Humphrey NK, Weiskrantz L. Vision in monkeys after removal of the striate cortex. Nature 1969;215:595–597.

Hung YC, Charles J, Gordon AM. Bimanual coordination during a goal-directed task in children with hemiplegic cerebral palsy. Dev Med Child Neurol 2004;46:746–753.

Hung Y-C, Charles J, Gordon AM. Influence of accuracy constraints on bimanual coordination during a goal-directed task in children with hemiplegic cerebral palsy. Exp Brain Res 2010;201:421–428.

Hung Y-C, Meredith GS, Gill SV. Influence of dual task constraints during walking for children. Gait Posture 2013 Jul;38(3):450–454.

Huxham F, Baker R, Morris ME, et al. Head and trunk rotation during walking turns in Parkinson's disease. Mov Disord 2008;23:1391–1397.

Huxhold O, Li S-C, Schmiedek F, et al. Dual-tasking postural control: aging and the effects of cognitive demand in conjunction with focus of attention. Brain Res Bull 2006;69:294–305.

Hwang I, Tung L, Yang J, et al. Electromyographic analyses of global synkinesis in the paretic upper limb after stroke. Phys Ther 2005;85:755–765.

Hyndman D, Ashburn A. People with stroke living in the community: attention deficits, balance, ADL ability, and falls. Disabil Rehabil 2003;25:817–822.

Hyndman D, Ashburn A. "Stops Walking When Talking" as a predictor of falls in people with stroke living in the community. J Neurol Neurosurg Psychiatry 2004;75:994–997.

Hyndman D, Ashburn A, Yardley L, et al. Interference between balance, gait and cognitive task performance among people with stroke living in the community. Dis Rehabil 2006;28:849–856.

Hyndman D, Pickering RM, Ashburn A. Reduced sway during dual task balance performance among people with stroke at 6 and 12 months after discharge from hospital. Neurorehabil Neural Repair 2009;23:847–854.

I

Ikai T, Kamikubo T, Takehara I, et al. Dynamic postural control in patients with hemiparesis. Am J Phys Med Rehabil 2003;82:463–469.

Imms FJ, Edholm OG. Studies of gait and mobility in the elderly. Age Ageing 1981;10:147–156.

Inglin B, Woollacott MH. Age-related changes in anticipatory postural adjustments associated with arm movements. J Gerontol 1988;43:M105–M113.

Inglis JT, Horak FB, Shupert CL, et al. The importance of somatosensory information in triggering and scaling automatic postural responses in humans. Exp Brain Res 1994;101:159–164.

Ingvarsson PE, Gordon AM, Forssberg H. Coordination of manipulative forces in Parkinson's disease. Exp Neurol 1997;145:489–501.

Inkster LM, Eng JJ. Postural control during a sit-to-stand task in individuals with mild Parkinson's disease. Exp Brain Res 2004;154:33–38.

Inkster LM, Eng JJ, MacIntyre DL, et al. Leg muscle strength is reduced in Parkinson's disease and relates to the ability to rise from a chair. Mov Disord 2003;18:157–162.

Inman VT, Ralston H, Todd F. Human walking. Baltimore, MD: Lippincott Williams & Wilkins, 1981.

Inness EL, Mansfield A, Lakhani B, et al. Impaired reactive stepping among patients ready for discharge from inpatient stroke rehabilitation. Phys Ther 2014;94:1755–1764.

Inoue A, Iwasaki S, Ushio M, et al. Effect of vestibular dysfunction on the development of gross motor function in children with profound hearing loss. Audiol Neurootol 2013;18(3):143–151.

Isles RC, Choy NL, Steer M, et al. Normal values of balance tests in women aged 20–80. J Am Geriatr Soc 2004;52:1367–1372.

Ito M. The cerebellum and neural control. New York: Raven, 1984.

Ito M, Araki A, Tanaka H, et al. Muscle histopathology in spastic cerebral palsy. Brain Dev 1996;18:299–303.

Ivanenko YP, Dominici N, Cappellini G, et al. Development of pendulum mechanism and kinematic coordination from the first unsupported steps in toddlers. J Exp Biol 2004;207:3797–3810.

Ivanenko YP, Dominici N, Cappellini G, et al. Kinematics in newly walking toddlers does not depend upon postural stability. J Neurophysiol 2005;94:754–763.

Ivry RB, Keele SW. Timing functions of the cerebellum. J Cogn Neurosci 1989;1:136–152.

Iyengar V, Santos MJ, Ko M, et al. Grip force control in individuals with multiple sclerosis. Neurorehabil Neural Repair 2009;23:855–861.

J

Jackson RT, Epstein CM, De L'Amme WR. Abnormalities in posturography and estimations of visual vertical and horizontal in multiple sclerosis. Am J Otol 1995;16:88–93.

Jacobs JV, Horak FB, Van Tran K, et al. An alternative clinical postural stability test for patients with Parkinson's disease. J Neurol 2006;253:1404–1413.

Jacobs JV, Nutt JG, Carlson-Kuhta P, et al. Knee trembling during freezing of gait represents multiple anticipatory postural adjustments. Exp Neurol 2009;215:334–341.

Jansen CW, Niebuhr BR, Coussirat DJ, et al. Hand force of men and women over 65 years of age as measured by maximum pinch and grip force. J Aging Phys Act 2008;16(1):24–41.

Jax SA, Buxbaum LJ. Response interference between functional and structural object-related actions is increased in patients with ideomotor apraxia. J Neuropsychol 2013;7(1):12–18.

Jeannerod M. The timing of natural prehension movements. J Motor Behav 1984;16:235–254.

Jeannerod M. The formation of finger grip during prehension: a cortically mediated visuomotor pattern. Behav Brain Res 1986;19:99–116.

Jeannerod M. The neural and behavioural organization of goal-directed movements. Oxford, UK: Clarendon Press, 1988.

Jeannerod M. Reaching and grasping: parallel specification of visuomotor channels. In: Handbook of perception and action, vol. 2. London, UK: Academic Press, 1996:405–460.

Jeannerod M. The neural and behavioral organization of goal-directed movements. Oxford, UK: Clarendon Press, 1990.

Jeannerod M, Arbib MA, Rizzolatti G, et al. Grasping objects: the cortical mechisms of visuomotor transformation. Trends Neurosci 1995;18:314–320.

Jebsen RH, Taylor N, Trieschmann RB, et al. An objective and standard test of hand function. Arch Phys Med Rehabil 1969;50:311–319.

Jedlinsky BP, McCarthy CF, Michel TH. Validating pediatric pain measurement: sensory and affective components. Ped Phys Ther 1999;11:83–88.

Jeka JJ. Light touch contact as a balance aid. Phys Ther 1997;77:477–487.

Jeka JJ, Easton RD, Bentzen BL, et al. Haptic cues for orientation and postural control in sighted and blind individuals. Percept Psychophys 1996;58:409–423.

Jeka JJ, Lackner JR. Fingertip contact influences human postural control. Exp Brain Res 1994;100:495–502.

Jeka JJ, Lackner JR. The role of haptic cues from rough and slippery surfaces in human postural control. Exp Brain Res 1995;103:267–276.

Jeka J, Oie KS, Kiemel T. Multisensory information for human postural control: integrating touch and vision. Exp Brain Res 2000;134:107–125.

Jelsma J, Pronk M, Ferguson G, et al. The effect of the Nintendo Wii Fit on balance control and gross motor function of children with spastic hemiplegic cerebral palsy. Dev Neurorehabil 2013;16(1):27–37.

Jenkins WM, Merzenich MM. Reorganization of neocortical representations after brain injury: a neurophysiological model of the bases of recovery from stroke. Progr Brain Res 1987;71:249–266.

Jenkins, WM, Merzenich MM, Och MT, et al. Functional reorganization of primary somatosensory cortex in adult owl monkeys after behaviorally controlled tactile stimulation. J Neurophysiol 1990;63:82–104.

Jennifer M. Srygley JM, Herman T, et al. Self-report of missteps in older adults: a valid proxy of fall risk? Arch Phys Med Rehabil 2009;90:786–792.

Jensen JL, Bothner KE, Woollacott MH. Balance control: the scaling of the kinetic response to accommodate increasing perturbation magnitudes. J Sport Exerc Psychol 1996;18:S45.

Jensen JL, Thelen E, Ulrich BD, et al. Adaptive dynamics of the leg movement patterns in human infants: age-related differences in limb control. J Motor Behav 1995;27:366–374.

Jette AM. Physical disablement concepts for physical therapy research and practice. Phys Ther 1994;74:380–386.

Jette AM. Assessing disability in studies on physical activity. Am J Prev Med 2003;25(3 Suppl 2):122–128.

Jette AM, Assmann SF, Rooks D, et al. Interrelationships among disablement concepts. J Geron Med Sci 1998;20:M395–M404.

Jette DU, Bacon K, Batty C, et al. Evidence-based practice: beliefs, attitudes, knowledge, and behaviors of physical therapists. Phys Ther 2003;83:786–805.

Jette AM, Haley SM, Coster WJ, et al. Late life function and disability instrument: II. Development and evaluation of the function component. J Gerontol A Biol Sci Med Sci 2002;57A:M209–M216.

Jette DU, Stilphen M, Ranganathan VK, et al. Validity of the AM-PAC "6-Clicks" inpatient daily activity and basic mobility short forms. Phys Ther 2014;94:379–391.

Ji SG, Cha HG, Kim MK, et al. The effect of mirror therapy integrating functional electrical stimulation on the gait of stroke patients. J Phys Ther Sci 2014;26:497–499.

Ji SG, Kim MK. The effects of mirror therapy on the gait of subacute stroke patients: a randomized controlled trial. Clin Rehabil 2015;29:348–354.

Jims C. Foot placement pattern, an aid in gait training: suggestions from the field. Phys Ther 1977;57:286.

Johansson BB. Brain plasticity in health and disease. Keio J Med 2004;53:231–246.

Johansson RS. Sensory control of dexterous manipulation in humans. In: Wing AM, Haggard P, Flanagan J, eds. Hand and brain: the neurophysiology and psychology of hand movements. New York: Academic Press, 1996:381–414.

Johansson RS, Edin BB. Neural control of manipulation and grasp. In: Forssberg H, Hirschfeld H, eds. Movement disorders in children. Basel, Switzerland: Karger, 1992:107–112.

Johansson S, Ytterberg C, Claesson IM, et al. High concurrent presence of disability in multiple sclerosis. Associations with perceived health. J Neurol 2007;254:767–773.

Johnson GR. Outcome measures in spasticity. Eur J Neurol 2002;9:10–16.

Johnson LB, Sumner S, Duong T, et al. Validity and reliability of smartphone magnetometer-based goniometer evaluation of shoulder abduction—a pilot study.

Man Ther 2015. pii: S1356-689X(15)00052-1 [Epub ahead of print].

Johnston MV, Goverover Y, Dijkers M. Community activities and individual's satisfaction with them: quality of life in the first year after traumatic brain injury. Arch PMR 2005;86:735–745.

Johnston M, Nissim EN, Wood K, et al. Objective and subjective handicap following spinal cord injury: interrelationships and predictors. J Spinal Cord Med 2002;25:11–22.

Johnston TE, Watson KE, Ross SA, et al. Effects of a supported speed treadmill training exercise program on impairment and function for children with cerebral palsy. Dev Med Child Neurol 2011;53:742–750.

Jonkers I, Delp S, Patten C. Capacity to increase walking speed is limited by impaired hip and ankle power generation in lower functioning persons post stroke. Gait Posture 2009;29:129–137.

Jonsdottir J, Cattaneo D. Reliability and validity of the Dynamic Gait Index in persons with chronic stroke. Arch Phys Med Rehabil 2007;88:1410–1415.

Jordan T, Rabbitt P. Response times to stimuli of increasing complexity as a function of ageing. Br J Psychol 1977;68:189–201.

Jørgensen L, Crabtree NJ, Reeve J, et al. Ambulatory level and asymmetrical weight bearing after stroke affects bone loss in the upper and lower part of the femoral neck differently: bone adaptation after decreased mechanical loading. Bone 2000;27:701–707.

Jørgensen HS, Nakayama H, Raaschou HO, et al. Recovery of walking function in stroke patients: the Copenhagen Stroke Study. Arch Phys Med Rehabil 1995c;76:27–32.

Jouen F. Titres et travaux en vue de l'habilitation a diriger des recherches. State doctoral thesis, Universite Paris IV Paris, 1993:104.

Jouen F, Lepecq J-C, Gapenne O, et al. Optic flow sensitivity in neonates. Infant Behav Dev 2000;23:271–284.

Judge J, Whipple R, Wolfson L. Effects of resistive and balance exercises on isokinetic strength in older persons. J Am Geriatr Soc 1994;42:937–946.

Judge JO, Underwood M, Gennosa T. Exercise to improve gait velocity. Arch Phys Med Rehabil 1993;74:400–406.

Juvin L, Simmers J, Morin D. Propriospinal circuitry underlying interlimb coordination in mammalian quadrupedal locomotion. J Neurosci 2005;25(25):6025–6035.

K

Kaas JH, Florence SL, Jain N. Reorganization of sensory systems of primates after injury. Neuroscientist 1997;3:123–130.

Kabat H, Knott M. Proprioceptive facilitation therapy for paralysis. Physiotherapy 1954;40:171–176.

Kafri M, Laufer Y. Therapeutic effects of functional electrical stimulation on gait in

individuals post-stroke. Ann Biomed Eng 2015;43:451–466.

Kaiser ML, Braun M, Rhyner C. [Utilization of the Canadian Occupational Performance measure (COPM) among children and their parents: a Swiss experience] [in French]. Can J Occup Ther 2005;72(1): 30–36.

Kajrolkar R, Yang F, Pai YC, et al. Dynamic stability and compensatory stepping responses during anterior gait slip perturbations in people with chronic hemiparetic stroke. J Biomech 2014;47:2751–2758.

Kalisch T, Ragert P, Schwenkreis P, et al. Impaired tactile acuity in old age is accompanied by enlarged hand representations in somatosensory cortex. Cereb Cortex 2009;19:1530–1538.

Kallin K, Gustafson Y, Sandman PO, et al. Factors associated with falls among older, cognitively impaired people in geriatric care settings: a population based study. Am J Geriatr Psychiatry 2005;13:501–509.

Kalron A, Nitzani D, Magalashvili D, et al. A personalized, intense physical rehabilitation program improves walking in people with multiple sclerosis presenting with different levels of disability: a retrospective cohort. BMC Neurol 2015;15:21.

Kaminski T, Bock C, Gentile AM. The coordination between trunk and arm motion during pointing movements. Exp Brain Res 1995;106:457–466.

Kamm K, Thelen E, Jensen J. A dynamical systems approach to motor development: In: Rothstein JM, ed. Movement science. Alexandria, VA: American Physical Therapy Association, 1991:11–23.

Kandel ER. Cellular basis of behavior: an introduction to behavioral neurobiology. San Francisco, CA: Freeman, 1976.

Kandel ER. Genes, nerve cells, and the remembrance of things past. J Neuropsychiatry 1989;1:103–125.

Kandel ER. Cellular mechanisms of learning and the biological basis of individuality. In: Kandel ER, Schwartz JH, Jessell TM, eds. Principles of neuroscience, 3rd ed. New York: Elsevier, 1991.

Kandel ER. Cellular mechanisms of learning and the biological basis of individuality. In: Kandel ER, Schwartz JH, Jessell TM, eds. Principles of neural science, 4th ed. New York: McGraw-Hill, 2000a:1247–1279.

Kandel ER. The brain and behavior. In: Kandel ER, Schwartz JH, Jessell TM, eds. Principles of neural science, 4th ed. New York: McGraw-Hill, 2000b:5–17.

Kandel ER, Kupfermann I, Iversen S. Learning and memory. In: Kandel ER, Schwartz JH, Jessell TM, eds. Principles of neural science, 4th ed. New York: McGraw-Hill, 2000:1231.

Kandel ER, Schwartz JH. Molecular biology of learning: modulation of transmitter release. Science 1982;218:433–443.

Kandel ER, Schwartz JH, Jessel TM, et al., eds. Principles of neuroscience, 5th ed. New York: McGraw Hill, 2013.

Kandel ER, Schwartz JH, Jessell TM, eds. Principles of neuroscience, 3rd ed. New York: Elsevier, 1991.

Kandel ER, Schwartz JH, Jessell TM, eds. Principles of neuroscience, 4th ed. New York: Elsevier, 2000.

Kandel ER, Schwartz JH, Jessell TM, et al. Principles of neural science, 5th ed. New York: McGraw-Hill, 2013.

Kandel ER, Siegelbaum SA. Cellular mechanisms of implicit memory storage and the biological basis of individuality. In: Kandel ER, Schwartz JH, Jessel TM, et al., eds. Principles of neuroscience, 5th ed. New York: McGraw Hill, 2013.

Kandel ER, Siegelbaum SA. Synaptic integration. In: Kandel ER, Schwartz JH, Jessell TM, eds. Principles of neural science, 4th ed. New York: McGraw-Hill, 2000:207–228.

Kaplan CP. The community integration questionnaire with new scoring guidelines: concurrent validity and need for appropriate norms. Brain Inj 2001;15(8):725–731.

Kapteyn TS. Afterthought about the physics and mechanics of postural sway. Agressologie 1973;14:27–35.

Karasik LB, Adolph KE, Tamis-LeMonda CS, et al. Carry on: spontaneous object carrying in 13-month-old crawling and walking infants. Dev Psychol 2012;48(2):389–397.

Karasik D, Demissie S, Cupples A, et al. Disentangling the genetic determinants of human aging: biological age as an alternative to the use of survival measures. J Gerontol Biol Sci 2005;60A:574–587.

Karhula ME, Kanelisto KJ, Ruutiainen J, et al. The activities and participation categories of the ICF Core Sets for multiple sclerosis from the patient perspective. Disabil Rehabil 2013;35(6):492–497.

Karman N, Maryles J, Baker RW, et al. Constraint-induced movement therapy for hemiplegic children with acquired brain injuries. J Head Trauma Rehabil 2003;18(3):259–267.

Karnath HO, Broetz D. Understanding and treating "pusher syndrome". Phys Ther 2003;83:1119–1125.

Karnath HO, Ferber S, Dichgans J. The origin of contraversive pushing: evidence for a second graviceptive system in humans. Neurology 2000;55:1298–304.

Karst GM, Venema DM, Roehrs TG, et al. Center of pressure measures during standing tasks in minimally impaired persons with multiple sclerosis. J Neurol Phys Ther 2005;29:170–180.

Katz S, Downs TD, Cash JR, et al. Progress in development of the index of ADL. Gerontologist 1970:20–30.

Katz RT, Rovai GP, Brait C, et al Objective quantification of spastic hypertonia: correlation with clinical findings. Arch Phys Med Rehabil 1992;73:339–347.

Katz R, Rymer Z. Spastic hypertonia: mechanisms and measurement. Arch Phys Med Rehabil 1989;70:144–155.

Katz-Leurer M, Fisher I, Neeb M, et al. Reliability and validity of the modified functional reach test at the subacute stage post-stroke. Disabil Rehabil 2009;31:243–248.

Katzman WB, Sellmeyer DE, Stewart AL, et al. Changes in flexed posture, musculoskeletal impairments, and physical performance after group exercise in community-dwelling older women. Arch Phys Med Rehabil 2007;88:192–199.

Kautz SA, Patten C. Interlimb influences on paretic leg function in poststroke hemiparesis. J Neurophysiol 2005;93(5):2460–2473.

Kavounoudias A, Gilhodes JC, Roll R, et al. From balance regulation to body orientation: two goals for muscle proprioceptive information processing? Exp Brain Res 1999;124:80–88.

Kavounoudias A, Roll R, Roll JP. Foot sole and ankle muscle inputs contribute jointly to human erect posture regulation. J Physiol 2001;532:869–878.

Kawamura K, Tokuhiro A, Takechi H. Gait analysis of slope walking: a study on step length, stride width, time factors and deviation in the center of pressure. Acta Med Okayama 1991;45:179–184.

Kay H. Some experiments on adult learning. In Old Age in the Modern World: Report of the third Congress of the International Association of Gerontology, London, UK 1954:259–267. Edinburgh: Livingstone, 1955.

Kay H. The effects of position in a display upon problem solving. Quart J Exper Psychol 1954;6:155–169.

Kazennikov O, Perrig S, Wiesendanger M. Kinematics of a coordinated goal-directed bimanual task. Behav Brain Res 2002;134(1–2):83–91.

Kearney K, Gentile AM. Prehension in young children with Down syndrome. Acta Psychol (Amst) 2003;112(1):3–16.

Keele S. Movement control in skilled motor performance. Psychol Bull 1968;70:387–403.

Keele SW. Behavioral analysis of movement. In: Brooks VB, ed. Handbook of physiology: I. The nervous system, vol. 2. Motor control, part 2. Baltimore, MD: Lippincott Williams & Wilkins, 1981:1391–1414.

Keele SW. Motor control. In: Kaufman L, Thomas J, Boff K, eds. Handbook of perception and performance. New York: Wiley, 1986:1–30.

Keele S, Ivry R. Does the cerebellum provide a common computation for diverse tasks? A timing hypothesis. In: Diamond A, ed. Developmental and neural bases of higher cognitive function. New York: New York Academy of Sciences, 1990:179–207.

Keele SW, Posner MI. Processing visual feedback in rapid movement. J Exp Psychol 1968;77:155–158.

Keenan MA, Perry J, Jordan C. Factors affecting balance and ambulation following stroke. Clin Orth Rel Res 1984;182:165–171.

Keith RA, Granger CV, Hamilton BB, et al. The functional independence measure: a new tool for rehabilitation. In: Eisentberg MG, Grzesiak RC, eds. Advances in clinical rehabilitation, vol. 1. New York: Springer Verlag, 1987:6–18.

Kelly VE, Bastian AJ. Antiparkinson medications improve agonist activation but not antagonist inhibition during sequential reaching movements. Mov Disord 2005;20:694–704.

Kelly VE, Hyngstrom AS, Rundle MM, et al. Interaction of levodopa and cues on voluntary reaching in Parkinson's disease. Mov Disord 2002;17(1):28–44.

Kelso JAS, Holt KG. Exploring a vibratory systems analysis of human movement production. J Neurophysiol 1980;43:1183–1196.

Kelso JA, Holt KG, Rubin P, et al. Patterns of human interlimb coordination emerge from the properties of non-linear, limit cycle oscillatory processes: theory and data. J Motor Behav 1981;13:226–261.

Kelso JAS, Southard DL, Goodman D. On the coordination of two-handed movements. J Exp Psychol Hum Percept 1979;5:229–238.

Kelso JAS, Tuller B. A dynamical basis for action systems. In: Gazanniga MS, ed. Handbook of cognitive neuroscience. New York: Plenum, 1984:321–356.

Kembhavi G, Darrah J, Magill-Evans J. Using the Berg Balance Scale to distinguish balance abilities in children with cerebral palsy. Pediatr Phys Ther 2002;14:92–99.

Kendall FP, McCreary EK. Muscles: testing and function, 3rd ed. Baltimore, MD: Lippincott Williams & Wilkins, 1983.

Kennard MA. Cortical reorganization of motor function: studies on a series of monkeys of various ages from infancy to maturity. Arch Neurol Psychiatr 1942;48:227–240.

Kennard MA. Relation of age to motor impairment in man and in sub-human primates. Arch Neurol Psychiatry 1940;44:377–398.

Kenny RA, Rubenstein LZ, Tinetti ME, et al. Summary of the updated American Geriatrics Society/British Geriatrics Society clinical practice guideline for prevention of falls in older persons. J Am Geriatr Soc 2011;59(1):148–157.

Kenshalo DR. Aging effects on cutaneous and kinesthetic sensibilities. In: Han SS, Coons DH, eds. Special senses in aging. Ann Arbor, MI: University of Michigan, 1979.

Keogh J, Morrison S, Barrett R. Age-related differences in inter-digit coupling during finger pinching. Eur J Appl Physiol 2006;97:76–88.

Keogh J, Morrison S, Barrett R. Strength training improves the tri-digit finger-pinch force control of older adults. Arch Phys Med Rehabil 2007;88:1055–1063.

Kepple T, Siegel KL, Stanhope SJ. Relative contributions of the lower extremity joint moments to forward progression and support during gait. Gait Posture 1997;6:1–8.

Kerkhoff G, Zoelch C. Disorders of visuospatial orientation in the frontal plane in patients with visual neglect following right or left parietal lesions. Exp Brain Res 1998;122:108–120.

Kerns K, Mateer CA. Walking and chewing gum: the impact of attentional capacity on everyday activities. In: Sbordone RJ, Long CJ, eds. Ecological validity of neuropsychological testing. Delray Beach, FL: GR Press, 1996.

Kerr R. Movement control and maturation in elementary-grade children. Percept Motor Skills 1975;41:151–154.

Kerr R, Booth B. Skill acquisition in elementary school children and schema theory. In: Landers DM, Christina RW, eds. Psychology of motor behavior and sport, vol. 2. Champaign, IL: Human Kinetics, 1977.

Kerr B, Condon SM, McDonald LA. Cognitive spatial processing and the regulation of posture. J Exp Psychol 1985;11:617–622.

Kerschensteiner M, Bareyre FM, Buddeberg BS, et al. Remodeling of axonal connections contributes to recovery in an animal model of multiple sclerosis. J Exp Med 2004;200(8):1027–1038.

Kerse N, Parag V, Feigin VL, et al. Falls after stroke: results from the Auckland regional Community Stroke (ARCOS) study, 2002 to 2003. Stroke 2008;39:1890–1893.

Kesar TM, Perumal R, Reisman DS, et al. Functional electrical stimulation of ankle plantarflexor and dorsiflexor muscles: effects on poststroke gait. Stroke 2009;40:3821–3827.

Kessler RM, Hertling D. Management of common musculoskeletal disorders. Philadelphia, PA: Harper & Row, 1983.

Ketelaar M, Vermeet A, Helders P. Functional motor abilities of children with CP: a systematic literature review of assessment measures. Clin Rehabil 1998;12:369–380.

Kim J, Chung Y, Kim Y, et al. Functional electrical stimulation applied to gluteus medius and tibialis anterior corresponding gait cycle for stroke. Gait Posture 2012;36:65–67.

Kim CM, Eng JJ. The relationship of lower extremity muscle torque to locomotor performance in people with stroke. Phys Ther 2003;83:49–57.

Kim GY, Han MR, Lee HG. Effect of dual-task rehabilitative training on cognitive and motor function of stroke patients. J Phys Ther Sci 2014;26:1–6.

Kim MY, Kim JH, Lee JU, et al. The effects of functional electrical stimulation on balance of stroke patients in the standing posture. J Phys Ther Sci 2012;24:77–81.

King LA, Horak FB. Lateral stepping for postural correction in Parkinson's disease. Arch Phys Med Rehabil 2008;89:492–499.

King M, Hale L, Pekkari A, et al. An affordable, computerized, table-based exercise system for stroke survivors. Disabil Rehabil Assist Technol 2010;5:288–293.

King G, Law M, King S, et al. Children's Assessment of Participation and Enjoyment (CAPE) and Preferences for Activities of Children (PAC). San Antonio, TX: Harcourt Assessment, 2004.

King GA, Law M, King S, et al. Measuring children's participation in recreation and leisure activities: construct validation of the CAPE and PAC. Child Care Health Dev 2006;33:28–39.

Kingwell K. Informing tactics to combat MS. Nat Rev Neurol 2012;8:589.

Kinoshita H, Francis PR. A comparison of prehension force control in young and elderly individuals. Eur J Appl Physiol Occup Physiol 1996;74:450–460.

Kinsella S, Moran K. Gait pattern categorization of stroke participants with equinus deformity of the foot. Gait Posture 2008;27:144–151.

Kiresuk TJ, Sherman RE. Goal attainment scaling: a general method for evaluating comprehensive community mental health programs. Community Ment Health J 1968;4(6):443–453.

Kirshenbaum N, Riach CL, Starkes JL. Nonlinear development of postural control and strategy use in young children: a longitudinal study. Exp Brain Res 2001;140:420–431.

Kitago T, Liang J, Huang VS, et al. Improvement after constraint-induced movement therapy: recovery of normal motor control or task-specific compensation? Neurorehabil Neural Repair 2013;27(2):99–109.

Klatzky RL, McCloskey B, Doherty S, et al. Knowledge about hand shaping and knowledge about objects. J Motor Behav 1987;19:187–213.

Kleim JA, Cooper NR, VandenBerg PM. Exercise induces angiogenesis but does not alter movement representations within rat motor cortex. Brain Res 2002;934:1–6.

Kleim JA, Jones TA. Principles of experience-dependent neural plasticity: implications for rehabilitation after brain damage. J Speech Lang Hear Res 2008;51:S225–S239.

Kleim JA, Jones TA, Schallert T. Motor enrichment and the induction of plasticity before or after brain injury. Neurochem Res 2003;28:1757–1769.

Kleim JA, Swain RA, Armstrong K, et al. Selective synaptic plasticity within the cerebellar cortex following complex motor skill learning. Neurobiol Learn Mem 1998;69:274–289.

Kleim JA, Vij K, Ballard DH, et al. Learning dependent synaptic modifications in the cerebellar cortex of the adult rat persist for at least four weeks. J Neurosci 1997;17:717–771.

Kluzik J, Fetters L, Coryell J. Quantification of control: a preliminary study of effects of neurodevelopmental treatment on reaching in children with spastic cerebral palsy. Phys Ther 1990;2:65–78.

Kluzik J, Horak FB, Peterka RJ. Differences in preferred reference frames for postural orientation shown by after-effects of stance on an inclined surface. Exp Brain Res 2005;162:474–489.

Kluzik J, Peterka RJ, Horak FB. Adaptation of postural orientation to changes in surface inclination. Exp Brain Res 2007;178:1–17.

Knarr BA, Reisman DS, Binder-Macleod SA, et al. Understanding compensatory strategies for muscle weakness during gait by simulating activation deficits seen post stroke. Gait Posture 2013;38:270–275.

Knutson JS, Harley MY, Hisel TZ, et al. Contralaterally controlled functional electrical stimulation for upper extremity hemiplegia: an early-phase randomized clinical trial in subacute stroke patients. Neurorehabil Neural Repair 2012;26(3):239–246.

Knutsson E, Richards C. Different types of disturbed motor control in gait of hemiparetic patients. Brain 1979;102:405–430.

Knutsson E. An analysis of Parkinsonian gait. Brain 1972;475–486.

Knutsson E. Gait control in hemiparesis. Scand J Rehabil Med 1981;13:101–108.

Knutsson E. Can gait analysis improve gait training in stroke patients? Scand J Rehabil Med Suppl 1994;30:73–80.

Ko M, Bishop MD, Behrman AL. Effects of limb loading on gait initiation in persons with moderate hemiparesis. Top Stroke Rehabil 2011;18:258–268.

Kobayashi M, Hutchinson S, Theoret H, et al. Repetitive TMS of the motor cortex improves ipsilateral sequential simple finger movements. Neurology 2004;62:91–98.

Koch MW, Murray TJ, Fisk J, et al. Hand dexterity and direct disease related cost in multiple sclerosis. J Neurol Sci 2014;341:51–54.

Koester J, Siegelbaum SA. Membrane potential. In: Kandel ER, Schwartz JH, Jessell TM, eds. Principles of neural science, 4th ed. New York: McGraw-Hill, 2000:125–139.

Kollen B, Kwakkel G, Lindeman E. Time dependency of walking classification in stroke. Phys Ther 2006;86:618–625.

Kollen B, Port I, Lindeman E, et al. Predicting improvement in gait after stroke. Stroke 2005;36:2576–2680.

Kolobe THA, Bulanda M, Susman L. Predicting motor outcome at preschool age for infants tested at 7, 30, 60, and 90 days after term age using the Test of Infant Motor Performance. Phys Ther 2004;84:1144–1156.

Konczak J, Borutta M, Dichgans J. The development of goal-directed reaching in infants: 2. Learning to produce task-adequate patterns of joint torque. Exp Brain Res 1997;113:465–474.

Konczak J, Borutta M, Topka H, et al. The development of goal-directed reaching in infants: hand trajectory formation and joint torque control. Exp Brain Res 1995;106:156–168.

Konczak J, Dichgans J. The development toward stereotypic arm kinematics during reaching in the first 3 years of life. Exp Brain Res 1997;117:346–354.

Konczak J, Jansen-Osmann P, Kalveram KT. Development of force adaptation during childhood. J Motor Behav 2003;35:41–52.

Kosnik W, Winslow L, Kline D, et al. Visual changes in daily life throughout adulthood. J Gerontol 1988;43:P63–P70.

Kots YM, Syrovegin AV. Fixed set of variants of interactions of the muscles to two joints in the execution of simple voluntary movements. Biophysics 1966;11:1212–1219.

Kozlowski DA, James DC, Schallert T. Use-dependent exaggeration of neuronal injury after unilateral sensorimotor cortex lesions. J Neurosci 1996;16:4776–4786.

Krakauer JW. Arm function after stroke: from physiology to recovery. Neurology 2005;25:384–395.

Krakauer JW. Motor learning: its relevance to stroke recovery and neurorehabilitation. Curr Opin Neurol 2006;19:84–90.

Krakauer J, Ghez C. Voluntary movement. In: Kandel ER, Schwartz JH, Jessell TM, eds. Principles of neural science, 4th ed. New York: McGraw-Hill, 2000:756–779.

Kram R, Domingo A, Ferris D. Effect of reduced gravity on the preferred walk-run transition speed. J Exp Biol 1997;200:821–826.

Kramer AF, Erickson KI, Colcombe SJ. Exercise, cognition and the aging brain. J Appl Physiol 2006;101:1237–1242.

Krebs DE, Edelstein JE, Fishman S. Reliability of observational kinematic gait analysis. Phys Ther 1985;65:1027–1033.

Krebs DE, Jette AM, Assmann SF. Moderate exercise improves gait stability in disabled elders. Arch Phys Med Rehabil 1998;79:1489–1495.

Kriellaars DJ, Brownstone RM, Noga BR, et al. Mechanical entrainment of fictive locomotion in the decerebrate cat. J Neurophysiol 1994;71:2074–2086.

Krishnan V, de Freitas PB, Jaric S. Impaired object manipulation in mildly involved individuals with multiple sclerosis. Motor Control 2008;12:3–20.

Krishnan V, Jaric S. Hand function in multiple sclerosis: force coordination in manipulation tasks. Clin Neurophysiol 2008;119:2274–2281.

Kristinsdottir EK, Fransson PA, Magnusson M. Changes in postural control in healthy elderly subjects are related to vibration sensation, vision and vestibular asymmetry. Act Otolaryngol 2001;121:700–706.

Krumlinde-Sundholm L, Eliasson AC. Development of the assisting hand assessment: a Rasch-built measure intended for children with unilateral upper limb impairments. Scand J Occup Ther 2003;10(1):16–26.

Krumlinde-Sundholm L, Ek L, Eliasson A-C. What assessments evaluate use of hands in infants? A literature review. Dev Med Child Neurol 2015;57(Suppl 2):37–41.

Krumlinde-Sundholm L, Holmefur M, Eliasson AC. The assisting hand assessment: evidence of validity, reliability and responsiveness to change. Workshop presented at the American Academy for Cerebral Palsy and Developmental Medicine, Orlando, FL, 2005.

Krumlinde-Sundholm L, Holmefur M, Kottorp A, et al. The Assisting Hand Assessment: current evidence of validity, reliability, and responsiveness to change. Dev Med Child Neurol 2007;49(4):259–264.

Kugler PN, Kelso JAS, Turvey MT. On the control and coordination of naturally developing systems. In: Kelso JAS, Clark JE, eds. The development of movement control and coordination. New York: Wiley, 1982:5–78.

Kugler PN, Turvey MT. Information, natural law and self assembly of rhythmic movement. Hillsdale, NJ: Erlbaum, 1987.

Kuhtz-Buschbeck JP, Stolze H, Johnk K, et al. Development of prehension movements in children: a kinematic study. Exp Brain Res 1998;122:424–432.

Kunesch E, Schnitzler A, Tyercha C, et al. Altered force release control in Parkinson's disease. Behav Brain Res 1995;67:43–49.

Kung UM, Horlings CG, Honegger H, et al. Postural instability in cerebellar apraxia: correlations of knee, arm and trunk movements to center of mass velocity. Neuroscience 2009;159:390–404.

Kuo AD, Speers RA, Peterka RJ, et al. Effect of altered sensory conditions on multivariate descriptors of human postural sway. Exp Brain Res 1998;122:185–195.

Kuo AD, Zajac FE. A biomechanical analysis of muscle strength as a limiting factor in standing posture. J Biomech 1993;26:137–150.

Kupfermann I. Localization of higher cognitive and affective functions: the association cortices. In: Kandel E, Schwartz JH, Jessell TM, eds. Principles of neuroscience, 3rd ed. New York: Elsevier, 1991:823–838.

Kurtzke JF. Rating neurologic impairment in multiple sclerosis: an expanded disability status scale (EDSS). Neurology 1983;33:1444–1452.

Kuypers HGJM. Corticospinal connections: postnatal development in rhesus monkey. Science 1962;138:678–680.

Kuypers HGJM. The descending pathways to the spinal cord, their anatomy and function. In: Eccles JC, ed. Organization of the spinal cord. Amsterdam, The Netherlands: Elsevier, 1964.

Kuypers HGJM. Anatomy of the descending pathways. In: Brookhart JM, Montcastle VB, eds. Handbook of physiology: the nervous system, part II. Bethesda, MD: American Physiological Society, 1981.

Kwakkel G, de Goede CJ, van Wegen EE. Impact of physical therapy for Parkinson's disease: a critical review of the literature. Parkinsonism Relat Disord 2007;13(Suppl 3):S478–S487.

Kwakkel G, Kollen BJ, Krebs HI. Effects of robot-assisted therapy on upper limb recovery after stroke: a systematic review. Neurorehabil Neural Repair 2008;22(2):111–121.

Kwakkel G, Wagenaar RC, Twisk JW, et al. Intensity of leg and arm training after primary middle-cerebral-artery stroke: a randomised trial. Lancet 1999;354:191–196.

L

Lackner JR, DiZio P. Visual stimulation affects the perception of voluntary leg movements during walking. Perception 1988;17:71–80.

Lackner JR, DiZio P. Sensory-motor calibration processes constraining the perception of force and motion during locomotion. In: Woollacott MH, Horak FB, eds. Posture and gait: control mechanisms. Eugene, OR: University of Oregon, 1992:92–96.

Lajoie K, Drew T. Lesions of area 5 of the posterior parietal cortex in the cat produce errors in the accuracy of paw placement during visually guided locomotion. J Neurophysiol 2007;97:2339–2354.

Lajoie Y, Teasdale N, Bard C, et al. Attentional demands for static and dynamic equilibrium. Exp Brain Res 1993;97:139–144.

Lajoie Y, Teasdale N, Bard C, et al. Upright standing and gait: are there changes in attentional requirements related to normal aging? Exp Aging Res 1996;22(2):185–198.

Lakhani B, Mansfield A, Inness EL, et al. Compensatory stepping responses in individuals with stroke: a pilot study. Physiother Theory Pract 2011;27:299–309.

Lamb SE, Ferrucci L, Volapto S, et al. Risk factors for falling in home-dwelling older women with stroke: the Women's Health and Aging Study. Stroke 2003;34:494–501.

Lamont R, Morris ME, Woollacott MH, et al. Community walking in people with Parkinson's disease. Parkinsons Dis 2012;2012:856237.

Lamont EV, Zehr EP. Earth-referenced handrail contact facilitates interlimb cutaneous reflexes during locomotion. J Neurophysiol 2007;98(1):433–442.

Lamontagne A, Malouin F, Richards CL, et al. Mechanisms of disturbed motor control in ankle weakness during gait after stroke. Gait Posture 2002;15:244–255.

Lance JW. Symposium synopsis. In: Feldman RG, Young RR, Koella WP, eds. Spasticity: disordered motor control. Chicago, IL: Year Book, 1980.

Landers MR, Hatlevig RM, Davis AD, et al. Does attentional focus during balance training in people with Parkinson's disease affect outcome? A randomised controlled clinical trial. Clin Rehabil 2015. pii: 0269215515570377 [Epub ahead of print].

Lang CE, Bastian AJ. Cerebellar subjects show impaired adaptation of anticipatory EMG during catching. J Neurophysiol 1999;82:2108–2119.

Lang CE, Bastian AJ. Additional somatosensory information does not improve cerebellar adaptation during catching. Clin Neurophysiol 2001;112:895–907.

Lang CE, Bastian AJ. Cerebellar damage impairs automaticity of a recently practiced movement. J Neurophysiol 2002;87:1136–1147.

Lang CE, DeJong SL, Beebe JA. Recovery of thumb and finger extension and its relation to grasp performance after stroke. J Neurophysiol 2009;102(1):451–459.

Lang C, Macdonald J, Gnip C. Counting repetitions: an observational study of outpatient therapy for people with hemiparesis poststroke. J Neurol Phys Ther 2007;31:3–11.

Lang CE, et al. Observation of amounts of movement practice provided during stroke rehabilitation. Arch Phys Med Rehabil 2009;90:1692–1698.

Lang CE, Schieber MH. Differential impairment of individuated finger movements in humans after damage to the motor cortex or the corticospinal tract. J Neurophysiol 2003;90:1160–1170.

Lang CE, Schieber MH. Reduced muscle selectivity during individuated finger movements in humans after damage to the motor cortex or corticospinal tract. J Neurophysiol 2004;91:1722–1733.

Lang CE, Wagner JM, Bastian AJ, et al. Deficits in grasp versus reach during acute hemiparesis. Exp Brain Res 2005;166:126–136.

Lang CE, Wagner JM, Edwards DF, et al. Recovery of grasp versus reach in people with hemiparesis poststroke. Neurorehabil Neural Repair 2006;20:444–454.

Lang CE, Wagner JW, Edwards DF, et al. Upper extremity use in people with hemiparesis in the first few weeks after stroke. J Neurologic Phys Ther 2007;31:56–63.

Lang W, Obrig H, Lindinger G, et al. Supplementary motor area activation while tapping bimanually different rhythms in musicians. Exp Brain Res 1990;79:504–514.

LaRocca NG. Impact of walking impairment in multiple sclerosis: perspectives of patients and care partners. Patient 2011;4:189–201.

Lashley KS. Brain mechanism and intelligence. Chicago, IL: University of Chicago, 1929.

LaStayo P, Hartzel J. Dynamic versus static grip strength: how grip strength changes when the wrist is moved, and why dynamic grip strength may be a more functional measurement. J Hand Ther 1999;12(3):212–218.

LaStayo PC, Wheeler DL. Reliability of passive wrist flexion and extension goniometric measurements: a multicenter study. Phys Ther 1994;74(2):162–174.

Latash ML, Anson JG. Synergies in health and disease: relations to adaptive changes in motor coordination. Phys Ther 2006;86:1151–1160.

Latash ML, Aruin AS, Neyman I, et al. Anticipatory postural adjustments during self inflicted and predictable perturbations in Parkinson's disease. J Neurol Neurosurg Psychiatry 1995;58(3):326–334.

Latash ML, Gelfand IM, Li ZM, et al. Changes in the force-sharing pattern induced by modifications of visual feedback during force production by a set of fingers. Exp Brain Res 1998;123(3):255–262.

Latash ML, Kang N, Patterson D. Finger coordination in persons with Down syndrome: atypical patterns of coordination and the effects of practice. Exp Brain Res 2002;146:345–355.

Latash ML, Krishnamoorthy V, Scholz J, et al. Postural synergies in development. Neural Plast 2005;12:119–130.

Latash ML, Scholz JP, Schöner G. Motor control strategies revealed in the structure of motor variability. Exerc Sport Sci Rev 2002;30:26–31.

Latash ML, Scholz JP, Schöner G. Toward a new theory of motor synergies. Motor Control 2007;11:276–308.

Laufer Y. Effect of age on characteristics of forward and backward gait at preferred and accelerated walking speed. J Gerontol 2005;60A:627–632.

Laufer Y, Ashkenazi T, Josman N. The effects of a concurrent cognitive task on the postural control of young children with and wiout developmental coordination disorder. Gait Posture 2008;27:347–351.

Laufer Y, Elboim-Gabyzon M. Does sensory transcutaneous electrical stimulation enhance motor recovery following a stroke? A systematic review. Neural Rehabil Neural Repair 2011;25:799–809.

Laufer Y, Schwarzmann R, Sivan D, et al. Postural control of patients with hemiparesis: force plates measurements based on the clinical sensory organization test. Physiother Theory Pract 2005;21:163–171.

Laver KE, George S, Thomas S, et al. Virtual reality for stroke rehabilitation. Cochrane Database Syst Rev 2015;(2):CD008349.

Lavery JJ. Retention of simple motor skills as a function of type of knowledge of results. Can J Psychol 1962;16:300–311.

Law LS, Webb CY. Gait adaptation of children with cerebral palsy compared with control children when stepping over an obstacle. Dev Med Child Neurol 2005;47:321–328.

Law M, Anaby D, Imms C, et al. Improving the participation of youth with physical disabilities in community activities: an interrupted time series design. Aust Occup Ther J 2015;62:105–115. doi: 10.1111/1440-1630.12177.

Law M, Baptiste S, Carswell A, et al. Canadian Occupational Performance Measure, 4th ed. Ottawa, ON: Canadian Association of Occupational Therapists, 2005.

Law M, Baptiste S, Carswell A, et al. Canadian occupational performance measure, 3rd ed. Ottawa, ON: CAOT Publications, 1998.

Law M, King G, King S, et al. Patterns of participation in recreational and leisure activities among children with complex physical disabilities. Dev Med Child Neuro 2006;48:337–342.

Lawrence DG, Hopkins DA. Developmental aspects of pyramidal motor control in the rhesus monkey. Brain Res 1972;40:117–118.

Lawrence EL, Fassola I, Werner I, et al. Quantification of dexterity as the dynamical regulation of instabilities: comparisons across gender, age, and disease. Front Neurol 2014;5(53):1–13.

Lawton MP. The functional assessment of elderly people. J Am Geriatr Soc 1971;19:465–481.

Lay AN, Hass CJ, Gregor RJ. The effects of sloped surfaces on locomotion: a kinematic and kinetic analysis. J Biomech 2006;39:1621–1628.

Layman AJ, Li C, Simonsick E, et al. Association between saccular function and gait speed: data from the Baltimore Longitudinal Study of Aging. Otol Neurotol 2015;36(2):260–266.

Lebiedowska MK, Syczewska M. Invariant sway properties in children. Gait Posture 2000;12:200–204.

Ledebt A. Changes in arm posture during the early acquisition of walking. Infant Behav Dev 2000;23:79–89.

Ledebt A, Becher J, Kapper J, et al. Balance training with visual feedback in children with hemiplegic cerebral palsy: effect on stance and gait. Motor Control 2005;9:459–468.

Ledebt A, Bril B, Breniere Y. The build-up of anticipatory behavior: an analysis of the development of gait initiation in children. Exp Brain Res 1998;120:9–17.

Ledebt A, Bril B, Wiener-Vacher S. Trunk and head stabilization during the first months of independent walking. Neuroreport 1995;6:1737–1740.

Lee DN, Aronson E. Visual proprioceptive control of standing in human infants. Percept Psychophys 1974;15:529–532.

Lee HJ, Chou LS. Balance control during stair negotiation in older adults. J Biomech 2007;40:2530–2536.

Lee JW, Chung E, Lee BH. A comparison of functioning, activity, and participation in school-aged children with cerebral palsy using the manual ability classification system. J Phys Ther Sci 2015;27(1):243–246.

Lee BC, Kim J, Chen S, et al. Cell phone based real-time vibrotactile feedback for balance rehabilitation training. J NeuroEng Rehabil 2012;9(1):10.

Lee DN, Lishman R. Visual proprioceptive control of stance. J Hum Mov Studies 1975;1:87–95.

Lee I, Manson J, Hennekens C, et al. Body weight and mortality: a 27 year follow up of middle aged men. JAMA 1993;270:2623–2628.

Lee DN, Young DS. Gearing action to the environment. Experiments in Brain Research, Series 15. Berlin, Germany: Springer Verlag, 1986:217–230.

Lee RG, van Donkelaar P. Mechanisms underlying functional recovery following stroke. Can J Neurol Sci 1995;22:257–263.

Lee TD. Transfer-appropriate processing: a framework for conceptualizing practice effects in motor learning. In: Meijer OG, Roth K, eds. Complex movement behavior: the motor-action controversy. Amsterdam, The Netherlands: North-Holland, 1988.

Lee YH, Yong SY, Kim SH, et al. Functional electrical stimulation to ankle dorsiflexor and plantarflexor using single foot switch in patients with hemiplegia from hemorrhagic stroke. Ann Rehabil Med 2014;38:310–316.

Lee-Valkov PM, Aaron DH, Eladoumikdachi F, et al. Measuring normal hand dexterity values in normal 3-,4-, and 5-year-old children and their relationship with grip and pinch strength. J Hand Ther 2003;16(1):22–28.

Lehman D, Toole T, Lofald D, et al. Training with verbal instructional cues results in near-term improvement of gait in people with Parkinson's disease. J Neurol Phys Ther 2005;29(1):2–8.

Lemon RN, Mantel GWH, Muir RB. Corticospinal facilitation of hand muscles during voluntary movements in the conscious monkey. J Physiol 1986;381:497–527.

Lemsky C, Miller CJ, Nevitt M, et al. Reliability and validity of a physical performance and mobility examination for hospitalized elderly. Soc Gerontol 1991;31:221.

Leonard CT, Sandholdt DY, McMillan JA, et al. Short- and long-latency contributions to reciprocal inhibition during various levels of muscle contraction of individuals with cerebral palsy. J Child Neurol 2006;21:240–246.

Lerner-Frankiel MB, Vargas S, Brown MB, et al. Functional community ambulation: what are your criteria? Clin Manage 1990;6:12–15.

Levin MF, Horowitz M, Jurrius C, et al. Trajectory formation and interjoint coordination of drawing movements in normal and hemiparetic subjects. Neurosci Abstr 1993;19:990.

Levin MF, Kleim JA, Wolf SF. What do motor "Recovery" and "Compensation" mean in patients following stroke? Neurorehabil Neural Repair 2009;23:313–319.

Levin MF, Michaelsen SM, Cirstea CM, et al. Use of the trunk for reaching targets placed within and beyond the reach in adult hemiparesis. Exp Brain Res 2002;143(2):171–180.

Levin MF, Weiss PL, Keshner EA. Emergence of virtual reality as a tool for upper limb rehabilitation: incorporation of motor control and motor learning principles. Phys Ther 2015;95:415-425.

Levin MF. Interjoint coordination during pointing movements is disrupted in spastic hemiparesis. Brain 1996;119(Pt 1):281–293.

Lewald J. More accurate sound localization induced by short-term light deprivation. Neuropsychologia 2007;45:1215–1222.

Lewek MD, Poole R, Johnson J, et al. Arm swing magnitude and asymmetry during gait in the early stages of Parkinson's disease. Gait Posture 2010;31:256–260.

Lewis C, Bottomly J. Musculoskeletal changes with age. In: Lewis C, ed. Aging: health care's challenge, 2nd ed. Philadelphia, PA: Davis, 1990:145–146.

Lewis GN, Byblow WD. Bimanual coordination dynamics in post stroke hemiparetics. J Motor Behav 2004;36:174–186.

Li KZ, Roudaia E, Lussier M, et al. Benefits of cognitive dual-task training on balance performance in healthy older adults. J Gerontol A Biol Sci Med Sci 2010;65:1344–1352.

Li S-C, Huxhold O, Schmiedek F. Aging and attenuated processing robustness. Gerontology 2004;50:28–34.

Li Y, Wang W, Crompton RH, et al. Free vertical moments and transverse forces in human walking and their role in relation to arm-swing. J Exp Biol 2001;204:47–58.

Liao HF, Hwang AW. Relations of balance function and gross motor ability for children with cerebral palsy. Percept Motor Skills 2003;96(3 Pt 2):1173–1184.

Lieber RL, Runesson E, Einarsson F, et al. Inferior mechanical properties of spastic muscle bundles due to hypertrophic but compromised extracellular matrix material. Muscle Nerve 2003;28:464–471.

Liebesman JL, Carafelli E. Physiology of range of motion in human joints: a critical review. Crit Rev Phys Med Rehabil 1994;6:131–160.

Liepert J, Bauder H, Miltner WHR, et al. Treatment-induced cortical reorganization after stroke in humans. Stroke 2000;31:1210–1213.

Liepert J, Miltner WH, Bauder H, et al. Motor cortex plasticity during constraint-induced movement therapy in stroke patients. Neurosci Lett 1998;250:5–8.

Lin KC, Fu T, Wu CY, et al. Psychometric comparisons of the Stroke Impact Scale 3.0 and Stroke-Specific Quality of Life Scale. Qual Life Res 2010;19(3):435–443.

Lin S-I, Woollacott MH. Differentiating postural responses following dynamically changing balance threats in young adults, healthy older adults and unstable older adults: electromyography. J Motor Behav 2002;34:37–44.

Lin S-I, Woollacott MH, Jensen J. Differentiating postural responses following dynamically changing balance threats in young adults, healthy older adults and unstable older adults: kinematics and kinetics. Aging Clin Exp Res 2004;16:369–374.

Lindenberger U, Marsiske M, Baltes PB. Memorizing while walking: increase in dual-task costs from young adulthood to old age. Psychol Aging 2000;15:417–436.

Lindholm L. Weight-bearing splint: a method for managing upper extremity spasticity. Phys Ther Forum 1985;5:3.

Liphart J, Gallichio J, Tilson JK, et al. Concordance and discordance between measured and perceived balance and the effect on gait speed and falls following stroke. Clin Rehabil 2015. pii: 0269215515578294 [Epub ahead of print].

Lipsitz LA, Jonsson PV, Kelley MM, et al. Causes and correlates of recurrent falls in ambulatory frail elderly. J Gerontol 1991;46:M114–M122.

Liu W, Lipsitz LA, Montero-Odasso M, et al. Noise-enhanced vibrotactile sensitivity in older adults, patients with stroke, and patients with diabetic neuropathy. Arch Phys Med Rehabil 2002;83:171–176.

Liu-Ambrose T, Katarynych LA, Ashe MC, et al. Dual-task gait performance among community-dwelling senior women: the role of balance confidence and executive functions. J Gerontol A Biol Sci Med Sci 2009;64:975–982.

Livingstone M, Hubel D. Segregation of form, color, movement and depth: anatomy, physiology, perception. Science 1988;240:740–749.

Lloréns R, Gil-Gómez JA, Alcañiz M, et al. Improvement in balance using a virtual reality-based stepping exercise: a randomized controlled trial involving individuals with chronic stroke. Clin Rehabil 2015;29:261–268.

Lo AC, Triche EW. Improving gait in multiple sclerosis using robot-assisted, body weight supported treadmill training. Neurorehabil Neural Repair 2008;22:661–671. doi: 10.1177/1545968308318473.

Lockhart TE, Smith JL, Woldstad JC. Effects of aging on the biomechanics of slips and falls. Hum Factors 2005;47:708–729.

Lockhart TE, Woldstad JC, Smith JL. Effects of age-related gait changes on the biomehcanics of slips and falls. Ergonomics 2003;46:1136–1160.

Loewen SC, Anderson BA. Predictors of stroke outcomes using objective measurement scales. Stroke 1990;21:78–81.

Lomaglio MJ, Eng JJ. Muscle strength and weight-bearing symmetry relate to sit-to-stand performance in individuals with stroke. Gait Posture 2005;22:126–131.

Long H, Ma-Wyatt A. The distribution of spatial attention changes with task demands during goal-directed reaching. Exp Brain Res 2014;232:1883–1893. DOI 10.1007/s00221-014-3880-6.

Lord SE, Halligan PW, Wade DT. Visual gait analysis: the development of a clinical assessment and scale. Clin Rehabil 1998;12:107–119.

Lord SE, McPherson K, McNaughton HK, et al. Community ambulation after stroke: how important and obtainable is it and what measures appear predictive? Arch Phys Med Rehabil 2004;86:234–239.

Lord SR, Lloyd DG, Li SK. Sensorimotor function, gait patterns and falls in community-dwelling women. Age Ageing 1996;25:292–299.

Lord S, Rochester L. Measurement of community ambulation after stroke: current status and future developments. Stroke 2005;36:1457–1461.

Lord SE, Rochester L, Weatherall M, et al. The effect of environment and task on gait parameters after stroke: A randomized comparison of measurement conditions. Arch Phys Med Rehabil 2006;87:967–973.

Lord S, Sherrington C, Menz HB. Falls in older people. Cambridge, UK: Cambridge University Press, 2001:68.

Lord S, Ward J, Williams P, et al. An epidemiological study of falls in older community dwelling women: the Randwick falls and fracture study. Aust J Public Health 1993;17:240–245.

Lu T, Pan Y, Kao SY, et al. Gene regulation and DNA damage in the ageing human brain. Nature 2004;429:883–891.

Lu TW, Yen HC, Chen HL, et al. Symmetrical kinematic changes in highly functioning older patients post-stroke during obstacle-crossing. Gait Posture 2010;31:511–516.

Luft AR, et al. Repetitive bilateral arm training and motor cortex activation in chronic stroke. A randomized controlled trial. JAMA 2004a;292:1853–1861.

Luft AR, Waller S, Forrester L, et al. Lesion location alters brain activation in chronically impaired stroke survivors. Neuroimage 2004b;21:924–935.

Lum PS, Burgar CG, Shor PC. Evidence for strength imbalances as a significant contributor to abnormal synergies in hemiparetic subjects. Muscle Nerve 2003;27:211–221.

Lundborg G, Bjorkman A, Hansson T, et al. Artificial sensibility of the hand based on cortical audiotactile interaction: a study using functional magnetic resonance imaging. Scand J Plast Reconstr Surg Hand Surg 2005;39(6):370–372.

Lundgren-Lindquist B, Aniansson A, Rundgren A. Functional studies in 79 year olds: 3. Walking performance and climbing ability. Scand J Rehabil Med 1983;12:107–112.

Lundin-Olsson L, Nyberg L, Gustafson Y. Stops walking when talking as a predictor of falls in elderly people. Lancet 1997;349:617.

Luria AR. Higher cortical functions in man. New York: Basic, 1966.

Ly DH, Lockhart DJ, Lerner RA, et al. Mitotic misregulation and human aging. Science 2000;287:2486–2492.

Lyle RC. A performance test for assessment of upper limb function in physical rehabilitation treatment and research. Int J Rehabil Res 1981;4:483–492.

M

Ma HI, Trombly CA. A synthesis of the effects of occupational therapy for persons with stroke, part II: remediation of impairments. Am J Occup Ther 2002;56(3):260–274.

MacKay DG. The problem of flexibility, fluency, and the speed- accuracy trade-off in skilled behavior. Psychol Rev 1982;89:48–506.

MacKay-Lyons M. Variability in spatio-temporal gait characteristics over the course of the L-dopa cycle in people with advanced Parkinson disease. Phys Ther 1998;78:1083–1094.

Mackey AH, Walt SE, Stott NS. Deficits in upper-limb task performance in children with hemiplegic cerebral palsy as defined by 3-dimensional kinematics. Arch Phys Med Rehabil 2006;87:207–215.

Maddox WT, Ashby FG. Dissociating explicit and procedural-learning based systems of perceptual category learning. Behav Proc 2004;66:309–332.

Magee DJ. Orthopedic physical assessment. Philadelphia, PA: Saunders, 1987.

Magill RA, Hall KG. A review of the contextual interference effect in motor skill acquisition. Hum Mov Sci 1990;9:241–289.

Magnus R. Animal posture (Croonian lecture). Proc R Soc Lond 1925;98:339.

Magnus R. Some results of studies in the physiology of posture. Lancet 1926;2:531–585.

Magnusson M, Enbom H, Johansson R, et al. Significance of pressor input from the human feet in lateral postural control: the effect of hypothermia on galvanically induced body-sway. Acta Otolaryngol 1990;110:321–327.

Mahon CE, Farris DJ, Sawicki GS, et al. Individual limb mechanical analysis of gait following stroke. J Biomech 2015;48:984–989.

Majsak MJ, Kaminski T, Gentile AM, et al. Effects of a moving target versus a temporal constraint on reach and grasp in patients with Parkinson's disease. Exp Neurol 2008;210:479–488.

Mak MK, Hui-Chan CW. Switching of movement direction is central to parkinsonian bradykinesia in sit-to-stand. Mov Disord 2002;17:1188–1195.

Mak MK, Levin O, Mizrahi J, et al. Joint torques during sit-to-stand in healthy subjects and people with Parkinson's disease. Clin Biomech (Bristol, Avon) 2003;18:197–206.

Mak MK, Patla A, Hui-Chan C. Sudden turn during walking is impaired in people with Parkinson's disease. Exp Brain Res 2008;190:43–51.

Maki B, Holliday PJ, Topper AK. Fear of falling and postural performance in the elderly. J Gerontol 1991;46:M123–M131.

Maki BE, Holliday PJ, Topper AK. A prospective study of postural balance and risk of falling in an ambulatory and independent elderly population. J Gerontol 1994;49:M72–M84.

Maki BE, McIlroy WE. Control of rapid limb movements for balance recovery: age-related changes and implications for fall prevention. Age Ageing 2006;35(Suppl 2):ii12–ii18.

Maki BE, McIlroy WE, Fernie GR. Change-in-support reactions for balance recovery. IEEE Eng Med Biol Mag 2003;22:20–26.

Maldonado M, Allred RP, Felthauser EL, et al. Motor skill training, but not voluntary exercise, improves skilled reaching after unilateral ischemic lesions of the sensorimotor cortex in rats. Neurorehabil Neural Repair 2008;22:250–261.

Malfait N, Ostry DJ. Is interlimb transfer of force-field adaptation a cognitive response to the sudden introduction of load? J Neurosci 2004;24:8084–8089.

Malick M. Manual on static hand splinting. Pittsburgh, PA: Harmarville Rehab Center, 1980.

Malouin F, McFadyen B, Dion L, et al. A fluidity scale for evaluating the motor strategy of the rise to walk task after stroke [appendix]. Clin Rehabil 2003;17:674–684.

Malouin F, Pichard L, Bonneau C, et al. Evaluating motor recovery early after stroke: comparison of the Fugl-Meyer Assessment and the Motor Assessment Scale. Arch Phys Med Rehabil 1994;75:1206–1212.

Malviya S, Voepel-Lewis T, Burke C, et al. The revised FLACC observational pain tool: improved reliability and validity assessment in children with cognitive impairment. Paediatr Anaesth 2006;16(3): 258–265.

Man'kovskii NB, Mints AY, Lysenyuk VP. Regulation of the preparatory period for complex voluntary movement in old and extreme old age. Hum Physiol Moscow 1980;6:46–50.

Manchester D, Woollacott M, Zederbauer-Hylton N, et al. Visual, vestibular and somatosensory contributions to balance control in the older adult. J Gerontol 1989;44:M118–M127.

Mancini M, Rocchi L, Horak FB, Chiari L. Effects of Parkinson's disease and levodopa on functional limits of stability. Clin Biomech (Bristol, Avon) 2008;23:450–458.

Mancini M, Zampieri C, Carlson-Kuhta P, et al. Anticipatory postural adjustments prior to step initiation are hypometric in untreated Parkinson's disease: an accelerometer-based approach. Eur J Neurol 2009;16:1028–1034.

Manheim CJ, Lavett DK. The myofascial release manual. Thorofare, NJ: Slack, 1989.

Mann RA, Hagy JL, White V, Liddell D. The initiation of gait. J Bone Joint Surg Am 1979;61:232–239.

Mannheimer JS, Lampe GN. Clinical transcutaneous electrical nerve stimulation. Philadelphia, PA: Davis, 1984.

Mansfield A, Inness EL, Komar J, et al. Training rapid stepping responses in an individual with stroke. Phys Ther 2011;91:958–969.

Mansfield A, Inness EL, Wong JS, et al. Is impaired control of reactive stepping related to falls during inpatient stroke rehabilitation? Neurorehabil Neural Repair 2013;27:526–533.

Mansfield A, Peters AL, Liu BA, et al. A perturbation-based balance training program for older adults: study protocol for a randomised controlled trial. BMC Geriatr 2007;7:12.

Mansfield A, Peters AL, Liu BA, et al. Effect of a perturbation-based balance training program on compensatory stepping and grasping reactions in older adults: a randomized controlled trial. Phys Ther 2010;90(4):476–491.

Mansfield A, Wong JS, Bryce J, et al. Does perturbation-based balance training prevent falls? A review and meta-analysis of preliminary randomized controlled trials. Phys Ther 2015;95:700–709.

Marchese R, Bove M, Abbruzzese G. Effect of cognitive and motor tasks on postural stability in Parkinson's disease: a posturographic study. Mov Disord 2003;18:652–658.

Marchetti GF, Whitney SL, Blatt PJ, et al. Temporal and spatial characteristics of gait during performance of the Dynamic Gait Index in people with and people without balance or vestibular disorders. Phys Ther 2008;88:640–651.

Marigold DS, Eng JJ. Altered timing of postural reflexes contributes to falling in persons with chronic stroke. Exp Brain Res 2006;171:459–468.

Marigold DS, Eng JJ, Dawson AS, et al. Exercise leads to faster postural reflexes, improved balance and mobility, and fewer falls in older persons with chronic stroke. J Am Geriatr Soc 2005;53:416–423.

Marigold DS, Eng JJ, Tokuno CD, et al. Contribution of muscle strength and integration of afferent input to postural instability in persons with stroke. Neurorehabil Neural Repair 2004;18(4):222–229.

Marigold DS, Patla AE. Strategies for dynamic stability during locomotion on a slippery surface: effects of prior experience and knowledge. J Neurophysiol 2002;88:339–353.

Marque P, Felez A, Puel M, et al. Impairment and recovery of left motor function in patients with right hemiplegia. J Neurol Neurosurg Psychiatry 1997;62:77–81.

Marquer A, Reymond C, Barra J, et al. Vertical perception after stroke: anatomy and clinical correlates for visual vertical. Ann Phys Rehabil Med 2011;54S:131–147.

Marsden CD. Slowness of movement in Parkinson's disease. Mov Disord 1989;4:26–37.

Marsden CD, Quinn NP. The dystonias. BMJ 1990;300:139–144.

Marteniuk RG, Leavitt JL, Mackenzie CL, et al. Functional relationships between grasp and transport components in a prehension task. Hum Mov Sci 1990;9:149–176.

Marteniuk RG, Mackenzie CL, Jeannerod M, et al. Constraints on human arm movements trajectories. Can J Psychol 1987;41:365–368.

Martin JP. The basal ganglia and posture. London, UK: Pitman, 1967.

Martin JH, Donarummo L, Hacking A. Impairments in prehension produced by early postnatal sensory motor cortex activity blockage. J Neurophysiol 2000;83:895–906.

Martin JH, Kably B, Hacking A. Activity-dependent development of cortical axon terminations in the spinal cord and brain stem. Exp Brain Res 1999;125:184–199.

Martin TA, Keating JG, Goodkin HP, et al. Storage of multiple gaze-hand calibrations. Neurosci Abstr 1993;19:980.

Marwaha R, Hall SJ, Knight CA, et al. Load and grip force coordination in static bimanual manipulation tasks in multiple sclerosis. Motor Control 2006;10:160–177.

Masani K, Sin VW, Vette AH, et al. Postural reactions of the trunk muscles to multi-directional perturbations in sitting. Clin Biomech (Bristol, Avon) 2009;24:176–182.

Massion J. Movement, posture and equilibrium: interaction and coordination. Prog Neurobiol 1992;38(1):35–36.

Massion J. Role of motor cortex in postural adjustments associated with movement. In: Asanuma H, Wilson VJ, eds. Integration in the nervous system. Tokyo, Japan: Igaku-Shoin, 1979:239–260.

Massion J, Woollacott M. Normal balance and postural control. In: Bronstein AM, Brandt T, Woollacott M, et al., eds. Clinical disorders of balance posture and gait, 2nd ed. London, UK: Edward Arnold, 2004.

Mathias S, Nayak U, Issacs B. Balance in elderly patients: the "Get-up and Go" test. Arch Phys Med Rehabil 1986;67:387–389.

Mathiowetz V, Bolding DJ, Trombly CA. Immediate effects of positioning devices on the normal and spastic hand measured by electromyography. Am J Occup Ther 1983;37(4):247–254.

Mathiowetz V, Rogers SL, Dowe-Keval M, et al. The Purdue Pegboard: norms for 14- to 19-year olds. Am J Occup Ther 1986;40(3):174–179.

Mathiowetz V, Weber K, Kashman N, et al. Adult norms for the Nine Hole Peg Test of finger dexterity. Occup Ther J Res 1985;5:24–38.

Matsuda PN, Bamer A, Shumway-Cook A, et al. Falls in multiple sclerosis: incidence, risk factors and provider response (Abstract). 61st Annual Meeting of the American Academy of Neurology, Seattle, WA, 2009.

Matsuda P, Shumway-Cook A Kraft G. Falls in multiple sclerosis: incidence, causes, risk factors and health care provider response. Phys Med Rehabil 2011;3(7):624–632.

Maurer GL, Jezek SM. Pain assessment in clinical assessment recommendations, 2nd ed. Chicago, IL: American Society of Hand Therapists, 1992.

Mauritz KH, Dichgans J, Hufschmidt A. Quantitative analysis of stance in late cortical cerebellar atrophy of the anterior lobe and other forms of cerebellar ataxia. Brain 1979;102:461–482.

May D, Nayak US, Isaacs B. The life space diary: a measure of mobility in old people at home. Int Rehabil Med 1985;7:182–186.

Mayer NH. Clinicophysiologic concepts of spasticity and motor dysfunction in adults with upper motoneuron lesion. Muscle Nerve 1997;6(Suppl):S1–S13.

Mayo ME, Fellows LK, Scot SC, et al. A longitudinal view of apathy and its impact after stroke. Stroke 2009;40:3299–3307.

Mayo NE, Anderson S, Barclay R, et al. Getting on with the rest of your life following stroke: a randomized trial of a complex intervention aimed at enhancing life participation post stroke. Clin Rehabil. 2015 Jan 27. pii: 0269215514565396. [Epub ahead of print]

Mayo NE, Goldberg MS, Levy AR, et al. Changing rates of stroke in the province of Quebec Canada: 1981–1988. Stroke 1991;22:590–595.

Mayo NE, Wood-Dauphinee S, Cote R, et al. Activity, participation, and quality of life six months post-stroke. Arch Phys Med Rehabil 2002;83:1035–1042.

Mayston M. The Bobath concept: evolution and application. In: Forssberg H, Hirschfeld H, eds. Movement disorders in children. Medicine and sport science, vol. 36. Basel, Switzerland: S. Karger, 1992:1–6.

McCabe J, Monkiewicz M, Holcomb J, et al. Comparison of robotics, functional electrical stimulation, and motor learning methods for treatment of persistent upper extremity dysfunction after stroke: a randomized controlled trial. Arch Phys Med Rehabil. 2015;96:981–990. pii: S0003-9993(14)01228-3. doi: 10.1016/j.apmr.2014.10.022.

McCarty ME, Clifton RK, Collard RR. Problem solving in infancy: the emergence of an action plan. Dev Psychol 1999;35:1091–1101.

McChesney JW, Woollacott MH. The effect of age-related declines in proprioception and total knee replacement on postural control. J Gerontol 2000;55:658–666.

McCombe-Waller S, Whitall J. Fine motor control in adults with and without chronic hemiparesis: baseline comparison to non-disabled adults and effects of bilateral arm training. Arch Phys Med Rehabil 2004;85:1076–1083.

McConvey J, Bennett SE. Reliability of the Dynamic Gait Index in individuals with multiple sclerosis. Arch Phys Med Rehabil 2005;86:130–133.

McCoy AO, VanSant AF. Movement patterns of adolescents rising from a bed. Phys Ther 1993;73:182–193.

McCrea DA, Rybak IA. Organization of mammalian locomotor rhythm and pattern generation. Brain Res Rev 2008;57:134–146.

McCrea PH, Eng JJ, Hodgson AJ. Saturated muscle activation contributes to compensatory reaching strategies after stroke. J Neurophysiol 2005;94:2999–3008.

McCullagh P, Weiss MR, Ross D. Modeling considerations in motor skill acquisition and performance: an integrated approach. Exerc Sport Sci Rev 1989;17:475–513.

McCulloch K. Attention and dual-task conditions: physical therapy implications for individuals with acquired brain injury. J Neurol Phys Ther 2007;31:104–118.

McDonnell PM. Patterns of eye-hand coordination in the first year of life. Can J Psychol 1979;33:253–267.

McEwen D, Taillon-Hobson A, Bilodeau M, et al. Virtual reality exercise improves mobility after stroke: an inpatient randomized controlled trial. Stroke 2014;45:1853–1855.

McEwen S, Polatajko H, Baum C, et al. Combined cognitive-strategy and task-specific training improve transfer to untrained activities in subacute stroke: an exploratory randomized controlled trial. Neurorehabil Neural Repair 2015;29:526–536. pii: 1545968314558602.

McFadyen BJ, Malouin F, Dumas F. Anticipatory locomotor control for obstacle avoidance in mid-childhood aged children. Gait Posture 2001;13:7–16.

McFadyen BJ, Winter DA. An integrated biomechanical analysis of normal stair ascent and descent. J Biomech 1988;21:733–744.

McGavin CR, Gupta SP, McHardy GJR. Twelve minute walking test for assessing disability in chronic bronchitis. BMJ 1976;1:822–823.

McGraw M. The neuromuscular maturation of the human infant. New York: Hafner Press, 1945.

McGraw MB. From reflex to muscular control in the assumption of an erect posture and ambulation in the human infant. Child Dev 1932;3:291.

McGuire BA, Gilbert CD, Rivlin PK, et al. Targets of horizontal connections in macaque primary visual cortex. J Comp Neurol 1991;305:370–392.

McIlroy W, Maki B. Do anticipatory adjustments precede compensatory stepping reactions evoked by perturbation? Neurosci Lett 1993;164:199–202.

McIlroy WE, Maki BE. The control of lateral stability during rapid stepping reactions evoked by antero-posterior perturbation: does anticipatory control play a role? Gait Posture 1999;9:190–198.

McIntosh AS, Beatty KT, Dwan LN, et al. Gait dynamics on an inclined walkway. J Biomech 2006;39:2491–2502.

McKee KJ, Orbell S, Austin CA, et al. Fear of falling, falls efficacy, and health outcomes in older people following hip fracture. Disabil Rehabil 2002;24(6):327–333.

McKinnon CD, Winter DA. Control of body balance in the frontal plane during human walking. J Biomech 1993;26:633–644.

McMahon TA. Muscles, reflexes and locomotion. Princeton, NJ: Princeton University, 1984.

McNevin NH, Shea CH, Wulf G. Increasing the distance of an external focus of attention enhances learning. Psychol Res 2003;67:22–29.

McNevin NH, Wulf G. Attentional focus on supra-postural tasks affects postural control. Hum Mov Sci 2002;21:187–202.

McPherson J, Schild R, Spaulding SJ, et al. Analysis of upper extremity movement in four sitting positions: a comparison of persons with and without cerebral palsy. Am J Occup Ther 1991;2:123–129.

McVea DA, Pearson KG. Object avoidance during locomotion. Adv Exp Med Biol 2009;629:293–315.

Medina JJ. The clock of ages. New York: Cambridge University Press, 1996.

Medley A, Thompson M. Development, reliability, and validity of the Sitting Balance Scale. Physiother Theory Pract 2011;27:471–481.

Mehrholz J, Friis R, Kugler J, et al. Electromechanical and robot-assisted arm training for improving arm function and activities of daily living after stroke. Cochrane Database Syst Rev 2008;(4):CD006876.

Melmoth DR, Finlay AL, Morgan MJ, et al. Grasping deficits and adaptations in adults with stereo vision losses. Invest Ophthalmol Vis Sci 2009;50:3711–3720.

Melville-Jones G, Mandl G. Neurobionomics of adaptive plasticity: integrating sensorimotor function with environmental demands. In: Desmedt JE, ed. Motor control mechanisms in health and disease. Adv Neurol 1983;39:1047–1071.

Melzack R. The McGill Pain Questionnaire: major properties and scoring methods. Pain 1975;1:277–299.

Merkel S, Voepel-Lewis T, Malviva S. Pain assessment in infants and young children: the FLACC scale. Am J Nurs 2002;102(10):55–58.

Merskey H, Lindblom U, Mumford JM, et al. Classification of chronic pain: descriptions of chronic pain syndromes and definitions of pain terms. Pain 1986;3(Suppl):S215–S221.

Merzenich MM, Jenkins WM. Reorganization of cortical representation of the hand following alterations of skin inputs induced by nerve injury, skin island transfers & experience. J Hand Ther 1993;6(2):89–104.

Merzenich MM, Kaas JH, Wall J, et al. Topographic reorganization of somatosensory cortical areas 3b and 1 in adult monkeys following restricted deafferentation. Neuroscience 1983a;8:33–55.

Merzenich MM, Kaas JH, Wall JT, et al. Progression of change following median nerve section in the cortical representation of the hand in areas 3b and 1 in adult owl and squirrel monkeys. Neuroscience 1983b;10:639–665.

Metaxiotis D, Accles W, Siebel A, et al. Hip deformities in walking patients with cerebral palsy. Gait Posture 2000;11:86–91.

Metrot J, Mottet D, Hauret I, et al. Changes in bimanual coordination during the first 6 weeks after moderate hemiparetic stroke. Neurorehabil Neural Repair 2013;27:251–259.

Meyer DE, Abrams RA, Kornblum S, et al. Optimality in human motor performance: ideal control of rapid aimed movements. Psychol Rev 1988;95:340–370.

Meyer JS, Obara K, Muramatsu K, et al. Cognitive performance after small strokes correlates with ischemia, not atrophy of the brain. Dementia 1995;6:312–322.

Meyer S, Karttunen AH, Thijs V, et al. How do somatosensory deficits in the arm and hand related to upper limb impairment, activity and participation problems after stroke? A systematic review. Phys Ther 2014;94:1220–1231.

Meyer-Heim A, Ammann-Reiffer C, Schmartz A, et al. Improvement of walking abilities after robotic-assisted locomotion training in children with cerebral palsy. Arch Dis Child 2009;94:615–620.

Meyns P, Bruijn SM, Duysens J. The how and why of arm swing during human walking. Gait Posture 2013;13:555–562.

Meyns P, Desloovere K, Van Gestel L, et al. Altered arm posture in children with cerebral palsy is related to instability during walking. Eur J Paediatr Neurol 2012;16:528–535.

Meyns P, Van Gestel L, Bruijn SM, et al. Is interlimb coordination during walking preserved in children with cerebral palsy? Res Dev Disabil 2012;33:1418–1428.

Meyns P, Van Gestel L, Massaad F, et al. Arm swing during walking at different speeds in children with Cerebral Palsy and typically developing children. Res Dev Disabil 2011;32:1957–1964.

Mezzarane RA, Klimstra M, Lewis A, et al. Interlimb coupling from the arms to legs is differentially specified for populations of motor units comprising the compound

H-reflex during "reduced" human locomotion. Exp Brain Res 2011;208(2):157–168.

Micera S, Carpaneto J, Posteraro F, et al. Characterization of upper arm synergies during reaching tasks in able-bodied and hemiparetic subjects. Clin Biomech (Bristol, Avon) 2005;20:939–946.

Michael KM, Allen JK, Macko RF. Reduced activity after stroke: the role of balance, gait, and cardiovascular fitness. Arch Phys Med Rehabil 2005;86:1552–1556.

Michaelsen SM, Dannenbaum R, Levin MF. Task-specific training with trunk restraint on arm recovery in stroke: randomized control trial. Stroke 2006;37:186–192.

Michaelsen SM, Jacobs S, Roby-Braimi A, et al. Compensation for distal impairments of grasping in adults with hemiparesis. Exp Brain Res 2004a;157:162–173.

Michaelsen SM, Levin MF. Short-term effects of practice with trunk restraint on reaching movements in patients with chronic stroke: a controlled trial. Stroke 2004b;35:1914–1919.

Michaelsen SM, Luta A, Roby-Brami A, et al. Effect of trunk restraint on the recovery of reaching movements in hemiparetic patients. Stroke 2001;32:1875–1883.

Michaelsen SM, Magdalon EC, Levin MF. Grip aperture scaling to object size in chronic stroke. Motor Control 2009;13:197–217.

Middleton A, Merlo-Rains A, Peters DM, et al. Body weight-supported treadmill training is no better than overground training for individuals with chronic stroke: a randomized controlled trial. Top Stroke Rehabil 2014;21:462–476.

Middleton FA, Strick PL. Anatomical evidence for cerebellar and basal ganglia involvement in higher cognitive function. Science 1994;266:458–461.

Milani-Comparetti A, Gidoni EA. Pattern analysis of motor development and its disorders. Dev Med Child Neurol 1967;9:625–630.

Milczarek JJ, Kirby RL, Harrison ER, et al. Standard and four-footed canes: their effect on the standing balance of patients with hemiparesis. Arch Phys Med Rehabil 1993;74:281–285.

Mille ML, Johnson-Hilliard M, Martine KM, et al. One-step, two steps, three steps more… Directional vulnerability to falls in community dwelling older people. J Gerontol A Biol Sci Med Sci 2013;68:1540–1548.

Miller PH. Theories of developmental psychology, 4th ed. New York: Worth Publishers, 2002.

Millington PJ, Myklebust BM, Shambes GM. Biomechanical analysis of the sit-to-stand motion in elderly persons. Arch Phys Med Rehabil 1992;73:609–617.

Milner AD, Goodale MA. Visual pathways to perception and action. Prog Brain Res 1993;95:317–337.

Milner AD, Ockleford EM, Dewar W. Visuo-spatial performance following posterior parietal and lateral frontal lesions in stumptail macaques. Cortex 1977;13:350–360.

Milner B. Amnesia following operation on the temporal lobes. In: Whitty CWM, Zangwill OL, eds. Amnesia. London, UK: Butterworths, 1966:109–133.

Milot MH, Nadeau S, Gravel D, et al. Effect of increases in plantarflexor and hip flexor muscle strength on the levels of effort during gait in individuals with hemiparesis. Clin Biomech (Bristol, Avon) 2008;23:415–423.

Miltner W, Bauder H, Sommer M, et al. Effects of constraint-induced movement therapy on patients with chronic motor deficits after stroke. Stroke 1999;30:586–592.

Milton JG, Small SS, Solodkin A. On the road to automatic: dynamic aspects in the development of expertise. J Clin Neurophysiol 2004;21:134–143.

Mirelman A, Maidan I, Herman T, et al. Virtual reality for gait training: can it induce motor learning to enhance complex walking and reduce fall risk in patients with Parkinson's disease? J Gerontol A Biol Sci Med Sci 2011;66:234–240.

Mishkin M, Ungerleider LG. Contribution of striate inputs to the visuospatial functions of parieto-preoccipital cortex in monkeys. Behav Brain Res 1982;6:57–77.

Miszko TA, Cress ME, Slade JM, et al. Effect of strength and power training on physical function in community-dwelling older adults. J Gerontol A Biol Sci Med Sci 2003;58:171–175.

Miyai I, Fujimoto Y, Yamamoto H, et al. Long term effect of body weight supported treadmill training in Parkinson's disease: a randomized controlled trial. Arch Phys Med Rehabil 2002;83:1370–1373.

Moberg E. The unsolved problem—how to test the functional value of hand sensibility. J Hand Ther 1991;4:105–110.

Mochon S, McMahon TA. Ballistic walking. J Biomech 1980;13:49–57.

Mockford M, Caulton JM. Systematic review of progressive strength training in children and adolescents with cerebral palsy who are ambulatory. Pediatr Phys Ther 2008;20(4):318–333.

Mok NW, Brauer SG, Hodges PW. Hip strategy for balance control in quiet standing is reduced in people with low back pain. Spine 2004;29:E107–E112.

Molen HH. Problems on the evaluation of gait. Dissertation, Free University, Institute of Biomechanics and Experimental Rehabilitation, Amsterdam, 1973.

Molenberghs P, Sale MV. Testing for spatial neglect with line bisection and target cancellation: are both tasks really unrelated? PLoS One 2011;6:e23017.

Molinari M, Leggio MG, Solida A. Cerebellum and procedural learning: evidence from focal cerebellar lesions. Brain 1997;120:1753–1762.

Monger C, Carr JH, Fowler V. Evaluation of a home-based exercise and training programme to improve sit-to-stand in patients with chronic stroke. Clin Rehabil 2002;16:361–367.

Montgomery J. Assessment and treatment of locomotor deficits in stroke. In: Duncan PW, Badke MB. Stroke rehabilitation: the recovery of motor control. Chicago, IL: Year Book, 1987:223–259.

Monzee J, Lamarre Y, Smith AM. The effects of digital anesthesia on force control using a precision grip. J Neurophysiol 2003;89:672–683.

Monzee J, Smith AM. Responses of cerebellar interpositus neurons to predictable perturbations applied to an object held in a precision grip. J Neurophysiol 2004;91:1230–1239.

Moore CG, Schenkman M, Kohrt WM, et al. Study in Parkinson disease of exercise (SPARX): translating high-intensity exercise from animals to humans. Contemp Clin Trials 2013;36:90–98.

Moore JL, Roth EJ, Killian C, et al. Locomotor training improves daily stepping activity and gait efficiency in individuals post-stroke who have reached a "plateau" in recovery. Stroke 2010;41(1):129–135.

Moore S, Brunt D, Nesbitt ML, et al. Investigation of evidence for anticipatory postural adjustments in seated subjects who performed a reaching task. Phys Ther 1992;72:335–343.

Morasso P. Spatial control of arm movements. Exp Brain Res 1981;42:223–227.

Morgan M, Phillips JG, Bradshaw JL, et al. Age-related motor slowness: simply strategic? J Gerontol 1994;49:M133–M139.

Morgan P. The relationship between sitting balance and mobility outcomes in stroke. Aust J Physiother 1994;40:91–96.

Morgen K, Kadom N, Sawaki L, et al. Training-dependent plasticity in patients with multiple sclerosis. Brain 2004;127:2506–2517.

Morris ME. Locomotor training in people with Parkinson disease. Phys Ther 2006;86:1426–1435.

Morris DM, Uswatte G, Crago JE, et al. The reliability of the Wolf motor function test for assessing upper extremity function after stroke. Arch Phys Med Rehabil 2001;82:750–755.

Morris JC, Rubin EH, Morris EJ. Senile dementia of the Alzheimer's type: an important risk factor for serious falls. J Gerontol 1987;42:412–417.

Morris ME, Iansek R, Matyas TA, et al. Stride length regulation in Parkinson's disease: normalization strategies and underlying mechanisms. Brain 1996;119:551–569.

Morris RGM, Anderson E, Lynch GS, et al. Selective impairment of learning and blockage of long-term potentiation by an

N-methyl-D-aspartate receptor antagonist, AP5. Nature 1986;319:774–776.

Morris SL, Dodd KJ, Morris ME. Outcomes of progressive resistance strength training following stroke: a systematic review. Clin Rehabil 2004;18(1):27–39.

Mortenson PA, Eng JJ. The use of casts in the management of joint mobility and hypertonia following brain injury in adults: a systematic review. Phys Ther 2003;83:648–658.

Morton SM, Bastian AJ. Cerebellar control of balance and locomotion. Neuroscientist 2004;10:247–259.

Morton SM, Bastian AJ. Mechanisms of cerebellar gait ataxia. Cerebellum 2007;6:79–86.

Morton SM, Bastian AJ. Relative contributions of balance and voluntary leg-coordination deficits to cerebellar gait ataxia. J Neurophysiol 2003;89:1844–1856.

Motl RW, Smith DC, Elliott J, et al. Combined training improves walking mobility in persons with significant disability from multiple sclerosis: a pilot study. J Neurol Phys Ther 2012;36(1):32–37.

Motl RW, Suh Y, Dlugonski D, et al. Oxygen cost of treadmill and over-ground walking in mildly disabled persons with multiple sclerosis. J Neurol Sci 2011;32:255–262.

Mott FW, Sherrington CS. Experiments upon the influence of sensory nerves upon movement and nutrition of the limbs: preliminary communication. Proc R Soc Lond Biol 1895;57:481–488.

Mourey F, Grishin A, d'Athis P, et al. Standing up from a chair as a dynamic equilibrium task: a comparison between young and elderly subjects. J Gerontol 2000;55:B425–B431.

Msall ME, DiGaudio K, Rogers BT, et al. Functional Independence Measure for Children (Wee-FIM): conceptual basis and pilot use in children with developmental disabilities. Clin Pediatr 1994;33:421–430.

Msall ME, Ottenbacher K, Duffy L, et al. Reliability and validity of the WeeFim in children with neurodevelopmental disabilities. Pediatr Res 1996;39(4):378.

Mudge S, Barber PA, Stott NS. Circuit-based rehabilitation improves gait endurance but not usual walking activity in chronic stroke: a randomized controlled trial. Arch Phys Med Rehabil 2009;90:1989–1994.

Mudge S, Stott NS. Timed walking tests correlate with daily step activity in persons with stroke. Arch Phys Med Rehabil 2009;90:296–301.

Mudie MH, Matyas TA. Can simultaneous bilateral movement involve the undamaged hemisphere in reconstruction of neural networks damaged by stroke? Disabil Rehabil 2000;22(1–2):23–37.

Mudie MH, Matyas TA. Responses of the densely hemiplegic upper extremity to bilateral training. Neurorehabil Neural Repair 2001;15:129–140.

Muir RB, Lemon RN. Corticospinal neurons with a special role in precision grip. Brain Res 1983;261:312–316.

Muir SW, Berg K, Chesworth B, et al. Use of the Berg Balance Scale for predicting multiple falls in community dwelling elderly people: A prospective study. Phys Ther 2008;88:449–459.

Mulder T, Berndt H, Pauwels J, et al. Sensorimotor adaptability in the elderly and disabled. In: Stelmach G, Homberg V, eds. Sensori-motor impairment in the elderly. Dordrecht, The Netherlands: Kluwer, 1993.

Müller ML, Redfern MS, Jennings JR. Postural prioritization defines the interaction between a reaction time task and postural perturbations. Exp Brain Res 2007;183:447–456.

Mullie Y, Duclos C. Role of proprioceptive information to control balance during gait in healthy and hemiparetic individuals. Gait Posture 2014;40:610–615.

Mulroy S, Gronley J, Weiss W, et al. Use of cluster analysis for gait pattern classification of patients in early and late recovery phases following stroke. Gait Posture 2003;18:114–125.

Mulroy SJ, Klassen T, Gronley JK, et al. Gait parameters associated with responsiveness to treadmill training with body weight support after stroke: an exploratory study. Phys Ther 2010;90:209–223.

Munton JS, Ellis MI, Chamberlain MA, et al. An investigation into the problems of easy chairs used by the arthritic and the elderly. Rheumatol Rehabil 1981;20:164–173.

Muratori LM, Dapul G, Bartels MN, et al. Effect of object transport on grasp coordination in multiple system atrophy. Mov Disord 2006;21:555–563.

Muratori LM, McIsaac TL, Gordon AM, et al. Impaired anticipatory control of force sharing patterns during whole-hand grasping in Parkinson's disease. Exp Brain Res 2008;185(1):41–52.

Murray M, Kory R, Sepic S. Walking patterns of normal women. Arch Phys Med Rehabil 1970;51:637–650.

Murray MP, Downs WJ, Sepic SB, et al. Walking patterns of men with parkinsonism. Am J Phys Med Rehabil 1978;57:278–294.

Murray MP, Kory RC, Clarkson BH, et al. Comparison of free and fast speed walking patterns of normal men. Am J Phys Med 1966;45:8–24.

Murray MP, Kory RC, Clarkson BH. Walking patterns in healthy older men. J Gerontol 1969;24:169–178.

Murray MP, Mollinger LA, Gardner GM, et al. Kinematic and EMG patterns during slow, free, and fast walking. J Orthop Res 1984;2:272–280.

Murray MP. Gait as a total pattern of movement. Am J Phys Med 1967;46:290–333.

Mushiake H, Inase M, Tanji J. Neuronal activity in the primate premotor, supplementary and precentral motor cortex during visually guided and internally determined sequential movements. J Neurophysiol 1991;66:705–718.

Mushiake H, Strick P. Preferential activity of dentate neurons during limb movements guided by vision. J Neurophysiol 1993;70:2660–2664.

Mutlu A, Livanelioglu A, Gunel K. Reliability of Ashworth and Modified Ashworth Scales in children with spastic cerebral palsy. BMC Musculoskel Disord 2008;9:44–51.

Mutsaarts M, Steenbergen B, Bekkering H. Anticipatory planning deficits and task context effects in hemiparetic cerebral palsy. Exp Brain Res 2006;172:151–162.

N

Nadeau S, Gravel D, Arsenault AB, et al. Dynamometric assessment of the plantarflexors in hemiparetic subjects: relations between muscular, gait and clinical parameters. Scand J Rehabil Med 1997;29:137–146.

Nambu A, Tokuno H, Takada M. Functional significance of the cortico-subthalamo-pallidal 'hyperdirect' pathway. Neurosci Res 2002;43:111–117.

Nanhoe-Mahabier W, Allum JH, Pasman EP, et al. The effects of vibrotactile biofeedback training on trunk sway in Parkinson's disease patients. Parkinsonism Relat Disord 2012;18:1017–1021.

Nanhoe-Mahabier W, Snijders AH, Delval A, et al. Walking patterns in Parkinson's disease with and without freezing of gait. Neuroscience 2011;182:217–224.

Napier JR. The prehensile movement of the human hand. J Bone Joint Surg Br 1956;38:902–913.

Narici MV, Maffulli N, Maganaris CN. Ageing of human muscles and tendons. Disabil Rehabil 2008;30:1548–1554.

Nasar JL, Troyer D. Pedestrian injuries due to mobile phone use in public places. Accid Anal Prev 2013;57:91–95.

Nashner L, Woollacott M, Tuma G. Organization of rapid responses to postural and locomotor-like perturbations of standing man. Exp Brain Res 1979;36:463–476.

Nashner L, Woollacott M. The organization of rapid postural adjustments of standing humans: an experimental-conceptual model. In: Talbott RE, Humphrey DR, eds. Posture and movement. New York: Raven, 1979:243–257.

Nashner L. Adapting reflexes controlling the human posture. Exp Brain Res 1976;26:59–72.

Nashner LM, Shumway-Cook A, Marin O. Stance posture control in select groups of children with cerebral palsy: deficits in sensory organization and muscular coordination. Exp Brain Res 1983;49:393–409.

Nashner LM. Adaptation of human movement to altered environments. Trends Neurosci 1982;5:358–361.

Nashner LM. Balance adjustment of humans perturbed while walking. J Neurophysiol 1980;44:650–664.

Nashner LM. Fixed patterns of rapid postural responses among leg muscles during stance. Exp Brain Res 1977;30:13–24.

Nashner LM. Sensory, neuromuscular, and biomechanical contributions to human balance. In: Duncan P, ed. Balance: Proceedings of the APTA Forum. Alexandria, VA: American Physical Therapy Association, 1989:5–12.

Navarro MD, Lloréns R, Noé E, et al. Validation of a low-cost virtual reality system for training street-crossing. A comparative study in healthy, neglected and non-neglected stroke individuals. Neuropsychol Rehabil 2013;23(4):597–618.

Negrotti A, Secchi C, Gentilucci M. Effects of disease progression and L-dopa therapy on the control of reaching-grasping in Parkinson's disease. Neuropsychologia 2005;43:450–459.

Nelson SR, DiFabio RP, Anderson JH. Vestibular and sensory interaction deficits assessed by dynamic platform posturography in patients with multiple sclerosis. Ann Otol Rhinol Laryngol 1995;104:62–68.

Neptune RR, Kautz SA, Zajac FE. Contributions of the individual ankle plantar flexors to support, forward progression and swing initiation during walking. J Biomech 2001;34:1387–1398.

Neuhaus BE, Ascher B, Coullon M, et al. A survey of rationales for and against hand splinting in hemiplegia. Am J Occup Ther 1981;35:83–95.

Neurology Section Outcome Measures Recommendations, American Physical Therapy Association. http://www.neuropt.org/professional-resources/neurology-section-outcome-measures-recommendations. Accessed February 14, 2015.

Nevitt MC, Cummings SR, Kidd S, et al. Risk factors for reMW recurrent nonsyncopal falls. JAMA 1989;261:2663–2668.

Newell A, Rosenbloom PS. Mechanisms of skill acquisition and the law of practice. In: Anderson JR, ed. Cognitive skills and their acquisition. Hillsdale, NJ: Erlbaum, 1981:1–55.

Newell K. Degrees of freedom and the development of center of pressure profiles. In: Newell KM, Molenaar PMC, eds. Applications of nonlinear dynamics to developmental process modeling. Hillsdale, NJ: Erlbaum, 1997:63–84.

Newell K, van Emmerik REA. The acquisition of coordination: preliminary analysis of learning to write. Hum Mov Sci 1989;8:17–32.

Newell KM. Motor skill acquisition. Annu Rev Psychol 1991;42:213–237.

Newell KM, Carlton LG, Hancock PA. Kinetic analysis of response variability. Psychol Bull 1984;96:133–151.

Newell KM, Kennedy JA. Knowledge of results and children's motor learning. Dev Psychol 1978;14:531–536.

Newell KM, Vaillancourt DE. Dimensional change in motor learning. Hum Mov Sci 2001;20:695–715.

Newton R. Validity of the multi-directional reach test: a practical measure for limits of stability in older adults. J Gerontol Med Sci 2001;56A:M248–M252.

Ng SS, Hui-Chan CW. The timed up & go test: its reliability and association with lower-limb impairments and locomotor capacities in people with chronic stroke. Arch Phys Med Rehabil 2005;86:1641–1647.

Ng SSM. Balance ability, not muscle strength and exercise endurance, determines the performance of hemiparetic subjects on the timed-sit-to-stand test. Am J Phys Med Rehabil 2010;89:497–504.

Nichols D, Case-Smith J. Reliability and validity of the pediatric evaluation of disability inventory. Ped Phys Ther 1996;8(1):15–24.

Nicolai S, Mirelman A, Herman T, et al. Improvement of balance after audio-biofeedback. A 6-week intervention study in patients with progressive supranuclear palsy. Gerontol Geriatr 2010;43:224–228.

Niewczyk PM, Granger CV. Measuring function in young children with impairments. Pediatr Phys Ther 2010;22(1):42–51.

Nilsagård Y, Denison E, Gunnarsson LG, et al. Factors perceived as being related to accidental falls by persons with multiple sclerosis. Disabil Rehabil 2009a;31(16):1301–1310.

Nilsagård Y, Lundholm C, Denison E, et al. Predicting accidental falls in people with multiple sclerosis—a longitudinal study. Clin Rehabil 2009b;23(3):259–269.

Nitsche MA, Fricke K, Henschke U, et al. Pharmacological modulation of cortical excitability shifts induced by transcranial direct current stimulation in humans. J Physiol 2003;553:293–301.

Nogueira LA, Teixeira L, Sabino P, et al. Gait characteristics of multiple sclerosis patients in the absence of clinical disability. Disabil Rehabil 2013;35:1472–1478.

Noreau L, Desrosiers J, Robichaud L, et al. Measuring social participation: reliability of the LIFE-H in older adults with disabilities. Disabil Rehabil 2004;26:346–352.

Noreau L, Foug Noreau L, Lepage C, et al. Measuring participation in children with disabilities using the Assessment of Life Habits. Dev Med Child Neurol 2007;49:666–671.

Norton BJ, Bromze HE, Saurmann SA, et al. Correlation between gait speed and spasticity at the knee. Phys Ther 1975;55:355–359.

Noseworthy JH, Lucchinetti C, Rodriguez M, et al. Multiple sclerosis. N Engl J Med 2000;343:938–952.

Noth J. Trends in the pathophysiology and pharmacotherapy of spasticity. J Neurol 1991;238:131–139.

Novacheck TF, Stout JS, Tervo R. Reliability and validity of the Gillette Functional Assessment Questionnaire as an outcome measure in children with walking disabilities. J Pediatr Orthop 2000;20(1):75–86.

Nowak DA, Glasauer S, Hermsdorfer J. Grip force efficiency in long-term deprivation of somatosensory feedback. Neuroreport 2003;14:1803–1807.

Nowak DA, Grefkes C, Dafotakis M, et al. Dexterity is impaired at both hands following unilateral subcortical middle cerebral artery stroke. Eur J Neurosci 2007;25:3173–3184.

Nowak DA, Hermsdörfer J, Marquardt C, et al. Grip and load force coupling during discrete vertical arm movements with a grasped object in cerebellar atrophy. Exp Brain Res 2002;145(1):28–39.

Nowak DA, Topka H, Risch S, et al. The beneficial effects of subthalamic nucleus stimulation on manipulative finger force control in Parkinson's disease. Exp Neurol 2005;193:427–436.

Nudo RJ, Milliken GW, Jenkins WM, et al. Use-dependent alterations of movement representations in primary motor cortex of adult squirrel monkeys. J Neurosci 1996;16:785–807.

Nudo RJ. Mechanisms for recovery of motor function following cortical damage. Curr Opin Neurobiol 2006;16:638–644.

Nudo RJ. Neural bases of recovery after brain injury. J Commun Disord 2011;44:515–520.

Nudo RJ. Postinfarct cortical plasticity and behavioral recovery. Stroke 2007;38:840–845.

Nutt JG, Carter JH, Lea ES, et al. Motor fluctuations during continuous levodopa infusions in patients with Parkinson's disease. Mov Disord 1997;12:285–292.

Nutt JG, Carter JH, Woodward W, et al. Does tolerance develop to levodopa? Comparison of 2- and 21-H levodopa infusions. Mov Disord 1993;8:139–143.

Nutt JG, Woodward WR, Hammerstad JP, et al. The "on-off" phenomenon in Parkinson's disease. Relation to levodopa absorption and transport. N Engl J Med 1984;310:483–488.

Nwaobi OM, Brubaker CE, Cusick B, et al. Electromyographic investigation of extensor activity in cerebral-palsied children in different seating positions. Dev Med child Neurol 1983;25:175–183.

Nyberg L, Gustafson Y. Fall prediction index for patients in stroke rehabilitation. Stroke 1997;28:716–721.

O

O'Keefe J, Dostsrovsky J. The hippocampus as a spatial map: preliminary evidence from unit activity in the freely-moving rat. Brain Res 1971;34:171–175.

O'Shea S, Morris ME, Iansek R. Dual task interference during gait in people with Parkinson's disease: effects of motor versus cognitive secondary tasks. Phys Ther 2002;82:888–897.

O'Sullivan SB, Schmitz TJ. Physical rehabilitation assessment and treatment, 4th ed. Philadelphia, PA: Davis, 2001.

Ochi A, Yokoyama S, Abe T, et al. Differences in muscle activation patterns during step recovery in elderly women with and without a history of falls. Aging Clin Exp Res 2014;26(2):213–220.

Ochs AL, Newberry J, Lenhardt ML, et al. Neural and vestibular aging associated with falls. In: Birren JE, Schaie KW, eds. Handbook of psychology of aging. New York: Van Nostrand & Reinholdt, 1985:378–399.

Ogden R, Franz SI. On cerebral motor control: the recovery from experimentally produced hemiplegia. Psychobiology 1917;1:33–49.

Ohata K, Tsuboyama T, Haruta T, et al. Relation between muscle thickness, spasticity, and activity limitations in children and adolescents with cerebral palsy. Dev Med Child Neurol 2008;50:152–156.

Oie KS, Kiemel T, Jeka JJ. Multisensory fusion: simultaneous re-weighting of vision and touch for the control of human posture. Cogn Brain Res 2002;14:164–176.

Okamoto T, Kumamoto M. Electromyographic study of the learning process of walking in infants. Electromyography 1972;12:149–158.

Okamoto T, Okamoto K, Andrew PD. Electromyographic study of newborn stepping in neonates and young infants. Electromyogr Clin Neurophysiol 2001a;41:289–296.

Okamoto T, Okamoto K. Electromyographic characteristics at the onset of independent walking in infancy. Electromyogr Clin Neurophysiol 2001b;41:33–41.

Oliver D, Britton M, Seed P, et al. Development and evaluation of evidence based risk assessment tool (STRATIFY) to predict which elderly inpatients will fall: case-control and cohort studies. BMJ 1997;315:1049–1053.

Oliver D, Daly F, Martin FC, et al. Risk factors and risk assessment tools for falls in hospital in-patients: a systematic review. Age Ageing 2004;33(2):122–130.

Olivier I, Cuisinier R, Vaugoyeau M, et al. Dual-task study of cognitive and postural interference in 7-year-olds and adults. Neuroreport 2007;18:817–821.

Olney SJ, Griffin MP, McBride ID. Temporal, kinematic and kinetic variables related to gait speed in subjects with hemiplegia: a regression approach. Phys Ther 1994;74:872–885.

Olney SJ, Griffin MP, Monga TN, et al. Work and power in gait of stroke patients. Arch Phys Med Rehabil 1991;72:309–314.

Olney SJ, Monga TN, Costigan PA. Mechanical energy of walking of stroke patients. Arch Phys Med Rehabil 1986;67:92–98.

Olney SJ, Richards CL. Hemiparetic gait following stroke. Part 1: characteristics. Gait Posture 1996;4:136–148.

Olsen JZ. Handwriting without tears, 7th ed. Potomac, MD: Olsen Publishing, 1998.

Onla-or S, Winstein CJ. Determining the optimal challenge point for motor skill learning in adults with moderately severe Parkinsons disease. Neurorehabil Neural Repair 2008;22:385–395.

Orendurff MS, Schoen JA, Bernatz GC, et al. How humans walk: bout duration, steps per bout, and rest duration. J Rehabil Res Dev 2008;45:1077–1089.

Orendurff MS, Segal AD, Klute GK, et al. The effect of walking speed on center of mass displacement. J Rehabil Res Dev 2004;41:829–834.

Ornitz E. Normal and pathological maturation of vestibular function in the human child. In: Romand R, ed. Development of auditory and vestibular systems. New York: Academic Press, 1983:479–536.

Orr R, Raymond J, Fiatarone Singh M. Efficacy of progressive resistance training on balance performance in older adults: a systematic review of randomized controlled trials. Sports Med 2008;38:317–343.

Ortiz-Rosario A, Berrios-Torres I, Adeli H, et al. Combined corticospinal and reticulospinal effects on upper limb muscles. Neurosci Lett 2014;561:30–34.

Ottenbacher KJ, Msall ME, Lyon NR, et al. Interrater agreement and stability of the functional independence measure for children (WeeFim™): use in children with developmental disabilities. Arch Phys Med Rehabil 1997;78:1309–1315.

Ottenbacher KJ, Msall ME, Lyon N, et al. The WeeFIM instrument: its utility in detecting change in children with developmental disabilities. Arch Phys Med Rehabil 2000;81:1317–1326.

Ottenbacker KJ, Hsu Y, Granger CV, et al. The reliability of the functional independence measure: a quantitative review. Arch Phys Med Rehabil 1996;77(12):1226–1232.

Ouellette M, LeBrasseur NK, Beam JF, et al. High intensity resistance training improves muscle strength, self-reported function and disability in long term stroke survivors. Stroke 2004;35:1404–1409.

Overstall PW, Exton-Smith AN, Imms FJ, et al. Falls in the elderly related to postural imbalance. BMJ 1977;1:261–264.

Oxford GK, Vogel LV, Mitchell A, et al. Adult norms for a commercially available nine hold peg test for finger dexterity. Am J Occup Ther 2003;57:570–573.

Ozer K, Chesher SP, Scheker LR. Neuromuscular electrical stimulation and dynamic bracing for the management of upper-extremity spasticity in children with cerebral palsy. Dev Med Child Neurol 2006;48(7):559–563.

P

Paci M, Baccini M, Rinaldi LA. Pusher behaviour: a critical review of controversial issues. Disabil Rehabil 2009;31:249–258.

Page S, Levine P. Forced use after TBI: promoting plasticity and function through practice. Brain Inj 2003;17:675–684.

Pai YC, Bhatt T, Wang E, et al. Inoculation against falls: rapid adaptation by young and older adults to slips during daily activities. Arch Phys Med Rehabil 2010;91:452–459.

Pai YC, Bhatt T, Yang F, et al. Perturbation training can reduce community-dwelling older adults' annual fall risk: a randomized controlled trial. J Gerontol A Biol Sci Med Sci 2014;69(12):1586–1594.

Pai Y-C, Maki BE, Iqbal K, et al. Thresholds for step initiation induced by support-surface translation: a dynamic center-of-mass model provides much better prediction than a static model. J Biomech 2000;33:387–392.

Pai Y-C, Naughton BJ, Chang RW, et al. Control of body center of mass momentum during sit-to-stand among young and elderly adults. Gait Posture 1994;2:109–116.

Pai Y-C, Wening JD, Runtz EF, et al. Role of feedforward control of movement stability in reducing slip-related balance loss and falls among older adults. J Neurophysiol 2003;90:755–762.

Paillard J. Cognitive versus sensorimotor encoding of spatial information. In: Ellen P, Thinus-Blanc C, eds. Cognitive processes and spatial orientation in animal and man: neurophysiology and developmental aspects, NARO ASI Series 37. The Hague, The Netherlands: Martinus Nijhoff, 1987:43–77.

Paillard J. The contribution of peripheral and central vision to visually guided reaching. In: Ingle DJ, Goodale MA, Mansfield RJW, eds. Analysis of visual behavior. Cambridge, MA: MIT Press, 1982:367–385.

Palisano RJ. Neuromotor and developmental assessment. In: Wilhelm IJ, ed. Physical therapy assessment in early infancy. New York: Churchill Livingstone, 1993:173–224.

Palliyath S, Hallett M, Thomas SL, et al. Gait in patients with cerebellar ataxia. Mov Disord 1998;13:958–964.

Palombaro KM, Craik RL, Mangione KK, et al. Determining meaningful changes in gait speed after hip fracture. Phys Ther 2006;86:809–816.

Pandyan AD, Price CIM, Rodgers H, et al. Biomechanical examination of a commonly used measure of spasticity. Clin Biomech (Bristol, Avon) 2001;16:859–865.

Pang MY, Eng JJ, Dawson AS, et al. A community-based fitness and mobility exercise program for older adults with chronic stroke: a randomized, controlled trial. J Am Geriatr Soc 2005;53:1667–1674.

Pang MY, Lam T, Yang JF. Infants adapt their stepping to repeated trip-inducing stimuli. J Neurophysiol 2003;90:2731–2740.

Pang MY, Yang JF. Interlimb co-ordination in human infant stepping. J Physiol 2001;533(Pt 2):617–625.

Pang MY, Yang JF. Sensory gating for the initiation of the swing phase in different directions of human infant stepping. J Neurosci 2002;22:5734–5740.

Pang MY, Yang JF. The initiation of the swing phase in human infant stepping: importance of hip position and leg loading. J Physiol (Lond) 2000;528(Pt 2):389–404.

Papa E, Cappozzo A. Sit-to-stand motor strategies investigated in able-bodied young and elderly subjects. J Biomech 2000;33:1113–1122.

Papegaaij S, deLima-Pardini AC, Smith BA, et al. Keeping your balance while balancing a cylinder: interaction between postural and voluntary goals. Exp Brain Res 2012;223:79–87.

Pare M, Dugas C. Developmental changes in prehension during childhood. Exp Brain Res 1999;125:239–247.

Pare N, Rabin L, Fogel J, et al. Mild traumatic brain injury and its sequelae: characterisation of divided attention deficits. Neuropsychol Rehabil 2009;19:110–137.

Parijat P, Lockhart TE. Effects of moveable platform training in preventing slip-induced falls in older adults. Ann Biomed Eng 2012;40:1111–1121.

Park ES, Park CI, Lee HJ, et al. The characteristics of sit-to-stand transfer in young children with spastic cerebral palsy based on kinematic and kinetic data. Gait Posture 2003;17:43–49.

Park EY, Kim WH, Choi YI. Factor analysis of the WeeFIM in children with spastic cerebral palsy. Disabil Rehabil 2013;35(17):1466–1471.

Park SW, Wolf SL, Blanton S, et al. The EXCITE trial: predicting a clinically meaningful motor activity log outcome. Neurorehabil Neural Repair 2008;22:486–493.

Parker TM, Osternig LR, Lee HJ, et al. The effect of divided attention on gait stability following concussion. Clin Biomech (Bristol, Avon) 2005;20:389–395.

Parker VM, Wade DT, Langton Hewer R. Loss of arm function after stroke: measurement, frequency, and recovery. Int Rehabil Med 1986;8:69–73.

Partridge CJ, Edwards SM, Mee R, et al. Hemiplegic shoulder pain: a study of two methods of physiotherapy treatment. Clin Rehabil 1990;4:43–49.

Pascual-Leone A, Amedi A, Fregni F, et al. The plastic human brain cortex. Annu Rev Neurosci 2005;28:377–401.

Pascual-Leone A, Cammarota A, Wassermann EM, et al. Modulation of motor cortical outputs to the reading hand of Braille readers. Ann Neurol 1993;34:33–37.

Pascual-Leone A, Grafman J, Hallett M. Modulation of cortical motor output maps during development of implicit and explicit knowledge. Science 1994;263:1287–1289.

Passingham RE. Premotor cortex: sensory cues and movement. Behav Brain Res 1985;18:175–185.

Passinham RE, Chen YC, Thaler D. Supplementary motor cortex and self-initiated movement. In: Ito M, ed. Neural programming. Tokyo, Japan: Japan Scientific Society, 1989:13–24.

Pastalan LA, Mantz RK, Merrill J. The simulation of age-related sensory losses: a new approach to the study of environmental barriers. In: Preiser WFE, ed. Environment design research, vol. 1. Stroudsberg, PA: Dowden, Hutchinson & Ross, 1973:383–390.

Patla A, Sepulveda F, Quevedo A, et al. Visual sampling characteristics during quiet standing and walking in an individual with peripheral neuropathy. Proceedings of the 5th Annual Conference of the International Functional Electrical Stimulation Society, 2000; http://ifess.org/proceedings/IFESS2000/IFESS2000_037_Patla.pdf

Patla A, Shumway-Cook A. Dimensions of mobility: defining the complexity and difficulty associated with community mobility. J Aging Phys Act 1999;7:7–19.

Patla AE, Adkin A, Martin C, et al. Characteristics of voluntary visual sampling of the environment for safe locomotion over different terrains. Exp Brain Res 1996;112:513–522.

Patla AE, Frank JS, Winter DA. Balance control in the elderly: implications for clinical assessment and rehabilitation. Can J Public Health 1992a;83(Suppl 2):S29–S33.

Patla AE, Prentice SD, Martin C, et al. The bases of selection of alternate foot placement during locomotion in humans. In: Woollacott MH, Horak F, eds. Posture and gait: control mechanisms. Eugene, OR: University of Oregon, 1992b:226–229.

Patla AE, Shumway-Cook A. Dimensions of mobility: defining the complexity and difficulty associated with community mobility. J Aging Phys Activity 1999;7:7–19.

Patla AE, Winter DA, Frank JS, et al. Identification of age-related changes in the balance-control system. In: Duncan P, ed. Balance: Proceedings of the APTA Forum, Alexandria, VA: American Physical Therapy Association, 1990:43–55.

Patla AE. Age-related changes in visually guided locomotion over different terrains: major issues. In: Stelmach G, Homberg V, eds. Sensorimotor impairment in the elderly. Dordrecht, The Netherlands: Kluwer, 1993:231–252.

Patla AE. Strategies for dynamic stability during adaptive human locomotion. IEEE Eng Med Biol Mag 2003;22:48–52.

Patla AE. Understanding the control of human locomotion: a prologue. In: Patla AE, ed. Adaptability of human gait. Amsterdam, The Netherlands: North-Holland, 1991:3–17.

Patla AE. Understanding the roles of vision in the control of human locomotion. Gait Posture 1997;5:54–69.

Patla PE, Ishac MG, Winter DA. Anticipatory control of center of mass and joint stability during voluntary arm movement from a standing posture: interplay between active and passive control. Exp Brain Res 2002;143:318–327.

Patrick E, Ada L. The Tardieu Scale differentiates contracture from spasticity whereas the Ashworth Scale is confounded by it. Clin Rehabil 2006;20:173–182.

Patten C, Condliffe EG, Dairaghi CA, et al. Concurrent neuromechanical and functional gains following upper-extremity power training post-stroke. J Neuroeng Rehabil 2013;10:1.

Patterson SL, Forrester LW, Rodgers MM, et al. Determinants of walking function after stroke: differences by deficit severity. Arch Phys Med Rehabil 2007;88:115–119.

Patton HD, Fuchs A, Hille B, et al. Textbook of physiology, vol. 1, 21st ed. Philadelphia, PA: Saunders, 1989.

Patton JL, Stoykov ME, Kovic M, et al. Evaluation of robotic training forces that either enhance or reduce error in chronic hemiplegic stroke survivors. Exp Brain Res 2005;26:1–16.

Paulignan Y, McKenzie C, Marteniuk R, et al. The coupling of arm and finger movements during prehension. Exp Brain Res 1990;79:431–436.

Paulus W, Straube A, Brandt T. Visual stabilisation of posture. Brain 1984;107:1143–1163.

Pause M, Kunesch E, Binkofski F, et al. Sensorimotor disturbances in patients with lesions of the parietal cortex. Brain 1989;112:1599–1625.

Pavol MJ, Owings TM, Foley KT, et al. The sex and age of older adults influence the outcome of induced trips. J Gerontol 1999;54A:M103–M108.

Payton O, Melson C, Ozer M. Patient participation in program planning: a manual for therapists. Philadelphia, PA: FA Davis, 1990.

Pérennou DA, Amblard B, Leblond C, et al. Biased postural vertical in humans with hemispheric cerebral lesions. Neurosci Lett 1998;252:75–78.

Pearson K, Gordon J. Locomotion. In: Kandel E, Schwartz JH, Jessell TM, eds. Principles of neural science, 4th ed. New York: McGraw-Hill, 2000:737–755.

Pearson KG, Ramirez JM, Jiang W. Entrainment of the locomotor rhythm by group Ib afferents from ankle extensor muscles in spinal cats. Exp Brain Res 1992;90:557–566.

Pearson KG. Proprioceptive regulation of locomotion. Curr Opin Neurobiol 1995;5:786–791.

Pedersen SW, Eriksson T, Oberg B. Effects of withdrawal of antiparkinson medication on gait and clinical score in the Parkinson patient. Acta Neurol Scand 1991;84:7–13.

Peel C, Sawyer Baker P, Roth DL, et al. Assessing mobility in older adults: the UAB Study of Aging Life-Space Assessment. Phys Ther 2005;85:1008–1019.

Pehoski C. Object manipulation in infants and children. In: Henderson A, Pehoski C., eds. Hand function in the child: foundations for remediation. St. Louis, MO: Mosby, 1995:136–153.

Peiper A. Cerebral functions in infancy and childhood. New York: Consultants Bureau, 1963.

Penfield W, Rassmussen T. The cerebral cortex of man: a clinical study of localization of function. New York: Macmillan, 1950.

Penfield W. Functional localization in temporal and deep Sylvian areas. Res Publ Assoc Res Nerv Ment Dis 1958;36:210–226.

Perell KL, Nelson A, Goldman RL, et al. Fall risk assessment measures: an analytic review. J Gerontol A Biol Sci Med Sci 2001;56:M761–M766.

Perenin MT, Jeannerod M. Residual vision in cortically blind hemifields. Neuropsychologia 1975;13:1–7.

Pérennou D. Weight bearing asymmetry in standing hemiparetic patients. J Neurol Neurosurg Psychiatry 2005;76:62.

Pérennou DA, Mazibrada G, Chauvineau V, et al. Lateropulsion, pushing and verticality perception in hemisphere stroke: a causal relationship? Brain 2008;131:2401–2413.

Perkins-Ceccato N, Passmore SR, Lee TD. Effects of focus of attention depend on golfers' skill. J Sports Sci 2003;21:593–600.

Perry J, Burnfield JM. Gait analysis: normal and pathological function. Thorofare, NJ: Slack, 2010.

Perry J, Garrett M, Gronley JK, et al. Classification of walking handicap in the stroke population. Stroke 1995;26:982–989.

Perry J. Gait analysis: normal and pathological function. Thorofare, NJ: Slack, 1992.

Perry SB. Clinical implications of a dynamical systems theory. Neurol Rep 1998;22: 4–10.

Peterka RJ, Black FO. Age-related changes in human posture control: sensory organization tests. J Vestib Res 1990–1991;1:73–85.

Peterka RJ, Loughlin PJ. Dynamic regulation of sensorimotor integration in human postural control. J Neurophysiol 2004;91:410–423.

Peterka RJ. Sensorimotor integration in human postural control. J Neurophysiol 2002;88:1097–1118.

Petersen SE, Posner MI. The attention system of the human brain: 20 years after. Annu Rev Neurosci 2012;35: 73–89.

Peterson CL, Hall AL, Kautz SA, et al. Pre-swing deficits in forward propulsion, swing initiation and power generation by individual muscles during hemiparetic walking. J Biomech 2010;43:2348–2355.

Peterson CL, Kautz SA, Neptune RR. Muscle work is increased in pre-swing during hemiparetic walking. Clin Biomech (Bristol, Avon) 2011;26:859–866.

Peterson EW, Cho CC, Finlayson ML. Fear of falling and associated activity curtailment among middle aged and older adults with multiple sclerosis. Mult Scler 2007;13:1168–1175.

Peterson EW, Cho CC, von Koch L, et al. Injurious falls among middle aged and older adults with multiple sclerosis. Arch Phys Med Rehabil 2008;89:1031–1037.

Petrarca M, Zanelli G, Patanè F, et al. Reach-to-grasp interjoint coordination for moving object in children with hemiplegia. J Rehabil Med 2009;41:995–100.

Pettersson AF, Olsson E, Wahlund LO. Motor function in subjects with mild cognitive impairment and early Alzheimer's disease. Dement Geriatr Cogn Disord 2005;19(5–6):299–304.

Petzinger GM, Fisher BE, McEwen S, et al. Exercise-enhanced neuroplasticity targeting motor and cognitive circuitry in Parkinson's disease. Lancet Neurol 2013;12:716–726.

Petzinger GM, Walsh JP, Akopian G, et al. Effects of treadmill exercise on dopaminergic transmission in the 1-methyl-4-phenyl-1,2,3,6-tetrahydropyridine-lesioned mouse model of basal ganglia injury. J Neurosci 2007;27:5291–5300.

Pham TM, Winblad B, Granholm AC, et al. Environmental influences on brain neurotrophins in rats. Pharmacol Biochem Behav 2002;73:167–175.

Phan PL, Blennerhassett JM, Lythgo N, et al. Over-ground walking on level and sloped surfaces in people with stroke compared to healthy matched adults. Dis Rehabil 2013;35:1302–1307.

Piaget J. The origins of intelligence in children. New York: Norton, 1954.

Picelli A, Melotti C, Origano F, et al. Robot-assisted gait training in patients with Parkinson disease: a randomized controlled trial. Neurorehabil Neural Repair 2012a;26:353–361.

Picelli A, Melotti C, Origano F, et al. Does robotic gait training improve balance in Parkinson's disease? A randomized controlled trial. Parkinsonism Relat Disord 2012b;18(8):990–993.

Picelli A, Melotti C, Origano F, et al. Robot-assisted gait training versus equal intensity treadmill training in patients with mild to moderate Parkinson's disease: a randomized controlled trial. Parkinsonism Relat Disord 2013;19(6):605–610.

Picelli A, Melotti C, Origano F, et al. Robot-assisted gait training is not superior to balance training for improving postural instability in patients with mild to moderate Parkinson's disease: a single-blind randomized controlled trial. Clin Rehabil 2015;29:339–347.

Pierce SR, Daly K, Gallagher KG, et al. Constraint-induced therapy for a child with hemiplegic cerebral palsy: a case report. Arch Phys Med Rehabil 2002;83(10):1462–1463.

Pierce SR, Gallagher KG, Schaumburg SW, et al. Home forced use in an outpatient rehabilitation program for adults with hemiplegia: a pilot study. Neurorehabil Neural Repair 2003;17(4):214–219.

Pijnappels M, Bobbert MF, van Dieen JH. Control of support limb muscles in recovery after tripping in young and older subjects. Exp Brain Res 2005;160:326–333.

Pijnappels M, Van Wezel BM, Colombo G, et al. Cortical facilitation of cutaneous reflexes in leg muscles during human gait, Brain Res 1998;787:149–153.

Pitts DG. The effects of aging on selected visual functions: dark adaptation, visual acuity, stereopsis, and brightness contrast. In: Sekular R, Kline D, Dismukes K, eds. Modern aging research: aging and human visual function. New York: Liss, 1982:131–160.

Platt JR. Strong inference. Science 1964;146:347–352.

Platz T, Eickhof C, Nuyens G, et al. Clinical scales for the assessment of spasticity, associated phenomena, and function: a systematic review of the literature. Disabil Rehabil 2005;27:7–18.

Plotnik M, Giladi N, Hausdorff JM. Bilateral coordination of gait and Parkinson's disease: the effects of dual tasking. J Neurol Neurosurg Psychiatry 2009;80:347–350.

Plummer P, Apple S, Dowd C, et al. Texting and walking: effect of environmental setting and task prioritization on dual-task interference in healthy young adults. Gait Posture 2015;41(1):46–51.

Plummer P, Eskes G, Wallace S, et al. Cognitive-motor interference during functional mobility after stroke: state of the science and implications for future research. Arch Phys Med Rehabil 2013;94:2565–2574.

Plummer P, Meg E, Morris ME, et al. Assessment of unilateral neglect. Phys Ther 2003;83:732–740.

Plummer P, Villalobos RM, Vayda MS, et al. Feasibility of dual-task gait training for community-dwelling adults after stroke: a case series. Stroke Res Treat 2014;2014:538602.

Plummer-D'Amato P, Altmann LJP, Behrman AL, et al. Interference between cognition, double-limb support, and swing during gait in community-dwelling individuals poststroke. Neurorehabil Neural Repair 2010;24:542–549.

Plummer-D'Amato P, Altmann LJP, Saracino D, et al. Interactions between cognitive tasks and gait after stroke: a dual task study. Gait Posture 2008;27:683–688.

Plummer-D'Amato P, Altmann LJP. Relationships between motor function and gait-related dual task interference after stroke: a pilot study. Gait Posture 2012;35:170–172.

Podsiadlo D, Richardson S. The timed "Up and Go" test: a test of basic functional mobility for frail elderly persons. J Am Geriatr Soc 1991;39:142–148.

Poewe WH. Clinical aspects of motor fluctuations in Parkinson's disease. Neurology 1994;44(7 Suppl 6):S6–S9.

Pohl PS, Kemper S, Siengsukon CF, et al. Dual-task demands of hand movements for adults with stroke: a pilot study. Top Stroke Rehabil 2011;18:238–247.

Pohl PS, McDowd JM, Filion D, et al. Implicit learning of a motor skill after mild and moderate stroke. Clin Rehabil 2006;20:246–253.

Pohl PS, McDowd JM, Filion DL, et al. Implicit learning of a perceptual motor skill after stroke. Phys Ther 2001;81:1780–1789.

Pohl PS, Winstein CJ. Practice effects on the less-affected upper extremity after stroke. Arch Phys Med Rehabil 1999;80:668–675.

Pohl PS, Winstein CJ, Fisher BE. The locus of age-related movement slowing: sensory processing in continuous goal-directed aiming. J Gerontol 1996;51:P94–P102.

Poizner H, Mack L, Verfaellie M, et al. Three-dimensional computergraphic analysis of apraxia. Brain 1990;113:85–101.

Poldrack RA, Sabb FW, Foerde K, et al. Neural correlates of motor skill automaticity. J Neurosci 2005;25:5356–5364.

Polit A, Bizzi E. Characteristics of motor programs underlying arm movements in monkeys. J Neurophysiol 1979;42:183–194.

Pomeroy V, Aglioti SM, Mark VW, et al. Neurological principles and rehabilitation of action disorders: rehabilitation interventions. Neurorehabil Neural Repair 2011;25(5):33S–43S.

Pons TP, Garraghty PE, Mishkin M. Lesion induced plasticity in the second somatosensory cortex of adult macaques. Proc Natl Acad Sci USA 1988;85:5279–5281.

Pont K, Wallen M, Bundy A, et al. Reliability and validity of the test of in-hand manipulation in children ages 5 to 6 years. Am J Occup Ther 2008;62:384–392.

Poole JL, Burtner PA, Torres TA, et al. Measuring dexterity in children using the nine-hole peg test. J Hand Ther 2005;18:348–351.

Poole JL, Sadek J, Haaland KY. Ipsilateral deficits in 1-handed shoe tying after left or right hemisphere stroke. Arch Phys Med Rehabil 2009;90(10):1800–1805.

Poole JL, Whitney SL. Motor assessment scale for stroke patients: concurrent validity and interrater reliability. Arch Phys Med Rehabil 1988;69(3 Pt 1):195–197.

Poole KE, Vedi S, Debiram I, et al. Bone structure and remodelling in stroke patients: early effects of zoledronate. Bone 2009;44:629–633.

Porro G, van der Linden D, van Nieuwenhuizen O, et al. Role of visual dysfunction in postural control in children with cerebral palsy. Neural Plast 2005;12:205–210.

Potter K, Fulk GD, Salem Y, et al. Outcome measures in neurological physical therapy practice: part I. Making sound decisions. J Neurol Phys Ther 2011;35:57–64.

Pound P, Gompertz P, Ebrahim S. A patient-centered study of the consequences of stroke. Clin Rehabil 1998;12:338–347.

Powell J, Pandyan AD, Granat M, et al. Electrical stimulation of wrist extensors in poststroke hemiplegia. Stroke 1999;30:1384–1389.

Powell LE, Myers AM. The Activities-specific Balance Confidence (ABC) Scale. J Gerontol Med Sci 1995;50A(1):M28–M34.

Powers RK, Campbell DL, Rymer WZ. Stretch reflex dynamics in spastic elbow flexor muscles. Ann Neurol 1989;25:32–42.

Pozzo T, Berthoz A, Lefort L, et al. Head stabilization during various locomotor tasks in humans. II. Patients with bilateral peripheral vestibular deficits. Exp Brain Res 1991;85:208–217.

Pozzo T, Berthoz A, Lefort L. Head stabilization during various locomotor tasks in humans. 1. Normal subjects. Exp Brain Res 1990;82:97–106.

Pozzo T, Levik Y, Berthoz A. Head stabilization in the frontal plane during complex equilibrium tasks in humans. In: Woollacott M, Horak F, eds. Posture and gait: control mechanisms. Eugene, OR: University of Oregon, 1992:97–100.

Pradhan SD, Brewer BR, Carvell GE, et al. Assessment of fine motor control in individuals with Parkinson's disease using force tracking with a secondary cognitive task. J Neurol Phys Ther 2010;34:32–40.

Pradhan SD, Scherer R, Matsuoka Y, et al. Use of sensitive devices to assess the effect of medication on attentional demands of precision and power grips in individuals with Parkinson disease. Med Biol Eng Comput 2011;49:1195–1199.

Prayson RA, Hannahoe BM. Clinicopathological findings in patients wtih infantile hemiparesis and epilepsy. Hum Pathol 2004;35:734–738.

Prechtl HF, Cioni G, Einspieler C, et al. Role of vision on early motor development: lessons from the blind. Dev Med Child Neurol 2001;43:198–201.

Prechtl HFR. Continuity and change in early neural development. In: Prechtl HFR, ed. Continuity of neural functions from prenatal to postnatal life. Clinics in Developmental Medicine 94. Oxford, UK: Blackwell Scientific, 1984:1–15.

Prechtl HFR. Prenatal motor development. In: Wade MC, Whiting HTA, eds. Motor development in children: aspects of coordination and control. Dordrecht, The Netherlands: Martinus Nijhoff, 1986:53–64.

Price DD, McGrath PA, Rafii A, et al. The validation of visual analogue scales as ratio scale measure for chronic and experimental pain. Pain 1983;17:45–56.

Priplata A, Niemi J, Salen M, et al. Noise enhanced human balance control. Phys Rev Lett 2002;89(23):238101.

Priplata AA, Niemi JB, Harry JD, et al. Vibrating insoles and balance control in elderly people. Lancet 2003;362:1123–1124.

Priplata AA, Patritti BL, Niemi JB, et al. Noise-enhanced balance control in patients with diabetes and patients with stroke. Ann Neurol 2006;59:4–12.

Proffitt R, Lange B. Considerations in the efficacy and effectiveness of virtual reality interventions for stroke rehabilitation: moving the field forward. Phys Ther 2015;95(3):441–448.

Prokop T, Berger W. Influence of optic flow on locomotion in normal subjects and patients with Parkinson's disease. Electroencephalogr Clin Neurophysiol 1996;99:402.

Prosperini L, Leonardi L, De Carli P, et al. Visuo-proprioceptive training reduces risk of falls in patients with multiple sclerosis. Mult Scler 2010;16:491–499.

Proud EL, Morris ME. Skilled hand dexterity in Parkinson's disease: effects of adding a concurrent task. Arch Phys Med Rehabil 2010;91(5):794–799.

Q

Qiu Q, Ramirez DA, Saleh S, et al. The New Jersey Institute of Technology Robot-Assisted Virtual Rehabilitation (NJIT-RAVR) system for children with cerebral palsy: a feasibility study. J Neuroeng Rehabil 2009;6:40.

Quaney BM, Perera S, Maletsky R, et al. Impaired grip force modulation in the ipsilesional hand after unilateral middle cerebral artery stroke. Neurorehabil Neural Repair 2005;19:338–349.

Quinn L, Debono K, Dawes H, et al.; Members of the TRAIN-HD Project Group. Task-specific training in Huntington disease: a randomized controlled feasibility trial. Phys Ther 2014;94(11):1555–1568.

Quinn L, Gordon J. Functional outcomes: documentation for rehabilitation. Philadelphia, PA: Saunders, 2003.

Quinn L, Reilmann R, Marder K, et al. Altered movement trajectories and force control during object transport in Huntington's disease. Mov Disord 2001;16(3):469–480.

Quintana LA. Evaluation of perception and cognition. In: Trombly CA, ed. Occupational therapy for physical dysfunction, 4th ed. Baltimore, MD: Lippincott Williams & Wilkins, 1995.

R

Rabadi MH, Rabadi FM. Comparison of the Action Research Arm Test and the Fugl-Meyer Assessment as measures of upper-extremity motor weakness after stroke. Arch Phys Med Rehabil 2006;87:962–966.

Rabbitt P, Birren JE. Age and responses to sequences of repetitive and interruptive signals. J Gerontol 1967;22:143–150.

Rabbitt PM, Rogers M. Age and choice between responses in a self-paced repetitive task. Ergonomics 1965;8:435–444.

Rachwani J, Santamaria V, Saavedra SL, et al. The development of trunk control and its relation to reaching in infancy: a longitudinal study. Front Hum Neurosci 2015;9:94. doi: 10.3389/fnhum.2015.00094. eCollection 2015.

Rademaker GGJ. De Beteekenis der Roode Kernen en van de overige Mesencephalon voor Spiertonus, Lichaam-shouding en Labyrinthaire Reflexen. Leiden, The Netherlands: Eduarol Ijdo, 1924.

Raghavan P. The nature of hand motor impairment after stroke and its treatment. Curr Treat Options Cardiovasc Med 2007;9:221–228.

Raghavan P, Krakauer JW, Gordon AM. Impaired anticipatory control of fingertip forces in patients with a pure motor or sensorimotor lacunar syndrome. Brain 2006;129(Pt 6):1415–1425.

Raghavan P, Petra E, Krakaer JW, et al. Patterns of impairment in digit independence after subcortical stroke. J Neurophysiol 2005;95:369–378.

Rahman S, Griffin HJ, Quinn NP, et al. On the nature of fear of falling in Parkinson's disease. Behav Neurol 2011;24:219–228.

Raibert M. Symmetry in running. Science 1986;231:1292–1294.

Rallon CR, Chen CC. Performance-based and self-reported assessment of hand function. Am J Occup Ther 2008;62:574–579.

Ralston HJ. Energetics of human walking. In: Herman RM, Grillner S, Stein PSG, et al., eds. Neural control of locomotion. New York: Plenum, 1976:77–98.

Ramachandran VS, Stewart M, Rogers-Ramachandran DC. Perceptual correlates of massive cortical reorganization. Neuroreport 1992;3:583–586.

Ramnemark A, Nyberg L, Lorentzon R, et al. Progressive hemiosteoporosis on the paretic side and increased bone mineral density in the nonparetic arm the first year after severe stroke. Osteoporos Int 1999;9:269–275.

Ramon Y, Cajal S. Degeneration and regeneration of the nervous system. May RM, trans. London, UK: Oxford University, 1928.

Rand D, Eng JJ. Predicting daily use of the affected upper extremity 1 year after stroke. J Stroke Cerebrovasc Dis 2015;24(2):274–283.

Rand MK, Lemay M, Squire LM, et al. Control of aperture closure initiation during reach-to-grasp movements under manipulations of visual feedback and trunk involvement in Parkinson's disease. Exp Brain Res 2009;201:509–525.

Rand MK, Shimansky Y, Stelmach GE, et al. Effects of accuracy constraints on reach-to-grasp movements in cerebellar patients. Exp Brain Res 2000;135:179–188.

Rand MK, Smiley-Oyen AL, Shimansky YP, et al. Control of aperture closure during reach-to-grasp movements in Parkinson's disease. Exp Brain Res 2006;168:131–142.

Randall M, Carlin JB, Chondros P, et al. Reliability of the Melbourne assessment of unilateral Upper Limb Function. Develop Med Child Neurol 2001;43(11):761–767.

Rankin JK, Woollacott MH, Shumway-Cook A, et al. Cognitive influence on postural stability: a neuromuscular analysis in young and older adults. J Gerontol 2000;55A:M112–M119.

Rantanen T, Guralnik JM, Ferrucci L, et al. Coimpairments: strength and balance as predictors of severe walking disability. J Gerontol 1999;54A:M172–M176.

Rasmussen IA, Xu J, Antonsen IK, et al. Simple dual tasking recruits prefrontal cortices in chronic severe traumatic brain injury patients, but not in controls. J Neurotrauma 2008;25:1057–1070.

Reber RJ, Squire LR. Encapsulation of implicit and explicit memory in sequence learning. J Cogn Neurosci 1998;10:248–263.

Redfern MS, Jennings JR, Martin C, et al. Attention influences sensory integration for postural control in older adults. Gait Posture 2001;14:211–216.

Redfern MS, Müller ML, Jennings JR, et al. Attentional dynamics in postural control during perturbations in young and older adults. J Gerontol Biol Sci 2002;57A:298–303.

Reed ES. An outline of a theory of action systems. J Motor Behav 1982;14:98–134.

Regnaux JP, David D, Daniel O, et al. Evidence for cognitive processes involved in the control of steady state of walking in healthy subjects and after cerebral damage. Neurorehabil Neural Repair 2005;19(2):125–132.

Rehabilitation Measures Database [May 20, 2014]. Available at: www.rehabmeasures.org

Reid KF, Naumova EN, Carabello RJ, et al. Lower extremity muscle mass predicts functional performance in mobility-limited elders. J Nutr Health Aging 2008;12:493–498.

Reilly D, van Donkelaar P, Saavedra S, et al. The effects of dual task conditions: the interaction between the development of postural control and executive attention. J Motor Behav 2008a;40:90–102.

Reilly DS, Woollacott MH, van Donkelaar P, et al. The interaction between executive attention and postural control in dual-task conditions: children with cerebral palsy. Arch Phys Med Rehabil 2008b;89:834–842.

Reimers J. Clinically based decision making for surgery. In: Sussman M, ed. The diplegic child. Rosemont, IL: American Academy of Orthopedic Surgeons, 1992:155, 156, 158.

Reinbolt JA, Fox MD, Arnold AS, et al. Importance of preswing rectus femoris activity in stiff-knee gait. J Biomech 2008;41:2362–2369.

Reinkensmeyer DJ, Maier MA, Guigon E, et al. Do robotic and non-robotic arm movement training drive motor recovery after stroke by a common neural mechanism? Experimental evidence and a computational model. Conf Proc IEEE Eng Med Biol Soc 2009;2009:2439–2441.

Reinkensmeyer DJ, Wolbrecht ET, Chan V, et al. Comparison of three-dimensional, assist-as-needed robotic arm/hand movement training provided with Pneu-WREX to conventional tabletop therapy after chronic stroke. Am J Phys Med Rehabil 2012;91:S232–S241.

Reisman DS, Scholz JP. Aspects of joint coordination are preserved during pointing in persons with post-stroke hemiparesis. Brain 2003;126(Pt 11):2510–2527.

Remelius JG, Jones SL, House JD, et al. Gait impairments in persons with multiple sclerosis across preferred and fixed walking speeds. Arch Phys Med Rehabil 2012;93:1637–1642.

Remple MS, Bruneau RM, Vandenberg PM, et al. Sensitivity of cortical movement representations to motor experience: evidence that skill learning but not strength training induces cortical reorganization. Behav Brain Res 2001;123:133–141.

Resnick HE, Vinik AI, Schwartz AV, et al. Independent effects of peripheral nerve dysfunction on lower-extremity physical function in old age: the Women's Health and Aging Study. Diabetes Care 2000;23(11):1642–1647.

Rey A. Le freinage volontaire du mouvement graphique chez l'enfant. In: Epreuves d'intelligence pratique et de psychomotricite. Neuchatel, Switzerland: Delachaux & Niestle, 1968.

Riach CL, Starkes JL. Velocity of center of pressure excursions as an indicator of postural control systems in children. Gait Posture 1994;2:167–172.

Rice MS, Newell KM. Interlimb coupling and left hemiplegia because of right cerebral vascular accident. Occup Ther J Res 2001;21:12–28.

Rice MS, Newell KM. Upper extremity interlimb coupling in persons with left hemiplegia due to stroke. Arch Phys Med Rehabil 2004;85:629–634.

Richards CL, Malouin F, Bravo G, et al. The role of technology in task-oriented training in persons with subacute stroke: a randomized controlled trial. Neurorehabil Neural Repair 2004;18(4):199–211.

Richards CL, Malouin F, Dumas F, et al. Early and intensive treadmill locomotor training for young children with cerebral palsy: a feasibility study. Pediatr Phys Ther 1997;9:158–165.

Richards CL, Malouin F, Dumas F, et al. Gait velocity as an outcome measure of locomotor recovery after stroke. In: Craik RL, Oatis C, eds. Gait analysis: theory and applications. St. Louis, MO: Mosby, 1995:355–364.

Richards CL, Olney SJ. Hemiparetic gait following stroke. Part II: recovery and physical therapy. Gait Posture 1996;4:149–162.

Richardson D. Physical therapy in spasticity. Eur J Neurol 2002;9:17–26.

Richardson PK, Atwater SW, Crowe TK, Dietz JC. Performance of preschoolers on the Pediatric Clinical Test of Sensory Interaction for Balance. Am J Occup Ther 1992;46:793–800.

Richter RR, VanSant AF, Newton RA. Description of adult rolling movements and hypothesis of developmental sequences. Phys Ther 1989;69:63–71.

Ricken AX, Bennett SJ, Savelsbergh GJ. Coordination of reaching in children with spastic hemiparetic cerebral palsy under different task demands. Motor Control 2005;9:357–371.

Rikli R, Jones CJ. Senior fitness test manual. Champaign, IL: Human Kinetics, 2001.

Riley MA, Baker AA, Schmit JM, et al. Effects of visual and auditory short-term memory tasks on the spatiotemporal dynamics and variability of postural sway. J Motor Behav 2005;37:311–324.

Riley MA, Wong S, Mitra S, et al. Common effects of touch and vision on postural parameters. Exp Brain Res 1997;117:165–170.

Rine RM, Braswell J, Disher D, et al. Improvement of motor development and postural control following intervention in children with sensorineural hearing loss and vestibular impairment. Int J Pediatr Otorhinolaryngol 2004;68:1133–1232.

Ring C, Nayak USL, Isaacs B. Balance function in elderly people who have and who have not fallen. Arch Phys Med Rehabil 1988;69:261–264.

Ringman JM, Saver JL, Woolson RF, et al. Frequency, risk factors, anatomy, and course of unilateral neglect in an acute stroke cohort. Neurology 2004;63(3):468–474.

Rinne P, Hassan M, Goniotakis D, et al. Triple dissociation of attention networks in stroke according to lesion location. Neurology 2013;81:812–820.

Riolo L, Fisher K. Is there evidence that strength training could help improve muscle function and other outcomes without reinforcing abnormal movement patterns or increasing reflex activity in a man who has had a stroke? Phys Ther 2003;83:844–851.

Risedal A, Zeng J, Johansson BB. Early training may exacerbate brain damage after focal brain ischemia in the rat. J Cereb Blood Flow Metab 1999;19:997–1003.

Rizzolatti G, Camarda R, Fogassi L, et al. Functional organization of inferior area 6 in the macaque monkey. Exp Brain Res 1988;71:491–597.

Roberts TDM. Neurophysiology of postural mechanisms. London, UK: Butterworths, 1979.

Robertson SL, Jones LA. Tactile sensory impairments and prehensile function in subjects with left-hemisphere cerebral lesions. Arch Phys Med Rehabil 1994;75:1108–1117.

Robinson CA, Matsuda PN, Ciol MA, et al. Understanding physical factors associated with participation in community walking following stroke. Disabil Rehabil 2011;33:1033–1042.

Robinson CA, Matsuda PN, Ciol MA, et al. Understanding the factors impacting participation in community mobility following stroke: physical characteristics of the individual. Abstract Presented at the World Congress of Physical Therapy, Vancouver, BC, Canada, 2007.

Robinson CA, Shumway-Cook A, Ciol MA, et al. Participation in community walking following stroke: subjective versus objective measures and the impact of personal factors. Phys Ther 2011;91:1865–1876.

Robinson CA. Identifying personal factors associated with participation in community walking following stroke. Unpublished doctoral dissertation. Seattle, WA: University of Washington, 2010.

Robinson JL, Schmidt GL. Quantitative gait evaluation in the clinic. Phys Ther 1981;61:351–353.

Rocchi L, Chiari L, Cappello A, et al. Comparison between subthalamic nucleus and globus pallidus internus stimulation for postural performance in Parkinson's disease. Gait Posture 2004;19:172–183.

Rocchi L, Chiari L, Cappello A, et al. Identification of distinct characteristics of postural sway in Parkinson's disease: a feature selection procedure based on principal component analysis. Neurosci Lett 2006;394:140–145.

Rocchi L, Chiari L, Horak FB. Effects of deep brain stimulation and levodopa on postural sway in Parkinson's disease. J Neurol Neurosurg Psychiatry 2002;73:267–274.

Roche N, Bonnyaud C, Geiger M, et al. Relationship between hip flexion and ankle dorsiflexion during swing phase in chronic stroke patients. Clin Biomech (Bristol, Avon) 2015;30:219–225. doi: 10.1016/j.clinbiomech.2015.02.001.

Rochester L, Hetherington V, Jones B, et al. Attending to the task: interference effects of functional tasks on walking in Parkinson's disease and the roles of cognition, depression, fatigue and balance. Arch Phys Med Rehabil 2004;85:1578–1585.

Rochette A, Desrosiers J, Bravo G, et al. Changes in participation after a mild stroke: quantitative and qualitative perspectives. Top Stroke Rehabil 2007;14:59–68.

Roerdink M, de Haart M, Daffertshofer A, et al. Dynamical structure of center-of-pressure trajectories in patients recovering from stroke. Exp Brain Res 2006;174:256–269.

Roerdink M, Geurts A, de Haart M, et al. On the relative contribution of the paretic leg to the control of posture after stroke. Neurorehabil Neural Repair 2009;23:267–274.

Rogers MW. Control of posture and balance during voluntary movements in Parkinson's disease. In: Duncan P, ed. Balance: proceedings of the APTA Forum. Alexandria, VA: American Physical Therapy Association, 1990:79–86.

Rogers MW. Motor control problems in Parkinson's disease. In: Contemporary management of motor control problems. Proceedings of the II Step Conference. Alexandria, VA: American Physical Therapy Association, 1991:195–208.

Roland PE, Larsen B, Lassen NA, et al. Supplementary motor area and other cortical areas in organization of voluntary movements in man. J Neurophysiol 1980;43:118–136.

Roll JP, Bard C, Paillard J. Head orienting contributes to directional accuracy of aiming at distant targets. Hum Mov Sci 1986;5:359–371.

Roll JP, Roll R. From eye to foot: a proprioceptive chain involved in postural control. In: Amblard B, Berthoz A, Clarac F, eds. Posture and gait: development, adaptation and modulation. Amsterdam, The Netherlands: Elsevier, 1988:155–164.

Romberg MH. Manual of nervous diseases of man. London, UK: Sydenham Society, 1853:395–401.

Romero S, Light KE. Issues of participation and perception of balance control in patients with Parkinson's disease. J Geriatr Phys Ther 2006;29:119.

Romkes J, Peeters W, Oosterom AM, et al. Evaluating upper body movements during gait in healthy children and children with diplegic cerebral palsy. J Ped Ortho Part B 2007;16:175–180.

Roncesvalles MN, Woollacott MW, Burtner PA. Neural factors underlying reduced postural adaptability in children with cerebral palsy. Neuroreport 2002;13:2407–2410.

Roncesvalles MNC, Jensen J. The expression of weight-bearing ability in infants between four and seven months of age. Sport Exerc Psychol 1993;15:568.

Roncesvalles MNC, Woollacott MH, Jensen JL. Development of lower extremity kinetics for balance control in infants and young children. J Motor Behav 2001;33:180–192.

Roncesvalles MNC, Woollacott MH, Jensen JL. The development of compensatory stepping skills in children. J Motor Behav 2000;32:100–111.

Roncesvalles N, Woollacott M, Brown N, et al. An emerging postural response: is control of the hip possible in the newly walking child? J Motor Behav 2003;36:147–159.

Rong W, Tong KY, Hu XL, et al. Effects of electromyography-driven robot-aided hand training with neuromuscular electrical stimulation on hand control performance after chronic stroke. Disabil Rehabil Assist Technol 2015;10(2):149–159.

Ronnqvist L, Rosblad B. Kinematic analysis of unimanual reaching and grasping movements in children with hemiplegic cerebral palsy. Clin Biomech (Bristol, Avon) 2007;22:165–175.

Rosander K, von Hofsten C. Development of gaze tracking of small and large objects. Exp Brain Res 2002;146:257–264.

Rosander K, von Hofsten C. Visual-vestibular interaction in early infancy. Exp Brain Res 2000;133:321–333.

Rose D. Fall proof: a comprehensive balance and mobility program. Champaign, IL: Human Kinetics, 2003.

Rose DJ. A multilevel approach to the study of motor control and learning. Boston, MA: Allyn & Bacon, 1997.

Rose DK, Winstein CJ. Bimanual training after stroke: are two hands better than one? Top Stroke Rehabil 2004;11:20–31.

Rose J, Wolff DR, Jones VK, et al. Postural balance in children with cerebral palsy. Dev Med Child Neurol 2002;44:58–63.

Rose SJ. Physical therapy diagnosis: role and function. Phys Ther 1989;69:535–537.

Rosen B, Lundborg G. Early use of artificial sensibility to improve sensory recovery after repair of the median and ulnar nerve. Scand J Plast Reconstr Surg Hand Surg 2003;37(1):54–57.

Rosenbaum D. Human motor control. New York: Academic Press, 1991.

Rosenhall U, Rubin W. Degenerative changes in the human vestibular sensory epithelia. Acta Otolaryngol 1975;79:67–81.

Rosenkranz K, Nitsche MA, Tergau F, et al. Diminution of training-induced transient motor cortex plasticity by weak transcranial direct current stimulation in the human. Neurosci Lett 2000;296(1):61–63.

Rosenrot P, Wall JC, Charteris J. The relationship between velocity, stride time, support time and swing time during normal walking. J Hum Mov Stud 1980;6:323–335.

Rosenthal RB, Deutsch SD, Miller W, et al. A fixed-ankle, below-the-knee orthosis for the management of genu recurvatum in spastic cerebral palsy. J Bone Joint Surg Am 1975;57:545–547.

Rosin R, Topka H, Dichgans J. Gait initiation in Parkinson's disease. Mov Disord 1997;12:682–690.

Roskies A. The binding problem. Neuron 1999;24:7–9.

Rossetti Y, Revol P, McIntosh R, et al. Visually guided reaching: bilateral posterior parietal lesions cause a switch from fast visuomotor to slow cognitive control. Neuropsychologia 2005;43:162–177.

Rothstein J. Disability and our identity. Phys Ther 1994;74:375–377.

Rothstein JM, Echternach JL, Riddle DL. The Hypothesis-Oriented Algorithm for Clinicians II (HOAC II): a guide for patient management. Phys Ther 2003;83:455–470.

Rothstein JM, Echternach JL. Hypothesis-oriented algorithm for clinicians: a method for evaluation and treatment planning. Phys Ther 1986;66:1388–1394.

Rothwell JC, Traub MM, Day BL, et al. Manual motor performance in a deafferented man. Brain 1982;105:515–542.

Rothwell JC. Brainstem myoclonus. Clin Neurosci 1995–1996;3(4):214–218.

Rothwell JC. Cerebral cortex. In: Rothwell JC, ed. Control of human voluntary movement, 2nd ed. 1994:293–286.

Rovee-Collier CK, Sullivan MW. Organization of infant memory. J Exp Psychol [Hum Learn] 1980;6:798–807.

Roy CW. Shoulder pain in hemiplegia: a literature review. Clin Rehabil 1988;2:35–44.

Rozendal RH. Biomechanics of standing and walking. Amsterdam, The Netherlands: Elsevier, 1986.

Rozumalski A, Schwartz MH. Crouch gait patterns defined using k-means cluster analysis are related to underlying clinical pathology. Gait Posture 2009;30:155–160.

Rubenstein LZ, Josephson KR. Guidelines for prevention of falls in older persons. J Am Geriatr Soc 2001;49:664–672.

Rubenstein LZ, Robbins AS, Schulman BL, et al. Falls and instability in the elderly. J Am Geriatr Soc 1988;36:266–278.

Rubenstein LZ, Vivrette R, Harker JO, et al. Validating an evidence-based, self-rated fall risk questionnaire (FRQ) for older adults. J Safety Res 2011;42:493–499.

Rubenstein LZ. Falls in older people: epidemiology, risk factors and strategies for prevention. Age Ageing 2006;35(S2):ii37–ii41.

Ruff HA. Infants' manipulative exploration of objects: effects of age and object characteristics. Dev Psychol 1984;20:9–20.

Runge CF, Shupert CL, Horak FB, et al. Postural strategies defined by joint torques. Gait Posture 1999;10:161–170.

Russell DJ, Rosenbaum PL, Gowland C, et al. Manual for the gross motor function measure. Hamilton, ON: McMaster University, 1993.

Rymer W, Katz RT. Mechanisms of spastic hypertonia. In: Katz RT, ed. Spasticity: state of the art review, vol. 8. Philadelphia, PA: Hanley & Belfus, 1994:441–154.

S

Saavedra S, Joshi A, Woollacott M, et al. Eye hand coordination in children with cerebral palsy. Exp Brain Res 2009;192:155–165.

Saavedra S, Woollacott MH. Contributions of spinal segments to trunk postural control during typical development. Dev Med Child Neurol 2009;51(Suppl.5):82.

Saavedra SL, van Donkelaar P, Woollacott MH. Learning about gravity: segmental assessment of upright control as infants develop independent sitting. J Neurophysiol 2012;108:2215–2229.

Saavedra SL, Woollacott MH. Segmental contributions to trunk control in children with moderate-to-severe cerebral palsy. Arch Phys Med Rehabil 2015;96(6):1088–1097.

Sackett DL, Rosenberg WMC, Muir Gray JA, et al. Evidence-based medicine: what it is and what it isn't. BMJ 1996;312:71–72.

Sadeghi H, Allard P, Duhaime M. Contributions of lower limb muscle power in gait of people without impairments. Phys Ther 2000;80:1188–1196.

Saether R, Helbostad JL, Ripagen II, et al. Clinical tools to assess balance in children and adults with cerebral palsy: a systematic review. Dev Med Child Neurol 2013;55:988–999.

Sahrmann SA, Norton BJ. The relationship of voluntary movement to spasticity in the upper motor neuron syndrome. Arch Neurol 1977;2:460–465.

Sahrmann SA. Diagnosis by the physical therapist: a prerequisite for treatment. Phys Ther 1988;68:1703–1706.

Said CM, Galea M, Lythgo N. Obstacle crossing performance does not differ between the first and subsequent attempts in people with stroke. Gait Posture 2009;30:455–458.

Said CM, Galea MP, Lythgo N. People with stroke who fail an obstacle crossing task have a higher incidence of falls and utilize different gait patterns compared with people who pass the task. Phys Ther 2013;93:334–344.

Said CM, Goldie PA, Culham E, et al. Control of lead and trail limbs during obstacle crossing following stroke. Phys Ther 2005;85:413–427.

Said CM, Goldie PA, Patla AE, et al. Balance during obstacle crossing following stroke. Gait Posture 2008;27:23–30.

Sainburg RL, Duff SV. Does motor lateralization have implications for stroke rehabilitation? J Rehabil Res Dev 2006;4:311–322.

Sainburg RL, Ghilardi MF, Poizner H, et al. Control of limb dynamics in normal subjects and patients without proprioception. J Neurophysiol 1995;73:820–835.

Sainburg RL, Poizner H, Ghez C. Loss of proprioception produces deficits in interjoint coordination. J Neurophysiol 1993;70:2136–2147.

Sainburg RL, Wang J. Interlimb transfer of visuomotor rotations: independence of direction and final position information. Exp Brain Res 2002;145:437–447.

Sainburg RL. Evidence for a dynamic-dominance hypothesis of handedness. Exp Brain Res 2002;142(2):241–258.

Sainburg RL. Handedness: differential specializations for control of trajectory and position. Exerc Sport Sci Rev 2005;33(4):206–213.

Sakata H, Shibutani H, Kawano K, et al. Neural mechanisms of space vision in the parietal association cortex of the monkey. Vision Res 1985;25:453–463.

Sakzewski L, Boyd R, Ziviani J. Clinimetric properties of participation measures for 5-to 13-year old children with cerebral palsy: a systematic review. Dev Med Child Neurol 2007;49:232–240.

Sakzewski L, Miller L, Ziviani J, et al. Randomized comparison trial of density and context of upper limb intensive group versus individualized occupational therapy for children with unilateral cerebral palsy. Dev Med Child Neurol 2015;57:539–547.

Sakzewski L, Ziviani J, Abbott DF, et al. Participation outcomes in a randomized trial of 2 models of upper-limb rehabilitation for children with congenital hemiplegia. Arch Phys Med Rehabil 2011;92(4):531–539.

Salbach NM, Mayo NE, Higgins J, et al. Responsiveness and predictability of gait speed and other disability measures in acute stroke. Arch Phys Med Rehabil 2001;82:1204–1212.

Salbach NM, Mayo NE, Robichaud-Ekstrand S, et al. Balance self-efficacy and its relevance to physical function and perceived health status after stroke. Arch Phys Med Rehabil 2006;87:364–370.

Salbach NM, Mayo NE, Wood-Dauphinee S, et al. A task oriented intervention enhances walking distance and speed in the first year post stroke: a randomized controlled trial. Clin Rehabil 2004;18:509–519.

Salimi I, Brochier T, Smith AM. Neuronal activity in somatosensory cortex of monkeys using a precision grip. II. Responses To object texture and weights. J Neurophysiol 1999a;81:835–844.

Salimi I, Brochier T, Smith AM. Neuronal activity in somatosensory cortex of monkeys using a precision grip. III. Responses

to altered friction perturbations. J Neurophysiol 1999b;81:845–857.

Salmoni AW, Schmidt RA, Walter CB. Knowledge of results and motor learning: a review and critical reappraisal. Psychol Bull 1984;95:355–386.

Sandin KJ, Smith BS. The measure of balance in sitting in stroke rehabilitation prognosis. Stroke 1990;21:82–86.

Sanes JN, LeWitt PA, Mauritz KH. Visual and mechanical control of postural and kinetic tremor in cerebellar system disorders. J Neurol Neurosurg Psychiatry 1988;51:934–943.

Sanes JN, Mauritz KH, Dalakas MC, et al. Motor control in humans with large-fiber sensory neuropathy. Hum Neurobiol 1985;4:101–114.

Sanes JR, Jessell TM. Repairing the damaged brain. In: Kandel ER, Schwartz JH, Jessel TM, et al., eds. Principles of neuroscience, 5th ed. New York: McGraw Hill, 2013.

Sanford J, Moreland J, Swanson LR, et al. Reliability of the Fugl-Meyer assessment for testing motor performance in patients following stroke. Phys Ther 1993;73: 447–454.

Santamaria V. The effect of different levels of external trunk support on postural and reaching control in children with cerebral palsy. Ph.D. Dissertation, University of Oregon, 2015, 242 pages; 3700446. ProQuest; http://gradworks.

Sargent B, Schweighofer N, Kubo M, et al. Infant exploratory learning: influence on leg joint coordination. PLoS One 2014;9(3):e91500.

Sarnacki SJ. Rising from supine on a bed: a description of adult movement and hypothesis of developmental sequences. Richmond, VA: Virginia Commonwealth University, 1985. Master's thesis.

Satorio F, Bravini E, Vercelli S, et al. The Functional Dexterity Test: test-retest reliability analysis and up-to date reference norms. J Hand Ther 2013;26(1):62–67.

Saunders D. Evaluation, treatment and prevention of musculoskeletal disorders. Minneapolis, MN: Viking Press, 1991.

Sawaki L, Butler AJ, Leng X, et al. Constraint-induced movement therapy results in increased motor map area in subjects 3 to 9 months after stroke. Neurorehabil Neural Repair 2008;22:505–513.

Schaefer S, Jagenow D, Verrel J, et al. The influence of cognitive load and walking speed on gait regularity in children and young adults. Gait Posture 2015;41(1):258–262.

Schaefer SY, Haaland KY, Sainburg RL. Dissociation of initial trajectory and final position errors during visuomotor adaptation following unilateral stroke. Brain Res 2009;1298:78–91.

Schallert T, Fleming SM, Woodlee MT. Should the injured and intact hemispheres be treated differently during the early phases

of physical restorative therapy in experimental stroke or parkinsonism? Phys Med Rehabil Clin 2003;14:1–20.

Schallert T, Leasure JL, Kolb B. Experience associated structural events, subependymal cellular proliferative activity and functional recovery after injury to the central nervous system. J Cereb Blood Flow Metab 2000;20:1513–1528.

Schaltenbrand G. The development of human motility and motor disturbances. Arch Neurol Psychiatry 1928;20:720.

Scheker LR, Chesher SP, Ramirez S. Neuromuscular electrical stimulation and dynamic bracing as a treatment for upper extremity spasticity in children with cerebral palsy. Br J Hand Surg 1999;2:226–232.

Schenkman M, Butler RB. "Automatic Postural Tone" in posture, movement, and function. Forum on physical therapy issues related to cerebrovascular accident. Alexandria, VA: American Physical Therapy Association, 1992:16–21.

Schenkman M, Butler RB. A model for multisystem evaluation, interpretation, and treatment of individuals with neurologic dysfunction. Phys Ther 1989;69:538–547.

Schenkman M, Cutson TM, Zhu CW, et al. A longitudinal evaluation of patients' perceptions of Parkinson's disease. Gerontologist 2002;42:790–798.

Schenkman M, Deutsch JE, Gill-Body KM. An integrated framework for decision making in neurologic physical therapist practice. Phys Ther 2006;86:1681–1702.

Schenkman M. Interrelationships of neurological and mechanical factors in balance control. In: Duncan P, ed. Balance: proceedings of the APTA Forum. Alexandria, VA: American Physical Therapy Association, 1990:29–41.

Schenkman MA, Berger RA, Riley PO, et al. Whole-body movements during rising to standing from sitting. Phys Ther 1990;10:638–651.

Schettino LF, Adamovich SV, Hening W, et al. Hand preshaping in Parkinson's disease: effects of visual feedback and medication state. Exp Brain Res 2006;168:186–202.

Schieber MH. Muscular production of individuated finger movements: the roles of extrinsic finger muscles. J Neurosci 1995;15(1 Pt 1):284–297.

Schieppati M, Hugon M, Grasso M, et al. The limits of equilibrium in young and elderly normal subjects and in Parkinsonians. Electroencephalogr Clin Neurophysiol 1994;93:286–298.

Schillings AM, van Wezel BM, Mulder T, et al. Muscular responses and movement strategies during stumbling over obstacles. J Neurophysiol 2000;83:2093–2102.

Schloon H, O'Brien MJ, Scholten CA, et al. Muscle activity and postural behavior in newborn infants: a polymyographic study. Neuropadiatrie 1976;7:384–415.

Schmid A, Duncan PW, Studenski S, et al. Improvements in speed based gait classification are meaningful. Stroke 2007;6:2096–2100.

Schmid AA, Miller KK, Van Puymbroeck M, et al. Yoga leads to multiple physical improvements after stroke, a pilot study. Complement Ther Med 2014;22(6):994–100.

Schmid AA, Van Puymbroeck M, Altenburger PA, et al. Balance and balance self-efficacy are associated with activity and participation after stroke: a cross-sectional study in people with chronic stroke. Arch Phys Med Rehabil 2012;93:1101–1107.

Schmidt R. Motor and action perspectives on motor behaviour. In: Meijer OG, Roth K, eds. Complex movement behavior: the motor-action controversy. Amsterdam, The Netherlands: Elsevier, 1988a:3–44.

Schmidt RA, Lee TD. Motor control and learning: a behavioral emphasis. Champaign, IL: Human Kinetics, 2005.

Schmidt RA, Young DE, Swinnen S, Shappiro DC. Summary knowledge of results for skill acquisition: support for the guidance hypothesis. J Exp Psychol Learn Mem Cogn 1989;15:352–359.

Schmidt RA. A schema theory of discrete motor skill learning. Psychol Rev 1975;82:225–260.

Schmidt RA. Motor control and learning, 2nd ed. Champaign, IL: Human Kinetics, 1988b.

Schmidt RA. Motor learning principles for physical therapy. In: Lister M, ed. Contemporary management of motor control problems. Proceedings of the II Step Conference. Alexandria, VA: American Physical Therapy Association, 1991:49–63.

Schmitz TJ. Coordination assessment. In: O'Sullivan S, Schmitz TM, eds. Physical rehabilitation: assessment and treatment, 4th ed. Philadelphia, PA: FA Davis, 2001:212.

Schmitz TJ. Gait training with assistive devices. In: O'Sullivan S, Schmitz TM, eds. Physical rehabilitation: assessment and treatment, 2nd ed. Philadelphia, PA: FA Davis, 1998.

Schneck CM, Henderson A. Descriptive analysis of the developmental progression of grip position for pencil and crayon control in nondysfunctional children. Am J Occup Ther 1990;44:893–900.

Schneiberg S, Sveistrup H, McFadyen B, et al. The development of coordination for reach-to-grasp movements in children. Exp Brain Res 2002;146(2):142–154.

Schneider K, Zernicke RF. Jerk-cost modulations during the practice of rapid arm movements. Biol Cybern 1989;60:221–230.

Schnitzler A, Kessler KR, Benecke R. Transcallosally mediated inhibition of interneurons within human primary motor cortex. Exp Brain Res 1996;112:381–391.

Scholtes VAB, Becher JG, Beelen A, et al. Clinical assessment of spasticity in children with cerebral palsy: a critical review of available instruments. Dev Med Child Neurol 2006;48:64–73.

Scholz JP, Danion F, Latash ML, et al. Understanding finger coordination through analysis of the structure of force variability. Biol Cybern 2002;86:29–39.

Scholz JP, Schöner G, Hsu WL, et al. Motor equivalent control of the center of mass in response to support surface perturbations. Exp Brain Res 2007;180:163–179.

Schultz A, Alexander NB, Gu MJ, et al. Postural control in young and elderly adults when stance is challenged: clinical versus laboratory measurements. Ann Otol Rhinol Laryngol 1993;102:508–517.

Schultz AB. Muscle function and mobility biomechanics in the elderly: an overview of some recent research. J Gerontol 1995;50A(special issue):60–63.

Schwab RS. Progression and prognosis in Parkinson's disease. J Nerv Ment Dis 1960;130:556–572.

Schwartz I, Sajin A, Fisher I, et al. The effectiveness of locomotor therapy using robotic-assisted gait training in subacute stroke patients: a randomized controlled trial. Phys Med Rehabil 2009;1:516–523.

Schwartz I, Sajin A, Moreh E, et al. Robot-assisted gait training in multiple sclerosis patients: a randomized trial. Mult Scler 2012;18:881–890.

Schwartz MF, Reed ES, Montgomery M, et al. The quantitative description of action disorganization after brain damage: a case study. Cogn Neuropsychol 1991;8:381–414.

Scianni A, Butler JM, Ada L, et al. Muscle strengthening is not effective in children and adolescents with cerebral palsy: a systematic review. Aust J Physiother 2009;55(2):81–87.

Sea MJC, Henderson A, Cermak SA. Patterns of visual spatial inattention and their functional significance in stroke patients. Arch Phys Med Rehabil 1993;74:355–360.

Sebastian MV, Hernandez-Gil L. Do 5-year-old children perform dual-task coordination better than AD patients? J Atten Disord 2013. [Epub ahead of print].

See J, Dodakian L, Chou C, et al. A standardized approach to the Fugl-Meyer Assessment and its implications for clinical trials. Neurorehabil Neural Repair 2013;27:732.

Seeger BR, Caudrey DJ, O'Mara NA. Hand function in cerebral palsy: the effect of hip flexion angle. Dev Med Child Neurol 1984;26:601–606.

Seidel B, Krebs DE. Base of support is not wider in chronic ataxic and unsteady patients. J Rehabil Med 2002;34(6):288–292.

Seo NJ, Rymer WZ, Kamper DG. Altered digit force direction during pinch grip following stroke. Exp Brain Res 2010;202:891–901.

Serrien DJ, Nirkko AC, Wiesendanger M. Role of the corpus callosum in bimanual coordination: a comparison of patients with congenital and acquired callosal damage. Eur J Neurosci 2001;14:1897–1905.

Serrien DJ, Wiesendanger M. Temporal control of a bimanual task in patients with cerebellar dysfunction. Neuropsychologia 2000;38:558–565.

Shaltenbrand G. The development of human motility and motor disturbances. Arch Neurol Pyschiatr 1928;20:720–730.

Shambes GM, Gibson JM, Welker W. Fractured somatotopy in granule cell tactile areas of rat cerebellar hemispheres revealed by micromapping. Brain Behav Evol 1978;15:94–140.

Shapiro DC, Schmidt RA. The schema theory: recent evidence and developmental implications. In: Kelso FAS, Clark JE, eds. The development of movement control and coordination. New York: Wiley, 1982:113–173.

Shaughnessy M, Michael KM, Sorkin JD, et al. Steps after stroke: capturing ambulatory recovery. Stroke 2005;23:1305–1307.

Shea CH, Shebilske W, Worchel S. Motor learning and control. Englewood Cliffs, NJ: Prentice Hall, 1993.

Shea SL, Aslin RN. Oculomotor responses to step-ramp targets by young infants. Vision Res 1990;30:1077–1092.

Sheldon JH. On the natural history of falls in older age. BMJ 1960;4:1685–1690.

Sheldon JH. The effect of age on the control of sway. Gerontol Clin 1963;5:129–138.

Shellenkens JM, Scholten CA, Kalverboer AF. Visually guided hand movements in children with minor neurological dysfunction: Response time and movement organization. J Child Psych Psychiatry 1983;24:89–102.

Shema SR, Brozgol M, Dorfman M, et al. Clinical experience using a 5-week treadmill training program with virtual reality to enhance gait in an ambulatory physical therapy service. Phys Ther 2014;94:1319–1326.

Shepard K. Theory: criteria, importance and impact. In: Contemporary management of motor control problems: Proceedings of the II Step Conference. Alexandria, VA: American Physical Therapy Association, 1991:5–10.

Shepherd RB, Crosbie J, Squires T. The contribution of the ipsilateral leg to postural adjustments during fast voluntary reaching in sitting. Abstract of International Society for Biomechanics, 14th Congress, Paris, 1993.

Sherrard RM, Bower AJ. BDNF and NT3 extend the critical period for developmental climbing fiber plasticity. Neuroreport 2001;12:2871–2874.

Sherrington C, Whitney J, Lord SR, et al. Effective exercise for the prevention of falls: a systematic review and meta-analysis. J Am Geriatr Soc 2008;56:2234–2243.

Sherrington C. The integrative action of the nervous system, 2nd ed. New Haven, CT: Yale University, 1947.

Sherrington C. The integrative action of the nervous system. New Haven, CT: Yale University, 1906.

Sherrington CS. Decerebrate rigidity, and reflex coordination of movements. J Physiol Lond 1898;22:319–332.

Shik ML, Severin FV, Orlovsky GN. Control of walking and running by means of electrical stimulation of the mid-brain. Biophysics 1966;11:756–765.

Shumway-Cook A, Anson D, Haller S. Postural sway biofeedback for pretraining postural control following hemiplegia. Arch Phys Med Rehabil 1988;69:395–400.

Shumway-Cook A, Baldwin M, Pollisar N, et al. Predicting the probability of falls in community dwelling older adults. Phys Ther 1997a;77:812–819.

Shumway-Cook A, Brauer S, Woollacott M. Predicting the probability for falls in community-dwelling older adults using the Timed Up and Go Test. Phys Ther 2000;80:896–903.

Shumway-Cook A, Ciol M, Gruber W, et al. Incidence and risk factors for falls following hip fracture in community dwelling older adults. Phys Ther 2005a;85:648–655.

Shumway-Cook A, Ciol MA, Hoffman J, et al. Falls in the Medicare population: incidence, associated factors, and impact on health care. Phys Ther 2009;89:324–332.

Shumway-Cook A, Gruber W, Baldwin M, et al. The effect of multidimensional exercises on balance, mobility and fall risk in community dwelling older adults. Phys Ther 1997b;77:46–57.

Shumway-Cook A, Guralnik JM, Phillips CL, et al. Age-associated declines in complex walking task performance: the Walking InCHIANTI Toolkit. J Am Geriatr Soc 2007;55:58–65.

Shumway-Cook A, Horak F. Assessing the influence of sensory interaction on balance. Phys Ther 1986;66:1548–1550.

Shumway-Cook A, Horak F. Balance rehabilitation in the neurologic patient: course syllabus. Seattle, WA: Neuroscience Education and Research Associates, 1992.

Shumway-Cook A, Horak FB. Rehabilitation strategies for patients with vestibular deficits. Neurol Clin 1990;8:441–457.

Shumway-Cook A, Horak FB. Vestibular rehabilitation: an exercise approach to managing symptoms of vestibular dysfunction. Semin Hearing 1989;10:196–205.

Shumway-Cook A, Hutchinson S, Kartin D, et al. Effect of balance training on recovery of stability in children with cerebral palsy. Dev Med Child Neurol 2003;45:591–602.

Shumway-Cook A, McCollum G. Assessment and treatment of balance disorders in the neurologic patient. In: Montgomery T, Connolly B, eds. Motor control and physical therapy: theoretical framework and practical applications. Chattanooga, TN: Chattanooga, 1990:123–138.

Shumway-Cook A, Olmscheid R. A systems analysis of postural dyscontrol in traumatically brain-injured patients. J Head Trauma Rehabil 1990;5:51–62.

Shumway-Cook A, Patla A, Stewart A, et al. Assessing environmentally determined mobility disability: self-report versus observed community mobility. J Am Geriatr Soc 2005b;53:700–704.

Shumway-Cook A, Patla A, Stewart A, et al. Environmental components of mobility disability in community-living older persons. J Am Geriatr Soc 2003;51:393–398.

Shumway-Cook A, Patla A, Stewart A, et al. Environmental demands associated with community mobility in older adults with and without mobility disability. Phys Ther 2002;82:670–681.

Shumway-Cook A, Woollacott M, Baldwin M, et al. The effects of cognitive demands on postural control in elderly fallers and non-fallers. J Gerontol 1997c;52:M232–M240.

Shumway-Cook A, Woollacott M. Attentional demands and postural control: the effect of sensory context. J Gerontology 2000;55A:M10–M16.

Shumway-Cook A, Woollacott M. Postural control in the Down's syndrome child. Phys Ther 1985b;9:211–235.

Shumway-Cook A, Woollacott M. The growth of stability: postural control from a developmental perspective. J Motor Behav 1985a;17:131–147.

Shumway-Cook A. Equilibrium deficits in children. In: Woollacott M, Shumway-Cook A, eds. Development of posture and gait across the life span. Columbia: University of South Carolina, 1989:229–252.

Sibley KM, Beauchamp MK, Van Ooteghem K, et al. Using the systems framework for postural control to analyze the components of balance evaluated in standardized balance measures: a scoping review. Arch Phys Med Rehabil 2015;96:122–132.

Sidaway B, Anderson J, Danielson G, et al. Effects of long-term gait training using visual cues in an individual with Parkinson disease. Phys Ther 2006;86:186–194.

Sienko KH, Balkwall MD, Oddsson LIE, et al. Effects of multi-directional vibrotactile feedback on vestibular-deficient postural performance during continuous multi-directional support surface perturbations. J Vestib Res 2008;18(5–6):273–285.

Sienko KH, Balkwill MD, Oddsson LI, et al. The effect of vibrotactile feedback on postural sway during locomotor activities. J Neuroeng Rehabil 2013;10:93.

Sienko KH, Balkwill MD, Wall C III. Biofeedback improves postural control recovery from multi-axis discrete perturbations. J Neuroeng Rehabil 2012; 9:53.

Silsupadol P, Lugade V, Shumway-Cook A, et al. Training-related changes in dual-task walking performance of elderly persons with balance impairment: a double-blind, randomized controlled trial. Gait Posture 2009a;29:634–639.

Silsupadol P, Shumway-Cook A, Lugade V, et al. Effects of single-task versus dual-task training on balance performance in older adults: a double-blind, randomized controlled trial. Arch Phys Med Rehabil 2009b;90:381–387.

Silsupadol P, Shumway-Cook A, Woollacott M. Training of balance under single and dual task conditions in older adults with balance impairment: three case reports. Phys Ther 2006;86:269–281.

Simoneau GG, Cavanagh PR, Ulbrecht JS, et al. The influence of visual factors on fall-related kinematic variables during stair descent by older women. J Gerontol 1991;46:188–195.

Singer RN. Motor learning and human performance, 3rd ed. New York: Macmillan, 1980.

Sinkjaer T, Andersen JB, Larsen B. Soleus stretch reflex modulation during gait in humans. J Neurophysiol 1996;76:1112–1120.

Siu KC, Catena RD, Chou LS, et al. Effects of a secondary task on obstacle avoidance in healthy young adults. Exp Brain Res 2008;184(1):115–120.

Siu KC, Chou LS, Mayr U, et al. Attentional mechanisms contributing to balance constraints during gait: the effects of balance impairments. Brain Res 2009;1248:59–67.

Siu KC, Chou LS, Mayr U, et al. Does inability to allocate attention contribute to balance constraints during gait in older adults? J Gerontol A Biol Sci Med Sci 2008;63:1364–1369.

Skidmore ER, Becker JT, Whyte EM, et al. Cognitive impairments and depressive symptoms did not impede upper limb recovery in a clinical repetitive task practice program after stroke: a pilot study. Am J Phys Med Rehabil 2012;91(4):327–331.

Skidmore ER, Dawson DR, Butters MA. Strategy Training Shows Promise for Addressing Disability in the First 6 Months After Stroke. Neurorehabil Neural Repair 2015;29:668–676.

Slavin MD, Held JM, Basso DM, et al. Fetal brain tissue transplants and recovery of locomotion following damage to sensorimotor cortex in rats. Prog Brain Res 1988;78:33–38.

Slijper H, Latash, ML, Rao N, et al. Task-specific modulation of anticipatory postural adjustments in individuals with hemiparesis. Clin Neurophysiol 2002;113:642–655.

Sloane P, Baloh RW, Honrubia V. The vestibular system in the elderly. Am J Otolaryngol 1989;1:422–429.

Slobounov SM, Moss SA, Slobounova ES, et al. Aging and time to instability of posture. J Geronotol Biol Sci 1998;53:71–78.

Small SL, Hlustik P, Noll DC, et al. Cerebellar hemispheric activation ipsilateral to the paretic hand correlates with functional recovery after stroke. Brain 2002;125:1544–1557.

Smania N, Martini MC, Gambina G, et al. The spatial distribution of visual attention in hemineglect and extinction patients. Brain 1998;121:1759–1770.

Smania N, Picelli A, Gandolfi M, et al. Rehabilitation of sensorimotor integration deficits in balance impairment of patients with stroke hemiparesis: a before/after pilot study. Neurol Sci 2008;29:313–319.

Smidt GL, Rogers MW. Factors contributing to the regulation and clinical assessment of muscular strength. Phys Ther 1982;62:1283–1290.

Smith BA, Carlson-Kuhta P, Horak FB. Consistency in administration and response for the backward push and release test: a clinical assessment of postural responses. Physiother Res Int 2014 Nov 28. doi: 10.1002/pri.1615. [Epub ahead of print]

Smith BT, Mulcahey MJ, Betz RR. An implantable upper extremity neuroprosthesis in a growing child with a C5 spinal cord injury. Spinal Cord 2001;39:118–123.

Smith GV, Silver KH, Goldberg AP, et al. "Task-oriented" exercise improves hamstring strength and spastic reflexes in chronic stroke patients. Stroke 1999;30(10):2112–2118.

Smith JL, Smith LA, Dahms KL. Motor capacities of the chronic spinal cat: recruitment of slow and fast extensors of the ankle. Neurosci Abstr 1979;5:387.

Smith JL, Zernicke RF. Predictions for neural control based on limb dynamics. Trends Neurosci 1987;10:123–128.

Smith JL. Programming of stereotyped limb movements by spinal generators. In: Stelmach GE, Requin J, eds. Tutorials in motor behavior. Amsterdam, The Netherlands: North-Holland, 1980:95–115.

Smith LH, Harris SR. Upper extremity inhibitive casting for a child with cerebral palsy. Phys Occup Ther Pediatr 1985;5:71–79.

Smith-Ray RL, Makowski-Woidan B, Hughes SL. A randomized trial to measure the impact of a community-based cognitive training intervention on balance and gait in cognitively intact Black older adults. Health Educ Behav 2014;41(1 Suppl):62S–69S.

Smulders K, van Swigchem R, de Swart BJM, et al. Community-dwelling people with chronic stroke need disproportionate attention while walking and negotiating obstacles. Gait Posture 2012;36:127–132.

Snijders AH, Weerdesteyn V, Hagen YJ, et al. Obstacle avoidance to elicit freezing of gait during treadmill walking. Mov Disord 2010;25:57–63.

Snow BJ, Tsui JK, Bhart MH, et al. Treatment of spasticity with botulinum toxin: a double blind study. Ann Neurol 1990;28:512–515.

Socie MJ, Boes MK, Motl RW, et al. Monitoring spatiotemporal gait parameters during the 6-minute walk in people with multiple sclerosis. Int J MS Care 2011;13(S3).

Socie MJ, Sosnoff JJ. Gait variability and multiple sclerosis. Mult Scler Int 2013;2013:645197.

Sofuwa O, Nieuwboer A, Desloovere K, et al. Quantitative gait analysis in Parkinson's disease: comparison with a healthy control group. Arch Phys Med Rehabil 2005;86:1007–1013.

Sohlberg MM, Mateer C. Cognitive rehabilitation: an integrated neuropsychological approach. New York: Guilford Publication, 2001.

Sollerman C. Assessment of grip function: evaluation of a new method. Sweden: MITAB, 1984.

Sommerfeld DK, von Arbin MH. The impact of somatosensory function on activity performance and length of hostpial stay in geriatric pateients with stroke. Clin Rehabil 2004;18:149–155.

Song J, Sigward S, Fisher B, et al. Altered dynamic postural control during step turning in persons with early-stage parkinson's disease. Parkinsons Dis 2012;2012:386962.

Sosnoff JJ, Gappmaier E, Frame A, et al. Influence of spasticity on mobility and balance in persons with multiple sclerosis. J Neurol Phys Ther 2011;35:129–132.

Sosnoff JJ, Weikert M, Dlugonski D, et al. Quantifying gait impairment in multiple sclerosis using GAITRite technology. Gait Posture 2011;34:145–147.

Southard D, Higgins T. Changing movement patterns: effects of demonstration and practice. Res Q Exer Sport 1987;58:77–80.

Speechley M, Tinetti M. Assessment of risk and prevention of falls among elderly persons: role of the physiotherapist. Physiother Can 1990;2:75–79.

Speechley M, Tinetti M. Falls and injuries in frail and vigorous community elderly persons. J Am Geriatr Soc 1991;39:46–52.

Speers RA, Kuo AD, Horak FB. Contributions of altered sensation and feedback responses to changes in coordination of postural control in aging. Gait Posture 2002;16:20–30.

Sperle PA, Ottenbacher KJ, Braun SL, et al. Equivalence reliability of the functional independence measure for children (WeeFIM) administration methods. Am J Occup Ther 1997;51(1):35–41.

Spirduso W, Francis K, MacRae PG. Physical dimensions of aging. Champaign, IL: Human Kinetics, 2005.

Spirduso W. Physical dimensions of aging. Champaign, IL: Human Kinetics, 1995.

Squire LR. Mechanisms of memory. Science 1986;232:1612–1619.

Srygley JM, Herman T, Giladi N, et al. Self-report of missteps in older adults: a valid proxy of fall risk? Arch Phys Med Rehabil 2009;90:786–792.

Stack E, Ashburn A. Dysfunctional turning in Parkinson's disease. Disabil Rehabil 2008;30:1222–1229.

Stackhouse C, Shewokis PA, Pierce SR, et al. Gait initiation in children with cerebral palsy. Gait Posture 2007;26:301–308.

Stalvey B, Owsley C, Sloane ME, et al. The life space questionnaire: a measure of the extent of mobility of older adults. J Appl Gerontol 1999;18:479–498.

Stapley PJ, Drew T. The pontomedullary reticular formation contributes to the compensatory postural responses observed following removal of the support surface in the standing cat. J Neurophysiol 2009;101:1334–1350.

Stapley PJ, Ting LH, Hulliger M, et al. Automatic postural responses are delayed by pyridoxine-induced somatosensory loss. J Neurosci 2002;22:5803–5807.

Steenbergen B, Hulstijn W, Lemmens IHL, et al. The timing of prehensile movements in subjects with cerebral palsy. Dev Med Child Neurol 1998;40:108–114.

Stehouwer DJ, Farel PB. Development of hindlimb locomotor behavior in the frog. Dev Psychobiol 1984;17:217–232.

Stein DG, Brailowsky S, Will B. Brain repair. New York: Oxford, 1995.

Stein J, Krebs HI, Frontera WR, et al. Comparison of two techniques of robot-aided upper limb exercise training after stroke. Am J Phys Med Rehabil 2004;83:720–728.

Stein RB. Reflex modulation during locomotion: functional significance. In: Patla A, ed. Adaptability of human gait. Amsterdam, The Netherlands: North Holland, 1991:21–36.

Stephens MJ, Yang JF. Loading during the stance phase of walking in humans increases the extensor EMG amplitude but does not change the duration of the step cycle. Exp Brain Res 1999;124:363–370.

Stephenson JL, Lamontagne A, De Serres SJ. The coordination of upper and lower limb movements during gait in healthy and stroke individuals. Gait Posture 2009;29:11–16.

Stergiou N, Harbourne R, Cavanaugh J. Optimal movement variability: a new theoretical perspective for neurologic physical therapy. J Neurol Phys Ther 2006;30:120–129.

Stern EB. Stability of the Jebsen-Taylor hand function test across three test sessions. Am J Occup Ther 1992;7:647–649.

Stern GM, Lander CM, Lees AJ. Akinetic freezing and trick movements in Parkinson's disease. J Neural Transm Suppl 1980;16:137–141.

Stern Y, Mayeux R, Rosen J, et al. Perceptual motor dysfunction in Parkinson's disease: a deficit in sequential and predictive voluntary movement. J Neurol Neurosurg Psychiatry 1983;46:145–151.

Steward O. Reorganization of neuronal connections following CNS trauma: principles and experimental paradigms. J Neurotrauma 1989;6:99–151.

Stillman B, McMeeken J. A video-based version of the pendulum test: technique and normal response. Arch Phys Med Rehabil 1995;76(2):166–176.

Stockmeyer S. An interpretation of the approach of Rood to the treatment of neuromuscular dysfunction. Am J Phys Med 1967;46:950–955.

Stoffregen TA, Adolph K, Thelen T, et al. Toddlers' postural adaptations to different support surfaces. Mot Control 1997;1:119–137.

Stoffregen TA, Pagulayan RJ, Bardy BG, et al. Modulating postural control to facilitate visual performance. Hum Mov Sci 2000;19:203–220.

Stoffregen TA, Riccio GE. An ecological theory of orientation and the vestibular system. Psychol Rev 1988;95(1):3–14.

Stone JH. Sensibility. In: Casanova J, ed. Clinical assessment recommendations, 2nd ed. Chicago, IL: American Society of Hand Therapists, 1992:71–84.

Stoquart-Elsankari S, Bottin C, Roussel-Pieronne M. Motor and cognitive slowing in multiple sclerosis: an attentional deficit? Clin Neurol Neurosurg 2010;112:226–232.

Stoykov ME, Madhavan S. Motor priming in neurorehabilitation. J Neurol Phys Ther 2015;39(1):33–42.

Stoykov ME, Stojakovich M, Stevens JA. Beneficial effects of postural intervention on prehensile action for an individual with ataxia resulting from brainstem stroke. Neurorehabilitation 2005;20(2):85–89.

Strick PL. Anatomical organization of multiple areas of frontal lobe: implications for recovery of function. Adv Neurol 1988;47:293–312.

Strub RL, Black FW. The mental status examination in neurology. Philadelphia, PA: FA Davis, 1977.

Strupp M, Arbusow V, Pereira DB, et al. Subjective straight ahead during neck muscle vibration: effect of aging. Neuroreport 1999;10:3191–3194.

Studenski S, Duncan PW, Chandler J. Postural responses and effector factors in persons with unexplained falls: results and methodologic issues. J Am Geriatr Soc 1991;39:229–234.

Sturnieks DL, St George R, Lord SR. Balance disorders in the elderly. Clin Neurophysiol 2008;38:467–478.

Sudarsky L, Ronthal M. Gait disorders among elderly patients: a survey study of 50 patients. Arch Neurol 1983;40:740–743.

Sudarsky L, Ronthal M. Gait disorders in the elderly: assessing the risk for falls. In: Vellas B, Toupet M, Rubenstein L, et al., eds. Falls, balance and gait disorders in the elderly. Amsterdam, The Netherlands: Elsevier, 1992:117–127.

Sudsawad P, Trombly CA, Henderson A, et al. Testing the effect of kinesthetic training on handwriting performance in first-grade students. Am J Occup Ther 2002;56(1):26–33.

Sudsawad P, Trombly CA, Henderson A, et al. The relationship between the Evaluation Tool of Children's Handwriting and teacher's perceptions of handwriting legibility. Am J Occup Ther 2001;55(5):518–523.

Sugden DA. Movement speed in children. J Motor Behav 1980;12:125–132.

Sukal-Moulton T, Clancy T, Zhang LQ, et al. Clinical application of a robotic ankle training program for cerebral palsy compared to the research laboratory application: does it translate to practice? Arch Phys Med Rehabil 2014;95:1433–1440.

Sullivan E, Rose E, Pfefferbaum A. Effect of vision, touch and stance on cerebellar vermian-related sway and tremor: a quantitative physiological and MRI study. Cerebral Cortex 2006;16:1077–1086.

Sullivan JE, Hedman LD. A home program of sensory and neuromuscular electrical stimulation with upper-limb task practice in a patient 5 years after a stroke. Phys Ther 2004;84:1045–1054.

Sullivan KJ, Knowlton BJ, Dobkin BH. Step training with body weight support: effect of treadmill speed and practice paradigms on poststroke locomotor recovery. Arch Phys Med Rehabil 2002;83:683–691.

Sun J, Walters M, Svensson N, et al. The influence of surface slope on human gait characteristics: a study of urban pedestrians walking on an inclined surface. Ergonomics 1996;39:677–692.

Sunderland A. Recovery of ipsilateral dexterity after stroke. Stroke 2000;31(2):430–433.

Sundermeier L, Woollacott M, Jensen J, et al. Postural sensitivity to visual flow in aging adults with and without balance problems. J Gerontol A Biol Sci Med Sci 1996;51:M45–M52.

Sundermier L, Woollacott M, Roncesvalles N, et al. The development of balance control in children: comparisons of EMG and kinetic variables and chronological and developmental groupings. Exp Brain Res 2001;136:340–350.

Sur M, Pallas SL, Roe AW. Cross-modal plasticity in cortical development: differentiation and specification of sensory neocortex. Trends Neurosci 1990;13:227–233.

Surberg PR. Aging and effect of physical-mental practice upon acquisition and retention of a motor skill. J Gerontol 1976;31:64–67.

Surrey LR, Hodson J, Robinson E, et al. Pinch strength norms for 5-to 12-year-olds. Phys Occup Ther Pediatr 2001;21(1):37–49.

Surrey LR, Nelson K, Delelio C, et al. A comparison of performance outcomes between the Minnesota Rate of Manipulation Test and the Minnesota Manual Dexterity Test. Work 2003;20(2):97–102.

Sütbeyaz S, Yavuzer G, Sezer N, et al. Mirror therapy enhances lower-extremity motor recovery and motor functioning after stroke: a randomized controlled trial. Arch Phys Med Rehabil 2007;88:555–559.

Sutherland DH, Olshen R, Cooper L, et al. The development of mature gait. J Bone Joint Surg Am 1980;62:336–353.

Suzuki E, Chen W, Kondo T. Measuring unilateral spatial neglect during stepping. Arch Phys Med Rehabil 1997;78:173–178.

Suzuki M, Miyai I, Ono T, et al. Prefrontal and premotor cortices are involved in adapting walking and running speed on the treadmill: an optical imaging study. Neuroimage 2004;23:1020–1026.

Svehlík M, Zwick EB, Steinwender G, et al. Gait analysis in patients with Parkinson's disease off dopaminergic therapy. Arch Phys Med Rehabil 2009;90:1880–1886.

Sveistrup H, Woollacott M. Practice modifies the developing automatic postural response. Exp Brain Res 1997;114:33–43.

Sveistrup H, Woollacott MH. Longitudinal development of the automatic postural response in infants. J Motor Behav 1996;28:58–70.

Sveistrup H, Woollacott MH. Systems contributing to the emergence and maturation of stability in postnatal development. In: Savelsbergh GJP, ed. The development of coordination in infancy. Amsterdam, The Netherlands: Elsevier, 1993:324.

Swanson AB, Goran-Hagert C, Swanson GD. Evaluation of impairment of hand function. In: Hunter JM, Schneider LH, Mackin EJ, et al., eds. Rehabilitation of the hand. St. Louis, MO: Mosby, 1978:31–69.

Sweatt JD, Kandel ER. Persistent and transcriptionally-dependent increase in protein phosphorylation in long-term facilitation of Aplysia sensory neurons. Nature 1989;339:51–54.

T

Taguchi K, Tada C. Change of body sway with growth of children. In: Amblard B, Berthoz A, Clarac F, eds. Posture and gait: development, adaptation and modulation. Amsterdam, The Netherlands: Elsevier, 1988:59–65.

Taira M, Milne S, Georgopoulos AP, et al. Parietal cortex neurons of the monkey related to the visual guidance of hand movement. Exp Brain Res 1990;83:29–36.

Takahashi M, Tsujita N, Akiyama I. Evaluation of the vestibulo-ocular reflex by gaze function. Acta Otolaryngol 1988;105:7–12.

Takakusaki K, Saitaoh K, Harada H, et al. Role of the basal ganglia-brainstem pathways in the control of motor behaviors. Neurosci Res 2004;50:137–151.

Takakusaki K, Tomita N, Yano M. Substrates for normal gait and pathophysiology of gait disturbances with respect to the basal ganglia dysfunction. J Neurol 2008;255:19–29.

Takebayashi T, Amano S, Hanada K, et al. A one-year follow-up after modified constraint-induced movement therapyfor chronic stroke patients with paretic arm: a prospective case series study. Top Stroke Rehabil 2015;22(1):18–25.

Takebe D, Kukulka C, Narayan G, et al. Peroneal nerve stimulator in rehabilitation of hemiplegic patients. Arch Phys Med Rehabil 1975;56:237–239.

Tan Z, Liu H, Yan T, et al. The effectiveness of functional electrical stimulation based on a normal gait pattern on subjects with early stroke: a randomized controlled trial. Biomed Res Int 2014;2014:545408.

Tang A, Rymer WZ. Abnormal force—EMG relations in paretic limbs of hemiparetic human subjects. J Neurol Neurosurg Psychiatry 1981;44:690–698.

Tang PF, Woollacott MH, Chong RKY. Control of reactive balance adjustments in perturbed human walking: roles of proximal and distal postural muscle activity. Exp Brain Res 1998;119:141–152.

Tang PF, Woollacott MH. Inefficient postural responses to unexpected slips during walking in older adults. J Gerontol 1998;53:M471–M480.

Tang PF, Woollacott MH. Phase-dependent modulation of proximal and distal postural responses to slips in young and older adults. J Gerontol 1999;54:M89–M102.

Tardieu C, Lespargot A, Tabary C, et al. For how long must the soleus muscle be stretched each day to prevent contracture? Dev Med Child Neurol 1988;30(1):3–10.

Tatton WG, Eastman MJ, Bedingham W, et al. Defective utilization of sensory input as the basis for bradykinesia, rigidity and decreased movement repertoire in Parkinson's disease: a hypothesis. Can J Neurol Sci 1984;11:136–143.

Taub E, Berman AJ. Movement and learning in the absence of sensory feedback. In: Freedman SJ, ed. The neurophysiology of spatially oriented behavior. Homewood, NJ: Dorsey, 1968:173–192.

Taub E, Crago JE, Uswatte G. Constraint-induced movement therapy: a new approach to treatment in physical rehabilitation. Rehabil Psychol 1998;43(2):152–170.

Taub E, Landesman Ramey S, DeLuca S, et al. Efficacy of constraint-induced movement therapy for children with cerebral palsy with asymmetric motor impairment. Pediatrics 2004;113:305–312.

Taub E, Miller NE, Novack TA, et al. Technique to improve chronic motor deficit after stroke. Arch Phys Med Rehabil 1993;74:347–354.

Taub E, Wolf SL. Constraint-induction techniques to facilitate upper extremity use in stroke patients. Top Stroke Rehabil 1997;3:38–61.

Taub E. Motor behavior following deafferentation in the developing and motorically mature monkey. In: Herman S, Grillner R, Ralston HJ, et al., eds. Neural control of locomotion. New York: Plenum, 1976:675–705.

Taub E. Some anatomical observations following chronic dorsal rhizotomy in monkeys. Neuroscience 1980;5:389–401.

Taub E. Technique to improve chronic motor deficit after stroke. Arch Phys Med Rehabil 1993;74:347–354.

Taylor N, Sand PL, Jebsen RH. Evaluation of hand function in children. Arch Phys Med Rehabil 1973;54(3):129–135.

Teasdale N, Bard C, LaRue J, et al. On the cognitive penetrability of postural control. Exp Aging Res 1993;19:1–13.

Teasdale N, Simoneau M. Attentional demands for postural control: the effects of aging and sensory reintegration. Gait Posture 2001;14: 203–210.

Teasdale N, Stelmach GE, Breunig A. Postural sway characteristics of the elderly under normal and altered visual and support surface conditions. J Gerontol 1991;46:B238–B244.

Teasell R, McRae M, Foley N, et al. The incidence and consequences of falls in stroke patients during inpatient rehabilitation: factors associated with high risk. Arch Phys Med Rehabil 2002;83:329–333.

Teixeira-Salmela LF, Olney SJ, Nadeau S, et al. Muscle strengthening and physical conditioning to reduce impairment and disability in chronic stroke survivors. Arch Phys Med Rehabil 1999;80:1211–1218.

Ternes AM, Fielding J, Addamo PK, et al. Concurrent motor and cognitive function in multiple sclerosis: a motor overflow and motor stability study. Cogn Behav Neurol 2014;27(2):68–76.

Tessier-Lavigne M. Visual processing by the retina. In: Kandel ER, Schwartz JH, Jessell TM, eds. Principles of neural science, 4th ed. New York: McGraw-Hill, 2000:507–522.

Teulings HL, Contreras-Vidal JL, Stelmach GE, Adler CH. Adaptation of handwriting size under distorted visual feedback in patients with Parkinson's disease and elderly and young controls. J Neurol Neurosurg Psychiatry. 2002;72:315–324.

Teulings HL, Contreras-Vidal JL, Stelmach GE, et al. Parkinsonism reduces coordination of fingers, wrist, and arm in fine motor control. Exp Neurol 1997;146:159–170.

Thacker EL, Chen H, Patel AV, et al. Recreational physical activity and risk of Parkinson's disease. Mov Disord 2008;23:69–74.

Thelen DG, Schultz AB, Alexander NB, et al. Effects of age on rapid ankle torque development. J Gerontol Med Sci 1996;51:M226–M232.

Thelen E, Corbetta D, Kamm K, et al. The transition to reaching: mapping intention and intrinsic dynamics. Child Dev 1993;64:1058–1098.

Thelen E, Fisher DM, Ridley-Johnson R. The relationship between physical growth and a newborn reflex. Infant Behav Dev 1984;7:479–493.

Thelen E, Fisher DM. Newborn stepping: an explanation for a disappearing reflex. Dev Psychol 1982;18:760–775.

Thelen E, Kelso JAS, Fogel A. Self-organizing systems and infant motor development. Dev Rev 1987;7:39–65.

Thelen E, Spencer JP. Postural control during reaching in young infants: a dynamic systems approach. Neurosci Biobehav Rev 1998;22:507–514.

Thelen E, Ulrich BD. Hidden skills: a dynamic systems analysis of treadmill stepping during the first year. Monogr Soc Res Child Dev 1991;56(1):1–104.

Thelen E, Ulrich, BD, Jensen JL. The developmental origins of locomotion. In: Woollacott MH, Shumway-Cook A, eds. Development of posture and gait across the life span. Columbia: University of South Carolina, 1989:25–47.

Thielbar KO, Lord TJ, Fischer HC, et al. Training finger individuation with a mechatronic-virtual reality system leads to improved fine motor control post-stroke. J Neuroeng Rehabil 2014;11(1):171.

Thielman G, Kaminski T, Gentile AM. Rehabilitation of reaching after stroke: comparing 2 training protocols utilizing trunk restraint. Neurorehabil Neural Repair 2008;22:697–705.

Thielman GT, Dean CM, Gentile AM. Rehabilitation of reaching after stroke: task-related training versus progressive resistive exercise. Arch Phys Med Rehabil 2004;85:1613–1618.

Thieme H, Mehrholz J, Pohl M, et al. Mirror therapy for improving motor function after stroke. Cochrane Database Syst Rev 2012;(3):CD008449.

Thilmann AF, Fellows SJ, Garms E. The mechanism of spastic muscle hypertonus. Brain 1991;114:233–244.

Thomas RL, Williams AK, Lundy-Ekman L. Supine to stand in elderly persons: relationship to age, activity level, strength and range of motion. Issues Aging 1998;21: 9–18.

Thompson M, Medley A. Forward and lateral sitting functional reach in younger, middle aged, and older adults. J Ger Phys Ther 2007;30:43–48.

Thornton M, Marshall S, McComas J, et al. Benefits of activity and virtual reality based balance exercise programmes for adults with traumatic brain injury: perceptions of participants and their caregivers. Brain Inj 2005;19:989–1000.

Thrane G, Askim T, Stock R, et al. Efficacy of constraint-induced movement therapy in early stroke rehabilitation: a randomized controlled multisite trial. Neurorehabil Neural Repair 2014. pii: 1545968314558599 [Epub ahead of print].

Tiffin J. Purdue pegboard examiner manual. Chicago, IL: Science Research Associates, 1968.

Tillerson JL, Cohen AD, Philhower J, et al. Forced limb-use effects on the behavioral and neurochemical effects of 6-hydroxy-dopamine. J Neurosci 2001;21:4427–4435.

Tilson JK, Sullivan KJ, Cen SY, et al. Meaningful gait speed improvement during the first 60 days poststroke: minimal clinically important difference. Phys Ther 2010;90:196–208.

Timiras P. Aging of the skeleton, joints and muscles. In: Timiras PS, ed. Physiological basis of aging and geriatrics, 2nd ed. Ann Arbor, MI: CRC Press, 1994.

Tinetti ME, Doucette JT, Claus EB. The contribution of predisposing and situational risk factors to serious fall injuries. J Am Geriatr Soc 1995;43:1207–1213.

Tinetti ME, Ginter SF. Identifying mobility dysfunctions in elderly patients: standard neuromuscular examination or direct assessment? JAMA 1988;259:1190–1193.

Tinetti ME, Richman D, Powell L. Falls efficacy as a measure of fear of falling. J Gerontol 1990;45:P239–P243.

Tinetti ME, Speechley M, Ginter SF. Risk factors for falls among elderly persons living in the community. N Engl J Med 1988;319:1701–1707.

Tinetti ME, Williams TF, Mayewski R. Fall risk index for elderly patients based on numbers of chronic disabilities. Am J Med 1986;80:429–434.

Tinetti ME. Performance-oriented assessment of mobility problems in elderly patients. J Am Geriatr Soc 1986;34:119–126.

Ting DSJ, Pollock A, Dutton GN, et al. Visual neglect following stroke: current concepts and future focus. Surv Opthalmol 2011;56:114–134.

Ting LH, Macpherson JM. A limited set of muscle synergies for force control during a postural task. J Neurophysiol 2005;93:609–613.

Titus MND, Gall NG, Yerxa EJ, et al. Correlation of perceptual performance and activities of daily living in stroke patients. Am J Occup Ther 1991;45:410–418.

Tobis JS, Lowenthal M. Evaluation and management of the brain damaged patient. Springfield, IL: Charles C. Thomas, 1960.

Tomassini V, Johansen-Berg H, Jbabdi S, et al. Relating brain damage to brain plasticity in patients with multiple sclerosis. Neurorehabil Neural Repair 2012;26:581–593.

Tomassini V, Matthews PM, Thompson AJ, et al. Neuroplasticity and functional recovery in multiple sclerosis. Nat Rev Neurol 2012a;8:635–646.

Torres-Aleman I. Insulin like growth factors as mediators of functional plasticity in the adult brain. Horm Metab Res 1999;31:114–119.

Torres-Oviedo G, Macpherson JM, Ting LH. Muscle synergy organization is robust across a variety of postural perturbations. J Neurophysiol 2006;96:1530–1546.

Torres-Oviedo G, Ting LH. Muscle synergies characterizing human postural responses. J Neurophysiol 2007;98:2144–2156.

Toupet M, Gagey PM, Heuschen S. Vestibular patients and aging subjects lose use of visual input and expend more energy in static postural control. In: Vellas B, Toupet M, Rubenstein L, et al., eds. Falls, balance and gait disorders in the elderly. Paris, France: Elsevier, 1992:183–198.

Towen B. Neurological development in infancy. Clinics in developmental medicine 58. Philadelphia, PA: JF Lippincott, 1976.

Travis AM, Woolsey CN. Motor performance of monkeys after bilateral partial and total cerebral decortication. Am J Phys Med 1956;35:273–310.

Treisman A. Solutions to the binding problem: progress through controversy and convergence. Neuron 1999;24:105–110, 111–125.

Tretriluxana J, Gordon J, Fisher BE, et al. Hemisphere specific impairments in reach-to-grasp control after stroke: effects of object size. Neurorehabil Neural Repair 2009;23:679–691.

Tretriluxana J, Gordon J, Winstein CJ. Manual asymmetries in grasp pre-shaping and transport-grasp coordination. Exp Brain Res 2008;188:305–315.

Tretriluxana J, Kantak S, Tretriluxana S, et al. Low frequency repetitive transcranial magnetic stimulation to the non-lesioned hemisphere improves paretic arm reach-to-grasp performance after chronic stroke. Disabil Rehabil Assist Technol 2013;8(2):121–124.

Trombly C. Anticipating the future: assessment of occupational function. Am J Occup Ther 1993;47:253–257.

Trombly CA. Theoretical foundations for practice. In: Trombly CA, ed. Occupational therapy for physical dysfunction, 4th ed. Baltimore, MD: Lippincott Williams & Wilkins, 1995:15–28.

Tsang WW, Ng SS, Lee MW, et al. Does postural stability affect the performance of eye-hand coordination in stroke survivors? Am J Phys Med Rehabil 2013;92:781–788.

Tseng SC, Morton SM. Impaired interlimb coordination of voluntary leg movements in poststroke hemiparesis. J Neurophysiol 2010;104(1):248–257.

Tsoupikova D, Stoykov NS, Corrigan M, et al. Virtual immersion for post-stroke hand rehabilitation therapy. Ann Biomed Eng 2015;43:467–477.

Tur BS, Küçükdeveci AA, Kutlay S, et al. Psychometric properties of the WeeFIM in children with cerebral palsy in Turkey. Dev Med Child Neurol 2009;51(9):732–738.

Twitchell T. Reflex mechanisms and the development of prehension. In: Connolly K, ed. Mechanisms of motor skill development. New York: Academic Press, 1970.

Twitchell TE. The restoration of motor function following hemiplegia in man. Brain 1951;74:443.

Tyson SF, Hanley M, Chillala J. Sensory loss in hospital-admitted people with stroke: characteristics, associated factors and relationship with function. Neurorehabil Neural Repair 2008;22:166–172.

U

Ugur C, Gucuyener D, Uzuner N, et al. Characteristics of falling in patients with stroke. J Neurol Neurosurg Psychiatry 2000;69:649–651.

Ullman MT. Contributions of memory circuits to language: the declarative/procedural model. Cognition 2004;92:231–270.

Ulrich DA, Ulrich BD, Angulo-Kinzler RM, et al. Treadmill training of infants with Down syndrome: evidence-based developmental outcomes. Pediatrics 2001;108(5):E84.

Ungerleider LG, Brody BA. Extrapersonal spatial orientation: the role of posterior parietal, anterior frontal, and inferotemporal cortex. Exp Neurol 1977;56:265–280.

Urbin MA, Bailey RR, Lang CE. Validity of body-worn sensor acceleration metrics to index upper extremity function in hemiparetic stroke. J Neurol Phys Ther 2015;39(2):111–118.

Uswatte G, Foo WL, Olmstead H, et al. Ambulatory monitoring of arm movement using accelerometry: An objective measure of upper-extremity rehabilitation in persons with chronic stroke. Arch Phys Med Rehabil 2005;86:1498–1501.

Uswatte G, Giuliani C, Winstein C, et al. Validity of accelerometry for monitoring real-world arm activity in patients with subacute stroke: Evidence from the extremity constraint-induced therapy evaluation trial. Arch Phys Med Rehabil 2006;87(10):1340–1345.

Uswatte G, Taub E, Morris D, et al. The Motor Activity Log-28: assessing daily use of the hemiparetic arm after stroke. Neurology 2006;67:1189–1194.

Utley A, Sugden D. Interlimb coupling in children with hemiplegic cerebral palsy during reaching and grasping at speed. Dev Med Child Neurol 1998;40:396–404.

Utz KS, Keller I, Artinger F, et al. Multimodal and multispatial deficits of verticality perception in hemispatial neglect. Neuroscience 2011;188:68–79.

V

Valero-Cuevas FJ, Smaby N, Venkadesan M, et al. The strength-dexterity test as a measure of dynamic pinch performance. J Biomech 2003;36(2):265–270.

Vallis LA, McFadyen BJ. Children use different anticipatory control strategies than adults to circumvent an obstacle in the travel path. Exp Brain Res 2005;167:119–127.

van Delden AL, Beek PJ, Roerdink M, et al. Unilateral and bilateral upper-limb training interventions after stroke have similar effects on bimanual coupling strength. Neurorehabil Neural Repair 2015;29(3):255–267.

van der Fits IBM, Klip AWJ, vanEykern LA, et al. Postural adjustments accompanying fast pointing movements in standing, sitting and lying adults. Exp Brain Res 1998;120:202–216.

van der Heide JC, Begeer C, Fock JM, et al. Postural control during reaching in preterm children with cerebral palsy. Dev Med Child Neurol 2004;46:253–266.

van der Heide JC, Otten B, Stremmelaar E, et al. Kinematic characteristics of reaching movements in preterm children with cerebral palsy. Pediatr Res 2005;57:883–889.

Van der Krogt M, Doorenbosch, A, Becher JG, et al. Walking speed modifies spasticity effects in gastrocnemius and soleus in cerebral palsy gait. Clin Biomech (Bristol, Avon) 2009;24:422–428.

van der Krogt MM, Sloot LH, Harlaar J. Overground versus self-paced treadmill walking in a virtual environment in children with cerebral palsy. Gait Posture 2014;40:587–593.

van der Lee JH, Beckerman H, Lankhorst GJ, et al. The responsiveness of the Action Research Arm Test and the Fugl-Meyer Assessment Scale in chronic stroke patients. J Rehabil Med 2001;33:110–113.

van der Linden ML, Scott SM, Hooper JE, et al. Gait kinematics of people with multiple sclerosis and the acute application of functional electrical stimulation. Gait Posture 2014;39:1092–1096.

van der Meer AL, van der Weel FR, Lee DN. The functional significance of arm movements in neonates. Science 1995;267:693–695.

Van Donkelaar P, Lee RG. Interactions between the eye and hand motor systems: disruptions due to cerebellar dysfunction. J Neurophysiol 1994;72:1674–1684.

van Hartingsveldt MJ, Cup EH, Oostendorp RA. Reliability and validity of the fine motor scale of the Peabody Developmental Motor Scales-2. Occup Ther Int 2005;12(1):1–13.

van Ooijen MW, Heeren A, Smulders K, et al. Improved gait adjustments after gait adaptability training are associated with reduced attentional demands in persons with stroke. Exp Brain Res 2015;233:1007–1018.

van Peppen RPS, Kortsmit M, Lindeman E, et al. Effects of visual feedback therapy on postural control in bilateral standing after stroke: a systematic review. J Rehabil Med 2006;38:3–9.

van Praag H. Exercise and the brain: something to chew on. Trends Neurosci 2009;32:283–290.

Van Thiel E, Meulenbroek RG, Hulstijn W, et al. Kinematics of fast hemiparetic aiming movements toward stationary and moving targets. Exp Brain Res 2000;132:230–242.

Van Thiel E, Steenbergen B. Shoulder and hand displacements during hitting, reaching, and grasping movements in hemiparetic cerebral palsy. Motor Control 2001;5:166–182.

van Vliet PM, Sheridan MR. Ability to adjust reach extent in the hemiplegic arm. Physiotherapy 2009;95:176–184.

van Vliet PM, Sheridan MR. Coordination between reaching and grasping in patients with hemiparesis and healthy subjects. Arch Phys Med Rehabil 2007;88:1325–1331.

van Wegen EE, van Emmerik RE, Wagenaar RC, et al. Stability boundaries and lateral postural control in Parkinson's disease. Motor Control 2001;5:254–269.

Van Woerkom TC, Minderhoud JM, Gottschal T, et al. Neurotransmitters in the treatment of patients with severe head injuries. Eur Neurol 1982;21:227–234.

Vandervoort AA, Chesworth BM, Cunningham DA, et al. Age and sex effects on mobility of the human ankle. J Gerontol 1992;47:17–21.

Vaney C, Gattlen B, Lugon-Moulin V, et al. Robotic-assisted step training (lokomat) not superior to equal intensity of overground rehabilitation in patients with multiple sclerosis. Neurorehabil Neural Repair 2012;26:212–221.

VanSant AF. Age differences in movement patterns used by children to rise from a supine position to erect stance. Phys Ther 1988a;68:1130–1138.

VanSant AF. Concepts of neural organization and movement. In: Connolly BH, Montgomery PC, eds. Therapeutic exercise in developmental disabilities. Chattanooga, TN: Chattanooga, 1987:1–8.

VanSant AF. Life-span development in functional tasks. Phys Ther 1990;70:788–798.

VanSant AF. Rising from a supine position to erect stance: description of adult movement and a developmental hypothesis. Phys Ther 1988b;68:185–192.

Vearrier LA, Langan J, Shumway-Cook A, et al. An intensive massed practice approach to retraining balance post-stroke. Gait Posture 2005;22:154–163.

Venglar M. Case report: Tai Chi and Parkinsonism. Physiother Res Int 2005;10(2):116–121.

Verbrugge L, Jette A. The disablement process. Soc Sci Med 1994;38:1–14.

Vercher JL, Gauthier GM, Guedon O, et al. Self-moved target eye tracking in control and deafferented subjects: roles of arm motor command and proprioception in arm-eye coordination. J Neurophysiol 1996;76:1133–1144.

Vereijken B, van Emmerik REA, Whiting HTA, et al. Freezing degrees of freedom in skill acquisition. J Motor Behav 1992;24:133–142.

Verrel J, Bekkering H, Steenbergen B. Eye-hand coordination during manual object transport with the affected and less affected hand in adolescents with hemiparetic cerebral palsy. Exp Brain Res 2008;187:107–116.

Vidoni ED, Boyd LA. Preserved motor learning after stroke is related to the degree of proprioceptive deficit. Behav Brain Funct 2009;5:36.

Viitasalo MK, Kampman V, Sotaniemi KA, et al. Analysis of sway in Parkinson's disease using a new inclinometry-based method. Mov Disord 2002;17:663–669.

Vilenchik MM, Knudson AG. Inverse radiation dose-rate effects on somatic and germ-line mutations and DNA damage rates. Proc Natl Acad Sci U S A 2000;97:5381–5386.

Vilis T, Hore J. Central neural mechanisms contributing to cerebellar tremor produced by limb perturbations. J Neurophysiol 1980;43:279–291.

Vinter A. Manual imitations and reaching behaviors: an illustration of action control in infancy. In: Bard C, Fleury M, Hay L, eds. Development of eye-hand coordination across the lifespan. Columbia: University of South Carolina, 1990:157–187.

Viosca E, Martinez JL, Almagro PL, et al. Proposal and validation of a new functional ambulation classification scale for clinical use. Arch Phys Med Rehabil 2005;86:1234–1238.

Visser H. Gait and balance in senile dementia of Alzheimer's type. Age Ageing 1983;12:296–301.

Vitório R, Pieruccini-Faria F, Stella F, et al. Effects of obstacle height on obstacle crossing in mild Parkinson's disease. Gait Posture 2010;31:143–146.

Voelcker-Rehage C, Alberts JL. Age-related changes in grasping force modulation. Exp Brain Res 2005;166:61–70.

Voelcker-Rehage C, Alberts JL. Effect of motor practice on dual-task performance in older adults. J Gerontol B Psychol Sci Soc Sci 2007;62:P141–P148.

Voepel-Lewis T, Merkel S, Tait AR, et al. The reliability and validity of the Face, Legs, Activity, Cry, Consolability observational tool as a measure of pain in children with cognitive impairment. Anesth Analg 2002;95:1224–1229.

Vollmer B, Holmström L, Forsman L, et al. Evidence of validity in a new method to measure dexterity in children and adolescents. Dev Med Child Neurol 2010;52:948–954.

von Hofsten C, Fazel-Zandy S. Development of visually guided hand orientation in reaching. J Exp Child Psychol 1984;38:208–219.

von Hofsten C, Lindhagen K. Observations on the development of reaching for moving objects. J Exp Child Psychol 1979;28:158–173.

von Hofsten C, Ronnqvist L. Preparation for grasping an object: a developmental study. J Exp Psychol 1988;14:610–621.

von Hofsten C, Rosander K. Development of smooth pursuit tracking in young infants. Vision Res 1997;37:1799–1810.

von Hofsten C, Rosander K. The development of gaze control and predictive tracking in young infants. Vision Res 1996;36:81–96.

von Hofsten C. Action in development. Dev Sci 2007;10:54–60.

von Hofsten C. Developmental changes in the organization of pre-reaching movements. Dev Psychol 1984;3;378–388.

von Hofsten C. Eye-hand coordination in the newborn. Dev Psychol 1982;18:450–461.

von Hofsten C. On the development of perception and action. In: Valsiner J, Connolly K, eds. Handbook of developmental psychology. Thousand Oaks, CA: Sage, 2003.

von Hofsten C. Studying the development of goal-directed behavior. In: Kalverboer AF, Hopkins B, Geuze R, eds. Motor development in early and later childhood: longitudinal approaches. Cambridge, UK: Cambridge University, 1993:109–124.

Voss D, Ionata M, Myers B. Proprioceptive neuromuscular facilitation: patterns and techniques, 3rd ed. Philadelphia, PA: Harper & Row, 1985.

Vrtunski PB, Patterson MB. Psychomotor decline can be described by discontinuities in response trajectories. Int J Neurosci 1985;27:265–275.

Vuillerme N, Nafati G. How attentional focus on body sway affects postural control during quiet standing. Psychol Res 2007;71:192–200.

Vygotsky LS. Mind in society: the development of higher psychological processes. Cambridge, MA: Harvard University Press, 1978.

W

Wade MG, Lindquist R, Taylor JR, Treat-Jacobson D. Optical flow, spatial orientation, and the control of posture in the elderly. J Gerontol 1995;50B:P51–P58.

Wadsworth PT, Krishman R. Intrarater reliability of manual muscle testing and hand held dynamometric muscle testing. Physiol Rev 1987;67:1342–1347.

Wagenaar RC, Van Emmerik REA. Dynamics of pathological gait. Hum Mov Sci 1994;13:441–471.

Wakeling J, Delaney R, Dudkiewicz I. A method for quantifying dynamic muscle dysfunction in children and young adults with cerebral palsy. Gait Posture 2007;25:580–589.

Waksvik K, Levy R. An approach to seating for the cerebral palsied. Can J Occup Ther 1979;46:147–152.

Walker C, Brouwer BJ, Culham EG. Use of visual feedback in retraining balance following acute stroke. Phys Ther 2000;80(9):886–895.

Walker N, Mellick D, Brooks CA, et al. Measuring participation across impairment groups using the Craig Handicap Assessment Reporting Technique. Am J Phys Med Rehabil 2003;82(12):936–941.

Walker-Batson D, Smith P, Unwin H, et al. Use of amphetamine in the treatment of aphasia. Restor Neurol Neurosci 1992;4:47–50.

Wall C III, Kentala E. Control of sway using vibrotactile feedback of body tilt in patients with moderate and severe postural control deficits. J Vestib Res 2005;15:313–325.

Wallace PS, Whishaw IQ. Independent digit movements and precision grip patterns in 1–5-month-old human infants: hand-babbling, including vacuous then self-directed hand and digit movements, precedes targeted reaching. Neuropsychologia 2003;41:1912–1918.

Wallace SA, Weeks DL, Kelso JAS. Temporal constraints in reaching and grasping behavior. Hum Mov Sci 1990;9:69–93.

Wallen M, Bundy A, Pont K, et al. Psychometric properties of the Pediatric Motor Activity Log for children with cerebral palsy. Dev Med Child Neurol. 2009;51:200–208.

Wallen P. Cellular bases of locomotor behaviour in lamprey: coordination and modulatory control of spinal circuitry. In: Ferrell WR, Proske U, eds. Neural control of movement. New York: Plenum, 1995:125–133.

Wang CH, Hsieh CL, Dai MH, et al. Interrater reliability and validity of the Stroke Rehabilitation Assessment of Movement (STREAM) instrument. J Rehabil Med 2002;34(1):20–24.

Wang J, Bohan M, Leis BC, et al. Altered coordination patterns in parkinsonian patients during trunk-assisted prehension. Parkinsonism Relat Disord 2006;12:211–222.

Wang J, Sainburg RL. Interlimb transfer of novel inertial dynamics is asymmetrical. J Neurophysiol 2004a;92:349–360.

Wang J, Sainburg RL. Interlimb transfer of visuomotor rotations depends on handedness. Exp Brain Res 2006a;175(2):223–230.

Wang J, Sainburg RL. Limitations in interlimb transfer of visuomotor rotations. Exp Brain Res 2004b;155:1–8.

Wang J, Sainburg RL. The symmetry of interlimb transfer depends on workspace locations. Exp Brain Res 2006b;170:464–471.

Wang TY, Bhatt T, Yang F, et al., Generalization of motor adaptation to repeated-slip perturbation across tasks. Neuroscience 2011;180:85–95.

Wanning T. Healing and the mind/body arts: massage, acupuncture, yoga, t'ai chi, and Feldenkrais. AAOHN J 1993;41(7):349–351.

Warburg CL. Assessment and treatment planning strategies for perceptual deficits. In: O'Sullivan S, Schmitz T, eds. Physical rehabilitation: assessment and treatment, 2nd ed. Philadelphia, PA: FA Davis, 1994.

Ward AB. A summary of spasticity management—a treatment algorithm. Eur J Neurol 2002;9:48–55.

Ward NS, Brown MM, Thompson AJ, et al. Neural correlates of motor recovery after stroke: a longitudinal fMRI study. Brain 2003;126:2476–2496.

Ward NS, Cohen LG. Mechanisms underlying recovery of motor function after stroke. Arch Neurol 2004;61:1844–1848.

Warren WH. Action modes and laws of control for the visual guidance of action. In: Meijer OG, Roth K, eds. Complex movement behavior: the motor-action controversy. Amsterdam, The Netherlands: North-Holland, 1988:339–380.

Wartenberg R. Pendulousness of the legs as a diagnostic test. Neurology 1951;1:8–24.

Washington K, Shumway-Cook A, Price R, et al. Muscle responses to seated perturbations for typically developing infants and those at risk for motor delays. Dev Med Child Neurol 2004;46:681–688.

Watanabe H, Taga G. Flexibility in infant actions during arm- and leg-based learning in a mobile paradigm. Infant Behav Dev. 2009;32(1):79–90.

Waters R, McNeal DR, Tasto J. Peroneal nerve conduction velocity after chronic electrical stimulation. Arch Phys Med Rehabil 1975;56:240–243.

Waters RL, Barnes G, Husserl T, et al. Comparable energy expenditure after arthrodesis of the hip and ankle. J Bone Joint Surg Am 1988;70:1032–1037.

Waters RL, Mulroy S. The energy expenditure of normal and pathologic gait. Gait Posture 1999;9:207–231.

Waters RL, Wilson DJ, Savinelli R. Rehabilitation of the upper extremity following stroke. In: Hunter J, Schneider LH, Mackin EJ, Bell JA, eds. Rehabilitation of the hand. St. Louis, MO: Mosby, 1978:505–520.

Weber PC, Cass SP. Clinical assessment of postural stability. Am J Otol 1993;14:566–569.

Weiller C, Chollet F, Friston KJ, et al. Functional reorganization of the brain in recovery from striato-capsular infarction in man. Ann Neurol 1992;31:463–472.

Weiller C, Ramsay SC, Wise RJS, et al. Individual patterns of functional reorganization in the human cerebral cortex after capsular infarction. Ann Neurol 1993;33:181–189.

Weiskrantz L, Warrington ER, Sanders MD, et al. Visual capacity in the hemianopic field following a restricted occipital ablation. Brain 1974;97:709–728.

Weiss PH, Dafotakis M, Metten L, Noth J. Distal and proximal prehension is differentially affected by Parkinson's disease. The effect of conscious and subconscious load cues. J Neurol 2009;256:450–456.

Weisz S. Studies in equilibrium reaction. J Nerv Ment Dis 1938;88:150–162.

Welford AT. Motor performance. In: Birren G, Schaie K, eds. Handbook of the psychology of aging. New York: Van Nostrand Reinhold, 1977:3–20.

Welford AT. Motor skills and aging. In: Mortimer J, Pirozzolo FJ, Maletta G, eds. The aging motor system. New York: Praeger, 1982:152–187.

Werner C, von Frankenberg S, Treig T, et al. Treadmill training with partial body weight support and an electromechanical gait trainer for restoration of gait in subacute stroke patients. Stroke 2002;33:2895–2901.

Westlake KP, Patten C. Pilot study of Lokomat versus manual-assisted treadmill training for locomotor recovery post-stroke. J Neuroeng Rehabil 2009;6:18–29.

Westling G, Johansson RS. Factors influencing the force control during precision grip. Exp Brain Res 1984;53:277–284.

Wetter S, Poole JL, Haaland KY. Functional implications of ipsilesional motor deficits after unilateral stroke. Arch Phys Med Rehabil 2005;86:776–781.

Whanger A, Wang HS. Clinical correlates of the vibratory sense in elderly psychiatric patients. J Gerontol 1974;29:39–45.

Whipple RH, Wolfson LI, Amerman PM. The relationship of knee and ankle weakness to falls in nursing home residents: an isokinetic study. J Am Geriatr Soc 1987;35:13–20.

Whitall J, McCombe Waller S, Silver KH, et al. Repetitive bilateral arm training with rhythmic auditory cueing improves motor function in chronic hemiparetic stroke. Stroke 2000;31:2390–2395.

White BL, Castle P, Held R. Observations on the development of visually-directed reaching. Child Dev 1964;35:349–364.

Whiteneck GG, Charlifue SW, Gerhart KA, et al. Quantifying handicap: a new measure of long-term rehabilitation outcomes. Arch Phys Med Rehabil 1992;73:519–526.

Whitney S, Wrisley D, Furman J. Concurrent validity of the Berg Balance Scale and the Dynamic Gait Index in people with vestibular dysfunction. Physiotherapy Res Int 2003;8:178–186.

Whitney SL, Hudak MT, Marchetti GF. The Dynamic Gait Index relates to self reported fall history in individuals with vestibular dysfunction. J Vestib Res 2000;10:99–105.

Whitney SL, Wrisley DM. The influence of footwear on timed balance scores of the modified clinical test of sensory interaction and balance. Arch Phys Med Rehabil 2004;85:439–443.

Whyte J, Hart T. It's more than a black box; it's a Russian doll: defining rehabilitation treatments. Am J Phys Med Rehabil 2003;82:639–652.

Wielinski CL, Erickson-Davis C, Wichmann R, et al. Falls and injuries resulting from falls among patients with Parkinson's disease and other Parkinsonian syndromes. Mov Disord 2005;20:410–415.

Wiener-Vacher SR, Toupet F, Narcy P. Canal and otolith vestibulo-ocular reflexes to vertical and off vertical axis rotations in children learning to walk. Acta Otolaryngol 1996;116:657–656.

Wiesendanger M, Serrien DJ. Neurological problems affecting hand dexterity. Brain Res Rev 2001;36:161–168.

Wiesendanger M, Serrien DJ. The quest to understand bimanual coordination. Prog Brain Res 2004;143:491–505.

Wiley ME, Damiano DL. Lower-extremity strength profiles in spastic cerebral palsy. Dev Med Child Neurol 1998;40:100–107.

Wilkins AJ, Shallice T, McCarthy R. Frontal lesions and sustained attention. Neuropsychologia 1987;25:359–365.

Willer B, Rosenthal M, Kreutzer J S. et al. Assessment of community integration following rehabilitation for traumatic brain injury. J Head Trauma Rehabil 1993;8: 75–87.

Williams EN, Carrll SG, Reddihough DS, et al. Investigation of the timed "up and go" test in children. Dev Med Child Neurol 2005;47:518–524.

Williams G, Robertson V, Greenwood K, et al. The concurrent validity and responsiveness of the high-level mobility assessment tool for measuring the mobility limitations of people with traumatic brain injury. Arch Phys Med Rehabil 2006a;87:437–442.

Williams GP, Greenwood KM, Robertson VJ, et al. High-Level Mobility Assessment Tool (HiMAT): interrater reliability, retest reliability, and internal consistency. Phys Ther 2006b;86:395–400.

Williams GP, Morris ME. High-level mobility outcomes following acquired brain injury: a preliminary evaluation. Brain Inj 2009;23:307–312.

Williams H. Aging and eye-hand coordination. In: Bard C, Fleury M, Hay L, eds. Development of eye-hand coordination across the lifespan. Columbia: University of South Carolina, 1990: 327–357.

Williamson GL, Leiper CI, Mayer NH. Beaver College Assessment of speed and accuracy of movement in older adults using Fitts' tapping test. Neurosci Abstr 1993;19:556.

Wilmut K, Wann JP, Brown JH. Problems in the coupling of eye and hand in the sequential movements of children with Developmental Coordination Disorder. Child Care Health Dev 2006;32:665–678.

Wilson DM. The central nervous control of flight in a locust. J Exp Biol 1961;38:471–490.

Wing AM, Frazer C. The contribution of the thumb to reaching movements. Q J Exp Psychol 1983;35A:297–309.

Winograd CH, Lemsky CM, Nevitt MC, et al. Development of a physical performance and mobility examination. J Am Geriatr Soc 1994;42:743–749.

Winogrodzka A, Wagenaar RC, Booij J, et al. Rigidity and bradykinesia reduce interlimb coordination in Parkinsonian gait. Arch Phys Med Rehabil 2005;86:183–189.

Winstein C, Gardner ER, McNeal DR, et al. Standing balance training: effect on balance and locomotion in hemiparetic adults. Arch Phys Med Rehabil 1989;70: 755–762.

Winstein C, Lewthwaite R, Blanton SR, et al. With case exemplar from the accelerated skill acquisition program. J Neuro Phys Ther 2014;38:190–200.

Winstein C, Wolf SL. Task-oriented training to promote upper extremity recovery. In: Stein J, ed. Stroke recovery and rehabilitation. New York: Demos, 2009.

Winstein CJ, Merians AS, Sullivan KJ. Motor learning after unilateral brain damage. Neuropsychologia 1999;27:975–987.

Winstein CJ, Pohl PS. Effects of unilateral brain damage on the control of goal directed hand movements. Exp Brain Res 1995;105:163–174.

Winstein CJ, Schmidt RA. Reduced frequency of knowledge of results enhances motor skill learning. J Exp Psychol Learn Memory Cogn 1990;16:677–691.

Winstein CJ. Designing practice for motor learning: clinical implications: contemporary management of motor control problems. Proceedings of the II Step Conference. Alexandria, VA: American Physical Therapy Association, 1991.

Winter D. Energy generation and absorption at the ankle and knee during fast, natural and slow cadences. Clin Orthop Relat Res 1983a;175:147–154.

Winter DA, McFadyen BJ, Dickey JP. Adaptability of the CNS in human walking. In: Patla AE, ed. Adaptability of human gait. Amsterdam, The Netherlands: Elsevier, 1991:127–144.

Winter DA, Patla AE, Frank JS, et al. Biomechanical walking pattern changes in the fit and healthy elderly. Phys Ther 1990;70:340–347.

Winter DA, Prince F, Frank JS, et al. Unified theory regarding A/P and M/L balance in quiet stance. J Neurophysiol 1996;75:2334–2343.

Winter DA. Biomechanical motor patterns in normal walking. J Motor Behav 1983b;15:302–330.

Winter DA. Biomechanics and motor control of human movement. New York: Wiley, 1990:80–84.

Winter DA. Kinematic and kinetic patterns of human gait: variability and compensating effects. Hum Mov Sci 1984;3:51–76.

Winter DA. Knowledge base for diagnostic gait assessments. Med Prog Technol 1993;19:61–81.

Winter DA. Overall principle of lower limb support during stance phase of gait. J Biomech 1980;13:923–927.

Wise RA, Brown CD. Minimal clinically important differences in the six-minute walk test and the incremental shuttle walking test. COPD 2005;2:125–129.

Wisleder D, Zernicke RF, Smith JL. Speed-related changes in hindlimb intersegmental dynamics during the swing phase of cat locomotion. Exp Brain Res 1990;79:651–660.

Witherington DC, von Hofsten C, Rosander K, et al. The development of anticipatory postural adjustments in infancy. Infancy 2002;3:495–517.

Witney AG, Wing A, Thonnard JL, et al. The cutaneous contribution to adaptive precision grip. Trends Neurosci 2004;27:638–643.

Wolf SL, Catlin PA, Ellis M, et al. Assessing Wolf motor function test as outcome measure for research in patients after stroke. Stroke 2001;32:1635.

Wolf SL, McJunkin JP, Swanson ML, et al. Pilot normative database for the Wolf motor function test. Arch Phys Med Rehabil 2006;87(2):443–445.

Wolf SL, Winstein CJ, Miller JP, et al. Retention of upper limb function in stroke survivors who have received constraint-induced movement therapy: the EXCITE randomized trial. Lancet Neurol 2008;7(1):33–40.

Wolf SL. A method for quantifying ambulatory activities. Phys Ther 1979;59:767–768.

Wolfson L, Judge J, Whipple R, et al. Strength is a major factor in balance, gait and the occurrence of falls. J Geronotol 1995;50A:64–67.

Wolfson L, Whipple R, Amerman P, et al. Gait and balance in the elderly. Clin Geriatr Med 1985;1:649–659.

Wolfson L, Whipple R, Amerman P, et al. Gait assessment in the elderly: a gait abnormality rating scale and its relation to falls. J Gerontol 1990;45:M12–M19.

Wolfson L, Whipple R, Derby C, et al. Balance strength training in older adults: Intervention gains and Tai Chi maintenance. J Am Geriatr Soc 1996;44:498–506.

Wolfson L, Whipple R, Derby CA, et al. A dynamic posturography study of balance in healthy elderly. Neurology 1992;42:2069–2075.

Wong DL, Baker CM. Pain in children: comparison of assessment scales. Pediatr Nurs 1988;14:9–17.

Wood BH, Bilclough JA, Bowron A, et al. Incidence and predition of falls in Parkinson's disease: a prospective multidisciplinary study. J Neurol Neurosurg Psychiatry 2002;72:721–725.

Wood DE, Burridge JH, VanWijck FM, et al. Biomechanical approaches applied to the lower and upper limb for the measurement of spasticity: a systematic review of the literature. Disabil Rehabil 2005;27:19–32.

Woodbury ML, Velozo CA, Richards LG, et al. Dimensionality and construct validity of the Fugl-Meyer assessment of the upper extremity. Arch Phys Med Rehabil 2007;88:715–723.

Wood-Dauphinee SL, Williams JI, Shapiro SH. Examining outcome measures in a clinical study of stroke. Stroke 1990;21(5):731–739.

Woodford H, Walker R. Emergency hospital admissions in idiopathic Parkinson's disease. Mov Disord 2005;20:1104–1108.

Woollacott M, Burtner P, Jensen J, et al. Development of postural responses during standing in healthy children and in children with spastic diplegia. Neurosci Biobehav Rev 1998;22:583–589.

Woollacott M, Debu B, Mowatt M. Neuromuscular control of posture in the infant and child: is vision dominant? J Motor Behav 1987;19:167–186.

Woollacott M, Roseblad B, von Hofsten C. Relation between muscle response onset and body segmental movements during postural perturbations in humans. Exp Brain Res 1988;72:593–604.

Woollacott M, Shumway-Cook A, Hutchinson S, et al. The effect of balance training on the organization of muscle activity used in the recovery of stability in children with cerebral palsy: a pilot study. Dev Med Child Neurol 2005;47:455–461.

Woollacott M, Shumway-Cook A. Attention and the control of posture and gait: a review of an emerging area of research. Gait Posture 2002;16:1–14.

Woollacott M, Shumway-Cook A. Changes in posture control across the life span: a systems approach. Phys Ther 1990;70:799–807.

Woollacott M, Shumway-Cook A. Clinical research methodology for the study of posture and balance. In: Masdeu JC, Sudarsky L, Wolfson L, eds. Gait disorders of aging: falls and therapeutic strategies. Philadelphia, PA: Lippincott-Raven, 1997:107–121.

Woollacott M, Shumway-Cook A. The development of the postural and voluntary motor control system in Down's syndrome children. In: Wade M, ed. Motor skill acquisition of the mentally handicapped: issues in research and training. Amsterdam, The Netherlands: Elsevier, 1986:45–71.

Woollacott M. Aging, posture control and movement preparation. In: Woollacott MH, Shumway-Cook A, eds. Development of posture and gait across the life span. Columbia: University of South Carolina, 1989:155–175.

Woollacott M. Gait and postural control in the aging adult. In: Bles W, Brandt T, eds. Disorders of posture and gait. Amsterdam, The Netherlands: Elsevier, 1986:325–336.

Woollacott M. Unbounded potentialities of resonance—the dynamic interface between mind and brain: perspectives from neuroscience and meditative traditions, and research at their common frontiers. Master's thesis, University of Oregon, 2005.

Woollacott MH, Jensen J. Posture and locomotion. In: Heuer H, Keele S, eds. Handbook of perception and action, vol. 2. New York: Academic Press, 1996:333–403.

Woollacott MH, Shumway-Cook A, Nashner L. Aging and posture control: changes in sensory organization and muscular coordination. Int J Aging Hum Dev 1986;23:97–114.

Woollacott MH, Sveistrup H. Changes in the sequencing and timing of muscle response coordination associated with developmental transitions in balance abilities. Hum Mov Sci 1992;11:23–36.

World Health Organization. International classification of functioning, disability and health. Geneva, Switzerland: World Health Organization, 2001.

World Health Organization. International classification of impairment, activity and participation ICIDH-2. Geneva, Switzerland: World Health Organization, 1980.

Wright BD, Masters GN. Rating scale analysis. Chicago, IL: MESA, 1982.

Wright DL, Kemp TL. The dual-task methodology and assessing the attentional demands of ambulation with walking devices. Phys Ther 1992;72:306–315.

Wright JM von. A note on the role of 'guidance' in learning. Br J Psychol 1957;48:133–137.

Wright PA, Granat MH. Therapeutic effects of functional electrical stimulation of the upper limb of eight children with cerebral palsy. Dev Med Child Neurol 2000;42:724–727.

Wrisley DM, Kumar NA. Functional gait assessment: concurrent, discriminative, and predictive validity in community-dwelling older adults. Phys Ther 2010;90:761–773.

Wrisley DM, Marchetti GF, Kuharsky DK, et al. Reliability, internal consistency and validity of data obtained with the functional gait assessment. Phys Ther 2004;84:906–918.

Wrisley DM, Walker ML, Echternach JL, et al. Reliability of the Dynamic Gait Index in people with vestibular disorders. Arch Phys Med Rehabil 2003;84:1528–1533.

Wrisley DM, Whitney SL, Furman JM. Vestibular rehabilitation outcomes in patients with a history of migraine. Otol Neurotol 2002;23:483–487.

Wu C, Trombly CA, Lin K, et al. Effects of object affordances on reaching in persons with and without cerebrovascular accident. Am J Occup Ther 1998;52:447–456.

Wu CY, Chou SH, Kuo MY, et al. Effects of object size on intralimb and interlimb coordination during a bimanual prehension task in patients with left cerebral vascular accidents. Motor Control 2008;12:296–310.

Wu CY, Trombly CA, Lin KC. The relationship between occupational form and occupational performance: a kinematic perspective. Am J Occup Ther 1994;48:679–687.

Wu M, Kim J, Arora P, et al. Locomotor training through a 3D cable-driven robotic system for walking function in children with cerebral palsy: a pilot study. Conf Proc IEEE Eng Med Biol Soc 2014;2014:3529–3532.

Wu T, Hallett M. Neural correlates of dual task performance in patients with Parkinsons disease. J Neurol Neurosurg Psychiatry 2008;79:760–766.

Wu T, Hallett M. The influence of normal human aging on automatic movements. J Physiol 2005;562:605–615.

Wu T, Kansaku K, Hallett M. How self-initiated memorized movements become automatic: a functional MRI study. J Neurophysiol 2004a;91:1690–1698.

Wu YW, Day SM, Strauss DJ, et al. Prognosis for ambulation in cerebral palsy: a population-based study. Pediatrics 2004b;114:1264–1271.

Wulf G, Prinz W. Directing attention to movement effects enhances learning: a review. Psychon Bull Rev 2001;8:648–660.

Wulf G, Shea C, Park JH. Attention and motor performance: preferences for and advantages of an external focus. Res Q Exerc Sport 2001;72:335–244.

Wulf G, Weigelt C. Instructions about physical principles in learning a complex motor skill: to tell or not to tell. Res Q Exerc Sport 1997;68:362–367.

Wurtz RH, Kandel ER. Central visual pathways. In: Kandel ER, Schwartz JH, Jessell TM, eds. Principles of neural science, 4th ed. New York: McGraw-Hill, 2000a:523–547.

Wurtz RH, Kandel ER. Perception of motion, depth and form. In: Kandel ER, Schwartz JH, Jessell TM, eds. Principles of neural science, 4th ed. New York: McGraw-Hill, 2000b:548–571.

Y

Yan K, Fang J, Shahani BT. An assessment of motor unit discharge patterns in stroke patients using surface electromyographic technique. Muscle Nerve 1998a;21:946–947.

Yan K, Fang J, Shahani BT. Motor unit discharge behaviors in stroke patients. Muscle Nerve 1998b;21:1502–1506.

Yancosek KE, Mullineaux DR. Stability of handwriting performance following injury-induced hand-dominance transfer in adults: a pilot study. J Rehabil Res Dev 2011;48(1):59–68.

Yang JF, Stephens MJ, Vishram R. Transient disturbances to one limb produce coordinated, bilateral responses during infant stepping. J Neurophysiol 1998;79:2329–2337.

Yang YR, Wang RY, Chen YC, et al. Dual-task exercise improves walking ability in chronic stroke: a randomized controlled trial. Arch Phys Med Rehabil 2007b;88:1236–1240.

Yang F, Bhatt T, Pai YC. Generalization of treadmill-slip training to prevent a fall following a sudden (novel) slip in overground walking. J Biomech 2013;46:63–69.

Yasukawa A. Upper-extremity casting: adjunct treatment for the child with cerebral palsy. In: Case-Smith J, Pehoski C, eds. Development of hand skills in children. Rockville, MD: American Occupational Therapy Association, 1992:111–123.

Yekutiel M. Sensory reeducation of the hand after stroke. London, UK: Whurrk, 2000.

Yelnik AP, Lebreton FO, Bonan IV, et al. Perception of verticality after recent cerebral hemispheric stroke. Stroke 2002;33:2247–2253.

Yim SY, Cho JR, Lee IY. Normative data and developmental characteristics of hand function for elementary school children in Suwon area of Korea: grip, pinch and dexterity study. J Korean Med Sci 2003;18:552–558.

Yogev G, Giladi N, Peretz C, et al. Dual tasking, gait rhythmicity, and Parkinson's disease: which aspects of gait are attention demanding? Eur J Neurosci 2005;22:1248–1256.

Yogev G, Plotnik M, Peretz C. Gait asymmetry in patients with Parkinson's disease and elderly fallers: when does the bilateral coordination of gait require attention? Exp Brain Res 2007;177:336–346.

Yorkston KM, Kuehn CM, Johnson KL, et al. Measuring participation in multiple sclerosis: a comparison of the domains of frequency, importance, and self-efficacy. Disabil Rehabil 2008;30:88–97.

You SH, Granata KP, Bunker LK. Effects of circumferential ankle pressure on ankle proprioception, stiffness, and postural stability: a preliminary investigation. J Orthop Sports Phys Ther 2004;34:449–460.

Young A. Exercise physiology in geriatric practice. Acta Scand 1986;711(Suppl): 227–232.

Z

Zaaimi B, Edgley SA, Soteropoulos DS, et al. Changes in descending motor pathway connectivity after corticospinal tract lesion in macaque monkey. Brain 2012;135 (Pt 7):2277–2289.

Zackowski KM, Dromerick AW, Sahrmann SA, et al. How do strength, sensation, spasticity and joint individuation relate to the reaching deficits of people with chronic hemiparesis? Brain 2004;127:1035–1046.

Zaino CA, McCoy SW. Reliability and comparison of electromyographic and kinetic measurements during a standing reach task in children with and without cerebral palsy. Gait Posture 2008;27:128–137.

Zampieri C, Salarian A, Carlson-Kuhta P, et al. An instrumented Timed Up and Go Test characterizes gait and postural transitions in untreated Parkinson's disease. J Neurol Neurosurg Psychiatry 2010;81:171–176.

Zarro VJ. Mechanisms of inflammation and repair. In: Michlovitz SL, ed. Thermal agents in rehabilitation. Philadelphia, PA: Davis, 1986.

Zarrugh MY, Todd FN, Ralston HJ. Optimization of energy expenditure during level walking. Eur J Appl Physiol 1974;33:293–306.

Zee DS. Vertigo. In: Johnson RT, ed. Current therapy in neurologic disease. St. Louis, MO: CV Mosby, 1985:8–13.

Zehr EP, Balter JE, Ferris DP, et al. Neural regulation of rhythmic arm and leg movement is conserved across human locomotor tasks. J Physiol 2007b;582(Pt 1):209–227.

Zehr EP, Duysens J. Regulation of arm and leg movement during human locomotion. Neuroscientist 2004;10:347–361.

Zehr EP, Klimstra M, Dragert K, et al. Enhancement of arm and leg locomotor coupling with augmented cutaneous feedback from the hand. J Neurophysiol 2007a;98(3):1810–1814.

Zehr EP, Komiyama T, Stein RB. Cutaneous reflexes during human gait: electromyographic and kinematic responses to electrical stimulation. J Neurophysiol 1997;77:3311–3325.

Zehr EP, Loadman PM. Persistence of locomotor-related interlimb reflex networks during walking after stroke. Clin Neurophysiol 2012;123(4):796–807.

Zehr EP, Stein RB. What functions do reflexes serve during human locomotion? Prog Neurobiol 1999;58:185–205.

Zeller W. Konstitution und Entwicklung. Göttingen, Germany: Verlag fur Psychologic, 1964.

Zettel JL, McIlroy WE, Maki BE. Gaze behavior of older adults during rapid balance-recovery reactions. J Gerontol 2008;63A:885–891.

Zeuner KE, Shill HA, Sohn YH, et al. Motor training as treatment in focal hand dystonia. Mov Disord 2005;20:335–341.

Zigmond MJ, Cameron JL, Leak RK, et al. Triggering endogenous neuroprotective processes through exercise in models of dopamine deficiency. Parkinsonism Relat Disord 2009;15:S42–S45.

Zigmond MJ, Smeyne RJ. Exercise: is it a neuroprotective and if so, how does it work? Parkinsonism Relat Disord 2014;20:S123–S127.

Zihl J, Werth R. Contributions to the study of "blindsight": 2. The role of specific practice for saccadic localization in patients with postgeniculate visual field defects. Neuropsychologia 1984;22:13–22.

Zijlmans JC, Poels PJ, Duysens J, et al. Quantitative gait analysis in patients with vascular parkinsonism. Mov Dis 1996;11:501–508.

Zijlstra A, Mancini M, Chiari L, et al. Biofeedback for training balance and mobility tasks in older populations: a systematic review. J Neuroeng Rehabil 2010;7:58.

Zucker RS, Regehr WG. Short term synaptic plasticity. Annu Rev Physiol 2002;64:355–405.